普通高等教育规划教材

内外科护理学

（上 册）

主　编　刘华平　梁　涛
副主编　郝云霞　徐　波　颜　霞

中国协和医科大学出版社
北　京

图书在版编目（CIP）数据

内外科护理学（上）/ 刘华平，梁涛主编. —北京：中国协和医科大学出版社，2011.9
ISBN 978-7-81136-533-7

Ⅰ. ①内… Ⅱ. ①刘…②梁… Ⅲ. ①内外科学：护理学 Ⅳ. ①R473.5

中国版本图书馆 CIP 数据核字（2011）第 145276 号

普通高等教育规划教材
内外科护理学（上册）

主　　编：刘华平　梁　涛
责任编辑：刘　婷
封面设计：许晓晨
责任校对：张　麓
责任印制：张　岱

出版发行：中国协和医科大学出版社
（北京市东城区东单三条 9 号　邮编 100730　电话 010-65260431）
网　　址：www.pumcp.com
经　　销：新华书店总店北京发行所
印　　刷：北京建宏印刷有限公司

开　　本：787mm×1092mm　1/16
印　　张：41.5
字　　数：1000 千字
版　　次：2011 年 9 月第 1 版
印　　次：2022 年 6 月第 2 次印刷
定　　价：78.00 元

ISBN 978-7-81136-533-7

内外科护理学（上册）

主　　编：刘华平　北京协和医学院护理学院
　　　　　梁　涛　北京协和医学院护理学院
副 主 编：郝云霞　阜外心血管病医院
　　　　　徐　波　中国医学科学院肿瘤医院
　　　　　颜　霞　北京大学人民医院
主　　审：刘淑媛　北京安贞医院
　　　　　林英翔　首都医科大学附属北京朝阳医院
　　　　　杨艳敏　阜外心血管病医院
　　　　　张晓辉　北京大学人民医院

参编人员（按汉语拼音排序）：

陈　斌　北京大学人民医院
陈京立　北京协和医学院护理学院
杜　斌　北京协和医院
方玲琍　北京华信医院（清华大学第一附属医院）
郭爱敏　北京协和医学院护理学院
郝云霞　阜外心血管病医院
何瑞仙　中国医学科学院肿瘤医院
霍春颖　阜外心血管病医院
梁　涛　北京协和医学院护理学院
李春燕　首都医科大学附属北京朝阳医院
梁晓坤　北京协和医学院护理学院
刘　庚　阜外心血管病医院
刘华平　北京协和医学院护理学院
刘秋云　首都医科大学附属北京朝阳医院
李　菀　阜外心血管病医院
马伟光　北京协和医学院护理学院
钱慧军　北京大学人民医院
秦雪莲　北京协和医院
齐晓玖　卫生部北京医院
史冬雷　北京协和医院
谭　刚　北京协和医院
王　玲　北京大学人民医院
王秀华　首都医科大学附属北京胸科医院
徐　波　中国医学科学院肿瘤医院
颜　霞　北京大学人民医院
张　辰　阜外心血管病医院
周　力　北京协和医院
郑中燕　阜外心血管病医院

编写秘书　张京煜　北京协和医学院护理学院

前　言

随着护理模式的改变，临床越来越重视整体护理，强调以患者为中心。这对病人的主要照顾者——护理人员提出了更高的要求，也对护理教育提出了新的挑战。面对这种形势，将内、外科护理学合并，按照人体功能模式重新构建课程框架，既有利于将整体护理的思想和原则贯穿于教学过程中，又可以减少内、外科护理学分别授课造成的不必要的重复。为培养适应临床需求的、高素质的护理人才，北京协和医学院护理学院在国家教育部、卫生部、美国 CMB 基金的支持下，进行了课程设置改革并配套编写了教材。

本教材参照美国、加拿大等国采用的以生命周期和人的基本需要为主线构建护理课程的模式，将内、外科护理学合并为《内外科护理学》。在“21世纪护理人才培养模式改革与实践”课题系列教材的基础上，邀请相关专家，尤其是临床护理专家介绍了罹患内、外科常见疾病患者的护理。教材内容具体、详实，实用性强，更加贴近临床，更加突出整体护理。教材内容适合高等医学院校护理学专业的学生和教师使用，同时适用于临床内外科护士使用。

本教材是普通高等教育规划教材、国家新闻出版总署“十一五”重点出版计划项目临床护理学丛书中的一本。教材编写过程中，得到了北京协和医学院护理学院、北京协和医院、中国医学科学院肿瘤医院、阜外心血管医院、北京医院和朝阳医院等护理同仁们的大力支持。教材审定过程中得到中国协和医科大学出版社的悉心指导，在此一并表示感谢。

由于时间仓促和编者的水平有限，教材中难免存在不足之处，恳请护理界同仁及广大读者批评指正。

刘华平　梁　涛

2011 年 7 月

目 录

总 论 篇

第一章 绪论 …… (1)
第一节 内外科护理学的范畴 …… (1)
第二节 内外科患者的需求 …… (6)
第二章 水、电解质和酸碱的平衡与失衡 …… (9)
第一节 概述 …… (9)
第二节 液体失衡 …… (15)
第三节 电解质失衡 …… (22)
第四节 酸碱失衡 …… (29)
第五节 水、电解质和酸碱失衡患者的护理 …… (34)
第三章 损伤患者的护理 …… (39)
第一节 概述 …… (39)
第二节 创伤 …… (40)
第三节 烧伤 …… (57)
第四节 冷伤 …… (64)
第五节 咬伤 …… (66)
第四章 休克患者的护理 …… (70)
第一节 概述 …… (70)
第二节 低血容量性休克患者的护理 …… (73)
第三节 感染性休克患者的护理 …… (77)
第五章 麻醉患者的护理 …… (79)
第一节 概述 …… (79)
第二节 局部麻醉和椎管内阻滞麻醉 …… (80)
第三节 全身麻醉 …… (87)
第四节 控制性降压与低温麻醉/麻醉期间的监测 …… (105)
第五节 麻醉患者的护理 …… (111)
第六章 营养支持患者的护理 …… (116)
第一节 概述 …… (116)
第二节 营养评定 …… (118)
第三节 肠内营养 …… (121)
第四节 肠外营养 …… (125)

第七章　围手术期患者的护理 ……………………………………（129）
第一节　手术前患者的护理 ……………………………………（129）
第二节　手术后患者的护理 ……………………………………（136）
第八章　肿瘤患者的护理 ……………………………………（143）
第一节　概述 ……………………………………（143）
第二节　肿瘤手术患者的护理 ……………………………………（150）
第三节　肿瘤化疗患者的护理 ……………………………………（160）
第四节　肿瘤放疗患者的护理 ……………………………………（179）
第九章　感染患者的护理 ……………………………………（188）
第一节　概述 ……………………………………（188）
第二节　感染患者的护理 ……………………………………（192）
第三节　浅部软组织的化脓性感染 ……………………………………（195）
第四节　全身性外科感染 ……………………………………（198）
第十章　器官移植患者的护理 ……………………………………（202）
第一节　概述 ……………………………………（202）
第二节　肾移植 ……………………………………（204）
第三节　肾移植术前准备 ……………………………………（208）
第四节　肾移植患者的术后护理 ……………………………………（212）
第五节　肾移植术后并发症患者的护理 ……………………………………（217）

氧　合　篇

第十一章　循环系统概论 ……………………………………（226）
第一节　循环系统解剖和功能 ……………………………………（227）
第二节　循环系统状况评估 ……………………………………（232）
第十二章　心力衰竭患者的护理 ……………………………………（239）
第十三章　心律失常患者的护理 ……………………………………（253）
第一节　概述 ……………………………………（253）
第二节　快速性心律失常 ……………………………………（260）
第三节　缓慢性心律失常 ……………………………………（274）
第四节　常见心律失常患者的护理 ……………………………………（279）
第十四章　原发性高血压患者的护理 ……………………………………（289）
第十五章　冠状动脉粥样硬化性心脏病患者的护理 ……………………………………（302）
第一节　概述 ……………………………………（302）
第二节　心绞痛患者的护理 ……………………………………（305）
第三节　心肌梗死患者的护理 ……………………………………（311）
第十六章　风湿性心脏瓣膜病患者的护理 ……………………………………（322）
第十七章　感染性心内膜炎患者的护理 ……………………………………（332）

第十八章 心肌疾病患者的护理 …… (339)

第一节 概述 …… (339)

第二节 心肌病患者的护理 …… (343)

第三节 心肌炎患者的护理 …… (347)

第十九章 梅毒性心血管病患者的护理 …… (353)

第二十章 周围血管疾病患者的护理 …… (357)

第一节 下肢动脉硬化闭塞症患者的护理 …… (357)

第二节 急性下肢动脉栓塞患者的护理 …… (360)

第三节 多发性大动脉炎患者的护理 …… (364)

第四节 动脉瘤患者的护理 …… (370)

第五节 下肢静脉曲张患者的护理 …… (372)

第二十一章 循环系统常见诊疗技术及护理 …… (377)

第一节 心脏病介入治疗及围术期护理 …… (378)

第二节 体外循环及其护理 …… (387)

第二节 危重症辅助治疗技术 …… (396)

第四节 血流动力学监测 …… (400)

第二十二章 呼吸系统概述 …… (409)

第一节 呼吸系统解剖与功能 …… (409)

第二节 呼吸系统状况评估 …… (415)

第二十三章 急性气管－支气管炎患者的护理 …… (421)

第二十四章 肺炎患者的护理 …… (425)

第二十五章 肺结核患者的护理 …… (432)

第二十六章 支气管扩张患者的护理 …… (443)

第二十七章 慢性阻塞性肺疾病患者的护理 …… (449)

第二十八章 支气管哮喘患者的护理 …… (458)

第二十九章 肺间质性疾病患者的护理 …… (468)

第一节 概述 …… (468)

第二节 特发性肺间质纤维化患者的护理 …… (471)

第三节 结节病患者的护理 …… (475)

第三十章 肺血管疾病患者的护理 …… (480)

第一节 特发性肺动脉高压患者的护理 …… (480)

第二节 肺栓塞患者的护理 …… (488)

第三十一章 胸部损伤患者的护理 …… (497)

第一节 概述 …… (497)

第二节 肋骨骨折患者的护理 …… (500)

第三节 气胸患者的护理 …… (502)

第四节 血胸患者的护理 …… (506)

第三十二章 肺癌患者的护理 …… (509)

第三十三章　呼吸衰竭患者的护理 …………………………………………（522）
第三十四章　呼吸系统常见诊疗技术与护理 ……………………………（532）
第一节　支气管镜检查 …………………………………………………（532）
第二节　胸膜腔穿刺术 …………………………………………………（536）
第三节　内科胸腔镜检查 ………………………………………………（538）
第四节　肺泡灌洗 ………………………………………………………（545）
第五节　氧气疗法 ………………………………………………………（546）
第六节　胸腔闭式引流术 ………………………………………………（548）
第七节　机械通气 ………………………………………………………（551）
第八节　人工气道 ………………………………………………………（557）
第三十五章　血液系统概述 ………………………………………………（564）
第一节　血液系统解剖与生理 …………………………………………（565）
第二节　血液系统患者评估 ……………………………………………（567）
第三十六章　贫血患者的护理 ……………………………………………（569）
第一节　概述 ……………………………………………………………（569）
第二节　缺铁性贫血患者的护理 ………………………………………（574）
第三节　巨幼细胞贫血患者的护理 ……………………………………（578）
第四节　再生障碍性贫血患者的护理 …………………………………（581）
第五节　溶血性贫血患者的护理 ………………………………………（585）
第三十七章　白血病患者的护理 …………………………………………（589）
第一节　概述 ……………………………………………………………（589）
第二节　急性白血病患者的护理 ………………………………………（591）
第三十八章　淋巴瘤患者的护理 …………………………………………（605）
第三十九章　浆细胞病患者的护理 ………………………………………（614）
第一节　概述 ……………………………………………………………（614）
第二节　多发性骨髓瘤患者的护理 ……………………………………（615）
第四十章　出凝血性疾病患者的护理 ……………………………………（622）
第一节　概述 ……………………………………………………………（622）
第二节　特发性血小板减少性紫癜患者的护理 ………………………（625）
第三节　过敏性紫癜患者的护理 ………………………………………（627）
第四节　凝血障碍性疾病患者的护理 …………………………………（630）
第四十一章　造血干细胞移植术患者的护理 ……………………………（634）
第四十二章　血液系统常见的诊疗技术及护理 …………………………（645）
第一节　骨髓穿刺术 ……………………………………………………（645）
第二节　腰椎穿刺术 ……………………………………………………（647）
第三节　成分输血 ………………………………………………………（648）

总 论 篇

第一章 绪 论

关键词

nursing	护理
caring	照护
humanity	人道
caregiver	照顾者
advocate	维护者

第一节 内外科护理学的范畴

一、护理的定义

“什么是护理”一直是一个难以回答的问题。虽然不同的学者给出的答案不尽相同，但核心问题是一致的，即护理界如何认识本专业。

护理英文名 nursing，源于拉丁文 nutricius，原意为抚育、扶助、保护、照顾幼小等。现代护理的创始人南丁格尔认为“护理既是艺术，又是科学”。护理就是使患者能够置身于最自然而良好状态下的活动，即针对个人基本需求提供服务，帮助人们避免疾病，恢复健康或维持健康，使个体处于最佳状态，促进患者自然痊愈。1859 年，南丁格尔在《护理札记》(Notes on Nursing) 中写道："护理应从最小限度地消耗患者的生命力出发，使周围的环境保持舒适、安静、美观、整洁、空气新鲜、阳光充足、温度适宜，此外还要合理地调配饮食。"

自从 1860 年南丁格尔开创现代护理新时代，"护理" 的定义，一直是护理界学者不断探讨和研究的课题，不同的学者或组织在不同的年代提出了不同的护理定义（表 1-1），反映出时代与环境的变迁，以及社会对护理的需要，也很好地反映出当时护理发展的情况。

此外，护理理论家还发展了各种概念模式来描述护理的独特功能。随着人们对护理需求的不断提高，护理的专业性质和任务发生了明显变化，护理工作内涵也不断拓展。

1. 护士从传统的照顾者发展为整体护理的实施者，即从单纯照顾患者的生活护理和疾病护理，扩展为全面照护患者，满足其生物、心理、社会等各方面的需求。

2. 护理对象从单纯的患者扩展到家庭、社区和健康人群，护理的服务内容不仅是帮助患者恢复健康，还包括促进健康人维护自身的健康、预防疾病，贯穿人由出生至死亡的生命全过程。

3. 护理的工作场所从医院延伸到学校、社区，服务范围从个体发展为家庭和社会。

表 1-1　不同护理理论家对护理的定义

护理理论家（年代）	护理的定义
Peplau（1952）	护理是一种重要的、治疗性的和人际间的沟通过程
Henderson（1960）	护理的独特作用在于协助服务对象维持健康、恢复健康或平静的离开人世
King（1971）	护理是一种护士和其服务对象在护理情境中分享感受的人际间的过程，包括行为、反应、互动和交流
国际护士会（ICN）(2010)	护理向不同年龄的，来自于不同家庭、群体和社会的健康或生病的个体提供自主性和合作性照顾，护理包括了健康促进，疾病预防，患病、残疾和临终者的照顾。护理还承担了维护、促进环境安全，参与健康政策制定的研究，患者的健康管理和教育等主要任务
美国护士会（ANA）(2003)	护理是保护、促进和优化健康与能力，预防疾病和伤害，缓解因诊断和治疗而带来的痛苦反应，维护个人、家庭、社会和全人类的健康的一门科学

尽管护理在近一百年来发展迅猛，变化颇大，然而它所具有的一些基本内涵始终未变，主要包括：

1. 照护（caring）　照顾是护理永恒的主题。纵观护理发展史，无论在什么年代，也无论是以什么样的方式提供护理，照顾服务对象永远是护理的核心。

2. 人道（humanity）　护士是人道主义忠实的执行者。在护理工作中提倡人道，首先要求护理人员视每一位服务对象为具有人性特征的个体，为具有各种需求的人，从而尊重个体，重视人性。提倡人道，也要求护理人员对待服务对象一视同仁，不分贵贱，不论贫富种族，积极救死扶伤，为人们的健康服务。

3. 互助性关系 互助性关系是护士用来与服务对象互动以促进健康的手段。这就要求护理人员以自己特有的专业知识、技能与技巧提供帮助与服务，满足其特定的需求，与服务对象建立起良好的帮助性关系。护士在帮助患者的同时，也深化了自己所学的知识，积累了工作经验，从而获益匪浅，因此，这种帮助性关系其实也是双向的。

目前，世界卫生组织（world health organization，WHO）和国际护士会（international council of nurses，ICN）认为，护理是为所有患病的或健康的个体（包括不同年龄的，来自不同家庭、团体和社会的）提供自主性和协同性照护；涵盖健康促进，疾病预防以及病痛、残障和临终患者的照护。WHO 在 2000 年关于《护理工作范畴的报告》中指出，护士的工作主要包括四个方面：①照顾患者方面：护士应当为患者提供帮助，使患者尽快恢复自理和自立；②协助治疗方面：护士工作应当根据医嘱并协助医师执行患者的诊疗计划；对患者病情和对治疗的反应进行观察，并及时与医师沟通；③健康指导方面：护士应给予患者健康指导，包括教导患者采取健康的生活方式以预防疾病和并发症以及进行饮食指导、康复指导等；④协调方面：护士应当与医师、技师等专业人员联络沟通，讨论有关患者的治疗、护理等问题；对于患者，护理是 24 小时连续性服务，护士是联络与患者有关的一切医疗活动的协调者。

中华护理学会 2005 年提出了适合中国国情的、适应专业发展的护理的定义：护理是综合应用人文、社会和自然科学知识，以个人、家庭及社会群体为服务对象，了解和评估他们的健康状况和需求，对人的整个生命过程提供照顾，以实现减轻痛苦、提高生存质量、恢复和促进健康的目的。定义的基础包括以下内容：

护理行为实施的主体及地位：承担护理角色的主体是护士，包括医院和社区的护士，还包括实习和见习护士。护士的地位是相对独立的，即护士在整个护理过程中所实施的护理行为具有不受外界干扰的独立性；但如果放在患者整体的诊治过程中来说，护理工作常常须和医生以及其他相关医务工作者的工作密切结合。

护理行为实施的受体及地位：护理对象包括健康或疾病中的个体、家庭及社会群体。现代护理需要服务对象的大力配合才能更好地实现护理的最终目标，所以护理也是护士与服务对象间的互动，护理的受体即服务对象的地位也由过去单纯被动转变为被动与主动相结合。

实施护理的前提：护士必须掌握患者的健康状况，包括心理状况，做到因人施护、辨证施护。

护理的实施者所应该具备的素质：护士必须具备相关的自然科学、人文社会科学方面的知识以及相应者的护理技能。护理是以社会方式提供的对他人健康的积极关心，护士必须具备“仁爱之心”，才能关怀和照顾服务对象。

护理的目标：护理的目标在于向服务对象提供生理、精神和情绪方面的照顾，并促进、保持和恢复所有人的健康。首先应该以减轻或消除患者的痛苦为首要目标，这也是现阶段中国护士所从事的最主要的护理工作内容；其次是缓解患者因患病或其他因素而产生的心理应激，帮助不能康复的患者达到最好的适应状态，提高其生存质量，帮助临终患者安详辞世；另外通过健康教育，促进医院的住院患者恢复健康，帮助家庭和所有人群预防疾病、维护健康。

综上所述，护理工作是以维护和促进健康、减轻痛苦、提高生命质量为目的，运用专业知识和技术为人民群众的健康而提供服务的工作，是医疗卫生工作的重要组成部分，与人的健康和生命安全息息相关。

二、护理学的发展趋势

护理学作为一门新兴学科，是研究有关预防保健与疾病防治过程中护理理论与方法的应用科学，是自然科学（生物学、化学及医学科学等）与社会科学（如心理学、伦理学、社会学等）相互渗透的综合性应用科学。随着社会的进步、科学的发展和人们生活水平的提高，公众对健康的需求不断增加，卫生保健事业对护理工作提出了越来越高的要求，使护理学从简单的医学辅助学科迅速发展为现代的一门独立学科，深度和广度不断提高，其发展趋势见表1-2，与治疗学、药学、营养学等共同组成了整个医学领域。

表1-2 护理学发展的趋势

发展内容	发展趋势（从……至）
学科定位	技术——→艺术与科学
理论模式	个人模式——→生物模式——→整体模式
教育水平	无训练——→技术训练——→高等教育
角色转变	普通工作者——→护理专家
医护关系	助手角色——→合作者
影响力	无权利的个体——→有影响力的组织

三、内外科护理学的范畴

护理学是最古老的艺术和最年轻的专业。自从地球上出现了人类，就有了生老病死的问题，人类为解除或减轻自身的疾病与痛苦而诞生了护理。护理学研究内容、范畴和任务涉及影响人类健康的生物、心理、社会等各方面，其研究方法是应用科学思维的形式、方法和规律对护理对象进行整体认识，以揭示护理对象的本质及其发展规律。

传统上，中国内外科护理学按照临床医学二级学科或三级学科命名，区分为内科护理学和外科护理学。

内科护理学是临床护理学中一门重要的学科，是关于认识疾病及其预防和治疗、护理患者、促进康复、增进健康的学科；以基本的医学原理作为理论基础，又根据护理专业的特点以及不同护理对象的特殊情况，采取恰如其分的评估手段和护理措施。目前内科护理学的范畴包括对呼吸、循环、消化、泌尿、造血、内分泌、免疫等系统疾病以及感染性疾病的护理。内科护理学所阐述的内容在临床护理学的理论和实践中具有普遍意义，既是临床各科护理学的基础，又与它们有着密切的联系，故学好内科护理学是学好临床专业课的关键。

外科护理学是护理学的一大分支，包含了医学基础理论、外科学基础理论、护理学基础理论及技术，是基于医学科学的整体发展而形成的，在为人类保持生命、减轻痛苦、促进健康方面显示了越来越重要的作用。外科护理学是一门独立的、综合性的、为人类健康服务的应用性学科，主要包括对损伤、感染、肿瘤、畸形及其他疾病的护理。

近年来，随着护理学科的不断发展，具有护理专业特色的课程设置逐渐成熟起来，但仍存在不足，如目前我国绝大多数高校仍采用延续医学课程的方式，不仅限制了护理教育专业化和护理学知识的体系化，而且严重影响了临床护理需要和社会需要。这种传统的课程模式反映的是以“疾病为中心”的护理，而不是以“人的健康为中心”的护理。护理学的对象是“具有生理、心理、社会特征的整体的人”，既包括健康的人也包括患病的人。人在不同的生命周期有着不同的生理、心理、社会特征，面临着不同的健康问题和危险因素，不同生命周期的人对同样的健康问题也会表现出不同的反应。“护理是诊断和处理人类现存的和潜在的健康问题的反应”。综合考虑起来，护理专业更适合以人的生命周期为主线设计专业课程，探讨不同周期人群的生理、心理、社会特点，存在的或潜在的主要健康问题以及护理干预的主要内容与方法，因此，国际上以美国、加拿大为代表的一些国家流行的都是生命周期的护理课程模式。

根据生命周期的课程模式，将内科护理学、外科护理学合并，这样的结构课程框架按照人体功能模式构建，而非依据临床医学学科划分或单纯的器官系统构建，更好地体现护理针对的是人体功能健康维护和恢复的目标。

WHO 世界医学教育大会报告中指出，医学教育的最高标准在于最好地满足当地的卫生需求。随着护理模式的改善，在加强对疾病认识的系统性和整体性的同时，强调以患者为中心，内外科护理学合并也逐渐成为护理专业发展的一种趋势。将内外科合并，既有利于将整体护理思想和原则贯穿于教学过程中，又可以减少内、外科护理学分别授课造成的不必要的重复。

四、内外科护理学的发展

1854 年克里米亚战争，南丁格尔（Florence Nightingale，1820～1910）为伤员换药、包扎、保持环境的清洁卫生，满足伤员的保暖、营养和其他需求等措施，显著降低了战伤死亡率，成为现代护理学的开端。她著写的《健康和工作效率对英国军队医院管理的影响》、《医院札记》、《护理札记》等为护理学的发展起到很大的促进作用。

内外科护理学的发展过程，与内科学和外科学的蓬勃发展密切相关。内科学和外科学历史悠久，早在远古时代就已得到人们的重视。但由于生产力和生产关系等因素的制约，发展较为缓慢。直到 19 世纪 40 年代，研究者解决了手术疼痛、伤口感染、止血及输血、抗菌药物的研制等问题，使临床医学出现了质的飞跃。进入 20 世纪，随着科学技术的迅猛发展，精密的医疗机器和高效药物应用于临床，如 CT、MRI、超声、激光、手术显微镜、内镜、呼吸机、体内循环机、肠内营养、人造血管、心脏瓣膜、高分子合成材料、各种抗生素、抗肿瘤药物、免疫抑制剂等，极大提高了内科学和外科学的诊治水平，并开创了新的医学领域，如显微外科、微创手术、心血管介入、器官移植、肠内外营养治疗等。在适应临床医学的发展中，内外科护理学的专业水平也得到很大提高，对护理人员的知识结构、专业素质提出了新的要求。

虽然我国护理学发展的历史较短，但首例大面积烧伤患者的抢救成功和世界首例断指再植在我国的成功，体现了护理工作者对护理学所做出的卓越贡献。展望未来，机遇与挑战并存，在内外科护理学广阔的发展背景下，护理工作者要满怀信心，继续前进。

第二节 内外科患者的需求

一、内外科患者的需求

患者作为护理服务的对象，是影响护理质量最重要的因素。正确评价患者的需求并协助其得到满足，是护理人员的重要责任。随着社会、经济的快速发展和人民生活水平的提高，患者对护理服务需求从内容和形式上都发生了较大变化，形成了多样化的护理需求。内外科护理应从护理专业角度出发，强调疾病对患者生理、心理、社会生活带来的影响和患者的反应，以及围绕这些反应所进行的护理干预。

1. 生理需要　疾病本身及其治疗都会给患者带来许多躯体不适，尤其是在疾病的进展期和治疗过程中，这些不适症状给患者带来了诸多痛苦。患者希望躯体的痛苦降到最低，希望有安全、舒适、安静、整洁的住院环境，消除无力感。一般情况下新诊断的患者有更多的生理和情感需要，而疾病进展期的患者保持舒适、控制症状成为最基本的需要。因此，护理人员在工作过程中对患者症状与日常活动能力的评估及护理尤为重要。

2. 心理社会需要　疾病不仅影响患者的生理功能，同时影响患者的心理和社会因素。患病期间，患者的情感需要最强烈，希望得到医护人员的关心和重视，希望得到家人、朋友和社会的支持和帮助。护理人员应做好患者的心理护理，满足其精神需求，帮助患者从失落、痛苦、不安、孤独等消极情绪中解脱出来，向有益健康和促进康复的方向转化。另外，护士的职业素养、服务态度、言谈举止和护理操作中的人文关怀也直接影响着患者的心理感受，影响着患者对医疗卫生服务的满意程度。

3. 信息需求　随着人们对健康需求的不断增加，患者健康观念明显更新，对相关疾病及自我护理、保健知识有着强烈的渴望，希望在住院期间得到专业人员的具体指导，参与到自我管理和临床决策中来，因而对疾病和康复的信息需求提出更多、更高的要求。患者对护理工作的要求由单一的治病需求发展为治疗、康复、保健和预防为一体的综合卫生需求。因此，广大护理人员应充分认识健康教育的重要性，切实承担起护士作为教育者的角色，根据患者的不同背景、不同需求，因人而异地实施形式多样、图文并茂、通俗易懂的健康教育。

二、内外科护士的角色

随着患者对护理工作提出更高的要求，对护理人员也提出更多的期待。内外科护士的角色也发生了很大的转变。面对当前社会巨大的健康需求，护理专业人员的角色变化应运而生，新型的专业人才正在兴起，从专科护士的产生、20 世纪 50 年代临床护理专家的诞生，到高级实践护士的出现，标志着护士角色与地位的巨大转变。护士也不仅仅是临床一线担负救治使命的“白衣天使”，在预防保健、疾病诊断、健康教育等领域也发挥着越来越重要的作用。

1. 照顾者（caregiver）　护理患者一直是护士工作的基本内容，ICN 在护士道德规范中对“护士与人”的要求中提出，护士首要的职业责任就是为人提供护理。舒适是护理工作的精髓，也是护理的一种良好表现。护士应用护理程序，以整体护理为指导为患者及家属提供全方位的护理，不仅满足其生理上的需求，还应满足其心理、社会、文化等方面的需要。内外科护士面临着越来越多的危重、病情复杂、合并多种疾病的患者，在护理实践中具有更多的主动性和独立性。提供高质量、高技术的护理仍是护士的主要任务。护士承担着病情观察、执行医嘱和诊疗计划、对患者心理支持等工作。应用护理及相关专业知识、理论，依时间、地点、患者身心状况而随机应变，正确判断并做出决定，采取合理的护理措施，是护理人员面临的专业要求。随着新诊疗手段的不断出现，重症监护、专科护理工作应运而生。除了富有爱心，护士还应掌握扎实的基础护理和熟练的专科护理操作技能，同时具有丰富的基础、临床学科知识和社会学知识，并有义务通过持续的学习确保护理实践胜任力，从而达到既能准确完成各项治疗、护理，又能重视患者的生活、心理护理和保健指导的高要求。护理的过程就是护理者把爱心、知识和技能转化为对服务对象的关爱和照护的过程，护理的科学性正是通过对患者提供艺术性的照护来体现的。

2. 教育者　随着人们健康观的转变和疾病谱的变化，护士作为教育者的角色越来越受到重视。原因之一是，随着健康观念的转变，人们对卫生服务的需求从治疗疾病向增进健康、预防疾病扩展，健康教育是满足这一需求的主要手段之一；另一原因是，在慢性病的人群干预、患者管理中，包括出院指导，健康教育均是主要手段。护士通过评估患者及家属的学习需求和学习能力，选择合适的教学方法和程序，制定教学计划并对学习效果进行评价来满足患者的需求。内外科护士应针对患者所患不同疾病的各个阶段进行有计划的、连续性的健康教育，随时针对患者不同时期存在的健康问题给予正确指导，教给他们必要的医学知识，改变他们对健康的态度，帮助他们实践健康的生活方式和行为。护士应确保每位患者都能够接收到足够的信息，并以这些信息为基础更好地参与到自我管理和临床决策中来。

促进健康、预防疾病、恢复健康、减轻痛苦是护理人员的基本责任。21 世纪的护士将成为初级卫生保健和健康教育的主要力量，护士有责任发起和支持促进公众健康和满足社会需求的行为，尤其是疾病的高危人群。为了更好地承担起教育者的角色，护士还应掌握良好的人际沟通技巧和语言表达能力。除了健康教育，护士对护生、高年资护士对低年资护士、护理员等均承担着教育者的责任。

3. 维护者（advocate）　患者对医疗卫生保健系统不甚了解，常常不知如何做出决定。护士作为患者权利的维护者和代言者应该尊重和维护其知情权、自主权，维护患者的合法权利和利益，在患者和其他医务工作者之间起到桥梁和纽带的作用。主要表现在维护患者的需求、与其他医务工作人员沟通、协助患者做出决定、积极参与医疗体系改革、参与卫生政策的制定。提供服务时，护士在确保患者安全方面有着极其重要的作用。在护理过程中，护士还应尊重每位患者及其家庭的权力、价值、习惯和信仰。护士掌握着患者的隐私信息，她应具有能力判断是否可以对这些信息进行共享。当患者的利益可能受到威胁时，护士应帮助患者采取合理的保护措施。

作为一名劳动者，护士也有权利维护自身的利益和权益，尤其是通过专业团体参与、建立和维护护理领域公平的社会和经济工作条件。

4. 协调者和管理者　护理工作中存在不少须与其他医务人员共同合作、相互配合完成的护理活动，护士是护理和其他医务工作者合作关系的维护者。良好的医、护、患关系为患者带来安全感和信赖感，这是实施医疗护理方案的必要前提。此外，护士在病房环境的管理、仪器设备的维护、消毒隔离、保护患者安全等方面具有重要的作用。良好的护理管理可以使护理系统得到最优运转。护士有责任和义务通过合作、指导和授权等行使管理、领导、协调等方面的职责，参与对时间、环境、资源和人员的管理。因此，护理人员应掌握相应的管理知识和技巧，营造一个有利于护理实践的环境，保证护理服务质量。

5. 研究者 科学研究是一门学科发展的基础，没有科学研究就不能成为独立的学科。护理是提高公众健康水平不可或缺的研究领域，护理研究旨在改善患者状况，提高整个社会，尤其是易感人群的健康水平。从学科发展角度，护士应积极参与发展循证为基础的核心专业知识。目前护理专业发展趋向多元化的挑战，也有了自己独特的服务范围、知识体系，扩大了护理专业的自主权和独立性。护理科研的开展是护理知识价值的体现，也是总结临床护理经验和护理事业发展的必要条件。但并不意味着只有高学历护士才能做研究，护理研究需要来自于临床实践，凡是护理工作所接触到的问题都是护理研究的课题。在 WHO 的报告中指出，护理科研对所有层次的护理人员来说都能适当地参与，每个护理人员都必须能够应用科研成果来改进护理实践。循证医学是临床医学发展的必然结果，是目前临床决策的最高境界。循证护理实质是在客观、明确、运用最新证据的基础上开展护理工作，力求摆脱以经验为基础的传统护理观念，向以最佳证据为基础的现代护理方向发展。循证护理将护理研究和护理实践有机地结合起来，以证实护理对健康保健的独特贡献，并支持护理人员寻求进一步的专业权威和自治。此外，护士在决定和执行临床护理实践、管理、研究和教育的合理标准时发挥着重要作用。因此，护士应该培养科研意识，在实际护理工作中善于寻找、发现问题，发挥出研究者的角色功能，科学地解决问题，并应用科研成果指导和改进临床实践。

护士执行的角色日趋多元化，未来的护士还将增加促进健康和降低危害因素的角色功能，护士也从单纯的医生助手改变为健康保健队伍的合作伙伴。在护士自身价值得以充分体现的同时，其知识结构与能力面临着新的考验。因此，内外科护理教学更应重视学生各种能力的培养，如批判性思维、自主学习、应用护理程序、沟通与交流、健康教育能力的培养和评估等。

随着我国医疗体制改革的深入开展，医院面临的竞争日益激烈，而人才的竞争成为医院立足市场并获得成功的关键。护士作为临床一线工作人员，是医院重要的组成部分。护理工作是致力于人类健康的服务性工作，护士的角色随着社会的发展和人们健康观的转变而不断发生变化。作为护理专业的学生应不断努力，做好知识、能力和思想储备，为实现现代护理理念、满足广大患者对护士的多种角色期待和发展我国的卫生保健事业而努力奋斗！

（刘华平）

第二章　水、电解质和酸碱的平衡与失衡

关键词

isotonic dehydration	等渗性脱水
hypertonic dehydration	高渗性脱水
hypotonic dehydration	低渗性脱水
hypokalemia	低钾血症
hyperkalemia	高钾血症
hypocalcemia	低钙血症
hypercalcemia	高钙血症
hypomagnesemia	低镁血症
respiratory acidosis	呼吸性酸中毒
respiratory alkalosis	呼吸性碱中毒
metabolic acidosis	代谢性酸中毒
metabolic alkalosis	代谢性碱中毒

第一节　概　　述

保持机体正常的体液容量、渗透压及电解质含量有重要意义，是物质代谢和各器官功能正常进行的基本保证。

一、体液的组成及分布

体液是维持正常人体内环境平衡和稳定的重要因素之一，主要成分是水和电解质，在正常人体波动范围很小，主要表现为容量相对恒定、电解质等溶质浓度相对恒定、渗透浓度相对恒定、酸碱度相对恒定。

人体内的体液总量因性别、年龄和胖瘦而异。肌组织含水量较多（75%～80%），而脂肪组织含水量较少（10%～30%）。通常男性的体脂含量少于女性，故成年男性体液量约占体重的 60%，女性的体液量约为体重的 50%，二者均有 ±15% 的变化幅度。小儿的脂肪较少，故体液量所占体重的比例较高，可达 70%～80%。随着年龄的增长，体内脂肪组织的增多，体液量将有所下降，14 岁以后，儿童体液量占体重的比例已近似于成人。

体液由细胞内液和细胞外液两部分组成。约 2/3 的体液（约占体重的 40%）分布在细胞内，称细胞内液；其余 1/3 的体液（约占体重的 20%）分布在细胞外，称细胞外液。细胞外液不断地向组织细胞提供新的营养物质，保持足够容量的细胞外液对于机体的生存非常

重要。细胞外液包括血浆和组织间液两部分。血浆量约占体重的5%，分布在心血管系统的管腔内；组织间液约占体重的15%，分布在全身的组织间隙中。绝大部分的组织间液能迅速与血管内液体或细胞内液进行交换并取得平衡，这在维持机体的水和电解质平衡方面有重要作用，故又称为功能性细胞外液。另有一小部分组织间液仅有缓慢地交换和取得平衡的能力，它们具有各自的功能，但在维持体液平衡方面的作用甚小，故可称其为无功能性细胞外液。淋巴、骨、结缔组织液以及特殊间隙的液体（透细胞液），如脑脊液、滑膜液、腹腔液、关节液、消化液和盆腔液等，都属于无功能性细胞外液。无功能性细胞外液约占体重的1%~2%，占组织间液的10%左右。应予指出，某些体液虽然属于无功能性细胞外液，但其变化仍会导致机体水、电解质和酸碱平衡的明显失调。最典型的是胃肠消化液，其大量丢失可造成体液量及其成分的明显变化。

细胞外液和细胞内液中所含的离子成分有很大不同。细胞外液中最主要的阳离子是 Na^+，主要阴离子是 Cl^-、HCO_3^- 和蛋白质。细胞内液的主要阳离子是 K^+ 和 Mg^{2+}，主要的阴离子是 HPO_4^{2-} 盐和蛋白质。细胞内、外液渗透压相似，正常为290~310mmol/L。保持渗透压的稳定，是维持细胞内、外液平衡的基本保证。

二、体液的平衡

1. 液体的摄入　液体的摄入由渴感调节。机体内环境的稳定有赖于体内水分的恒定，人体每日摄入一定量的水，同时也排出相应量的水，达到每天出入的水量相对恒定。

水的来源包括饮水、食物中水和内生水（表2-1）。由于固体食物含85%以上的水分，随着固体食物的摄入，一些液体也可进入体内。内生水指体内脂肪、碳水化合物及蛋白质氧化产生的水，约占每日所需水量的10%（300~350ml/d）。血浆渗透压的升高和血浆容量的下降会刺激产生渴感。其他至下丘脑的感觉传入冲动（如口腔黏膜干燥）以及来自更高的皮质中枢的感觉运动传入冲动也非常重要。成人每日平均消耗1500ml液体，并从摄入食物额外获得大约800ml水。

2. 液体的排出　身体排泄水和代谢废物的途径有多种。在所有排泄途径中，经肾的途径最为重要，是维持水、电解质平衡的主要调节机制。体液经由肾的排泄受到精细的调控。根据液体的摄入量和身体的需要量，尿量也发生相应变化以维持液体的量，正常人每日尿量约为1500ml。

每日溶解和排泄代谢废物所需的最少尿量，即基本尿量为400~600ml。如果24小时尿量低于基本尿量，则代谢废物将会积存下来而对机体代谢产生不良影响。此时尿液被最大限度浓缩，其比重可达到1.032，渗透压也可达1200mmol。机体大量摄入液体时，尿液也可以被最大限度稀释，比重低至1.005，渗透压200mmol，尿量显著增加。

其他正常的失水途径包括皮肤、肺和胃肠道。病理状态下，额外的失水途径有流涎、造瘘管和引流管的引流液及胃肠减压等。

经由皮肤、肺丢失的液体称不显性失水。在健康成人，每日不显性失水为15~20 ml/kg。在高代谢状态下，例如，甲状腺功能亢进、创伤、烧伤、应激和发热时，不显性失水将急剧增加。体温每升高1℃，不显性失水将增加10%。使用呼吸机或呼吸急促的患者，不显性失水显著增加。不显性失水丢失的是纯水，不含有电解质，故过量的不显性失水将会导致细胞外液量减少，张性增加。如果此时液体的摄入不能满足需要，则细胞外液的高渗状态及其伴随的脱水可能导致高钠血症。

汗液丢失变化很大，最大速度可达约2L/h。汗液中虽然含有电解质，但较血浆而言仍为低渗性。出汗量受自主神经系统、体温和皮肤血流等因素调控。

正常情况下，经由粪便排出的水分很少。但在严重腹泻或造瘘管引流量很大时，这种丢失可能显著增加。溃疡性结肠炎患者每日由腹泻丢失的液体量可达数升。腹泻液体中含有水、钠、钾、碳酸氢盐和氯。因此，腹泻丢失的是含有某些电解质的低渗液体。

表2-1　正常人的水平衡

	排出量（ml）		摄入量（ml）
不显性失水		食物及体内物质	
肺呼出	300	代谢所产生的水*	1000
皮肤蒸发	500		
粪便含水	50~100		
尿	550~1500	饮水	500~1500
汗	100		
合计	1500~2500	合计	1500~2500

*每克蛋白质、糖和脂肪氧化所产生的水量分别为0.34ml、0.56ml、1.07ml

三、体液平衡的调节

体液平衡主要通过神经-内分泌系统和肾进行。下丘脑的渴感中枢是维持水分摄入的主要因素，而肾则负责维持适当的液体排出。而当体液失衡时，多先通过下丘脑-垂体后叶-抗利尿激素系统恢复和维持体液的正常渗透压，然后通过肾素-血管紧张素-醛固酮系统恢复和维持血容量。但在血容量锐减时，人体将以牺牲体液渗透压为代价，优先恢复血容量，以保证重要生命器官的灌注。

1. 下丘脑的渴感中枢　下丘脑的渴感中枢可感受细胞外液溶质浓度的增加而被激活。低血压、多尿和液体容积不足可导致口渴。口渴是液体失衡的临床重要表现，但并不是所有患者液体失衡的真正指标。

渴感在老年人及衰弱患者会受到抑制。水肿患者尽管水分过多也可能会口渴，是组织间隙中积聚液体，而非细胞中溶质浓度所致。昏迷及意识障碍的患者可能出现溶质浓度过高，但病情导致患者无法表达其渴感。溶质浓度过低将抑制渴感中枢，因此，细胞外液溶质浓度降低的患者即使液体容量不足，也不会感到口渴。

2. 激素影响　抗利尿激素（ADH）及盐皮质激素（醛固酮）是影响液体平衡的主要激素。

ADH由下丘脑合成。当血浆渗透压增加、细胞外液容量不足、疼痛、服用某些药物、应激状况时可分泌ADH。ADH促进肾小管对水分的重吸收。体液不足常同时刺激渴感中枢及 ADH 的释放。

某些因素会抑制 ADH 的释放，包括细胞外液溶质浓度过低、血容量增加、暴露在冷空气中、酗酒、吸入二氧化碳以及使用某些利尿剂等。

醛固酮由肾上腺皮质分泌，能促进肾对钠的重吸收，增加钾的排泄，从而使肾小管对水的重吸收增加、尿量减少。醛固酮主要受到肾素－血管紧张素系统的刺激。肾素由肾分泌，可以将血管紧张素原转化为血管紧张素Ⅰ，后者在毛细血管床中转化为血管紧张素Ⅱ。盐皮质激素的分泌同时受到组织间液中钾浓度增加或钠浓度降低、垂体前叶释放的促肾上腺皮质激素等的刺激。当细胞外液减少时，尤其循环血容量减少时，动脉血压下降、肾灌注压降低时，低血容量状态可促进醛固酮的分泌以维持稳态。低血压降低肾入球小动脉血管平滑肌的张力，因而增加肾素的释放。肾素刺激血管紧张素原转化为血管紧张素Ⅱ，从而刺激肾上腺皮质释放醛固酮，使钠水潴留而增加压力。除醛固酮外，其他激素包括皮质醇或 ADH 均可通过增加排钠排水，从而影响钠的代谢。

3. 淋巴系统　进入组织间隙的液体并非都能在静脉端被再吸收回毛细血管，少量液体仍保留在组织中，并以淋巴液的形式返回体循环。

淋巴液与血浆相似，但所含的蛋白质要少。淋巴液经过由小到大的各级淋巴管汇合形成较大的淋巴管。两组大的淋巴管将整个淋巴系统与全身循环系统连接起来。左侧胸导管引流来自腹部、胃肠道、盆腔、下肢、左胸部、左臂、左侧头颈部的淋巴液，在左侧锁骨下静脉与左侧颈内静脉汇合处进入左锁骨下静脉。来自右臂、右胸部、右侧头颈部的淋巴液经由三条淋巴管进入右锁骨下静脉。

淋巴管使得淋巴液朝向心端单向流动，淋巴液流动较血流慢。骨骼肌收缩、通气时胸腔内压的变化以及淋巴管内源性蠕动等因素均可促进淋巴液的流动。

4. 影响液体移动的作用力——Starling 定律　血液从毛细血管的动脉端向静脉端的流动受到血压、心脏左室射血、毛细血管顺应性因素的调控。

毛细血管动脉端的血压，即相当于毛细血管静水压，约为 32mmHg。毛细血管壁非常薄，且具有可通透性，通常情况下组织静水压较低。这些因素使得血液能够通过毛细血管壁进入组织间隙；血液中的液体部分以及溶解在血液中的大部分小分子量物质经由毛细血管壁进入组织间隙。通过这一过程，营养及其他重要物质才能到达细胞。

当非通透性溶质在毛细血管中和组织液中浓度不同时，就会出现溶剂（水）通过毛细血管壁的渗透作用。组织渗透压倾向于将毛细血管中的液体拉出。毛细血管中的血浆渗透压则倾向于将液体保留在血管内，并将液体从组织间液重吸收入毛细血管。在正常情况下，血液中的蛋白质浓度高于组织间液中的蛋白质浓度，而毛细血管的血浆渗透压高于组织间液的渗透压。

由于毛细血管壁对蛋白质通透性很低，血液中蛋白质无法自由通过毛细血管壁进入组织间隙。因此，血液中蛋白质保留在毛细血管中，从而增加了毛细血管的渗透压。由血浆蛋白质产生的这种特殊的渗透压称胶体渗透压。毛细血管中血液的平均胶体渗透压为 22mmHg。

在毛细血管的动脉端，静水压（血压）高于胶体渗透压。毛细血管静水压有利于液体由毛细血管进入组织间液，而胶体渗透压则有助于液体从组织间隙到毛细血管的再吸收，两种压力的差值表明向毛细血管外过滤的力超过再吸收的力。

与前相似，组织中也存在着影响液体移动的作用力，包括组织静水压及组织渗透压。通常这两种力很小，但是当机体处于疾病状态下，这些力将明显增加，因而显著改变了毛细血管的动力学。

毛细血管动脉端使液体流出的力为血浆静水压（通常为32mmHg）和组织渗透压（通常为4mmHg）。而动脉端使液体回流毛细血管的力包括血浆胶体渗透压（通常为22mmHg）和组织静水压（通常为4mmHg）。促进滤过的力超过再吸收的力约10mmHg（血浆静水压 + 组织渗透压 - 组织静水压 - 血浆胶体渗透压 = 32 + 4 - 4 - 22 = 10mmHg），因此，在毛细血管动脉端液体和较小的溶质通过滤过作用进入组织间隙。

血液流经毛细血管时，随着滤过作用的进行，血浆静水压逐渐递减。因此，使液体向外滤过的压力（从毛细血管进入组织间液）越来越小，而使液体向内再吸收的力（从组织间隙进入毛细血管）保持不变。最终向外滤过的压力与向内再吸收的压力达到平衡。

在毛细血管的静脉端，向内再吸收的力超过了向外过滤的力，毛细血管静脉端静水压（17mmHg）较动脉端低。与此同时，因水从毛细血管动脉端流入组织间液，故组织间液静水压高（6mmHg），使液体流出毛细血管的总力较使液体流入毛细血管的力低7mmHg（血浆静水压 + 组织渗透压 - 组织静水压 - 血浆胶体渗透压 = 17 + 4 - 6 - 22 = -7mmHg）。故在静脉端一些水分会从组织间液反流回静脉端的毛细血管中。

因在动脉端使液体流出毛细血管的力（10mmHg）较静脉端使液体回流入毛细血管的压力（7mmHg）高，故从毛细血管损失的液体较反回毛细血管的液体多，于是最后由淋巴循环回收这些额外损失的液体，从而保持各间隙中的液体平衡。

四、酸碱平衡的调节

正常血清的pH为7.35～7.45。当pH低于7.2或高于7.55时，细胞功能将受到严重损害。当pH低于6.8或高于7.8，可能伴有生命危险。正常pH的维持需要依靠三个生理系统的相互作用，即肺、肾以及血液缓冲系统。

肺是排泄酸的主要器官，以气体的形式（二氧化碳）排出碳酸。由机体细胞产生的二氧化碳扩散进入血液后，与水作用形成碳酸。碳酸分解后释放的氢离子使得血液的pH降低。当二氧化碳升高时，酸随之增加（pH下降），当pH减少时，酸随之减少（pH上升）。当碳酸经由静脉血液到达肺部后，二氧化碳通过呼吸作用被排出。肺部可以很快对pH的改变作出反应，可以在数小时内恢复正常或接近正常的酸碱比例。肺部排出二氧化碳的速度取决于肺泡换气的速度。当换气增加（潮气量或呼吸频率增加），二氧化碳排出增加，pH随之升高。相反，当换气减少，酸的排出也相应减少，pH下降。部分二氧化碳进入血液后，最终会形成碳酸氢根离子，大部分碳酸氢根在红细胞内形成，少部分在血浆中形成。二氧化碳扩散进入红细胞后，由于酶的作用，很快发生水化作用。碳酸氢根离子会在氢离子进入的同时，从红细胞扩散进入血浆。氢离子的转移是维持红细胞内电中性的必要作用。

对于无法转换为气体状态的酸，必须由尿液排出，包括蛋白质代谢所产生的硫酸及磷酸、脂肪不完全代谢所产生的酮酸、无氧代谢所产生的乳酸。由肾完成的酸碱平衡调节作用，其速度慢于肺部的调节速度，通常需要数日以上才能观察到尿液pH的显著变化。肾小

表 2-2　1L 无电解质的净水丢失后的改变

血浆渗透压	+7.5mOsm/L
钠含量	0
总体水	-1000ml
细胞外液	-333ml
血浆容量	-83ml

因水分丢失使血浆渗透压增加；与正常的细胞外液相比较，血浆处于高渗或高渗状态。高渗性血浆具有较高的渗透压，使液体从细胞内液快速转移到血浆和组织间隙，这种转移会导致细胞内的缺水与皱缩，而使血浆容量接近正常。可见水的丢失主要来自细胞内液，来自细胞外液的只占小部分，而细胞外液的丢失主要来自组织间液。所以净水的丢失很少在临床上出现低血压或休克（除非丢失量极大）。

高渗性脱水的代偿机制是针对细胞外液渗透压增高的反应。一旦发生渗透压增加或血管内容量减少，这些代偿机制即开始发挥作用，下丘脑刺激渴感反射以增加液体摄入量。此外，ADH 分泌增多，以促进肾对水分的再吸收。

任何低渗性体液的丢失都可以导致高渗性脱水。此时水的丢失多于电解质的丢失，于是细胞内液与细胞外液都减少。可以把低渗性丢失分为两个组成部分：一部分是净水（不含电解质），另一部分是等渗液。设若丢失 2L 半渗盐水，所丢失的电解质总量与 1L 等渗盐溶液所含的电解质相等。这样，可以把 2L 半渗液分为两部分，即 1L 净水和 1L 等渗盐水。净水的丢失将使细胞内液和细胞外液减少，而等渗盐水的等渗将选择性地使细胞外液减少（表 2-3）。因为钠盐主要在细胞外液。因为血管内容量等于细胞外液的 1/4，所以血管内容量将明显减少。即使中等量的低渗盐水丢失，也能引起低血压，其与净水丢失显然不同。

表 2-3　2L 半渗盐水丢失后的改变

参数	1L 等渗盐水丢失 +	1L 净水丢失 =	2L 半渗盐水丢失
血浆渗透压	0	+7.5mOsm	+7.5mOsm
钠含量	-150mmol	0	-150mmol
总体水	-1000ml	-1000ml	-2000ml
细胞外液	-1000ml	-333ml	-1333ml
血浆容量	-250ml	-83ml	-333ml

换言之，如果丢失的液体含有电解质，而这种电解质正是某一体液间隙的非通透性溶质（即有效渗克分子），则液体的丢失将主要来自该间隙。如果丢失的液体只含有钾盐，则主要受影响的将是细胞内液。如果丢失的液体同时含有钠盐和钾盐，则细胞外液和细胞内液都

将受影响。

高渗性脱水的常见原因是不显性失水的增加，包括出汗过多、过度换气、酮症酸中毒、高热或长期发热时皮肤水分蒸发过多等。低渗性体液的丢失也能导致高渗性脱水，包括从气管切开处排出的大量分泌物、水样泻、肾功能衰竭时水分再吸收功能障碍、尿崩症以及酮症酸中毒的利尿阶段。

此外，任何能够增加身体代谢的情况也会增加身体对水分的需求量。其他高渗性脱水的原因包括静脉输注过多的高渗性液体（特别是含碳酸氢钠的液体），长期使用鼻饲饮食而无额外水分摄入，渴感受损，饮水能力或吞咽能力受损等。

3. 低渗性脱水（hypotonic dehydration）　是最少见的脱水类型。低渗性脱水时，液体在细胞内外间隙转移，进而扰乱了正常的电解质浓度。

低渗性脱水是细胞外液中溶质的丢失，特别是钠和钾的丢失超过了水分的丢失。低渗性脱水导致细胞外液渗透压下降，使之处于低渗状态。细胞外液渗透压的下降使血浆与组织间液的渗透压低于细胞内液；结果由于二者间渗透压的差异，水从血浆与组织间隙向细胞内转移，导致血容量不足与细胞的膨胀。血容量不足可引发与等渗性脱水中相同的心血管与交感神经系统反应。

细胞肿胀所导致的问题与症状取决于液体进入并潴留于哪个脏器内。脑细胞对细胞液的改变比其他组织细胞更为敏感，因此，低渗性脱水时常伴有神经系统功能障碍。

低渗性脱水通常与慢性疾病有关。当慢性肾功能衰竭时，肾丢失钠，导致低渗性脱水。慢性营养不良与摄入过多的低渗性液体也可导致低渗性脱水。

4. 脱水患者的临床表现及评估　当对脱水患者进行临床评估时，首先应了解有关脱水的危险因素与发病因素的资料（表2-4）。

表2-4　脱水的危险因素

分类	常见情况
疾病	呕吐、腹泻、烧伤、伤口的大量引流、肝功能异常、糖尿病、尿崩症、肾脏疾病、出血、大静脉阻塞、长期发热
治疗	手术、利尿、禁食、高渗液灌肠过度、经鼻胃管吸引
其他	年龄过大或过小、运动受限

虽然脱水时全身各个系统都会受到一定程度的影响，但脱水主要的临床表现取决于液体丢失的部位。当细胞外液的血管部分发生大量液体丢失而导致脱水时，临床表现最为明显而且会危及生命。

心血管系统功能的改变是血浆容量改变最为可靠的指标。血容量不足时心率增快，肢端脉搏微弱不易触及。如果脱水伴有组织间隙水肿，则肢端脉搏可能触及不到。当血压下降时，脉压同样下降，尤以收缩压下降最为明显。患者低血压于站立时比坐位或卧位时更为明显，称直立性低血压。脱水时另一个心血管系统指标是颈部与手部静脉的充盈程度。正常情况下，当手的位置低于心脏水平时，手部静脉充盈饱满。当手处于心脏水平以上时，静脉变得平坦或萎陷。患者处于平卧位时，颈部静脉一般是充盈的；当患者改为坐位时，颈部静脉变得塌陷。当发生脱水并伴有血容量不足时，即使上述静脉处于低垂部位，静脉和手部的静脉仍然充盈不良。

呼吸频率的增加直接与血浆容量中液体的丢失程度有关。当血中酮症酸中毒导致或合并脱水时，呼吸变得深而快，称为 Kussmaul 呼吸。

皮肤改变可能是脱水的另一观察指标。皮肤的改变包括颜色、湿润程度、弹性以及有无水肿。但是，对于老年患者而言，上述资料的可靠程度下降，因为随年龄增加，弹性组织与组织水分相应减少，皮肤弹性变差。

一般脱水时，皮肤弹性差，捏起皮肤后的皱褶可保持数分钟，轻轻按压皮肤表面不会产生凹陷。脱水患者皮肤较干，且有鳞屑。当对老年患者进行检查时，应注意其胸部、前额或腹部的皮肤弹性，因为这些部位能更可靠地反应脱水情况。

脱水患者可能会出现体温和精神状态的改变，典型表现是发热。发热和脱水可互为因果。若体温超过 39℃且持续 6 小时以上，患者就容易发生脱水。另外，进行检查时，应注意患者的神志状态及其时间、地点、人物定向力。

尿液的总量和组成可以反映脱水的程度，因此需要密切监测尿量，并把总出量与液体的总摄入量与每日体重相比较。任何没有肾疾病的患者若每日尿量少于 500ml，均应引起注意。

5. 实验室检查　尚无一项单一的实验室检查结果能够证实或排除脱水。事实上，脱水的诊断必须根据多个实验室检查结果，同时结合患者的临床表现。血清实验室检查数据的改变取决于脱水的类型（表 2-5）。伴有血容量不足的等渗性和低渗性脱水的特点为血液浓缩，血红蛋白升高，血浆渗透压升高，血中葡萄糖、蛋白质、尿素氮及多种电解质水平升高。若脱水由失血引起，则血液的浓缩可不明显，因为全部血液成分包括血浆中的成分均有丢失。

当患者肾功能正常时，尿液的实验室检查可能有助于判断是否存在脱水。通常情况下，患者尿液高度浓缩，比重超过 1.030。此时尿的总量减少，渗透压明显增加。尿液常呈深色，并有强烈的气味。

6. 治疗　脱水治疗的目的是防止体液进一步丢失，并补充丢失的体液成分，直至正常范围。可供选择的治疗方法包括饮食治疗和药物治疗。

如果患者神志清醒，能够吞咽，口服补液可以成功地治疗轻至中度的脱水。虽然患者也能从摄入的固体食物中获得一些液体，但是并不能使患者体液容量恢复到正常范围。而且，一旦患者同时存在电解质失衡，一些特殊食物可能由于含有某些电解质成分而被禁止食用。

表 2-5　脱水患者实验室检查的特点

数值	等渗性脱水	低渗性脱水	高渗性脱水
血液			
尿素氮	正常或升高	升高	升高
肌酐	正常或升高	升高	升高
钠	正常	< 120mmol/L	> 150mmol/L
渗透压	正常	下降	升高
血细胞比容	升高	升高	正常或下降
血红蛋白	升高	升高	正常或下降
白细胞	升高	升高	正常或下降
蛋白质	升高	升高	升高
尿液			
比重	>1.010	<1.010	>1.010
渗透压	升高	下降	升高
总量	下降	升高	下降

当脱水程度严重或危及生命时，有必要进行静脉补液。需要补充的液体量可根据体重下降的程度和患者临床表现进行计算。补液速度取决于患者的脱水程度以及是否存在心脏、肺或肾疾病。

一般情况下，等渗性脱水用等渗性溶液治疗，高渗性脱水用低渗性溶液治疗，而低渗性脱水用高渗性溶液治疗。表 2-6 列举了常用的含有电解质的液体。

表 2-6　常用静脉治疗溶液成分

溶液	渗透压（mOsm/L）	pH	热卡（kcal）*	张性
0.9%生理盐水	308	5	0	等渗
0.45%盐水	154	5	0	半张
5%葡萄糖水溶液	272	3.5～6.5	170	等渗**
10%葡萄糖水溶液	500	3.5～6.5	340	高渗**
含5%葡萄糖的0.9%盐水	560	3.5～6.5	170	高渗**
含5%葡萄糖的0.45%盐水	406	4	170	高渗**
乳酸林格液	273	6.5	9	等渗
含5%葡萄糖的乳酸林格液	525	4.0～6.5	179	高渗**

*热卡值是根据1000ml容量计算得到

**使用时的溶液张性。液体输入后的短期内由于葡萄糖被代谢，输入液的张性会下降，与水中非葡萄糖部分（电解质）的渗透压或张性一致高渗状态的治疗包括三个基本方面，即补充水的丢失、给予足够的水、治疗引起高渗状态的基础疾病。对临床上已出现低血压或休克的患者，治疗上首要措施是扩容，纠正低容量状态。扩容优先于纠正高渗性。所以在没有输入等渗或低渗溶液之前，应该给予胶体液及等渗晶体液。等到有效血容量恢复到正常水平，才着手纠正高渗性。

需要注意的是，如果高渗性脱水超过 24 小时，快速纠正非常危险。如果高渗性发展很快，所有组织细胞都将脱水。如果高渗性发展缓慢或者已存在一段时间（几小时或几天），那么不同种类的细胞具有不同的功能以及各自特异的非通透性溶质，对细胞外液高渗性的反应亦不同。红细胞将增加它的细胞内溶质，以部分纠正它的脱水。脑组织特别容易因水的丢失而受到损害。快速的脑脱水可以使连接颅盖与大脑之间的血管发生破裂。作为一种自我保护机制，脑组织将产生新的细胞内溶质，即所谓特发性渗克分子，以提高细胞内渗克分子浓度。这样可以减少由于细胞外液高渗性所引起的细胞内水的丢失。特发性渗克分子形成的速度取决于高渗性的原因和发展速度。特发性渗克分子在正常情况下产生缓慢。当体液呈高渗状态时，脑组织细胞容量基本接近正常。若高渗性发展很快，没有足够的时间形成特发性渗克分子，脑细胞将脱水，继而导致神经系统障碍。这种特殊的适应性调节有重要的临床意义。如果摄入大量不含电解质的净水，以快速纠正高渗性状态，水将从细胞外液向细胞内液转移。细胞内液容量增加，加上特发性渗克分子的作用，可以导致脑水肿，即“等渗性水中毒综合征”。一直等到特发性渗克分子消失或失去活性，水中毒才能缓解。输液速度取决于临床症状和高渗性的严重程度。如果补液太快，可以产生脑水肿（脑细胞内已有原发性渗克分子的存在）。血钠值的下降以不超过 5mmol/h 为限。

治疗低渗性液体丢失导致的高渗性脱水时，原则上需要补充低渗液。如果出现有效血容量的不足，首要的措施是补充血容量。宜选用能够存留在细胞外液内的液体，如等渗液（各种胶体包括全血、血浆、白蛋白等）。有效血容量的补充应列为首位，而等渗液丢失中净水丢失部分的补充，即使出现明显的高钠血症，亦应列为第二位。只有在血压稳定以后，才能考虑净水丢失的补充。

若出血是造成细胞外液缺乏的原因，当失血超过 1L 时需要输血。若失血在 1L 之内，可以用生理盐水或乳酸林格液恢复体液容积。评估患者的液体需求需要先整体评估患者的情况。对细胞外液严重不足且伴有心脏或肾疾病的患者，不能补充大量的水分或钠离子。

二、水过多

健康人即使每日饮用较多的水，由于下丘脑－垂体后叶、肾和肾上腺皮质功能正常，可以通过下丘脑－垂体后叶分泌和释放 ADH 等一系列调节机制排出大量稀释尿，以维持水、电解质的总量和正常比例。在病理和人为治疗因素的作用下，水在体内潴留过多，超过正常体液水量，水与电解质的比例亦失常，结果是细胞外液量增加，血钠降低，出现低钠血症；如果过多的水从细胞外液进入细胞内，使细胞内水亦过多，可引起水中毒（water intoxication）。

细胞外液容积过多通常由于全身钠总量增加所致，原因包括心脏衰竭、肝硬化、由食物摄取的钠过多、严重水肿以及静脉输注大量含钠的液体等。

有心、肾或肝基础疾病的患者具有潴留钠水的倾向。当患者伴有醛固酮增多症、库欣综合征或使用糖皮质激素等，都可以增加其危险性。其他危险因素包括使用低渗溶液进行鼻灌洗、男性接受前列腺手术用蒸馏水冲洗以及手术后。预防方法包括减少盐分摄入或使用地高辛及利尿剂治疗。

由于液体容量过多，造成液体压力甚至超过毛细血管动脉端压力。由于静脉压力也超过胶体渗透压，使得液体渗透到组织间隙而发生外周水肿及肺水肿。因肾功能失常导致液体容积过多，可减少钠、水排泄，甚至引起心脏功能衰竭。伴有肝功能衰竭的患者血清白蛋白及蛋白质降低，因此血浆胶体渗透压下降，导致组织间隙液体再吸收减少，而引起组织水肿及腹腔积液。当淋巴管阻塞时，组织胶体渗透压增加可引发水肿。

液体容量过多的临床表现包括呼吸困难、颈静脉怒张、洪脉、肺部湿啰音以及四肢水肿（表2-7）。

表2-7　细胞外液容量过多的临床表现及病理生理基础

临床表现	病理生理基础
呼吸	
持续，不规则的咳嗽	因血容量增加导致液体潴留在肺泡内
呼吸困难	因液体潴留在肺内
肺部爆裂音	因静水压增加导致肺泡内充满液体
发绀	肺水肿晚期症状，因肺泡毛细血管充满液体导致气体交换障碍
心血管	
半坐位时颈静脉怒张	因液体负荷过多导致右心功能障碍
洪脉，血压增高	因周围血管液体负荷过多
奔马律	舒张期心室快速充盈导致心室过度扩张
体重增加	由于液体潴留
神经系统	
意识改变	因脑水肿产生身体不适，意识混乱，头痛，嗜睡
实验室检查	
血浆渗透压＜275mOsm/kg	因溶质少于水分产生体液稀释
血清钠低、正常或高	视钠或水潴留的量，血钠值可能正常、降低或增加
血细胞比容降低	因血液稀释
尿比重＜1.010	尿中溶剂多于溶质

患者发生水过多时，可以应用利尿剂和洋地黄。需要注意的是，利尿剂在促进排钠和水的同时，会使钾的排出增加。因此，应当联合使用保钾和排钾的利尿剂。如果发现患者出现肺水肿，应当及时处理，以防发生呼吸功能衰竭。

第三节 电解质失衡

一、低钠血症

低钠血症指血钠值低于135mmol/L，是最常见的电解质失常，可发生于许多不同疾病中。低钠血症仅反映钠在血浆中浓度的降低，并不一定表示体内总钠量的丢失。总体钠可以正常甚或稍有增加。低钠血症包括缺钠性低钠血症、稀释性低钠血症及消耗性低钠血症。

在体液丢失时（如腹泻、呕吐、使用利尿剂）失钠，并伴有水的丢失，但失钠多于失水，从而引起低渗性失水，称缺钠性低钠血症。慢性肾上腺功能减退，严格限制钠盐摄入等也可引起。

水钠在体内潴留，但水多于钠，总体钠可以正常或稍有增加，称稀释性低钠血症，常见于肾排水功能不良、慢性心力衰竭、肝硬化失代偿期、肾病综合征等。ADH分泌不当（SIADH）所导致的低钠血症，其原因部分由于稀释，部分由于钠的丢失，以稀释更为重要。高血糖或使用甘露醇时细胞外液高渗，使细胞内水分向细胞外移动，血钠可被稀释。

消耗性低钠血症又称特发性低钠血症，多由于肺结核、肿瘤、肝硬化等晚期慢性疾病引起。营养不良和年老衰弱等亦可发生。发病机制不明。

低钠血症的临床表现取决于血钠降低的程度和速度。其中缺钠性低钠血症和稀释性低钠血症的临床表现可见前节。消耗性低钠血症因程度较轻，患者除原发疾病表现外，多无因低血钠引起的临床症状。三种低钠血症的诊断和鉴别见表2-8。此外，临床上还有“假性低钠血症”，指患者血浆中的钠值低于正常，但血浆水中的钠浓度正常，因而血浆渗透压正常。此现象见于严重高脂血症和高蛋白血症，无临床意义。

表2-8 低钠血症的鉴别

	缺钠性低钠血症	稀释性低钠血症	消耗性低钠血症
病理生理	缺钠	水过多	不明
症状和体征			
症状	无力、恶心、呕吐、肌痉挛痛、眩晕、淡漠、晕厥	无力、恶心、呕吐、肌痉挛痛、精神神经症状	原发病症状
体征	血容量不足，循环障碍综合征	脑水肿，颅高压综合征	
体重	减轻	增加	慢性进行性减轻
皮肤	松弛、弹性减退、苍白、凉	肿胀、水肿、原肤色、暖	弹性减退，皮下脂肪少
血压	低、脉压小	正常或升高	正常或偏低
脉搏	细速	正常	弱速
静脉	塌陷	充盈	一般

续　表

	缺钠性低钠血症	稀释性低钠血症	消耗性低钠血症
神经	严重者木僵、昏迷	严重者惊厥、昏迷、出现病理反射	一般
实验室检查			
血钠	低于正常	明显低于正常	轻度低于正常
血钾	常增高	正常或减低	正常
血浆蛋白	增高	降低	视原发病而定
血细胞比容	增高	降低	视原发病而定
血 pH	常降低	降低或正常	视原发病而定
血尿素氮	升高	一般正常	视原发病而定
尿量	少	少、正常或多	正常
尿比重	高	低	一般
尿钠	少	多	正常
尿氯化物	少	增高	正常

缺钠性低钠血症和稀释性低钠血症的治疗参见前节。消耗性低钠血症主要治疗原发病。

二、高钠血症

高钠血症指血钠 >148mmol/L，可因机体钠增加或水分减少引起，总体钠可以增加、正常或减少。

因净水或低渗体液丢失（失水多于失钠）导致的高钠血症称浓缩性高钠血症。各种原因引起的高渗性脱水是引起高钠血症的主要原因。另外，肾排钠减少可导致潴钠性高钠血症。常见于库欣综合征，部分原发性醛固酮增多症，输入过多的高渗氯化钠溶液或碳酸氢钠溶液等。肝硬化腹腔积液、肾病综合征或心肾功能不全时给钠过多亦可引起。脑外伤或脑血管意外所致的高钠血症原因未明。

高钠血症使细胞外液渗透压增加，细胞内水分转移至细胞外，造成细胞内失水。神经精神症状为主要表现，是脑细胞脱水所致。症状轻重与血钠升高的速度和程度有关，急性高钠血症的临床表现较慢性明显。初期症状不明显，若病情发展则表现为神志恍惚、易激惹、烦躁不安或精神淡漠、嗜睡、肌张力增高、腱反射亢进、抽搐、癫痫样发作、昏迷甚至死亡。浓缩性高钠血症主要为失水多于失钠，高钠血症症状和体征常被失水所掩盖，以渗透性利尿所致失水为明显。血钠、血浆与尿渗透压测定有助于诊断。

浓缩性高钠血症的治疗主要为补充水分，但在纠正高渗状态时不宜过急，以免导致脑水肿。潴钠性高钠血症主要是治疗原发病因，限制钠盐摄入，使用排钠利尿剂。

三、低钾血症

低血钾（hypokalemia）指血钾值低于 3.5mmol/L，是常见的电解质失衡。导致低血钾的原因见表 2-9。

表 2-9　低血钾原因

病因	临床情况
胃肠道丢失	呕吐、腹泻、鼻胃管吸引、造瘘管、应用泻药
饮食改变	营养不良、饥饿、无钾饮食、减肥饮食、禁食、注射无钾溶液
药物	排钾利尿药物、类固醇、庆大霉素、两性霉素、洋地黄、β 受体激动剂
钾的再分布	胰岛素使葡萄糖及钾向细胞内转移，渗透性利尿剂使钾丢失，糖尿病酸中毒，碱中毒使钾向细胞内转移以交换氢
功能失常	库欣综合征，急性肾功能衰竭利尿期，酒精中毒，醛固酮增多症

老年人及婴幼儿都是低血钾的危险人群。人体不能储存钾，因此钾的缺乏常常与摄入不足有关。患者服用排钾利尿剂或严重的组织受伤均可产生低血钾。

当血清钾降低，细胞与血浆间钾浓度梯度增加，导致细胞膜静息电位增加，从而降低细胞兴奋性，使细胞膜对刺激反应性降低。

低血钾的临床表现包括血钾降低，心电图不正常以及有关胃肠道、心、肾和神经系统障碍等表现（表 2-10），严重的低血钾可发生心跳停搏，需进行心电监测。轻度低血钾（3.3～3.4mmol/L）的表现可能很不明显，当血钾浓度逐渐下降时，更难以察觉。

表 2-10　低血钾的临床表现及其病理生理基础

临床表现	病理生理基础
胃肠道	
恶心、呕吐、腹泻、肠麻痹、腹胀	平滑肌收缩变慢
骨骼肌	
肌肉无力、麻痹、肌痉挛痛	平滑肌及骨骼肌收缩变慢
心血管系统	
节律障碍、眩晕、直立性低血压、T 波低平、U 波、脉搏缓而弱	细胞兴奋性增加，心肌再极化延长
呼吸系统	
呼吸浅慢	因肌肉收缩减弱致呼吸肌肉无力
神经系统	
疲劳、嗜睡、肌腱反射降低、意识混乱	神经冲动传导减慢
肾	
多尿、夜尿、血渗透压降低	肾浓缩功能下降
实验室检查	
血清钾低于 3.5mmol/L	
血渗透压低于 275mmol/kg	多尿导致体内钾及其他溶质丢失

低血钾的治疗重点在于确定并纠正失衡的原因。轻度低血钾或预防低血钾常以口服补钾，可以口服氯化钾或枸橼酸钾溶液，但是这两种含钾溶液对胃的刺激很大，因此需与水或果汁同服，或在用餐时服用。发生中或重度低血钾时可以静脉补充氯化钾。需要注意的是，钾不可以肌内注射，也不可以直接静脉注射，必须经过稀释后方可静脉滴注。含钾溶液会刺激血管，因此在轻中度低血钾患者，建议在 1L 溶液中加入 20～40mmol 钾静脉滴注。重度低钾时，可在 1L 溶液中加入 40～80 mmol 钾进行静脉滴注。手术后或胃肠道疾病需要禁食者，由于无法从饮食中获得所需的钾，可以每日从静脉补充 40mmol 钾。

四、高钾血症

高钾血症（hyperkalemia）指血钾高于 5. 5mmol/L。正常人很少发生高血钾，但在肾功能不全或衰竭患者则很容易出现高血钾。表 2-11 列举了高血钾的原因。

表 2-11　高血钾原因

病因	临床情况
钾潴留	肾功能不全、肾功能衰竭、术后尿量减少、肾上腺功能不全、Addison 病、醛固酮增多症、输入库血
细胞内钾释放过多	严重创伤、挤压综合征、严重烧伤、严重感染、代谢性酸中毒
口服或静脉补钾过多	静脉输注钾过多或过快，口服含钾制剂过量

肾功能不全伴尿量减少者是高血钾的危险人群。高血钾常发生在过多且快速静脉输注含钾溶液时，甚至患者尿量正常时也可发生高血钾。预防高血钾非常重要。对于肾功能不全且尿量减少患者，静脉输注氯化钾时应注意监测，并每小时计算尿量。

高血钾会降低细胞膜阈值，使细胞兴奋性降低。临床表现与血钾值有关（表 2-12）。

高钾血症不仅要积极治疗原发疾病、改善肾功能，还需要采取的措施包括：

1. 立即停止输注或口服含钾药物，避免进食含钾量高的食物。
2. 10% 葡萄糖酸钙加等量 25% 葡萄糖溶液静脉推注，以对抗高钾对心肌的毒性作用。
3. 降低血清钾浓度。

当代谢性酸中毒引起高血钾时，需要输注碳酸氢钠以纠正酸中毒，从而促进细胞对钾的再吸收。增加尿的排出也会使血钾降低，所以可以使用排钾利尿剂。

发生严重高血钾时，需立即采取措施预防心脏并发症，包括注射胰岛素及葡萄糖或碳酸氢钠促进细胞对钾的再吸收。这些方法通常只是暂时性解决高血钾，重复使用可能没有帮助。当高血钾持续存在或进行性加重时，可经口服或直肠（保留灌肠）给予离子交换树脂，通过刺激胃肠道中钠钾的交换，促进钾从粪便中排出。因为离子交换树脂会导致便秘，所以需同时给予山梨醇通便。肾功能衰竭时，需要通过腹膜透析或血液透析降低血钾水平。

表 2-12 高血钾的临床表现及其病理生理基础

临床表现	病理生理基础
心血管	
心率加速而后心率变慢	心脏传导障碍，特别是房室结与浦肯野纤维，导致异位收缩，舒张期延长
心电图改变：T 波高尖，QRS 波变宽，ST 段压低，PR 间期延长	心脏起搏点增加，异位兴奋
异位节律	严重低血钾导致心跳停止
低血压	
心脏收缩减弱	
胃肠道	
恶心、严重腹泻、肠绞痛、肠鸣音亢进	增加平滑肌收缩，增加肠蠕动
神经肌肉	
感觉异常、肌肉无力、肌肉松弛及麻痹、肌肉痛性痉挛	增加骨骼肌神经肌肉的应激性，血钾增加使得肌肉去极化受阻而导致肌肉无力
肾	
少尿，无尿	通常是先前存在肾功能障碍；限制钾排出
实验室检查	
血钾 >5.5mmol/L	
血渗透压 >295mOsm/kg	少尿或无尿导致钾以及其他溶质在体内的蓄积，因此增加体液渗透压
血肌酐 >1.5mg/dl 血尿素氮 >25mg/dl	少尿或无尿导致血管内液中肌酐与尿素氮增加

五、低钙血症

低钙血症（hypocalcemia）指血钙低于 2.13mmol/L 或 8.5mg/dl。低钙血症是一种常见而且具有潜在危险的电解质失衡，常见于老人及小儿。过度纠正酸中毒会导致低血钙。低血钙的具体原因见表 2-13。

表 2-13 低血钙原因

病因	临床情况
饮食改变	饮食中钙摄入不足，维生素 D 缺乏，同时摄取过多的磷与钙，导致电解质吸收显著减少
胃肠道改变	胃肠道脂肪吸收不良
钙结合	代谢性酸中毒（因游离钙减少），多次输入库血（内含枸橼酸盐）
功能失常	肾功能衰竭合并高磷血症，急性胰腺炎，烧伤，库欣综合征，甲状旁腺功能低减，肝疾病
药物	硫酸镁、秋水仙素、新霉素会抑制甲状旁腺素分泌；阿司匹林、抗痉挛药、雌激素会改变维生素 D 的代谢；磷制剂降低钙值；类固醇降低钙的流动；袢利尿剂降低钙从肾小管的重吸收；制酸剂与轻泻剂降低钙的吸收

缺乏甲状旁腺素会导致破骨细胞活化障碍，使血钙水平下降，神经纤维兴奋性增加，甚至自然放电引起肌肉抽搐或产生痉挛，直至肌肉强直。喉痉挛可导致患者死亡。低血钙时，骨骼会释放钙而出现骨质疏松及骨折。低血钙还可以增加血管通透性，导致骨骼肌、平滑肌、心肌神经肌肉的兴奋；抑制血液的凝固而引起出血，严重低血钙还可导致神经肌肉兴奋而产生肌肉强直，如果未能及时治疗将会导致心脏节律失常。低血钙的病理生理改变见表 2-14。

表 2-14　低血钙的临床表现及其病理生理基础

临床表现	病理生理基础
神经肌肉	
强直性痉挛症状，嘴部抽搐，手指刺痛麻感，手足痉挛，面部痉挛，喉痉挛，全身痉挛	低血钙导致神经肌肉兴奋性增加，产生运动及感觉神经过度活动
呼吸系统	
呼吸困难，喉痉挛	增加神经的传导导致肌肉强直
胃肠道	
肠蠕动增加，腹泻	肠道吸收钙减少，低钙增加平滑肌收缩
心血管	
节律异常，心悸	细胞兴奋性增加
肌肉骨骼系统	
病理性骨折	钙从骨骼流失，导致骨质疏松
血液学	
出血时间延长	内源性凝血途径受到抑制
实验室检查	
血清钙低于 2. 13mmol/L（<8. 5mg/dl） 血清游离钙低于 1. 12mmol/L（< 4. 4mg/dl）	

低血钙最主要的临床表现是导致神经肌肉兴奋性增加，此外还有手足刺痛及麻木感、躁动、焦虑以及心律不齐（QT 间期延长）、手足搐搦、喉痉挛、出血时间延长等。长期低血钙使晶状体吸收钠和水分增加而产生白内障。

低血钙的治疗目的在于找到原发病因并加以纠正。无症状的低血钙常可通过口服葡萄糖酸钙、乳酸钙或氯化钙纠正。为促进钙剂的吸收，最好在餐前 30 分钟补充钙剂。补充钙剂的同时宜进食牛奶，因为胃肠道吸收钙须有维生素 D 的参与。

急性低血钙伴有强直性痉挛时需要立即治疗。静脉补充氯化钙或葡萄糖酸钙速度应缓慢，避免发生低血压或心律不齐。静脉补钙时，需要用 5% 的葡萄糖溶液稀释，钠可以促进钙的流失，因此不应使用生理盐水。需要注意的是，若患者同时服用洋地黄制剂，钙会加强洋地黄的作用导致药物中毒。

六、高钙血症

高钙血症（hypercalcemia）指血清钙高于 2. 75mmol/L 或 11mg/dl。高钙血症可发生于任何年龄段，是常见的电解质失衡，可合并严重的并发症。

导致高钙血症的三种常见原因包括恶性肿瘤的转移、甲状旁腺功能亢进及噻嗪类利尿剂治疗。恶性肿瘤转移常导致严重的高血钙，尤其多见于肺癌、乳腺癌、卵巢癌，前列腺癌、膀胱癌、多发性骨髓瘤、白血病、淋巴瘤、肾癌及头颈部肿瘤等。这些肿瘤可因为转移或增加甲状旁腺素的异位分泌导致骨骼破坏。其他引起高血钙的原因包括长期制动，低血磷，摄入过多的钙、维生素 D 或含钙抗酸剂等。低血磷时，血清钙会增加且肾无法相应增加钙的排出。代谢性酸中毒也可减少钙的排出。

钙的增加使得细胞与血清间的梯度减小，还可造成细胞内钙的增加，因而细胞膜难以去极化，造成心肌、平滑肌活动降低。血液中的钙可以盐的形式沉淀而形成肾结石。如前所述，某些恶性肿瘤可直接破坏骨骼，而其他恶性肿瘤则可增加异位甲状旁腺素的分泌。甲状旁腺素的副作用之一是低血磷，并可促使钙的潴留。心电图上可见 ST 段缩短，T 波低平。高血钙的病理生理改变见表 2-15。

表 2-15　高钙血症的临床表现及其病理生理基础

临床表现	病理生理基础
胃肠道	
恶心、食欲不振、呕吐、便秘、肠蠕动降低、腹胀	胃肠道运送时间减慢 钙增加盐酸、促胃液素及胰酶的释放
神经肌肉	
轻至中度的高血钙状态：虚弱，疲惫，注意力不集中 严重高血钙状态：嗜睡，感觉中枢抑制，意识混乱甚至昏迷	神经受抑制
心血管	
节律异常，心脏传导受阻 心电图改变：ST 段缩短，QT 间期延长 洋地黄中毒 严重者：心跳停止	去极化延长导致传导延长
肾	
多尿，肾结石，肾功能衰竭	降低肾小球滤过率，导致渗透性利尿及容量缺失，肾浓缩能力降低而产生多尿
肌肉骨骼系统	
骨痛，骨折	转移性肿瘤累及骨骼导致骨痛，脱钙导致骨质疏松及自发性骨折
实验室检查	
血清钙 >2.87mmol/L（>11.5mg/dl）	
动脉血气 pH <7.45 HCO_3 >26mmol/L	酸中毒抑制钙从肾排出

当血钙达到3.75mmol/L（15 mg/dl）时会发生高钙危象，死亡率高达30%~50%。治疗包括在24小时内给予6~10L的生理盐水进行水化，并应用双膦酸盐治疗，通常可在36~48小时内使血钙下降。

高钙血症的临床表现主要是以血清钙水平确定的。轻度高血钙［2.87mmol/L（11.5mg/dl）］常常是服用含钙制酸剂或大量钙剂，而肾在初期无法排出大量的钙而造成血清钙水平暂时增加，患者通常没有症状。中度高血钙［3.25mmol/L（13mg/dl）］的症状包括食欲不振、恶心、呕吐、多尿、疲惫、嗜睡以及脱水。当血钙水平持续升高到严重程度时，患者嗜睡加重，意识障碍加深，甚至导致昏迷。

发生中至重度高血钙时，需立即进行纠正。由静脉快速输入生理盐水并合用呋塞米预防体液过多，促进尿钙排泄。有抗肿瘤作用的抗生素可通过抑制甲状旁腺素对破骨细胞的作用而减少脱钙发生，降低血清钙。降钙素通过抑制甲状旁腺素对破骨细胞的作用，同时促进尿钙排泄，使血钙降低。糖皮质激素可与维生素竞争，减少胃肠道对钙的吸收。静脉注射磷可以降低血钙水平，但含磷的注射液可以导致许多组织严重脱钙，因此，必须谨慎应用。双膦酸盐可以减少正常以及异常骨骼对钙的吸收，并减少骨骼的形成，应用前需要以生理盐水进行水化，同时需联合应用袢利尿剂以增加尿的排出及钙的排泄。

七、低镁血症

低镁血症（hypomagnesemia）指血清镁低于0.74mmol/L或1.8mg/dl。因水和食物中富含镁，故健康人很少发生低镁血症。重症患者及酒精中毒容易出现镁的缺乏。

镁的检测不属于常规检查，因此除非仔细观察，否则很难发现低镁血症。镁的缺乏常伴有钾或钙的缺乏。细胞缺乏镁时，血清镁可能仍在正常范围内。

容易出现镁摄入不足的患者包括长期严重营养不良、酗酒以及长期接受静脉营养而未补充镁剂者。

血镁降低时会刺激乙酰胆碱的释放导致动作电位的传导增加，因此，低血镁可以导致心肌节律异常。患者还可有精神障碍（抑郁、精神病、意识混乱）及胃肠道改变（食欲不振、恶心、腹胀）。酒精中毒并有肝病时会减少胃肠道对镁的吸收。此外，肠道中磷过多时（常来自制酸剂）会抑制肠绒毛吸收镁。胃肠道长期丢失液体（腹泻、造瘘管引流、滥用泻药）、甲状旁腺功能亢进、长期使用利尿剂以及急性肾功能衰竭的利尿期都会使镁的丢失增加。利尿剂（呋塞米、噻嗪类和渗透性利尿剂）、抗生素（氨基糖苷、两性霉素）、糖皮质激素及洋地黄等药物均可影响镁在肾的排泄。

严重低镁血症会导致神经肌肉症状，如肌肉强直及全身痉挛。心脏节律异常包括心室期前收缩，心室或心房颤动。低血镁患者服用地高辛可能导致洋地黄中毒。

低镁血症的治疗包括口服含镁制剂或静脉补充硫酸镁。增加含镁饮食可预防镁的进一步流失。静脉补充镁制剂时应注意密切监测，快速输注硫酸镁会导致热、红的感觉。

第四节 酸碱失衡

酸碱失衡可分为4种类型，即呼吸性酸中毒、呼吸性碱中毒、代谢性酸中毒、代谢性碱中毒。

酸中毒（acidosis）指造成体内产生过多酸的任何病理过程，即指血中有过多的酸。同样，碱中毒（alkalosis）指造成体内碱过多的主要病理过程。在临床上酸碱失衡的发生率相当高。有调查发现，在某综合性医院的110位住院患者中56%发生酸碱失衡。最常见的酸碱失衡类型为呼吸性碱中毒、以下依次为呼吸性酸中毒、代谢性碱中毒及代谢性酸中毒。调查还发现，共有11位患者存在混合性酸碱失衡。

四种酸碱失衡的病理生理机制、常见病因、临床表现及治疗见表2-16。

表2-16 酸碱失衡

	机制	病因	临床表现	治疗
呼吸性酸中毒	换气不足	◆ COPD ◆ 神经肌肉疾病 格林巴利综合征、重症肌无力 ◆ 呼吸中枢抑制 巴比妥等镇静剂、麻醉剂及镇痛剂等可导致呼吸中枢抑制 ◆ 中枢神经系统疾病 肿瘤、卒中 ◆ 医源性 呼吸机使用不当、CO_2麻醉	◆ 呼吸困难 ◆ 定向力障碍或昏迷 ◆ pH＜7.35 ◆ $PaCO_2$＞45mmHg ◆ 高血钙 ◆ 低血氧	◆ 治疗原发疾病 ◆ 通气支持 ◆ 纠正电解质失衡 ◆ 静脉补充碳酸氢钠
	二氧化碳产生过量	◆ 高代谢状态 感染、烧伤 ◆ 碳水化合物摄入过量 胃肠外营养、胃肠内营养		
呼吸性碱中毒	过度通气	◆ 低血氧 肺气肿、肺炎、ARDS等 ◆ 肺膨胀不全 肺间质纤维化、腹腔积液、脊柱侧弯、妊娠等 ◆ 肺泡毛细血管增厚 充血性心力衰竭、ARDS、肺栓塞等 ◆ 化学刺激呼吸中枢 细菌毒素（败血症）、氨（肝衰）、阿司匹林过量 ◆ 呼吸中枢受损 中枢神经系统创伤、中枢神经系统肿瘤、颅高压、运动过度、应激、剧烈疼痛	◆ 呼吸频数 ◆ 过度通气 ◆ 视物模糊，头晕，晕厥，痉挛，昏迷 ◆ 虚弱，感觉异常，强直性痉挛 ◆ pH＞7.45 ◆ $PaCO_2$＜35mmHg ◆ 低血钾 ◆ 低血钙	◆ 治疗原发病因 ◆ 增加二氧化碳潴留 ◆ 镇静 ◆ 二氧化碳再吸入

续　表

	机制	病因	临床表现	治疗
代谢性酸中毒	酸过度	◆ 肾功衰竭 ◆ 糖尿病酮症酸中毒 ◆ 乳酸酸中毒 ◆ 毒素 阿司匹林	◆ 过度通气（代偿性） ◆ 嗜睡，意识混乱，昏迷 ◆ 头痛 ◆ pH <7.35 ◆ HCO_3^- <22mmol/L ◆ 阴离子间隙 >16（酸过多） ◆ 高氯血症（碱缺失） ◆ $PaCO_2$ 正常或轻度降低	◆ 治疗基础疾病 ◆ 纠正电解质失衡 ◆ 静脉补充碳酸氢钠
	碱缺乏	◆ 肾小管酸中毒 ◆ 碳酸酐酶抑制剂		
代谢性碱中毒	酸丢失	◆ 低血钾 利尿剂、激素 ◆ 胃液丢失 呕吐、鼻胃管引流	◆ 通气不足（代偿性） ◆ pH >7.45 ◆ 低血钾 ◆ 低血钙 ◆ $PaCO_2$ 正常或轻度增加	◆ 治疗基础疾病 ◆ 补充盐酸 ◆ 必要时输注酸性盐（如氯化铵）
	碳酸氢根摄入过多	◆ 牛奶碱综合征 ◆ 使用碳酸氢钠过度纠正酸中毒 ◆ 大量输全血		
	碳酸氢根再吸收过多	◆ 醛固酮增多症		

一、呼吸性酸中毒及碱中毒

呼吸性酸中毒（respiratory acidosis）几乎都是换气不足造成。慢性呼吸性酸中毒的最常见原因为慢性阻塞性肺疾患（COPD）。COPD 晚期时的病理改变会造成呼吸道塌陷，气体蓄积及通气血流比例失调。急性呼吸性酸中毒同样可以发生在终末期的患者，尤其当呼吸道感染或同时患有心脏疾病而造成呼吸功增加时。神经肌肉接头疾病的患者（如格林巴利综合征）也可因换气不足导致呼吸性酸中毒。另外，药物或疾病对延髓呼吸中枢的抑制作用也可造成呼吸性酸中毒。

呼吸性酸中毒还可以由医疗行为引起，如错误使用呼吸机或给予 COPD 患者高浓度吸氧。当呼吸中枢的驱动力减弱后，吸入高浓度氧可以造成二氧化碳麻醉。以前，人们通常认为，COPD 患者的化学感受器对二氧化碳敏感性下降，因此只有低氧才是刺激通气的主要机制，由于高浓度吸氧可以减弱缺氧，因而导致通气不足。但是，近期研究发现，通气血流比例失调才是最主要的机制。

呼吸性碱中毒（respiratory alkalosis）是肺泡过度通气，排出过量二氧化碳造成。呼吸性碱中毒最常见的原因是低氧血症。位于颈动脉体及主动脉弓的化学感受器可以感受血液中氧分压的下降，继而刺激延髓呼吸中枢，导致通气频率及深度增加，从而过多的酸排出体外，大量碱剩余。周围的化学感受器在血流减少（如休克）时也可以受到刺激。

肺的膨胀受到限制时（如肺间质纤维化）呼吸中枢也会受到刺激。中枢的化学感受器及呼吸中枢可以受到化学物质或毒素的刺激。例如，阿司匹林过量的成年人通常表现为呼吸性碱中毒。此外，中枢神经系统疾病、创伤、发热、运动、应激或剧烈疼痛也可导致呼吸性碱中毒。

二、代谢性酸中毒及碱中毒

代谢性酸中毒（metabolic acidosis）可以由两种不同机制造成，即酸的蓄积或碱的丢失。在临床上这两种不同的机制可以通过测定阴离子间隙进行鉴别。当酸的产生过多，导致酸中毒（如乳酸酸中毒）时，碳酸氢盐会因缓冲作用而被消耗，此时阴离子间隙增加；当碳酸氢盐丢失导致酸中毒时，氯离子浓度相应增加以维持电中性，此时阴离子间隙不会改变。

阴离子间隙增加的乳酸酸中毒常见于肾功能衰竭时的氮质血症（蛋白质代谢终产物因肾小球滤过障碍无法有效排出），糖尿病酮症酸中毒（无胰岛素的情况下脂质代谢速度加快，导致酮酸蓄积），乳酸酸中毒（无氧代谢造成的结果），摄入毒素等。

由于碱丢失造成的阴离子间隙正常的酸中毒也被称为高氯性酸中毒。当碳酸氢盐丢失过多时，肾会保留氯以维持电中性。过多的碳酸氢盐可能由肾或肠道丢失。当肾小管酸中毒时，碳酸氢盐不能被肾小管细胞重吸收，而从尿液中丢失。肠道分泌液含有大量的碳酸氢盐，因此，胃肠道引流丢失较多或腹泻严重时，会造成碳酸氢盐大量丢失。

代谢性碱中毒（metabolic alkalosis）可能因不正常的酸丢失或过度的碱蓄积而造成。事实上，这些机制是相互依赖的，因为氢离子的释放通常伴随肾及胃细胞中碳酸氢盐的利用。造成代谢性碱中毒的常见原因为低钾血症，常见于接受利尿剂或激素治疗的住院患者。当钾不足时，肾将氢离子释放到尿液中以交换钠离子。

经鼻胃管引流或呕吐会因盐酸的丢失造成代谢性碱中毒。当盐酸丢失时，新的盐酸必须经过胃细胞的水化反应而产生，氢离子和氯离子被释放入胃中，碳酸氢根则被再吸收进入血液中。

肾上腺盐皮质激素过多时，由于肾小管再吸收钠增加以及钾的丢失，可以造成代谢性碱中毒。过度输注碳酸氢钠以纠正酸中毒有可能反而引起碱中毒。

三、混合性酸碱失衡

混合性酸碱失衡是两种主要的酸碱失衡同时存在。例如，心跳骤停时的无氧代谢导致乳酸迅速蓄积，所以呼吸停止，碳酸随之升高。在 COPD 患者，可能由于应用利尿剂或激素使患者在呼吸性酸中毒的基础上并发代谢性碱中毒。

正常的老化过程通常伴有通气能力的减低，参与气体交换的肺泡表面积也减少。因此，老年人容易因通气不足造成呼吸性酸中毒，或因低氧血症导致呼吸性碱中毒。老年人通常因心血管疾病服用多种药物，而这些药物可能造成低钾血症及代谢性碱中毒。此时，由于肺结构及功能的改变使得呼吸代偿作用无法充分实现。老年人的心排出量下降，引起肾灌注及肾小球滤过率降低。另外，老年人盐皮质激素和缓冲系统的作用有限。这些改变会限制呼吸异常后肾的代偿作用，并使患者成为酸碱失衡的高危人群。

通气障碍是所有酸碱失衡共同的特征，无论是原发病因抑或代偿反应。需要注意的是，酸中毒能够抑制中枢神经系统，而碱中毒则会刺激中枢神经系统。若酸碱失衡未能得到及时纠正，最终的后果都会导致昏迷。

代谢性酸中毒典型的临床表现，如呼吸深快、呼出酮味等都没有具体介绍，建议分别讲解。

在各项实验室检查中，动脉血气分析对于正确判断酸碱失衡的类型非常重要（表 2-17）。作为护理人员，应当了解容易导致血气分析错误的常见原因（表 2-18）。

表 2-17　动脉血气分析

第一步：根据 pH 确定酸碱失衡种类	正常值：7.35～7.45 酸中毒：<7.35 碱中毒：>7.45
第二步：评估 $PaCO_2$	正常值：35～45mmHg 呼吸性酸中毒：>45mmHg 呼吸性碱中毒：<35mmHg
第三步：评估 HCO_3^-	正常值：22～26mmol/L 代谢性酸中毒：<22mmHg 代谢性碱中毒：>26mmHg
第四步：确定代偿反应	代偿出现：$PaCO_2$ 及 HCO_3^- 不正常（或接近）且于相反方向变化。例如，其一偏酸，而另一偏碱 无代偿：$PaCO_2$ 和 HCO_3^- 之一异常，而另一者正常
第五步：如果可能，确认原发性障碍	如果 pH 明显异常：原发性障碍视 pH 偏向酸或碱 如果 pH 正常或接近正常：酸或碱较偏离正常值者为原发性障碍。注意 pH 是在 7.4 的偏酸侧或偏碱侧
第六步：如果可能，区别代偿程度	部分代偿：出现代偿，但 pH 仍不正常 完全代偿：出现代偿，且 pH 已经正常

四、治疗

酸碱失衡的治疗以纠正原发病因为主。呼吸道感染造成的通气障碍需要抗生素治疗。当患者处于自主呼吸状态时，应避免使用可能抑制呼吸中枢的药物。如果二氧化碳生成过多，应减少营养配方中碳水化合物的含量，使其供热不超过 50%。对于肾功能衰竭或中毒的患者可以采用血液净化治疗。必要时应同时纠正电解质失衡。

严重 pH 紊乱时的对症治疗仍存在争议。例如，酸中毒时静脉补充碳酸氢钠可能会即刻纠正 pH。然而，最后血液中的二氧化碳浓度会由于碳酸氢根的补充而相应增加。严重碱中毒时，可以静脉注射盐酸或盐酸精氨酸等。然而，这些药物对肝、肾会产生极大的毒性作用，而且若补液速度过快将造成溶血。

表 2-18　采取动脉血气分析标本的错误来源

采样错误	影响	护理措施
注射器中有气泡	↑ PaO_2 ↓ $PaCO_2$ ↑ pH	◆ 立即排出空气 ◆ 不要摇动注射器 ◆ 不要使用有过多气泡的标本
不慎采取静脉血	↓ PaO_2 ↑ $PaCO_2$ ↓ pH	◆ 避免使用股静脉 ◆ 使用较短针头 ◆ 注意穿刺血管后应自行回血 ◆ 重新取血
抗凝药物影响：pH 值改变	↓ pH	◆ 如有可能，使用肝素锂 ◆ 使用浓度为 1∶1000U/ml ◆ 由动脉插管取血时应至少丢弃最初 2ml 血样
抗凝药物影响：标本稀释	↑ pH ↓ 所有其他值	◆ 减少注射器的死腔 ◆ 如有可能，使用肝素粉剂
标本中白细胞代谢的影响	↓ PaO_2 ↑ $PaCO_2$ ↓ pH	◆ 立即将标本置于冰水中 ◆ 20 分钟内分析标本 ◆ 若患者白细胞增多，立即分析标本

第五节　水、电解质和酸碱失衡患者的护理

水、电解质和酸碱失衡是内外科非常常见的临床综合征，其预后与护士的密切观察、正确评估并根据医嘱及时纠正密切相关。

一、护理评估

（一）健康史

1．一般资料

（1）年龄：老年人常因患有多种慢性疾病、服用各类药物而易诱发水、电解质和酸碱平衡失调；而且老年人新陈代谢减慢，脏器功能逐步衰退，故老年人对疾病所致的内环境失衡的代偿机制相对弱于青壮年。

（2）体重：体重在短时期内增加或者减轻，往往提示有水、钠潴留或缺失。

（3）生活习惯：包括近期饮食、液体摄入和运动等情况，有助于了解液体失衡的原因。

2．既往史　了解有无慢性疾病，特别是易导致水、电解质、酸碱失衡的疾病，如糖尿病、肾疾病、消化道疾病等。

（1）易引起体液失衡的常见疾病：如腹泻、糖尿病、肝肾疾病、充血性心力衰竭以及消化道肠梗阻、瘘或严重感染等。

（2）易引起体液失衡的常见治疗：如快速输注高渗液体、长期胃肠减压、应用利尿剂或强效泻剂等。

（二）身体状况

1. 生命体征是否稳定

（1）体温：体温过高时，大量出汗可导致脱水；体温低于正常可能是低血容量所致。

（2）脉搏：脉搏增快是体液不足时人体的一种代偿；脉搏微弱可能是血容量不足；脉搏不规则可能与低钾或低镁血症有关。

（3）呼吸：呼吸深而快且呼出气体有酮味，可能为代谢性酸中毒；呼吸短促或者困难，可能为体液过多所致的肺水肿。

（4）血压：血压下降多为体液不足的表现。

2. 皮肤和黏膜　皮肤黏膜干燥，皮肤弹性下降，眼窝凹陷提示体液不足。可通过轻轻捏起手背或前臂皮肤后再松开加以测试，若此处皮肤立即恢复原状为正常弹性，若持续20～30秒后再恢复原状，常提示严重体液不足。此外，当口腔内颊的黏膜或齿龈线区出现干燥时，应疑有体液不足；舌变小且出现纵沟时可能存在严重缺水。

3. 神经精神表现　烦躁不安、惊厥、抽搐和昏迷可为重度脱水表现。若腱反射减弱，提示钾或钠离子缺乏、钙或镁离子过多、酸中毒等。

4. 液体出入量　入水量包括胃肠道和非胃肠道摄入的液体，如饮食、管饲和静脉输液量等。出水量包括尿液、呕吐物、汗液、粪便及从呼吸道、各类创面引流、蒸发的液体量等。禁饮食、咽下困难、频繁呕吐、严重腹泻、长期应用利尿剂等都可使体液大量丢失，引起水、电解质、酸碱失衡。尿量减少可为体液不足引起，也可为肾衰竭少尿期的表现。尿比重的变化对临床确诊肾功能衰竭或体液缺乏所致的少尿有重要参考价值。

（三）辅助检查

1. 实验室检查　血 pH、CO_2CP、K^+、Na^+、Ca^{2+}等电解质变化。

2. 心电图检查　某些电解质改变时心电图可出现明显改变。

3. 中心静脉压　代表右心房或胸腔段静脉内压力，其变化反映血容量和心功能的改变。正常值为 0.59～1.18kPa（6～12cmH_2O），过低可能是血容量不足，过高可能是心功能不全。

（四）心理状态

主要评估患者及家属对体液失衡的认识、重视程度及承受能力，以便采取针对性措施，促进适应性反应。

二、护理诊断及医护合作性问题

1. 体液不足　与高热、呕吐、腹泻、胃肠减压、肠梗阻、大面积烧伤等导致的体液大量丢失有关。

2. 活动无耐力　与低钠、低钾、低钙及有效循环血量不足导致的低血压有关。

3. 营养失调——低于机体需要量　与禁食、呕吐、腹泻及创面感染等应激导致的摄入减少和分解代谢增加有关。

4. 气体交换障碍　与低钾造成的呼吸肌无力有关。

5. 有皮肤完整性受损的危险　与水肿和微循环灌注不足有关。

6. 有受伤的危险　与感觉、意识障碍、低血压和低钙等有关。

7. 有便秘的危险　与体液丢失、液体摄入不足、食物摄入量减少、活动减少或肠蠕动减慢有关。

8. 知识缺乏　缺乏药物治疗和疾病预防方面的知识。

三、护理计划与实施

通过对患者的护理，患者体液量恢复正常，无脱水症状和体征；患者主诉活动时无耐力症状减轻；患者营养状况得以改善；患者恢复正常的气体交换型态；患者未发生皮肤破溃和压疮；患者对受伤危险的认知程度增加并能积极采取有效措施加以预防，未出现受伤的情况；患者未出现便秘；患者能了解，并简要复述体液代谢失衡的预防和治疗的相关知识。

（一）维持适当的体液量

1. 体液不足的纠正　保证液体入量，制订补液计划。治疗过程中应注意治疗原发疾病，促进器官功能的恢复，同时保护肾功能，纠正低血容量，确保每小时尿量30ml以上。

（1）补多少：包括三部分：

1）生理需要量：正常人每日生理需要量为2000～2500ml。

2）累积丧失量：从发病开始到就诊时已经损失的液体量。

3）继续损失量：在治疗过程中，继续损失的液体，如呕吐、腹泻、肠瘘、体温升高、出大汗、气管切开等失液量要充分估计。

纠正体液紊乱的关键在于第1天的处理：

第1天补液量＝生理需要量＋1/2累积丧失量

第2天补液量＝生理需要量＋前1天继续丧失量＋部分累积丧失量

第3天补液量＝生理需要量＋前1天继续丧失量

输液量的多少，除上述计算外，尚需密切观察患者的变化，注意意识、呼吸和心率，根据病情随时调整。

（2）补什么：原则是缺什么补什么。对盐、糖的生理需要量，正常人氯化钠5～9g/d，氯化钾2～3g/d，葡萄糖100～150g/d以上。可补液5%葡萄糖盐水500～1000ml/d，5%～10%葡萄糖液1500ml/d，10%氯化钾溶液20～30ml/d。累积丧失量的液体由脱水的性质确定，如高渗性脱水，饮水或输注5%葡萄糖溶液为首选；低渗性脱水，轻者以等渗盐水，中度或重度者需要补充高渗盐水；等渗性脱水，一般以等渗盐水和5%葡萄糖液各半交替输入。酸中毒轻度的纠正脱水，重复补给碱性液等。

（3）如何补：补液原则是先盐后糖，先晶后胶，先快后慢，交替输入，尿畅补钾。尿畅是指尿量在30ml/h以上。具体补液时根据患者的情况进行调整。

2. 体液过多的纠正

（1）护理上应停止继续增加细胞外液水量（如立即停止大量低渗液或清水洗胃、灌肠），静脉给高渗液、利尿剂以将过多水分迅速排出体外。

（2）严格监测静脉输液过程，注意控制输入速度、量并记录。

（3）严格记录出入量。注意生命体征变化。每日测量体重，以协助判断水平衡状况。

（4）使用利尿剂者注意水、电解质的变化，防止因丢失过多而致水、电解质失调。

（二）维持皮肤和黏膜的完整

1. 定时观察患者的皮肤和黏膜状况，保持皮肤的清洁和干燥。

2. 对于虚弱或意识障碍者，应协助其翻身，避免局部皮肤长期受压；按摩骨隆突处，促进局部血液循环，防止压疮的发生。

3. 指导患者养成良好的卫生习惯，经常应用漱口水清洁口腔；有严重口腔黏膜炎症者，每 2 小时进行 1 次口腔护理，并遵医嘱给予药物。

（三）增强患者活动耐力，减少受伤的危险

1. 定时监测血压，提醒血压不正常或者老年患者在改变体位时动作宜慢，以免因直立性低血压造成眩晕而跌倒受伤。

2. 建立适当且安全的活动模式　患者因水、电解质及酸碱代谢紊乱可产生骨骼肌收缩乏力、活动无耐力而易发生危险，护士应与患者及家属共同制定活动的时间、量及形式，如患者在床上做主动活动，或在他人的协助下做被动活动。根据其肌张力的改善程度，逐渐调整活动内容、时间、形式和幅度，避免长期卧床所致的失用性肌肉萎缩。

3. 移去环境中的危险物品，减少意外伤害的可能。

4. 建立对定向力及意识障碍者的保护措施，如加床挡保护、适当约束及加强监护等。

（四）增强肺部气体交换功能

分析有气体交换障碍危险患者的病因，对因处理；由酸碱失衡导致者，应根据各型失衡护理，由肺源性疾病所致者，应积极治疗肺部疾病，如肺炎、肺不张等；定时雾化吸入，稀释痰液，定时翻身、拍背、排痰，保持呼吸道通畅，维持正常通气。尽量避免过度换气。

（五）预防营养不良及便秘

患者可因电解质紊乱导致胃肠道平滑肌收缩无力而出现呕吐、食欲减退或腹胀、便秘等，从而影响营养素的摄入，故在纠正水、电解质失衡的同时，应鼓励患者摄入含有丰富蛋白质、能量、维生素和膳食纤维的食物，并注意补充足够的水分，必要时提供肠内外营养支持；增加下床活动，对意识不清者，可协助其床上被动运动；建立正常的排便习惯，定时如厕。

（六）预防并发症

纠正患者酸碱失衡时应加强临床观察和注意血气分析指标的检测，防止并发症的发生。常见的并发症有：应用碳酸氢钠纠正酸中毒时，若过量可致代谢性碱中毒，表现为呼吸浅慢、脉搏不规则及手足抽搐；患者长期吸入高浓度氧纠正呼吸性酸中毒，可能出现呼吸性碱中毒，表现为呼吸深快、肌肉抽搐、头晕、意识改变及腱反射亢进等神经肌肉应激性增强；慢性阻塞性肺疾病患者伴长期二氧化碳潴留，可出现二氧化碳麻痹，表现为呼吸困难、头痛、头晕，甚至昏迷。

（七）补液观察和监测

主要的监测指标包括生命体征、精神状况、脱水征、尿量、体重改变、中心静脉压与血压改变、心电图、生化指标。体温过高，最可能是感染造成的，应根据感染部位、可能的病原菌选用合理抗生素，严重者可经静脉通道给药，情况好转能口服者改为口服。

（八）给患者、家属以心理支持

由于治疗的复杂性，包括输液以及应用多种通道（静脉通道，胃肠减压管，尿管、引流管等）放置时的疼痛以及放置后舒适的改变，均可造成患者活动困难，使其产生紧张、焦虑、烦躁等种种心理障碍，护士、家属应表示理解，并给予支持、鼓励，对患者的各种操

作应力争准确、迅速，最大限度减少输液及留置管道带来的疼痛、不适。减少患者恐惧心理，增强患者对护士的信赖和治愈信心。

四、护理评价

1. 患者体液量恢复正常，尿比重维持在正常范围，无脱水症状和体征。
2. 患者在活动量增加时，未出现缺氧症状和体征。
3. 患者营养状况得以改善，如食欲、摄入量和体重变化等。
4. 患者的气体交换障碍得以改善。
5. 患者皮肤完整，无出现破溃或压疮。
6. 患者未受伤，掌握预防受伤的有效措施。
7. 患者能够保持原有的正常大便习惯，未出现便秘。
8. 患者能够了解预防和治疗体液代谢失衡的相关知识，并能简要复述。

（杜　斌）

第三章　损伤患者的护理

关键词

injury	损伤
trauma	创伤
post-trauma response	创伤后反应
burn	烧伤
cold injury	冷伤
bite injury	咬伤

第一节　概　　述

一、概念

损伤（injury）指各类致伤因子造成的人体组织器官的结构破坏和功能障碍。损伤不仅造成皮肤或软组织损伤，还可造成内脏器官破裂或骨折，甚至发生感染、休克，导致死亡。因此，护理人员应具备相关知识，在现场急救和医院护理中发挥重要作用。

二、损伤分类

1. 按致伤因子分类

（1）机械性损伤：由牵拉、打击、挤压、切割等因素所致，最为常见。

（2）化学性损伤：由酸碱、毒气等化学因素造成。

（3）物理性损伤：由冷热、电、辐射等物理因素所致。

（4）生物性损伤：由兽、虫等叮咬造成。

2. 按皮肤完整性分类

（1）闭合性损伤：损伤后皮肤黏膜保持完整为闭合性损伤，可由钝器的复合力造成，常引起多系统损伤，常见的原因有车祸、摔倒、殴打或体育运动。此类损伤常引起头、脊髓、骨、胸、腹部的解剖和生理改变。

（2）开放性损伤：皮肤黏膜有破损时称开放性损伤。被穿破的组织造成机体结构的损害，最常见的有肠、肝、脾、血管破裂。常见的原因有子弹和利器刺入。可根据伤道类型将开放性损伤再分为贯通伤（既有入口又有出口者）、盲管伤（只有入口没有出口者）、切线伤（致伤物沿体表切线方向擦过所致的沟槽状损伤）、反跳伤（入口和出口在同一点）。一般而言，开放性损伤易发伤口感染，但某些闭合性损伤（如肠破裂等）也可造成严重的感染。

3. 按受伤部位分类　一般分为颅脑伤、颌面部伤、颈部伤、胸（背）部伤、腹（腰）部伤、骨盆伤、脊柱脊髓伤、四肢伤和多发伤等。诊治时需进一步明确受伤的组织和器官，如软组织损伤、骨折、脱位或内脏破裂等。

其他类型的创伤有吸入性、温度性、强力性等。吸入某些气体、烟雾和蒸气可造成呼吸系统损伤。温度性创伤有烧伤和冻伤。爆炸伤可由气体中活动的物体或爆炸时的强力造成。风和水产生的强力也可使人发生肺水肿、出血、腹部器官损伤等。

临床常见的损伤包括创伤、烧伤、冻伤、咬伤等，下面将分别进行叙述。

第二节　创　　伤

随着社会进步和科学技术的不断发展，不少疾病已逐步得到有效控制，但创伤却有增无减。且创伤是年轻人的第一杀手，造成的损失巨大，不仅夺去宝贵生命，还严重影响生产生活，因此，创伤越来越受到社会的广泛关注，医务人员更应该重视。创伤的发生往往非常突然，使患者及家属几乎没有时间准备。护士不仅要为创伤患者还要为其家属提供身体和心理护理。护士除了解决创伤患者现存的问题还要考虑患者可能出现的远期问题，包括康复和恢复原有的生活。

一、概念

创伤（trauma）指机械性致伤因子所导致的人体组织结构完整性破坏和功能障碍，也称机械性损伤。

二、分类

无论是有意还是意外事故造成的创伤都会引起身体某一部位或多部位的损害。按创伤程度可以分为2类。

1. 轻度创伤　指机体某一部位或某一系统发生损伤，这种损伤可在门诊或急诊进行处理，如头骨的骨折、小面积的二度烧伤、需缝合的刀口等都属于轻度创伤。

2. 重度创伤　指机体某一系统的严重损伤，如大腿创伤性断裂或多系统损伤。多系统创伤常见于车祸，需要紧急处理以挽救生命。多系统创伤的处理往往需要多学科的密切合作。

三、临床表现

（一）轻度创伤

轻度创伤的患者多无明显的全身症状，常见的是皮肤创伤，局部表现为疼痛、肿胀、淤斑、功能障碍及不完全骨折等，如果是开放性伤口，伤口内可以有出血、血块或异物。

皮肤创伤的影响并不严重，可由钝器伤或穿透伤引起。但是，在评估皮肤创伤时一定要注意是否合并其他严重损伤，如开放性骨折。另外，大面积皮肤创伤也可造成严重的血液丢失。

常见的皮肤创伤有四种，即挫伤、擦伤、穿刺伤和撕裂伤。挫伤是钝器引起的细小血管破裂使出血渗入周围组织的表浅组织损伤。擦伤是粗糙物的摩擦使表皮破损，常见于摔倒。穿刺伤是锐器穿透皮肤造成的。撕裂伤是皮肤和皮下组织被锐器刺伤或撕裂造成的。

皮肤创伤有感染的危险，因为伤口易被灰尘等异物污染。皮肤处理的措施：

1. 控制活动性出血。

2. 受伤部位制动。

3. 固定穿刺物。

4. 清洁和冲洗伤口。

5. 使用适当的敷料。

6. 立即给予抗破伤风疫苗注射。

7. 患者出院时，教会患者在家护理伤口的方法。

（二）重度创伤

重度创伤患者可出现发热、生命体征的改变，较常继发感染或伴有休克，甚至造成死亡。创伤早期死亡可发生在创伤后数小时以内，常由创伤引起的休克所致。创伤晚期死亡多发生在创伤后一天或数天内，常因多脏器衰竭所致。因为重度创伤的后果非常严重，所以及时发现、及时处理是非常重要的。创伤引起的常见问题和常用处理措施有：

1. 呼吸道阻塞　血液、牙齿、舌或呕吐物都可造成呼吸道阻塞。在为患者固定好颈部后，应立即给氧。保持呼吸道通畅的措施有：

（1）使用吸引器清理口腔。

（2）使用通气管道入通气管。

（3）经口气管插管。

（4）针穿或手术切开气管环状软骨（只有其他方法无效时才使用此法）。

2. 张力性气胸　张力性气胸是由于较大肺泡的破裂或较大较深的肺裂伤或支气管破裂，其裂口与胸膜相通，且形成活瓣，致吸气时空气进入胸膜腔，呼气时活瓣关闭，空气只能进入而不能排出，使胸腔内积气不断增多，压力不断上升。张力性气胸多由钝器伤引起。发生张力性气胸后，在危急状况下可用粗针头在伤侧第 2 肋骨中点连线处刺入胸膜腔排气。

3. 出血　当创伤造成血管破裂发生外出血，需要马上止血。常用的措施有：

（1）直接压迫伤口。

（2）压迫伤口上方动脉。

（3）抬高患肢。

（4）夹住出血的血管。

（5）使用止血带。

此外，闭合性或开放性创伤都可引起内出血。及时发现内出血的原因、出血部位和出血的程度非常重要。发现出血的方法：

（1）诊断性腹腔灌洗（具体方法见合作性处理措施）。

（2）CT 扫描：头、胸、腹。

机体有些地方可大量聚积血液，如胸腔、腹腔和盆腔。一旦发现出血的部位，应采取以下措施：

（1）手术止血。

（2）严密监测生命体征和创伤评估，包括身体评估和实验室检查结果的评估。

4. 低血容量休克　外出血和内出血的致命并发症是低血容量休克。低血容量休克的最常见原因是创伤。引起低血容量休克的因素很多，如开放性或闭合性损伤造成的出血、长骨或骨盆骨折、大血管破裂、创伤性截肢、组织损伤（如烧伤或挤压伤）造成的血浆丢失等。

多脏器损伤的患者发生低血容量休克的原因主要是多处出血和体液丢失同时发生。

低血容量休克患者的护理包括迅速发现出血源、补充血容量、输血和必要时手术止血。最新的研究显示，对于低血容量休克不一定进行大量补液。在患者正在出血时大量快速补液会使血循环功能更差，而降低挽救患者生命的可能。只有在出血控制后，补液才更有效。护士在患者补液前、中、后都要密切监测患者情况，以避免出现不必要的伤害。

5. 神经的损伤　头部常可因创伤发生损伤。脊髓损伤可使神经功能受损。头部和脊髓损伤大多由钝器或车祸引起。摔倒、体育运动时发生的损伤和殴打也是造成神经损伤的原因。意识丧失、神志改变、肢体无力或瘫痪等都是神经损伤的表现。其他神经损伤的指征：

（1）瞳孔改变。

（2）头皮或面部伤口。

（3）头痛。

（4）恶性、呕吐。

（5）眶周淤斑。

（6）鼻溢或耳溢。

（7）乳突淤斑。

（8）鼓膜出血。

（9）痛觉和温度觉下降。

（10）肢体和胸廓无力。

（11）肢体和胸廓瘫痪。

（12）颈痛。

（13）生命体征改变。

创伤的发生通常都是突然的，没有任何警告。重度创伤会给患者及家属造成很大影响。这种突然的、严重的打击是心理危机的促发因素。常见的心理危机的症状和体征有休克、恐惧、麻木、焦虑、负疚感、敌对、愤怒等，在临床工作中应加以关注。

四、伤口愈合

在介绍创伤伤口处理和护理前，有必要了解一下伤口愈合的相关知识。伤口是身体中组织的功能及完整性分裂，而伤口愈合是一个复杂的修复过程。伤口愈合受到组织连续性破坏的大小和程度等多种因素的影响，下面就伤口愈合的类型、正常过程及其影响因素进行讲解。

1. 伤口愈合类型　一般习惯将伤口愈合分为3类，即一期愈合、二期愈合及三期愈合。

（1）一期愈合：指伤口边缘对合而没有空腔，或伤口内不留死腔的愈合，如外科切口，无组织缺损、清洁的撕裂伤等，这种伤口连续性的破坏小，愈合过程也较短。

（2）二期愈合：指伤缘分离、伤面未能严密对合的开放性伤口所经过的愈合过程。常见于组织遭破坏或者组织丢失，这种伤口的愈合需要在伤面和伤缘之间生长较多的新生组织来恢复其连续性，伤口越大，愈合所需的时间越长。

（3）三期愈合：是被延迟的初期闭合，即有些开放性伤口经过一定时期的愈合过程后，将伤面和伤缘用缝合的方法予以对合，可以缩短愈合所需时间，如无组织丢失而感染的伤口，治疗感染时开放、后期予以外科闭合的伤口。

不同类型的伤口愈合过程在临床表现和愈合所需时间上虽有区别，但在愈合过程中的组织形态和生物化学的变化基本一致。不同类型的伤口愈合最终均会经历3个主要的阶段：①机体对伤口的反应及调整愈合活动过程的炎性阶段；②机体组织再生的增生阶段；③修复为变硬及形成瘢痕组织的变异阶段。这样一个缝合的手术切口就达到了一期愈合。开放性伤口的二期愈合过程与缝合切口一期愈合过程的区别：①伤面之间的间隙大，需要更多的肉芽组织填充；②肉芽表面需要生长的新上皮的面积也较大；③伤面暴露的时间较大，难免不为细菌侵入而发生感染；④伤口的缩小还依赖其他因素，即伤口收缩。所谓的伤口收缩是开放性伤口愈合的一种生理现象，与瘢痕挛缩不同，在瘢痕出现以前即可以观察到这种全层的组织向伤口中心移动的现象。三期愈合的过程基本上与二期愈合相同，只不过延期缝合缩小伤面之间的间隙和上皮所需要覆盖的面积，有时也可以减少感染发生的可能。

2. 伤口愈合的阶段　虽然愈合的三个阶段相互交错，但都是连续发生的，下面将分别讨论。

(1) 炎性阶段：伤口愈合的炎性反应阶段体征是局部温度增加、发红、肿胀，这个阶段的功能是清除死亡的细菌及细胞，促进愈合过程。创伤引起微循环的血管收缩，周围组织的氧合受到抑制。血管收缩持续5～10分钟，血液内的血小板及纤维蛋白沉淀形成局部血凝块而止血，其结果是缺氧及组织酸中毒，激发炎性过程。血管收缩的初期，白细胞、红细胞及血小板使血管壁皱缩。血小板释放局部作用的生长因子，刺激组织再生。炎性反应产生了理化改变，增加了血管的渗透性。损伤的组织释放缓激肽及组胺引起血管舒张。正常血管腔内的液体、蛋白及酶经血管壁漏入细胞外间隙引起水肿、发红。白细胞移行到受伤区以增强伤口对感染的抵抗能力。两类白细胞，即中性粒细胞及单核粒细胞开始进入伤口内。中性粒细胞开始消化伤口中的细菌，消化细菌后的中性粒细胞寿命很短，2～3天后成为伤口中的部分渗出物。单核粒细胞寿命较长，并与中性粒细胞进入伤口发挥功能，提高巨噬细胞清除伤口内异物功能并释放蛋白刺激成纤维细胞的形成，这类蛋白与血小板生长因子一起，促进局部小静脉内皮细胞的生长，并形成新生的血管。

上皮形成：上皮的形成主要是经过伤口上皮细胞移行，保护脱水及防止感染。上皮细胞经有丝分裂增生并开始从伤口缘向伤口的中心移行。受损伤以后的12小时内，伤口损失的皮肤就开始上皮形成。24小时后缝合的伤口具有牢固的防渗功能，深部伤口在上皮覆盖移行前要求有胶原蛋白形成及肉芽组织形成。上皮细胞向前移动，直至像一纸张似的上皮覆盖着伤口。毛囊上皮同样，如果伤口中心有滤泡出现，上皮围绕滤泡再生长并形成粉红色上皮细胞岛，上皮组织岛又相互移行，与其他上皮组织相接合后停止有丝分裂。当伤口被上皮覆盖后可防止液体再丢失及细菌入侵，新生而完整的上皮有良好的保护功能。健康组织中的上皮生长快速，慢性伤口，如压迫性溃疡，已发现有推迟成纤维细胞及上皮细胞生长的因子。创伤后3天，健康组织生长率为80%，研究发现，从压缩性溃疡上取活检时，14天后上皮生长率低于70%。文献报道的研究发现，湿润的环境促进上皮增生。上皮组织用于防止细菌入侵及液体丢失时，对再损伤的保护性很差，而且非常脆弱，特别容易被擦掉。

(2) 增生阶段：增生阶段也称增生期，约在创伤后48小时开始，以成纤维细胞的活动为特征。巨噬细胞及血小板刺激成纤维细胞产生，伤后的5～6天，应用维生素C时，成纤维细胞开始合成胶原蛋白支持新生组织基质。2～3周产生快速胶原蛋白合成。胶原蛋白的合成需要两种氨基酸的氧化，即脯氨酸和赖氨酸，对胶原蛋白基质强度有重要作用，缺乏维生素 C 时无这种反应。伤口在愈合中无这类维生素时其结果是支持基质的结合力变得很弱，张力强度不够，因而伤口发生裂开的危险性很大。最佳环境中是胶原蛋白纤维以交叉连接结合在一起。胶原蛋白继续溶解分子增生，胶原蛋白酶分解胶原蛋白，而成纤维细胞合成。这种连锁反应的过程改变更增加有机组织形成，纤维变得更牢固，基质更坚固。胶原蛋白产生及胶原蛋白分解之间必须保持平衡，以避免过度增生或不适当的生成，从而分别造成肥大及形成萎缩性瘢痕。伤口第 1 周是胶原蛋白合成的高峰，经过胶原蛋白纤维的再塑形，伤口增加了张力强度，此时，胶原蛋白的长成不再增加。胶原蛋白合成不仅依赖于充足的维生素 C，而且还需要氧和铁。胶原蛋白分子交叉连锁反应中氧的需求提示人们把氧输到伤口内，采用了多种方法。而其中可靠的方法之一是进行这种治疗时把患者放入到高压氧舱内，增加舱内压力，吸入 100% 的纯氧。血红蛋白氧完全饱和，因而增加了血中氧的溶解量。高压氧舱中溶解氧压力的增加比血红蛋白携带更适宜组织的需要。认识到在伤口愈合过程中氧的需要，就可以用高压氧进行治疗并改变效果。用于表皮伤口治疗后多有明显的疗效，深部组织在愈合中要求内部有充足的血液供应，供血量多者，深部伤愈合快。伤口中氧充足时就可以不采用扩血管药物进行治疗。然而，局部应用扩血管药不影响伤口的愈合。低氧组织区中的血管受组织酸中毒及缺血而产生大量扩张。全身性应用扩血管药物实际上会降低伤口内的血液量，在扩张其他血管的同时分流了伤口内的血液。

肉芽组织生成：愈合的第三期要求比第一期愈合时合成更多的组织，与营养需求有关。伤口二期愈合，如压缩性溃疡要求有滋养新生组织的血管床结构，这个过程称血管生成。巨噬细胞，由单核粒细胞产生的细胞与中性粒细胞最初进入伤口，从存在的血管中激活毛细血管床的生成。这些毛细血管芽生长，并与其他的毛细血管床结合形成丰富的毯状毛细血管，即称为肉芽组织。伤口中出现的肉芽组织是鲜红色的，上皮细胞必须在这些血管床上生长。当增生期结束时，这些血管床开始退缩。

从成纤维细胞转变的肌纤维细胞，具有平滑肌细胞及成纤维细胞两种的特性，其表现为形成黏结（由于有肌动球蛋白）并挛缩，因肌纤维中有收缩性的蛋白。挛缩开始于第 5 天，在肉芽发生与上皮形成的过程中，能够彻底封闭伤口。如果组织损失太大，挛缩关闭缺损，伤口呈慢性开放或单独由上皮组织覆盖。这样修复后发生挛缩的伤口，需要外科手术处理，以减轻挛缩、缺损。

（3）变异阶段：变异阶段又称再塑形期，伤后约 21 天开始。在这期中，成纤维细胞数减少，而胶原蛋白继续黏着，改变了模型，形成瘢痕，瘢痕变成猩红色约 4 个月，然后逐渐退去红色，最后变成银白色。再塑期前，产生大量的胶原蛋白，并不断增加纤维强度直至充分稳固。在这点上，瘢痕继续通过增加胶原蛋白分子之间的交叉来再塑型而增大强度。成纤维细胞迁移并与绷紧的条纹平行重新组合。当伤口内液体丢失时，不断压缩胶原蛋白并黏着绷紧，因而使伤口更牢固。

3．特殊组织的修复和再生　各种不同组织的愈合基本上可以分为两大类型，一类是组织再生能力很强，新生的组织与原来的组织形态和功能完全相同；另一类是原组织的再生能力很弱，甚至根本不能再生，愈合主要为瘢痕性修复，因纤维组织的再生和连接才恢复原组织的连续性。有些组织在损伤程度轻、对合良好的情况下，有较好的再生能力，而在损伤程度重、对合不好的情况下，瘢痕组织多，再生的机会很小。下面将几种具有代表性的特殊组织的修复或再生过程简述如下：

（1）上皮：除皮肤上皮外，尚有胃肠道和泌尿道的黏膜、胸膜、腹膜、血管和淋巴管的内膜等，均有高度的再生能力，能迅速增生，并向缺损部位移行，予以覆盖，逐渐恢复原来的形态。

（2）肌肉：包括骨骼肌、平滑肌、心肌等，如损害轻微，对合良好，瘢痕组织少，有少量的肌纤维再生能力。在一般情况下多为纤维组织瘢痕性修复。

（3）筋膜、肌腱：为衍生于结缔组织的组织，初期为瘢痕性愈合，但随着功能的恢复，瘢痕组织可以分化为筋膜、肌腱的纤维，而达到再生的目的。

（4）骨：骨愈合是一种特殊的再生过程。

（5）神经：神经细胞极少有再生的能力，神经组织的修复主要以神经胶质细胞，相当于其他组织的瘢痕形成。脑和脊髓损伤的愈合即属这种类型。周围神经的损伤，如神经细胞完好仅轴突被切断，经过手术将切断的神经干对合后，仍有再生的可能。

4．影响伤口愈合的因素　伤口愈合在生理情况下是很复杂的，同时受多种内外因素影响，包括感染、激素治疗、营养不良、伴发的内科疾病（如糖尿病）及使局部血液供应减少的因素。在不同条件下，伤口愈合可能很差或愈合的时间大大加快。

（1）影响伤口愈合的全身因素

1）年龄：婴儿和儿童的组织再生能力强，因此伤口愈合会快些、好些；而老年人由于血管硬化性改变使组织血运减少，对愈合有一定不利影响。

2）皮质激素治疗：皮质激素抑制伤口愈合，创伤初期使用皮质激素时，炎症性反应受到抑制。肉芽组织及成纤维细胞、毛细血管增生都迟缓。因此，建议在创伤后4～5天内杜绝使用皮质激素药物以保证炎症性反应的过程良好地进行。全身或表面应用维生素A，发现有对抗局部皮质激素抗炎效果的作用。然而无加速超过正常速度的伤口愈合。

3）营养不良：营养不良对伤口愈合的影响已得到证实。营养不良，病理状态产生缺乏或过度影响伤口愈合不良。手术后，无并发症患者必须保持并增加热量，以保证组织代谢中氨基酸的摄入使用。

4）维生素：为促进成纤维细胞、成骨细胞的生长，其赖氨酸、脯氨酸氢化必须有维生素C。研究表明，在个别缺乏维生素C的伤口内发生张力强度降低并导致延迟愈合。创伤后每天维生素C的平均需要量，最低要摄入100～300mg。文献报道，维生素B_1在伤口愈合中引起细胞再生能力下降，要求迁移及再生能量减少。

5）微量元素：组织代谢期，其他营养物的代谢中微量元素起着重要的作用。在伤口愈合中很需要镁，而镁在蛋白合成中连续起到核蛋白核体RNA信使的传递作用。慢性损伤中，增加并反复强调激素治疗易引起锌缺失。伤口愈合中锌的作用未完全明确，据了解有干扰炎性细胞的反应性。缺锌时，胶原蛋白的合成及上皮生长受到阻止。锌不足的患者在伤口愈合中可以增加锌的摄入，锌正常的患者补充锌对伤口的愈合无明显作用，故不予补充。

6）其他：患贫血者可导致血容量下降，组织发生低氧，动脉血氧分压下降进一步加重血管收缩反应，影响伤口愈合。吸烟患者进一步减少伤口氧的利用，原因是香烟中的一氧化碳（CO）的亲和力比氧（O_2）对血红蛋白分子的亲和力大。脂肪组织血供不良，肥胖患者伤口内氧（O_2）受阻碍，故肥胖患者的伤口裂开率比较高。

（2）影响伤口愈合的局部因素

1）感染：宿主对污染的反应及细菌生长量决定着感染影响伤口愈合的程度。经大量组织培养发现，如果细菌量大于105个时伤口难以愈合，因为许多细菌可以产生溶解蛋白质和胶原纤维的毒素，并能引起小血管的出血和血栓形成，造成局部组织坏死和损害。在缝合的伤口，脓液的积存还可以使伤面分离。感染是临床上影响伤口正常愈合的常见原因之一，所以在手术中和外伤的局部处理时严格的无菌技术和避免感染的发生极为重要。

2）血肿：血肿可以使对合的伤面分离，并可使伤口内张力过大而妨碍局部血运。血肿也易于发生继发性感染。所以在手术和处理损伤时应注意妥善止血，防止血肿发生。

3）坏死组织：坏死组织清除后，新生的组织才能健康地生长，过多的坏死组织必将延长愈合的时间，也有利于感染的发生。所以处理损伤时如有可能应尽早除去坏死组织，手术时应尽量避免不必要的组织损伤，避免在伤口内遗留过多坏死组织。

4）异物：异物在组织中可以引起炎性反应，异物也常带有细菌，易于引起感染。已有感染并有不能吸收异物的伤口，在异物尚未清除前，伤口常不能完全愈合。异物对伤口愈合过程的影响取决于其大小、性质及是否能被吸收。手术时为了止血或缝合以及修补缺损，不得不遗留一些异物（如缝线）在组织内，如注意彻底灭菌和选择适当，同时注意避免感染、血肿或过多坏死组织，一般不致严重影响伤口愈合。但应特别小心，不可将纱布、缝针甚至手术器械遗留在伤口内。处理外伤时对带入伤口内的异物（如泥土、衣屑等）应尽可能彻底清除。

5）局部血运障碍：局部血运的障碍，对于伤口内新毛细血管的生长、修复所需营养物质的供应以及对于细菌和坏死组织的清除均不利。手术中广泛的剥离、过密的缝合，手术后伤口过紧的压迫和包扎，都可能影响局部组织的血运。肢体损伤后过久应用止血带，也可能影响愈合。此外，有血管闭塞性疾病的患者，伤口愈合能力较差。

6）活动和制动：在手术或损伤后初期局部制动可以减少疼痛、防止伤面分离和继发出血，对伤口愈合有一定作用。但在经过仔细止血缝合的伤口，完全制动并非必要。在愈合后期进行一定的功能活动，可能使伤口内纤维组织排列整齐，对愈合有利。

五、创伤的处理

创伤患者有三个死亡高峰：一是在创伤后数分钟之内；二是在受伤后数分钟至数小时内，被称为抢救危重患者的“黄金时刻”，往往是救治成败的关键；三是在伤后数日至数周内，多因继发感染、重要脏器功能衰竭死亡。因此，创伤患者的救治在创伤现场就开始了，包括合作性处理和护理措施，如不能及时抢救护理，病情则可能急剧加重，转变为不可逆阶段而导致死亡。

挽救多系统损伤患者的生命依赖于有组织的、全面的救治，在院前就要为患者提供合作性处理，而创伤救护组是创伤患者合作性处理的关键。组内的每个成员都应清楚自己的角色，及时的分配任务和履行各自的职责对挽救患者生命非常重要。

在国外，创伤救治组成员不仅有护士，还包括急诊室人员、创伤外科医生、麻醉师、实验室技师和呼吸治疗师。护士包括院前护士、飞行护士、救护重症护士、急诊室护士、重症监护护士（包括手术室和重症监护室护士）和内外科护士。我国主要是由急诊室人员、麻醉师及护士组成，其中护士包括急诊护士、手术室护士、重症监护护士及内外科护士。这些护士主要是对患者进行院前救护，包括评估、稳定病情和对患者进行支持，他们需要具备高级的评估技能和抢救技术，如气管插管、放置中心静脉插管和插胸腔导管。

国内的院前救治人员主要包括急诊医疗技师、救护人员、护士和医生。院前救治为患者提供初级或高级生命支持，其主要功能有：①确定创伤的性质、部位；②提供救护措施；③及时转送。经过初步的院前救治后，创伤患者可由救护直升飞机或救护车送到急诊室或创伤中心进行进一步的处理。

开放性伤口一般分为清洁、污染和感染3类。严格地讲，清洁伤口很少；意外创伤的伤口难免有程度不同的污染；如污染严重，细菌量多且毒力强，8小时后即可变为感染伤口。不同伤口的处理都有一些必须遵照的原则和应该注意的操作技术，下面将详细介绍院内对清洁、污染和感染三类伤口的处理。

1. 清洁伤口的处理　清洁伤口指未经细菌侵入的伤口，实际上只有在无菌条件下所作的手术切口才属于这一类，所以也可称为无菌伤口。无菌手术切口缝合后是伤面已对合的伤口，因而要求迅速地、牢固地达到一期愈合。为了能达到上述要求，处理这一类伤口应做到预防感染、对合整齐、缝合牢固、组织反应轻微，使愈合过程中的渗出期尽可能缩短，纤维组织增生期或瘢痕形成期尽早形成。

手术前的皮肤准备工作是预防切口感染很重要的措施，详见有关无菌术和术前准备等章节。手术中严格遵守无菌技术操作，切口缝合前彻底冲洗伤口，对预防感染也很重要。良好的组织对合有利于手术切口的愈合，因此缝合必须仔细，且切口内同层的组织按层严密对合。牢固的缝合可以减少切口的张力和缩小伤面之间的间隙，都有利于缩短愈合过程。尤为重要的是，缝合时避免死腔存在，因为死腔内贮积较多的渗出液，不仅易于发生感染，也会延长愈合的时间。防止血肿的形成具有相同的意义。

组织炎性反应程度越大，渗出期越长，手术切口的愈合过程也越迟缓。手术切口炎性反应的程度取决于许多因素，除感染外，最重要的因素是组织损伤和异物。组织损伤多，异物多，炎性反应就大。所以，手术过程中应注意不要造成过多不必要的组织损伤。多用锐利器械解剖剥离、止血时不要钳夹和结扎过多组织、避免缝合过密过紧而影响组织血运、防止过久的组织暴露和牵拉所致的损伤等，均可以减少切口内组织坏死和损伤的程度。缝线属于异物，必然会引起炎性反应，在一定程度上不能避免。但是如手术中注意不使用过多的缝线，且注意其性质和粗细，可以使这种反应降到最低程度。为了防止伤口内遗留过多异物，还应建立缝合切口前检查手术野和清点纱布、缝针等制度。

无菌手术切口的皮肤缝线拆除时间取决于伤口愈合情况。一般皮肤和皮下组织等软组织伤口的愈合过程中，胶原纤维在6~8日后明显出现，此时上皮已完全覆盖切口的表面，切口张力显著增加，已无需缝线维持伤口的对合，如皮肤缝线拆除过晚，反而有可能引起继发感染，所以一般多在此时拆除。在血运丰富的部位，如头、面、颈部，组织愈合较好，拆除皮肤缝线的时间可提前至术后4~5日；如切口缝线周围发红，说明组织对缝线的反应大，则拆线时间应该提前，以防止缝线脓肿的形成；如无缝线反应，则晚一些拆线也可以。

手术切口缝合时张力过大，或患者愈合能力差、愈合过程延缓，皮肤缝线的拆除日期应适当的推迟。如估计缝线需保留较长时间，有时采用反应轻微的金属线作各层组织（包括皮肤、皮下组织、筋膜、肌层）的一层缝合，这种缝线一般在手术后2周左右拆除。

2. 污染伤口的处理　污染伤口指不是在无菌条件下发生的伤口，伤口必然为细菌所污染，因为受伤后的时间较短，细菌在伤口内尚未侵入深层组织并繁殖引起化脓性感染，所以污染伤口是指在伤后6~8小时的新鲜伤口而言。这类伤口也包括口腔内和肛门旁的手术切口、胃肠道手术的腹壁切口等，因为在这些情况下细菌污染切口内组织难以避免。

处理污染伤口的目标是将已污染的伤口变为清洁的伤口，争取一期愈合。由于伤口尚未感染，处理得当这个目标是有可能达到的。

为了达到上述要求，对这一类伤口的处理主要应做到彻底清除伤口内的细菌和消除有利于细菌繁殖的因素，并按照清洁伤口处理的要求，应用正确的操作技术缝合伤口。时间因素有决定性的作用，所以新鲜伤口应争取时间及时处理。如处理得当，大多数污染的手术切口也可以一期愈合。

对新鲜开放性污染伤口进行清洗去污、清除血块和异物、切除失去生机的组织、缝合伤口，使之尽量减少污染，甚至变成清洁伤口，达到一期愈合，有利于受伤部位的功能和形态的恢复，称为清创术。最彻底的清创术是将伤口内暴露的组织予以充分的切除和清洁。一般在发生后的6~8小时以内的软组织伤口都应按照清创术处理，但是这个时间的限制并不是绝对的，如受伤时污染的程度很小，受伤后伤口得到及时的清洁包扎，受伤部位的血运丰富及应用了有效的抗菌药物，时限可以延长至12小时或更久。

清创术的具体步骤：

（1）清洗去污：分清洁皮肤和清洗伤口两步。

1）清洁皮肤：用无菌纱布覆盖伤口，若肢体上有油垢或沥青，在刷洗前，先用汽油或乙醚擦去伤口周围皮肤的油污。术者按常规方法洗手、戴手套，更换覆盖伤口的纱布，用软毛刷蘸消毒皂水刷洗皮肤，并用0.5%新洁尔灭溶液或生理盐水冲净。然后换另一只毛刷再刷洗1遍，用消毒纱布擦干皮肤。2遍刷洗共约10分钟。

2）清洗伤口：去掉覆盖伤口的纱布，以生理盐水冲洗伤口，再以3%双氧水冲洗后以生理盐水冲洗，再用消毒镊子或小纱布球轻轻除去伤口内的污物、血凝块和异物。

（2）清理伤口：施行麻醉，擦干皮肤，用碘酊、酒精消毒皮肤，铺盖消毒手术巾准备手术。术者重新用酒精或新洁尔灭液泡手，穿手术衣，戴手套后即可清理伤口。

对浅层伤口，可将伤口周围不整皮肤缘切除0.2~0.5cm，切面止血，消除血凝块和异物，切除失活组织和明显挫伤的创缘组织（包括皮肤和皮下组织等），并随时用无菌盐水冲洗。

对深层伤口，应彻底切除失活的筋膜和肌肉（肌肉切面不出血，或用镊子夹不收缩者，表示已坏死），但不应将有活力的肌肉切除，以免切除过多影响功能。为了处理较深部伤口，有时可适当扩大伤口和切开筋膜，清理伤口，直至比较清洁和显露血循环较好的组织。

如同时有粉碎性骨折，应尽量保留骨折片；而与骨膜游离的小骨片则应清除。

浅部贯通伤的出入口较接近者，可将伤道间的组织桥切开，变两个伤口为一个。如伤道过深，不应从入口处清理深部，而应从侧面切开处清理伤道。

伤口如有活动性出血，在清创前可先用止血钳钳夹，或临时结扎止血。待清理伤口时重新结扎，除去污染线头。渗血可用温盐水纱布压迫止血，或用凝血酶等局部止血剂止血。

（3）伤口缝合与引流：清创后再次用生理盐水清洗伤口。再根据污染程度、伤口大小和深度等具体情况，决定伤口是开放还是缝合，是一期还是延期缝合。未超过12小时的清洁伤口可一期缝合；大而深的伤口，在一期缝合时应放置引流条；污染重的或特殊部位不能彻底清创的伤口，应延期缝合，即在清创后先于伤口内放置凡士林纱布条引流，待 4～7 日后，伤口组织红润，无感染或水肿时再作缝合。

头、面部血运丰富，愈合力强，损伤时间虽长，只要无明显感染，仍应争取一期缝合。

缝合伤口时，不应留有死腔，张力不能太大。对重要的血管损伤应修补或吻合；对断裂的肌腱和神经干应修整缝合。显露的神经和肌腱应以皮肤覆盖；开放性关节腔损伤应彻底清洗后缝合；胸腹腔的开放性损伤应彻底清创后放置引流管或引流条，伤口引流条一般应根据引流情况于术后 24～48 小时内拔除（图 3-1）。

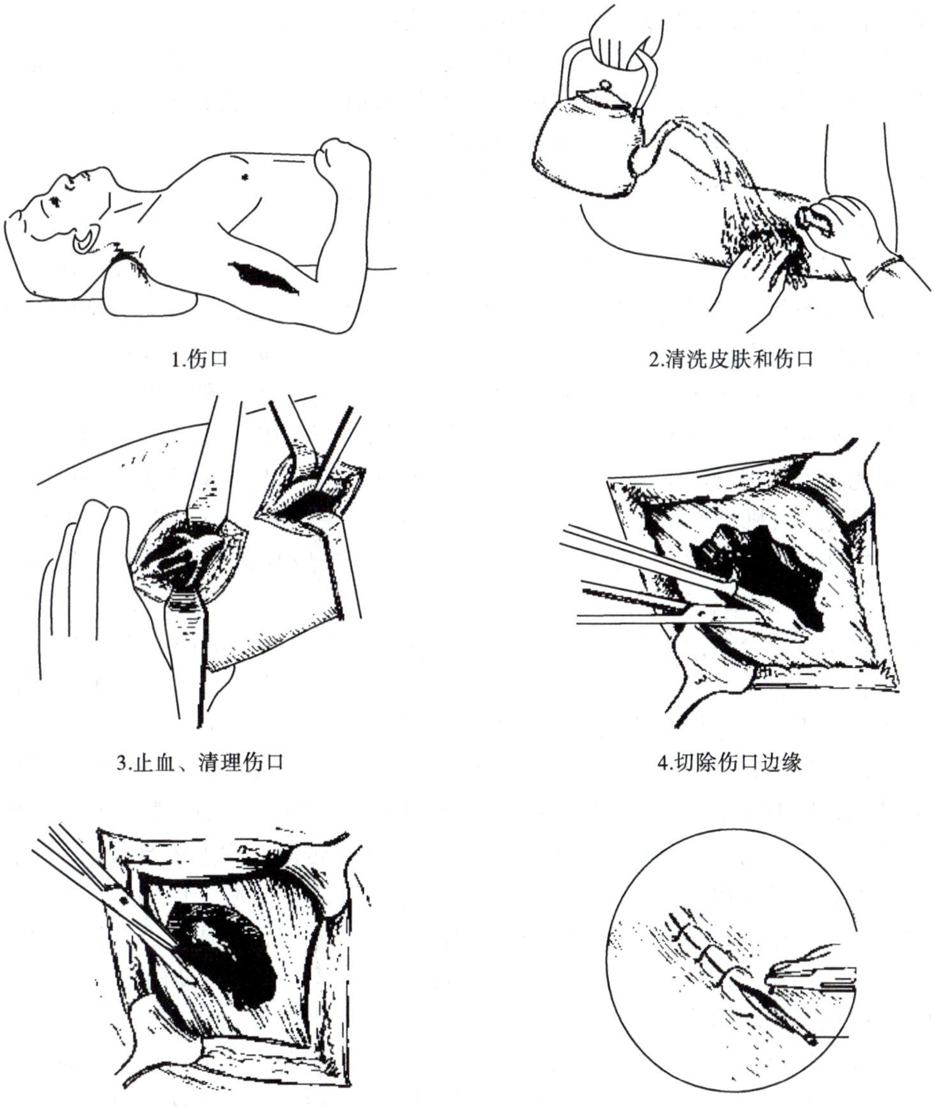

1.伤口　2.清洗皮肤和伤口

3.止血、清理伤口　4.切除伤口边缘

5.切除失活的筋膜和肌肉　6.止血后缝合、引流

图 3-1　清创术

污染伤口缝合后，仍有发生感染的可能，如污染较重，甚至可出现厌氧菌感染，所以术后应注射破伤风抗毒素。对于一些重要部位的损伤，如手部损伤、开放性骨折等，清创术后应使用抗生素预防感染。术后仍应严密观察伤口情况，如发现化脓性感染即应按照感染伤口处理。在战争情况下，因为伤员需转移，不能作密切观察，所以清创术后一般不做一期缝合。

3. 感染伤口的处理　感染伤口指细菌已繁殖并引起组织急性炎症、坏死、化脓的伤口。这类伤口包括缝合后继发感染的手术切口和新鲜伤口，超过 8 ~ 12 小时的开放性伤口，化脓性感染切开引流后的伤口。

处理感染伤口的目的是迅速控制伤口和周围组织的急性炎症，促使伤口内肉芽组织健康生长，伤口表面肉芽组织早期为上皮所覆盖，顺利达到二期或三期愈合。

为了达到上述要求，对这类伤口处理的主要原则：①应用休息、制动、抗生素等抗感染措施使伤口急性炎症得到控制，感染局限化；②使局部伤口得到充分而通畅的引流，坏死组织尽早脱落，必要时可利用二期缝合或植皮的方法闭合伤面。

引流通畅是使感染伤口正常愈合最重要的保证。引流通畅可使伤口内脓性渗出液向体外排出，不致积存在伤口深部，伤口的急性炎症即可以得到控制，新生的肉芽组织才能健康地生长。为了达到引流通畅的目的，深部伤口可用胶皮管、纱布条等引流，浅层伤口可用纱布填充。每日应检查伤口的引流情况，冲洗出伤口内的脓性渗出液，然后轻轻挤压伤口周围组织观察有无积脓。深部感染伤口是从底部和周围向上向内开始愈合的，应保持伤口浅部敞开以利引流。必须注意防止伤口在愈合过程中形成浅部变小而底部大的情况。

感染伤口常有较多的坏死组织，坏死组织完全脱落后，伤面完全为健康的肉芽组织所填充，愈合才能迅速地进行。正常情况下，伤口内白细胞破坏后形成的溶蛋白酶可以溶解坏死组织，使其液化，并随着脓液排出。坏死组织过多时，采用人为的方法加速坏死组织的脱落，可以缩短伤口愈合的时间，如每次换药时逐渐剪除坏死组织、局部使用溶组织酶等，但应注意不能损伤健康组织。

感染伤口正常愈合的标志是出现新鲜健康的肉芽组织。健康的肉芽组织是鲜红色、硬实、呈微粒状、易出血的组织，表面无坏死组织或纤维素，分泌物不多，类似浆液，没有臭味，伤口周围组织没有急性炎症表现。反之，不健康的肉芽组织颜色苍白或发绀、水肿脆弱，表面粗糙不平、分泌物较多，且为明显脓液。肉芽组织不健康，表示愈合过程不正常，发现这种情况，应追究原因，如急性感染未完全控制、引流不畅、有异物存在、局部血运不佳或全身情况较差。经久不愈的感染伤口的肉芽组织多不健康，除上述原因外，还需要考虑其他可能，如有死骨存在、与肠腔相通等；特殊感染，如结核、阿米巴感染，或转移性癌肿也是可能的原因，必要时取肉芽组织做病理切片检查。如伤口已形成窦道，仔细检查窦道深部，可以发现有无死骨，由窦道内注入对比剂做 X 线造影，可以帮助确定其是否与有腔内脏相通或有引流不畅的死腔。

二期愈合的伤口，上皮的覆盖需要具备健康肉芽组织的条件，但上皮组织向伤口内生长的速度较慢，如创面较大，肉芽组织很厚却迟迟没有被上皮覆盖，肉芽组织的周围和基底部分瘢痕组织增多，毛细血管减少，中心和上层部分的肉芽组织因血液供应不足，可使愈合发生障碍，以致伤口长时期不能愈合。为了避免这种情况发生，在适当情况下，可以将伤口的肉芽面缝合，或在肉芽表面移植身体其他部位皮肤予以覆盖，从而达到三期愈合，不仅可以缩短愈合时间，而且可以避免过多的瘢痕以及瘢痕挛缩所致的功能障碍。

感染伤口需要经常的观察和处理，伤口愈合的好坏与此有密切关系，这种观察、处理伤口的工作称为伤口换药或者伤口敷料更换，无论哪一类型的伤口处理都需要进行这项工作，因而伤口换药是临床工作的基本操作技术之一。下面将详述伤口换药的技术操作。

伤口换药必须严格遵守无菌技术，且须注意不能增加患者不必要的痛苦。对不同性质的伤口换药，在操作技术上也有一些特殊注意的问题。从换药的角度来看，创伤伤口可以分为缝合的伤口、有脓腔的开放性伤口以及伤面浅平伤口。

（1）缝合的伤口：换药的主要目的是检查有无感染、血肿或者积液，取出引流物，拆除皮肤缝线。第一次换药时间，如无引流物，可安排在拆线的日期；有引流物者，一般安排在术后24～48小时；可能有感染或者疼痛异常的伤口，可提前换药。

换药时揭去敷料后，应注意伤口有无发红、肿胀、异常隆起，缝线周围皮肤有无红肿或脓包，敷料上有无过多渗出液。用酒精棉球轻擦伤口周围皮肤，方向应围绕伤口由内向外转，然后以手指轻压伤口周围，注意有无异常硬结、压痛或波动，如怀疑有积液、积脓，可用针抽吸，或用探针由缝合处插入，观察有无液体流出以及其性质，并送拭子作细菌培养。如伤口内曾放置引流物需要去除，应根据渗出物的多少决定是否应该取出。如伤口愈合良好，已到拆除皮肤缝线日期，即可将缝线拆除，然后再以酒精擦涂伤口及其周围皮肤，盖上清洁敷料。

手术切口皮肤缝线拆除的时间取决于伤口愈合的情况。一般血运丰富的部位，如头、颈、面部3～5天即可拆线，胸腹部多在术后5～7天，骨科四肢多在术后10～12天，减张缝线须适当延迟，多在术后10～14天。拆除皮肤缝线的方法：用无齿镊将结扎的线头提起，使皮肤表面以下的一侧缝线露出少许，即在此处剪断，然后顺着有结的一侧方向迅速拔出，使露在皮肤表面的缝线拔出时不经过皮下组织，避免皮下组织的感染。

（2）有脓腔的开放性伤口：换药的主要目的是检查伤口感染是否已得到控制，愈合过程是否正常，引流是否通畅，肉芽组织是否健康，有无妨碍正常愈合的因素存在。脓腔引流术后第一次换药时间，如无特殊原因，一般可在手术后第3～4天，以减少换药时疼痛，如渗液过多，可仅更换外层敷料。此后换药次数根据脓液量而定，一般每日1次，脓液很少后可每隔日换药1次。

换药时应注意伤口周围急性炎性反应是否减轻，并注意脓液的性质和量，如敷料呈绿色，多提示有铜绿假单胞菌感染；如有恶臭及气体，有可能为厌氧杆菌或肠道细菌感染，应及时取脓液作涂片检查或细菌培养。排出的脓液多，一般提示引流通畅，脓液逐渐减少提示感染减轻，但必须确定脓液排出量减少不是由于脓腔口被引流物或敷料堵塞。如排出脓液减少至一定程度即不再减少，或时多时少，则须怀疑引流不畅，伤口深部有较大脓腔，或与内脏相通，此时，应注意排出的脓液有无粪汁、胆汁、气体等。

正确的处理引流物对有脓腔的伤口换药十分重要，关键在于既保证引流物引流通畅的作用，又要避免引流物妨碍或延迟伤口的愈合。常见的伤口引流物有3种。

1）烟卷式引流物：多用于深部脓腔引流的早期，依靠其中纱布吸水作用而达到引流的目的，时间久易失去效能，且有时可堵住脓腔口妨碍引流。所以在第一次换药时应将引流物扭转松动，1 周后须取出，必要时换软胶皮管，更换时应将烟卷式引流物拔出后立即将胶皮管在原处置入，否则可能不易操作。

2）胶皮管引流物：多用于需要长时期引流的深部脓腔。优点是可以从管内注入生理盐水或其他药液冲洗脓腔，更有效地清洁伤口。注洗不宜用力过大，必须洗至无脓液冲出为止，洗毕应将脓腔内积液吸尽。脓腔逐渐愈合后将围绕引流管而缩小，此时应分次将引流管数逐渐减少或逐渐缩短，最后形成仅容 1 根引流管的窦道。此后逐步剪断引流管，如分泌物持续很少，即将管拔除，若无其他原因，伤口在数日内可完全愈合。拆除和缩短引流管的恰当时间极为重要：过早则伤口深部可能因引流不畅而形成死腔；过晚则可形成瘢痕性窦道，延迟愈合；故须根据每日换药时观察脓液排出情况确定。

3）纱布引流条：多用于填充较浅并开口较大的脓腔。填充不宜过紧，过紧会阻碍引流，但也不宜过松，过松肉芽组织易发生水肿。填充时应底部少，开口处多，使伤口成为锥形，由底部向上愈合，以保证引流的通畅。伤口缩小时所填入纱布量应逐渐减少。

为有脓腔的开放性伤口换药时，还需注意保持伤口周围皮肤的清洁，每次换药后应将皮肤上脓痂洗净，涂以酒精，如有脓包或糜烂，可涂以氧化锌软膏。

（3）浅平的开放性伤口：多为已有肉芽面等待上皮覆盖的伤口。伤口清洁后，换药的目的是保持伤面清洁，有利于上皮的迅速生长。此时，换药次数不宜过多，以减少对新生上皮的损伤。

揭除最内层敷料时应轻巧，如已干固，可用盐水使其润后再揭起，以保护嫩的上皮细胞。肉芽如高出皮肤表面妨碍上皮细胞长入，可以剪平或用硝酸银棒烧灼后用盐水洗涤。伤口面如已清洁、肉芽面结实，覆以凡士林纱布对上皮生长较有利。伤面大可作游离植皮。

任何伤口换药时，除伤口本身外，还应注意伤口周围皮肤的整洁。每次换药后必须用胶布或绷带等将辅料妥善固定。在病室、床单、衣服清洁的条件下缝合，而无引流物的伤口，也可以暴露，不敷以任何辅料。

六、创伤患者的护理

轻度创伤可在门诊或急诊进行处理后，出院休息，下面主要介绍重度创伤患者的护理。

（一）护理评估

首先进行初步评估。根据患者的外观迅速评估伤情，询问的同时，解开（或剪开）患者的衣裤，检查气道有无堵塞、呼吸幅度和频率、体表出血部位、脉搏、血压、末梢循环、患者意识、瞳孔及反应，对患者重要脏器的功能状况做出初步判断和评估，再根据各部位伤情安排抢救顺序。最后，护士还要采集主要的病史，包括事故的发生过程、患者的过敏史和既往史。

在初步评估结束后，确定患者的创伤情况并使病情平稳后，要进行进一步的全面的评估。全面评估是从头到足的全面检查。全面评估时有可能发现其他损伤，需采取相应措施。

1. 紧急措施　初步评估时可能会发现危及生命的问题，应立即采取现场急救措施，包括初级生命支持和高级生命支持、固定颈部和保持呼吸道通畅。初级生命支持包括心肺复苏。高级生命支持包括心脏按压、呼吸道通畅、给氧、通气、低血压的药物处理、酸碱失衡、液体量不足和心律紊乱的处理。

颈部制动是最基本的措施。患者被置于硬板上，应用颈椎护围固定，使头部制动，还可用毛巾卷成卷作为护垫固定头颈部。

如果患者呼吸道通畅，可低流量给氧气及插胃管，预防胃内容物吸入气管。恢复呼吸的措施包括评估通气功能，如果患者出现张力性气胸或血胸则需要进行胸腔穿刺或插胸腔引流管。

如果患者对输液、输血和胸外按压没有反应，则进行胸内按压（开胸）。急诊开胸的目的：

（1）确定和处理心脏压塞。

（2）直接按压心脏。

（3）确定和处理胸膜腔内出血。

（4）钳夹出血动脉以保证脑供血。

循环系统护理措施包括：发现和通过直接按压控制活动性出血（外出血），手术控制内出血，采取改善休克的措施，对患者进行心电监护，留置尿管以准确测量尿量。某些患者要插入其他管道，如中心静脉导管、心导管以进行血流动力学监测。

如果患者神经系统检查呈阳性，如瞳孔固定、散大，则需药物治疗。如果患者出现癫痫也需用药物进行控制。

通过对患者进行初步和全面评估后，护士应密切监测患者的体温并注意环境温度。对多系统损伤的患者要使用热毯以免发生体温过低。

2. 及时转运　要及时将多系统损伤的患者转送到医院。最常用的转送工具是救护车。其他影响选择转运工具的因素：

（1）造成创伤的物质。

（2）创伤的性质。

（3）事故的人数。

（4）患者距救护医院的距离和所需时间。

（5）将患者从事故现场解救出来的时间。

（6）交通、路况和天气。

（7）现有的交通工具。

3. 实验室和诊断检查　根据创伤的类型决定实验室和诊断性检查。特殊创伤，如脊髓损伤的检查将在相关章节着重介绍。一般创伤患者的检查有：

（1）血型和交叉配血。

（2）血中酒精浓度。

（3）血中毒品筛查。

（4）孕龄妇女妊娠检查。

诊断创伤的检查：

（1）诊断性腹腔灌洗：目的是检查腹腔是否有出血以确定是否存在腹部损伤。

（2）CT：确定脑、脊髓、胸、腹部损伤。

（3）MRI：确定脑和脊髓损伤。

4. 药物治疗　创伤患者的药物治疗取决于创伤的种类、程度及是否出现休克。常用于创伤治疗的药物：

（1）血液成分和液体。

（2）促心肌收缩类药物。

（3）血管加压素。

（4）血管扩张剂。

另外，需要时可给予镇痛剂。但是镇痛剂的作用可影响患者对创伤的反应，如果必须给镇痛剂，一定要严密监护。常用的镇痛剂为阿片类（如吗啡等）。

如果患者有开放性创伤，必须决定患者的抗破伤风免疫状态。如果患者忘记上一次抗破伤风免疫注射的时间或不能回答时，应给予破伤风抗毒素注射。

5．输血　血液和血液成分由机体产生，通过献血用于他人的方式称输血。患者可能接受全血、红细胞、血小板、血浆、球蛋白、凝血因子等。全血和血液成分可增加血红素，改善血红素和血细胞比容水平，增加血容量，补充缺失的物质（如血小板和凝血因子等）。

输血前要进行交叉配血。血液还要接受甲肝、乙肝和 HIV 的检查。尽管进行了交叉配血，但是有些患者还有可能出现输血反应，最常见的是发热反应。患者体内的抗体与供血者的白细胞发生反应导致发热和寒战。热源反应一般在输血后 15 分钟内出现。在输血中或输血后还可能出现变态反应，患者可出现荨麻疹和瘙痒。

溶血反应是最严重的输血反应，由血型不符引起。溶血反应在输入 100～200ml 血型不符的血后即可出现。临床表现为面色发红、静脉周围皮肤发热、头痛、荨麻疹、寒战、发热、腰痛、腹痛、恶心、呕吐、心悸和呼吸困难等，出现症状应立即中止输血。其他输血的危险包括循环血量超负荷、血细胞失衡和感染性疾病（如肝炎和 HIV）。

6．急诊手术　有时对多系统创伤患者需要进行急诊手术。护士为患者准备急诊手术的措施：

（1）为患者脱去衣服，摘下首饰、义齿及其他活动物品。

（2）向手术室护士提供患者的信息，包括受伤的情况、过敏史、既往史和已采取的措施。

（3）护士应尽可能向患者家属通报病情。

（二）护理诊断

创伤患者的护理从对患者的评估开始。护理措施主要针对患者对创伤的反应。创伤患者常见的护理诊断：

1．清理呼吸道无效　与创伤/气管支气管阻塞有关。

2．有感染的危险　与创伤有关。

3．躯体活动受限　与创伤引起的疼痛有关。

4．精神压力。

5．创伤后反应。

6．有受伤的危险。

（三）护理计划与实施

大型突发事故发生后，往往创伤患者多，病情危重、变化快。值班护士应立即通知院领导、医院总值班（24h 值班制）、二线值班主任医师、护士长（24h 值班制），迅速调配各科医生护士，积极组织大量人力物力，做到有条不紊、动作敏捷地进行抢救。

1. 保持呼吸道通畅　多系统损伤的患者易发生呼吸道阻塞和窒息。面部损伤、牙齿脱落、出血和呕吐等都是误吸和呼吸道阻塞的危险因素。神经性损伤和脑水肿也使患者的呼吸功能发生改变。护理措施有：

（1）观察患者呼吸道是否通畅，并评估患者是否有呼吸道阻塞的症状和体征，如面部创伤、气道异物（如牙齿、血液或呕吐物）、喘鸣、呼吸急促、呼吸过缓、咳嗽、发绀、呼吸音消失、精神状态改变。

（2）监测患者氧饱和度以反映患者的通气状况。调节氧流量使血氧饱和度维持在94%~100%。评估患者的意识状态，通气无效的早期表现是行为改变。如果患者烦躁不安或无反应，应立即检查呼吸道，并采取相应措施。

2. 感染的预防和处理　创伤一般都是污染的伤口。开放性伤口也使细菌等进入体内。预防感染的护理措施有：

（1）按要求洗手。洗手是预防感染传播的最重要因素。

（2）采取全面防护措施，使患者和护士不受感染。

（3）更换伤口敷料时要严格遵守无菌操作；监测伤口的气味、红肿、发热、水肿或异常分泌物；监测隐藏的伤口，询问患者疼痛是否加重、引流量是否增加或伤口部位有无发热；保证敷料大小、形状和位置适合，避免敷料影响血液循环；防止交叉感染。

（4）测量并记录生命体征，包括每2~4小时测1次体温。生命体征尤其是体温可反应是否发生感染。

（5）保证足够的液体和营养：适当的液体、热量和蛋白质对伤口愈合非常重要。

（6）评估是否出现气性坏疽：发热、疼痛、伤口肿胀，伤口引流发臭。如果感染得不到控制可出现组织坏死。

（7）评估患者的破伤风免疫状况，给予破伤风抗毒素。

（8）进行插管、吸引、有创给药或任何侵入性措施均要严格执行无菌操作。

3. 引流管的护理　如果患者在术后放置引流管引流渗出液、脓液，应避免其压迫及刺激周围器官，引流管的护理主要包括：

（1）定时观察引流物的量、色、性状，并记录。

（2）防止引流管移位或滑落。

（3）用别针或夹子固定于床上，预留适当的长度给予翻身或活动的空间。

（4）预防感染：保持引流袋（瓶）低于腰部以下，防止逆流；引流液达引流袋1/2时，予以倾倒；每日饮水量至少3000ml；伤口纱布渗湿应换药；勿将引流袋拖垂于地板上。

（5）维持良好引流功能：采取半坐卧位；多翻身且尽可能及早下床活动；勿压迫及扭曲引流管。

（6）密切观察病情变化，如有异常，及时处理：如发热、剧烈呕吐、腹痛；引流管滑脱；引流出大量鲜红色液体；引流量突然减少或无引流量，且纱布渗液多；伤口红、肿、热、痛，并有脓样分泌物等。

（7）引流量逐渐减少，肉芽组织新鲜健康，医生会依伤口愈合情形，拔除引流管。

4. 躯体活动　创伤患者通常不能自行更换体位，有出现皮肤、心血管、胃肠、呼吸、骨骼肌肉和泌尿系统并发症的危险。多系统损伤、脊髓损伤、周围神经损伤和创伤性截肢患者的危险性更大。护士应该和理疗师、职业治疗师合作，采用最有效的措施和辅助用具。护理措施：

（1）进行主动或被动的肢体锻炼，至少每 8 小时 1 次。锻炼可增加肌肉的强度、保持关节的活动度、促进血液循环和避免肌肉萎缩。若患者有出血或水肿，则不要进行锻炼。

（2）每 2 小时翻身、咳嗽、深呼吸 1 次，以防止皮肤、呼吸并发症。

（3）每天检查下肢以发现深静脉栓塞的临床表现，如局部发热、肿胀和疼痛。患者使用抗血栓袜时，应每小时脱下 1 次并观察皮肤的改变。深静脉血栓是引起肺栓塞的一个重要危险因素。

5. 应对精神压力　创伤通常都是在没有任何准备的情况下发生的。突然发生的创伤会给患者和家属的生活带来很大的影响。因创伤造成的死亡是家庭的重大事件，悲哀不可能很快过去，为家属提供度过悲哀的资源有助家庭避免发生进一步的危机和家庭功能衰竭。

6. 创伤后反应的处理　创伤后反应（post-trauma response）是一种由危难产生的持续的、严重的情绪反应。这种反应的特征为或是从愤怒到恐惧，或是时光倒流或神经质。在创伤后反应的初始阶段，患者可表现为平静或愤怒、不相信、恐怖和休克。在随后的时间，数天或数月，患者常经历创伤事件的时光倒流和噩梦。患者可采取无效应对的做法，如酗酒、吸毒，并脱离与他人的关系。护士应采取以下措施帮助患者：

（1）评估患者的情绪反应，同时提供身体护理。观察患者在治疗初期的情感反应，如哭泣、恐惧等。如果患者意识不清，也应鼓励其家属及朋友表达他们自己的感受，有助于评价患者应对创伤的能力。

（2）当患者愿意谈论自己对创伤的感受时要鼓励他们说出。患者开始时可能会否认自己的消极情绪，但否认是恢复的第一步。

（3）教给患者放松的技巧，如深呼吸、肌肉放松或幻想。

（4）推荐患者和家属进行咨询、心理治疗或参加支持小组。持续的疗法对消除创伤对患者和家属产生的影响非常重要。

7. 创伤危险的预防　创伤现在被看作是一种疾病。同其他疾病一样，除了用研究、时间、经费寻求“治愈”外，还要往最佳的护理措施——预防方面进行努力。护士应该观察现存的创伤高危因素，包括：

（1）虚弱。

（2）视力差。

（3）缺乏安全教育。

（4）缺乏安全防护措施。

潜在的危险因素包括：

（1）道路状况。

（2）交通工具不安全。

（3）缺乏防护用品（如汽车中的安全带）。

（4）携带枪支或匕首。

（5）高犯罪率社区。

预防创伤很重要的一步是辨别危险因素、采取预防措施。护士还要对患者进行宣传教育，并提供宣教材料。护士还需要监测社区中的创伤情况，包括：

（1）参与创伤登记。

（2）回顾创伤患者的病历。

（3）与其他院前救护人员合作，找出创伤发生的型态。

8. 患者及家属健康教育　在患者出院前，为了使患者及家属做好出院的准备和促进患者恢复健康，要采取以下措施：

（1）使患者及家属参与住院期间的护理。

（2）了解患者居住的周围环境以决定患者是否在出院后能保持其功能。

（3）提供有关药物的信息，确保患者及家属了解服药的时间和可能产生的不良反应。

（4）如果患者需进特殊饮食，提供有关信息使家属能按要求为患者准备饮食。

（5）讨论患者的康复计划及对家庭的影响，如患者需作理疗则需讨论交通工具。

（四）护理评价

在进行创伤护理后，患者应该：没有发生感染；恢复躯体活动；精神压力减轻；没有发生由创伤反应带来的并发症，没有再次发生创伤。

第三节　烧　伤

烧伤是一种常见损伤。平时以热液烧伤较多，战时则以火焰烧伤为主。青少年男性多见，男女之比约为3∶1。夏季多发，且以头、颈、手、四肢等暴露部位为多发。

一、概念

烧伤（burn）泛指各种热力、光源、化学腐蚀剂、放射线等因素所致，始于皮肤、由表及里的一种损伤。主要损伤皮肤和（或）黏膜，严重者也可伤及皮下和黏膜下组织，如肌肉、骨骼、关节，甚至内脏。

二、病理生理

人体遭受烧伤后，根据病理生理反应及病情变化大致分为3期。

1. 体液渗出期（休克期）　为烧伤后的早期变化。轻者水肿，起水疱。烧伤面积大时，体液丢失量大，治疗不及时会造成血容量迅速减少而发生休克。渗出在36～72小时后停止而开始吸收，消肿。

2. 急性感染期　感染是对烧伤患者的严重威胁。主要来自创面污染及受伤后人体抵抗力降低。细菌在创面上生长、扩散，加重人体组织的损伤。细菌可以随着体液的吸收进入血液引起败血症或脓毒血症。

3. 修复期　在创面出现炎症的同时人体的修复即已开始。浅度烧伤可以自行修复；深Ⅱ度烧伤由残存上皮岛融合修复；Ⅲ度烧伤焦痂脱落后形成肉芽创面，须植皮才能愈合。

三、临床表现

（一）烧伤深度的判断（图3-2）

医学上通常将烧伤分为Ⅰ度、Ⅱ度（浅Ⅱ度、深Ⅱ度）和Ⅲ度，即采用三度四分法。

1. Ⅰ度烧伤　仅伤及表皮层，表现为皮肤红肿，疼痛剧烈，为火烧样痛。Ⅰ度烧伤3～5天痊愈，不留瘢痕。

2. 浅Ⅱ度烧伤　伤及表皮生发层与真皮浅层，皮肤肿胀，有水疱，疼痛。水疱皮脱落后创面渗液较多，甚至可以看到液体滴落，创面红肿。浅Ⅱ度烧伤如无感染，2周左右痊愈，不留瘢痕。

3. 深Ⅱ度烧伤　水疱较小，创面呈淡红色或白中透红，可见小红点。深层可见黑紫色小血管网，渗液较少。感觉迟钝，有拔毛痛。深Ⅱ度烧伤可3～4周痊愈，多留有瘢痕。

4. Ⅲ度烧伤　创面苍白或焦黄色，干燥，较硬。多能见到黑紫色树枝样粗大的皮下静脉网，无痛感。Ⅲ度烧伤焦痂脱落后形成肉芽创面，须植皮才能愈合，留有大量瘢痕。创面愈合后肢体功能多出现障碍。需要经过功能锻炼和整形手术才能恢复。

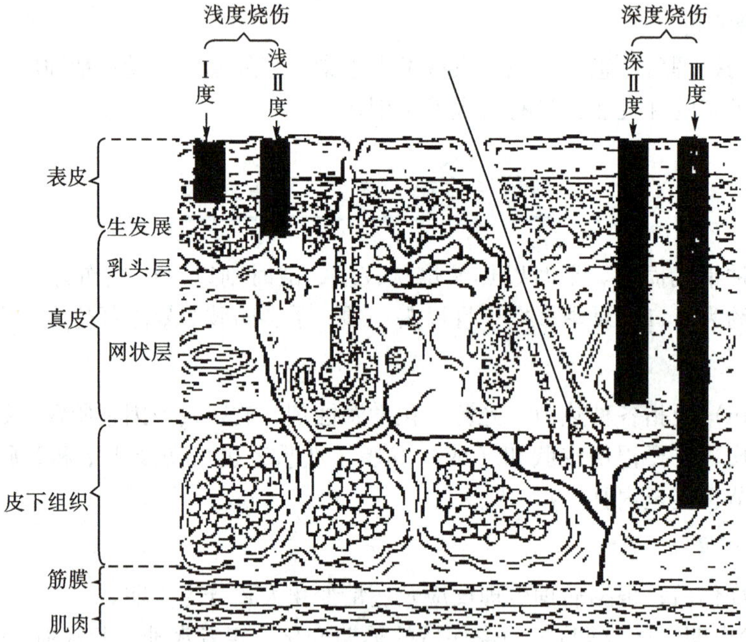

图3-2　烧伤深度分度示意图

（二）烧伤面积的估算

1. 中国新九分法　为了方便记忆，将人体体表面积分为11个9%的等份，另加1%，构成100%的体表面积，可简记为头、面、颈（3、3、3），双上肢（5、6、7），双下肢（5、7、13、21），躯干（13、13），会阴（1）。见表3-1。

2. 手掌法　不论性别、年龄，患者五指并拢的手掌面积约为体表面积的1%，此法较简单，可辅助九分法。见图3-3（引自《外科学》）。

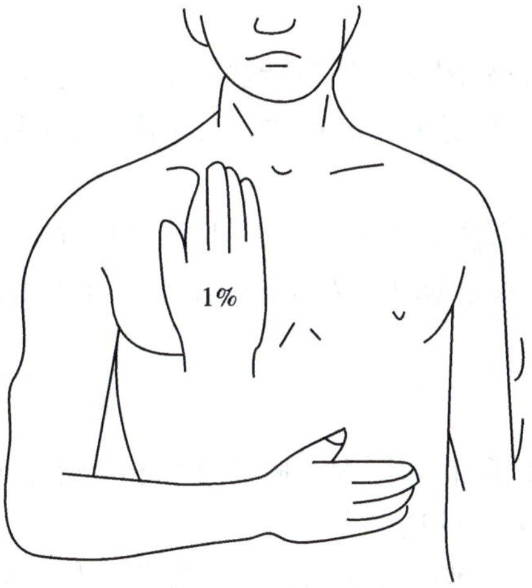

图 3-3　手掌法

表 3-1　中国新九分法

部位		占成人体表面积%		占儿童体表面积%
头颈部	头部	3	9	9 +（12 - 年龄）
	面部	3		
	颈部	3		
双上肢	双上臂	7	9 × 2	9 × 2
	双前臂	6		
	双手	5		
躯干部	躯干前	13	9 × 3	9 × 3
	躯干后	13		
	会阴	1		
双下肢	双臀	5	9 × 5 + 1	9 × 5 + 1 -（12 - 年龄）
	双大股	21		
	双小腿	13		
	双足	7		

（三）烧伤严重程度

根据烧伤的面积和严重程度进行综合评估，以利于对患者进行治疗和护理，我国常用的分度方法：

轻度烧伤：Ⅰ度烧伤面积 9% 以下。

中度烧伤：Ⅱ度烧伤面积 10%～29%，或Ⅲ度烧伤面积不足 10%。

重度烧伤：烧伤总面积 30%～49%，或Ⅲ度烧伤面积 10%～19%，或Ⅰ度、Ⅱ度烧伤面积虽不到上述百分比，但已发生休克等并发症、呼吸道烧伤或较重的复合伤。

特重烧伤：烧伤总面积50%以上，或Ⅲ度烧伤20%以上，或已有严重并发症。

（四）吸入性损伤

是较危重的部位烧伤。致病因子不仅包括热力本身，还有燃烧时产生的含有大量化学物质的烟雾，被吸入后引起局部腐蚀和全身中毒，如CO、氰化物中毒等。其依据为：

1. 燃烧现场相对密闭。
2. 呼吸道刺激，咳出炭末痰，呼吸困难，可闻及肺部哮鸣音。
3. 面、颈、口鼻周围有深度烧伤，鼻毛烧焦，口鼻有黑色分泌物，声嘶。

四、治疗与护理原则

（一）现场急救

现场急救的目的是尽快消除致病原因、脱离现场和施行生命救治，对挽救患者生命有着非常重要的意义，需要医护人员的通力合作。

1. 立即脱离热源　如脱去热液浸渍的衣物；扑灭衣物火焰，可就地打滚或跳入水中，用被或毛毯覆盖等。不可呼喊奔跑以免风助火势，不可用手扑打以免造成具有重要功能的双手烧伤。

2. 面积不大的烧伤，可用清水连续冲洗或浸泡以减轻疼痛。

3. 对危及生命的并发症要立即处理　如窒息者应维持呼吸道通畅，必要时及时行气管插管或切开；合并CO中毒应移至通风处，必要时吸入氧气；大出血、开放性气胸、骨折等患者要进行紧急处理。

4. 保护创面　烧伤处用无菌敷料或干净衣物包裹保护。协助患者调整体位，避免创面受压。环境寒冷时应注意保暖。

5. 转运途中注意纠正低血容量，对有休克前期症状者，应快速建立静脉输液通道，补充血容量，无输液条件者可口服少量盐水。

6. 安慰和鼓励伤员，稳定其情绪。疼痛剧烈者可使用镇静镇痛药。

（二）入院治疗

1. 保护创面，防止污染

（1）轻度烧伤主要是创面处理，如剃除创面周围毛发，清洁周围皮肤，可用1∶1000的苯扎溴铵或1∶2000的氯已定等冲洗。浅Ⅱ度烧伤者的水疱应保留，水疱较大可用无菌注射器抽出内液。深度烧伤的水疱皮应予以清除。面、颈与会阴等特殊部位皮肤的烧伤不适合包扎，予以暴露。

（2）中、重度烧伤的处理：评估受伤史，密切监测生命体征，立即建立静脉通道，按烧伤面积和深度制定输液计划，进行补液，留置导尿管，观察每小时尿量、尿比重、pH值等以评估输液效果及肾功能。

2. 防治低血容量休克　液体疗法是防治烧伤休克的主要方法。做好输液的护理，建立畅通的静脉输液通道是护理工作的重点，同时要密切观察患者的输液反应，以调整输液的速度。

（1）补液量的计算：伤后第一个24小时，每1%的烧伤面积（Ⅱ度、Ⅲ度）每公斤体重应补充液体量为1.5ml（小儿为2.0ml），另外再加每日生理需要量2000ml。第二个24小时输液量为第一个24小时的1/2，再加生理需要量。

（2）补液的种类：晶体和胶体的比例一般为2∶1，严重烧伤应为1∶1。晶体以平衡盐溶液或等渗盐水为主，胶体以血浆为首选，也可用全血、羟乙基淀粉酶或右旋糖酐等血浆代用品。生理需要量常用5%或10%的葡萄糖溶液。

（3）液体的分配：前8小时内输完液体总量的1/2，以后2个8小时各输入容量的1/4，生理需要量在24小时内均匀输入。

（4）输液的原则：先晶后胶，先盐后糖，先快后慢。

3. 预防局部和全身感染　防治感染的措施包括正确处理创面，合理使用抗生素，加强营养支持，积极治疗休克。

4. 促使创面早日愈合，减少瘢痕增生。

五、烧伤患者的护理

（一）护理评估

1. 初步评估　首先进行神经系统和呼吸系统的评估，包括意识状态、瞳孔、呼吸道是否通畅。评估烧伤的原因、严重程度、现场状况、有无吸入性损伤、其他复合伤等情况。了解急救现场所采取的治疗及护理措施。

2. 全面评估

（1）烧伤的深度和面积：根据三度四分法判断烧伤的深度，按照我国新九分法结合手掌法估算烧伤的面积，结合烧伤的深度和面积判定烧伤的严重程度。

（2）是否发生休克：烧伤休克能危及生命。休克期是否以平稳状态安全渡过非常重要。因此在体液渗出期，护理人员应密切观察患者的生命体征，积极预防和治疗低血容量休克。休克的表现为：

1）心率较快，脉搏细速，呼吸浅快。

2）血压早期表现为脉压变小，随后血压下降。

3）尿量较少，是休克的重要标志，成人每小时尿量 <30ml提示血容量不足。

4）烦躁不安，口渴，小儿表现特别明显。

5）外周静脉充盈不良，肢端湿冷。

6）中心静脉压降低、血细胞比容升高、低血钠等。

3. 是否发生感染　包括创面和全身感染。感染是救治烧伤中的突出问题，治疗不及时会引起脓毒性休克、多器官功能障碍。护理人员应密切观察，注意是否出现感染迹象，表现为：

（1）体温骤升、寒战，高热。

（2）心率较快、呼吸急促、血压下降。

（3）性格改变，早期为兴奋、多语，继而出现幻觉、妄想等意识障碍。

（4）创面恶化，出现创面生长停滞、干枯、出血坏死等。

（5）白细胞计数骤升、骤降，中性粒细胞比例升高。另外，血糖、血气分析等都可能发生变化。

4. 营养与康复状况　烧伤患者代谢率较高，消耗较大。护士应注意患者的营养状况，结合体重、血清白蛋白水平、皮下脂肪的厚度等进行评估。在治疗过程中，评估烧伤创面愈合、器官功能及康复计划的实施情况。

5. 心理和社会支持状况

（1）患者及家属的心理状态：了解患者及家属对该事件的承受能力及是否出现焦虑、恐惧、绝望等，对预后的认知和接受程度。

（2）对疾病的认知程度：伤员对烧伤相关知识的了解和掌握程度。

（3）经济状况：家庭和社会对治疗和康复费用的承受能力。

（二）护理诊断及医护合作性问题

1. 有窒息的危险　与吸入性损伤、咳痰无力等有关。

2. 体液不足　与液体丢失过多、摄入不足有关。

3. 皮肤完整性受损　与长期卧床、烧伤有关。

4. 潜在并发症——感染。

5. 营养失调——低于机体需要量　与烧伤后大量消耗有关。

6. 焦虑　与对预后的顾虑、经济因素等有关。

7. 自我形象紊乱　与毁容及功能障碍有关。

（三）护理计划与实施

1. 保持呼吸道通畅，防止窒息

（1）询问病史，了解患者受伤的经过，判断是否有吸入性损伤。

（2）有头面及（或）呼吸道烧伤者，血压平稳时取头高足低位或半坐卧位，休克期取平卧位，头稍后仰。

（3）观察患者痰液的量、性质，喉头是否有水肿现象，有无声嘶症状。疑有呼吸道烧伤或痰液较多、黏稠者，床头备吸痰装置。

（4）严密观察患者呼吸情况、面色、脉搏。

（5）遵医嘱行超声雾化吸入，稀释痰液，预防感染。痰液黏稠及难以咳出者，行背部叩击或体位引流。

（6）气管切开者，用微湿纱布遮盖气管导管口，以湿化空气，防止异物坠入。

2. 体液不足的护理

（1）密切观察：观察患者皮肤色泽及肢体温度。观察意识和表情，注意有无表情淡漠、烦躁、意识模糊。严密监测生命体征及中心静脉压、血氧分压的变化，并记录。伤后48小时内观察每小时尿量（一般成人30～50ml/h，儿童15～20ml/h，婴儿10ml/h）、颜色、比重、认真做好记录，并根据尿量调节输液速度。

（2）进流质饮食，口渴明显者，给予口服补液，但每次口服量不应超过200ml。

（3）遵医嘱按时、按量补充晶体和胶体溶液，维持胶体渗透压及水、电解质平衡。

（4）休克期准确记录每小时出入水量，按伤后时间每8小时进行1次出入量小结，认真填写护理记录单。

（5）定时更换衬垫敷料，保持创面干燥。

3. 皮肤的护理

（1）向患者讲述引起压疮的危险因素，教会患者及家属皮肤自护方法。

（2）保持床单位的干燥、清洁、无排泄物及呕吐物等污染。

（3）根据患者烧伤面积、深度及部位选择卧床及翻身时间。小儿躯干、会阴部、臀部烧伤，宜睡小儿人字形床，每2～3小时翻身1次。中小面积散在烧伤、大面积烧伤休克期患者，宜睡气垫床。头面部、双手烧伤者，宜睡普通摇床。躯干环行烧伤，会阴部、臀部或大面积、特大面积严重烧伤者，宜睡烧伤翻身床；一般每4小时翻身1次；病情危重及首次使用翻身床者，俯卧时间宜短。翻身床较窄，注意加用搁手、脚板，患者有精神症状约束四肢时，防止皮肤机械损伤及坠床。

（4）翻身注意事项：翻身时骨突处先行按摩，再用棉垫或海绵垫、圈衬垫减压。用棉垫、海绵垫或枕头垫高患肢。

（5）换药翻身后创面潮湿，要用红外线烧伤治疗架或其他烤灯烤干。

（6）指导患者及家属正确使用便器。

（7）高热出汗后，及时擦浴、更衣。

（8）皮肤瘙痒者，积极用止痒药，禁用手抓，对于小儿患者及意识障碍者，适当使用约束带，以防抓伤。

（9）鼓励患者及早下床活动。

4. 感染患者的护理

（1）向患者说明预防感染的重要性，宣传消毒隔离常识。

（2）保持环境清洁，室内定时通风、消毒、保持湿度在50%～60%和温度在28～32℃。

（3）实行床旁隔离，严格执行无菌技术操作，防止交叉感染。

（4）每天擦洗正常皮肤2次，口腔护理2～3次，并保持清洁。

（5）给予高蛋白、高热量、高维生素饮食，遵医嘱纠正营养不良和低蛋白血症，提高机体抵抗力。

（6）创面处理：及时清除创面分泌物，更换敷料。嘱患者不可用手揭开敷料或用手触摸创面。

（7）监测体温、脉搏的变化，大面积烧伤患者每4小时测体温、脉搏1次，异常时及时通知医师并配合医师处理。

（8）限制探望和陪护人数，减少外源性感染源。

5. 营养失调患者的护理

（1）患者主要表现为食欲减退，恶心、呕吐，腹泻；体重减轻，低于标准体重的20%，消瘦；贫血，低蛋白血症；皮肤弹性差；创面苍白、水肿、延迟愈合；机体免疫力下降。

（2）护理措施

1）鼓励患者进食高蛋白、高热量、高维生素食物。和患者及其家属一起制定切实可行的饮食计划，既要根据患者当时的全身情况、饮食习惯、经济状况，力求高蛋白软食、半流、流质相结合，进食次数每天5～6餐，又要做到色香味俱全。

2）为患者提供洁净、清新的就餐环境，祛除病室中的异味或患者床单位上的血迹、排泄物、分泌物等。

3）进餐前调整好患者的体位，一般取半坐卧位或抬高床头。就餐前30分钟嘱患者少喝水。

4）遵医嘱静脉补充营养。

6. 焦虑患者的护理

（1）患者主要表现为不安、抑郁、压抑；易激动、易怒、哭泣、无耐心、爱谴责他人；失眠、易疲劳、丧失信心、虚弱感；思想不集中，答非所问。

（2）护理措施

1）提供舒适与安全的环境，使患者在心理和生理上感到舒适。

2）经常与患者交谈，了解患者焦虑的主要原因，耐心倾听患者的诉述。充分调动患者的积极性，鼓励患者表达自己的感受，对患者的焦虑表示理解。

3）向患者介绍烧伤的治疗和护理方法，与患者一起讨论其病情、治疗方案、疾病的转归及预后，让其做到心中有数，树立信心，强调面对现实和密切配合的重要性。

4）争取家属及单位的关心与支持，并提供经济保障，使之无后顾之忧。

7. 自我形象紊乱的护理

（1）耐心做好心理护理，使患者面对现实，正确认识自己。

（2）对患者的某些积极的处世态度及观点给予适度地赞扬。

（3）伤后48小时起逐渐协助患者进行各关节的功能锻炼，防止关节僵硬、肌肉萎缩。

（4）协助患者重新设计自我形象，如女患者进行头发护理、戴假发，男患者经常修面。

（四）护理评价

在进行烧伤护理后，患者应该没有发生感染、窒息、压疮；精神压力减轻；营养状况得以改善；循环血容量充足；能正确面对伤后的自我形象改变；情绪稳定。

第四节 冷　　伤

一、概念

冷伤（cold injury）指机体遭受低温侵袭引起的局部乃至全身的损伤，分为冻结性损伤和非冻结性损伤。

二、分类

1. 按照损伤性质可分为冻结性损伤与非冻结性损伤两类。

- 冷伤
  - 冻结性损伤
    - 局部冻结性损伤，通常称冻伤
    - 全身冻结性损伤
      - 冻僵
      - 冻亡
  - 非冻结性损伤
    - 冻疮
    - 战壕足
    - 水浸足（手）

2. 冻结性损伤与非冻结性损伤的区别　主要在于受损伤时环境的温度是否达到组织冰点以下和局部组织有无冻结史而定。冻结性损伤是冰点以下低温造成，包括局部冻结性损伤和全身冻结性损伤。非冻结性损伤是人体接触10℃以下，冰点以上的低温、潮湿环境下造成，包括冻疮、战壕足、水浸足（手）等。

三、病因

冻伤损伤程度与寒冷的强度、湿度、风速、受冻时间以及局部和全身的状态有关。

1. 自然因素 如空气湿度大、气温低、风速大等可以加速身体散热，造成冻伤。

2. 局部因素 循环末梢部位易致冻伤，如鼻尖、耳郭、手指、足趾等血液循环较差部位；另外，局部血液循环发生障碍，如绑扎止血等使热量来源减少而发生冻伤。

3. 全身因素 过度饥饿、疲劳、精神紧张、营养不良、创伤、失血、休克、酗酒等均可使人体抵抗力低下，减弱人体对外界温度变化的适应能力，而导致冻伤。

四、临床表现

（一）冻结性损伤

1. 局部冻伤 复温冻融后按损伤的程度可分为四级。

（1）Ⅰ度冻伤（红斑冻伤）：伤及表皮层，局部红肿、热、痒、痛，数日后症状消失，表皮干脱而愈合，不留瘢痕。

（2）Ⅱ度冻伤（水疱性冻伤）：伤及真皮层，局部红肿较明显，12～24 小时内有水疱形成。有自觉疼痛，但试验知觉迟钝。如无感染，局部成痂，2～3 周脱痂愈合。很少有瘢痕。

（3）Ⅲ度冻伤（腐蚀性冻伤）：损伤皮肤全层或深达皮下组织，创面为黑褐色，感觉消失，其周围有红肿、疼痛，可出现血性水疱。如无感染，坏死组织成痂，形成肉芽创面，缓慢愈合，留有瘢痕。

（4）Ⅳ度冻伤（血栓形成与血管闭塞）：损伤深达肌肉、骨骼等，表面呈死灰色，无水疱，常需在处理中确定其深度，易并发感染成湿性坏疽。治愈后多留有功能障碍或致残。

2. 全身冻结性损伤 最初表现为寒战、皮肤苍白或发绀等，继而肢体僵硬、呼吸抑制、意识障碍、心律失常，严重时导致呼吸、心跳停止。全身性冻伤常发生于突然降温或遭遇暴风雪时，尤其是在衣着单薄、饥饿、疲劳、迷路、醉酒等意外情况下容易发生，平时少见。但我国国土辽阔，在高山雪地作业的勘探队员或侦察员，在寒带地区遇险的飞行员，在海洋中遭受暴风雪意外袭击的水兵、渔民等均可能发生冻僵，甚至冻亡。

（二）非冻结性损伤

1. 冻疮 非冻结性损伤中最常见的一种，多发生于低温潮湿的条件下。好发于手指、手背、足趾、足跟、耳郭等处，以手足最为常见。损伤局部常出现红斑、弥漫性水肿，并可出现大小不等的结节、感觉异常、灼痒、胀痛，有时还可出现水疱，水疱破溃后形成表浅溃疡，渗出浆液，严重的还可感染化脓。

2. 战壕足 战时长时间站立于潮湿寒冷的战壕内引起的一种足部损伤。

3. 水浸足或水浸手 手和足长时间浸渍于寒冷的水中所引起的局部损伤。

战壕足或水浸足（手）临床表现为在反应前期，血管收缩和痉挛导致血管搏动减弱或消失，足部由潮红转为苍白，受冻者足部沉重不适，继之麻木疼痛。反应期症状更明显，首先是血管的极度扩张、充血和水肿，局部发热和动脉明显搏动，可产生水疱及渗血现象。其次感觉神经紊乱，足部疼痛，活动时加剧。反应后期，足部水肿消退，但对寒冷非常敏感，而且易于出汗，活动时水肿又可出现，且疼痛，影响持久站立，严重者有时可遗留足部肌肉萎缩，骨质疏松。

五、冷伤的治疗与护理

1. 冻结性损伤　处理原则为快速复温、改善局部微循环、局部处理、预防感染。

（1）局部冻伤：尽快使伤员脱离寒冷环境，立即实施局部或全身的快速复温，进行温水复温时，水温不宜过高，一般为38～42℃，禁用火炉烘烤。复温以肢体红润、循环良好，体表温度达到36℃为宜。复温后的皮肤要保持清洁、干燥，抬高病变部位减轻水肿。Ⅰ度冻伤可自行愈合。Ⅱ度冻伤有较大水疱时可用无菌注射器针抽出内液，用无菌纱布包扎；创面感染时，先用浸有抗菌药的纱布湿敷，再用冻伤膏，采用包扎或半暴露疗法。Ⅲ、Ⅳ度冻伤多采用暴露疗法，保持创面清洁，给予破伤风抗毒素、抗生素预防感染。出现坏死组织予以切除，视情况进行植皮手术。加强营养支持，给予高热量、高蛋白、富含多种维生素饮食。

（2）冻僵（全身冻结性冷伤）

1）护理要点：关键是迅速恢复患者中心体温，防止并发症。

2）措施：①迅速而稳妥地将患者移入温暖环境，脱掉衣服、鞋袜，采取全身保暖措施，盖以棉被或毛毯，并用热水袋、水壶放腋下及腹股沟加热（注意用毯子或垫子隔开，不要直接放在皮肤上以防烫伤），有条件用电毯包裹躯干，也可用温水，将患者浸入40～42℃的浴盆中，水温自34～35℃开始，5～10分钟后逐步升高到42℃，待肛温升到34℃，有了规则的呼吸、心跳时，停止加温；②如患者意识存在，可给予温热饮料，静脉滴入加温10%葡萄糖水，有助于改善循环；③体表复温外，也可采用中心复温法，尤其是严重冻僵的伤员，可采用体外循环血液加温和腹膜透析。

2. 非冻结性损伤　早期治疗可防止感染及减轻局部组织损伤。冻疮发生后局部可外用冻疮膏，已破溃者涂抹含抗菌药物的软膏。战壕足或水浸足的护理应当将肢体尽早脱离湿冷环境，置于干燥、温暖的环境中。实施抬高肢体、减轻水肿、避免压迫、改善局部与全身的血液循环以及抗感染措施。

第五节　咬　伤

咬人致伤的生物有犬、猫、猪、蛇、蜂、蜈蚣、蝎、毛虫、毒蜘蛛等，最常见的是犬咬伤和蛇咬伤。

一、狂犬咬伤

动物是狂犬病病毒的主要宿主。患狂犬病的犬是人感染狂犬病的主要传染源，其次是猫，野生动物中的狼、狐狸等也能传播本病。人类被有狂犬病的病兽咬或抓而患病。狂犬病又称恐水症，是由狂犬病毒感染，以侵犯中枢神经系统为主的急性人兽共患传染病，临床表现为特有的恐水、怕风、兴奋、咽肌痉挛、流涎、进行性瘫痪，最后因呼吸、循环衰竭而死亡。

狂犬病是迄今为止人类病死率最高的急性传染病。全球有87个国家和地区有狂犬病发生，主要分布在亚洲、非洲和拉丁美洲等发展中国家，其中98%在亚洲，中国的发病人数仅次于印度，居世界第二位。

（一）临床表现

人被带毒的犬或其他动物咬伤后，视咬伤的部位及伤口的深浅、大小而潜伏期有所不同。咬伤部位在颈部以上且较严重时，潜伏期可短至数日；咬伤四肢远端、伤势较轻者，潜伏期较长，可至几年、十几年。

人狂犬病临床类型主要有两种：一种是狂躁型，常出现兴奋症状，烦躁不安、易怒，尤其是恐水，严重时见水或听见水声即可发生咽肌痉挛，80%的狂犬病属于此型；另一种为麻痹型，无明显兴奋症状，一般不出现恐水，不足20%的患者为此型。后期发生呼吸、循环衰竭。全程为5～8天。

（二）治疗与护理

狂犬病目前尚无特效疗法，病死率极高，所以必须做好预防。主要包括控制传染源、切断传播途径和接种疫苗等几个步骤。

1. 控制传染源　主要是对家养犬进行登记，给予预防接种，对可疑病犬和猫进行捕杀。患病动物立即击毙，以免伤人。咬过人的家犬、家猫等应设法捕获隔离10天。患狂犬病致死的动物应焚烧或深埋。

2. 伤口处理　被动物咬伤或抓伤后，一定要尽快正确地清洗伤口。伤口必须用过氧化氢或肥皂水全面冲洗，目的是破坏伤口处的病毒，防止其增殖和穿入周围神经纤维。冲洗后用酒精、碘酊消毒。条件理想时，伤口应暴露24～48小时，可在伤口底部及周围注入免疫血清。此外，需注射TAT，用抗菌药预防感染。

3. 免疫治疗　狂犬病免疫制剂包括被动免疫制剂与主动免疫制剂两种。被动免疫制剂作为主动免疫的辅助治疗应用越早越好。伤后在伤口周围浸润注射狂犬病免疫球蛋白（RIG，20U/kg）。注射动物源RIG之前应先做过敏试验，阴性者方可使用。阳性者需进行脱敏处理后应用。主动免疫制剂（狂犬病疫苗）在伤后第3、7日分别进行2点皮内注射（每点0.1ml），第14、28日各皮内注射0.1ml。

二、蛇咬伤

中国蛇类约160种，其中毒蛇约有50余种，有剧毒的有10种，大眼镜蛇、金环蛇、竹叶青、眼镜蛇、银环蛇、蝰蛇、蝮蛇、烙铁蛇、海蛇、五步蛇等。毒蛇头部多呈三角形，颈较细，尾短粗，颜色鲜艳，牙齿较长，夏秋季常出现在南方森林、山区、草地中。

（一）分类

按照蛇毒的作用机制大约可分为三种。

1. 以神经毒为主的毒蛇　有金环蛇、银环蛇及海蛇等，毒液主要作用于神经系统，引起肌肉麻痹和呼吸麻痹。

2. 以血液毒为主的毒蛇　有竹叶青、蝰蛇和五步蛇等，毒液主要影响血液及循环系统，引起溶血、溶组织或抗凝作用，对心、肾具有严重破坏作用。

3. 兼有神经毒和血液毒的毒蛇　有蝮蛇、大眼镜蛇和眼镜蛇等，其毒液具有神经毒和血液毒的两种特性。

（二）临床表现

被毒蛇咬伤后，患者出现症状的快慢及严重程度与毒蛇种类、蛇毒的吸收量与毒性等有明显关系。此外，咬伤的部位、伤口的深浅及患者的抵抗力也有一定的影响。

1. 神经毒　伤口红肿不明显，出血少，疼痛较轻。约在伤后半小时后，出现头晕、嗜睡、恶心、呕吐及乏力。重者出现吞咽困难、失语、上睑下垂及复视。最后可出现呼吸困难、血压下降及休克。抢救不及时最后出现呼吸及循环衰竭，可迅速死亡。神经毒吸收快，危险性大，又因局部症状轻，常被人忽略。伤后的第 1 ~2 天为危险期，一旦渡过此期，症状能很快好转，而且治愈后不留任何后遗症。

2. 血液毒　咬伤的局部迅速肿胀，伤口剧痛如刀割样，流血不止。伤口周围的皮肤常伴有水疱或血疱，组织坏死。严重时全身广泛性出血，如结膜下淤血、鼻出血、呕血、咯血及尿血等。个别患者还会出现胸腔、腹腔出血及脑出血，最后导致出血性休克。因症状出现较早，一般救治较为及时，故死亡率低于神经毒致伤者。但由于发病急，病程较持久，危险期也较长，治疗过晚则后果严重。治愈后常留有局部及内脏的后遗症。

3. 混合毒　兼有上述两种症状。从局部伤口看类似血液毒致伤，如局部红肿、淤斑、血疱、组织坏死及淋巴结炎等。从全身来看，又类似神经毒致伤。此类伤员死亡的主要原因仍为神经毒。

（三）治疗与护理

首先判断是否为毒蛇咬伤：主要靠特殊的牙痕、局部伤情及全身表现来鉴别。毒蛇咬伤后，伤口局部常留有一对或 3 ~4 毒牙痕迹。且伤口周围明显肿胀及疼痛或麻木感，局部有淤斑、水疱或血疱，全身症状也较明显。无毒蛇咬伤后，局部可留两排锯齿形牙痕。若无法判定是否为毒蛇咬伤，应按毒蛇咬伤急救。

1. 阻止毒液吸收　被咬伤后，应尽早的采取有效措施，防止毒液的吸收。绑扎法是一种简便而有效的方法。在被毒蛇咬伤后，立即在伤肢近侧 5 ~10cm 处或在伤指（趾）根部用布条或绷带等予以绑扎，以减少静脉及淋巴液的回流，从而达到暂时阻止蛇毒吸收的目的。每隔 20 分钟松绑 1 次，每次 1 ~2 分钟，以防止组织坏死。待伤口彻底清创处理和服用蛇药 3 ~4 小时后，才能解除绑扎。有条件时，在绑扎的同时用冰块敷于伤肢，使血管及淋巴管收缩，减慢蛇毒的吸收。另外，要注意伤肢的制动，以减少毒素的吸收。

2. 促进蛇毒的排出及破坏　存留在伤口局部的蛇毒，应采取相应措施，促使其排出或破坏。先用清水或冰盐水反复冲洗伤口，使局部降温，降低蛇毒中酶的活性。伤口较深并有污染者，应彻底清创。消毒后应以牙痕为中心，将伤口作“ + ”或“ + + ”形切开，便于残存的蛇毒流出。伤口扩大后，还可用各种药物作局部的湿敷或冲洗，以达到破坏或中和蛇毒的目的。常用的外敷药有 30% 盐水或明矾水，用于伤口冲洗的外用药有 1∶5000 的高锰酸钾溶液或 0. 1% 的苯扎溴铵。也可用吸乳器或拔火罐等方法，吸出伤口内的蛇毒。

3. 抑制蛇毒作用　主要是内服和外敷有效的中草药和蛇药片，达到解毒、消炎、止血、强心和利尿作用，抗蛇毒血清已广泛用于临床，对毒蛇咬伤效果较好。

（1）各种蛇药片：目前用于临床的蛇药片已有十余种，使用时首先要弄清所用的药片对哪种毒蛇有效；其次是用药要早，剂量要大，疗程要长；最后必须有针对性地采用其他中西医的辅助治疗。临床上应用最广的是南通蛇药片，伤后应立即服 20 片，以后每隔 6 小时服10片，持续到中毒症状明显减轻为止。同时将药片加温开水调成糊状，涂在伤口的周围及胀肿处。另外，上海蛇药片主治蝮蛇咬伤，蛇三满蛇药片主治金环蛇和银环蛇咬伤。

（2）中草药：如鱼腥草、七叶一枝花、八角莲等也有抑制蛇毒的作用。

（3）血清治疗：使用抗蛇毒血清之前应先作皮肤过敏试验，阴性者方能注射。单价或多价抗蛇毒血清对毒蛇咬伤有一定的疗效。目前已试用成功的血清有抗蝮蛇毒血清、抗眼镜蛇毒血清、抗五步蛇毒血清和抗银环蛇毒血清等，有的已精制成粉剂，便于保存。

（4）全身支持疗法：毒蛇咬伤后的数日内病情较重，中毒症状明显，常伴有不同程度的水、电解质紊乱和休克，严重者会出现呼吸衰竭、心力衰竭、急性肾功能衰竭、溶血性贫血。因而积极的全身治疗及纠正主要脏器的功能非常重要。呼吸衰竭时给予呼吸兴奋剂和吸氧，必要时进行辅助性呼吸；血压低时应及时输血和补液；抗休克治疗时，应用肾上腺皮质激素及抗组胺类药物对减轻毒性症状有一定的作用。全身抗感染药物，对防治局部组织的坏死很重要，常规注射TAT以预防破伤风的发生。

（刘华平）

第四章 休克患者的护理

关键词

shock	休克
hypovolemic shock	低血容量性休克
septic shock	感染性休克
cardiogenic shock	心源性休克
anaphylactic shock	过敏性休克
neurogenic shock	神经源性休克
central venous pressure（CVP）	中心静脉压
multiple organ dysfunction syndrome（MODS）	多器官功能障碍综合征
pulmonary capillary wedge pressure（PCWP）	肺毛细血管楔压

第一节 概 述

休克（shock）是机体有效循环血容量减少、组织灌注不足、细胞代谢紊乱和功能受损的过程，是多种因素导致的一种综合征。现代观点认为，休克为一个序贯性事件，是从组织灌注不足向多器官功能障碍综合征（MODS）发展的连续过程。足够的血流灌注、有效的心排血量和正常的周围血管功能是维持正常血液循环的三个重要因素，其中任何一个环节发生异常，均可导致休克的发生。

一、休克的分类

休克的分类方法很多，目前常用的分类方法有：

（一）按休克的原因分类

根据发病原因，可分为低血容量性休克、感染性休克、心源性休克、神经源性休克和过敏性休克。低血容量性休克和感染性休克多见于外科患者。

1. 低血容量性休克　由大量的血液、体液丢失造成血容量骤然减少所引发的休克称低血容量性休克。常见的病因有呕吐、腹泻、肠梗阻、糖尿病酸中毒等造成的失水；创伤、炎症、大面积烧伤所造成的血浆丢失；各种原因引发的大量失血等。

2. 感染性休克　由各种细菌、病毒或其他致病菌引起的休克称感染性休克，多见于革兰阴性杆菌感染、中毒性菌痢及流行性出血热等。其基本机制是细菌的内毒素释放入血后，破坏微循环导致循环血量减少。

3. 心源性休克　各种心脏病引起的休克统称为心源性休克（cardiogenic shock），其基本机制是泵衰竭。由于心脏的某种原因造成心排出量减少，使各组织器官灌注不良、缺氧而导致微循环衰竭。常见的原因有急性心肌梗死、重度的主动脉瓣和肺动脉瓣病变、急性心肌炎、大块肺栓塞、急性心脏压塞、重症心律失常等。

4. 过敏性休克　是人体对某些生物制品或药物及其他进入人体的变应原发生的特异性抗原抗体反应，使体内的肥大细胞及嗜碱性粒细胞分泌出大量的组胺作用于微血管，使微血管扩张后血管内液体转移至组织间隙，血容量相对不足，从而出现休克。常见的原因有输血反应、昆虫咬伤、食物过敏、药物反应及血清制剂过敏。

5. 神经源性休克　是动脉张力的调节功能发生严重障碍使血管张力丧失、血管扩张、有效循环血量不足、回心血量减少所致。

（二）按血流动力学分类

1. 低容量性休克　基本机制是循环容量丢失，常见于失血、烧伤、感染等因素所致的血容量丢失；由呕吐、腹泻、脱水、利尿所造成的水、电解质丢失；由过敏和一些内分泌功能异常引起的休克。

2. 心源性休克　基本机制是泵衰竭，常见原因是急性心肌梗死、心力衰竭和重症心律失常。

3. 分布性休克　主要机制是血管收缩和舒张功能异常，主要见于感染性休克。

4. 梗阻性休克　基本机制是血流的主要通路受阻，如心脏压塞、心包缩窄、重症瓣膜狭窄、肺栓塞及主动脉夹层等。

二、病理生理

虽然导致休克的原因有所不同，但其病理生理改变基本是相同的。有效循环血量锐减、组织灌注不足以及产生炎症介质是各类休克共同的病理生理基础。

（一）微循环变化

1. 微循环收缩期　休克早期，由于有效循环血容量显著减少，引起循环容量降低、动脉血压下降，此时体内的代偿机制便会启动。①交感－肾上腺髓质系统出现兴奋的状态，会释放出大量的儿茶酚胺使血管收缩；②体内肾素－血管紧张素－醛固酮系统及神经垂体素的作用均可使血管收缩，增加心排血量，维持动脉血压在正常的范围。机体各器官对交感－肾上腺髓质系统的兴奋反应不同，虽然此时腹腔内脏和皮肤等器官的血液灌注因血管收缩而减少，而心、脑的血管却不收缩，以保持心、脑、肾重要脏器的血液灌注。由于内脏小动、静脉血管平滑肌和毛细血管前括约肌受儿茶酚胺的影响强烈收缩，动静脉短路开放，外周血管阻力和回心血量均有所增加。毛细血管前括约肌收缩和后括约肌相对开放使血容量得到部分补偿，但是组织处于低灌注和缺氧状态。

2. 微循环扩张期　如果休克的因素没有被及时有效地控制，组织器官的灌注将会出现不足，细胞因严重缺氧处于无氧代谢状况，出现乳酸堆积和舒血管介质释放，这些物质导致毛细血管前括约肌舒张，而后括约肌因对环境耐受性较强仍处收缩状态，致使大量血液停滞在毛细血管，回心血量显著减少。同时，毛细血管通透性的增加致使大量液体由血管进入组织间隙，心排血量进一步减少，心、脑器官灌注不足，休克加重。患者可以出现尿量减少、心肌缺血、意识模糊、血压进行性下降、皮肤湿冷、呼吸急促等。

3. 微循环衰竭期　病情继续进展进入不可逆休克。淤滞在微循环内的血液处于高凝状态，红细胞和血小板易于聚集在血管内形成微血栓，甚至发生弥散性血管内凝血（disseminated intravascular coagulation，DIC）。随着各种凝血因子的大量消耗，纤维蛋白溶解系统被激活，可出现严重的出血倾向。由于组织缺少血液灌注，细胞严重缺氧；加之酸性代谢产物和内毒素的作用，使细胞内溶酶体膜破裂，释放多种水解酶，造成组织细胞自溶并损害周围其他细胞，最终引起广泛的组织损害甚至多器官功能受损。

（二）代谢改变

在组织灌注不足和细胞缺氧的状态下，体内葡萄糖以无氧酵解为主，产生的三磷酸腺苷（ATP）大大减少，而丙酮酸和乳酸产生过多，加之肝灌注量减少，处理乳酸的能力减弱，使乳酸在体内的清除能力降低而血液内含量增多，引起代谢性酸中毒。

休克引起的应激状态使儿茶酚胺和肾上腺皮质激素明显升高，从而抑制蛋白合成、促进蛋白分解。上述激素水平的变化可促进胰高血糖素生成并抑制胰岛素分泌，使血糖水平升高。血容量降低，促使抗利尿激素和醛固酮分泌增加，通过肾使水、钠潴留，以保证有效血容量。

代谢性酸中毒和能量不足影响细胞膜的屏障功能，致使细胞膜的离子泵功能障碍。细胞外钾离子无法进入细胞内，而钠离子进入细胞内不能排出，致血钠降低、血钾升高。细胞外液随钠离子进入细胞内，造成细胞外液减少及细胞过度肿胀、死亡。细胞膜、线粒体膜、溶酶体膜等细胞器受到破坏时可释放出大量水解酶，引起细胞自溶和组织损伤，其中最重要的是组织蛋白酶，可使组织蛋白分解而生成多种活性肽，对机体造成不利影响，进一步加重休克。

（三）内脏器官的继发损伤

由于持续的缺血、缺氧，内脏器官细胞可发生变性、坏死，导致脏器功能障碍，甚至衰竭。若2个或2个以上器官或系统同时或序贯发生功能障碍，称为多器官功能障碍综合征（multiple organ dysfunction syndrome，MODS）。

1. 肺　低灌注和缺氧可损伤肺毛细血管和肺泡上皮细胞。内皮细胞损伤可导致毛细血管通透性增加而引起肺间质水肿；肺泡上皮细胞损伤可使表面活性物质生成减少，肺泡表面张力升高，肺泡萎陷而引起肺不张，进而出现氧弥散障碍，通气/血流比例失调，临床表现为进行性呼吸困难和缺氧，称急性呼吸窘迫综合征（acute respiratory distress syndrome，ARDS）。

2. 肾　休克时儿茶酚胺、抗利尿激素和醛固酮分泌增加，引起肾血管收缩，肾血流量减少，肾滤过率降低，水、钠潴留，尿量减少。此时，肾内血流重新分布，主要转向髓质，致肾皮质血流锐减，肾小管上皮细胞大量坏死，引起急性肾衰竭（acute renal failure，ARF）。

3. 心　休克时由于心率过快、舒张期过短或舒张压降低，冠状动脉灌流量减少，心肌因缺血、缺氧而受损。一旦心肌微循环血栓形成，可引起局灶性心肌坏死和心功能衰竭。此外，休克时的缺血、缺氧、酸中毒以及高血钾等均可加重心肌功能的损害。

4. 脑　休克晚期，由于持续性的血压下降，脑灌注压和血流量下降可引起脑缺氧并丧失对脑血流的调节作用。毛细血管周围胶质细胞肿胀，血管通透性升高致血浆外渗，可引起继发性脑水肿和颅压增高。

5. 肝　肝灌注障碍使单核吞噬细胞受损，导致肝解毒功能及代谢能力减弱，可加重代谢紊乱及酸中毒。由于肝细胞缺血、缺氧及肝血窦、中央静脉内微血栓形成，肝小叶中心区可发生坏死而引起肝功能衰竭，患者可出现黄疸、转氨酶升高等，严重时出现肝性脑病。

6. 胃肠道 胃肠道黏膜缺血、缺氧可使正常黏膜上皮细胞屏障功能受损，并发急性胃黏膜糜烂或应激性溃疡（stress ulcer），临床表现为上消化道出血。由于肠的屏障结构和功能受损、肠道内细菌及毒素易位，休克患者可并发肠源性感染或毒血症。

第二节 低血容量性休克患者的护理

低血容量休克常因大量失血或体液丢失，或液体积存在第三间隙导致有效循环血量降低所致，包括失血性休克（hemorrhagic shock）和创伤性休克（traumatic shock）。失血性休克多见于大血管破裂，肝、脾破裂，胃十二指肠出血，门脉高压症所致食管、胃底曲张静脉破裂出血等。创伤性休克见于严重的外伤引起血液或血浆丧失，损伤处炎性肿胀和体液渗出导致低血容量。受损机体内出现血管活性物质引起微血管扩张和通透性增高，导致有效循环血量进一步降低。

一、护理评估

（一）健康史

了解有无引起低容量休克的各种原因，如大量失血、失液、腹泻、呕吐、严重烧伤、创伤等。

（二）一般评估和监测

1. 神志和精神状态 是脑组织血流灌注和全身循环状况的反应。由于脑组织灌注不足，患者可出现神志改变，如烦躁、淡漠、兴奋、谵妄甚至昏迷。

2. 皮肤温度、色泽 是体表灌注情况的标志。患者面色苍白、皮肤湿冷提示病情较重。

3. 血压和脉率 脉率的变化多出现在血压之前。休克初期，患者脉搏增快，血压正常或升高；随着病情进展，脉搏细速，血压下降，脉压减小。脉率恢复、肢体温暖提示休克趋于好转。在治疗中维持稳定的血压十分重要，血压回升、脉压增大是休克好转的征象。

4. 体温 由于外周血管收缩，低血容量休克患者的体温可能偏低。

5. 尿量 是反映肾血液灌注情况的指标。尿少是早期休克和休克复苏不完全的表现。尿量维持在30ml/h以上时提示休克已纠正。

（三）实验室及辅助检查、监测

1. 血流动力学监测 休克患者血流动力学的异常往往早于临床症状的出现，应加强监测。包括：

（1）中心静脉压（central venous pressure，CVP）：代表右心房或者胸腔段静脉内的压力，其变化可反映血容量和右心功能间的关系。正常值为5～10cmH_2O。低于5cmH_2O提示血容量不足；高于15cmH_2O提示有心功能不全；高于20cmH_2O则提示充血性心力衰竭。临床中应观察其动态变化趋势以反映右心负荷情况。

（2）肺毛细血管楔压（pulmonary capillary wedge pressure，PCWP）：应用Swan-Ganz漂浮导管测量肺动脉压（PAP）和肺毛细血管楔压，可反映肺静脉、左心房和左心室的功能状态。PAP正常值10～22 mmHg；PCWP的正常值为6～15mmHg，与左心房压力接近。PCWP

小于正常值提示血容量不足；增高则提示左房压力增高，如急性肺水肿时。

（3）心排出量（cardiac output，CO）和心脏指数（cardiac index，CI）：CO 是心率和每搏量的乘积，可通过 Swan-Ganz 漂浮导管、应用热稀释法测得，成人正常值为 4～6L/min。CI 是单位体表面积上的心排出量，正常值为 2.5～3.5L/(min·m^2)。当心排出量下降时，提示患者出现心功能不全或循环血量不足。低血容量休克患者的 CO 多降低。

（4）动脉内血压：在休克的早期，患者的血压正常或降低。随着病情的进展，血压会明显下降或根本测不到。血压测不到的原因除了患者的血压确实没有以外，还有是为保证重要脏器的供血使用了大量的血管收缩药物，外周血管被强烈收缩。此时，有创血压监测可以提供较为可靠的血压数据。要根据患者的其他参数，全面评估患者的情况。对于既往有高血压病史者，血压下降 30mmHg 或 20% 均可以认为是血压下降。

2. 实验室检查

（1）血液检查：红细胞计数、血红蛋白值、血细胞比容（HCT）可提示失血、失液的程度，并需在治疗过程中监测。监测凝血功能、电解质水平。

（2）动脉血气分析：通过监测 pH、碱剩余（BE）、缓冲碱（BB）和标准重碳酸盐（SB）的动态变化了解休克时的酸碱平衡情况。PaO_2 低于 60mmHg，氧疗后仍无改善则提示有急性呼吸窘迫综合征。

（四）心理社会评估

评估患者及家属对疾病的情绪反应、心理承受能力及对治疗和预后的了解程度。由于病情危重，患者往往会出现濒死感，而此时患者家属表现出伤心状态，使患者出现较为强烈的紧张及恐惧感。护士应在与医生密切配合、仔细观察病情变化的同时，与患者进行有效的交流，对其进行鼓励。同时还应教会家属控制情绪，不给患者造成心理负担。

二、护理诊断及医护合作性问题

1. 体液不足　与大量体液、血液丢失有关。
2. 组织灌注量改变　与有效循环血量减少有关。
3. 潜在并发症　多器官功能障碍。
4. 潜在并发症　水、电解质和酸碱平衡失调。
5. 有皮肤完整性受损的危险　与容量不足、活动受限有关。
6. 恐惧　与病情危重有关。
7. 有感染的危险　与留置多种治疗和监测导管、免疫力降低有关。

三、护理计划与实施

低容量性休克的处理原则是补充血容量、积极处理原发病、止血，恢复机体正常代谢。治疗和护理目标是患者能够恢复有效循环血量；维持正常的心排出量和组织灌注；维持正常的呼吸状态；维持正常体温；免于感染或感染被及时发现和处理；自述焦虑程度减轻或缓解。

（一）迅速补充血容量

1. 立即建立静脉通路　迅速建立 2 条以上静脉输液通道，大量快速补液。如周围血管萎陷或肥胖患者静脉穿刺困难，应立即行中心静脉插管，可同时监测 CVP。休克患者病情危重，病情变化快，应设专人护理。

2. 合理补液 首先经静脉快速滴注晶体液，如平衡盐溶液和胶体液。根据血压和脉率的变化估计失血量，急性失血量超过总量的30%可输全血。一般维持血红蛋白浓度在100g/L、HCT在30%。根据病因、尿量和血流动力学指标指导输液量。

3. 严密观察病情变化 根据病情定时监测脉搏、呼吸、血压及CVP变化，并观察患者意识、面唇色泽、肢端皮肤温度及尿量变化，准确记录出入量以作为后续治疗的依据。大量快速补液时应注意患者有无呼吸困难、咳嗽、咳泡沫样痰等情况，以预防和及时发现肺水肿。

（二）改善组织灌注

1. 体位 将患者头和躯干抬高15°~20°，下肢抬高20°~30°，以增加肢体回心血量，改善重要脏器血供。

2. 血管活性药物的使用 在充分容量复苏的前提下应用血管活性药物，可迅速改善循环和升高血压，改善心、脑、肾和肠道等重要脏器的灌注。血管活性药物主要包括血管收缩剂、扩张剂及强心药物。

（1）血管收缩剂：有多巴胺、多巴酚丁胺、去甲肾上腺素和间羟胺等。多巴胺是最常用的血管活性药，可以兴奋多巴胺受体、α受体和β受体，其对不同受体的兴奋程度呈剂量依赖性。小剂量[<10g/(min·kg)]时，主要兴奋多巴胺受体和β受体，可增强心肌收缩力和增加CO，并扩张肾和胃肠道等内脏器官血管；而大剂量[>150g/(min·kg)]时则兴奋α受体，增加外周血管阻力。抗休克治疗时宜采取小剂量。

（2）血管扩张剂：休克时一定要在循环容量足够的情况下应用血管扩张药物。硝普钠是一种快速且非常有效的动脉、静脉扩张剂，可以有效地降低心脏的前后负荷、减轻肺水肿、减少心肌耗氧，比较全面地改善心功能不全的血流动力学。硝酸甘油以扩张静脉血管为主，主要作用于冠状动脉。酚苄明是一种α受体阻滞剂，兼有间接反射性兴奋β受体的作用，能轻度增加心脏收缩力、CO和心率，同时增加冠脉血流量，降低周围循环阻力和血压。

（3）强心药物：包括兴奋α和β肾上腺素能受体，兼有强心功能的药物，如多巴胺和多巴酚丁胺。毛花苷丙（西地兰）可增强心肌收缩力，减慢心率。

应用血管活性药物的注意事项：①使用药物的目的是将血压维持在可以保证组织灌注的水平，而不是要达到正常的血压水平，血压过高反而会加重心脏的负担和减少组织的灌注，一般将收缩压维持在80mmHg左右。用量以小剂量起步，据血压的水平逐渐加量，血压平稳后应逐渐减至维持量；②血管活性药物是通过收缩血管使血压升高、改善心脏功能。其收缩血管的作用，往往会使患者的血管出现炎性反应，或在药液外渗后出现皮肤坏死，剂量越大越易出现，但有时与药物剂量的大小无固定关系。如果输液部位出现血管走向条索状苍白色的改变、疼痛、液体外渗，应及时更换输液部位，或改使用深静脉；③对大剂量用药的患者，最好使用微量泵精确地泵入药物。对在更换微量泵时出现血压下降的患者，可以采取将两个剂量相同的微量泵注射器同时接在三通上快速更换药物，避免对循环造成影响；④在血容量补足的情况下方可使用扩血管药物，使用时应密切监测血压变化，防止血压骤降；⑤在大剂量使用血管收缩药物后，患者血压被升高的同时，肾血管也会被强烈收缩，可出现尿少甚至无尿。

（三）维持有效的呼吸

观察患者的呼吸率（律）及有无呼吸困难、三凹征。保持呼吸道通畅并给氧，尽量避免影响气道通畅的因素，如喉头水肿、舌后坠、误吸。必要时协助清除呼吸道分泌物。协助患者翻身、拍背，并行雾化吸入。监测动脉血气，及时发现通气不足、通气过度及缺氧，随时准备辅助呼吸。

（四）神经系统的监测

注意观察患者神志变化，出现烦躁、淡漠、兴奋、恐惧、谵妄甚至昏迷时，往往提示脑组织的灌注不足，要加强对脑的保护。如果患者脑组织缺氧较前有所加重，则会由兴奋转为抑制状态。

（五）循环功能的监测

1. 持续心电监测　因缺氧及电解质、酸碱平衡紊乱等休克患者易出现心律失常，应加强心电的监测。

2. 体温异常的管理　休克患者四肢的皮肤湿冷、苍白，重症者出现花斑。不可使用暖水袋或保温毯保暖，避免外周血管扩张后重要脏器的血流减少，可采取加用棉被和提高室温的方法。如果患者有高热，应采用物理降温，减少机体的耗氧，但要防止发生冻伤。如果患者皮肤、四肢的温度有所上升，提示周围血管灌注有所改善。应定时翻身预防压疮。由于患者的心血管系统处于不稳定的状态，翻身时应注意血压的变化，如果翻身后患者的血压急剧下降，应停止翻身观察血压。

3. 准确记录出入量　补液是治疗休克重要的手段之一，补液后血流动力学的改变会给医生提供下一步治疗的依据。要精确地记录患者的出入量。应尽量避免由补液造成的心功能不全。如果患者出现呼吸困难，特别是坐起后好转的呼吸困难、不能平卧、咳粉红色泡沫痰，听诊可闻及湿啰音，提示发生急性肺水肿，应立即减慢输液的速度，只保留维持生命体征的药物，强心利尿。尿量是反映患者重要器官的灌注是否得到改善的指标。若每小时尿量少于20ml，提示肾灌注严重不足，会引起肾小管坏死；如果每小时尿量可达30～50ml，则提示肾灌注良好。

（六）电解质及酸碱平衡的监测

因组织缺氧，休克患者常有不同程度的酸中毒。在休克早期，由于过度换气，患者可出现短暂的呼吸性碱中毒，使血红蛋白氧离曲线左移，氧不易从血红蛋白释出，导致组织缺氧加重，酸性代谢产物积聚，故患者很快进入代谢性酸中毒。快速补充血容量后，由于组织灌流改善，轻度酸中毒很快得到缓解；加之扩容治疗时输入的平衡盐溶液，使一定量的碱性物质进入体内，也可起到缓冲酸中毒的作用，故休克早期轻度酸中毒者无需应用碱性药物。但对严重休克、酸中毒明显，经扩容治疗不能纠正者，仍需应用碱性药物纠正，常用的碱性药物为5%碳酸氢钠溶液。

休克患者易出现高血钾、低血钾，主要与患者出汗、进食受限及利尿剂的使用有关。补钾时应计算单位时间内补充钾的克数。较高浓度进行补钾时，应在补钾的静脉通路上粘贴醒目的标识，一定要注意不可在此通路上注入任何药物，还应对此进行详细的交班。同时应据血钠、血氯的结果酌情补充。

（七）胃肠功能监测

除原发病为消化道出血外，休克患者还可以因缺氧、急性胃黏膜损害而出现上消化道出血，表现为呕血、黑便或二者兼有。观察患者胃液的颜色。若对胃液及粪便颜色有疑问，应及时送检。

（八）预防院内交叉感染

1. 在操作之前必须洗手并进行严格的消毒，还应注意无菌技术操作。

2. 输液管路定时更换，穿刺部位每天更换敷料，采血后管路内不能有残留血液。如果建立了人工气道，吸痰时注意无菌操作，观察痰的颜色、量及变化。

3. 如果患者长期大剂量使用多种抗生素，加之抵抗力低下，易出现二重感染。要注意患者口腔黏膜的变化，根据口腔 pH 监测结果决定口腔护理液的选择。

4. 房间内每日通风，保持空气的新鲜。

5. 减少家属探视及人员的流动。

（九）营养支持

休克患者需长时间禁食，加之血液及血浆丢失等，机体易出现负氮平衡，造成机体免疫力降低，抵抗力下降。应根据病情，按医嘱提供全胃肠外或肠内营养支持，改善机体营养状况。

（十）心理支持

休克可危及患者生命，病情严重，且并发症多，加之抢救时的紧张场面和各种监护仪器的使用，患者及家属可能因为病情的不稳定、对预后的不确定而出现焦虑、恐惧、烦躁和无力感。护士应重视对患者和家属的心理疏导、支持。保持环境清洁，采取有效措施增进患者的舒适，随时倾听患者的感受，加强与患者的交流，为患者和家属提供有效的信息，为家属提供陪伴患者的时间和场所。

四、预期效果与评价

1. 导致患者出现休克的诱因被基本控制或消除。

2. 有效循环血量达到理想水平，生命体征平稳。

3. 无电解质及酸碱失衡。

4. 无多脏器功能障碍。

5. 无感染征象及皮肤完整性的破坏。

6. 患者及家属能获得心理支持。

第三节　感染性休克患者的护理

感染性休克是外科多见的一类休克，常见于急性腹膜炎、胆管感染、绞窄性肠梗阻等以革兰阴性杆菌为主的感染。革兰阴性杆菌释放的内毒素与体内的补体、抗体和其他成分结合后，可刺激交感神经引起血管痉挛并损伤血管内皮细胞。同时，内毒素可促使组胺、激肽、前列腺素及溶菌体酶等炎症介质释放，引起全身性炎症反应，进而导致微循环障碍、代谢紊乱及器官功能障碍。

一、分型

感染性休克的血流动力学改变有两种类型：

1. 高排低阻型　又称高动力型。表现为 CO 正常或增高，外周血管扩张、阻力降低，有血流分布异常和动静脉短路开放增加。患者皮肤温暖干燥，又称暖休克。

2. 低排高阻型　也称低动力型。由于外周血管收缩、微循环淤滞，大量毛细血管渗出致血容量和 CO 减少。患者皮肤湿冷，又称冷休克。

二、临床表现

由于血流动力学改变不同，高动力型和低动力型休克有不同临床表现，见表 4-1，其中低动力型休克的临床特点与低容量休克临床表现相似。

表 4-1　感染性休克的临床表现

临床表现	低动力型	高动力型
神志	躁动、淡漠或嗜睡	清醒
皮肤色泽	苍白、发绀或花斑	淡红或潮红
皮肤温度	湿冷	温暖干燥
毛细血管充盈时间	延长	1～2s
脉搏	细速	慢、搏动清楚
脉压	<30mmHg	>30mmHg
尿量	<25ml	>30ml

三、治疗原则

感染性休克的病理生理变化复杂，治疗也比较困难。在休克未纠正之前应着重治疗休克，同时治疗感染；休克纠正后着重治疗感染。治疗包括补充血容量、控制感染、纠正酸碱失衡、应用血管活性药物、营养及其他支持性治疗。

四、护理要点

1. 密切监测病情变化，观察呼吸、脉率、血压、脉压、神志变化，注意皮肤黏膜的温度、色泽。高热患者采取物理降温（详见第二节）。

2. 遵医嘱补充循环血量，输注碱性液体纠正酸中毒。准确记录出入量，监测尿量。监测 CVP 或 PCWP，合理调整补液速度和补液量，预防心衰和肺水肿。

3. 保持呼吸道通畅，给氧，监测动脉血气分析。

4. 遵医嘱使用血管活性药物（详见本章第二节）。

5. 预防医源性感染，主要措施：①医护人员勤洗手，严格进行无菌操作；②每日做好留置导管的护理，定期做细菌培养；③患者免疫力低下，应合理使用抗生素，避免使用不当造成更严重的感染；④采用激素治疗的患者要适当隔离；⑤限制探视，保持病室环境清洁。

（郝云霞　郭爱敏）

第五章　麻醉患者的护理

关键词

anesthesiology	麻醉学
clinical anesthesia	临床麻醉
pain management	疼痛治疗
first-aid and resuscitation	急救复苏
general anesthesia	全身麻醉
local anesthesia	局部麻醉
inhalation anesthesia	吸入麻醉
intravenous anesthesia	静脉麻醉
topical anesthesia	表面麻醉
local infiltration anesthesia	局部浸润麻醉
regional block	区域阻滞
nerve block	神经阻滞
nerve plexus block	神经丛阻滞
intrathecal anesthesia	椎管内阻滞
spinal anesthesia	蛛网膜下腔阻滞
epidural anesthesia	硬脊膜外腔阻滞
caudal block	骶管阻滞
combined spinal-epidural block (CSE)	脊麻－硬膜外联合阻滞
controlled hypotension	控制性降压
deliberate hypothermia	人工低温
unconsciousness	丧失意识

第一节　概　　述

麻醉学（anesthesiology）作为一级学科包括临床麻醉（clinical anesthesia）、疼痛治疗（pain management）、急救复苏（first-aid and resuscitation）和重症治疗（intensive care）等，其中临床麻醉是麻醉学科的主要工作。

临床麻醉是使用药物或某种方法使患者暂时丧失意识（unconsciousness），或即使意识存在，但对疼痛无感知，以保证手术、诊断及治疗操作能够安全、顺利地进行；而在治疗完成后，意识、各种感觉及生理反射能够及时、平稳地恢复正常。根据麻醉药物给药途径及麻醉药物作用部位将临床麻醉分为两大类，即全身麻醉（general anesthesia）和局部麻醉（local anesthesia）。

全身麻醉是麻醉药作用于中枢神经系统，患者暂时意识丧失，周身都不感到疼痛。全身麻醉又分吸入麻醉（inhalational anesthesia）和静脉麻醉（intravenous anesthesia）。吸入麻醉是麻醉药物通过呼吸道到达肺泡，进入血液循环，作用于中枢神经系统，产生全身麻醉作用。静脉麻醉是将麻醉药物经静脉或肌内注射后进入血液循环，作用于中枢神经系统，达到全身麻醉状态。两种全麻方法各有优缺点，临床最常用的是静吸复合麻醉，即将静脉麻醉药物和吸入麻醉药物先后或同时使用，通常是先给予静脉麻醉药完成麻醉诱导，再给予吸入麻醉药维持麻醉。另外，麻醉性镇痛药和肌肉松弛药也是现代全身麻醉中不可或缺的药物。

局部麻醉是麻醉药物作用于脊髓的某一节段或某些外周神经，使机体的某部位暂时失去疼痛的感觉，包括表面麻醉（topical anesthesia）、局部浸润麻醉（local infiltration anesthesia）、区域阻滞（regional block）、神经阻滞（nerve block）、神经丛阻滞（nerve plexus block）和椎管内阻滞（intrathecal anesthesia），椎管内阻滞包括蛛网膜下腔阻滞（即腰麻，spinal anesthesia）和硬脊膜外腔阻滞（epidural anesthesia），骶管阻滞（caudal block）实质也是硬脊膜外腔阻滞。

临床麻醉中经常将几种麻醉药物和（或）几种麻醉方法相互配合使用，以减少每一种麻醉药物的剂量以及可能出现的不良反应，既能够获得满意的麻醉效果，又比较容易维持患者生理功能稳定，患者麻醉苏醒快。有时为了更有效地为某些手术提供最佳的工作条件，可采取一些特殊措施，使患者相关的生理功能发生改变，以适应手术的需要，如控制性降压（deliberate hypotension）、人工低温（deliberate hypothermia）及急性血液稀释（acute hemodilution）等。这些措施虽然与免除患者的疼痛感觉无关，但却是临床麻醉的一部分。临床已经证实，这些措施的及时、合理应用，减低了某些困难手术的死亡率，使得某些以往不可能施行的手术安全可行。

第二节 局部麻醉和椎管内阻滞麻醉

一、局部麻醉

（一）概述

简称局麻，指患者神志清醒，局麻药注入身体某一局部，使身体某一区域感觉神经传导功能暂时被可逆性阻断，运动神经保持完好或部分阻断。局麻适用于浅表小手术或术中应用以阻断不良神经反射等，临床常用的局麻方法有局部浸润麻醉、表面麻醉、区域阻滞、神经或神经丛阻滞等。椎管内阻滞麻醉实质上也属于局部麻醉，但因其技术操作较特殊常单独叙述。

（二）常用局部麻醉方法

1．表面麻醉　渗透性能较强的局麻药与局部皮肤、黏膜直接接触所产生的无痛状态称表面麻醉。表面麻醉多用于眼、鼻腔、口腔、咽喉、气管及支气管、尿道、肛管等处的浅表手术和检查。眼角膜常用滴入法，可滴入0.5%~1%丁卡因；鼻腔常用浸入2%利多卡因或0.5%丁卡因的小块棉片敷盖；咽喉、气管、支气管则常用1%~2%丁卡因或2%~4%利多卡因喷雾法，气管内表面麻醉还可用环甲膜穿刺注药法；尿道和肛管可采用注入法给药。新型的局麻药膏剂或凝胶制剂涂抹局部皮肤表面，可用于小儿静脉穿刺或其他表皮小手术。

2. 局部浸润麻醉　沿手术切口线分层注入局麻药，阻滞组织中的神经末梢，称局部浸润麻醉。常用药物为加肾上腺素的0.5%普鲁卡因溶液，最大剂量为0.8～1.0g；0.25%～0.5%利多卡因，最大剂量为每次4.3mg/kg，60～90分钟后可重复。但每次注药前应抽吸，以防局麻药进入血管内。感染或肿瘤部位不宜用此法，切口较大或较多时亦不适用，应注意每次注药量不要超过极量，以防局麻药毒性反应。

3. 区域阻滞　围绕手术区，在其四周及底部注射局麻药，以阻滞进入手术区的神经干和神经末梢，称区域阻滞麻醉。主要适用于小囊肿、小肿块切除术及组织活检等门诊手术。区域阻滞的操作要点及局麻药液配制与局部浸润法相同，其优点在于：①避免直接穿刺病理组织或肿瘤组织；②可避免因局部浸润局麻药液使小肿块不易扪及或局部解剖结构难以辨认而增加手术难度。

4. 神经及神经丛阻滞　将局麻药注射至神经干、丛、节的周围，暂时阻滞神经的传导功能，使其支配区域达到手术无痛的方法，称神经阻滞或神经丛阻滞。由于神经干或丛是混合性的，不但阻滞感觉神经，而且不同程度地阻滞了运动、交感、副交感神经纤维。

临床常用神经丛阻滞有颈丛、臂丛、腰丛神经，神经干阻滞有肋间神经、股神经和坐骨神经阻滞等。神经节阻滞，如星状神经节、腹腔神经节阻滞等常用于疼痛治疗。

（三）神经阻滞技术进展

神经及神经丛阻滞因对解剖知识、穿刺技术等要求较高，通常由有经验的麻醉医师完成。既往神经阻滞多采用盲法穿刺，凭异感定位神经的位置，容易出现神经损伤、局麻药入血等并发症，而且由于缺乏合适的穿刺针，如腰丛等深部神经丛的阻滞较难开展，穿刺的成功率与医生的经验十分相关。近年来，随着神经刺激仪及配套绝缘鞘穿刺针的推广普及，神经阻滞在临床麻醉中的使用重新焕发生机，适应证越来越广。

神经刺激仪是利用电刺激器产生脉冲电流传送至穿刺针，当可导电的穿刺针尖端接近混合神经时，就会诱发混合神经去极化，而其中的运动神经去极化引起所支配肌肉颤搐，穿刺针尖端越接近神经，诱发肌颤搐反应的电流越小，这样就可以通过肌颤搐反应来定位，而不必通过穿刺针接触神经产生异感来判断。

神经刺激仪不仅可用于一般患者，更适用于不能合作及反应迟钝的患者，但操作者仍须掌握局部解剖及操作技巧，以确定穿刺部位及穿刺方向，只有在穿刺针接近神经时神经刺激仪才能帮助定位。

便携式超声成像仪辅助定位神经阻滞技术的运用使得神经阻滞的安全性与成功率达到了一个新的高度，可以进行神经丛某一分支的麻醉，达到精确控制麻醉平面的目的，对患者全身状态的影响更小。

可置管穿刺针的使用使连续神经丛阻滞成为可能，为临床麻醉及疼痛治疗提供了新的选择。

（四）局部麻醉的优点

与全身麻醉相比，局部麻醉有以下优越性：①对神志没有影响；②可起到一定程度术后镇痛的作用；③操作简便、安全、并发症少，对患者生理功能影响小，可阻断各种不良神经反应，减轻手术创伤所致的应激反应及恢复快等。

但在临床上，局部麻醉与全身麻醉往往相互补充，不能将两种麻醉方式完全隔离开，而应该视之为针对具体患者所采取的具有个性化麻醉方案的一部分。例如，对于小儿、精神病或神志不清患者，不宜单独使用局部麻醉完成手术，必须辅以基础麻醉或全麻；而局部麻醉也可作为全身麻醉的辅助手段，增强麻醉效果，减少全麻药用量。

二、椎管内麻醉

（一）概述

将局麻药注入椎管的蛛网膜下腔或硬膜外腔，脊神经根受到阻滞或暂时麻痹使该脊神经所支配的相应区域产生麻醉作用，统称椎管内麻醉（intrathecal anesthesia）。局麻药注入蛛网膜下腔产生的阻滞作用，称蛛网膜下腔阻滞（spinal anesthesia），又称脊麻或腰麻；局麻药注入硬脊膜外腔所产生的阻滞作用称硬膜外阻滞（epidural anesthesia）。将脊麻和硬膜外两种技术同时应用以增强麻醉效果，称脊麻－硬膜外联合阻滞（combined spinal-epidural block，CSE）。

椎管内注入的局麻药主要是阻滞所波及的脊神经根。蛛网膜下腔阻滞时，局麻药选择性地透过软脊膜直接作用于裸露的脊神经前根和后根，部分直接作用于脊髓表面。硬膜外腔阻滞主要经椎旁阻滞途径发生作用。

因蛛网膜下腔的脊神经根是裸露的，易被阻滞，故用药剂量和容积较硬膜外腔小。而硬膜外腔阻滞范围主要取决于穿刺节段高低及局麻药物容量的大小，阻滞完善程度取决于局麻药物浓度。

椎管内麻醉时不同神经纤维阻滞的先后顺序：交感神经→冷觉→温觉（消失）→温度识别觉→钝痛觉→锐痛觉→触觉消失→运动神经（肌松）→压力（减弱）→本体感觉消失。消退顺序则与阻滞顺序相反。神经阻滞范围亦不相同，交感神经阻滞平面比感觉神经高或宽2～4个节段，因此，阻滞范围越广血压下降越明显。而运动神经阻滞较晚且持续时间亦短，其被阻滞范围也较感觉神经低或窄1～4个节段。临床实际中所指的阻滞平面是痛觉消失的平面。

（二）蛛网膜下腔阻滞麻醉

按阻滞平面分为高平面（T_4 以上）、中平面（$T_{4\sim10}$）和低平面（T_{10}以下）阻滞。但因阻滞平面越高对血流动力学及呼吸的影响越大，且麻醉持续时间有限，故临床上常限于中、低平面以下麻醉。

1. 适应证及禁忌证　适用于2～3小时以内下腹部、下肢及会阴部等手术麻醉。

冠心病患者、低血容量性休克应慎用，一般应避免；脊髓多发性硬化症、脑膜炎、败血症，穿刺部位有感染及脊柱转移癌等患者均为禁忌。

2. 常用的局麻药　蛛网膜下腔阻滞持续时间与药物的种类、浓度及剂量有关，而主要取决于药物浓度，但浓度过高可损害神经而致永久性麻痹，容量过大可致平面过广。因此，临床上常用限定的浓度及剂量的局麻药物。局麻药在蛛网膜下腔的扩散还与局麻药的比重有关，按局麻药液与脑脊液比重的不同，可分为重比重和轻比重脊麻。利用轻比重“上浮”，重比重“下沉”的特性，配合体位可调节阻滞平面。临床中常用重比重局麻药。

（1）普鲁卡因：选专用于脊麻的高浓度普鲁卡因结晶（150mg 装）。应用时以 5% 葡萄糖溶液或脑脊液溶成 5% 溶液 3ml，一次用量为 100～150mg，最多不超过 180mg。此溶液起效快，一般 1～5 分钟，但维持时间仅 45～90 分钟。

（2）丁卡因：最低有效浓度为 0.1%，常用浓度为 0.33%。常用剂量为 10mg，最多不超过 15mg。临床应用 1% 丁卡因 1ml，加 10% 葡萄糖和 3% 麻黄碱各 1ml，配制成所谓 1∶1∶1 溶液。丁卡因配方阻滞安全有效，维持时间较长，达 2～3 小时，但起效时间需 5～10 分钟，阻滞平面固定需 20 分钟，其缺点是阻滞平面难以调节。

（3）利多卡因：临床常用 2% 利多卡因溶液，一次用量为 60～100mg，最多不超过 120mg。加入 5% 葡萄糖溶液 0.5ml 即配制成重比重溶液。利多卡因起效快，易于弥散，使阻滞平面不易调整，故使用时有所顾虑。

（4）布比卡因：目前临床最常用，取 0.5% 或 0.75% 布比卡因溶液，加 10% 葡萄糖溶液 1ml，配制成 3ml 溶液中分别含有布比卡因 10mg 或 15mg。成人剂量 6～12mg，最多不超过 20mg。起效时间 10～15 分钟，维持 3～4 小时。

3. 患者体位及穿刺方法　一般取侧卧或坐位（鞍区阻滞）。患者背部需与床面垂直，与床沿靠齐，以便操作，嘱患者尽量将腰部向后弯曲，使棘突间隙开大以利于穿刺。皮肤消毒后，确定穿刺间隙，一般选择 $L_{3\sim4}$ 或 $L_{2\sim3}$ 间隙，可用四指按摸髂骨翼最高点，拇指在两侧髂骨翼连线与脊柱交叉处，正相当于 L_4 或 $L_{3\sim4}$ 棘突之间。

腰麻多采用直入穿刺法：穿刺点选择在 $L_{3\sim4}$ 或 $L_{2\sim3}$ 棘突间隙中点。先在穿刺点以 0.5%～1.0% 普鲁卡因或 0.5% 利多卡因溶液作皮内、皮下和棘间韧带逐层浸润麻醉。然后用左手拇、示指固定穿刺针刺入脊间隙中点保持与患者背部水平垂直位，针尖稍向头侧缓慢进入，仔细体会通过各层次阻力的变化，针头抵达黄韧带时阻力增加，当突破黄韧带时阻力突然消失，即所谓“落空感”，继续推进时，常有第二个“落空感”，提示已突破硬膜和蛛网膜而进入蛛网膜下腔。老年人韧带硬化或脊椎有病变腰部不易弯曲或棘突间隙不清的肥胖患者偶尔采用侧入穿刺法。

穿刺成功的确切标志是穿刺针尾端有脑脊液流出。穿刺成功后将装有配制好的局麻药注射器与穿刺针紧密衔接，稍加回抽后将药液以 1ml/5s 的速度注入，注入后再回抽以证实注入蛛网膜下腔，将针体同注射器一起拔出。

4. 麻醉平面调控　阻滞平面的调控是蛛网膜下腔阻滞操作技术非常重要的环节，应在极短时间内，将麻醉平面控制在手术所需要的范围内，既要避免平面过高严重干扰患者的生理功能，又要避免平面过低不能满足手术要求致麻醉失败。

影响阻滞平面的因素较多，如穿刺部位，患者身高、体位，局麻药的种类、浓度、剂量、容量、比重以及针口方向和注药速度等。如果局麻药的配制方式和剂量已经确定，则穿刺部位、患者体位、针口方向和注药速度等成为主要影响因素。

（1）穿刺部位：正常脊柱生理弯曲在患者仰卧位时最高点为 L_3，因此当注药后患者转为仰卧位时，从 $L_{3\sim4}$ 穿刺注药易向骶段移动，麻醉平面偏低，而从 $L_{2\sim3}$ 穿刺注药多向胸段流动，则麻醉平面偏高。

（2）患者体位：调控患者的体位对蛛网膜下腔阻滞麻醉平面起重要作用，一旦平面固定后，则体位影响较小。故注药后一般应在 5～10min 之内根据药液比重及手术部位调整患者体位，以获适宜阻滞范围。

（3）针口方向和注药速度：如针口方向朝头侧，注药速度愈快，药液愈向上扩散，麻醉范围愈广；如针口方向朝尾侧，即使注药速度较快，麻醉平面也不易上升。注药速度愈慢，麻醉平面愈窄。一般以1ml/5s的注药速度为宜。鞍区麻醉时，注药速度可减慢至1ml/30s，以使药物集中在骶部。

5. 并发症及防治

（1）麻醉中并发症：除技术原因等导致的麻醉失败外，主要是平面过高引起的：①低血压：补充血容量及麻黄碱等升压药物处理；②呼吸抑制：应给予吸氧，或用面罩辅助通气，直至肋间肌运动能力恢复。如因全脊髓麻醉致呼吸停止，应立即气管插管人工呼吸或机械通气；③恶心、呕吐：多因循环呼吸被抑制引起低血压使脑缺血、缺氧，兴奋恶心、呕吐中枢所致，应用缩血管药物提升血压及吸氧多能解除。

（2）麻醉后并发症：①头痛：头痛是脊麻后较常见并发症，尤其年轻女性发生率较高。头痛发生原因至今尚不完全清楚，多数人认为，是脑脊液流出使颅压降低所致，自普遍采用25G侧开孔细穿刺针以来腰麻后头痛发生率明显降低。防治措施包括术后保持平卧6h，适当多补液，严重头痛可行硬膜外腔自体血补片充填疗法；②尿潴留：可采用针刺足三里、三阴交等穴位或膀胱区热敷处理。必要时导尿；③脑神经受累：多见于第6对、第7对脑神经，前驱症状有剧烈头痛、羞明、眩晕，相继出现复视或斜视等症状。治疗上应缓解头痛，给予维生素B_1，多数患者在4周左右自行恢复；④无菌性或化学性脑膜炎：主要临床表现为头痛、颈强直、克匿格征阳性，有时复视、眩晕、呕吐。可按脊麻后头痛处理，并用抗生素，症状可很快消失；⑤下肢瘫痪：为少见严重并发症，多由药物化学刺激引起的粘连性蛛网膜炎所造成。因此，局麻药配制时应注意药物的纯度、浓度、渗透压以及穿刺时防止出血等。粘连性蛛网膜炎无特效疗法，主要是促进神经功能的恢复，手术治疗效果不佳；⑥马尾神经综合征：以下肢感觉和运动功能长时间不恢复、便失禁、尿道括约肌麻痹等骶尾神经受累为特征。其发病原因与粘连性蛛网膜炎相似。

（三）硬膜外腔阻滞麻醉

根据穿刺节段高低分为：①高位硬膜外阻滞：于$C_6\sim T_6$之间穿刺，适用于颈部、上胸部手术，但因风险较高已极少使用；②中位硬膜外阻滞：于$T_6\sim T_{12}$之间穿刺，适用于胸、腹部手术；③低位硬膜外阻滞：于$L_1\sim L_5$之间穿刺，适用于下腹部、盆腔及下肢手术；④骶管阻滞：穿刺部位在骶裂孔，适用于肛门、会阴部位手术。

根据置管与否，硬膜外麻醉又有连续法和单次法两种。连续硬膜外法是通过硬膜外穿刺将特制的硬膜外导管置入硬膜外腔，借此导管注药，根据病情、手术要求范围、手术时间长短连续分次注药，可随时掌握用药量，使麻醉按手术需求延长，还便于术后镇痛，是目前临床普遍应用的麻醉方法之一。单次硬膜外麻醉是穿刺后不置管，而将所需局麻药一次性注入硬膜外腔。因一次用药量偏大，可控性差，故除非短小手术，已极少应用。

1. 硬膜外腔阻滞麻醉适应证与禁忌证　理论上硬膜外麻醉可用于颈部以下所有手术。但因中、高位硬膜外麻醉风险较高，管理较复杂，临床上已很少单独使用，多作为全身麻醉辅助或术后硬膜外镇痛之用。此外，凡适用于蛛网膜下腔阻滞麻醉的手术均可采用硬膜外麻醉。

严重贫血、高血压及心脏代偿功能不良者应慎用。严重休克、菌血症、穿刺部位有感染病灶及凝血功能障碍患者应禁用。对原有呼吸困难的患者不宜选用颈、胸段硬膜外麻醉。

2. 硬膜外腔穿刺注药方法　多取侧卧位，姿势与蛛网膜下腔麻醉相似。根据手术要求可在颈、胸、腰段任何脊间隙穿刺，穿刺位点应选择支配手术区中央的脊神经相应的脊间隙。硬膜外腔穿刺有直入法和侧入法。穿刺针抵硬膜外腔所经层次及阻力变化（第一个“落空感”）与腰麻穿刺相同，但不刺破硬膜。硬膜外穿刺针尖呈勺状，针尖又钝，因此针尖抵黄韧带时的阻力及突破黄韧带时的“落空感”通常很明显，结合负压现象，可判断穿刺是否成功。

确定穿刺针进入硬膜外腔后，如用单次法，可注入试验剂量3～5ml，确定未进入蛛网膜下腔后，即可分2～3次将所需局麻药全量注入。连续法则将特制硬膜外导管经穿刺针管腔插入，超过针口3～4cm，然后拔针固定导管。将患者转为仰卧位，回抽检查硬膜外导管未见血液及脑脊液流出，注入试验剂量3～5ml，观察5～10分钟无不良反应，有初步麻醉平面出现，再注入全量或每隔5分钟间断注入5ml直至达完善阻滞效果，但总诱导剂量不能超过各药的最大限量，之后根据手术时间长短间断给首次量的1/3～1/2以维持麻醉。

3. 常用局麻药选择

（1）利多卡因：起效快（5～12min），浸润扩散能力强，阻滞完善，效果最好。常用浓度为1%～2%溶液，作用时间平均90分钟。

（2）布比卡因：注药5～10分钟起效，15～30分钟达高峰，维持时间可达4～6h。常用浓度为0.5%，用0.75%浓度对运动神经阻滞作用（肌肉松弛）才满意，但心脏毒性也随之增加。

（3）罗哌卡因：起效时间及维持时间与布比卡因相似，对运动神经阻滞作用稍弱，但心脏毒性较布比卡因明显降低。因其较低浓度（0.2%以下）对运动神经几乎无阻滞，不影响患者呼吸及活动而越来越被广泛用于胸科手术及分娩镇痛等。

4. 硬膜外腔阻滞平面的调节　硬膜外腔局麻药的扩散，不受药物比重及脑脊液稀释的影响，阻滞平面最重要的影响因素是穿刺部位，其次还受如下因素影响：①导管位置及方向：头侧置管药物易向头侧扩散，反之亦然；如导管偏向一侧，可出现单侧麻醉；如导管误入椎间孔，则只能阻滞单个脊神经根；②药物容量和注药速度：容量愈大、注速愈快，阻滞范围愈广，反之则阻滞范围愈窄；③体位：硬膜外腔药液扩散很少受体位影响，但在调节体位后再加速注药，药液可向低处扩散1～2个节段；④患者状况：老年人、婴幼儿、妊娠妇女或腹腔巨大肿瘤患者的硬膜外腔相对狭小，药液易向头侧扩散，所需药量应减小。另外，全身情况差、脱水、血容量不足、腹压增高等病理因素均可加快药液扩散，用药时应慎重。

5. 并发症及防治

（1）穿破硬脊膜：主要是穿刺操作失误造成，患者自身原因仅属个别。因此穿刺时应在思想上重视，严格正规操作，认真体会入硬膜外腔指征。一旦穿破硬膜，最好改用其他麻醉方法且积极预防术后头痛。如穿破点位于第2腰椎以下，属下腹部、下肢或会阴部手术患者，可谨慎地施行脊麻；如更换高位脊间隙穿刺，注药时更需慎重。

（2）全脊椎麻醉：穿刺针或硬膜外导管误入蛛网膜下腔而未能及时发现，即将超过脊麻数倍剂量的局麻药注入蛛网膜下腔，产生异常广泛的阻滞，称全脊椎麻醉。临床表现为全部脊神经支配区均无痛觉、低血压、意识丧失及呼吸停止。可在注药后数分钟内出现，处理不及时可导致心脏骤停。全脊椎麻醉处理原则：①维持患者循环和呼吸功能，面罩吸氧，加快输液，输注血管活性药物提升血压；②若患者意识丧失，应立即气管内插管，机械通气；③若患者心脏骤停，迅速作心脏按压常可很快恢复心跳和血压，并按心肺脑复苏术进行处理。观察有无脑脊液流出和采用试验剂量注药是预防或避免全脊麻的重要措施。

（3）血压下降：多见于胸段硬膜外阻滞，全麻复合硬膜外更易发生，一般在注药后10～30min出现，应加快输液补充血容量，或必要时静注麻黄碱15mg，可有效提升血压。

（4）呼吸抑制：多因阻滞平面过高，尤其感觉阻滞平面达 T_2 以上，可致患者呼气功能明显降低，而阻滞平面低于 T_8 对呼吸功能基本无影响。因颈、胸段硬膜外腔相对较小，故中、高位阻滞应采用小剂量低浓度局麻药，以减轻对运动神经的阻滞。在硬膜外麻醉期间必须严密观察患者呼吸，面罩吸氧应列为常规，并作好呼吸急救的准备。

（5）脊神经根损伤：穿刺时针尖方向偏位或操作粗暴，可能损伤神经根。如患者主诉有电击样痛并向单侧肢体传导，即不应强行进针，需要退针后调整进针方向，以避免损伤。神经根损伤表现为其分布区根痛或麻木，典型症状伴发咳嗽、喷嚏、用力憋气时疼痛或麻木加重等脑脊液冲击征。3 天内根痛最剧，一般 2 周内多能缓解或消失，但麻木区可遗留达数月，可行对症治疗。

（6）导管拔出困难或折断：偶尔遇到硬膜外导管拔出困难，应让患者再处于原穿刺体位，常可顺利拔出；如椎旁肌群强直可用热敷或用局麻药行导管周围注射，将有利于导管拔出。若遇导管折断在体内，可严密观察，如无感染或明显神经刺激症状，不必手术取出，一般不会引起并发症。

（7）硬膜外血肿：尽管发生率极低（仅为0.0013%～0.006%），但却是硬膜外麻醉并发截瘫的首要原因。直接原因是穿刺针或置入导管损伤静脉丛致硬膜外腔出血，患者原有凝血功能障碍或接受抗凝治疗为促进因素。一旦术后患者发生剧烈背痛，硬膜外腔末次注药2h后肢体运动、感觉功能及反射仍未恢复或上胸段硬膜外麻醉后患者出现呼吸困难等症状应高度警惕，若症状进行加重，且有便失禁，则硬膜外血肿所致截瘫诊断即可成立。应行脊椎造影定位，确诊，及早（8h 内）行椎板切开减压术，清除血肿，症状多可缓解或恢复。如手术延迟至12h 者可致永久性瘫痪。对有凝血障碍或正应用抗凝治疗的患者，应避免应用硬膜外麻醉。

6. 骶管阻滞麻醉　骶管阻滞是经骶裂孔将局麻药注入骶段硬膜外腔即骶管腔以阻滞骶脊神经，是硬膜外腔阻滞麻醉的一种方法。适用于直肠、肛门及会阴部手术，也可用于小儿腹部手术。

因成人骶裂孔解剖变异较多，畸形或闭锁约占10%，故穿刺失败率较高。另外，骶管腔内有丰富的静脉丛，除穿刺时易出血外，局麻药毒性反应发生率也较高，而且不能进行连续阻滞，因此骶管阻滞尤其成人骶管阻滞已较少使用，可用腰段硬膜外或鞍区麻醉代替。

（四）蛛网膜下腔与硬膜外腔联合阻滞麻醉

简称腰－硬联合阻滞（CSE），随着腰－硬联合穿刺针技术日益成熟，CSE 在临床上已广泛应用于下腹部、盆腔及下肢手术。CSE 既具有脊麻起效迅速，镇痛及运动神经阻滞完善的优点，又能发挥硬膜外麻醉可经导管连续间断给药满足长时间手术及术后镇痛的需要，弥补了二者的各自缺陷。

联合穿刺针由一个普通硬膜外穿刺针（16G 或 18G）及一个 25G 脊麻穿刺针组成，脊麻针体长度为 10cm，较硬膜外针体长 2cm。穿刺方法与普通硬膜外、蛛网膜下腔穿刺方法相同，一般选 $L_{2\sim3}$或 $L_{3\sim4}$脊间隙，侧卧位直入法穿刺。先用硬膜外针行硬膜外穿刺成功后，再用 25G 脊麻穿刺针经硬膜外穿刺针管腔行蛛网膜下腔穿刺，当有脑脊液缓慢流出后，注入所需局麻药于蛛网膜下腔，然后拔出蛛网膜下腔细穿刺针，再经硬膜外穿刺针向头侧置入硬膜外导管 3～4cm，拔出硬膜外穿刺针，固定导管后将患者转为仰卧位，调节麻醉平面。

25G 脊麻穿刺针注药孔开在侧面，针尖端封闭尖细，穿刺对硬脊膜损伤小，几乎无脑脊液外漏，术后头痛并发症发生率明显减少，已为临床广泛应用。

（五）椎管内麻醉注意事项

1. 在操作前备好一切抢救设施，包括麻醉机、吸引器、气管插管、喉镜等，连接并建立血压、心电图及血氧饱和度监测，备好必要的抢救药物，如阿托品、麻黄碱及地西泮等，以防患者在麻醉过程中发生意外。

2. 检查一次性穿刺包的完整性、消毒是否合格及是否超出有效期等；使用合格的局麻药物，尤其脊麻必须使用药品说明书明确注明适用的药物，且使用前安瓿应常规消毒。

3. 术中麻醉医师及护士必须严密观察患者生命体征，随时作好处理意外发生的准备。通常需要每 5 分钟测量患者的血压，用面罩为患者吸氧，以保持患者血氧饱和度的正常，必要时使用镇痛、镇静及镇吐药物等减轻患者的紧张情绪及出现的呕吐反应。

4. 术后注意随访患者麻醉平面是否及时消退，有无尿潴留及其他局部神经损伤表现，警惕硬膜外血肿等严重并发症的可能。

第三节　全身麻醉

麻醉药经呼吸道吸入或静脉、肌内注射进入体内，产生中枢神经系统抑制，使患者意识消失并达到镇痛、肌肉松弛、生理反射抑制的方法称全身麻醉（general anesthesia），简称全麻。中枢神经系统抑制的程度与麻醉药在脑和脊髓组织中的浓度有关，这种抑制作用是可以控制的，也是可逆的，当麻醉药从体内排出或在体内代谢后，患者将逐渐恢复意识，不对中枢神经系统有残留作用或留下任何后遗症。

根据药物进入体内方式的不同可将全身麻醉分为吸入麻醉和非吸入麻醉，非吸入麻醉中又包括静脉麻醉、直肠麻醉和肌内注射麻醉，但以静脉麻醉最为常见。

吸入麻醉（inhalation anesthesia）是利用麻醉气体或经挥发出来的麻醉药物通过呼吸道进入体内，经肺泡进入血液循环再到达中枢神经系统而起到麻醉作用。衡量不同吸入麻醉药效能强度的指标是肺泡最低有效浓度（minimum alveolar concentration，MAC），其定义是在一个大气压下有 50% 患者在切皮刺激时不动，此时肺泡内麻醉药物的浓度即为 1 个 MAC。两种药物合用其 MAC 值可以相加。目前，除了小儿麻醉中还用氟烷、七氟烷做吸入麻醉诱导外，成人全麻已不用吸入麻醉诱导。但因吸入麻醉药具有麻醉效能强和易于调控麻醉深度等优点，故在全身麻醉维持中仍占有重要地位。

静脉麻醉（intravenous anesthesia）是将麻醉药物注入静脉，经血液循环作用于中枢神经系统，从而产生全身麻醉的方法。静脉全身麻醉药的应用避免了单纯吸入麻醉诱导时间长与呼吸道合并症多的缺点，使麻醉诱导与维持变得较为容易。反映静脉全麻药物相对作用强度的指标是Ce50，指防止50%患者对伤害刺激产生反应的效应室药物浓度。Ce50相当于吸入麻醉药的MAC。但与MAC不同，因为不同类静脉麻醉药具有不同的作用受体和机制，所以静脉麻醉药联合应用时，其麻醉强度不一定呈相加作用。

按照给药方式的不同，静脉麻醉可分为单次给药法、分次给药法和持续给药法。单次给药法指一次注入较大剂量的静脉麻醉药，以迅速达到适宜的麻醉深度，多用于麻醉诱导和短小手术。此法操作简便，但需药量大而易产生循环、呼吸抑制等不良反应。分次给药法指先静脉注入较大剂量的静脉麻醉药，达到适宜的麻醉深度后，再根据患者的反应和手术的需要分次追加麻醉药，以维持一定的麻醉深度。此法至今广泛应用于临床，但血药浓度、麻醉深度的波动是其固有缺点。连续给药法指患者在麻醉诱导后，采用不同速度连续滴入或泵入静脉麻醉药的方法来维持麻醉深度。此法血药浓度稳定，适用于术中麻醉维持，可以减少总用药量。

近年来，随着临床药理学研究方法的不断改进，新的强效、短效静脉麻醉药的开发以及计算机化的静脉自动给药系统的问世，使静脉麻醉得到极大的改善和发展。靶控输注（target controlled infusion，TCI）系统就是以药代动力学原理为基础，操作者仅需设定目标或靶位（血浆或效应室）的药物浓度，计算机即可模拟药代动力学模型自动计算和控制输液泵输注静脉麻醉药物速度，达到控制或维持适当的麻醉深度的一种新型的静脉给药方法。TCI既适用于麻醉诱导及维持，还能大体预测苏醒时间，提高了静脉麻醉的可控性，具有广泛的应用前景。

当今临床麻醉上已经很少见到只使用一种麻醉药物或一种麻醉方法的现象，平衡麻醉（balanced anesthesia）或称复合麻醉已经普遍应用于实际当中。复合麻醉即通过镇静镇痛药、静脉麻醉药、吸入麻醉药、肌肉松弛药和人工通气等多种药物和（或）麻醉方法配合使用，从而达到药物和（或）方法之间取长补短，优势互补，取得最佳的麻醉效果。

一、全身麻醉的实施

全身麻醉前需进行必要的准备与检查，主要包括患者身体与心理的准备，麻醉前评估、麻醉方法的选择，麻醉机、气管插管等相应设备的准备和检查，以及合理的麻醉前用药等等。

（一）静脉麻醉

1. 麻醉诱导　静脉麻醉诱导适用于多数常规麻醉情况（包括吸入性全身麻醉），特别适合需要快速诱导的患者。静脉麻醉的诱导可以利用单次静脉注射麻醉药物来实现，也可利用TCI技术来完成。常用的诱导药物包括静脉麻醉药；如硫喷妥钠、丙泊酚及依托咪酯等，以使患者意识消失；麻醉性镇痛药，如芬太尼可抑制插管时的血流动力学反应；骨骼肌松弛药，如去极化肌松药（琥珀胆碱）或非去极化肌松药（如罗库溴铵）等，以产生完善的肌松便于完成气管插管。

麻醉诱导时应根据不同药物的峰效时间安排合理的注药顺序及时间间隔，以便能在药物峰效应时进行气管插管从而最大程度地减轻插管时的应激反应。药物的选择和剂量应根据患者的具体情况调整，如体重、年龄、循环状况、术前用药等。对于老年患者或循环时间较慢的患者（如休克、低血容量及心血管疾病等）用药量应减少，且注射速度应减慢，同时密切监测患者血流动力学的变化。

2. 麻醉维持　即在麻醉诱导完成后，根据手术刺激的强度、患者循环状态以及麻醉药物的药理特性，分次或持续静脉注射静脉麻醉药、麻醉性镇痛药和肌肉松弛药，达到稳定的麻醉状态。

完善的麻醉在确保患者生命体征稳定前提下，还应做到意识消失、镇痛完全、肌肉松弛以及自主神经反射的抑制。为了实现这四个目的，需要联合使用静脉麻醉药、麻醉性镇痛药和肌肉松弛药等多种药物。联合用药可以最大限度地体现每类药物的药理作用，还可减少各药物的用量及不良反应，是"平衡麻醉"所倡导的原则。

因伤害刺激在术中并非一成不变，故应根据具体情况（手术的大小、刺激的程度及患者的反应等）及时调整用药。而且，预先的主动追加药物以适应即将出现的强刺激较等到出现伤害刺激后才去被动调节效果好。

3. 麻醉恢复　指从停止给药到患者自主呼吸、意识恢复，脱离呼吸机支持并拔除气管插管的阶段。

静脉麻醉后，患者苏醒时间与中央室（血浆）麻醉药物浓度密切相关。对于单次注入的药物，其血药浓度的降低主要取决于药物的分布半衰期和清除半衰期。按等效剂量单次注入给药，恢复快慢的顺序为异丙酚、依托咪酯、硫喷妥钠、咪达唑仑（咪唑安定）、氯胺酮。

对于较长时间持续输注麻醉药物，其血药浓度下降的快慢则不仅取决于分布半衰期和清除半衰期，还与其外周室是否迟滞有关。因此引入了持续输注即时半衰期（context sensitive half time）的概念，指持续恒速给药一段时间后，停止输注，血浆血药浓度下降50%所需要的时间。与消除半衰期不同，持续输注即时半衰期不是一个常数，随着持续输注时间从几分钟到几小时的变化，其持续输注即时半衰期会有显著的增加。持续输注即时半衰期对临床麻醉中判断患者苏醒时间有着极为重要的意义。药物的持续输注即时半衰期越小，其血药浓度下降也就越快，患者苏醒也就越迅速。一个具有较长清除半衰期的静脉麻醉药物可能具有较短的持续输注即时半衰期，如异丙酚的消除半衰期为0.5～1.5h，但是即使在较长时间（>3h）的静脉输注后，其持续输注即时半衰期仍小于25分钟。

与麻醉诱导期应合理安排给药顺序相对应，麻醉恢复期应根据不同药物药效消除的时间及时停药，甚至在手术结束前一段时间即应停药，以期手术结束后患者能尽快苏醒，及时拔管，除肌松拮抗剂外尽量不用其他药物拮抗剂。但因为静脉麻醉药物药代动力学复杂，不同药物合用又可以产生各种各样的药物相互作用，患者对药物反应的个体差异也很大，所以需要麻醉医师密切观察患者，根据手术进展、患者各项生理参数的变化及时调整用药，既保持麻醉平顺又不影响患者及时苏醒。良好的恢复，除了迅速，还应没有不良反应，并尚存足够的镇痛作用。

（二）吸入麻醉

1. 麻醉诱导　吸入麻醉药已经很少用于成人的全身麻醉诱导，小儿全身麻醉诱导仍在应用，适合麻醉诱导的吸入麻醉药物为无刺激性气味的氟烷和七氟烷，目前以七氟烷的使用越来越多。

对合作的小儿，将麻醉面罩置于儿童的口鼻部，开启氧气和麻醉药挥发器，逐渐增加麻醉药的吸入浓度，待患儿入睡并意识丧失后，进行静脉穿刺输液，然后静脉注射肌肉松弛药和麻醉性镇痛药，完成气管内插管。对欠合作的小儿，可先将挥发器开至最大，用较高的新鲜气流量，将麻醉机呼吸环路预充后再扣面罩于患儿口鼻部，数次呼吸后患儿即可意识消失，然后适当降低吸入麻醉药物浓度，继续前述步骤完成麻醉诱导。

2．麻醉维持　吸入麻醉药主要用于全身麻醉的维持。气体麻醉药氧化亚氮血气分配系数低，麻醉作用起效快，但麻醉效能弱，难以单独使用来维持麻醉。挥发性吸入麻醉药，如恩氟烷、异氟烷和七氟烷，麻醉效能强，吸入后可使患者的意识丧失，且有一定的镇痛、肌松作用，可减少麻醉性镇痛药、肌肉松弛药的用量，甚至能单独用于维持全身麻醉。

临床上常将氧化亚氮－氧－挥发性吸入麻醉药合并使用，氧化亚氮的吸入浓度维持在60%～70%，再根据手术的刺激，及时调节挥发性吸入麻醉药的吸入浓度，必要时给予肌肉松弛药、麻醉性镇痛药，便于维持麻醉过程平稳，手术结束后患者苏醒迅速。

3．麻醉恢复　吸入麻醉药除一小部分被代谢，极少量经手术创面、皮肤排除外，大部分以原形经肺排除。麻醉苏醒的过程就是麻醉药的排除过程，与麻醉诱导过程相反：药物从组织→血液→肺泡→呼出气。苏醒（药物排除）的快慢主要取决于血管丰富组织的组织/血溶解度、血/气溶解度、心排出量、新鲜气流量和肺泡通气量。目前常用的吸入麻醉药在高新鲜气流量通气时，大部分都会在6～10分钟内降至苏醒浓度以下。

二、常用全身麻醉药物

（一）吸入麻醉药

1．氧化亚氮（笑气，nitrous oxide）　为无色、无刺激性的气体。氧化亚氮镇痛效能比较弱，须与其他麻醉药复合应用。对心肌有一定的抑制作用，但并不引起心率和血压的改变。氧化亚氮对呼吸道无刺激性，对肝、肾功能无影响。

氧化亚氮须与氧同时使用，氧浓度应在30%以上才安全。氧化亚氮易于弥散至含有空气的体腔（如气胸、气腹或肠腔），因此，张力性气胸、肠梗阻等患者不宜使用。麻醉终止时，应先停止吸入氧化亚氮并以高流量纯氧吸入，以避免“弥散性缺氧”的发生。

2．氟烷（halothane，forane）　为无色透明液体，带有苹果香味，不燃烧，不爆炸。氟烷的麻醉性能较强，其MAC为0.74%，麻醉诱导迅速。

氟烷扩张血管作用较强，且能直接抑制心肌和阻滞交感神经节，麻醉后易致血压下降、心动过缓。氟烷使心肌对外源性儿茶酚胺的敏感性增加，故氟烷麻醉期间禁用肾上腺素和去甲肾上腺素，防止出现严重的心律失常。氟烷对呼吸道无刺激，并有舒张支气管平滑肌的作用，对呼吸有抑制作用。氟烷在体内的代谢率相对较高，为11%～25%，对肝细胞有损害作用，重复使用有诱发氟烷性肝炎的危险。

氟烷麻醉性能强、诱导迅速且对呼吸道无刺激，因此，主要用于小儿麻醉的诱导以及支气管平滑肌张力较高（如哮喘）患者的麻醉维持。

3．恩氟烷（安氟醚，enflurane，ethrane）　为无色透明液体，性能稳定，和钠石灰接触不会分解，不燃烧，不爆炸。恩氟烷麻醉效能较强，其MAC为1.68%。

恩氟烷能扩张外周血管，抑制心肌。深麻醉时，血压下降，反射性心率增快，不易引起心律失常。能显著提高呼吸中枢对 CO_2 的反应阈值，产生明显的呼吸抑制。有明显的肌松作用，并能增强非去极化肌肉松弛药的效果。深麻醉时，可诱发癫痫样异常脑电活动。因此，不宜用于癫痫患者。神经外科手术时，不宜吸入过高浓度。恩氟烷体内生物转化率低（2.4%~5%），不致引起肝、肾功能的改变。

4. 异氟烷（isoflurane，forane） 异氟烷是恩氟烷的同分异构体，也是无色透明液体，有一定刺激性气味，性能稳定，和钠石灰接触不分解，不燃烧，不爆炸。异氟烷麻醉性能强，其 MAC 为 1.15%，麻醉后苏醒较恩氟烷快。

异氟烷显著扩张外周血管，对心肌抑制轻微，不影响心排出量，可用于术中控制性降压，心率可反射性增加，但不增加心肌对儿茶酚胺的敏感性。能够扩张支气管平滑肌，对呼吸中枢抑制较轻。体内生物转化率较低（0.2%），对肝、肾功能无影响。但有刺激气味，不宜用于麻醉诱导，主要用于麻醉维持。

5. 七氟烷（七氟醚，sevoflurane，sevofrane） 为无色透明液体，具有特殊的芳香气味，无刺激性。血/气分配系数 0.65，接近氧化亚氮。麻醉性能较强，MAC 为 2.0%，麻醉诱导迅速，苏醒快。

七氟烷可使心肌收缩力和外周血管阻力下降，但对心血管的抑制轻微，对心率影响不大，也不增加心肌对儿茶酚胺的敏感性。对呼吸道无刺激，但有呼吸抑制作用。肌肉松弛作用较好，也能增强非去极化肌松剂的肌松作用。体内生物转化率较低（2%），没有肝、肾毒性作用。七氟烷适用于小儿的麻醉诱导。用作维持麻醉时，术中血流动力学易于维持平稳。麻醉后苏醒迅速，术后恶心、呕吐发生率低。

6. 地氟烷（地氟醚，desflurane） 地氟烷沸点是 23.5℃，在室温下的蒸气压接近 1 个大气压，故与其他的吸入麻醉药不同，必须使用电加温的挥发器。地氟烷的血/气分配系数 0.45，比氧化亚氮（0.47）在体内溶解度低。地氟烷麻醉性能较弱，MAC 高达 6%。

地氟烷对心肌收缩力无明显抑制，对心率和血压影响较轻，不增加心肌对外源性儿茶酚胺的敏感性。对呼吸有抑制作用。几乎全部由肺排除，对肝、肾无毒性作用，但有较强的呼吸道刺激作用，不宜用于全身麻醉的诱导。地氟烷是现在临床使用吸入麻醉药中血/气分配系数最低的，患者苏醒最快，苏醒后恶心、呕吐发生率较低，因此，特别适用于短小手术和门诊手术的患者。

（二）静脉麻醉药

1. 硫喷妥钠（thiopental sodium） 于 1934 年开始用于临床麻醉，至今仍在使用。是微黄带有硫臭的粉末，易溶于水，溶液呈强碱性（pH10），不能与其他药物混合。静脉注射后，首先到达血管丰富的脑组织，15~30 秒患者神志消失，持续 15~20 分钟，醒后继续睡眠 1~2 小时。硫喷妥钠的超短效作用并非在体内迅速降解，是体内的再分布使脑组织中硫喷妥钠浓度迅速下降的结果。但是重复注射或持续输注后，药物在血浆中浓度下降的速度显著延长。因此，硫喷妥钠仅适用于麻醉诱导和短小手术。

硫喷妥钠抑制呼吸中枢的作用与剂量、注射速度有关。硫喷妥钠有抑制交感神经而兴奋副交感神经的作用，使喉头、支气管平滑肌处于敏感状态，易诱发喉痉挛或支气管痉挛。心肌抑制作用可引起心搏量减少，外周血管扩张，血压下降。对于心功能不全和血容量不足的患者，血压下降更为急剧。易于通过血脑屏障，降低颅压，减少脑氧耗量，可以缓解局麻药毒性反应。

硫喷妥钠主要用于全身麻醉的诱导，常用浓度为2.5%，用量4～6mg/kg，低血容量和心功能不全的患者应严格控制给药的速度、剂量。硫喷妥钠还适用于一些短小手术，如脓肿切开引流、关节脱臼复位、烧伤换药等，短小手术时静脉注射2.5%溶液6～10ml。

2. 丙泊酚（异丙酚，propofol） 丙泊酚是起效迅速的超短效静脉麻醉药，其起效时间是30秒，作用维持时间7分钟左右。长时间持续给药并不显著延长持续输注即时半衰期，停药后，患者很快就可以苏醒，且很少出现恶心、呕吐，因此丙泊酚可以用于麻醉诱导和维持。

丙泊酚能降低颅压，脑灌注压轻度减少，脑氧代谢率降低；能引起剂量相关的心血管和呼吸系统抑制，注药速度过快时，心血管系统的抑制特别明显。无镇痛作用，应与麻醉性镇痛药合用，或者与局部麻醉或阻滞麻醉并用。能够有效地降低咽喉部的敏感性，使得患者能更好地耐受气管导管。

丙泊酚麻醉诱导的剂量为2.0～2.5mg/kg，必须缓慢地注射，麻醉维持的剂量为6～12mg/(kg·h)，持续镇静的剂量为0.3～3mg/(kg·h)。丙泊酚静脉注射时可能引起注射部位的疼痛，可给予小剂量利多卡因预防。丙泊酚的溶剂是良好的细菌培养基，配制、抽吸和给予丙泊酚时，必须严格遵循无菌操作。

3. 咪达唑仑（咪唑安定，midazolam） 是苯二氮䓬类药物，随着剂量的不同可产生抗焦虑、镇静、催眠、顺行性遗忘、抗惊厥和中枢性肌肉松弛等不同的临床作用。

苯二氮䓬类药能降低脑血流量和脑氧耗量，能够提高局麻药的中枢惊厥阈值。小剂量苯二氮䓬类药对血流动力学影响小，剂量增加可减低全身血管阻力，使血压有所降低，如果同时给予芬太尼，血压下降更为显著。苯二氮䓬类药具有剂量相关的中枢性呼吸抑制作用，合并有慢性阻塞性肺部疾患的患者，或同时使用阿片类镇痛药的患者，给予苯二氮䓬类药后呼吸抑制更为显著。

咪达唑仑可用于麻醉诱导和静脉复合麻醉，诱导剂量为0.2mg/kg，静脉注射后30秒内起效。临床更多的是利用咪达唑仑与阿片类药物和其他静脉麻醉药出现协同效应，进行联合诱导，可减少硫喷妥钠或丙泊酚的诱导剂量40%以上。咪达唑仑还可作为术前用药、诊断性操作、局部麻醉时以及术后用于镇静、抗焦虑。

4. 氯胺酮（ketamine） 为苯环己哌啶衍生物，是目前唯一一个同时具有镇痛、麻醉作用的静脉麻醉药，但会产生某些不利的心理影响。单次静脉注射后30～60秒意识丧失，麻醉维持时间10～15分钟，定向力完全恢复需要15～30分钟。注射前给予苯二氮䓬类药物，能有效地减少氯胺酮的不良心理反应。

氯胺酮麻醉时患者一般都能保持呼吸道通畅，但患者呼吸道分泌物显著增多，故麻醉前需用抗胆碱能药物。氯胺酮的交感兴奋作用以及气管平滑肌直接松弛作用可引起支气管扩张，故特别适用于呼吸道应激性较高患者的麻醉诱导和维持。但不宜用于冠心病、高血压、肺动脉高压患者。氯胺酮可增加脑血流量、脑氧代谢率和颅压。可使眼外肌张力增加，眼压升高。因此，颅压增高患者、眼开放性创伤和青光眼患者不宜应用。

氯胺酮静脉注射1～2mg/kg，可维持麻醉10～15分钟。肌内注射5mg/kg，维持时间30

分钟左右。肌内注射氯胺酮4～6mg/kg，是国内不合作儿童最常用的麻醉诱导方式，待5～10分钟儿童意识丧失，开放静脉，静脉给予肌肉松弛药后完成气管插管，或者肌内注射氯胺酮后给予局部麻醉，进行某些诊断或小手术，不需要气管插管。

5. 依托咪酯（乙咪酯，etomidate）　为咪唑类衍生物，起效迅速，静脉注射后几秒钟内患者便入睡，其作用维持时间3～5分钟。

依托咪酯对循环系统几无不良影响，很少引起血压和心率的变化，心排出量和心搏量也没有显著改变。对呼吸系统无明显抑制。因此，乙咪酯特别适用于重症心脏病患者、重危患者、老年患者的麻醉诱导，诱导剂量为0.2～0.6mg/kg。因无镇痛作用，注射后部分患者出现肌震颤。故麻醉诱导时，应和麻醉性镇痛药及肌肉松弛剂同时使用。依托咪酯可引起剂量相关的肾上腺皮质功能抑制，不宜用于麻醉维持。

（三）麻醉性镇痛药

麻醉性镇痛药（narcotics）主要指阿片类药（opiates），其通过与中枢神经系统阿片受体结合而发挥作用，能解除或减轻疼痛并改变对疼痛的情绪反应，剂量过大可产生昏睡。吗啡是天然的阿片生物碱，是麻醉性镇痛药的代表。麻醉性镇痛药物及分类见表5-1。

表5-1　麻醉性镇痛药及其拮抗药分类

分　类	药物代表
阿片受体激动药	吗啡、哌替啶、苯哌利定、芬太尼族
阿片受体激动－拮抗药：	
以激动为主的药物	喷他佐辛、丁丙诺啡、布托啡诺、纳布啡
以拮抗为主的药物	烯丙吗啡
阿片受体拮抗药	纳洛酮、纳曲酮、纳美芬

麻醉性镇痛药在临床麻醉中应用很广，可作为术前用药、麻醉辅助用药、复合全麻的主药，以及用于术后镇痛和其他疼痛治疗。由于麻醉性镇痛药基本都可产生依赖性，必须按国家颁发的《麻醉药品管理条例》严加管理。

1. 作用机制　阿片受体在脑和脊髓内广泛存在于痛觉传导区以及与情绪行为相关的区域，集中分布在导水管周围灰质、内侧丘脑、杏仁核和脊髓罗氏胶质区等。脑内不同部位的阿片受体可能与麻醉性镇痛药的不同作用有关：孤束核及其附近区域的受体可能与呼吸抑制、镇咳和恶心、呕吐有关；蓝斑等部位的受体则可能与依赖性有关。阿片受体按其激动后产生的效应分为μ、κ、δ 3型。受体激动药主要激动μ受体，产生脊髓以上镇痛、呼吸抑制、心率减慢以及依赖性等效应。受体激动－拮抗药又称部分激动药，主要激动κ受体和δ受体，对μ受体有不同程度的拮抗作用，κ受体激动可产生脊髓镇痛、镇静、缩瞳等效应，δ受体激活可调控μ受体活性，因此部分激动药有较弱的镇痛作用。受体拮抗药主要拮抗μ受体，对κ受体和δ受体也有一定的拮抗作用，因此不仅没有镇痛作用，还能拮抗受体激动药的作用。

2. 临床常用镇痛药

（1）吗啡：主要作用是镇痛，作用于中枢阿片受体而提高痛阈，对伤害性刺激不再感到疼痛。吗啡对躯体和内脏的疼痛都有效；对持续性钝痛的效果优于间断性锐痛；疼痛出现前应用的效果较疼痛出现后应用更佳。在产生镇痛作用的同时，还作用于边缘系统区域的受体，消除由疼痛所引起的焦虑、紧张等情绪反应，甚至产生欣快感。吗啡有缩瞳作用，瞳孔呈针尖样是吗啡急性中毒的特异性体征。吗啡还有抑制咳嗽，引起恶心、呕吐等作用。

吗啡有显著的呼吸抑制作用，表现为呼吸频率减慢。呼吸抑制程度与剂量相关，大剂量可导致呼吸停止，是吗啡急性中毒的主要致死原因。吗啡对呼吸的抑制，主要是延髓呼吸中枢对二氧化碳的反应性降低。吗啡由于释放组胺和对平滑肌的直接作用而引起支气管挛缩，对支气管哮喘患者可激发哮喘发作。

治疗剂量的吗啡对心肌收缩力没有抑制作用，对血容量正常者的心血管系统一般无明显影响，可使心率减慢，与迷走神经兴奋有关。吗啡可引起外周血管扩张而致血压下降，对低血容量患者或用药后改为直立位时尤为显著。

吗啡对迷走神经的兴奋及对平滑肌的直接作用可引起便秘、尿潴留以及胆管压力增加。

反复使用可出现耐受性和药物依赖性，一旦停止用药会发生一系列生理紊乱，如烦躁不安、失眠、肌肉震颤、呕吐、腹泻、流涎、出汗等，即“戒断症状”。

吗啡肌内注射后吸收良好，经 15～30 分钟起效，45～90 分钟产生最大效应，持续约 4 小时。静脉注射后约 20 分钟产生最大效应。吗啡的亲脂性很低，只有极小部分透过血－脑屏障而到达中枢神经系统，但由于与阿片受体的亲和力强，可产生强效镇痛作用。小儿的血－脑屏障更易被透过，故小儿对吗啡的耐量小。吗啡可透过胎盘到达胎儿。

吗啡主要用于急性疼痛患者，成人常用剂量为 8～10mg，皮下或肌内注射，也可口服，但口服的效能只有注射的 20%～30%。对休克患者应采用静脉注射途径，剂量酌减。吗啡在临床上还常作为治疗急性左心衰竭所致急性肺水肿的综合措施之一，可以减轻呼吸困难，促进肺水肿消失。

应用过量吗啡可造成急性中毒，其突出表现是昏迷、严重呼吸抑制和瞳孔针尖样缩小。此外，还可有血压下降、体温下降以及缺氧所致的抽搐，最后因呼吸麻痹而致死。解救急性吗啡中毒，首要措施是气管插管后进行人工通气，补充血容量以维持循环，并给予特异性拮抗药纳洛酮。

（2）哌替啶：商品名为杜冷丁，作用与吗啡类似。镇痛效能为同等剂量吗啡的 1/10，作用时间为吗啡 1/2～3/4，对内脏疼痛的效果优于躯体疼痛。镇静作用较吗啡稍弱，也可产生轻度欣快感。反复使用也容易产生依赖性。

哌替啶对呼吸有明显的抑制作用，其程度与剂量相关。可抑制心肌收缩力，但一般情况下可由机体的代偿作用弥补，但在麻醉情况下代偿作用会受到抑制，可引起血压、外周阻力及心排出量的下降。其他作用，如引起呕吐、抑制胃肠蠕动、增加胆管内压力等，与吗啡相似，但较弱。

哌替啶的临床用途、禁忌证与吗啡基本相同。在临床麻醉中哌替啶较吗啡更常作为辅助用药。哌替啶常用剂量为 50～100ml，可静脉或肌内注射，口服效能仅为肌内注射的 1/2。肌内注射后 5～15 分钟血浆浓度达峰值。可透过胎盘。

大剂量或老年患者应用哌替啶常引起中枢神经系统兴奋现象，表现为谵妄、瞳孔散大、抽搐等，可能是其代谢物去甲哌替啶所致。故对老年患者围术期应慎用。

（3）芬太尼：芬太尼为合成的苯基哌啶类药物，基本作用与吗啡相似，是临床麻醉中最常用的强效镇痛药。芬太尼的镇痛强度是吗啡的75～125倍，起效快，静脉注射后几乎立即起作用，作用时间约30分钟。

芬太尼对呼吸有抑制作用，主要表现为频率减慢，抑制程度与等效剂量的哌替啶相似，持续约10分钟后逐渐恢复。剂量较大时潮气量也减少，甚至停止呼吸。芬太尼对心血管系统的影响很轻，不抑制心肌收缩力，一般不影响血压，可引起心动过缓，但可被阿托品对抗。小剂量芬太尼可有效减弱气管插管的高血压反应，可引起恶心、呕吐，但没有释放组胺的作用。

芬太尼的脂溶性很强，故易于透过血－脑屏障而进入脑，也易于从脑重新分布到体内其他组织，尤其是肌肉和脂肪组织。单次注射的作用时间短暂，与其再分布有关。如反复多次注射，可产生蓄积作用，其作用持续时间延长。

芬太尼主要用于临床麻醉，作为复合全麻的组成部分，大剂量芬太尼常用于心血管手术麻醉。亦作为麻醉辅助用药，与氟哌利多合用，组成所谓Ⅱ型神经安定麻醉。

快速静脉注射芬太尼可引起胸壁、腹壁肌肉僵硬、强直从而影响通气，可用肌松药对抗处理。反复注射或大剂量注射可在用药后3～4小时出现延迟呼吸抑制。芬太尼也可产生依赖性，但较吗啡和哌替啶轻。

（4）舒芬太尼：是芬太尼的衍生物，作用与芬太尼基本相同，只是舒芬太尼的镇痛作用更强，为芬太尼的5～10倍，作用持续时间约为其2倍。舒芬太尼对呼吸也有抑制作用，其程度与等效剂量的芬太尼相似，只是持续时间更长。对心血管系统的影响很轻，也没有释放组胺的作用，可引起心动过缓。其引起恶心、呕吐和胸壁僵硬等作用与芬太尼相似。

舒芬太尼的亲脂性约为芬太尼的2倍，更易透过血－脑屏障。消除半衰期较芬太尼短，因与阿片受体的亲和力较芬太尼强，故不仅镇痛强度更大，而且作用持续时间也更长。

（5）瑞芬太尼：为芬太尼族中的最新成员，是有酯键的芬太尼衍生物，是纯粹的μ受体激动药。临床上其效价与芬太尼相似，注射后起效迅速，药效消失快，是真正的短效阿片类药。

对呼吸有抑制作用，其程度与芬太尼相似，但停药后恢复很快，停止输注后3～5分钟恢复自主呼吸。可使动脉压和心率下降20%以上，下降幅度与剂量不相关。不引起组胺释放。可引起恶心、呕吐和肌僵硬，但发生率较低。

瑞芬太尼在体内的代谢途径是被组织和血浆中非特异性酯酶迅速水解。清除率不受体重、性别或年龄的影响，也不依赖于肝－肾功能。因此，其作用消失快主要是由于代谢清除快，而与再分布无关，连续输注数小时也无蓄积作用。

瑞芬太尼在临床麻醉中也主要用作复合全麻的组成部分，更适用于静脉持续输注或靶控输注。临床初步研究表明，消除切皮反应的ED_{50}为0.03μg/(kg·min)，消除各种反应的ED_{50}为0.52μg/(kg·min)。但其缺点是停止输注后没有镇痛效应，故应在手术结束前提前加用吗啡或芬太尼等，以利术后镇痛。

3. 麻醉性镇痛药的拮抗药　即阿片受体拮抗药，其本身对阿片受体并无激动效应，但对μ受体有很强的亲和力，对κ受体和δ受体也有一定的亲和力，可移除与这些受体结合的麻醉性镇痛药，从而产生拮抗效应。当前临床上应用的主要是纳洛酮。

纳洛酮起效迅速，拮抗作用强。静脉注射后2～3分钟即可产生最大效应，作用持续时间为45分钟；肌内注射后10分钟产生最大效应，作用持续时间为2.5～3小时。因在脑内的浓度下降迅速，故药效维持时间短。

因作用持续时间短暂，用于解救麻醉性镇痛药急性中毒时，单次剂量拮抗虽能使自主呼吸恢复，一旦作用消失，可再度陷入昏睡和呼吸抑制。为了维持药效，可先静脉注射0.3～0.4mg，15分钟后再肌内注射0.6mg，或继之以静脉输注5μg/(kg·h)。

应用纳洛酮拮抗大剂量麻醉性镇痛药后，因痛觉突然恢复，可产生交感神经系统兴奋现象，表现为血压升高、心率增快、心律失常，甚至肺水肿和心室纤颤。故高血压、心脏病、脑血管病及嗜铬细胞瘤患者慎用。大剂量使用亦可导致类似戒断综合征的症状。

（四）骨骼肌松弛药

简称肌松药。可选择性作用于神经肌肉接头，暂时干扰正常神经肌肉兴奋传递，从而使肌肉松弛。临床上根据肌松药作用机制不同分为非去极化肌松药和去极化肌松药。

肌松药在临床麻醉主要用于麻醉诱导时便于气管插管、全麻时减少肌张力，为手术提供良好条件；在ICU病房也常用于消除病员对通气机抵抗而便于机械通气；偶用于控制破伤风及癫痫持续状态等疾病的肌痉挛和用于电休克治疗时防止肌肉强烈收缩产生的不良作用。肌松药促进了临床麻醉发展，减少了全麻药用量和降低吸入全麻药浓度，避免了深麻醉带来的不良影响。但是肌松药没有镇静和镇痛作用，因此不能取代镇痛药和镇静药，全麻时应保持足够的麻醉深度，ICU应用时要保证病员充分镇静。

1. 去极化肌松药　去极化肌松药如琥珀胆碱（司可林，succinycholine）的分子结构与乙酰胆碱相似，它能够与运动终板胆碱能受体结合，引起运动终板去极化，使运动终板暂时丧失对乙酰胆碱的正常反应，肌肉处于松弛状态。随着药物分子逐渐与受体解离，并离开神经肌肉结合部，运动终板恢复正常的极化状态，神经肌肉的传导功能维持正常。胆碱酯酶抑制剂不能拮抗去极化肌松药产生的肌肉松弛作用，反而会增加去极化阻滞作用。

琥珀胆碱有起效快、作用迅速完善和时效短等优点，静脉注射后迅速被血浆胆碱酯酶水解。琥珀胆碱不引起组胺释放，可兴奋心脏毒蕈碱样受体，引起心动过缓或心律不齐，重复大剂量使用时更易发生。琥珀胆碱可升高血钾，禁用于高血钾患者（严重创伤、烧伤等）。截瘫患者使用琥珀胆碱更易产生血清钾急剧上升，亦应禁用。琥珀胆碱可使眼压升高，有穿透性眼损伤及青光眼的患者应禁用。琥珀胆碱引起肌肉颤搐可致患者术后肌痛，预先用小量非去极化肌松药可以预防琥珀胆碱引起肌肉颤搐的发生。

临床主要用于全身麻醉和抢救患者的气管内插管，特别是困难气管内插管的患者，需要使用肌松药进行快速插管时应首选琥珀胆碱。琥珀胆碱的ED_{95}为0.5mg/kg，气管插管时静注1～1.5mg/kg，20秒内出现肌肉颤搐，30～60秒显效，作用持续8～10分钟。也可使用0.1%的溶液持续静脉滴注，2～4mg/min，维持术中肌肉松弛。

琥珀胆碱的其他不良反应包括Ⅱ相阻滞、恶性高热及类过敏反应等，虽然不常见，但可危及病员生命，临床使用时需提高警惕。

2. 非去极化肌松药　非去极化肌松药与运动终板胆碱能受体结合后，不改变运动终板的膜电位，而是妨碍乙酰胆碱与其受体的结合，使肌肉出现松弛，在出现肌肉松弛以前无肌纤维成束收缩引起的肌肉颤搐。非去极化肌松药与乙酰胆碱竞争受体，给予胆碱酯酶抑制剂后，乙酰胆碱的分解减慢，有更多的乙酰胆碱分子与非去极化肌松药分子竞争受体，从而能够拮抗非去极化肌松药的阻滞作用，恢复正常的神经肌肉传导。临床常用的非去极化肌松药有泮库溴铵（潘可罗宁，pancuronium）、维库溴铵（万可松，vecuronium）、阿曲库铵（卡肌宁，atracurium）、罗库溴铵（爱可松，rocuronium），哌库溴铵（阿端，pipecuronium）等。

（1）泮库溴铵：为长效肌松药，能阻断心脏毒蕈碱样受体，引起心率增快，甚至出现心动过速，能抑制去甲肾上腺素的再摄取，可引起血压升高，因此，心动过速和高血压患者慎用。泮库溴铵不引起组胺释放。临床麻醉中主要用于手术时间长或术后需要进行机械通气治疗的患者，完成气管内插管和维持术中的肌肉松弛。首次剂量为 0.08 ~0.1mg/kg，2 ~4 分钟后可以进行气管内插管，1 ~1.5 小时后追加 2 ~4mg，吸入麻醉药能够显著地延长泮库溴铵的神经肌肉阻滞作用。术后要拔除气管内导管的患者，须常规给予胆碱酯酶抑制剂，拮抗其残留肌松作用。

（2）维库溴铵：是泮库溴铵的衍生物，肌松作用为泮库溴铵的 1 ~1.5 倍，但作用时间较短，心血管系统影响小，不引起组胺释放。肝、肾功能严重障碍的患者，其作用时间延长。临床用于全身麻醉时气管内插管和术中维持肌肉松弛。静脉注射 0.07 ~0.1mg/kg，2 ~3 分钟后完成气管插管，45 分钟后可追加2 ~4mg。手术结束时，多需给予胆碱酯酶抑制剂以拮抗其残留肌松作用。

（3）阿曲库铵：为苯肼异喹啉类化合物，肌松效应为维库溴铵的 1/5 ~1/4，对心血管系统影响较轻。在体内主要经霍夫曼（Hofmann）降解和非特异性酯酶水解，不经肝、肾代谢，适用于肝、肾功能不全的患者。能引起一定程度的组胺释放，导致皮肤发红及短暂的低血压，亦可出现支气管痉挛及类过敏反应，故不适用于支气管哮喘患者。临床用于全身麻醉时气管内插管和维持术中肌肉松弛，静注 0.5 ~0.6mg/kg，2 ~3 分钟后完成气管内插管，35 分钟后追加 15 ~25mg。长时间、大剂量使用该药，拔除气管内导管前应给予胆碱酯酶抑制剂拮抗其残留作用。

（4）哌库溴铵：是季铵甾类化合物，为长效肌松药，很少有组胺释放和迷走神经阻滞作用，对心血管系统无明显的影响。临床上用于全身麻醉气管插管和术中维持肌肉松弛，适用于高血压、缺血性心脏病、心动过速、心血管功能不全长时间手术，以及术后需要呼吸机治疗的患者。静脉注射 0.08 ~0.1mg/kg，2 ~4 分钟后完成气管插管，60 ~100 分钟后追加 2 ~4mg维持肌松，手术结束拔除气管内导管前，应给予胆碱酯酶抑制剂拮抗其残留肌松作用。

（5）罗库溴铵：单季铵甾类化合物，是目前起效较快的非去极化肌松药，不引起组胺释放，对心率和血压无明显影响。临床上用于全身麻醉诱导和维持术中肌肉松弛。插管剂量为 0.6mg/kg，静脉注射后 50 ~90 秒，气管内插管，作用时间为 30 ~45 分钟，维持剂量为 0.1 ~0.15mg/kg。手术结束拔除气管内导管前，多需给予胆碱酯酶抑制剂拮抗其残留的肌松作用。

3. 肌松药的拮抗　抗胆碱酯酶药可逆转非去极化肌松药的作用。此类药暂时抑制分解乙酰胆碱的乙酰胆碱酯酶，增加在神经肌肉接头部乙酰胆碱浓度，促使神经肌肉兴奋传递恢复正常。抗胆碱酯酶药有新斯的明、依酚氯铵和吡啶斯的明，其达到峰效时间分别为 7 ~11

分钟、1～2 分钟和 15～20 分钟。抗胆碱酯酶药的强度以新斯的明最强。

新斯的明对去极化肌松药无拮抗作用，反使其肌松作用增加。使用新斯的明的同时必须给予阿托品，以阻断乙酰胆碱对毒蕈碱样受体兴奋所带来的不良反应（唾液分泌增加、肠痉挛、心动过缓，甚至心脏骤停）。

抗胆碱酯酶药逆转非去极化肌松药的效果与拮抗药的用量、拮抗药时肌松药作用强度及其自然恢复是否已经开始等因素有关。新斯的明剂量不宜超过 0.7mg/kg。

三、麻醉机简介

麻醉机是现代手术室用于实施全身麻醉、供氧及进行辅助或控制呼吸必不可少的设备。现代麻醉机除了具有气路部分的基本构件外，还配备了电子、电脑控制和监测等仪器设备，能够提供精确、稳定和易于控制的氧气及吸入麻醉药浓度，但对操作和管理的要求较高。

麻醉机包括供气装置、流量计、蒸发器、通气系统、麻醉呼吸机、监测和报警装置、麻醉残气清除系统和各种附件与接头等。

（一）供气装置

1．气源　现代麻醉机一般有氧、氧化亚氮（N_2O）以及空气的管道进气接口，通过硬质皮管与中心供气系统或压缩气筒连接。此外，还配备可直接与小压缩气筒联接的接口，以供紧急时备用。

为防止麻醉机的管道气源接口接错气源，一般采用不同的接口口径系统，称口径安全系统。不同气筒除了接口口径明显不同外，接头的内芯长度也不同。目前国内外临床使用的气源，无论来自压缩气筒或中心供气系统均采用口径安全系统。备用小气筒的接口多采用国际通用的轴针安全系统。

2．减压阀和压力表　减压阀把高压气源（中心供气或压缩气筒）内高而变化的压力降为低而稳定的压力，一般降至 0.3～0.4mPa（3～4kg）/cm^2 供麻醉机安全使用。

麻醉机上安装的压力表是低压表，用于测量减压后气体即麻醉机进气口的压强，通常还有低压报警装置。高压表连接在气筒阀和减压阀之间，用以指示压缩气筒内气体压力。

3．流量计　流量计是测定流动气体流量的工具，目前最常用的为进气口可变的悬浮转子式流量计。为防止麻醉机输出低氧性气体，除气源接口采用轴针安全系统和口径安全系统外，麻醉机还常用 N_2O-O_2 流量计联动装置和氧比例监控装置，以控制气体的输出比例，防止输出低氧性气体，保证 O_2 的输出浓度不低于 25%。

（二）麻醉通气系统

或称麻醉呼吸回路，是与患者相连接的联合气路装置，麻醉混合气体由此系统提供并传送给患者，同时患者通过此系统进行呼吸。通气系统结构或用法的不同，可影响患者吸入混合气体的浓度。

根据呼吸气体与大气相通程度、呼气再吸入量、有无贮气囊、二氧化碳吸收罐及导向活瓣等情况分为开放式、半开放式、半紧闭式及紧闭式。前二者因无二氧化碳吸收装置，全部或大部分呼出气体被排到空气中，吸入麻醉药物浪费，空气污染严重而已被淘汰，现代麻醉机均装有二氧化碳吸收装置，多采用循环紧闭式通气系统。循环回路的主要优点：允许呼出气复吸入，这样能减少呼吸道水、热丢失，同时能减轻手术室污染，吸入全麻药的浓度相对较稳定。

（三）麻醉呼吸机

麻醉呼吸机是现代麻醉机的主要部件之一。与常规呼吸机相比，麻醉呼吸机要求性能稳定，而呼吸模式相对简单。麻醉呼吸机按驱动的动力可分为气动或电动两类，或者兼而用之。按呼气期风箱的移动方向，可分为上升型风箱（立式）和下降型（挂式）风箱二类。

现代化多功能麻醉机的麻醉呼吸机需满足以下要求：①潮气量精准，最小潮气量可达10～20ml，适用于成人、小儿及新生儿等，无需更换皮囊；②具有IPPV、PCV、SIMV和手动/自主等多种呼吸模式，适合不同患者需求；③具有自动的泄漏和顺应性补偿功能；④具有压力限制装置，可限制过高气道压力，防止气压伤。

（四）二氧化碳（CO_2）吸收装置

CO_2吸收装置为现代麻醉机的必备设置，主要为循环吸收式CO_2吸收器。CO_2吸收器中的碱石灰（或钡石灰）与CO_2起化学反应，清除呼出气中的CO_2。

碱石灰由80% $Ca(OH)_2$、5% NaOH以及硅酸盐等加适量水分（15%）所组成。颗粒大小以每平方厘米4～8粒为宜。颗粒过大接触面积小影响吸收效果；颗粒过小影响通气，增加呼吸阻力。碱石灰与CO_2反应后由碱性变为中性，加用适当指示剂通过观察颜色的变化可了解碱石灰的消耗程度，一般在碱石灰3/4变色时即作更换。但碱石灰颜色的变化不是判断碱石灰消耗程度的可靠指标，最可靠的依据是临床观察及$ETCO_2$监测有无CO_2蓄积征象出现。

（五）蒸发器

蒸发器是麻醉机提供给患者吸入麻醉药蒸气的重要装置。现代的蒸发器都是为特定的麻醉药设计的，为了保持比较恒定的麻醉药浓度，都具有完善的温度补偿、压力补偿和流量控制等装置。因为不同的吸入麻醉药物沸点、蒸气压力等均不相同，所以不能混用。

（六）麻醉残气清除系统

麻醉残气清除系统的作用是收集麻醉机内多余的残气和患者呼出的残气，并通过管道排出手术室外，以免造成手术室内空气污染，手术室内空气要求卤族麻醉药浓度不高于2ppm，N_2O浓度不高于25ppm。

残气清除系统可分为主动型和被动型。主动型一般采用负压系统将残气抽出，通过管道排出室外；而被动型则采用正压将残气通过管道排出室外。

残气清除系统减少了手术室内污染，但也增加了麻醉机的复杂性和一定的特殊性，处理不当可造成患者的危险。主要问题是残气清除系统的管道堵塞引起正压或负压传到患者呼吸回路。排气管道的堵塞使呼吸回路压力过高。常见有：①麻醉机轮子压住了排气管；②管道扭曲打折；③异物堵塞；④管道接错等。若未及时识别处理，可致患者肺部气压伤危险。真空泵负压过大，可造成患者呼吸回路内气体被大量抽出，影响麻醉机的正常工作。

（七）麻醉机的安全操作检查

麻醉开始前，应对麻醉机进行严格的、完整的安全检查。麻醉前检查中，以氧浓度监测、低压系统的泄漏试验和循环回路系统试验最为重要。

1. 氧浓度监测仪的校准　氧浓度监测仪是用于监测流量阀的气体浓度的变化。麻醉前应将氧传感器置于空气中，进行21%氧浓度校正。

2. 低压系统的泄漏试验　低压系统的泄漏试验主要检查流量控制阀至共同输出口之间的完整性。流量表的玻璃管和蒸发器及其衔接处是泄漏的常见部位。低压系统的泄漏可以引起患者缺氧或麻醉中知晓。

3. 回路系统试验　回路系统试验用于患者呼吸回路系统的完整性的测试，包括共同输出口至Y接口之间的所有部件。试验分为泄漏试验和活瓣功能试验两部分。泄漏试验时，关闭放气阀，堵住Y接头，快速充氧使回路内压力达30cmH_2O左右，如有泄漏，压力将不能保持。进行活瓣功能试验时，取下Y接头，试验者分别通过吸气和呼气螺纹管进行呼吸。若活瓣功能正常，吸气螺纹管只能吸气不能呼出，而呼气管只能呼出不能吸入。

四、气管插管术

不论采用何种麻醉方法，均要求在围手术期始终保持患者呼吸道通畅和气体交换良好。为达到上述目的，需要在气道内根据具体情况置入不同类型的通气道，包括口咽通气管、鼻咽通气管、喉罩通气管（laryngeal mask airway，LMA）、气管内导管或支气管内导管等，以便麻醉医师可以主动掌握气道通畅，施行控制呼吸。全身麻醉中以气管、支气管插管最为常用。随着喉罩技术的不断成熟，喉罩在全身麻醉中的应用也越来越广泛，成为困难气道处理手段之一。

（一）气管插管器械的准备

1. 必备工具　指任何麻醉手术前必须准备的用于开放控制气道的工具，包括：①喉镜：应选择大小合适的镜片；②气管内导管：拟用型号导管及其上、下连续型号各1根；③口咽或鼻咽通气道；④管芯；⑤牙垫；⑥吸引器。

2. 备用工具　指根据气管插管方法及预防困难气道而需准备的一些器具：①喷雾器及喉麻管：用于咽喉部表面麻醉；②插管钳：经鼻插管时通常需要用到；③特殊气管内导管：如异型管、加强管、双腔支气管导管等，根据患者情况及手术需要选用；④困难气道插管工具：包括纤维支气管镜、硬质喉镜或可视喉镜等，也可作为常规使用；⑤喉罩：包括普通喉罩、双管喉罩及插管型喉罩等；⑥其他辅助用具：如换管器、光棒、气管食管联合导管等，根据医院工作习惯选择备用；⑦外科气道工具：包括气管切开包及环甲膜穿刺导管等，是急症困难气道的最终选择，应常备并定期检查、消毒，保证随时可用。

（二）气管插管的方法

根据插管途径分为经口或经鼻气管插管法，根据插管前的麻醉方法分为清醒插管和诱导插管法，根据是否显露声门又分为明视插管和盲探插管法。麻醉诱导后经口明视气管插管是临床最常使用的插管方法，适用于绝大多数患者，它必须在静脉或吸入麻醉药及肌肉松弛药的配合下方能完成，患者感觉不到痛苦，操作相对简单。在我国广大基层医院，对预期存在插管困难或某些危重患者经常采用清醒状态下经鼻盲探插管法，此种方法对操作者的技术要求较高，需要患者有意识的合作，插管前必须对鼻腔到咽喉部整个插管径路实施完善的表面麻醉，并需结合患者情况给予必要的镇静、镇痛药物。

1. 经口腔明视气管插管法　经过充分面罩吸氧去氮及麻醉诱导，患者意识消失、肌松完善后，麻醉医师再经过以下步骤完成操作。

（1）安置患者一定的头位，使经口腔、咽部及喉头部作的三条直线相互重叠而接近成一条直线。

（2）用左手持喉镜沿口角右侧置入口腔，将舌体推向左，使喉镜片移至正中位，此时可见到腭垂（为显露声门的第一个标志），慢慢推进喉镜使其顶端抵达舌根，稍上提喉镜，可看到会厌的边缘（为显露声门的第二标志）。

（3）弯型喉镜片在其顶端抵达舌根与会厌交界处，即用上提喉镜以“翘起”会厌而显露声门。而直型喉镜片有所不同，在看到会厌边缘后应继续稍推进喉镜，使其顶端越过会厌的喉侧面，然后上提喉镜，以挑起会厌的方式显露声门。

（4）右手以握毛笔式手势持气管导管，斜口端对准声门裂，将导管轻柔地插过声门而进入气管。导管插入气管内的长度，成人一般以见不到套囊后再往前推进 1～2cm 即可（约 5cm 长）；小儿插入长度以 2～3cm 为准。如果使用导管芯，在导管斜口进入声门 1cm 时，要及时抽出。

（5）立即塞入牙垫，退出喉镜，充气套囊，连接麻醉机，证实导管确在气管内后，将导管与牙垫一起妥加固定，并立即加深麻醉。

（6）证实气管导管确在气管内及其位置的方法：手控通气观察患者胸廓起伏，用听诊器听患者两侧肺的呼吸音是否清晰、对等，以及观察呼气末二氧化碳波形来确认导管在气管内。如果没有听到呼吸音，且患者腹部逐渐充气、隆起，口唇发紫，则说明导管误人食管，需立即将导管拨出，并用面罩加压给氧，并作好重新插管的准备。若导管置入过深，容易进入右侧支气管，造成听诊时左侧肺部听不到呼吸音或呼吸音较右侧微弱，此时应将导管适当向外拨出，直至两侧呼吸音对等。

2. 经鼻腔气管插管法　多采用清醒、保留患者自主呼吸情况下插管，可以明视，但多采取盲探法插管。插管前需给予患者适当的镇静、镇痛药物，以减少痛苦。具体操作步骤如下：

（1）充分的表面麻醉：以 1% 丁卡因或 2% 利多卡因作鼻腔滴入黏膜麻醉，并滴入数滴 3% 麻黄素以利于鼻腔黏膜收缩，减少操作时出血；喷雾器对咽喉部进行充分表面麻醉；环甲膜穿刺将局麻药 1～2ml 注入气管并嘱患者咳嗽进行气管内表面麻醉。

（2）导管前端外侧充分润滑后将导管与面部作垂直的方向插入鼻腔，沿鼻底部出鼻后孔至咽腔，切忌将导管向头顶方向推进否则极易引起严重出血。

（3）明视插管法用左手持喉镜显露声门，在喉镜的监视下，患者作吸气动作时将导管置入气管内。如有困难，可借助插管钳夹住导管前端送入气管内。

（4）盲探插管法需依靠导管内的呼吸气流声强弱或有无来判断导管斜口端与声门之间的位置和距离。此时术者一边用左手调整头位，一边用右手调整导管前端的位置，同时用耳倾听气流声响，当调整至声响最强的部位时，缓缓推进导管入声门。

（5）以下步骤同经口腔气管插管术，确定导管在气管内且位置无误后即给予诱导药物及肌肉松弛药加深麻醉。

3. 拔管　当全身麻醉手术完成时，需拨出气管内插管。拔除气管导管前必须具备的条件：①肌肉松弛药的残余作用已被满意逆转；②麻醉性镇痛药的呼吸抑制作用已消失；③咳嗽、吞咽反射活跃，自主呼吸气体交换量恢复正常；④拔管前必须先吸尽残留于口、鼻、咽喉和气管内分泌物；拔管后应继续吸尽口咽腔内的分泌物。

4. 拔管步骤

（1）口、鼻、咽腔及气管内吸引。注意气管内吸引管应无菌，且吸引前后应常规纯氧吸入。

（2）去除固定在鼻面部的胶布，抽空套囊中的气体。

（3）趁患者呼气时迅速将气管导管拔出。传统的拔管操作是先将吸引管留置在气管导管前端之外，然后一边吸引、一边缓慢拔管，如今认为无此必要，且有增加并发症的危险。

（4）拔管后应继续面罩吸氧，必要时再次吸引口、鼻、咽腔分泌物。拔管后即刻可能出现呛咳和（或）喉痉挛，需加以预防。在自主呼吸交换量满意、咽喉防御反射恢复的情况下可选择深麻醉下拔管。或者在拔管前1～2 min静脉注射利多卡因50～100mg，有助于减轻呛咳和喉痉挛。

（三）喉罩的使用

喉罩通气管（laryngeal mask airway，LMA）于1983年起源于英国，已被广泛应用于临床全身麻醉施行呼吸管理，2000年引进国内，在国内临床麻醉中的使用也越来越广。喉罩技术发展很快，从最初的经典型喉罩，逐步完善发展到双管型喉罩（proseal）、一次性双管喉罩（supreme）及插管型喉罩等系列，目前国内临床使用的主要是双管型喉罩（proseal）。喉罩的特殊之处在于其通气导管的前端衔接一个用硅橡胶制成的扁长凹形套囊，其大小恰好能盖住喉头，故有“喉罩”通气管之称。喉罩系在盲探下插入，不需要使用喉镜显露声门，使用较为方便，且其前端不需要进入气管，刺激较小，因此有很多优点。

1. 适应证　喉罩适用于无呕吐反流危险的手术，尤其是气管插管困难者。当困难插管而被迫使用喉罩以后，喉罩可用作气管内插管的向导，插管型喉罩可直接经喉罩导气管插入气管导管，而普通喉罩可先将一根气管导管导引管或纤维支气管镜插入喉罩导气管进入气管内，然后再套入气管导管顺势推进气管内。

2. 禁忌证　主要包括饱食，腹压过高，有高度反流误吸危险的患者，以及术中通气压力需>25cmH_2O的患者。

3. 置入方法

（1）面罩吸氧去氮后，静脉注射异丙酚或七氟烷吸入麻醉诱导后即可置入喉罩，无须使用肌松药。但绝对不能用硫喷妥钠静脉诱导，因其极易引起严重喉痉挛。

（2）头轻度后仰，操作者左手牵引下颌以展宽口腔间隙，右手执笔式持喉罩，示指抵在罩口与导气管的连接处，罩口朝向下颌，沿舌正中线贴咽后壁向下置入，直至不能再推进为止。

（3）套囊充气后确认喉罩处于最佳位置，即喉罩位于咽喉腔，罩的下端进入食管上口，罩的上端紧贴会厌腹面的底部，罩内的通气口针对声门。一般通过置入喉罩后施行正压通气，观察胸廓起伏的程度，听诊两侧呼吸音是否对称和清晰，听诊颈前区是否有漏气杂音等来判断。也可利用纤维光束喉镜置入喉罩进行观察。

（4）插入时注意喉罩与硬腭接触前，必须使喉罩完全展开，然后再逐步送入咽腔。若喉罩在舌后遇到阻力，不可强插，以防其罩端打折。完成插入后要将喉罩妥善固定。

（5）注意选择适当大小的喉罩。喉罩过小常致插入过深，造成通气不良；喉罩过大不易到位，容易漏气。

（6）喉罩对气管的刺激较小，一般应待患者清醒或在指令下能够自行张口时，再拔除喉罩。

五、常见全麻并发症及处理

（一）呼吸系统并发症

1. 呕吐与误吸　全身麻醉时因患者的意识消失，吞咽及咳嗽反射丧失，贲门松弛，胃内容物较多时，极易发生胃内容物反流及误吸，造成窒息或吸入性肺炎。麻醉诱导时、气管内插管前和麻醉苏醒期拔除气管内导管后最容易发生。产科患者、饱胃患者、上消化道出血和肠梗阻的患者，麻醉时呕吐、反流及误吸的发生率较高。

患者在呕吐前常有恶心、唾液分泌增加、吞咽动作及痉挛性呼吸等先兆症状。患者一旦出现呕吐，应将其身体上半部放低，头偏向一侧，使呕吐物容易引出口腔外，避免进入呼吸道，同时应用纱布及吸引器将口、鼻腔内的食物残渣、呕吐物清除干净。必要时立即进行气管内插管或支气管镜检查，清除呼吸道内误吸物。

如发生吸入性肺炎，除给予氨茶碱和抗生素外，可经气管内导管以每次 5 ~ 10ml 生理盐水作支气管内反复冲洗，给予大剂量糖皮质激素 2 ~ 3 日，以抑制支气管周围的渗出反应。必要时呼吸机支持治疗，维持机体通气和氧合正常。

吸入性肺炎病情凶险，预后差，麻醉中应以预防为主。择期手术的患者，术前必须严格禁食、水，使胃排空。凡饱食后又必须进行手术者，可以选用局部麻醉或椎管内麻醉并保持患者神志清醒。若必须施行全身麻醉，必须严格按饱胃患者的麻醉处理原则进行麻醉。

2. 呼吸道梗阻

（1）上呼吸道梗阻：即声门上气道梗阻，最常见的原因是舌后坠及咽喉部分泌物积存，表现为吸气困难。上呼吸道完全梗阻时，患者出现鼻翼煽动和三凹征，虽有强烈的呼吸动作而无气体交换。处理上只要把下颌托起，放入口咽或鼻咽导气管，及时把咽喉部分泌物吸净，便可解除梗阻。

喉头水肿同样可以引起上呼吸道梗阻，轻者给予糖皮质激素可以缓解，严重者应立即气管内插管或紧急气管切开。喉头水肿多发生于婴幼儿气管内插管后及气管内插管困难的患者，也可因手术牵拉或刺激喉头引起。

喉痉挛易发生在浅麻醉下异物触及喉头或行尿道、宫颈扩张及刺激肛门括约肌时。喉痉挛患者有呼吸困难，吸气时伴有喉鸣音，并可因缺氧而发绀。处理原则是去除诱因，加压吸氧，轻者即可缓解，必要时静脉注射琥珀胆碱立即行气管内插管，严重者可经环甲膜穿刺置管行加压给氧。

（2）下呼吸道梗阻：即声门下气道梗阻，常因气管、支气管内有分泌物，或是支气管痉挛引起，多发生在有哮喘史和患有慢性梗阻性肺部疾病（COPD）的患者。梗阻严重者可出现二氧化碳潴留、缺氧、心动过速和血压下降。

因此，全身麻醉时应及时吸净呼吸道内分泌物，维持足够麻醉深度。氯胺酮和吸入麻醉药均有支气管扩张作用，是哮喘患者首选的麻醉药物。支气管痉挛时，可缓慢静脉注射氨茶碱 250 ~ 500mg、氢化可的松 100mg，或吸入支气管扩张药，并增加吸入氧浓度，防止缺氧。

3．急性肺不张　表现为弥漫性肺泡萎陷或肺段、肺叶甚至一侧肺完全萎陷，失去通气功能。呼吸道阻塞是肺不张最常见的原因，如分泌物阻塞支气管。因此，多痰的患者术前应充分准备，术中应及时吸除呼吸道分泌物。开胸手术患者关胸前应吸痰后彻底吹张所有肺组织。避免长时间的纯氧吸入，避免出现吸收性肺萎陷。术后经常变动患者的体位，施行完善的术后镇痛，鼓励患者咳嗽，早期离床活动。咳嗽及吸痰仍不能缓解肺不张时，应行纤维支气管镜吸痰，并给予抗生素治疗。

4．通气不足　通气不足主要表现为二氧化碳潴留。全麻期间发生通气不足，主要是辅助呼吸或控制呼吸的分钟通气量不够造成的，应增加潮气量或增加呼吸频率。麻醉苏醒期发生通气不足，主要是各种麻醉药物，特别是麻醉性镇痛药和肌肉松弛药的残留作用，引起中枢性呼吸抑制和呼吸肌功能障碍的结果，必要时给予相应的拮抗药物。支气管痉挛时，虽每分钟机械通气量已不少，但实际肺泡通气量仍不足，只有切实舒张支气管平滑肌，积极解除支气管痉挛，才有可能解除肺泡通气不足。

（二）循环系统并发症

1．低血压　指收缩压低于80mmHg或下降超过基础值的30%。麻醉期间出现低血压最常见的原因是麻醉过深、术中失血过多而血容量补充不足、或手术直接刺激迷走神经或牵拉内脏反射性地兴奋迷走神经引起血压明显下降。过敏反应、肾上腺皮质功能低下以及心肌收缩功能障碍，亦可以导致低血压。

长时间严重的低血压会使器官灌注不足，组织氧合障碍，器官功能紊乱，出现代谢性酸中毒。麻醉期间出现低血压，首先应减浅麻醉，同时补充血容量，必要时给予升压药物。术者牵拉内脏引起反射性血压下降，多伴有心动过缓，应及时停止手术刺激，必要时给予阿托品治疗。

2．高血压　指舒张压高于90mmHg或收缩压高于基础值的30%。术中血压过高，会增加失血量，增加心肌氧耗量，增加脑血管意外的危险性，应正确处理。原有高血压患者或麻醉过浅，以及通气不足、二氧化碳潴留等是围手术期引起血压增高的常见原因。

麻醉中出现高血压时，首先须解除诱发血压增高的各种因素，维持适宜的麻醉深度，必要时给予血管扩张剂，但应注意遵循小量、分次的原则，注意血管扩张剂与麻醉药之间的协同效应。

3．心律失常　麻醉深浅不当、手术刺激、低血压、高血压、二氧化碳潴留及缺氧均可引起心律紊乱。原有心功能不全，特别是心律失常的患者，麻醉中更易发生心律紊乱。血清电解质和体液酸碱失衡，特别是低血钾，也容易诱发心律失常。

应保证麻醉深度适宜，积极维持麻醉患者血流动力学稳定，维持心肌氧供需平衡，并针对诱发心律紊乱的不同原因进行相应的处理。房性期前收缩对血流动力学无显著影响，无需特殊处理。房颤心室率过快时，可给予维拉帕米（异搏定）2.5～7.5mg或毛花苷丙0.4～0.8mg，将心室率控制在每分钟120次以下。如果室性期前收缩较为频发（>5次/分），或出现多源特征、R-on-T现象时，须积极处理，否则有转变为室性心动过速，甚至心室纤颤的危险。可先静脉注射利多卡因1～1.5mg/kg，必要时持续静脉注射1～4mg/min。疗效欠佳时可缓慢静脉注射胺碘酮150mg。

4．心室颤动及心脏骤停　是麻醉手术中最严重的意外事件。二者都使心脏失去排血功能，全身血液循环陷入停顿状态，各个器官失去血液供应。心脏骤停和心室颤动的原因较为复杂，但多发生在已有心肌缺血、休克、电解质紊乱、体温过低的患者。麻醉深浅不当，呼吸道梗阻、强烈的手术刺激、血流动力学急剧变化等都是触发因素。心脏骤停和心室颤动须及时诊断，积极按心肺复苏处理，才能使患者免于死亡。

（三）中枢神经系统并发症

1. 高热、抽搐和惊厥 体温过度升高常见于小儿麻醉，可能与婴幼儿的体温调节中枢未发育健全有关。高热不及时处理可以引起抽搐甚至惊厥。发生高热、抽搐时，需立即提高吸入氧浓度，静脉注射咪达唑仑或小量硫喷妥钠，同时积极进行物理降温，特别是头部降温。此外，应注意除外麻醉药物引起的恶性高热（malignant hyperthermia），最容易触发恶性高热的麻醉药是琥珀胆碱和氟烷等吸入麻醉药。

2. 苏醒延迟 现代的麻醉药物及方法通常使患者在手术结束不久即可清醒。若全身麻醉后超过 2 小时意识仍不恢复，即称为麻醉苏醒延迟。苏醒延迟可能是麻醉药物过量，循环或呼吸功能恶化，严重水、电解质紊乱或糖代谢异常，应针对不同原因进行处理。

第四节 控制性降压与低温麻醉/麻醉期间的监测

一、控制性降压

外科手术必然会导致出血，有时出血还非常严重甚至难以控制，如果补血不及时，可能危急患者的生命。此外，有些手术，如颅内血管瘤或中耳手术，术野中充满血液，也会干扰手术的正常进行。因此，为了减少出血、输血以及输血并发症，提供清晰的手术野，利于手术操作，临床常采用控制性降压（controlled hypotension）的方法，即在全身麻醉时采用药物和（或）麻醉技术有意识地降低患者的血压，并根据手术需要控制降压程度和持续时间。但在严重低血压情况下心、脑、肝、肾等重要脏器将发生很大变化，因此，在施行控制性降压过程中，除需具有熟练的技术外，还必须掌握有关基础理论知识，严格掌握适应证和禁忌证，保证患者安全。

（一）控制性降压的理论基础及对各主要器官的影响

1. 理论基础 正常人体组织的血流量（Q）与供应该组织的血管两端压差（ΔP）呈正比，与血流阻力（R）成反比，公式为 $Q = \Delta P/R$。控制性低血压时，循环血量和血液黏滞度不变，虽然动脉压降低使组织的灌注压降低，但因周围血管扩张，使血管阻力也降低，故组织的血流灌注量可以保持不变，与休克时低血压有本质区别。

2. 对主要器官、系统的影响 控制性降压对器官的影响非常复杂，常与所用药物、降压程度及低压时间密切相关。

（1）脑：中枢神经系统的代谢率高，对血液灌流及氧的供给要求很高，因此，控制性降压时绝对不可超越其代偿能力所及的程度，否则可因脑供血不足和脑缺氧造成严重后果。正常体温患者，控制 MAP 安全最低限度为 50～55mmHg，此范围内脑血流量（CBF）的自身调节能力仍然保持，一旦 MAP 下降低于此限度，CBF 将随动脉血压而平行的下降，有可能产生脑缺血，影响脑功能。慢性高血压患者的脑血管自身调节曲线可右移，要保持 CBF

自身调节能力，其血压的安全低限与 CBF 低限比正常血压者高。如果患者有颅压（ICP）升高，除非手术之前已监测 ICP，在切开硬脊膜之前不要进行控制性降压，否则可引起 CBF 急剧降低，产生脑缺血。

（2）心脏及循环系统：控制性降压时，心排血量减少，可影响冠状动脉血流量，但冠状动脉也有自动调节机制，一方面可按照代谢需要改变血管阻力，另一方面，周围血管扩张，血压降低，减轻心脏负荷，减少心肌耗氧量。因此，控制性降压时可仍然维持良好的心肌功能。伴冠状动脉病变的患者的血管扩张性储备能力下降，静息时依赖于代偿机制能保持心肌有效灌注。控制性降压时，心肌灌注将明显减少，发生心肌缺血与联合使用改善心肌代谢的药物相关。因此，已知或怀疑有心肌缺血患者，原则上不应作控制性降压，必须考虑其他代替控制性降压的技术，如减少失血量等方法。

（3）肝及胃肠循环：肝动脉血管床的压力－血流自身调节功能有限，门静脉循环本身无调节功能，控制性降压期间易发生肝血流灌注不足与肝细胞缺氧。同时手术的应激或外源性血管加压药物也可降低肝血流。所以，控制性降压期间必须尽力维护心排出量。

胃肠道血管的自身调节能力更差，严重低血压时易产生内脏低灌流状态。而手术刺激使交感神经兴奋性增加，可引起内脏血管收缩，加剧内脏器官缺血、缺氧。内脏血循环的临床监测比较困难，目前应用胃肠道黏膜 pH（Phi），即胃肠道黏膜二氧化碳张力（PCO_2）监测能较准确反映内脏器官循环灌注状态，但临床尚未能普及应用。

（4）肾：肾血循环的特征是具有良好的自身调节能力，肾小动脉的静息张力低，使用降压药后扩张能力有限，MAP 不低于 75mmHg 时，肾小球滤过率保持不变，肾血流灌注仍足够满足肾细胞代谢的需要，尿量可能减少。大多数血容量正常者在停止降压后，尿量迅速恢复。控制性降压时很少引起肾功能不全，短时间减少肾血流量不会损害肾实质。

（二）控制性降压的标准

实施控制性降压之前应先确定拟降低血压的最低水平。过去的控制性降压中常常将某一具体血压值作为最低标准，但因为患者基础血压水平差异甚大，且耐受低血压的个体水平差异也较大，所以机械地用具体数值来确定控制性降压的水平并不合适。临床常用的标准是，对术前血压正常的患者，控制性降压时收缩压不低于 90mmHg，或 MAP 不低于 50mmHg；原有高血压患者以不低于基础血压值的 30% 作为控制性降压的标准。但不同手术对降压的要求也不同，不能一律降到最低限度，而应以达到减少渗血、方便手术及不引起严重并发症为目的。但减少渗血并不是没有渗血甚至达到“手术野一片苍白”，而是保持手术野有微量的血液渗出且红润、潮湿。另外，控制性降压按所用技术或药物不同可维持的时间也不同，总体上应严格控制低血压时间，一般不宜超过 1.5 小时。

（三）控制性降压的方法与常用药物

目前控制性降压多采用药物降压的方法，有时辅以椎管内阻滞、体位调节及改变机械通气策略等生理技术，有助于减少降压药物的剂量，避免毒性作用。临床常用的降压药物有吸入性麻醉药、血管扩张剂及神经节阻滞药等。

1. 吸入性麻醉药　即用增加吸入麻醉气体浓度来进行控制性降压。此法应用简单方便，降压、复压迅速，且易于控制低血压程度，尤适用于短暂性降压，甚少有“高血压反跳现象”。应用吸入全麻药降压需权衡利弊，应考虑长时间吸入高浓度麻药对器官功能的影响，了解各种吸入全麻药降压的优缺点，以提高安全性，减少并发症。

氟烷致心肌抑制产生剂量依赖性的动脉压、心排出量和每搏量等减少，右心充盈压增加，但全身血管阻力并没有显著降低，脑血流增加使颅压升高，因此采用吸入氟烷方法降压弊多利少。安氟醚亦有升高颅压作用，低碳血症时安氟醚可诱发抽搐。

异氟醚降低全身血管阻力（SVR），从而使血压下降，心排出量保持恒定。异氟醚降低MAP至40mmHg时，心指数才显著下降。七氟醚、地氟醚降压作用与异氟醚基本相似。但降压作用更快，更易于控制。

吸入性麻醉药对于已有颅内疾病的患者，不能用作单一控制性降压的药物。因为高浓度异氟醚可使ICP升高，脑水肿恶化。

2. 血管扩张药

（1）硝普钠：是一种直接血管扩张药，作用于小动脉的内皮细胞，在精氨酸酶作用下硫基反应而释放一氧化氮（NO），使中小动脉血管的平滑肌松弛扩张。硝普钠起效快，作用时间短，通过微量泵输注方法易于控制血压至需要水平，并维持稳定的血压。

硝普钠对心肌收缩力无影响，每搏量不变，但心率加快，心排出量增加。但其对心排出量和每搏量的影响与降压前循环血容量和心脏充盈压有关。若前负荷不足，低血容量，血压下降后，心排出量随之降低。

应用硝普钠过程中可发生耐药现象，其在血液中降解后产生自由氰基，用量过大有致氰化物中毒的危险，因此，临床必须遵从给药指南，避免中毒。

（2）硝酸甘油：直接扩张静脉容量血管，半衰期短，无毒性代谢产物。硝酸甘油使外周阻力下降和容量血管扩张，但后者的作用是主要的。与硝普钠比较，硝酸甘油起效较慢但作用时间较长，停药后仍有较长时间的血管扩张作用，停药后不发生反跳反应。

（3）嘌呤类衍生物：三磷酸腺苷（ATP）和腺苷是体内存在的天然物质，可替代上述药物应用于控制性降压。在体内，三磷酸腺苷迅速降解为腺苷和磷酸，腺苷是产生扩张血管作用的成分。腺苷明显扩张阻力血管，产生高动力性心排出量增加，起效速度与硝普钠相似，但恢复较快，而无反跳性高血压出现。腺苷亦扩张冠脉血管，引起冠状血流重新分配，可导致心肌缺血。ATP和腺苷另一种潜在缺点是导致心脏传导阻滞，不宜用于已有心脏疾病患者。

3. 神经节阻滞剂：三甲噻方通过占据受体部位和稳定突触后膜，阻断神经传导通过自主神经节，产生低血压。但其自主神经节阻滞作用缺乏选择性，副交感和交感神经都被抑制，副交感神经抑制可产生不良反应，如心动过速、瞳孔放大、睫状肌麻痹、胃肠张力减少、蠕动减慢、尿潴留等，故临床已甚少使用。

4. α_1 肾上腺能受体阻断剂

（1）酚妥拉明：降压作用迅速，停药后15分钟之内血压回复至控制水平，停药后可有高血压反跳现象。不用于降颅压者，常用于嗜铬细胞瘤手术降压。

（2）乌拉地尔（压宁定）：除了通过阻滞外周 α_1 肾上腺能受体，还阻滞脑内5-羟色胺能受体（5-HT_{1A}）而产生降压作用。但其中枢作用具有自限性降压效应，使用较大剂量亦不产生过度低血压，为诱导中度低血压（MAP为70mmHg）最合适之药物。给予压宁定后交感神经活性不增高，不影响颅压和顺应性。压宁定与异氟醚并用可减少吸入麻醉药所需浓度。首次用药量为10～15mg，持续20～25分钟，需要时可重复应用。

5. 选择性β_1受体阻滞剂

（1）美托洛尔：可明显减慢心率，降低血压，能有效地抑制肾上腺素、异丙肾上腺素引起的升高血压、加快心率的作用，同时降低心肌耗氧量。多与其他药物联合使用进行控制性降压。首次药量为2～3mg，起效时间2～3分钟。持续时间15～25分钟，需要时可重复应用。

（2）艾司洛尔：起效十分快速，作用时效短暂。可产生明显心肌抑制，因此，艾司洛尔与其他药物联合时宜小心使用，通常只用于短暂性降压。

6. α_1和β_1受体阻滞剂　拉贝洛尔降低心排出量和外周血管阻力。与吸入麻醉药联合使用，可产生良好的低血压协同效应，而与静脉麻醉药合用时则效力较差。拉贝洛尔的一个重要优点是不会升高ICP，即使患者原已存在颅内顺应性降低。但应注意拉贝洛尔有相对长的半衰期，其作用会持续至术后。

7. 钙离子通道阻断剂　尼卡地平可扩张外周、冠脉和脑血管，不影响心肌收缩力和心排出量，降压后不产生反射性心动过速，但应小心滴注。因为尼卡地平诱发的低血压难以用传统的升压药物（如新福林等）拮抗，用静注钙剂可能恢复血压。

8. 中枢性α_2受体兴奋剂　可乐定与其他降压药配伍能明显提高控制性降压的效果，降低耐药性的发生率，抑制降压期间的交感－肾上腺髓质反应和抗利尿激素分泌。

9. 前列腺素E_1（PGE_1）　是另一种能产生降压的天然物质，是中效降压药，不能令所有患者产生深度低血压，但由于价格昂贵临床上难于推广使用。

（四）控制性降压的适应证、禁忌证和并发症

1. 适应证　①血管丰富区域手术（如头颈部、盆腔）；②血管手术，如主动脉瘤、动脉导管未闭、颅内血管瘤手术；③创面较大、出血难以控制的手术，如髋关节离断成形、脊柱侧弯矫正、颅颌面外科手术；④区域狭小的精细手术，如中耳手术、腭咽成形术。

2. 禁忌证　由于有更好的药物、更严密的监测和更先进的技术应用于控制性降压，其禁忌证已较前大大放宽，但仍要考虑许多相对的禁忌证：①重要脏器实质性病变，如脑血管病、心功能不全、肾功能不全、肝功不全患者；②血管病变，如外周血管性跛行、器官灌注不良患者；③低血容量或严重贫血患者。

3. 并发症　正确应用控制性低血压技术，麻醉并发症发生率并不增加。常见的有脑血栓形成、心脏骤停、肾衰少尿、术后继发出血、苏醒延迟、持续性低血压等。

（五）控制性降压期间的监测与管理

1. 严密观察患者，保持患者皮肤干暖红润、外周循环无迟滞表现、毛细血管充盈迅速、手术术野红润潮温且有微量渗血、脉搏规律并有力。

2. 连续动脉血压监测　通常行桡动脉置管连续测定动脉压力变化。备好血管收缩药，以便在血压的下降超出正常范围时使用。

3. 连续心电图监测 可提示心肌灌注与缺血的情况，显示过度低血压过程中是否出现异位心律和ST段改变等。

4. 呼吸功能监测　控制性降压期间，肺内分流量和无效腔量均可能增加，因此，供氧必须充分，潮气量和分钟通气量以保持正常的$PaCO_2$而定，应常规监测SPO_2。因低血压时

生理性无效腔、心排出量和机体代谢的改变使呼气末二氧化碳（$ETCO_2$）分压监测失去了正常意义，但 $ETCO_2$ 图形仍具监测意义，可以帮助判断是否出现心排出量突然急剧下降或呼吸管道连接中断等情况，还有助于避免发生过度通气，因为控制性降压期间，低二氧化碳血症可使脑血流进一步减少，导致脑缺血。

5. 体温监测　因扩张皮肤血管，体热丧失更快，须常规使用，并据此采用必要的保温措施。

6. 中心静脉压监测　出血多且控制性降压时间较长的手术，须放置中心静脉导管，监测中心静脉压，指导补充血容量。

7. 长时间的手术者，还应测定血清电解质、血气分析、血细胞比容水平等。

8. 尿量　是简单而重要的监测指标，降压期间不可长时间内无尿，至少应保持 1ml/(kg·h)。

9. 有条件时可进行其他监测，如听觉诱发电位（AEP）、脑电图（EEG）和胃肠道 pH（PHi）等，有助于了解低血压期间机体功能状态的变化。

10. 停止降压后处理　引起出血的手术步骤结束即应停止降压，使血压回升至原水平，彻底止血后再缝合切口，以避免术后继发出血。停止使用降压药并不意味着控制性降压作用已完全消失，仍应加强对患者呼吸和循环系统的监测，保持良好的氧供，及时补足血容量，减少患者体位的变化，严密注意尿量，直至保持生命体征平稳较长时间为止。必须强调的是，当控制性降压时出现异常性低血压或重要脏器有缺血而不能耐受者，应及时停止降压，恢复血压以免产生严重不良后果。

二、低温麻醉

低温麻醉，指在全身麻醉下，人为地以物理方法降低患者的体温，旨在降低全身及各组织器官尤其是脑组织的温度和代谢率，减少耗氧量，增加细胞对缺氧的耐受力，从而保护大脑及其他新陈代谢率较高的器官，免受局部缺血或缺氧的损害。低温按其程度分为浅低温（35~29℃）、中低温（28~23℃），22℃以下为深低温。

低温对正常的机体而言是一个强烈的应激源，在机体受到低温刺激的初始阶段，机体可以调动一切能量以保持温度的恒定，尤以交感神经兴奋最为突出，表现为肌肉震颤、毛孔收缩、汗毛直立等，在此阶段机体的耗氧量剧增，可超出正常水平的 7~8 倍。只有当低温持续，机体不能继续保持恒温而温度降至 34℃时机体的兴奋状态方开始减弱，但仍高于正常。因此，低温麻醉必须在全身麻醉下施行，因为全麻可以减弱机体的这种反应，降低机体代谢率，低温对机体有利的作用才能体现出来，如机体耗氧量降低、呼吸及心率减慢、肌肉无震颤、对疼痛的感觉迟钝等。

（一）低温对机体各系统、器官的影响

1. 代谢　低温下身体的氧耗量随之减少，但在人体不同器官氧耗量降低的程度并不相同，脑组织的氧耗量呈“S”型下降，即 30℃前无明显改变，30~27℃时氧耗量骤降，27℃以下，氧耗量又下降减慢。低温时酶的活动受抑，血红蛋白的氧离解曲线左移，均可使细胞、组织利用氧的能力有所降低。

2. 中枢神经系统　低温下，每降低 1℃，脑血流下降 7%。阻断循环后，37℃时脑细胞

发生不可逆损伤的安全时限为 3 分钟，25℃时可延至 15 分钟。

3. 循环系统　随体温的下降，心率减慢，心排出量和心脏做功也明显降低，并可出现各种心律失常。随体温下降，血中二氧化碳溶解度增加，pH 下降，而低温下心脏对 pH 下降非常敏感，心肌应激性增加，容易形成室颤。故过度通气，提高 pH 值，可预防室颤。

4. 肝、肾功能　低温时肝、肾血流减少，肾小球滤过率和排泄功能都相应降低，复温后可恢复正常。

（二）低温的临床应用

1. 麻醉原则　低温麻醉必须以全身麻醉为先导，降温开始时麻醉要深，肌肉松弛要充分，以达到抑制交感神经过度兴奋引起的一系列急性应激反应。低温下应保持适度的麻醉深度，麻醉中充分给氧和注意改善微循环，增加组织灌流和氧合，维持正常血气及酸碱平衡。加强麻醉中监测，以减轻低温带来的诸多危害。

2. 降温方法

（1）体表降温法：最常用于浅低温。既往采用冰浴法，即在气管内麻醉后，将事先垫放在患者身体下的橡皮布或塑料薄膜四周提起，倒入有冰屑的冰水，使身体大部分浸泡在冰水中进行降温。比较简单的方法是在体表敷置冰袋或冰水毛巾，此法对于儿童尚可，不适用于成人。如今多用变温毯代替。

（2）体腔降温法：有胸腹腔降温法和胃内灌注降温法，目前较少单独使用。

（3）血流降温法：即在体外循环手术时，采用人工心肺机及变温器进行血流降温。该方法降温迅速、安全，常在中低温和深低温时应用，或与体表降温法同时用。

3. 体温监测部位和降温速度　各部位的温度可间接代表某器官的温度，如食管下段可代表心脏的温度，直肠代表身体内部中心的温度，鼻咽或鼓膜温度代表大脑温度，因此，体温监测时最好同时选择几个部位，其中鼻咽和直肠温度监测最常用。

影响温度下降的因素很多：①降温方法：以体外循环血液降温为最快；②患者情况：小儿降温较快，肥胖患者需时间长；③麻醉深度：麻醉过浅时，降温过程出现寒战，可影响体温下降；④环境温度。

4. 降温幅度　应根据不同手术部位，阻断某器官血循环的安全时限，决定其降温幅度。不同的体温其阻断循环的安全时限不同，常温下不超过 3～4 分钟，否则可造成严重脑缺氧后遗症。采用体表法，最低温度不低于 30℃，中断体表降温后，体温可继续下降 3～5℃，因此，体表降温时，体温下降 34℃左右，应停止降温。

5. 复温　用体表法降温时，中断降温后经 2～3 小时体温开始回升，体温上升速度和所需时间与室温、停温时间等有关。体外循环时，心内操作即将完毕，应即复温。复温过程中，可适当提高室温，也可用电热毯等。缝合胸腔或腹壁前，体温应回升到 31℃以上，以预防严重心律失常出现。术毕体温继续上升，至 32℃以上才送回病房。复温过程中，应继续监测体温、血压和心电图。维持循环平稳，充分供氧，防止二氧化碳潴留，避免寒战反应。

（三）低温的适应证、禁忌证和并发症

1. 适应证

（1）心脏、大血管手术：心内直视手术阻断循环时间在 6 分钟以内能完成者，如肺动

脉瓣切开术等，一般都可在低温麻醉（30℃）下进行。较复杂的心脏、大血管手术，如先心病矫治、瓣膜置换、冠状动脉旁路手术及主动脉弓置换术等常合用体外循环降温及复温，控制体温在23～35℃。

（2）脑外科：巨大脑动脉瘤、颈内动脉海绵窦及脑血管瘤等，在控制性降压不能完成手术者，可考虑用低温麻醉。

（3）中毒性疾病或高代谢情况时应用：低温可以在甲状腺危象、病毒性脑炎以及恶性高热等高代谢情况时应用，可降低代谢、减少氧耗。同时也可在频繁发作痉挛的子痫时应用，以降低颅压、降低代谢及保护肝、肾功能。

2. 禁忌证　低温没有明确的禁忌证，总体而言，应结合患者的具体情况来判断是否适用低温方法。此外，如操作者缺乏低温的认识和经验也应视为低温禁忌证。

3. 并发症　低温最严重的并发症在于心脏的并发症，其中以室颤最具代表。体温在30℃以上时，室颤极少发生，但当体温降为26～28℃时，室颤的发生显著增加，且发生后性质极为顽固，不易解除。因此，非体外循环手术以浅低温为宜，体外循环手术在循环阻断前降温不宜过低，而心脏准备复跳前应及时复温。低温时还可发生血小板减少、凝血及出血时间延长、局部组织冻伤等并发症。

第五节　麻醉患者的护理

一、麻醉期间各种生理参数的监测

麻醉期间监测是以手术患者为对象，以观察、检查和测定等手段有目的的收集准确而有逻辑性的资料，掌握重要生理指标的变化趋向，以便正确处理病理生理变化，保证患者麻醉安全。目前监测种类日益繁多，美国麻醉医师学会制定了麻醉最低监测标准，无论何种麻醉，包括全麻、局麻以及监测的麻醉处理均应执行此标准：①麻醉手术期间，麻醉医师和麻醉护士必须时刻在患者身边，对患者进行监测和随时处理；②至少每5分钟测定1次动脉压和心率；③心电图；④每个全麻患者连续观察或触摸呼吸囊，听呼吸音，监测吸入或呼出气流，特别是监测呼气末二氧化碳分压，触诊脉搏；⑤呼吸环路脱落报警；⑥吸入氧浓度；⑦体温。有些患者需要增加一些监测项目，如中心静脉压、肺动脉压、肺毛细血管楔压、心排血量等。

（一）麻醉期间呼吸状态的观察

麻醉过程中患者的呼吸很容易受到干扰，若呼吸改变，循环及其他功能也可以受到影响，因此，麻醉期间维持正常的呼吸功能极其重要。

1. 呼吸观察的内容

（1）呼吸运动的观察：对非全身麻醉患者呼吸的观察包括呼吸的频率、幅度、方式，对全麻机械通气患者则应观察呼吸气囊的活动频率、幅度、节律的变化。观察时应密切结合患者自身的生理特点、麻醉用药的特性，例如，使用芬太尼后注意患者有无呼吸频率的减缓，当使用剂量大时应注意患者是否出现胸壁、腹壁肌肉的强直、僵硬等。

（2）呼吸音的监听：包括监听患者呼吸音的音量、音质、有无支气管分泌物等。全麻患者还要特别注意患者两侧呼吸音是否对等，以免发生气管插管进入一侧主支气管。

（3）黏膜及皮肤颜色的观察：包括观察患者的口唇黏膜、指甲床、颜面皮肤、术中出血的颜色。

（4）血气的测定：对病情比较复杂的患者应定期监测血气的各项参数，从而深入了解呼吸系统的功能和酸碱代谢的变化。

（5）呼吸监测仪：包括潮气量、分钟通气量、气道压力及峰值压、呼吸频率、PEEP、氧浓度等。呼吸末 CO_2 分压监测（$ETCO_2$），反映 CO_2 产量及通气/血流值。正常值为3.3～6kPa。

（6）SpO_2 监测：反映血液中运输 O_2 状态，与 PaO_2 具有较好的相关性。吸空气时正常值为95%～98%，<90%为轻度低氧血症，<85%为重度低氧血症。

（7）动脉血气分析：精确了解呼吸功能及酸碱代谢变化。正常值：pH 7.35～7.45，$PaCO_2$ 35～45mmHg，PaO_2 80～100mmHg，SaO_2 96%～100%。一般以 PaO_2 减低程度作为划分低氧血症的标准：轻度低氧血症为 SaO_2 50～60mmHg；中度低氧血症为 SaO_2 30～49mmHg；重度低氧血症为 SaO_2 <30mmHg。

（8）其他：混合静脉血氧分压监测、血乳酸测定等。

2. 呼吸异常的种类

（1）屏气：屏气常发生在麻醉过浅或手术刺激过强时，此时应适当加强麻醉。

（2）呼吸频率减缓：对患者应用麻醉性镇痛药时一般会引起呼吸频率减缓，此时机体可相应加大呼吸幅度予以代偿，但当呼吸频率过缓时（每分钟小于10次），应给予适当处理，以免造成呼吸性酸中毒。

（3）呼吸频率加快：呼吸频率>40次/分可视为呼吸频率过快，常见于缺氧或二氧化碳蓄积。全身麻醉机械通气时若二氧化碳吸收器中的钠石灰失效以及气管导管插入过深往往导致呼吸频率过快。

（4）呼吸抑制：虽无呼吸道梗阻，但患者通气不足，$PaCO_2$ 上升。多见于麻醉性镇痛药、巴比妥类药物使用过多。呼吸抑制的结果是二氧化碳蓄积，表现为皮肤潮红、心率快、血压高。

（5）梗阻性呼吸：主要由于呼吸道发生梗阻所出现的呼吸变化，临床表现为胸部和腹部呼吸运动反常，可出现膈肌下降时胸部不扩张，甚至有胸骨上凹下陷及肋间隙内陷。发生梗阻的原因有舌下坠、分泌物阻塞、误吸、喉痉挛及支气管痉挛等。

（6）咳嗽：多发生于全麻诱导期或行机械通气时麻醉过浅，咳嗽本身是气道受刺激的一种保护性反射。剧烈的咳嗽可引起胸内压和颅压增高，应尽可能避免。

（7）喉痉挛及支气管痉挛：喉痉挛是一种保护性反射，当患者出现喉鸣音时提示发生喉痉挛的可能，应立即寻找原因并持续给氧，必要时加压给氧，如未缓解可立即给予肌松药行气管内插管进行控制呼吸。支气管痉挛表现为气道阻力增大、呼吸困难、喘鸣并有两肺广泛笛音，多发生于气管插管或外科手术刺激过强。

（二）麻醉期间循环状态的观察

麻醉期间循环系统的变化直接影响到患者的生命安全和术后的恢复，因而对循环状态观察要细致、准确，判断要准确无误，处理要及时、果断。循环状态的观察包括以下内容：

1. 脉搏　包括前臂部的桡动脉、面部的颞动脉和足部的足背动脉。观察的内容包括脉搏的频率、强弱、节律等。脉搏的减慢或增快预示着麻醉深浅的变化或血压的波动，应及时维持麻醉的平稳状态或补充患者液体的容量；脉搏的节律性可反映有无心律失常的存在。

2. 血压　分直接和间接两种方法，间接法一般以测臂袖法为主，但当患者双前臂需实施手术无法测量时也可测量下肢血压。麻醉期间患者血压上升或下降20%都应及时查明原因并做处理。脉压减小提示心排出量减少，可能存在患者心肌受到抑制或血容量不足。一些特殊患者如采用间接法不易测量到血压（休克）、术中血压可能波动很大（嗜铬细胞瘤），主张采用直接测量法，即通过桡动脉或肱动脉插管直接测量动脉压。直接测量法比间接测量法准确。近年来，多普勒和超声波血压测定仪已经应用于麻醉中测压。

3. 中心静脉压　中心静脉压反映心脏对回心血量的泵出能力，并提示静脉回心血量是否充足。中心静脉压的正常值为6～12cmH_2O（或4～8mmHg）。当中心静脉压低于5 cmH_2O（4mmHg）时，即使动脉压正常，也提示回心血量不足，需补充液体；当中心静脉压超过15cmH_2O且动脉压偏低时，可能存在心功能不全，一般要控制入量，谨慎使用强心药或扩血管药；当中心静脉压偏高但动脉压正常时，提示周围血管阻力或肺循环阻力加大，可适当使用扩血管药物。

4. 颈外静脉充盈度　对麻醉师来说，颈外静脉充盈度是一个较容易观察且有一定意义的重要循环指标，在排除回心血量受阻的情况下，颈外静脉充盈度的程度与中心静脉压通常一致。当颈外静脉充盈时，输液速度要适当；当颈外静脉空虚时，提示血容量不足，应加快输液速度；当颈外静脉怒张时应严格限制入量，并注意心功能状态。

5. 尿量　随时观察患者的尿量是对循环功能监测的最简便的方法之一（肾功能严重障碍者除外）。一般成人尿量每小时30ml以上，低于30ml提示循环状况不佳，需查明原因并采取相应的措施。

6. EKG　麻醉中常需要对患者实施心电监测，以便随时观察患者心功能的状态，如患者心电图是否有S-T段的改变，是否发生心律失常等，从而对循环状态做出相应的判断。

7. 体温　目前术中主要使用各种电子温度计来监测患者的体温。对体温进行有效干预的方法如调节手术室温度，减少患者对环境温度的应激反应；在麻醉机上安装并使用气体加温加湿器，以减少机体该部分热量的损失；在体外循环时使用变温水箱通过直接对血液温度的调节来满足手术对体温的需求；此外，术后升温常用辐射加温器，防止寒战。

8. 麻醉后苏醒期间的护理　手术完毕，麻醉终止，患者由手术室转入病房，但患者受麻醉的影响并未消除，体内的麻醉药物虽然作用逐渐减弱，但仍有可能随时危及患者的生命安全，其潜在的危险性不亚于麻醉中，因此，麻醉后患者的护理至关重要。现在有的医院已经开设了麻醉恢复室（recovery room），设置麻醉恢复室的目的就是为患者提供麻醉后平稳恢复的场所以及在危急情况下进行抢救的空间。目前，麻醉恢复室常收治需要呼吸、循环支持的患者，即麻醉药、肌松药和神经阻滞药作用尚未完全消失、易发生呼吸道阻塞，通气不足，呕吐、误吸或循环功能不稳定等并发症者；全麻气管导管尚未拔除，呼吸功能恢复不良及小儿全麻尚未完全苏醒者，均需在麻醉恢复室进行监测和处理。待患者完全脱离麻醉状态且整体情况稳定后，再转回普通病房。随着手术范围的扩大，麻醉恢复室逐渐成为具有麻醉后危重病房（post anesthesia care unit，PACU）的性质。

（三）麻醉后苏醒期间恢复室常规监测内容

①呼吸和血氧饱和度；②至少每15分钟观察1次生命体征，包括血压、心率、呼吸频率和气道阻力及患者的清醒程度；③心电图；④体温；⑤对于苏醒延迟、呼吸功能尚未完全恢复而需要呼吸器辅助通气者，应定期测定潮气量和自主呼吸频率，必要时进行动脉血气分析。

（四）麻醉后苏醒期间的护理措施

1. 一般护理　了解患者的一般情况，如姓名、年龄、手术方式、麻醉方法等；妥善安置各种管道，保持呼吸道通畅；严密观察生命体征，常规吸入氧气，做好应急准备；保持静脉输液及各种引流管路的通畅；注意保暖；严密观察有无术后出血的征象；严防患者抓脱敷料或管道，严防坠床。

2. 针对不同麻醉的患者给予相应特殊护理

（1）椎管内麻醉患者苏醒后的护理：如果患者实施的是蛛网膜下腔阻滞麻醉或硬膜外阻滞操作时刺破硬脊膜，术后患者需去枕平卧6～8小时，以防止头痛的发生。蛛网膜下腔阻滞后头痛的原因至今尚没有一个完满的解释，通常认为是脑脊液从穿刺孔外漏，颅压减低，脑干下沉挤压枕骨大孔所致。如发生头痛可静脉补液或硬膜外间隙注射右旋糖酐30ml以增加颅压。蛛网膜下腔阻滞患者较常见的是低血压症状，若能采取头低位，并静脉注射晶体溶液纠正血容量不足，血压下降幅度可减少。血压轻度下降，一般无需特殊治疗。若血压骤降，可静脉注射麻黄碱15～30mg，以收缩血管，维持血压。此外，还可给予输液、给氧的一般治疗。

高位阻滞的患者可仍给予持续吸氧，并定期测量血压、脉搏，有留置尿管的患者要观察尿量。术中使用镇痛药的患者可能还会发生术后恶心、呕吐，可让患者头部偏向一侧，防止误吸，必要时给予阿托品0.4mg静脉注射。

对椎管内麻醉的穿刺孔，护士应每天注意观察愈合情况及有无感染，必要时用碘酒、酒精消毒并更换纱布。

（2）全身麻醉患者苏醒后的护理

1）保持呼吸道通畅：保持正确、适当的体位，全麻患者在完全清醒前应去枕平卧头偏向一侧，或使患者完全侧卧并略带腹倾，以防误吸。密切观察患者呼吸道的通畅度、呼吸幅度和呼吸频率。舌后坠者可安放口咽通气道以保持呼吸道的通畅，如果口腔分泌物较多或呼吸时有痰鸣音，均需用吸痰管吸出，但吸痰管不能插入咽喉过深，以免发生呕吐，加重误吸。每10～20分钟检查周围毛细血管床的反应，皮肤颜色、温度和湿度等。

2）吸氧：全麻后的患者苏醒期内由于麻醉药的呼吸抑制作用仍有残留，可给予低流量持续吸氧，以保持PaO_2的正常。

3）保持循环系统的稳定：严密观察患者血压、心率等生命体征的变化，静脉输液及氧疗均是对循环系统有效的支持。同时要对患者实施心电、血压监测，直至残留在体内的药物代谢完毕，不再对机体的循环产生影响。

4）保持液体通路的通畅：保持液体通路的通畅，必要时固定患者有静脉通路的四肢，以免患者躁动时使静脉穿刺针脱出血管。

5）体温的观察：麻醉后患者体温通常略有下降，因此要对患者予以保温并防止高热的发生，术后应按规定及时测量患者体温，凡有体温异常者应及时报告医生。术后体温上升并合并呼吸困难者，可能伴有肺部感染，需及时处理。

6）疼痛的治疗：手术后由于体内麻醉药的作用在逐渐减退，患者会感到伤口疼痛逐渐增强，出现心率加快、血压升高、大汗、躁动不安等表现，可给予一定量的镇痛、镇静药缓解疼痛。

7）注意遮挡、看护患者：全麻患者未完全苏醒时，应注意遮挡患者并安排专职人员看护患者，防止患者躁动时发生坠床等危险事故。

8）苏醒延迟：对苏醒程度的观察，可根据清醒程度、呼吸道通畅程度、肢体活动度三个方面进行评价（表5-2）。若出现苏醒延迟，应考虑麻醉药物的影响或麻醉中有脑缺氧的可能，均应作及早预防和处理，如拔管前应用肌松药拮抗剂等。

表5-2　Steward苏醒评分表

内　容	评分
清醒程度	
完全苏醒	2
对刺激有反应	1
对刺激无反应	0
呼吸道通畅程度	
可按医生吩咐咳嗽	2
不用支持可以维持呼吸道通畅	1
呼吸道需予以支持	0
肢体活动度	
肢体能作有意识的活动	2
肢体无意识活动	1
肢体无活动	0

评价达到4分者，才能离开恢复室返回普通病房，否则可能需送入重症监护室（ICU）继续支持治疗。

（周　力　谭　刚）

第六章 营养支持患者的护理

关键词

basal energy expenditure （BEE）	基础能量消耗
nutritional assessment	营养评定
nutritional screening	营养筛查
marasmus	干瘦型或单纯饥饿型营养不良
kwashiorkor	低蛋白血症型或急性内脏蛋白消耗型
mixed marasmus and visceral malnutrition	混合型营养不良
body mass index （BMI）	体重指数
nitrogen balance （NB）	氮平衡
enteral nutrition （EN）	肠内营养
nutrition support	营养支持
nutrition support team （NST）	营养支持小组
parenteral nutrition （PN）	肠外营养
resting energy expenditure （REE）	静息能量消耗
total parenteral nutrition （TPN）	全胃肠外营养

第一节 概 述

1967 年 Dudrick 和 Wlimore 通过小狗的实验证实，经腔静脉输高热量和氮源可促进动物生长发育，并在小儿外科患者中应用成功。此后，营养支持的基础理论、应用技术与营养制剂等方面均有迅速发展，并应用于临床各科，取得满意的效果。营养支持指口服普通饮食不能满足营养需要或不能口服摄入的情况下，通过肠内或肠外途径补充或提供人体必需的营养素。肠内营养可以经口服，也可以经胃造口、鼻胃管、空肠造口等途径将营养液直接输入胃肠道。肠外营养，即患者所需要的全部能量和氮量从胃肠外供给，可以采用周围静脉或中心静脉输注。临床上，在肠道功能允许的情况下首选肠内营养。

营养支持是专业性治疗，常需多学科的专家共同选择并决定最安全、最有效以及性价比最高的治疗方案。由此，美国等发达国家的临床营养支持多由营养支持小组（NST）提供。一个正规的营养支持小组主要由医师、护士、营养师和药剂师等组成，旨在提供更高级的专业化营养评估和营养支持实施技术。中国营养支持小组起步较晚，目前也仅有小部分医院拥有营养支持小组，大多数临床营养支持是由内外科医师提供的。

一、人体的能量和蛋白质的代谢

机体代谢的范围很广。从营养治疗的角度来讲，最值得关注的机体代谢是能量代谢和蛋白质代谢。机体的能量储备包括糖原、蛋白质及脂肪。糖原的含量有限，只占一天正常需要量的1/2左右。体内无储备的蛋白质。脂肪是体内最大的能源仓库，贮量约15kg。饥饿时消耗脂肪以供能，对组织器官的功能影响不大；但在消耗脂肪的同时，也有一定量的蛋白质被氧化供能。

机体的能量需要，可根据公式计算健康人的基础能量消耗（basal energy expenditure，BEE）：

1. Harris-Benedict 公式

$$\text{BEE（男性）} = 66.47 + 13.75W + 5.0033H - 6.755A$$
$$\text{BEE（女性）} = 655.1 + 9.563W + 1.85H - 4.676A$$

2. Shizgal-Rose 公式

$$\text{BEE（男性）} = 80.36 + 4.8H + 12.34W - 5.68A$$
$$\text{BEE（女性）} = 447.6 + 3.05H + 9.25W - 4.33A$$

3. 营养维持量

$$\text{静脉} = \text{BEE（kJ）} \times 1.5$$
$$\text{口服} = \text{BEE（kJ）} \times 1.2$$

注：W = 体重（kg）　H = 身高（cm）　A = 年龄（岁）。

应用近代的代谢仪可测得患者的实际静息能量消耗（resting energy expenditure，REE）。在应用H-B公式时应作相应校正，即计算所得的BEE值扣去10%，就是患者实际的REE值。通常正常机体每天所需热量为7531～8368kJ（1800～2000kcal）。以公斤体重计，每天基本需要为104.6kJ（25kcal）。机体的热量来源：15%来自氨基酸，85%来自碳水化合物及脂肪。

正常机体的蛋白质（氨基酸）需要量为0.8～1.0g/(kg·d)，相当于氮量0.15g/(kg·d)。应激和创伤时蛋白质需要量增加。营养支持时，所供氨基酸作为蛋白质合成原料，此时非蛋白质热量（kcal）与氮量（g）之比为100～150∶1（1kcal = 4.1868kJ）。一般对于成人及接受择期手术的人，每天摄入0.8～1.0g/kg蛋白质。运动员和高分解代谢（如脓血症、严重创伤、烧伤等）每天应摄入1.2～2.0g/kg蛋白质。

二、饥饿时的代谢变化

人体对饥饿的代谢反应是调节机体能量需求，减少活动和降低基础代谢率，从而减少机体组织的分解。饥饿时，血糖下降，为维持代谢恒定，胰岛素分泌减少，高糖素、生长激素、儿茶酚胺分泌增加，以加速糖原分解，糖生成增加。随着饥饿时间的延长，上述激素促使糖异生增加，同时消耗机体蛋白质。饥饿后期机体受内分泌的调节，体内脂肪水解增加，逐步成为机体代谢的主要能源，以减少糖异生和蛋白质分解。反应在尿氮排出量的变化，初期约 8.5g/L，后期减少至 2～4g/d。

三、创伤、感染后的基本代谢反应

可归纳为 4 个方面：①能量代谢增高；②蛋白质（氨基酸）分解代谢加速；③糖代谢紊乱；④体重下降。

1. 能量代谢增高与创伤的程度有关　腹腔感染时，能量的需要量可增加 15%。

2. 蛋白质（氨基酸）分解代谢加速与创伤的程度有关　在创伤早期，即使蛋白质摄入较多，仍可出现负氮平衡。此种反应一般持续 2～3 天，其程度及时限需根据创伤的类型和范围而定，在复杂的大手术后可延续几周。同样程度的损伤后，营养不良患者丧失的氮较营养正常患者丧失的氮少。创伤后从蛋白质储备所能动用的氮量的程度与内源性蛋白质总量也有关。

3. 糖代谢紊乱与创伤的程度有关　创伤/感染后的糖代谢紊乱与内分泌变化有明显关系，创伤后的患者常可以观察到血液中一系列激素的增高。

4. 体重下降　创伤后患者由于肌肉组织和脂肪组织的消耗增加，往往出现体重下降，以中等度创伤的胃大部分切除术为例，手术后 7 天时体重下降可达 3kg 左右；如果能及时补充营养基质，患者的体重可以不下降甚至增加。

四、营养支持的基本指征

当患者出现下列情况之一时，应提供营养支持：①近期体重下降大于正常体重的 10%；②血浆白蛋白 <30g/L；③连续 7 天以上不能正常进食；④已明确为营养不良；⑤具有营养不良风险或可能发生手术并发症的高危患者。

第二节　营养评定

营养评定（nutritional assessment）是评估个体营养状态，确定有无营养不良以及判断个体是否需要营养支持的过程。

一、营养不良的类型

营养不良包括营养不足和营养过剩，是摄入不足、消化吸收障碍或过量摄入食物导致。

（一）营养不足

1. 干瘦型或单纯饥饿型营养不良（marasmus）　主要原因为能量摄入不足，常见于慢性疾病或长期饥饿的患者，临床表现为严重的脂肪、肌肉消耗，营养评定可见皮褶厚度和上臂围减少，躯体和内脏肌肉量减小，血浆白蛋白可显著降低；发生于婴幼儿者则生长发育迟缓。

2. 低蛋白血症型或急性内脏蛋白消耗型（kwashiorkor）　常见于长期蛋白质摄入不足或创伤和感染等应激状态下，伴有明显的生化指标异常，主要为血浆白蛋白值明显下降和淋巴细胞计数下降。患者内脏蛋白质迅速下降，毛发易脱落，出现水肿及伤口愈合延迟。

3. 混合型营养不良（mixed marasmus and visceral malnutrition）　为最严重的一类营养不良，是蛋白质和能量摄入均不足所致，常见于晚期肿瘤和消化道瘘等患者。这类患者因原本能量储备少，在应激状态下，体内蛋白急剧消耗，极易发生感染和伤口不愈等并发症，病情危重，死亡率高。

（二）营养过剩

最常见的营养过剩就是超重和肥胖，也可能伴随过度摄入脂溶性维生素和一些矿物质。超重和肥胖指身体脂肪超标，与许多健康风险有关，包括高血压、心脏病、2 型糖尿病、卒中、胆囊疾病、骨关节炎、睡眠呼吸暂停综合征、其他呼吸问题以及某些癌症。

二、营养评定

临床营养专业人员通过人体组成测定、人体测量、生化检查、临床检查及多项综合营养评定方法等手段，对患者的营养代谢和机体功能等进行全面检查和评估，以确定营养不良的类型及程度，评估营养不良所致后果的危险性，用于制定营养支持计划，考虑适应证和可能的副作用，并监测营养支持的疗效。

（一）营养筛查

营养筛查通过收集容易获得的主观和客观资料，快速发现存在营养风险或营养不良的患者。下列的任何一条均提示存在营养不良或营养风险。

1. 6 个月非有计划的体重下降≥10% 正常体重，或 1 个月内下降≥5%；婴儿（出生 1 周后）以及儿童体重下降（或体重不增）导致偏离正常成长标准线的正常比例。

2. BMI > 25 或 < 18.5，或比理想体重高或低 10%；在婴儿和儿童，体重、身长或 BMI 低于第 10 个百分位或高于第 85 个百分位。

3. 患慢性病。

4. 代谢需求增高，如创伤、烧伤、系统感染。

5. 饮食改变或进食方式改变，如近期手术、严重疾病、接受全胃肠外营养或管饲。

6. 食物摄入量不足。成人饮食摄入量不足持续或估计要超过 7 天以上；婴儿和儿童短期摄入量不足就存在风险。

（二）营养评估指标

应从人体测量、生化和实验室检查、身体评估、膳食或营养史等几方面进行综合评价。

1. 人体测量指标

（1）体重：是评价营养状况的一项重要指标。短期内出现体重变化，可受水、钠潴留或脱水因素的影响，故应根据病前 3 ~ 6 个月的体重变化加以判断。当实际体重仅为理想体重的 90% 以下时，即可视为体重显著下降。

（2）体重指数（body mass index，BMI）：BMI = 体重（kg）/身高（m）^{2}。正常值介于 18.5 ~ 24.9，< 18.5 为体重过轻，≥25.0 为超重，≥30.0 为肥胖。

（3）皮褶厚度：用测径器在一个或多个部位测量皮褶厚度，如三头肌、肩胛下、髂前上棘、大腿中部，可以间接反映皮下脂肪的储存。

（4）上臂肌围（Midarm muscle circumference）：可间接反映体内蛋白质贮存水平，与血清白蛋白水平相关。正常参考值男性为 24.8cm，女性为 21.0cm。

（5）生物电阻抗分析：利用生物组织（肌肉和其他非脂肪组织）导电性的差异测得相应组织的含量。

（6）近红外线干扰测量法：通过光线的反射和吸收区分脂肪组织和非脂肪组织，从而测得各自的含量。

2. 生化和实验室检查

（1）血浆蛋白：血浆蛋白水平可反映机体蛋白质营养状况，最常用的指标包括血清白蛋白、转铁蛋白、甲状腺结合前清蛋白和视黄醇结合蛋白。营养不良时该测定值均有不同程度下降。白蛋白的半衰期时间较长，一般为14～20天，转铁蛋白和前清蛋白的半衰期较短，分别为8.8天和1.9天，后者常能反映短期内的营养状态变化。

（2）氮平衡与净氮利用率：氮平衡（nitrogen balance，NB）是评价机体蛋白质营养状况的最可靠、最常用指标。在没有消化道及其他额外的体液丢失（如消化道瘘或大面积烧伤等）的情况下，机体蛋白质分解后基本是以尿素形式从尿中排出。因此，测定尿中尿素氮含量（注意要精确收集24小时尿液并计量），加常数2～3g（表示以非尿素氮形式排出的含氮物质和经粪便、皮肤排出的氮）即为出氮量。入氮量则是静脉输入氨基酸液的含氮量（6.25g氨基酸＝1g氮）。由此，可测得患者是处于正氮或负氮平衡状态，指导营养支持治疗。

（3）肌酐身高指数（creatinine height index，CHI）：肌酐身高指数是衡量机体蛋白质水平的灵敏指标，其优点在于成人体内肌酸和磷酸肌酸的总含量较为恒定。每日经尿排出的肌酐量基本一致，运动和膳食的变化对尿中肌酐含量的影响甚微，成人24小时尿肌酐排出量与身体组织量一致。当肝病等引起水肿等情况而严重影响体重测定时，CHI则不受影响，价值更大。CHI评定标准：CHI＞90%为正常；80%～90%表示身体组织轻度缺乏；60%～80%表示中度缺乏；＜60%表示重度缺乏。

（4）免疫功能测定：细胞免疫功能在人体抗感染中起重要作用。蛋白质热量营养不良常伴有细胞免疫功能损害，将增加患者术后感染率和病死率。通常采用总淋巴细胞计数和皮肤迟发型超敏反应来评定细胞免疫功能。

1）总淋巴细胞计数（total lymphocyte count，TLC）：TLC是评定细胞免疫功能的简易方法。结果评定：TCL＞20×10^8/L者为正常，TCL＜12×10^8/L提示营养不良。但TCL不是评定营养不良的可靠性指标，且与预后的相关性较差，故现在临床已少用。

2）皮肤迟发型超敏反应（skin delayed hypersensitivity，SDH）：SDH是细胞免疫功能判断的重要指标。通常于前臂表面不同部位皮内注射0.1ml的抗原（一般一次用2种抗原），待24～48小时后测量接种处硬结，＞5mm为正常。

3. 身体评估　WHO专家委员会建议从13个方面来描述患者的营养状况，即头发、面色、眼、唇、舌、齿、牙龈、面（水肿）、皮肤、指甲、心血管系统、消化系统和神经系统等。

4. 膳食或营养史　可以用来评估营养摄入情况的方法包括24小时回忆法、食物频率问卷法、食物记录、膳食史等，可根据患者的情况合理选择。

三、营养支持过程中的监测

营养支持的监测应考虑患者的疾病状况和目前的治疗情况，必须与病理、药理和目前的处理相适应。具体的监测内容：

1. 临床表现　患者的情绪；生命体征，如体温、脉搏、呼吸、血压等；水肿或脱水征象；系统的临床查体，包括肺、心脏、腹部检查等。

2. 营养参数　食欲、进食量、胃肠道功能等。

3. 人体测量　体重、体重指数、上臂周围、三头肌皮褶厚度等。

4. 功能　握力测定、呼气流速峰、情绪评分、生活质量评分、日常生活活动评分等。

5. 体液平衡　出入量、每日测体重等。

6. 生化及实验室指标　氮平衡测定、血浆蛋白（白蛋白、转铁蛋白、前清蛋白、视黄醇结合蛋白）、淋巴细胞计数、微量元素（锌、硒、镁等）、维生素（维生素 C、维生素 B_6、维生素 D、维生素 E）、血糖等。

7. 临床结局　疾病的转归、并发症、住院天数、费用、出院后随访等。

第三节　肠内营养

肠内营养（enteral nutrition，EN）指经胃肠道，通过口服或管饲来提供需要的营养基质及其各种营养素的营养支持方式。

当患者不能或不愿正常摄食时，可以得到适当的营养支持，遵守“当胃肠道有功能时，应采用肠内营养”的原则，以维持或改善患者的营养状态，有利于患者的治疗与康复。

一、肠内营养的给予途径

肠内营养有 3 种途径：①日常饮食或经口改良饮食；②口服营养补充剂；③管饲饮食。依据疾病本身、喂养时间长短、精神状态及胃肠道功能加以选择。多数患者因经口摄入受限或不足而采用管饲。

（一）经口或鼻胃途径

1. 适应证

（1）胃肠道功能完整，代谢需要增加，短期应用。

（2）昏迷（短期应用）。

（3）需要恒速输注时（如腹泻、糖原病）。

（4）补充热量（厌食，炎性肠道疾病，肿瘤，生长迟缓）。

（5）早产儿。

2. 禁忌证

（1）严重反复呕吐，胃反流。

（2）食管炎，食管狭窄。

3. 并发症

（1）反流，吸入性肺炎。

（2）鼻腔损伤，坏死（鼻胃管引起）。

（二）鼻十二指肠/鼻空肠或空肠造口途径

1. 适应证

（1）胃内喂养有吸入危险时（早产儿、婴儿、老年人）。

（2）胃蠕动不佳（术后、早产儿）。

2. 禁忌证

（1）远端肠道阻塞。

（2）小肠吸收不良或肠道内细菌生长过盛。

（3）小肠运动障碍。

3. 并发症

（1）肠道穿孔。

（2）倾倒综合征（高渗肠内营养）。

（3）吸收不良（因与胰液及胆汁混合不全）。

（4）移位至胃。

（三）食管造口途径

1. 适应证

（1）头、颈部肿瘤。

（2）上颌面部创伤或先天性畸形。

2. 禁忌证　胸部食管阻塞等。

3. 并发症　感染，出血等。

（四）胃造口途径

1. 适应证

（1）昏迷（长期应用）。

（2）吮吸或吞咽不全。

（3）先天性畸形（食管闭锁、气管食管瘘）。

（4）长期高代谢，热量与蛋白质需要增加。

2. 禁忌证

（1）严重食管或胃反流，胃癌，胃溃疡，恶心或呕吐。

（2）胃淤积。

3. 并发症

（1）幽门梗阻。

（2）倾倒综合征，反流。

二、肠内营养制剂的分类

为满足机体代谢的需要，肠内营养制剂的成分包括碳水化合物、蛋白质、脂肪或其分解产物，含有生理需要量的电解质、维生素和微量元素等。

制剂分粉剂及溶液两种，前者需加水后使用。两种溶液的最终浓度为24%，可供能量4.18kJ/ml。根据病情需要，肠内营养制剂大致可分成2类。

1. 以整蛋白为主的制剂　其蛋白质源为酪蛋白或大豆蛋白，碳水化合物为麦芽糖、糊精，脂肪源为玉米油或大豆油，不含乳糖。溶液的渗透量（压）较低（约为320mmol/L），适用于胃肠道功能正常者。

2. 以蛋白水解产物（或氨基酸）为主的制剂　其蛋白质源为乳白蛋白水解产物、肽类或结晶氨基酸，碳水化合物源为低聚糖、糊精，脂肪源为大豆油及中链三酰甘油，也不含乳糖。渗透量（压）较高（470 ~ 850mmol/L），适用于胃肠道消化、吸收功能不良者。

有些制剂中还含有谷氨酰胺、膳食纤维等。膳食纤维指可溶性果胶等，具有调整肠动力、刺激肠黏膜增生的作用。纤维素在结肠内被细菌分解为短链脂肪酸（SCFA），可被吸收供能。新产品还有适用于严重应激、糖尿病、癌症的制剂，以及增强免疫的制剂。

三、输注方式

肠内营养的输注方式包括：①分次给予；②间歇重力滴注；③连续滴注。采取哪种方法取决于肠内营养的性质，喂养管的类型与大小，管端的位置及营养素的需要量。肠内营养应以连续滴注为宜。

1. 分次给予　将配制的或即用的肠内营养置于注射器中，于 5 ~ 10 分钟内缓缓注入喂养管内，每次 250 ~ 400ml，每日 4 ~ 6 次。可视患者耐受程度加以调整。

2. 间歇重力滴注　多数患者可耐受这种喂养，每次 250 ~ 400ml，每日 4 ~ 6 次，速率为 30ml/min，如感不适，可减低速率。患者有较多的下床活动时间及类似于正常肠内营养的餐次。缺点是可能发生胃排空延缓。

3. 连续经泵滴注　适用于危重、十二指肠或空肠近端喂养的患者，连续滴注可持续 16 ~ 24 小时。一般需要 3 ~ 4 日的起动期，起动期内不足的营养素应由静脉补足。

四、肠内营养支持患者的护理

（一）护理评估

1. 健康史　评估患者的年龄；近期饮食情况，如饮食习惯和食欲有无改变、有无明显厌食、饮食种类和进食量；是否因检查或治疗而需禁食，禁食的天数；有无额外丢失；是否存在消化道梗阻、出血、严重腹泻或因腹部手术等而不能经胃肠道摄食的病症或因素等。

评估患者既往史：患者近期或既往有无消化系统手术史、较大的创伤、灼伤、严重感染或慢性消耗性疾病，如结核、癌症等。

2. 身体评估　评估患者有无腹部胀痛、恶心呕吐、腹泻、压痛、反跳痛和肌紧张等腹膜炎体征。生命体征是否平稳，有无休克、脱水或水肿征象。评估患者的营养状况，测量身高体重等。

3. 实验室及辅助检查　血浆白蛋白、细胞免疫功能等检查。

4. 心理社会支持状况评估　患者及家属对营养支持重要性和必要性的认知程度，对营养支持的接受程度，对营养支持费用的承受能力等。

（二）护理诊断及医护合作性问题

1. 有误吸的危险　与患者的意识、体位、喂养管移位及胃排空障碍有关。

2. 有组织完整性受损的危险　与长期留置喂养管有关。

3. 潜在并发症　腹胀、腹泻。

（三）护理计划与实施

患者未发生误吸；组织完整无破损；护士及时发现腹胀、腹泻、感染等并发症，及时通知医生，及时处理。

1. 防止误吸

（1）加强观察：若患者突然出现呛咳、呼吸急促或咳出类似营养液的痰液，应疑有喂养管移位并致误吸的可能，应鼓励和刺激患者咳嗽，以排出吸入物和分泌物，必要时经鼻导管或气管镜清除误吸物。

（2）取合适的体位：根据喂养管位置及病情，置患者于合适的体位。伴有意识障碍、胃排空迟缓、经鼻胃管或胃造瘘管输注营养液的患者应取半卧位，以防营养液反流和误吸；经鼻肠管或空肠造瘘管滴注者可取随意卧位。

（3）及时估计胃内残留量：在每次输注肠内营养液前及期间（每间隔4h）抽吸并估计胃内残留量，若残留量每次大于100～150ml，应延迟或暂停输注，必要时加用胃动力药物，以防胃潴留引起反流而致误吸。

（4）妥善固定喂养管：经鼻胃管喂养时，应将喂养管妥善固定于面颊部，避免鼻胃管移位至食管导致误吸。

2. 避免黏膜和皮肤的损伤　长期留置鼻胃管或鼻肠管者，可因鼻咽部黏膜长时间受压而产生溃疡。应每天用油膏涂拭鼻腔黏膜，起润滑作用；对胃、空肠造瘘者，应保持造瘘口周围皮肤干燥、清洁。

3. 预防并发症　有5%～30%的肠内营养支持患者可发生腹泻。

（1）导致腹泻的相关原因：①肠内营养剂的类型，其中乳糖、脂肪、膳食纤维的种类和含量都可能影响肠道对营养液的耐受性；②营养液的渗透压，当患者伴有营养不良或吸收不良时，高渗透压更易引起类似倾倒综合征的症状和腹泻；③营养液的输注速度过快或温度过低；④伴同药物，如抗生素可改变肠道正常菌群的平衡作用而导致某些菌群过度生长；H_2受体阻滞剂可通过改变胃液的pH而易致细菌繁殖；某些药物、电解质和含镁的抗酸剂等未经完全稀释即经导管注入，可致肠痉挛和渗透性腹泻；⑤营养液污染；⑥低蛋白血症，因血浆胶体渗透压降低，组织黏膜水肿，影响营养底物通过肠黏膜上皮细胞；同时，大量液体因渗透压差进入肠腔而引起腹泻。

（2）控制营养液的浓度：从低浓度开始滴注营养液，再根据患者胃肠道适应程度逐步递增，如能量密度从2.09kJ/ml渐增至4.18kJ/ml或更高；以避免营养液浓度和渗透压过高引起的胃肠道不适、肠痉挛、腹胀和腹泻。

（3）控制输注量和速度：营养液宜从少量开始，250～500ml/d，在5～7天内逐渐达到全量。交错递增量和浓度更利于患者对肠内营养的耐受。输注速度从20ml/h起，视适应程度逐步加速并维持滴速为100～120ml/h；以输液泵控制滴速为佳。

（4）保持营养液的适宜滴注温度：营养液的滴注温度以接近正常体温为宜，过烫可能灼伤胃肠道黏膜，过冷则刺激胃肠道，引起肠痉挛、腹痛或腹泻。可在输注管近端自管外加热营养液，但需防止烫伤患者。

（5）用药护理：某些药物，如含镁的抗酸剂、电解质等可致肠痉挛和渗透性腹泻，须经稀释后再经喂养管注入；对严重低蛋白血症者，遵医嘱先输注人体白蛋白或血浆，以提高血浆胶体渗透压。

（6）避免营养液污染、变质：营养液应现配现用；保持调配容器的清洁、无菌；悬挂的营养液在较低的室温下放置时间小于6～8小时，若营养液含有牛奶及易腐败成分，放置时间应更短；每天更换输注营养液的配套管及贮液袋。

（7）保持喂养管通畅：喂养管阻塞的常见原因：①营养液未调匀；②药丸未经研碎即

注入喂养管；③添加药物与营养液不相容，形成凝结块；④营养液较黏稠、流速缓慢，黏附于管壁；⑤管径太细。为避免喂养管阻塞，于输注营养液前、后及连续管饲过程中每间隔4小时及特殊用药前后，都应用30ml温开水或生理盐水冲洗喂养管。药丸经研碎、溶解后直接注入喂养管，避免因加入营养液后与之不相容而凝结成块黏附于管壁或阻塞管腔。

4. 健康教育

(1) 告知患者饮食摄入不足和营养不良对机体可能造成危害；经口饮食和肠内营养有助于维护肠道功能。

(2) 术后患者恢复经口饮食是逐步递增的过程；在康复过程中，指导患者采用均衡饮食，保证足够的能量、蛋白质和维生素等摄入。

(3) 指导携带胃或空肠喂养管出院的患者及家属进行居家喂养和自我护理；于输注营养液前、后用温开水冲洗喂养管，避免喂养管阻塞。

(四) 预期结果与评价

1. 患者未发生误吸。
2. 组织完整无破损。
3. 护士及时发现腹胀、腹泻、感染等并发症，及时通知医生，及时处理。

第四节 肠外营养

肠外营养（parenteral nutrition，PN）指通过静脉途径提供人体代谢所需的营养素。当患者禁食，所需营养素均由静脉途径提供时，称全胃肠外营养（total parenteral nutrition，TPN）。自20世纪60年代美国的Durick及Wilmore等外科医师首先经中心静脉置管，将肠外营养支持应用于临床。随着医学科学水平的不断提高，人们对肠外营养支持的认识和概念也逐步全面和深化，由20世纪70年代初期的“静脉高营养”转变为70年代后期以来的“完全胃肠外营养”，90年代又更客观地称之为“肠外营养”。30多年来，肠外营养支持已挽救了众多危重患者及无法经口摄食患者的生命，明显提高了当代医学的治疗水平。

一、肠外营养支持的适应证

(一) 疗程显著的强适应证

1. 胃肠道梗阻 如贲门、幽门梗阻、高位肠梗阻、新生儿胃肠道闭锁等。
2. 胃肠道吸收功能障碍。
3. 大剂量放疗、化疗或接受骨髓移植患者。
4. 中、重症急性胰腺炎。
5. 严重营养不良伴胃肠功能障碍。
6. 严重的分解代谢状态，伴或不伴有营养不良而胃肠道于5~7天内不能得到利用、处于严重分解代谢状态中的患者，如大面积烧伤、严重的复合伤、破伤风、大手术、败血症等。

(二) 疗程显著的中适应证

1. 大的手术创伤及复合性外伤。

2. 中度应激。

3. 肠瘘。

4. 肠道炎性疾病。

5. 妊娠剧吐或神经性畏食。

6. 需接受大手术或大剂量化疗的中度营养不良。

7. 入院后7～10天内不能建立充足的肠内营养。

8. 炎性粘连性肠梗阻。

（三）肠外营养支持无肯定疗效的弱适应证

1. 营养良好的患者处于轻度应激及创伤情况下，而消化道功能于10天内可以恢复。

2. 肝、小肠等脏器移植后功能尚未恢复期间。

二、肠外营养支持的禁忌证

1. 无明确治疗目的，或已确定为不可治愈、无存活希望而继续盲目延长治疗者。

2. 胃肠道功能正常或可适应肠内营养者。

3. 心血管功能紊乱或严重代谢紊乱期间需要控制或纠正者。

4. 一般情况好、只需短期肠外营养，预计需要的时间少于5天者。

5. 原发病需立即进行急症手术者。

6. 预计发生肠外营养并发症的危险性大于其可能带来的益处者。

三、肠外营养基质的需要量

肠外营养剂主要包括能量物质（糖类和脂肪）、氨基酸、维生素、矿物质和微量元素等。

1. 能量　其来源包括糖和脂肪，葡萄糖每日一般需要2000～4000kcal。Durick 及 Wilmore 在早期开展肠外营养时，主要以葡萄糖为能量来源。1980年以后，人们主张50%的能量可由脂肪乳剂提供。单独使用葡萄糖作为非蛋白的能量来源时，可发生脂肪肝，但在使用葡萄糖及脂肪乳剂时不会发生脂肪肝。脂肪乳剂除了提供能量外，尚能预防必需脂肪酸缺乏症，主要是亚油酸。每日500ml脂肪乳是满足机体需要的最低量。

2. 氨基酸　国内现在广泛使用复合氨基酸注射液，含有8种必需氨基酸及6～12种非必需氨基酸。需要量以体重计算，以氮为单位，一般为0.2～0.3g/kg，在氮丢失过多的情况下可以适当增加。

3. 维生素　维生素是体内必需的物质，参与碳水化合物、蛋白质、脂肪的代谢，人体的生长发育及伤口修复也需维生素的参与。有一部分不能经静脉供给，只能由肌内注射补充。

4. 水、电解质　根据患者的电解质平衡情况来确定水、电解质补充量，水的入量每天以2000ml为基础，成人主要电解质的需要量为钠100～126mmol、钾60～80mmol、镁7.5～12.5mmol、钙5～10mmol、磷酸盐10mmol。

5. 微量元素　微量元素存在于人体的量虽少，但作用很重要，参与酶、核酸、多种维生素和激素的作用。微量元素的每日需要量为铜0.3mg、碘0.12mg、锌2.9mg、锰0.7mg、铬0.02mg、硒0.118mg、铁1.0mg。

四、肠外营养的输注途径

肠外营养的输注途径包括周围静脉和中心静脉途径。全营养混合液的渗透压不高，经周围静脉输注并无困难，适用于用量小、肠外营养支持不超过2周者。需长期使用肠外营养支持者，则以经中心静脉导管输入为宜；该导管常经颈内静脉或锁骨下静脉穿刺置入至上腔静脉。

五、肠外营养的输注方式

全营养混合液（total nutrients administration，TNA）：肠外营养所供的营养素种类较多。从生理角度，将各种营养素在体外混合在3L塑料袋内（称全营养混合液）再输入的方法最合理。同时进入体内的各种营养素，对合成代谢有利。最近有将TNA液制成两腔或三腔袋的产品，腔内分装氨基酸、葡萄糖和脂肪乳剂，有隔膜将各成分分开，临用前用手加压即可撕开隔膜，使各成分立即混合。

六、肠外营养支持患者的护理

（一）护理评估

1. 健康史　评估患者的年龄、饮食和胃肠道功能：评估患者近期的饮食情况，如有无明显厌食、饮食种类和进食量；因检查或治疗所需禁食的天数；患者的胃肠道有无功能、能否利用，可利用的部位或程度；有无额外丢失和急、慢性消耗性疾病；有无肝胆系统或其他代谢性疾病；有无水、电解质代谢紊乱等内环境失衡；既往有无较大的手术、创伤或其他慢性疾病史等。

2. 身体评估　评估患者的生命体征是否平稳，有无脱水或休克等征象，营养状况、身高体重。评估患者周围静脉显露是否良好，颈部和锁骨上区皮肤有无破损，有无气管切开或其他影响静脉穿刺（置管）的因素等。

3. 辅助检查　血电解质、血生化和细胞免疫功能等检查。

4. 心理社会评估　患者及家属对肠外营养支持重要性和必要性的认知程度，对相关知识的了解程度，对肠外营养支持费用的承受能力等。

（二）护理诊断及医护合作性问题

潜在并发症：气胸、血管或胸导管损伤、空气栓塞、导管移位、感染、糖或脂肪代谢紊乱、水及电解质紊乱、血栓性静脉炎等。

（三）护理计划与实施

护士及时发现与肠外营养支持相关的并发症，及时通知医生及时处理。

1. 中心静脉置管、输液等技术问题所致并发症　包括穿刺致气胸、血管损伤、神经或胸导管损伤等。空气栓塞是最严重的并发症，一旦怀疑空气进入，立即置患者于左侧卧位，以防空气栓塞。术者应熟练掌握技术，严格执行操作规程和解剖标志，绝大多数并发症是可以避免的。

2. 预防感染　在治疗过程中出现感染迹象和不明原因的发热，应即刻考虑与导管和输入物有关的可能性；检测输液瓶内残液，作细菌培养和血培养；拔出导管时管尖作细菌培养，以便于及时诊断和控制感染。细菌移位也可导致败血病，须加强观察和预防。

3. 血栓性浅静脉炎　多发生于经外周静脉输注营养液时。主要原因：①输液的静脉管径细小，高渗营养液不能得到有效稀释，血管内皮受到化学性损伤；②置有导管的静脉跨越关节时，导管与静脉壁的碰触致静脉受到机械性损伤。可见输注部位的静脉呈条索状变硬、红肿、触痛，少有发热现象；一般经局部湿热敷、更换输液部位或外涂可经皮吸收的抗凝、消炎软膏后可逐步消退。

4. 导管护理 每天清洁、消毒静脉穿刺部位，更换敷料，加强局部护理。若用3M透明胶布贴封导管穿刺处者，胶布表面应标明更换日期并按时予以更换。观察穿刺部位有无红、肿、热、痛等感染征象；避免经导管抽血或输血；输液结束时，可用肝素稀释液封管，以防导管内血栓形成和保持导管通畅。

5. 营养液的配置和管理 营养液应在层流环境下，按无菌操作技术配置；保证配置的营养液在24小时内输完；TNA液输注系统和输注过程应保持连续性，期间不宜中断，以防污染；避免因营养液长时间暴露于阳光和高温下导致变质。TNA液配制后若暂时不输注，应保存于4℃冰箱内；为避免输注液体过冷而致患者不舒适，须在输注前0.5~1小时取出、置室温下复温后再输。

6. 控制输液速度 根据提供的葡萄糖、脂肪和氨基酸量，合理控制输液速度，避免快速输注导致患者脸部潮红、出汗、高热和心率加快等症状。

7. 合理安排输液种类和顺序 为适应人体代谢能力、使所输入的营养物质被充分利用，应慢速输注；但对已有缺水者，为避免慢速输注营养液导致的体液不足，应先补充部分平衡盐溶液后再输注TNA液；已有电解质紊乱者，先予以纠正，再输注TNA液。

8. 加强观察和记录 观察患者有无发生水肿或皮肤弹性消失，尿量是否过多或过少，并予以记录；根据患者的出入水量，合理补液和控制输液速度。

9. 高热患者的护理 营养液输注过程中出现的发热，多因输液过快引起；在输液结束后数小时不经特殊处理可自行消退；部分高热患者可根据医嘱予以物理降温或服用退热药。

10. 体位 在妥善固定静脉穿刺针或深静脉导管的前提下，协助患者选择合适体位。

11. 尽早经口饮食或肠内营养 TPN患者可因长期禁食胃肠道黏膜缺乏食物刺激和代谢的能量导致肠黏膜结构和屏障功能受损、通透性增加，导致肠内细菌和内毒素易位，并发肠源性全身感染。故当患者胃肠功能恢复或允许进食时，鼓励患者经口饮食。

12. 健康教育 长期摄入不足或因慢性消耗性疾病致营养不良的患者应及时到医院检查和治疗，以防严重营养不良和免疫防御能力下降；患者出院时，若营养不良尚未完全纠正，应继续增加饮食摄入，并定期到医院复诊。

（四）预期结果与评价

护士及时发现与肠外营养支持相关的并发症，及时通知医生，及时处理。

（梁晓坤）

第七章 围手术期患者的护理

关键词

the perioperative period	围手术期
perioperative nursing	围手术期护理
preoperative	手术前
postoperative	手术后
absorption fever	吸收热

手术是外科治疗的重要手段，既能治愈疾病，也能产生并发症和后遗症。外科手术患者不仅要忍受躯体疾病的痛苦，还要经历麻醉和手术创伤，这些刺激可通过神经、内分泌变化，使机体处于应激状态，并出现不同程度的人体代谢紊乱和脏器功能改变或障碍。此外，任何手术都会使患者产生生理和心理负担。因此，围手术期护理（perioperative nursing）和手术过程本身同样重要，是手术治疗成功的关键。围手术期护理旨在提供身心整体护理，使患者以最佳的生理和心理状态接受手术治疗，增加手术耐受性，顺利渡过手术期；也为术后康复打好基础，使患者尽快恢复生理功能，预防和减少术后并发症，早日康复，重返家庭和社会。

第一节 手术前患者的护理

手术前的准备和护理与患者病情的轻重缓急、手术范围大小等有密切关系。根据患者病情的缓急，手术大致可分为 3 类：① 择期手术：实施手术的迟早不影响治疗效果，如胃、十二指肠溃疡的胃大部切除术，应做好充分的术前准备；② 限期手术：手术时间虽可以选择，但不宜过久延迟，应在这一段时间内尽可能充分准备，如各种恶性肿瘤根治术；③ 急症手术：需在最短的时间内迅速手术，应进行重点的必要准备，如脾破裂等。

手术的危险性指手术导致的罹病率或病死率的大小，存在于整个手术期，因此手术的危险因素应是术前考虑的重点问题。一般的危险因素包括：①年龄：新生儿及婴幼儿因未发育完全，对手术的抵抗力低，易出现水、电解质平衡紊乱；老年人的心血管、肺、肾、骨骼肌肉系统的生理改变以及本身的慢性病都会增加手术的危险性，营养不良、贫血和脱水是其常见的问题；儿童及青壮年对手术的耐受性较好；②疾病的性质：疾病的病程进展、紧急和危重程度等都会影响手术的危险性，如疾病持续时间越长，手术的危险性越大；恶性肿瘤通常会增加手术的危险性；③疾病的部位：手术的部位或需要手术的组织或器官种类对手术的危险性有很大影响。一般以心脏及胸腔手术危险性较大；血液循环丰富的组织或器官术中容易出血，危险性较大，而血液循环较少的组织或器官术后愈合相对较差，出现各种并发症的危险性增大；④手术的大小：小手术的危险性远比大手术的危险性低；大手术往往因为大量出血、组织及器官损伤、手术及麻醉的延长等因素而增加手术的危险性；⑤患者的营养状况：营养状况与其对手术的耐受性直接相关，肥胖、营养不良等均为手术的危险因素。营养不良可以降低患者对手术的耐受性，延缓术后伤口愈合和功能康复，甚至增加感染的危险性；肥胖者过多的脂肪组织会延迟切口愈合，易造成切口疝及切口裂开，增加切口感染的危险性；⑥患者的健康状况：高血压等慢性疾病可降低患者对手术的耐受性，与内分泌有关的疾病也会增加手术的危险性，如甲亢，糖尿病等；⑦患者的心理状态：即将接受手术的患者中，害怕面临手术比能接受手术并知道预后及调适方法的患者手术危险性高。

一、护理评估

（一）术前评估

术前评估应包括可能影响患者手术的各方面，主要包括一般资料、健康史、生理状况、心理状态、社会及经济情况等。

1. 一般资料　性别、年龄、家族史、既往史、生育史等。

2. 健康史

（1）现病史：本次发病的诱因、主诉、病情进展、症状和体征等。

（2）伴随疾病：伴随的其他系统疾病，如心血管、内分泌疾病等。

3. 生理状况

（1）营养状况：营养状况直接影响手术的成功及患者术后的康复。根据患者身高、体重、三头肌皮褶厚度、上臂肌肉周径及食欲、精神面貌、活动能力等，结合病情和实验室检查结果，如血浆蛋白含量及氮平衡等，全面评价患者的营养状况。

（2）手术耐受性：患者对手术的耐受性可分为两类：①耐受良好：指全身状况较好，外科疾病对全身影响较小，重要脏器无器质性病变或其功能处于代偿阶段，稍做准备即可接受手术；②耐受不良：患者全身状况欠佳，疾病已对全身影响较明显，或重要脏器有器质性病变，功能濒临或已失代偿，需经积极、全面的特殊准备后方可进行手术。

（3）体液、电解质平衡状况：许多患者由于长期呕吐、腹泻、出血和液体摄入不足等导致体液不足和电解质紊乱，增加了手术和麻醉的危险性。术前监测生命体征、血电解质水平，有助于及时发现水、电解质失衡，及时给予补充或治疗。

（4）感染：任何感染都对手术产生不利的影响，术前应检查血常规，了解有无感染。如择期和限期手术患者出现咽痛、咳嗽、体温升高等症状，可推迟手术；但对于急症手术患者，由于病情紧急、甚至可能危及到生命安全，无法推迟手术，应积极治疗感染，尽量降低并发症的风险，提高患者的耐受性。

（5）目前用药的情况：有些药物会增加手术的危险性，应详细了解患者的用药史，必要时需提前停药。

1）抗凝剂：可导致手术期间出血。

2）镇静剂：易发生低血压。

3）抗生素：与麻醉剂一起使用可能会造成不利影响。

4）利尿剂：可引起钾等电解质失衡。

5）激素：长期使用可导致肾上腺皮质功能不足，而减低对手术和麻醉的反应。

（6）评估各系统的功能

1）心血管系统：询问患者有无高血压、心绞痛、心肌梗死、心衰及周围血管病史；评估患者的血压、脉率（律）、四肢循环情况及有无水肿等。术前应完善心电图检查，必要时行动态心电图监测。心律失常者对手术和麻醉的耐受性下降，易诱发心力衰竭，术前应积极予以药物控制；心率 <60 次/分者，先安装临时起搏器再考虑手术。

2）呼吸系统：术前应加强观察患者的呼吸节律和频率，询问患者有无吸烟史、呼吸道过敏史，有无哮喘、咳嗽、咳痰、胸痛等症状。伴有肺部疾患，如肺气肿、支气管扩张者，可因气体交换障碍而增加手术的危险性，对已知患有呼吸系统疾病的患者应测血气分析、行肺功能检查。胸部 X 线检查可了解肺部有无占位性及渗出性病变，B 超、CT、MRI 等可明确病变部位、大小、范围甚至性质，有助于临床诊断。

3）泌尿系统：询问患者有无肾功能不全、肾炎、前列腺肥大等疾病，询问患者的排尿情况、尿量、尿液性质，有无尿频、尿痛或排尿困难等。术前应完善尿常规、肾功能（血尿素氮、肌酐）检查，必要时行泌尿系统 B 超检查。尿中白细胞增多，常提示尿路感染；尿量减少且尿比重增加，提示缺水。肾功能不全者术后易并发肾衰竭，应先治疗泌尿系统疾病，以降低手术的危险性。

4）神经系统：评估患者的反应能力、对治疗和护理的依从性和配合性，询问患者有无严重头痛、眩晕、头晕、视物模糊、耳鸣、步态不稳等症状，有无痉挛史等。

5）出凝血功能：出凝血功能异常可导致患者术中或术后出血，术前应评估患者有无出血倾向，是否接受抗凝治疗（如静脉滴注肝素者，宜于术前 4 小时停药），有无肝、肾疾病等。结合实验室检查结果，如出凝血时间、血小板计数、凝血酶原时间等。凝血酶原时间明显延长者，应暂缓手术；出凝血功能异常但确需手术挽救生命者，在术前、术中、术后均需输注新鲜血液、凝血酶原复合物或相应的凝血因子。

6）肝功能：肝功能不良可影响用药和术后恢复过程，术前应评估患者有无酒精中毒、腹腔积液、黄疸等。对血清谷丙转氨酶、直接或间接胆红素升高者，积极护肝治疗后方可手术；血清白蛋白 <30g/L 者，手术风险大且预后差，术前应予以纠正。

（7）其他合并症：许多患者可能并发高血压、心脏病、糖尿病等慢性疾病，可影响患者对手术的耐受性。如糖尿病患者血糖控制不佳，易影响术后组织愈合，可并发局部或全身感染，增加心血管和肾脏并发症等；术前应加强监测，以调整降糖药物的剂量。

4. 心理状态

多数患者对手术、麻醉、术后疼痛及不适表现出紧张、不安和恐惧。患者可因焦虑出现睡眠型态的改变，反复向他人诉说，甚至出现生理状况的改变，如脉率加快、手掌湿冷等。外科疾病，尤其急症，起病急骤，患者缺乏心理准备，妥善的心理评估和护理已经成为术前护理的重要环节。引起患者紧张和恐惧的常见原因有：

（1）对未知的害怕：患者缺乏手术过程的信息，对手术后的结果有不确定感，担心手术效果，甚至怕被误诊或误治，可能处于完全不现实的猜测中。

（2）害怕疼痛和不适：患者往往非常关注术中或术后疼痛，常担心麻醉药效消失后引起疼痛。

（3）害怕麻醉：患者可能害怕麻醉的不适，如恶心、呕吐等，担心麻醉时行为失去控制，甚至担心麻醉对身体的伤害，如脑损伤或麻痹。

（4）害怕身体形象改变：有些手术会使患者身体外观发生改变或造成功能的丧失，从而给患者带来沉重负担。

（5）害怕生活方式的改变：有些患者可能因疾病和手术使生活方式发生较大变化，导致家庭角色、社会角色发生改变，从而造成较大的心理压力。

5．社会及经济状况

手术可能造成患者家庭角色和社会角色的改变，术前应了解患者的家庭成员情况、家属对手术的看法、对患者的支持程度。手术可能给患者的家庭带来一定的经济负担，应了解患者对医疗费用的承受能力，选择合适的治疗方式。

二、护理诊断及医护合作性问题

1．焦虑　与对手术和麻醉过程的担心、对预后的不确定感、术后并发症、经济负担等有关。

2．营养失调——低于机体需要量　与高龄、肿瘤、肠胃功能障碍或紊乱、摄入不足、分解代谢增加等有关。

3．水、电解质失衡的危险　与呕吐、腹泻、出血、液体摄入不足有关。

4．疼痛　与外科疾病，如急性阑尾炎、肠梗阻、肿瘤、腹膜炎等有关。

5．知识缺乏　与对疾病性质、手术必要性、手术前后的准备等缺乏了解有关。

三、护理计划与实施

术前护理的目标是提高患者对手术的耐受性，使其在最佳的身心状况下接受手术治疗。

（一）手术前护理

1．心理准备　做好心理护理，减轻患者对手术的焦虑或恐惧。

（1）向患者解释手术的程序、各种检查步骤，澄清患者对麻醉的错误观念。

（2）与患者讨论手术后可能出现的问题，如术后的疼痛、不舒适感。

（3）鼓励患者表达其担心的事情和对手术的认识。

（4）安排娱乐性活动，帮助患者分散注意力，减轻害怕和孤独感。

（5）鼓励家属术前探视。

2．营养支持　营养不良者抵抗力低下，易并发严重感染，且对休克、失血耐受性较差；低蛋白血症可引起组织水肿，影响术后切口愈合，故术前应尽量改善营养状态，并作阶段性评估。进食高碳水化合物、高蛋白质及富含维生素的食物；当患者不能经口进食或吸收不良时，可由胃肠外营养供给患者所需的能量，改善患者的营养状况。若血清白蛋白低于30g/L，则需静脉输注血浆、白蛋白及营养支持等。肥胖症在非紧急手术前应加强锻炼、矫正营养过剩状态，提高手术耐受性。

3．维持水、电解质的平衡　患者如有体液不足或电解质紊乱等情况应及时补液、纠正电解质紊乱，每日记录出入量，并密切监测血压或电解质变化。

4. 手术前对患者指导　术前应指导患者做好充分的术前准备，并教会其术后需进行的活动或功能锻炼的方法。

（1）戒烟：有吸烟嗜好者，术前2周应停止吸烟，以免尼古丁刺激呼吸道黏膜产生过多分泌物而阻塞气道。

（2）排便练习：术后因创伤和麻醉影响，加之不习惯在床上排尿、排便，易发生尿潴留，尤其是老年男性，术前应进行练习。

（3）呼吸和排痰练习：根据患者不同的手术部位，进行深呼吸和有效排痰法的锻炼，如胸部手术者训练腹式呼吸；腹部手术者训练胸式呼吸。深呼吸有效排痰法：先轻咳数次，使痰液松动，再深吸气后用力咳嗽。

（4）咳嗽练习：指导患者采取坐位或半坐卧位，两手手指交叉联结，将手掌横置切口部位以支托切口；先进行一次深呼吸，再深吸气后屏气，然后当自肺部深处呼气时收缩胸腹肌肉从而完成一次咳嗽；连做3次短呼吸后，咳嗽一声。

（5）下肢运动：指导患者早日行下肢运动，可有效预防深静脉血栓，对于需要长期卧床的患者尤其重要，见图7-1。

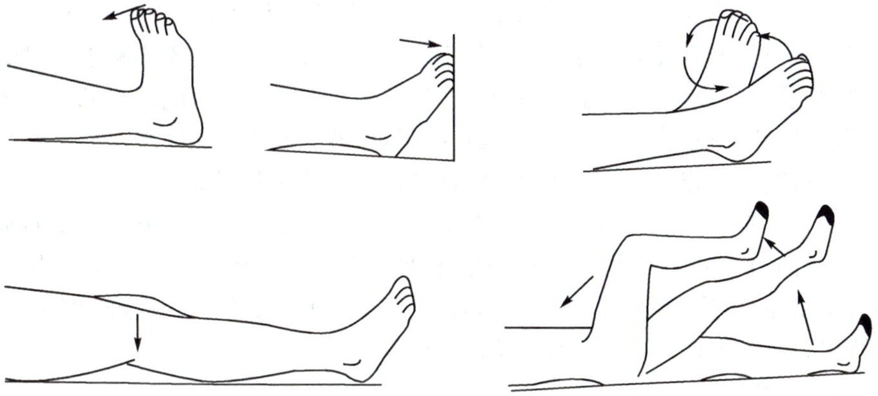

图7-1　下肢活动示意图

1）肌肉收缩运动：收缩小腿和股部肌肉，维持至少几秒钟；而后放松腿部肌肉休息，再重复进行；每组至少10次。

2）股四头肌训练：膝盖弯曲且足部平踏床上；伸直腿部置于床上；抬高足跟，将膝盖下压以抵制床；至少重复5次。

3）臀部缩紧运动：臀部缩紧在一起；移动腿部到床边；放松；重复5次。

4）髋和膝关节的运动：弯曲和伸展髋与膝关节，似踩脚踏车。

5）足部曲伸和旋转运动。

（6）翻身和起床的方法：床上翻身和运动可以预防肺部和循环系统的并发症，并能刺激胃肠蠕动，减轻腹胀和便秘等。指导患者利用床栏杆翻身和由床上坐起。

5. 特殊患者准备

（1）高血压：血压过高者，诱导麻醉和手术应激有并发脑血管意外和充血性心力衰竭的危险，应给予适应的降压药物，使血压稳定在一定水平，但不要求将血压降至完全正常后才手术。

（2）心脏病：心脏病患者对手术和麻醉的耐受性较差，易发生意外事件，严重者甚至死亡。术前注意事项：①长期低盐饮食和使用利尿药者，应注意有无水、电解质失衡，应及时纠正；②心律失常患者应遵医嘱给予抗心律失常药物，注意观察药物疗效和不良反应；③贫血患者携氧能力差，影响心肌供氧，术前应少量多次输血纠正；④急性心肌梗死患者 6 个月内不宜施行择期手术，6 个月以上无心绞痛发作者，可在严密监测下施行手术；⑤心力衰竭患者最好在心力衰竭控制 3～4 周后再进行手术。

（3）呼吸功能障碍：常见为肺气肿和哮喘，术前需常规做血气分析和肺功能检查，评估手术和麻醉的耐受性；严重肺功能不全或极差者，须先积极控制感染，再行手术。术前准备包括：① 停止吸烟 2 周，鼓励患者练习深呼吸和咳嗽，增加肺通气量；②对阻塞性肺功能不全的患者，应用支气管扩张剂可改善症状。选用对呼吸抑制作用较弱的麻醉药，避免选用吗啡，其对呼吸的抑制作用强；对痰液稠厚的患者，应使用药物或雾化吸入等治疗稀释痰液，促进排痰；阿托品可增加痰液黏稠度，使用时应注意；③ 麻醉前给药量要适宜，避免引起呼吸抑制和咳痰困难。

（4）肝脏疾病：常见为肝炎及肝硬化。术前应做各项肝功能检查，如患者出现明显营养不良、腹腔积液、黄疸者，不宜实施任何手术。轻度肝功能损害不影响手术耐受性；但肝功能损害严重或濒临失代偿者，手术耐受力明显减弱，必须经长时间严格准备，必要时静脉输注葡萄糖以增加肝糖原储备；少量多次输注新鲜血液，或直接输注凝血酶原复合物，以改善凝血功能；有胸、腹腔积液者，在限制钠盐基础上，使用利尿剂。

（5）糖尿病：糖尿病患者对手术耐受性差，术前应控制血糖于 5.6～11.2mmol/L、尿糖（+～++）；纠正水、电解质代谢失衡和酸中毒，改善营养状况。原接受口服降糖药治疗者，术前改用胰岛素皮下注射，剂量应准确；且经常更换注射部位，促进吸收；皮下注射半小时后提醒患者及时进食，并观察有无低血糖反应。

6. 术前常规准备

（1）手术区皮肤准备：术前皮肤准备是预防切口感染的重要环节。重点是充分清洁手术野皮肤和剃除毛发，若切口不涉及头、面部、腋毛、阴毛，且切口周围毛发比较短少，可不必剃除毛发。皮肤准备时间越接近手术开始时间越好，若超过 24 小时，应重新准备。一般在术前一天剔除手术区的毛发，范围不少于手术切口周围 15～20cm。备皮区域内皮肤如有炎症，应治愈后方可手术。操作时应注意绷紧皮肤、勿剃破，以防感染；注意患者保暖；备皮后患者修剪指甲、沐浴、更换清洁衣裤。

皮肤准备的范围，见图 7-2。

（2）胃肠道准备：包括禁食水、灌肠、放置胃管等。胃肠道手术患者，术前 1～2 天开始进流质饮食。非肠道手术患者，一般不限制饮食，但从术前 12 小时应禁食，4 小时禁水，以防因麻醉或手术过程中呕吐引起窒息或吸入性肺炎，必要时行胃肠减压。对择期手术，术前 1 日应给以缓泻剂或灌肠，如果实施直肠或结肠手术，应行清洁灌肠，并于术前 3 日口服肠道不吸收抗生素，以减少术后感染机会。

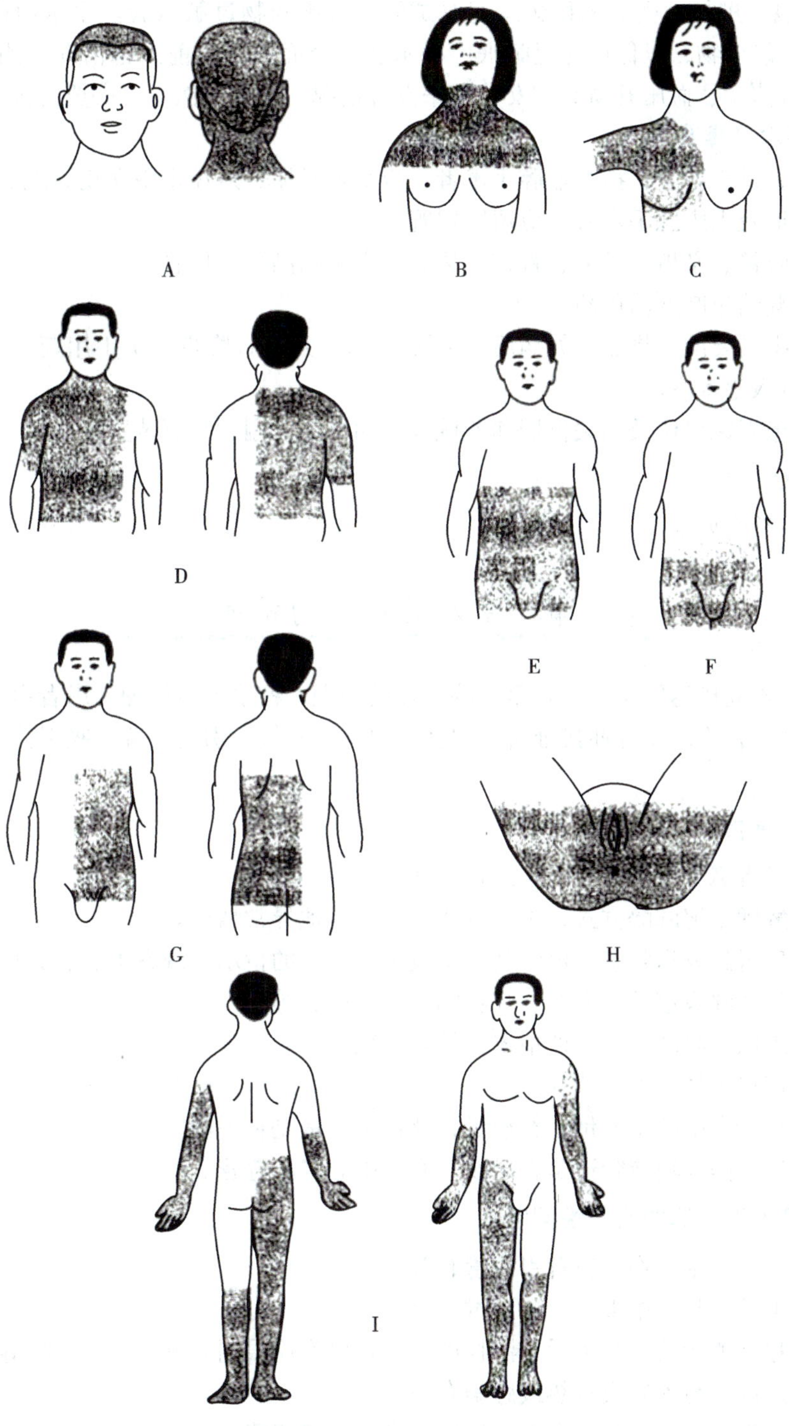

图 7-2　常见手术部位皮肤准备范围

A. 颅脑手术；B. 颈部手术；C. 乳房手术；D. 胸部手术；E. 腹部手术；F. 腹股沟和阴囊部手术；G. 肾部手术；H. 会阴及肛门部手术；I. 四肢手术

（3）其他：进行血型鉴定和交叉配血试验、常规药物过敏试验。手术前夜可遵医嘱给患者安眠、镇静药物，以保证充足睡眠。手术晨应全面检查术前准备情况，测量生命体征，如发现患者有体温、血压升高或妇女月经来潮等情况，应通知医生，必要时推迟手术。

（二）手术日晨准备

1. 嘱患者排空膀胱，拟行盆腔手术者，应留置导尿，避免术中误伤膀胱。
2. 胃肠道及上腹部手术者，应留置胃管。
3. 取下眼镜、义齿、发卡、首饰等物品，贵重物品妥善保管。
4. 遵医嘱给予麻醉前用药。
5. 按术中需要准备物品，如病历、X线片、CT片、胸腹带、术中用药、引流装置，并随患者一同带入手术室。
6. 准备患者床单位及相关仪器和器械等，如心电监测、吸氧装置等。

四、护理评价

术前准备符合要求。

第二节 手术后患者的护理

自患者手术完毕返回病室，直至出院阶段的护理，称手术后护理。患者由手术室或恢复室返回病室前，护士应做好迎接准备，包括床单位、氧气、引流装置、吸引器、血压计、记录单等。

一、护理评估

1. 评估患者麻醉恢复的情况，测量生命体征。
2. 向麻醉师了解麻醉方式、手术方式及有无其他异常情况。
3. 评估患者的意识状态　可呼其名字或予以简单的指示，观察患者有无反应。
4. 评估患者呼吸道是否通畅、呼吸的节律及次数等。
5. 观察皮肤黏膜的颜色，评估末梢循环状况。
6. 注意切口敷料及引流情况。
7. 了解患者术中的出血量、补液量，评估出入量是否平衡。
8. 评估患者静脉输液管道是否通畅，有无中心静脉置管。

二、护理诊断及医护合作性问题

1. 疼痛　与手术创伤、安置引流管有关。
2. 体液不足　与术中失血、失液过多有关。
3. 清理呼吸道无效　与术后分泌物增多，切口疼痛限制咳嗽，不会咳嗽等有关。
4. 体温过高　与术后吸收热或感染有关。
5. 潜在并发症　肺不张、出血、切口感染、尿潴留等。
6. 恶心、呕吐、腹胀、呃逆　与麻醉反应有关。

三、护理计划与实施

(一) 监测并维持生命体征的平稳

根据手术大小，定时监测生命体征。有条件者可对患者持续心电监测，观察脉搏和心律变化。中、小手术每小时测1次血压，直至平稳；大手术或有内出血倾向者可每15~30分钟测1次血压，病情平稳后改为1~2小时1次，并做好记录。注意呼吸节律，及时发现呼吸道梗阻、窒息、出血等的异常。

(二) 患者的体位

1. 根据术中麻醉方式安置患者卧位。全麻未清醒的患者应平卧，头转向一侧，避免口腔内的分泌物或呕吐物误吸引起窒息或吸入性肺炎；椎管内麻醉者，应去枕平卧6~8小时，以防脑脊液外流引起头痛；局麻术后不特别强调卧位。

2. 麻醉清醒后，根据手术部位和病情需要，选择利于患者康复、活动及舒适的体位。颅脑手术后，如患者无休克或昏迷，可取15°~30°头高足低斜坡卧位；颈、胸部手术后，多采用高半坐卧位，便于呼吸和有效引流；腹部手术后多取低半坐卧位或斜坡卧位，既能降低腹壁的张力，减轻切口疼痛，又利于呼吸；脊柱或臀部手术后，可采取俯卧或仰卧位。

(三) 体温的观察

发热是术后最常见的症状，术后3天应每4小时测量1次体温；术后2~3天内体温略有升高，一般低于38℃，临床上称吸收热（absorption fever），为手术局部渗血、渗液和组织分解产物吸收所致，无需特殊处理。若术后3~6日发热，要警惕感染的可能。术后较易感染的部位是切口、肺及泌尿系统；另外，留置导管输液可能引起静脉炎甚至败血症。如发热持续不退，应注意是否发生严重的并发症，如术后残余脓肿等。

(四) 增进患者的舒适

1. 疼痛的护理　麻醉作用消失后，患者会感觉切口疼痛，以术后24小时最剧烈。疼痛除造成患者的痛苦外，还可能影响各器官的生理功能。护士通过对疼痛的性质、时间和程度，患者的表情、活动、睡眠及饮食等的观察，做出正确评估并对症护理。安置患者合适的体位，以减轻切口的张力。患者咳嗽、翻身时，给予必要的协助，如帮助咳嗽患者保护切口，见图7-3。指导患者利用非药物镇痛措施，如松弛疗法、音乐疗法、转移注意力等，减轻疼痛。必要时给予药物治疗。大手术后1~2日内，常需哌替啶肌内注射，必要时4~6小时重复使用或术后使用镇痛泵。

术后镇痛是采用药物，经不同途径给药控制疼痛的方法。目前临床常用于术后镇痛的全身给药方法有：

(1) 口服：适用于神志清醒的、非胃肠手术和术后胃肠功能良好患者的术后轻、中度疼痛的控制；也可在术后疼痛减轻后，以口服镇痛作为延续；用作其他给药途径的补充（如预先镇痛）或多模式镇痛的组成部分。口服给药具有无创、使用方便、患者可自行服用的优点，但因肝-肠“首过效应”以及有些药物可与胃肠道受体结合，生物利用度不高。禁用于吞咽功能障碍（如颈部手术后）和肠梗阻患者；术后重度恶心、呕吐和便秘者慎用。常用口服药包括对乙酰氨基酚、可待因、曲马多、羟可酮以及上述药物的控缓释制剂或复合制剂。

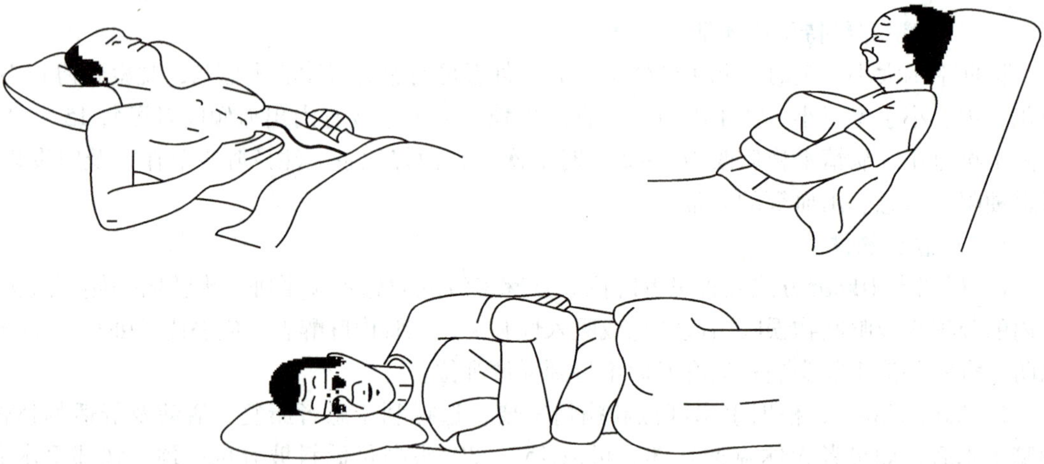

图 7-3 术后保护切口的方法

（2）肌内注射：适用于门诊手术或短小手术后单次给药，连续使用不超过 3～5 天。肌注给药起效快于口服给药，但注射痛、单次注射用药量大、不良反应明显，重复给药易出现镇痛盲区，故目前已不作为首选方式。常用药物以盐酸哌替啶为主，此外还有吗啡，后者可能引起呼吸抑制，应注意禁忌证。

（3）静脉注射：①单次或间断静脉注射给药，适用于门诊手术和短小手术，但药物血浆浓度峰谷比大，易出现镇痛盲区，对术后持续疼痛患者需按时给药。静脉炎、皮下渗漏为常见并发症。常用药物有 NSAID（氟比洛芬酯、酮洛酸、氯诺昔康）、曲马多、阿片类（哌替啶、吗啡、芬太尼）注射液；②持续静脉注射给药，一般先给负荷量，迅速达到镇痛效应后，以维持量维持镇痛作用。但由于术后不同状态疼痛阈值变化，药物恒量输注的半衰期不等，更主张患者使用自控方法，达到持续镇痛和迅速制止暴发痛。

（4）患者自控镇痛法（PCA）：PCA 特色在于不同患者能根据自身镇痛需求，在一定范围内自行给予，最大限度地解决了个体的需求差异，是目前术后镇痛最常用和最理想的方法，适用于术后中到重度疼痛。PCA 具有起效较快、无镇痛盲区、血药浓度相对稳定、可及时控制暴发痛以及用药个体化、患者满意度高、疗效与不良反应比值大等优点。PCA 需设置负荷剂量：术后立即给予，药物需起效快，剂量应能制止术后疼痛，避免术后持续镇痛空白期，又不影响术后清醒和拔除气管导管；也可术前使用作用时间长的镇痛药物，起超前镇痛和覆盖手术后即刻痛的作用。持续剂量或背景剂量：保证术后达到稳定的、持续的镇痛效果。冲击剂量：使用速效药物，迅速制止暴发痛。一般冲击量相当于日剂量的 1/12～1/10。锁定时间：保证在给予第 1 次冲击剂量达到最大作用后，才能给予第 2 次剂量，避免药物中毒；有的镇痛泵还设定 1 小时限量、4 小时限量等。根据不同给药途径分为静脉 PCA（PCIA）、硬膜外 PCA（PCEA）、皮下 PCA（PCSA）、和外周神经阻滞 PCA（PCNA）。PCA 可使用多种镇痛药物，充分发挥镇痛作用，同时减少不良反应。为防止阿片类药物的恶心、呕吐等不良反应，常可在镇痛合剂中加入抗呕吐药。

2. 恶心、呕吐的处理 手术后的恶心、呕吐是常见的麻醉反应，一般于麻醉作用消失后自然消失；其次为颅压升高、糖尿病酮症酸中毒、尿毒症、低钾、低钠等所致。若腹部手术后患者出现频繁呕吐，应警惕急性胃扩张或肠梗阻。护士应观察患者出现恶心、呕吐的时间及呕吐物的量、色、性状并做好记录，以利于诊断和鉴别诊断。呕吐时注意将其头偏向一侧，以防误吸；必要时遵医嘱给予镇静、镇吐剂；呕吐后给予口腔护理；注意稳定患者的情绪。

3. 腹胀的处理 腹胀常见原因是手术造成胃肠功能抑制、肠腔内积气过多，胃肠蠕动恢复、肛门排气后可自行缓解。严重的腹胀可使膈肌升高，影响呼吸功能，也可能增加胃肠吻合口或手术切口的张力而影响愈合，故需及时处理。可应用持续胃肠减压或肛管排气，鼓励床上活动，腹部敷热水袋。

如术后腹胀严重且持续时间长，应考虑是否有腹膜炎、肠梗阻、低血钾等情况，须对因治疗。

4. 尿潴留的处理 手术后尿潴留主要是由麻醉后排尿反射受抑制、切口疼痛或不习惯床上排尿引起。如患者术后6～8小时尚未排尿，应做下腹耻骨上叩诊检查，如发现明显浊音区，说明有尿潴留，应及时采取有效措施。如病情允许，可让患者改变体位或协助患者坐起或站立排尿；也可对患者行下腹部热敷、听流水声；女患者用温水冲洗会阴；以上措施无效时，应在严格无菌技术下进行导尿。第一次导尿量应少于1000ml，如导尿量超过500ml，应留置尿管1～2天，以利于膀胱括约肌收缩力的恢复。留置尿管期间做好尿管的护理和膀胱功能训练。

（五）液体和营养支持

术后应根据手术的性质、患者肠蠕动的恢复情况及麻醉方法决定术后饮食情况。

1. 非腹部手术 如手术较小，患者的全身反应很少，手术后即可进食；大手术要根据患者的实际情况决定进食时间。蛛网膜下腔麻醉和硬膜外麻醉在术后3～6小时可根据需要进食；全麻患者应在麻醉清醒，恶心、呕吐消失后进食。

2. 腹部手术 胃肠道手术后一般禁食24～48小时，待肠道功能恢复、肛门排气、腹胀消失后可进少量流食，逐渐过渡到全量流食；5～7天可进半流食，10天左右可恢复普通饮食。

患者禁食期间应经静脉输液补充水、电解质和营养素；如禁食时间较长，应考虑肠外营养支持。开始进食早期，因水分和营养摄取不够，仍需要从静脉适当补充。禁食期间，应做好口腔护理，注意口腔黏膜的情况，防止发生口腔炎。患者进食的早期，应避免服用牛奶、豆类、薯类等胀气的食物，鼓励摄取高蛋白和富含维生素C的食物。

（六）引流管的护理

由于治疗的需要，患者术后可能放置各种引流管，一般置于体腔和空腔脏器，如胸腔引流管、腹腔引流管、胃管、“T”形管、导尿管等。引流管的护理重点是保证引流通畅、有效，防止阻塞、扭曲；妥善固定，以免患者活动或执行各项操作时脱出；注意观察引流物的颜色、性质和量，以判断有无出血和其他并发症。

（七）促进患者活动

手术后患者原则上应早期起床活动、争取早日下床活动。早期活动可以：①增加肺活量，减少肺部并发症；②促进血液循环，利于切口的愈合，预防深静脉血栓或血栓性静脉炎；③促进排尿，预防尿潴留；④促进肠蠕动，预防腹胀及便秘。如患者有休克、心力衰竭、出血、严重感染、极度虚弱等情况，或有制动要求的患者，则不应早期活动。

早期活动应根据患者的耐受程度，逐步增加活动量。可采取平卧→坐卧→床上运动→下床活动的顺序。

1. 患者体位　患者的体位应能增进患者的舒适、促进引流、减轻疼痛及利于呼吸。①采取平躺，床头不抬高，患者翻身较容易；②侧卧，膝盖弯曲，两膝之间垫枕头；③坐卧位，可利于腹腔的引流。注意由平躺改为坐卧位时要循序渐进，注意评估体位改变后患者的面色及脉率有无改变。

2. 床上活动　床上运动可以促进血液循环，预防肌肉或关节挛缩。手术后就可以在床上开始一定的活动，如深呼吸运动、足趾和踝关节的屈伸运动，下肢肌肉的运动，间歇翻身运动等，见手术前护理一节。

3. 下床活动　手术后24～48小时开始，即可试行离床活动。下床前应做好以下准备：①在床上实行肌肉增强练习；②将各种引流管固定好；③虚弱患者下床时，需有2个人协助以确保安全。第一次下床，先让患者坐在床沿上，做深呼吸和咳嗽，再在床旁站立；稍在床旁走动或在椅上坐片刻，然后逐渐增加活动的时间和范围。活动时和活动后，应注意观察患者有无不适或其他反应。

（八）切口的观察

1. 切口分类及愈合分级　只限于记录初期完全愈合的切口，可分为3类：①清洁切口，用“Ⅰ”代表，指缝合的无菌切口，如甲状腺大部切除术等；②可能污染切口，用“Ⅱ”代表，指手术时可能带有污染的缝合切口，如胃大部切除术。另外，皮肤不易彻底灭菌的部位，6小时内经清创缝合的切口，新缝合又再度切开的切口都属此类；③污染切口，用“Ⅲ”表示，指邻近感染区或组织直接接触感染物的切口，如肠梗阻坏死的手术。

愈合的分级：①甲级愈合，指愈合优良，没有不良反应的初期愈合；②乙级愈合，指愈合处有炎症反应，如红肿、硬结等，但未化脓；③丙级愈合，指切口化脓，需要作切开引流。

切口愈合记录：如阑尾穿孔切除术后切口红肿，记录为Ⅲ/乙；甲状腺切除术后愈合优良，记录为Ⅰ/甲。

2. 影响切口愈合的因素　主要包括全身性因素和局部因素。

（1）全身性因素：①年龄：年轻人切口愈合比老年人快，儿童因新陈代谢速率快，愈合时间较成人快；②营养状况：蛋白质和维生素是促进切口愈合的重要营养物质；③贫血：贫血患者因切口获得养分不足会延迟愈合；④体液和电解质平衡：水、电解质不平衡会减慢切口愈合；⑤糖尿病、长期使用激素或抗凝药物的患者，其切口愈合较差。

（2）局部因素：①组织损伤的情况：如组织缺乏再生能力会延迟切口愈合，处理伤口时注意勿过分牵拉或用暴力撕裂组织；②活动情况：受伤部位过度活动会使伤口边缘分离而影响愈合；③血液供应：切口区域有充足的血液循环可供给营养、白细胞、抗体等，同时可带走代谢产物而促进愈合；若伤口周围水肿或淤血，则受伤部位供血不足；④切口有异物、感染或出血会阻碍伤口的愈合。

3. 促进伤口愈合

(1) 术后定时观察切口情况，及时发现出血，后期应注意有无红、肿、热、痛等感染征象。

(2) 注意敷料有无渗血、渗液，敷料渗湿或污染要及时更换；会阴部伤口要防止尿便污染。

(3) 观察伤口引流的情况，保持引流通畅，防止引流管打折、滑脱。

(4) 换药时需严格遵守无菌技术。

(5) 加强营养，特别是蛋白质和维生素的补充。蛋白质是胶原形成所必须的，维生素 C 可促进胶原形成及帮助微血管壁的完整，促进伤口的愈合。

4. 缝线的拆除　手术中使用缝线可以结扎血管、预防出血，使组织接合、直至完全愈合。缝线可分为易吸收的缝线和不吸收的缝线。易吸收的缝线在伤口愈合的过程中，由体内的酶消化而被组织吸收；不吸收的缝线由各种不同的质料制成，不会被酶消化，故不被组织吸收，需术后拆除。

缝线的拆除时间可根据切口的部位、局部血液供应情况、患者的年龄等来决定。一般头、面、颈部手术 4～5 日拆线；下腹部、会阴部 6～7 天；胸部、上腹部、背部、臀部 7～9 天；四肢 10～12 天（近关节可适当延长），减张缝线 14 日拆线。青少年可缩短拆线时间，老年人、营养不良者可适当延长拆线时间。

（九）术后常见并发症的观察及护理

1. 术后出血　常见原因为术中止血不彻底，术中原痉挛的小动脉断端舒张，术后结扎线脱落，凝血功能障碍等。主要通过观察伤口敷料、引流液量，评估患者的全身状况做出判断。严重出血的患者可出现低容量性休克的表现，如烦躁不安、面色苍白、脉搏细速、血压降低、尿量减少等。出血量少，表现轻微的可用药物治疗；若出现活动性出血，出血量大，应积极补液抗休克治疗，必要时再次手术，进行探查，彻底止血。

2. 切口感染　常发生在术后 3～5 日，主要与无菌操作不严格，局部血肿、死腔、异物残留，或全身抵抗力降低有关。主要表现为切口疼痛加重，并伴有体温升高、脉搏增快、白细胞计数增多等，切口局部出现红、肿、热、压痛等典型表现。预防切口感染的关键在于严格遵守无菌操作原则，加强患者营养。如切口出现早期炎症表现，可使用抗生素和局部理疗等，避免形成脓肿；脓肿形成者应拆开缝线引流。

3. 肺部并发症　最常见的肺部并发症为肺不张、肺炎，通常发生在胸、腹大手术后，多发生于术后最初 48 小时左右，以年老、体弱，长期吸烟及原有急慢性呼吸道感染者为主。主要原因是术后呼吸功能受限，肺通气不足，呼吸道的分泌物不能及时有效地排出而阻塞气道。常表现为咳嗽、呼吸和心率加快、发热；肺部叩诊可发现局部呈浊音或实音；听诊呼吸音减弱、局限性湿啰音；血常规检查示白细胞和中性粒细胞计数增加。

预防肺炎、肺不张发生的关键在于：①术前戒烟，进行呼吸功能锻炼；②术后协助患者翻身、拍背，指导患者进行有效咳嗽、咳痰和深呼吸；③术中、术后防止呕吐物误吸；④术后避免限制呼吸的固定或包扎；⑤鼓励早期下床活动。

发生肺不张后，要鼓励患者深呼吸，帮助患者多翻身，选择有效的抗生素治疗；如痰液过多而无法咳出，可考虑支气管镜吸痰。

4. 尿路感染　术后发生尿路感染的主要原因是尿潴留，其次是长时间留置尿管和多次导尿。感染多先发生在膀胱，上行感染可引起肾盂肾炎。急性膀胱炎的主要表现为尿急、尿频、尿痛，有时表现为排尿困难；一般无全身症状。预防的关键是防止和及时处理尿潴留。尿路感染的治疗应选择有效的抗生素，鼓励患者多饮水，每日保持尿量在1500ml以上，以起到冲洗尿路的作用。

5. 切口裂开　多见于腹部手术，常发生在术后1周左右；易发生于肥胖、营养不良、多重损伤或恶性肿瘤的患者，也与切口缝合不佳、感染及术后腹压突然增高有关。表现为患者在腹部突然用力时，自觉切口疼痛、突然松开或听到缝线崩裂声。完全裂开表现为切口全层裂开，有网膜和肠管脱出；部分裂开时皮肤缝线完整，但皮肤以下深层破裂，有大量淡红色液体流出。

切口裂开的预防在于手术前后加强患者的营养；手术时采用减张缝线；咳嗽时采取平卧位以减轻腹压，注意保护切口以减轻切口的张力，必要时可进行适当的腹部包扎。

6. 深静脉血栓　发生深静脉血栓的危险因素：①老年人、肥胖、营养不良等患者；②卧床时间长，活动少导致血流缓慢；③外伤、手术、静脉置管导致血管壁损伤；④血液高凝状态，常见于骨盆、腹部、胸腔手术，髋骨或下肢骨折等。深静脉血栓会引起深静脉功能不全，表现为患肢疼痛、水肿、压痛、浅静脉扩张。深静脉血栓的预防措施主要有：①教导和鼓励患者实施下肢运动，加强下肢关节的屈伸运动；②避免压迫腘窝部，不可膝下置枕头；③鼓励患者早期下床活动；④小剂量应用肝素预防疗法。一旦发生血栓，患者应卧床，患肢制动、抬高、湿敷；禁止按摩以防血栓脱落，否则可能造成严重的后果，如肺栓塞；密切注意患者有无肺栓塞的征象，如胸痛、呼吸困难等，一旦发生应及时通知医生并给予紧急处理。40～72小时内可用尿激酶溶栓疗法，髂股静脉丛血栓48小时内可行手术取栓。

（郭爱敏　刘华平）

第八章 肿瘤患者的护理

关键词

tumor	肿瘤
cancer	癌
breast cancer	乳腺癌
esophageal cancer	食管癌
chemotherapy	化疗
radiotherapy	放疗
colostomy	造口

第一节 概 述

一、肿瘤与肿瘤病定义

肿瘤是细胞基因改变所形成的新生物，大多数肿瘤由母细胞分裂而形成。在此过程中，除原始肿瘤基因外，通常还有发育调控基因被激活，肿瘤抑制基因、分化基因被灭活。总之，基因组织失去稳定性，偏离了一部分细胞分化、形成特异的组织结构，另一部分细胞增殖、组织得以生长的正常规律。

1. 广义的肿瘤 局部组织体积的增大，不论是如何发生的，称为广义的肿瘤。

2. 狭义的肿瘤 由身体体细胞自主性、进行性和过度增生而形成的一种异常组织块（产后的绒膜癌例外），这种组织块无论从结构上或功能上均与正常组织不同，即使引起这种改变的刺激已不复存在，而异常组织块仍继续生长。

3. 肿瘤病 肿瘤病不仅局限于一个肿瘤的存在，还同时考虑到子肿瘤的发展，以及局部性和系统性的伴发疾病。

二、病因

肿瘤的病因尚未完全明了，大量流行病学调查、实验研究及临床观察发现了众多引发肿瘤的危险因素，重要而明确的危险因素包括：

（一）环境因素

1. 物理因素 外源性因素（电离辐射、石棉）对人类肿瘤的形成具有协同作用，表现为一定的肿瘤具有地区特异性。

（1）胃癌：日本胃癌发生率较西方工业国家高10倍，移居美国后的日本后裔经几代后，其胃癌危险性与美国相同，说明在日本饮食或环境中存在致癌物质的影响。

（2）食管癌：食管癌在所谓“亚洲食管地带”（白俄罗斯至中国东部）非常多见，特别是在中国河南省林县，食管癌发病率可达到130/10万，而在西方工业国家每年每10万居民中，新患食管癌仅3人，这种现象必定与环境致癌物质有关。

（3）皮肤癌：皮肤癌在北澳凯尔特人移民中特别多见，与受强烈紫外线照射，且无适当遮挡有关。

2. 化学因素　随着化学工业的迅猛发展，人们越来越难以估计哪些化学合成物能引起人体及动物肿瘤。截至目前，人们已合成约400万种有机化合物，其中实际应用约7万种。此外，许多天然致癌物出现在环境中，其中最重要的就是多环芳香族碳水化合物，如苯茚、苯蒽及二甲基苯蒽等，存在于烟和沥青中而被广泛传播。

（1）卤化碳水化合物：如氯乙烯，可诱导动物肝血管瘤和胶质母细胞瘤。

（2）亚硝胺：存在于腌制盐中及腊肠腌制品中，在胃肠肿瘤形成中起着非常重要的作用。

（3）食品和（或）嗜好品：某些食品和嗜好品可增高肿瘤发生的危险性。

1）脂肪、植物纤维：结肠癌、乳腺癌、子宫内膜癌、胆囊癌。增加脂肪摄入会增高结肠癌、乳腺癌、子宫内膜癌、胆囊癌发生率；相反，食物中纤维成分的增加可使患者结肠癌危险性下降。

2）酒精：咽部、食管和支气管癌。酒精性疾病与吸烟联合作用常可导致咽部、食管和支气管范围的扁平上皮癌。

3）吸烟：肺癌。香烟含有致癌物，如苯芘、亚硝胺。每日嗜烟者患支气管肺癌的危险性明显增加，被动吸烟者肺癌发病率约为非吸烟家庭成员的4倍。

3. 生物因素　病毒是生物致癌因素中的最主要因素。

（1）鼻咽癌、伯基特淋巴瘤：与EB病毒相关。

（2）子宫颈癌：慢性人乳头状病毒（HPV）感染患者中宫颈癌特别多见。

（3）肝癌、肝细胞癌和胆管癌：肝癌与乙型肝炎病毒相关，肝细胞癌、胆管癌与华支睾吸虫有关。

（二）机体因素

1. 遗传因素　肿瘤的形成必须有多个基因发生突变。另外，不同患者对相同致癌因子的反应也不同，均受相应基因产物的影响。

2. 年龄　原则上恶性肿瘤主要发生于高龄人群。一个肿瘤从启动到表现出来有一较长的潜伏期，涉及到遗传损伤的积累；这种损伤在高龄阶段才越过临界，于是临床上也就表现出来，根据人类癌症死亡统计在55~75岁相应地有一个年龄高峰。

恶性肿瘤是导致儿童死亡第二位的致死原因，常见儿童肿瘤为母细胞瘤及白血病。有人认为其中部分肿瘤在子宫内已发生，部分患儿被证实有抑癌基因缺陷（胚胎肿瘤）。

3. 激素和（或）性别　根据靶组织的不同情况，激素参与细胞增殖代谢和分化代谢，其中一些原癌基因利用相同或相似的受体，如生长因子诱发生长因子-受体表达在信号传递过程中，产生相同的第二信使物质。上述事实一方面解释了一些肿瘤的发生具有性别特异性，另一方面血管作用激素导致高血压发生，高血压也会增高肿瘤的危险性。乳腺癌或生殖器官肿瘤约占女性恶性肿瘤的半数，除甲状腺肿瘤和胆囊肿瘤外的其他肿瘤，男性均较女性多见。

4. 免疫因素　具有先天或获得性免疫缺陷者易发生恶性肿瘤。艾滋病患者易患恶性肿瘤；器官移植后长期使用免疫抑制剂者，肿瘤发病率比正常人群高 50～100 倍。

5. 心理社会因素　人的性格、情绪、工作压力及环境变化等，可通过影响人体内分泌、免疫功能等而诱发肿瘤。流行病学调查发现，经历过重大精神刺激、剧烈情绪波动或抑郁者较其他人群易患恶性肿瘤。

三、病理

1. 肿瘤的肉眼观形态　肿瘤的肉眼观形态多种多样，可在一定程度上反映肿瘤的良恶性。

（1）肿瘤的数目和大小：肿瘤的数目、大小不一。多为一个，也可为多个。肿瘤的大小与肿瘤的性质（良性、恶性）、生长时间和发生部位有一定关系。生长于体表或较大体腔内的肿瘤可生长很大，而生长于密闭的狭小腔道内的肿瘤一般较小。肿瘤极大者，通常生长缓慢，多为良性；恶性肿瘤生长迅速，短期内即可带来不良后果，因此常长不大。

（2）肿瘤的形状：肿瘤的形状多种多样，有息肉状（外生性生长）、乳头状（外生性生长）、结节状（膨胀性生长）、分叶状（膨胀性生长）、囊状（膨胀性生长）、浸润性包块状（浸润性生长）、弥漫性肥厚状（外生伴浸润性生长）、溃疡状伴浸润性生长。形状上的差异与其发生部位、组织来源、生长方式和肿瘤的良恶性密切相关。

（3）肿瘤的颜色：一般肿瘤的切面呈灰白或灰红色，视其含血量的多少、有无出血、变性、坏死等而定。有些肿瘤会因其含有色素而呈现不同的颜色，因此可以根据肿瘤的颜色推断为何种肿瘤，如脂肪瘤呈黄色，恶性黑色素瘤呈黑色，血管瘤呈红色或暗红色。

（4）肿瘤的硬度：与肿瘤的种类、肿瘤的实质与间质的比例及有无变性、坏死有关。实质多于间质的肿瘤一般较软；相反，间质多于实质的肿瘤一般较硬。肿瘤组织发生坏死时较软，发生钙化或骨化时则较硬。脂肪瘤很软，骨瘤很硬。

2. 肿瘤的镜下组织结构　肿瘤的组织结构多种多样，但所有的肿瘤组织成分都可分为实质和间质两部分。

（1）肿瘤的实质：肿瘤实质是肿瘤细胞的总称，是肿瘤的主要成分，决定着肿瘤的生物学特点以及每种肿瘤的特殊性。通常根据肿瘤的实质形态来识别各种肿瘤的组织来源，进行肿瘤的分类、命名和组织学诊断，并根据其分化成熟程度和异型性大小来确定肿瘤的良恶性和肿瘤的恶性程度。

（2）肿瘤的间质：肿瘤的间质成分不具特异性，起着支持和营养肿瘤实质的作用。一般由结缔组织和血管组成，间质有时还具有淋巴管。通常生长比较快的肿瘤，其间质血管一般较丰富而结缔组织较少；生长缓慢的肿瘤，其间质血管通常较少。此外，肿瘤往往有淋巴细胞等单核细胞浸润，是机体对肿瘤组织的免疫反应。此外，在肿瘤结缔组织中还可以见到成纤维细胞和肌纤维母细胞。肌纤维母细胞具有成纤维细胞和平滑肌细胞的双重特点，这种细胞即能产生胶原纤维，又具有收缩功能，可能对肿瘤细胞的浸润有所限制，其增生可以解释乳腺癌的乳头回缩，食管癌和肠癌肠管的僵硬和狭窄。

四、命名和分类

通常以组织发生为依据，每一类别又按其分化成熟程度及其对机体影响的不同而分为良性和恶性两大类。肿瘤一词的概念并未涉及其生物学行为，最好从其临床表现加以判断。

1. 良性肿瘤　良性肿瘤是一种局灶性、限制性肿瘤，不向身体其他部位扩散，手术摘除后不再复发，不治疗也不会导致患者死亡。但也有例外，如果肿瘤解剖学位置对患者不利可压迫生命重要结构（如良性垂体肿瘤伴垂体的压迫性萎缩）或者产生过剩的激素，从而破坏了功能代谢的平衡（如胰岛细胞腺瘤伴胰岛功能亢进症）。

良性肿瘤特征为缓慢性、挤压性和膨胀性生长，从而逐渐压迫附近组织而导致压迫性萎缩。良性肿瘤大多有一结缔组织包膜或肿瘤周围局部间质增厚形成假包膜，肿瘤常可由此剥离。良性肿瘤相对可生长较长时间而无临床症状。组织学上，良性肿瘤由包膜包裹的成熟组织组成，有时难以与其来源母组织相区别。

2. 恶性肿瘤　肿瘤细胞无止境的异常增生即称为恶性肿瘤，恶性肿瘤常与周围组织分界不清，以浸润性生长为主，转移到其他部位，可危及生命。如不治疗则可通过浸润性生长和在体内扩散而导致患者死亡，手术摘除后仍可复发。组织病理学的诊断是按其组织来源对一个肿瘤加以命名，同时肿瘤与其母组织在结构上和功能上有很大的共同性。除此之外，组织病理诊断还有一个任务，即确定肿瘤的生物学习性（肿瘤分级）。

（1）恶性肿瘤的分类：根据恶性肿瘤系来自上皮或结缔组织及支持组织（间叶组织），可将其分为：

1）癌：恶性上皮性肿瘤称为癌。

2）肉瘤：恶性间叶性肿瘤和恶性结缔组织肿瘤，称肉瘤。

3）混合瘤：由上皮性及间叶性成分共同组成。

4）畸胎瘤：含有杂乱排列的所有三个胚叶的分化产物，起源于生殖腺的多能干细胞，是胚胎发育过程中的一个“意外”。

5）母细胞瘤：是一类去分化性肿瘤，一种早期器官原基（胚基）。

（2）恶性肿瘤的特征：恶性肿瘤以一种特有方式快速生长，激进地侵入邻近组织（浸润），并破坏周围组织结构（破坏），肉眼亦可见。恶性肿瘤相对地无包膜或仅有不完整包膜（不完全包裹），并倾向沿一定组织学引导结构（如神经鞘）扩展，侵入和穿入淋巴管或血管（侵入）向其他器官播撒（转移）；经一定时间后，在该处形成子瘤（转移瘤）。基于恶性肿瘤的这种特性，只有早期可以完全摘除，但倾向复发；基于恶性肿瘤快速生长与瘤组织富于有丝分裂，肿瘤中心位置可由于血供不足和无控性细胞凋亡而部分地坏死（退行性变）。恶性肿瘤均有临床症状，但大多数在较晚期才出现组织学改变，恶性肿瘤根据其分化程度由近似母组织的组织构成。

（3）恶性肿瘤的分期：世界卫生组织和国际抗癌学会就肿瘤扩散（分期）和肿瘤分化（分级）建立了分类标注肿瘤分期，即原发肿瘤的大小及范围（T）、局部淋巴结受累情况（N）、肿瘤转移情况（M），将指标缩略为T（原发肿瘤）、N（淋巴结）、M（转移）。

（4）良性肿瘤与恶性肿瘤的区别：良性肿瘤与恶性肿瘤的病理解剖学、临床表现的区别见表8-1、表8-2。

表 8-1　良性肿瘤与恶性肿瘤的病理解剖学区别

	良性肿瘤	恶性肿瘤
生长方式	膨胀性和（或）挤压性	浸润性、侵犯性、破坏性
肿瘤包膜	有	无
坚硬度	中等	软、髓样
坏死	罕见	非常多见
组织类型	成熟	不成熟
细胞含量	低	高
细胞大小、形态	一致	不一致
核大小、形态	均一	多形性
核分裂	无	多见
核质比例	正常	增大
染色质分布	规则	不规则、异染性
DNA 含量	正常、整倍体	增多、异倍体
核仁	正常	粗大

表 8-2　良性肿瘤与恶性肿瘤临床表现的区别

	良性肿瘤	恶性肿瘤
年龄	好发于青年人和（或）中年人	好发于老年人
症状	无临床症状	症状明显（但多晚期）
经过	长，非致死性	短，致死性
转移	无	多见
复发	罕见	多见

五、恶性肿瘤的临床表现

恶性肿瘤的临床症状取决于肿瘤的性质、发生组织、所在部位以及发展程度，一般早期多无明显症状。尽管不同类型肿瘤表现不一，但不外乎局部表现和全身表现两个方面。

1. 局部表现

（1）肿块：肿块常是体表或浅在肿瘤的首要症状。随肿瘤的性质不同，肿块具有不同的硬度、活动度及有无包膜。位于深部或内脏的肿块不易触及，但可出现周围组织受压或空腔内脏器官梗阻等症状。

（2）疼痛：肿块的膨胀性生长、破溃或感染等刺激或压迫末梢神经或神经干，出现局部刺痛、跳痛、隐痛、灼烧痛或放射痛，尤其是夜间疼痛更明显。空腔内脏器官肿瘤可致痉挛而产生绞痛。

（3）溃疡：体表或空腔内脏器官的恶性肿瘤因生长迅速、血供不足而可出现继发性坏死，或因继发感染而发生溃烂，可有恶臭及血性分泌物。

（4）出血：恶性肿瘤生长过程中发生破溃或侵及血管破裂后可有出血症状。发生在上消化道可表现为呕血或黑便；在下消化道者可有血便或黏液便；在胆管与泌尿道者，除见血便和血尿外，常伴有局部绞痛；肺癌可发生咯血或血痰；肝癌破裂可致腹腔内出血。

（5）梗阻：空腔内脏器官或邻近器官的肿瘤，随之生长可致空腔内脏器官梗阻而出现不同的临床表现，如胃癌伴幽门梗阻可致呕吐，肠肿瘤可致肠梗阻，胰头癌和胆管癌可压迫胆总管而出现黄疸，梗阻的程度有不完全或完全之分。

（6）浸润与转移症状：恶性肿瘤主要呈浸润性生长，肿瘤沿组织间隙、神经纤维间隙或毛细淋巴结管、血管扩展，可出现区域淋巴结肿大、局部静脉曲张、肢体水肿。若发生骨转移可有疼痛、硬结或病理性骨折等表现。

2. 全身表现　早期不明显，或仅有非特异性表现，如消瘦、乏力、体重下降、低热、贫血等全身症状；至肿瘤晚期，患者出现全身衰竭症状，呈现恶病质。不同部位肿瘤，恶病质出现迟早不一，消化道肿瘤出现较早。某些肿瘤还可呈现相应器官的功能改变和全身表现，如颅内肿瘤引起颅压增高和定位症状。

六、诊断要点

对于肿瘤的诊断应从病史、体征、生化检查、影像学检查、腔镜检查、细胞学和病理学检查等方面逐级进行。

（一）病史

询问病史可以了解与本次疾病相关的症状、持续时间，患者的既往病史和家族史等，是诊断疾病的第一步骤。

1. 了解患者的籍贯、性别、年龄、职业、工作和生活环境。

2. 生活习惯和饮食习惯，是否吸烟、饮酒和有无特殊饮食嗜好（喜速食和热食等）。

3. 有无慢性病史（慢性乙型肝炎等）。

4. 家族有无肿瘤史。

（二）体格检查

体格检查（望、触、叩、听）可以发现一些与本疾病相关的体征。

1. 患者的一般情况　如是否有消瘦、贫血、疲倦等，晚期肿瘤患者可以出现恶病质。

2. 是否扪及体表或体腔内的肿块，肿块质地（软硬程度）、活动度；触之是否出血，肿物表面与周围组织的状况（如充血、水肿、变形等）；体表淋巴结是否肿大（锁骨上、腋窝和腹股沟等区域）。

3. 通过叩诊与听诊发现胸腔内是否有积液、积气，腹腔内有无肠梗阻和腹腔积液等体征。

（三）生化检查、影像学和腔镜检查

1. 实验室检查　如血、尿常规检查、粪便潜血试验等。

2. 生化检查　各种相关的肿瘤标志物，如 CEA（癌胚抗原，常见于大肠癌）、CA199（肿瘤抗原，多见于腺癌）、CA125（唐链抗原 125，为卵巢癌主要相关抗原）、AFP（甲胎蛋白，为肝癌的特异性标志）等。

3. 影像学检查　X 线、CT、MRI、PET-CT 等。

4. 放射性核素检查　全身骨扫描检查。

5. 纤维内镜检查　纤维喉镜、食管镜、气管镜、胃镜、肠镜等。

（四）细胞学和病理学检查

1. 细胞学检查　细胞学检查标本常见痰、胸腔积液、腹腔积液、宫颈涂片、肿物穿刺、食管拉网检查脱落细胞等，部分患者可以通过细胞学确诊和肿瘤组织学分型。

2. 病理学检查　纤维内镜检查时活检钳取的标本、肿物穿刺获得的标本及手术中活检的标本经冷冻切片或甲醛固定后石蜡切片，再经 HE 染色和免疫组化检查后可以获得组织学病理诊断和分型。

综上所述，在肿瘤诊断过程中，通过病史、查体、生化检查、影像学及腔镜检查可以获得临床诊断与分期，但这只是初级诊断与分期，最后的确诊需要细胞学与病理学检查。组织病理学诊断与分期是肿瘤诊断与分期的金标准，也是制定肿瘤治疗方案和判断肿瘤治疗效果的金标准。一切肿瘤治疗均需要细胞学和（或）组织病理学诊断为依据。

七、治疗原则

肿瘤的治疗已进入综合治疗的时代，即根据患者的机体状况、肿瘤的病理类型、侵犯范围（分期）和发展趋向，合理地、有计划地综合应用现有的治疗手段，以期较大幅度地提高治愈率和改善患者的生活质量。

国际肿瘤界普遍认为，综合治疗的结果在多数肿瘤中优于单一治疗，在临床肿瘤学中的重大进展中大都和综合治疗关系密切。强调合理的、有计划的治疗，就是强调要事先多商量多讨论，充分估计患者最大的危险是局部复发还是远处播散，辨证论治，最大限度地做到合理安排，给患者带来益处。

从历史上来看，手术是第一种根治肿瘤的方法。对于某些局限性肿瘤，单用手术方法有时即可治愈；但很多患者单靠手术治疗不能防止肿瘤复发和远处转移，有些患者即使用了“超根治术”也不能取得较好的效果。放射治疗目前虽已能根治多种肿瘤，但还有一定的局限性，配合其他治疗方法，则疗效可大大提高。化学治疗的发展历史较短，目前单独应用在多数肿瘤处于姑息治疗的水平，但对于某些肿瘤已取得相当高的治愈率。因此多数学者认为，化疗正在从姑息治疗向根治水平过渡。近 40 年来，综合治疗已经取代传统的单一治疗，而且在相当多的肿瘤中提高了治愈率。由于改善了对于肿瘤的全身控制，某些患者即使有了播散仍可能有机会治愈。

综合治疗的主要原则有两点：

（一）目的要明确

安排的顺序要符合肿瘤细胞生物学规律，肿瘤治疗失败的主要原因可能有三方面：一是局部治疗的不彻底，或在不成功的治疗后局部复发；二是远处播散；三是机体免疫降低给肿瘤复发播散创造了有利条件。

处理时应首先明确三点：

1. 患者的机体状况　特别是与肿瘤相比，患者免疫和骨髓功能状况如何，即中医所说的正邪之间的对比如何。免疫功能低下有利于肿瘤发展，而肿瘤发展又会进一步抑制机体的免疫功能。所以，肿瘤患者尤其是晚期肿瘤患者，免疫功能的缺陷通常是明显的。在这种情况下，单靠扶正不易很好地控制肿瘤。中西医都认为，正虚邪实的情况下，必须采取一定祛除肿瘤的措施。

2. 局限与播散　明确主要威胁或首先需要解决的问题。很多肿瘤相对来说比较局限，播散趋势很小，如皮肤癌；但也有很多肿瘤播散趋向明显，如小细胞肺癌、骨肉瘤和睾丸肿瘤等。可根据以上原则将常见肿瘤排成一个谱，就可看出很多比较局限的肿瘤早已为手术和放射治疗治愈。近代肿瘤内科治疗的发展，又使容易播散的肿瘤有相当部分得以治愈。

3. 治疗给患者带来的益处和负担　现有多数治疗，如手术、放疗、化疗和生物治疗具有一定不良反应，均给患者带来相当负担。所以要充分衡量增加一种治疗可能给患者带来的得失。很明显，有些年迈或体弱患者，以及主要脏器功能不全的患者，很难承受上述治疗，尤其是手术、大面积放疗及大剂量化疗，甚至一些能引起发热的生物治疗；相当多的中药也有一定不良反应，也需慎重应用。

（二）安排要合理

在充分衡量正邪之间、局限与播散的情况下，制定合理、有计划的综合治疗方案也很重要，这需要通过多学科医生的充分讨论协商。对于某些肿瘤，局部控制相对是主要问题，例如，皮肤癌局部治疗包括手术切除、放疗或化疗（如氟尿嘧啶、秋水仙碱油膏等）都可将其治愈，故没有必要再加用其他治疗，如扩大切除或预防照射都是不必要的。在另一些情况下，如绒毛膜上皮癌、骨肉瘤、小细胞肺癌等，虽尽量扩大切除或照射，都不能消除远处播散的可能。因此，必须采取必要的全身措施。即使是同一种肿瘤，也需要根据不同发展阶段和趋向，估计局部与播散哪一个可能性更大，从而采取适当有效的治疗措施。例如，乳腺癌在迅速发展阶段不宜贸然手术，而应先用放疗或化疗，待肿瘤相对稳定后再实施手术。多数早期癌，单独手术即可治愈，过分的放疗或化疗反而有害。从免疫学角度来看，肿瘤发展迅速，说明机体免疫处于抑制和麻痹状态，手术后无疑发生播散，而若经过其他治疗措施，待肿瘤稳定后再手术，则播散机会将大大下降。

第二节　肿瘤手术患者的护理

目前，绝大多数的肿瘤，从被发现开始，或至少从临床上能发现时起，就已经是全身性疾病，常见血行播散，也可能是无法避免的后果。因此，近年来，肿瘤的治疗手段已发生了巨大的变化。肿瘤外科的较新发展是：外科医生的注意力逐渐集中于如何巧妙地保护器官的结构和功能，重建由于肿瘤手术而造成的缺损，显微外科技术、人工器官和人工材料代用品、组织器官移植等开始应用于肿瘤外科手术。实施肿瘤外科手术必须遵循肿瘤外科手术的基本原则。这些原则最早由 Halsted 于 1894 年首先阐明，以后又逐步得到发展与完善。

1. 不切割原则　手术中不直接显露、接触、切割肿瘤本身，一切操作均应在远离肿瘤的正常组织中进行。

2. 整块切除原则　肿瘤外科切除手术必须将原发癌与所属区域淋巴结进行连续性整块切除，而不能将其分别摘除或剔除。

3. 无瘤技术原则　肿瘤外科手术执行无瘤技术原则必须像外科医生执行无菌原则那样

严格，甚至更为严格。执行无瘤技术原则主要有两个目的：一是防止播散，二是防止种植。

一、护理评估

（一）既往史、用药史及药物过敏史

1. 询问患者有无手术史、手术时间、何种手术及手术性质、有无并发症。

2. 有无吸服麻醉毒品及长期服用安眠药史。

3. 了解治疗用药情况及药物所致的与手术有关的不良反应。

（二）身体评估

评估手术患者全身情况的同时，还要注意评估增加手术危险性的因素，诸如发育不全、营养不良、贫血、脱水、水肿、发绀、发热、消瘦或肥胖等。

1. 年龄　老年人，器官功能普遍低下，并常有脱水、血容量较低、营养不良等现象，容易发生休克，组织愈合差，手术并发症的发病率增高。老年男性患者常有前列腺肥大，术后易导致尿潴留和尿路感染等。

2. 营养状况

（1）营养不良：蛋白质及某些维生素不足者，手术麻醉的耐受力明显降低。

1）蛋白质不足常伴低血容量或贫血，耐受失血和休克的能力降低，可并发组织水肿，致术后抗感染能力降低、创口愈合延迟。

2）维生素缺乏可致凝血功能异常、肺或创口感染。

（2）肥胖

1）肥胖者易并存肺功能减退，术后易并发肺感染和肺不张。

2）肥胖者易患原发性高血压、心脑血管疾病、糖尿病、脂肪肝，易造成手术时或术后并发症。

3）切口处脂肪组织缝合后易形成无效腔，且循环较差，创口感染的机会增加，易致手术切口或伤口裂开。

3. 水、电解质

（1）水电解质失衡：原因有摄入不足、发热、呕吐、腹泻、肠梗阻、消化道出血等。

（2）脱水及体液丢失：使术中和术后引起休克的危险性增加，易出现其他并发症。

4. 其他健康问题　心、肺、肝、肾疾病，糖尿病，过敏性及出血性疾病均可增加手术的危险性。

5. 肿瘤的性质　多数肿瘤需手术处理，良性肿瘤切除有良好疗效；对恶性肿瘤，手术能达到根治、延长生存时间或缓解症状的效果。

此外，肿瘤会造成器官的梗阻和压迫。常见的器官梗阻有肠梗阻、尿路梗阻、胆管梗阻等；肿瘤压迫组织器官，会产生相应的压迫症状，如声嘶、呼吸困难、排尿困难、进食梗噎感等。

6. 各系统状况的评估

（1）心血管系统：心血管系统常规收集的资料有：①脉搏速率、节律和强度；②血压；③四肢循环状况、皮肤颜色、温度及有无水肿；④体表血管情况。心血管系统可以增加手术危险性的因素主要有：①高血压累及其他器官功能；②冠心病；③贫血和低血容量现象；④

近期有充血性心力衰竭（<2 个月）及心肌梗死（<6 个月）。

（2）呼吸系统：呼吸系统常规收集的资料有：①胸廓的形状；②呼吸频率、深度、形式（胸式、腹式）；③呼吸运动是否对称；④有无呼吸困难、咳嗽、咳痰、哮喘、发绀等；⑤有无上呼吸道感染现象；⑥吸烟史。呼吸系统可以增加手术危险性的因素主要有肺炎、肺结核、支气管扩张、哮喘及慢性阻塞性肺疾病、肺气肿等。

（3）泌尿系统：泌尿系统常规收集的资料有：①排尿情况：排尿困难、遗尿、尿频、尿失禁等；②尿液情况：尿液浊度、颜色、尿量及尿比重等。泌尿系统可以增加手术危险性的因素有肾功能不全、前列腺肥大、急性肾炎等。

（4）神经系统：神经系统主要评估：①患者是否头晕、头痛、眩晕、耳鸣、瞳孔不对称；②步态不稳等病史。可以增加手术危险性的因素主要有颅内高压、昏迷。

（5）血液系统：血液系统主要评估患者是否有牙龈出血、皮下紫癜、外伤后出血不止。其中，可以增加手术危险性的因素主要有：①有出血倾向史；②出、凝血时间不正常，血小板减少；③术前使用过抗凝剂。

（三）实验室及辅助检查

1. 肿瘤的实验室及辅助检查　血、尿、便常规检查，MRI、CT 等影像技术有助于确定肿瘤的大小、位置、有无转移等，为手术做好准备。

2. 术前常规检查　检查患者的心、肝、肺、肾等各脏器的功能。对同时患有其他严重疾病者，术前须一一进行医治，以提高各主要脏器的功能储备。例如，合并有心血管疾病的患者，术中和术后可能出现心功能不全或心律紊乱，故在手术前要积极控制并发症，以免手术时出现意外。病情较严重者，应予以心电监护；对于高血压患者，术前须将血压降低至适应手术的水平，术前 1 日停服降压药。并向患者做好有关手术方面的解释工作，稳定其情绪；合并有气管炎、慢性支气管炎或肺气肿的患者，有潜在肺功能不全的可能性，术前须有效控制呼吸道感染，并预防性使用抗生素。

3. 乙肝、丙肝、HIV 等传染病检查　检查患者有无乙肝、丙肝、HIV 等传染病，以便采取相应的防护措施，保护医护人员的安全。如果肿瘤破裂等急诊手术，未做常见传染病阳性检查，应按标准预防措施进行手术。

（四）心理社会情况

无论手术大小，患者在手术前总会有些情绪反应，对手术的害怕程度未必与疾病的严重性成正比。

1. 一般会导致患者手术前害怕的因素

（1）麻醉：患者如果不了解麻醉的目的和效果，会害怕麻醉。

（2）疼痛与死亡：担心手术疼痛、麻醉后醒不过来或手术过程中醒来。

（3）对未知的害怕：患者面对不可预测的手术感到害怕，认为医护人员对其有所隐瞒而感到害怕。如果患者对手术未来有较多的了解，即能减低害怕程度。

（4）害怕分离：手术室是隔离单位，患者的亲人、朋友无法进入；而手术室的环境与工作人员对患者而言均十分陌生，会令其感到害怕、不安。

2. 患者常见心理表现方式　患者认为医生诊断错误，自己不可能患这种病而忽视疾病的症状；退化的患者更依赖，可表现为哭泣、情绪激动等；有些患者可能表现的“理智化”，他们不谈论自己的情绪，只理性地谈论病情及手术情况。

二、护理诊断

1. 焦虑、恐惧　对自身疾病不了解，害怕肿瘤不能切除，怕影响预后；对麻醉不了解，怕麻醉不安全，发生意外情况；怕手术致残或失去有意义的器官；对家庭信任不足，怕给家庭经济带来负担，怕被家人或亲人抛弃；怕手术后伤口疼痛和术后并发症发生；过去有与手术有关的不良经历。

2. 睡眠型态紊乱　与疾病的不适、环境的改变、术前的恐惧和焦虑有关。

3. 知识缺乏　与从未患过此病、未经历过此类手术、未接受过此方面的教育有关。

4. 营养不足——低于机体需要量　机体摄入食物困难，如食管癌；机体代谢率增高；与治疗有关的因素，如术前化疗患者食欲下降；缺乏正确的知识，不了解所需的营养成分或不当的饮食习惯；缺乏社会支持，如经济问题等；与患者情绪有关的因素，如术前紧张、抑郁、恶心、呕吐等。

三、护理计划与实施

（一）手术患者术前的身心准备

1. 减轻患者的焦虑和恐惧　无论何种患者，医护人员均须正视患者的情绪反应，因为过于紧张的精神状态会影响患者的睡眠、食欲，还可通过神经内分泌系统影响机体免疫功能，对手术不利。鼓励患者说出他的感受，并提供有关手术的正确信息，给予患者及家属适当的支持。术前作好患者的心理护理，使其能接受手术治疗且能减轻不适感。在整个过程中护理人员均须注意患者的感受及其说话的方式和态度，要以热情和蔼、关切同情的态度，深入浅出地讲解疾病的有关知识，有针对性地解除患者的思想顾虑，作好解释以消除患者对手术的恐惧，帮助患者作好手术前的心理准备。

（1）术前了解患者及家属的心理活动，采取针对性的护理措施，使患者处于接受手术的最佳心理状态，争取患者术前、术中、术后主动配合，以保证手术顺利进行。

（2）向患者解释术前1日准备的内容和意义，解释术中、术后可能遇到的问题，使其做好思想准备，主动配合医疗和护理。

（3）以热情和蔼的态度关心患者，并热情地接待患者和家属。

（4）采取给予宣传手册或集体上课、听录音、看录像等方式提供术前常规教育，如向患者及家属介绍术前、术后护理常规，介绍环境、手术当日的护理及术后情况。

（5）酌情介绍手术治疗的目的、手术程序、可能发生的不适等，以恰当的语言给患者作具体的解释，但应注意保护性医疗。

（6）介绍可能留置引流管、氧气管、导尿管的目的及意义。

（7）介绍麻醉方式、麻醉后反应及注意事项，告知伤口疼痛是必然的、暂时的。

（8）介绍患者结识同类手术康复者，通过“现身”说法，减轻患者忧虑。

（9）与患者沟通，鼓励患者表达自己的想法及期望了解的信息，了解患者焦虑、恐惧的原因。

（10）以认真细致的工作态度、娴熟的技术获得患者的信任，取得患者的配合。

（11）安排娱乐活动，帮助患者分散注意力以减轻害怕、孤独感。

（12）指导患者运用合适的放松机制减轻焦虑，如放松疗法。

（13）针对手术的老年人：由于老年人生活单调、枯燥，子女不在身边或工作繁忙而感到孤独，当疾病折磨时，易产生疑虑、悲观等心理障碍，表现为烦躁、易怒，对医护人员的诊疗计划不能理解，甚至发生偏见，不能配合，而延误术前准备，给治疗和护理带来很大困难，术后并发症的发生率也必然增高。为此，应特别注意老年患者的心理。

（14）必要时解释医院的其他规定，如探视时间、手术时等候地点、术者如何向他们交待病情等。

进行以上工作时，护士应评估患者和家属达到事先共同制定好的学习目标的能力，以及是否需要进一步的教育和支持。

2. 补充营养　手术是一种创伤性治疗，手术后的愈合需要足够的营养，对营养不良的患者给予合理的营养支持，可改善机体代谢，增加患者对手术的耐受力，降低手术危险性，促进术后早日康复。

（1）给患者饮食知识的指导，如所需的热量、蛋白质、维生素等在手术过程中的重要意义及营养缺乏导致的危害性。

（2）观察患者进食、吞咽和咀嚼能力，尽可能找出引起进食困难和恶心、呕吐的原因和缓解办法。

（3）为患者提供良好的进餐环境，不要在患者餐前进行护理操作。

（4）准确记录营养摄入量和出量。

（5）监测血清白蛋白、血红蛋白水平及体重情况。

（6）当患者不能经口进食或吸收不良时，可遵医嘱执行支持疗法，如静脉补充液体、白蛋白、血浆、全血等。

3. 矫正体液不足和电解质失衡　患者有脱水情况时，可静脉补液重建体液和电解质平衡。正确记录出入量，监测电解质情况，如 K^+、Na^+、Cl^-、Ca^{2+}等。

4. 不同手术部位的特殊准备

（1）食管癌患者：对有明显食管梗阻的患者，自术前3日起每晚用温生理盐水或1%~2%碳酸氢钠溶液冲洗食管，清除积存的食物、以防黏膜感染及水肿，以利于吻合口愈合，手术晨再次冲洗，抽尽胃液留置胃管。对食管上段癌患者，不宜冲洗，以防误吸。对选用结肠代食管的患者，必须做好结肠的清洁准备。

（2）胃癌合并幽门梗阻患者：应自术前3日起，每晚用温盐水洗胃减轻胃黏膜水肿，利于术后切口愈合。

（3）大肠手术患者：应进行肠道准备，术前3日进流食，并口服缓泻药，番泻叶10g每日1次，链霉素1g每日2次，甲硝唑0.4g每日3次，维生素 K_4 8mg每日3次。对不完全梗阻患者，术前晚清洁灌肠时应用较细的肛管，涂石蜡油，轻轻地将管插入直至通过肿瘤部位，进行低压灌肠，缓慢拔出肛管后，嘱患者用纸垫堵住肛门，使溶液在肠内保留时间长一些，以取得满意效果（至排出澄清液为止），避免多次灌肠，增加患者痛苦；或手术前1日2小时内口服恒康正清液3000~4000ml（首次600~1000 ml，以后每间隔10~15分钟服1次，每次250 ml），直至排出水样便为止。无梗阻患者可口服洗肠液：2000 ml洗肠液+3000 ml水于1小时内喝完，注意观察患者神志、生命体征，及时发现水中毒。

（4）阴道手术或子宫肌瘤合并感染的患者：应于术前 3～5 日，每日用 1∶1000 呋喃西林或 1∶5000 高锰酸钾溶液行阴道灌洗，以减少术后并发症。

（5）甲状腺手术的患者：术前指导患者进行头颈过伸位训练，以适应术中操作。术后床旁常规准备无菌气切包、拆线包、吸引器及抢救药物等。

（6）颈内动脉瘤患者：手术前应行颈动脉压迫训练，以建立有效充分的侧支循环。在患者能耐受 20～30 分钟，且不出现头晕、眼黑、失语及对侧肢体麻木的情况后，才可实施手术治疗。

5. 术前常规护理

（1）皮肤准备：目的是减少患者皮肤上的细菌至最少程度，以免术后伤口感染或愈合不良。一般皮肤准备的范围：

1）乳腺手术：应包括同侧上臂 1/3 及腋窝部皮肤，剃去腋毛。

2）胸壁手术：切口前后胸壁皮肤应超过腋中线 5cm 以上。

3）腹部手术：以切口为中心周围 15～20cm，下腹部及腹股沟部手术包括大腿上 1/3 前内侧及会阴部皮肤，并剃去阴毛。

4）会阴部及肛周手术：应剃去阴毛。

5）四肢手术：以切口为中心，上下 20cm 以上，一般多准备患侧整个肢体。

特殊手术部位的皮肤准备：

1）颅脑手术：术前 3 天应剪短头发，并每日洗头 1 次（急诊除外），手术前 2 小时剃头发，剃后用肥皂洗头，并戴干净帽子。

2）颜面手术：尽量保留眉毛，不予剃除。

3）口腔内手术：入院后经常保持口腔清洁卫生，术前用复方硼酸溶液漱口。

（2）术前营养：肿瘤是慢性消耗性疾病，加之食欲不好，术前如不补充充足的营养，会给术后伤口的愈合及功能恢复造成很大的障碍，易并发感染，因此术前应给予高蛋白、高热量、高维生素、低脂饮食，纠正低蛋白血症。

（3）胃肠道准备：对消化系统肿瘤一般在术前 5 日起进无渣饮食，术前 1 日进流食，当晚 8 时开始禁食，全麻手术术晨禁水，涉及到消化道的手术一般要置胃管以备胃肠减压或鼻饲。消化道术前普通灌肠 1 次，以防术后胀气及便秘。对大肠手术，肠道准备更应充分，术前 3 日服不易吸收的磺胺药或抗生素，术前下午服泻剂，当晚和术晨各清洁灌肠 1 次，以减少术后感染，促进康复。

（4）呼吸道准备：戒烟以减少呼吸道分泌物；控制感染；训练患者作深呼吸和有效咳嗽。

（5）其他：对估计术后卧床时间较长者，在术前要训练床上排便，以免术后引起排便困难、尿潴留等。

（二）术后常规护理

1. 全麻患者麻醉清醒前护理

（1）患者未清醒前应设特护，并严密观察病情进行护理。

（2）安置合适卧位，除特殊医嘱外，患者行去枕平卧位，应保持其头部偏向一侧；如有舌后坠，应将下颌向上托起或用舌钳将舌拉出，保持气道开放。

（3）气管插管未拔除者，应给予吸氧，及时将气管内痰液吸出，以保持呼吸道通畅。

（4）患者未清醒前常有躁动，为防止坠床及输液管、引流管脱出，应用约束带约束。

2．病情观察

（1）评估生命体征：密切观察患者病情变化，监测生命体征，每隔15～30分钟测量1次血压、脉搏、呼吸，每4小时测量1次体温；至情况稳定后，每小时测量1次血压、脉搏、呼吸；术后24小时可改为每2小时测量1次，直至术后48小时；以后病情平稳可改为每4小时测量1次。

（2）评估伤口：观察肤色、引流管是否接妥、伤口敷料情况，尤其是术后24～48小时内，注意观察切口敷料是否潮湿，引流液颜色及引流液量，疑有出血倾向者应立即报告医师，及时进行处理。除药物止血外，必要时准备手术止血。

（3）评估意识恢复情况：术后患者意识恢复较慢时，注意有无肝功能损害、低血糖、脑缺氧、休克等所致的意识障碍。

3．疼痛管理　手术切口疼痛多发生于术后24小时内，24小时以后疼痛逐渐减轻。咳嗽、活动等刺激可以加重疼痛。因此，应协助患者行半卧位以减轻切口张力。为患者安排安静的治疗环境，限制访客。患者咳嗽时，在护士的协助指导下用双手按压伤口两侧，以利排痰。适当应用镇痛剂，有镇痛泵者教会患者使用。评估并记录疼痛发作次数、时间、性质、部位、间隔时间、诱发因素、缓解方法及镇痛剂效果。

4．各种引流管的管理

（1）心理护理：患者术后若带有多根引流管，易产生各种顾虑，护士应向其说明引流的目的、意义及引流管一般放置时间，以取得其配合。

（2）护士应了解引流管放置的部位及目的，以便观察护理。

（3）注意观察各种引流管引流液的性质及量，保持引流管通畅，并准确记录。

（4）防止引流管脱出：应将各种引流管固定良好；引流管远端，应留出足够长度以利患者活动时减少牵拉，并防止脱出。改变姿势时，注意避免压迫或扭曲引流管，保持引流管通畅。

5．静脉输液的护理　保持输液通畅，遵医嘱注意补充葡萄糖和维持水、电解质平衡。静脉补液时，应将高渗葡萄糖、抗生素、止血剂、保肝药物的用量分上下午有次序地输入，以利吸收。

（1）输液时高渗性液体与渗透压较低液体混合输入。

（2）卧床期间嘱患者在床上活动，下肢做屈伸运动或抬腿锻炼，每日3次，每次15～30分钟。

（3）出现静脉炎症状，如沿静脉走向出现发红、疼痛、肿胀、发热时，应禁止在该肢体继续输液，局部湿敷硫酸镁，配合理疗。

6．饮食护理　对于术后禁食、行胃肠减压者，待肠蠕动恢复后逐步给予流质、半流质饮食，直至正常饮食。

7．体位与活动　选择体位时，要分清主次，权衡利弊，以能增加患者舒适，促进引流，减轻疼痛以及易于呼吸为原则，根据病情随时调整。

有时需依手术情况保持一定的姿势，如隆突重建手术后体位是护理的关键，颈前屈位可以减轻手术后吻合口的张力，如果张力过大会影响吻合口的愈合，严重者可造成吻合口崩裂。首先，在患者术后回病房的搬运过程中要保持颈前屈位，而后采取平卧位，待患者血压、心率、呼吸平稳，完全清醒后6小时改半卧位，并且继续保持颈部前屈位。医生术中用丝线在下颌与前胸部固定缝合2针，确保前屈15°～30°限制颈部随意运动，避免发生后仰。

颈部前屈位的锻炼方法：①在颈后部放一靠垫，将病床摇至30°～45°，被动前屈位；②将移动餐桌放于胸前，桌上放一软垫，坐起时双手伏于桌面上，头前屈靠在手背上，以缓解被动体位的疲劳，需卧床1周，15天后拆除固定丝线，仍保持前屈位3个月，嘱患者只能平视，避免剧烈活动、抬头及伸颈，3个月后可逐渐增加伸展度，直至抬头、后仰。

手术患者血压平稳后，可给予半卧位。依具体病情指导术后活动，如病情允许，鼓励患者早期进行床上活动，以防止术后并发症的发生，同时促进机体恢复。在患者特护期间，护理人员提供生活护理，满足患者的需求。

在照顾患者的过程中，除提供前述的护理措施外，护理人员亦应不断地对患者进行评价，以了解护理目标是否达成，评估资料是否周全；护理诊断是否正确。同时应综合考虑患者的年龄因素，因为在接受大手术后，老年患者较年轻患者更易合并心脏方面的并发症、其营养状态及机体功能亦有所下降。因此，更加需要密切监测。

四、护理评价

1. 患者能顺利接受各种检查与治疗措施。护理人员提供的护理措施使患者产生的不适与不良反应减至最低。

2. 患者及家属能适应癌症带来的压力，并能有效的应对压力。

3. 患者获得足够的营养，充分的休息与睡眠。

4. 所提供的疼痛控制方法与技术有效。

5. 了解患者的心理反应，及协助发展适当的技巧。

五、出院指导

出院指导的常规各医院不同，但主要包括饮食、休息、用药、可能发生的并发症、复查注意事项以及手术部位的护理。临床某些手术也需要特殊的出院康复指导，如乳腺癌术后的功能锻炼、造口患者的术后护理等。

（一）指导乳腺癌患者术后做患侧肢体功能锻炼

1. 术后24小时内　活动手指及腕部，可做伸指、握拳、屈腕等锻炼。

2. 术后1～3日　进行上肢肌肉的等长收缩，利用肌肉泵作用促进血液、淋巴回流；可用健侧上肢或他人协助患侧上肢进行屈肘、伸臂等锻炼，逐渐过渡到肩关节的小范围前屈、后伸运动（前屈<30°，后伸<15°）。

3. 术后4～7日　患者可坐起，鼓励患者用患侧手洗脸、刷牙、进食等，并进行患侧手触摸对侧肩部及同侧耳朵的锻炼。

4. 术后1～2周　术后1周皮瓣基本愈合后，开始做肩关节活动，以肩部为中心，前后摆臂。术后10日左右皮瓣与胸壁粘贴已较牢固，循序渐进地做抬高患侧上肢（将患侧的肘关节伸屈、手掌置于对侧肩部，直至患侧肘关节与肩平）、手指爬墙（每天标记高度，逐渐递增幅度，直至患侧手指能高举过头）、梳头（以患侧手越过头顶梳对侧头发、扪对侧耳）

等锻炼。

指导患者做患肢功能锻炼时应注意，锻炼的内容和活动量应根据患者的实际情况而定，一般以每日 3 ~4 次，每次 20 ~30 分钟为宜；应循序渐进，功能锻炼的内容应逐渐增加；术后 7 ~10 日内不外展肩关节，不要以患侧肢体支撑身体，以防皮瓣移动而影响创面愈合。

（二）乳腺癌患者术后淋巴水肿的预防

1. 保护患侧上肢　平卧时在患肢下方垫枕抬高 10° ~15°，肘关节轻度屈曲；半卧位时屈肘 90°放于胸腹部；下床活动时用吊带托起或用健侧手将患肢抬高于胸前，需他人扶持时只能扶健侧，以防腋窝皮瓣滑动影响愈合；避免患肢下垂过久。

2. 按摩患侧上肢或进行握拳及屈、伸肘运动，以促进淋巴回流。肢体肿胀严重者，可戴弹力袖促进淋巴回流。

3. 逐步建立一种持续的、有一定强度的日常运动模式。活动时避免肢体过分疲劳，当肢体感到疼痛时要休息。

4. 在活动中及活动后注意监测患肢的大小、形状、质感、疼痛或沉重感是否有改变。

5. 保持理想体重。

6. 勿在患侧上肢测量血压、抽血、输液或注射。

7. 穿着合体的衣服，佩戴宽松的首饰，不戴过紧的项链和弹力手镯。

8. 不要暴露于极度寒冷的环境中，避免引起水肿复发或皮肤皲裂。

9. 避免长时间（ >15 分钟）接触热环境，尤其是热水和桑拿浴。

10. 避免患肢浸泡在高于 39℃的水中。

（三）造口患者术后护理

1. 饮食指导

（1）进易消化的饮食，防止饮食不洁导致食物中毒或细菌性肠炎等引起腹泻。

（2）调节饮食结构，少食洋葱、大蒜、豆类、山芋等可产生刺激性气味或引起胀气的食物，以免频繁更换肛门袋影响日常生活和工作。应以高热量、高蛋白、丰富维生素的少渣食物为主，以便粪便干燥成形。

（3）避免食用可致便秘的食物。

2. 指导患者正确使用人工肛门袋

（1）人工肛门袋的选择及安放：根据患者具体情况及造口大小选择适宜的肛门袋。清洁造口及周围皮肤并待其干燥后，除去肛门袋底盘外的粘纸，对准造口贴紧周围皮肤，袋口的凹槽与底盘扣牢，袋囊朝下，尾端反折，并用外夹关闭。必要时用有弹性的腰带固定人工肛门袋。

（2）人工肛门袋的清洁：当肛门袋内充满 1/3 的排泄物时，须及时更换清洗。可用中性肥皂或 0.5% 氯已定（洗必泰）溶液清洁皮肤，擦干后涂上锌氧油，以保护皮肤，防止局部炎症、糜烂；同时观察造口周围皮肤有无湿疹、充血、水疱、破溃等。

（3）人工肛门袋的替换：除一次性造口袋外，肛门袋取下后可打开尾端外夹，倒出排泄物，用中性洗涤剂和清水洗净，或用 1∶1000 氯已定（洗必泰）溶液浸泡 30 分钟，擦干、晾干以备下次替换。

3. 泌尿造口　患者要注意观察造口感染征象，如造口流出的尿液变浑浊，而且不断产生异味；如尿液量减少，色素加深甚至有血色。除多饮水外，应尽快就医检查。

4. 尿袋、造口周围皮肤的保护　如在尿袋中或在造口周围皮肤上有白色的小颗粒聚集，主要是饮水不足所致。应多饮水，每日最好在 8 杯（约 2kg）以上；可用酸性液体（1 份白醋、3 份水）混合后清洁碱性结晶体。

5. 已恢复健康的患者，经医生允许后，可继续参加工作和运动。同时应注意尽量避免举重运动，避免摔跤运动。

6. 着装时应避免过紧过窄的衣服，腰带勿扎在造口位置，以免造口受压，引起局部肠黏膜坏死。

7. 沐浴时可更换新肛袋或将肛袋除去，水分不会自造瘘口进入体内。

8. 患者可在睡觉前锻炼排便，开始时可以定时灌肠，逐渐养成定时排便习惯。

9. 手术初期身体及心理未完全康复适应，应给予自己及伴侣一些时间逐渐适应，性生活前可先将肛袋排空，或换上迷你造口袋。

10. 外出旅游前应做好准备，逐渐从短途旅行过渡到长途旅行；同时准备充足的造口护理用品，如造口袋、腰带及除臭剂、止泻药。注意饮食卫生，尽量不改变饮食习惯。

（四）全喉切除及喉成形术患者指导

1. 发音指导　全喉切除术患者，发音功能丧失，语言交流障碍。患者可购买写字板或学习手语；也可选择使用人工喉或电子喉；参加食管发音学习班，掌握食管发音技巧，以达到有效沟通的目的。

2. 气管造口的管理

（1）注意套管带的松紧度，以能容纳 1 指为宜，谨防脱管。

（2）保持造口周围皮肤清洁，每日更换 2 次套管垫，套管垫可采用流通蒸气消毒法消毒灭菌。

（3）保持气管套管通畅：可用煮沸消毒法，每 6～8 小时消毒内套管 1 次；气管套管内交替点抗生素药液、痰液稀释药液，以防呼吸道感染和形成痰痂，有条件者可使用脚踏式吸痰器，抽吸无法咳出的痰液。

（4）可在气管套管口处放置一块湿纱布，防止灰尘、异物落入，同时可起到湿润空气的作用。

（5）观察造瘘口是否狭窄，造瘘口直径不能小于 1cm，如发现造瘘口缩小，应立即带全喉套管（12 号短管），每日刷洗、消毒 2 次。

（6）由于气管套管压迫气管前壁以及胃酸反流等因素的影响，长期带管的患者应注意观察有无出现出血现象。

（7）谨防洗头、沐浴时气管套管内进水；天气寒冷时，减少外出活动以避免冷空气刺激。

（五）皮瓣移植术患者指导

密切观察皮瓣的颜色、温度，如颜色苍白或青紫、局部变冷应及时通知医生。

（六）宫颈癌术后性生活指导

1. 正确和谐的性生活是调节和维持机体正常内分泌功能的重要因素；尤其对于康复期间的患者，恢复正常性生活十分必要，性功能的恢复可以从另一方面反映机体的恢复。

2. 宫颈癌术后3个月内应避免盆浴、游泳、性生活，建议术后3个月恢复性生活。

3. 性生活的强度以不感到勉强，并在次日不感到疲乏为宜；频度与患者的体质、年龄、康复程度有关，应适当低于病前，以免体力过分消耗，影响身体康复。

4. 如有性交疼痛，可采取一些特殊体位，如女上位、后进位等方式，由女方掌握阴茎插入的深度，有助于避免疼痛。

5. 对于术后性欲降低，可采用激素替代疗法；阴道分泌减少，阴道干涩者性交时可局部使用润滑剂。

6. 性生活可以用其他很多方式表达，如特意的举止、打扮，语言及接吻，抚摸与自慰等。当患者由于各种原因不想性交或性交困难时，可以通过性的其他表达方式来获得愉悦。即使体力十分不足，也可采用这些方式表达夫妻性爱感情。

第三节 肿瘤化疗患者的护理

肿瘤内科是在肿瘤治疗中逐渐发展起来的新的学科，随着基础理论研究的进展，加之新的治疗方法的应用，扩大了肿瘤内科治疗的适应证，肿瘤的治疗效果有了大幅度提高，其特点是可控制或消除对肿瘤患者威胁最大的转移病灶。化疗是在肿瘤内科中占主导地位的无法替代的基本治疗方法，化疗发展的历史也就是肿瘤内科学发展的历史。化疗在抑制肿瘤组织生长的同时对机体正常组织，特别是代谢增殖旺盛的组织器官亦有不同程度的损害。故正确掌握抗癌药物的作用机制、治疗方案及药物的不良反应，熟练掌握给药方法，密切观察、预防并早期发现不良反应，是肿瘤化疗护理的重要内容。

近年来，肿瘤治疗发展迅速，治疗手段越来越多，根据患者病情采取综合治疗，采取护理措施提高疗效。使用的药物、给药方法和适应范围继续扩大，主要包括：

1. 新的抗肿瘤药物和生物制剂的研究，不仅扩大了抗瘤谱，而且大大改善了治疗效果。

2. 新的给药途径和方法的研究，如胸腹腔穿刺注药、心包注药、脊髓注药、膀胱注药、瘤体注药和外敷给药等。

3. 新的化疗周期的研究，增加了血药浓度，提高了化疗效果。

4. 减轻化疗药物的不良反应，如胃肠道反应、骨髓抑制等；改善镇吐效果，提高患者对化疗药物的耐受，进而提高治疗效果。

5. 改善患者营养状况，使用和选择合适的静脉输液用具，提高患者的生活质量等。

一、身体评估

（一）健康史

首先对患者的健康教育状况有系统的了解，如年龄、婚否、出生地、职业等一般资料；家族史、一般状况、既往病史、治疗史，体能状况评分，如卡氏评分（KPS）、Zubrod-ECOG-WHO（ZPS）等（表8-3），各项实验室检查结果，心、肺、肝、肾功能等。

表 8-3　患者一般状况的计分标准

Karnofsky（KPS）		Zubrod-ECOG-WHO（ZPS）	
正常，无症状及体征	100	0	正常活动
能进行正常活动，有轻微症状及体征	90	1	有症状，但几乎完全可以自由活动
勉强可进行正常活动，有一些症状或体征	80		
生活可自理，但不能维持正常生活或工作	70	2	有时卧床，但白天卧床时间不超过 50%
有时需人扶助，但大多数时间可自理	60	3	需要卧床，卧床时间白天
常需人照料	50		超过 50%
生活不能自理，需特别照顾	40		
生活严重不能自理	30	4	卧床不起
病重，需住院积极支持治疗	20		
病危，临近死亡	10		
死亡	0	5	死亡

（二）治疗史

全面了解患者目前及既往抗肿瘤治疗的情况。

1. 手术及手术后的外观改变，如乳癌根治术；功能改变，如肺切除术后；进食习惯的改变和特殊要求，如食管癌、胃癌；排便排尿的改变，如大肠癌、膀胱癌。

2. 放射治疗的日期、照射部位及剂量强度。

3. 要详细了解患者既往化疗治疗情况　各疗程的起止日期、每周期所使用的药物、剂量、给药方法和疗程数量，药物对患者近期和远期的主要不良反应、程度和恢复情况，特别是造血功能的损伤程度和恢复状况。

（三）辅助检查

1. 影像学检查　每周期化疗前后，应完善各项影像学检查，如 CT 和 B 超，有助于判断病灶大小、是否转移、转移病灶的大小和治疗效果等。常用的近期疗效评价测量指标见表 8-4。

表 8-4　WHO 近期疗效评价测量指标

完全缓解	CR
部分缓解	PR
缓解或微效	MR
无变化	NC
稳定	SD
进展	PD

2. 心功能检查　有些化疗药物可引起心肌功能障碍，发生心动过速和心律失常等不良反应。每周期化疗前应常规检查心电图，必要时做超声心动图。

3. 血液实验室检查　每周期化疗前、后，应常规检查血常规、肝肾功能等，必要时查心肌酶谱，根据检验结果确定患者是否可以接受化疗。在用药过程中，应注意血常规变化，当白细胞低于 $3.0\times10^9/L$，或血小板低于 $80\times10^9/L$ 时，应停药观察。同时注意定期复查肝、肾功能。对于既往化疗、放疗后骨髓抑制严重者，更应提高警惕，给予及时恰当的处理。

（四）心理社会评估

1. 心理评估　评估患者对化疗知识的掌握和对治疗的配合程度，心理情绪反应等，判断其对化疗的接受程度。及时发现患者负性的心理和情绪反应，寻找原因，为选择适宜的干预对策提供线索。

2. 社会评估　评估患者家属对化疗知识的理解和配合程度、家庭经济承受能力等，判断患者家庭对化疗的接受能力。家庭支持是社会中最基本的支持形式，鼓励家属积极参与患者的护理，有助于保证患者维持最佳的心理及身体健康状况。

（五）静脉通道及静脉输液工具

1. 静脉的评估　了解患者既往化疗使用的静脉是外周静脉或中心静脉。评估患者目前外周静脉情况，如血管粗细、充盈度、弹性情况、周围皮肤的颜色等。了解既往化疗时使用的静脉用具情况，如管道是否通畅、有无化疗药物外渗、外漏史。中心静脉置管时应考虑避开放射部位，提高置管的成功率。

2. 静脉的选择　护士应充分了解医生制定的化疗方案，根据患者本次化疗使用的药物、剂量和化疗周期，选择合适的静脉通路。护士应积极参加医生查房，将患者的静脉评估结果告诉医生，共同商讨选择静脉的原则，找出最佳的静脉通路，并制定规范的静脉使用方法。

3. 静脉输液工具的选择　目前肿瘤患者化疗常用的静脉输液用具有输液港、经外周静脉置入的中心静脉导管（PICC）、锁骨下静脉置管、颈内静脉置管、静脉留置针、头皮针等。根据患者的病情需要、血管情况、经济状况等综合考虑，选择合适的输液工具。

（六）化疗教育

1. 化疗的健康教育

（1）化疗前的健康宣教：向患者介绍化疗的目的和重要性、化疗常用的给药方式、化疗方案的选择等。

（2）化疗中的健康指导：化疗药物可能引起的常见的不良反应发生的原因、诱因、持续时间以及缓解方法等。

（3）化疗后的健康教育：肿瘤患者化疗结束后仍需注意：

1）定期复诊，遵医嘱按时服药；食用新鲜食物，膳食比例协调；避免烟酒；劳逸结合。

2）功能锻炼：如肺癌患者应注意锻炼肺功能，如出现声嘶应少说话，避免冷热刺激；乳腺癌患者注意锻炼患肢功能，每月经期后 1 周对健侧乳腺自检等。

2. 化疗前护士需确认的事项

（1）了解患者是否签署化疗知情同意书，如没有签署，护士有责任和义务提醒医生。

有些化疗药物局部刺激性较强，外渗或外漏后可造成局部组织损伤，严重者可引起组织坏死，因此化疗患者必须签署知情同意书。

（2）了解患者血液检查结果，如白细胞、血红蛋白、血小板、肝肾功能是否正常，是否有其他异常结果等。

（3）仔细核对医生的化疗处方，包括患者姓名、床号，所用化疗药物的名称、给药剂量、时间、次数、速度和方法。由于化疗药物都是根据患者的体表面积计算出来的，而体表面积是依据体重和身高计算的，所以有胸腔积液、腹腔积液的患者在制定药物剂量时应考虑。

（4）了解所使用药物的代谢途径、排泄途径、不良反应。例如，伊力替康（CPT-11）可出现乙酰胆碱综合征，表现为多汗、多泪、唾液分泌增多、视物模糊、痉挛性腹痛，严重者可给予阿托品 0.25mg 皮下注射。延迟性腹泻时应给予易蒙停，随时了解和观察病情，如果出现上述症状，及时报告医生。

草酸铂（L-OHP）主要的不良反应为外周神经毒性，主要表现为感觉迟钝和感觉异常，遇冷加重，发生率为 82%，偶见可逆性急性咽喉感觉障碍，所以在用药前应嘱患者不要触摸凉的物品，如金属的床栏、门把手，禁止食用冷食、冷水，避免呼吸冷空气，以免诱发喉头痉挛。

（5）了解患者既往治疗史、药物过敏史：例如，使用美罗华时，首先配置小剂量；慢滴，无过敏症状时，再配置余下药品。使用紫素时为了防止患者发生过敏反应，在治疗前 12 小时应给予地塞米松口服，30 ~ 60 分钟给予苯海拉明肌注，并给予心电监护，观察血压和心脏情况。

（6）准备药物外渗处理所需用物，清楚药物外渗后的处理方法等。

二、常见症状的观察与护理

（一）恶心、呕吐

1. 定义与症状　恶心、呕吐是高等动物为了维持恒定的一种调节功能，目的是排除人体中的毒素，是一种反射性的自然保护功能。

恶心，是一种想吐的感觉，通常起源于胃上部或咽喉部，也可扩散到整个腹部，通常伴有胃肠蠕动减少或消失，十二指肠收缩、小肠内容物回流到胃内；是通过自主神经末梢传导，因而常伴有出汗、面色苍白、胃部饱胀感、心动过速等表现。呕吐，是膈肌上移、腹部肌肉强力收缩，引起胸内压突然增加，同时配合胃括约肌放松而产生的胃内容物被排出体外的现象。

恶心和呕吐是化疗患者常见的不良反应，恶心常为呕吐的前驱症状，但也可单独出现。

癌症患者出现的恶心、呕吐，通常是化疗和放疗引起，其中化疗药物引起的反应较放疗重。大多数抗肿瘤药物均可引起不同程度的恶心、呕吐，按照发生时间可分为急性、迟发性和预期性 3 种。

（1）急性：通常在化疗给药 24 小时之内发生的恶心、呕吐，称急性恶心、呕吐。

（2）迟发性：通常发生在给药 24 小时之后，且能持续 6 ~ 7 小时的恶心、呕吐。

（3）预期性：既往化疗过程中镇吐效果欠佳者，在未行化疗前就已经产生的恶心、呕吐，称预期性恶心、呕吐。这种反应很可能是心理原因引起，如有些患者看见红药水（阿霉素）或嗅到药物的味道（接受化疗的患者嗅觉非常敏感）就会发生呕吐。

2．影响因素　不同的化疗药物、剂量、给药方法、时间和是否合用其他药物等，都可影响恶心、呕吐发生的频率和严重程度。既往化疗后呕吐严重者很容易再次出现症状。此外，患者的年龄、性别也是影响呕吐反映程度的因素之一，女性较男性呕吐反应重，年轻人较老人和儿童反应重。饮酒量也可影响呕吐反应的发生，大量饮酒者通常反应较轻。常见抗肿瘤药物引起的恶心、呕吐反应发生情况见表8-5。

表8-5　常见抗肿瘤药物引起恶心、呕吐的发生率、开始时间和维持时间

发生率	药物	缩写	恶心、呕吐	
			开始时间（h）	持续时间（h）
非常严重（>90%）	顺铂	PDD（HD）	1~6	24~72
	氮烯咪胺	DTIC	1~3	1~12
	氮芥	HN_2	0.5~2	8~24
	更生霉素	ACD	1~2	4~20
重度（60%~90%）	环磷酰胺	CTX	4~12	12~24
	依托泊苷	VP-16（po）	4~6	24
	甲氨蝶呤	MTX（HD）	1~12	24~72
	卡氮芥	BCNU	2~4	4~24
	顺铂	PDD（LD）		
中度（30%~60%）	氟尿嘧啶	5-FU	3~6	24
	丝裂霉素	MMC（HD）	1~4	48~72
	异环磷酰胺	IFO	3~6	24~72
	阿糖胞苷	Ara-C	6~12	3~12
低度（10%~30%）	依托泊苷	VP-16（iv）	3~8	—
	甲氨蝶呤	MTX（LD）	4~12	—
	丝裂霉素	MMC（LD）	1~4	48~72
	长春花碱	VLB	4~8	—
	环己亚硝脲	CCNU	2~6	2~24
	长春新碱	VCR	4~8	—

注：HD：高剂量；LD：低剂量，po：口服；iv：静脉滴注

3．治疗与护理措施

（1）药物治疗：常用的镇吐药物有苯海拉明、甲氧氯普胺、5-羟色胺3（5-HT3）拮抗剂、激素药物、甲氧氯普胺与激素并用、5-HT3拮抗剂与激素并用等。少数患者使用镇吐药物后会出现一些不良反应，如头痛、眩晕、疲劳、腹痛、便秘、腹泻、发热等，偶有肝功能损害。大剂量甲氧氯普胺还可引起较严重的锥体外系症状。

（2）心理治疗：对于化疗相关的心理问题，不仅要给予必要的药物治疗，更应注重其他治疗和护理手段。例如，不输液时，建议患者走出房间，到大自然中呼吸新鲜空气，提倡

有氧运动；鼓励患者读书、看电视或从事感兴趣的活动，以转移注意力；转移关注点，有意避开常常发生呕吐的时间，可以有效减轻恶心、呕吐的程度。

（3）松弛疗法——音乐治疗：用平静、舒缓、旋律慢而富有节奏的音乐调节患者的身体、精神及情绪，可以有效地减轻患者呕吐等各种不适症状。注意要选择安静的环境，制造愉悦的气氛、保持心情舒畅。

（4）饮食及相关护理

1）选择高营养、高热量的食物，宜选择碱性食物或固体食物。

2）化疗前进食不宜过饱，少量多餐，原则上每日进食4～6次，鼓励患者多饮水；多食蔬菜水果，避免油腻；口含陈皮、话梅等可减轻恶心程度。

3）可以饮用少量冰凉饮料，以缓解胃部不适。

4）避免食用产生气体的食物或辛辣食物。

5）避免在同一病房内安排有呕吐反应的患者，以免因气味、声音诱导恶心、呕吐的发生。

6）用餐环境应离厨房和卫生间较远。

7）做好口腔卫生（餐前、餐后、睡前），清洁口腔无异味，有条件者可嚼口香糖，以减少恶心感诱发呕吐。

虽然恶心、呕吐不一定给患者造成较大危险，但严重影响着患者的生活质量。尽管目前有许多药物可以较好地缓解恶心、呕吐，但也有一些患者的镇吐效果仍不满意，因此护理人员应重视非药物治疗方法，发挥出独特的角色功能，提高患者生活质量。

（二）腹泻

1. 定义与症状　腹泻指每天的粪便重量、水分含量或排便频率增加。通常在24小时内发生3次以上未成形的排便即为腹泻，当排出的粪便含水量超过75%亦可视为腹泻。许多常用的化疗药物可以损伤肠黏膜，导致腹泻的发生，如草酸铂（L-OHP）、伊利替康（CPT-11）、氟尿嘧啶（5-FU）等。肿瘤治疗的腹泻发生率约占住院患者的6%，接受化疗（如5-FU、CPT-11）的患者腹泻发生率高达50%～80%。腹泻可导致患者治疗剂量减少或延期治疗，限制和影响肿瘤患者的治疗效果；还可导致患者衰弱、厌食、体重减轻、营养不良、水电解质紊乱、免疫功能低下、感染等；严重者可危及生命。

2. 护理评估

（1）既往病史：既往治疗史、药物过敏史，既往是否有腹泻症状等。

（2）身体状况：患者的一般状况，饮食状况，排泄物的形态，肿瘤的部位、范围、病理分期、临床症状和体征及心、肝肾功能等。

（3）实验室检查：电解质，全血细胞分析，粪便镜检等。

3. 治疗与护理措施

（1）常用药物治疗［以伊立替康（CPT-11）导致的腹泻治疗为例］：盐酸洛哌丁胺（易蒙停），首次剂量为4mg，以后每次2mg，2小时1次，直至末次水样便后继续用药12小时，用药最长时间不超过48小时。

（2）腹泻严重者应对症治疗，纠正电解质失衡；伴有呕吐、腹泻难控制者，需要营养支持。

（3）如出现发热、寒战、口渴、脉速、眩晕、严重腹痛伴或不伴心悸者，应积极查明原因，给予及时治疗。

（4）用药期间，少渣饮食、忌生冷，以减少对胃肠道的刺激，避免食用可能引起腹泻的食物和饮料，禁止使用增加肠蠕动的药物。

（5）准确记录患者排便的量及次数，发现异常应及时与医生联系。

（6）增加液体摄入量，选用含有电解质和维生素的饮料或汤类，对乳糖不耐受的患者禁牛奶或酸奶。

（7）密切观察和保护肛周皮肤，促进患者的舒适度。水样便中含有胆汁、酶和血等物质，可刺激皮肤，破坏皮肤完整性。可以采取：①每天排便后用清水或肥皂水清洗肛门和骶尾部，用柔软毛巾擦干；②穿柔软的内衣，减少局部皮肤刺激，可用氧化锌软膏涂抹；③温水坐浴，每日3次；④保持皮肤干燥，必要时可用烤灯照射。

（三）便秘

1．定义与症状　便秘，包括粪便异常干硬、粪块堆积或排便频率减少等，通常被认为是一种主观症状。便秘可造成食欲减退、恶心呕吐、腹部疼痛或不适、痔疮加重或发生炎症、肛门撕裂伤等。阿片类药物可以加重便秘的发生。

2．治疗及护理措施　预防便秘发生，如调整饮食结构、多食含纤维素的食物、多食蔬菜水果（如香蕉）；多饮水，如蜂蜜水或肠润茶；适当活动，养成有规律的排便习惯，必要时可以使用适量的缓泻剂，如番泻叶、麻仁润肠丸等可促进排便。

（四）口腔炎和黏膜炎

1．定义与症状　口腔炎，指发生于口腔和咽部黏膜的急性炎症或溃疡。黏膜炎，指黏膜组织的炎症。许多化疗药物可引起局部血管扩张，发生口腔、食管、胃、肠等黏膜炎症。接受一般化学治疗患者中，有45%发生口腔黏膜炎，骨髓移植患者口腔炎达80%，年轻人比老年人更易发生口腔黏膜炎。口腔黏膜炎会引起口腔疼痛，导致无法顺利进食，严重时发生细菌感染，甚至引起败血症。此外，化疗药物本身也会抑制表皮细胞的增生与更新，从而导致黏膜萎缩。黏膜炎症加上萎缩，时间延长便形成溃疡，更不易愈合。

2．护理评估

（1）注意观察口腔黏膜颜色和完整性，包括舌体、舌下、两颊、上腭等部位，及时发现充血、红斑、疼痛、糜烂、溃疡。询问患者口腔内是否有烧灼感和干燥感等，可协助做出诊断。

（2）注意患者是否有进食疼痛、吞咽困难、味觉异常等症状，严重的黏膜炎还可造成舌水肿，容易发生急性气管阻塞，出现呼吸困难，造成生命危险。

（3）评估患者护理口腔的自理能力，必要时给予协助或帮助其完成日常口腔护理。

（4）评估患者及家属对口腔护理意义的理解程度，鼓励其积极配合，重视口腔卫生。

3．治疗与护理措施

（1）化疗患者应定期检查口腔情况，口腔溃疡多发生于化疗后5～10日。可使用药物预防或减少口腔溃疡的发生。如化疗后7～10天内可用温开水加庆大霉素8万U含漱后服下，每日3次；或用口泰、康复新漱口液漱口，每日3次。

（2）干燥口唇可涂抹润滑剂，保持黏膜湿润。发生口腔溃疡并伴有疼痛者，可口含地卡因糖块以减轻疼痛或用2%利多卡因液喷雾镇痛。口腔溃疡处也可使用金因肽（重组人表皮生长因子）喷剂，促进溃疡的愈合。有真菌感染者应给予5%碳酸氢钠（临床上常规稀释到2%）或制霉菌素液漱口，厌氧菌感染者可用3%过氧化氢（稀释到1%~1.5%）漱口。

（3）向患者讲解化疗期间保持口腔卫生的重要性，以取得配合。饭前后注意清洁口腔，用生理盐水漱口，睡前及晨起用软牙刷刷牙，保持口腔卫生。

（4）禁食辛辣、刺激性及坚硬食物，忌烟酒，避免刺激和损伤口腔黏膜；勿用牙签剔牙，以免划伤口腔黏膜；注意多饮水保持口腔湿润。

（5）口腔炎患者宜进食温流质或无刺激性软食，增加蛋白质摄入；大面积口腔炎进食困难者，可暂时给予全胃肠外营养，补充每日的能量需要。

（五）骨髓抑制

1. 定义与症状　骨髓功能抑制是肿瘤患者相当普遍的问题。不仅肿瘤本身可以引起骨髓功能抑制，其他治疗，如化疗、放疗均可使正常骨髓细胞受到影响，产生功能抑制。一般首先出现白细胞减少，特别是粒细胞减少，血小板和红细胞也会受到不同程度的影响。严重骨髓抑制时易发生感染、出血，更需要医护人员给予及时的治疗和护理，安全的度过危险期。

2. 护理评估

（1）密切监测化疗前后白细胞数量，警惕潜在的感染倾向。白细胞低于4×10^9/L时，应注意观察全身皮肤黏膜变化，尤其是口腔、会阴、肛周及置管周围皮肤，密切监测体温变化。

（2）注意监测血小板数量，及时发现出血现象和其他潜在并发症的发生。血小板数量在50×10^9/L以下时，有出血的危险，应注意观察牙龈、鼻腔、视网膜及消化道是否有出血症状；血小板低于10×10^9/L时，警惕胃肠道及呼吸道出血的发生。

（3）监测红细胞和血红蛋白变化，及时发现贫血发生倾向。贫血通常发生在多程化疗之后，患者自感乏力、易困等，容易发生低血压、跌倒等危险。

3. 治疗与护理措施

（1）药物治疗：骨髓抑制患者通常需要升白细胞、血小板、血红蛋白的药物治疗。常用的药物有粒细胞集落刺激因子（G-CSF）、粒细胞巨噬细胞集落刺激因子（GM-CSF）、血小板生成素、促红细胞生成素（EPO）等。使用这些药物后可能出现头痛、骨痛、肌肉痛等症状，停药后症状消失。由于化疗药物易破坏增殖快速的细胞，通常在化疗前后24小时内不可使用粒细胞集落刺激因子。

（2）输血治疗：目前以输注成分血为主，如血小板悬液、红细胞等，必要时输新鲜全血。

（3）保护性隔离：减少感染危险的发生。紫外线照射房间，限制人员探视，有条件者可以入住层流病房或单间病房。避免到公共场所，避免接触患有传染病的患者。

（4）保持充足的营养摄入，鼓励进食高蛋白、高维生素的食物，注意饮食清洁。保证足够的睡眠和适当的活动，保持体力、提高患者的免疫力。

（5）血小板减少的患者应积极预防出血，减少出血诱因：①避免可能造成身体伤害的活动；②使用剪指刀、剃须刀时要特别小心；③保持口腔黏膜的完整性，食用软的、温和的食物，保持口腔卫生；④增加室内的湿度，保持鼻腔黏膜湿润度；⑤维持胃肠道黏膜的完整性，注意水分的摄入，避免便秘发生。

（六）静脉炎

1. 定义　静脉炎是长期输注浓度较高、刺激性较强的药物或静脉内放置刺激性较强的塑料管时间较长，引起局部静脉壁发生化学性反应；或在操作过程中因操作不严而引起局部静脉的感染。

2. 分类　静脉炎根据引起的原因可以分为化学性静脉炎、机械性静脉炎、血栓性静脉炎、细菌性静脉炎。

3. 分级　静脉炎临床表现与分级，参照中华护理学会静脉治疗护理专业委员会《输液治疗护理实践指南与实施细则》标准，详见表8-6。

表8-6　静脉炎临床表现与分级

级别	临床表现
0	没有症状
1	输液部位发红伴有或不伴有疼痛
2	输液部位疼痛伴有发红和（或）水肿
3	输液部位疼痛伴有发红和（或）水肿，条索状物形成，可触摸到条索状的静脉
4	输液部位疼痛伴有发红和（或）水肿，条索状物形成，可触摸的静脉条索状物长度 >2.5cm，有脓液流出

4. 防治

（1）静脉用药：静脉留置套管针时，先静注0.9% NaCl 20ml，确认无外渗后接化疗溶液静脉滴注。滴注期间每隔4小时从套管针另一个注射囊缓慢静注0.04%肝素盐水（肝素盐水为肝素钠12500U +0.9% NaCl 250ml）10ml，随后于滴注化疗药物结束前，再静注肝素盐水20ml冲管。肝素除有传统的抗凝血作用外，还有扩张血管、抗炎、抗过敏和镇痛作用，每隔4小时静注0.04%肝素盐水，可维持肝素在血管中的作用时间并起到对局部血管冲洗的作用，达到有效预防静脉炎发生的目的。

（2）药物封闭：任何药物引起局部皮肤出现水疱、变紫黑色或坏死，都要立即进行药物封闭并外敷药物。常用1%普鲁卡因加地塞米松5mg或酚妥拉明10mg在外肿的边缘呈点状封闭，隔日1次，同时用山莨菪碱针剂外敷，一般3~5天即可痊愈。

（3）局部外敷

1）在静脉穿刺成功后开始滴注化疗药物时，将伤湿镇痛膏剪成2cm×10cm大小，以注射点上方1cm处，沿静脉走向纵向粘贴。每天更换1次，两贴更换时间间隔3小时，4天为1个疗程。伤湿镇痛膏具有能迅速渗透皮肤，促进血液循环、化瘀止血、行气活血、通经活络的功效，能有效预防化疗引起的静脉炎。

2）输液过程中采用红花酒精（红花50g加入500ml 75%酒精中浸泡1周）纱布敷于套管针上方，用胶布固定，至输液完毕。在输液过程中，注意保持纱布湿润。红花酒精具有活血化瘀的作用，兼有局部麻醉及镇痛的作用。

3）将新鲜马铃薯洗净再用冷开水冲洗，切成厚度为0.2～0.3cm片状，贴在液体外渗的肿胀部位，贴时范围稍大于肿胀区域，并用纱布包裹后胶布固定，每隔2小时更换1次，直到肿胀消退。马铃薯含胆碱烷衍生物茄碱，可促进血液循环，起到较强的活血化瘀、消肿镇痛作用，含大量淀粉，具有高渗作用能缓解局部肿胀，马铃薯含丰富的B族维生素，有维持神经系统的功能及抗神经炎的作用。

4）采用中国科学院电子研究所生产的KDH-B型红光照射仪照射静脉炎部位，输出功率为23W，光斑直径730mm，照射距离10cm，每次照射时间15分钟，每日2次，每次照射后用硫酸镁湿敷。红光照射的作用主要是光化作用和热作用，还有一定的镇痛作用。红光照射对机体无副作用，操纵简便，患者易于接受，联合硫酸镁湿敷治疗化疗性静脉炎疗效显著。

5）将芒硝溶入热水中，直至芒硝不再溶解，即得芒硝饱和溶液。取无菌纱布一块放入芒硝溶液中浸湿，拧干以不滴水为宜，将纱布湿敷于患处，纱布外以塑料膜盖以保湿，纱布干后及时更换，直至痊愈。药物外渗后当天给予芒硝冷敷，第二天改为湿热敷，直至痊愈。芒硝具有软坚泻下、清热除湿、疏血通经、消肿疗疮的功效。芒硝取材方便，制作简单，镇痛时间快，不良反应少，对输液所致的血管周围损伤和静脉炎具有非常好的疗效。

6）将增强型透明敷贴剪成条索状沿静脉走向粘贴在肿胀部位。增强型透明敷贴属于水溶性敷料，其优点是可以吸收局部的渗出液和有毒物质，有利于坏死组织的纤维蛋白的溶解，减轻疼痛，其表面的半透明膜可允许氧气和水蒸气的交换，又具有对外界颗粒性异物的阻隔作用，防止感染。

（七）疼痛

1. 定义 国际疼痛学会（IASP）关于疼痛的定义：疼痛是一种令人不快的感觉和情绪上的感受，伴随有现存的或潜在的组织损失。疼痛经常是主观的，每个人在生命的早期就通过损伤的经历学会了表达疼痛的准确词汇。疼痛的影响因素较多，包括躯体因素、心理因素、精神因素、社会及经济因素等，反映了疼痛的复杂性。

2. 分类

（1）按发生时间分类：按疼痛出现的时间可分为急性疼痛和慢性疼痛。①急性疼痛：急剧发病，持续时间短，也可呈持续状态，通常短于3个月。常有较明显的损伤存在，而与程度无关；②慢性疼痛：发病缓慢或由急性疼痛转化而来，持续时间长，亦可呈间断发作。世界疼痛学会（1986）认为，凡是疼痛持续或间歇性持续3个月以上者均称慢性疼痛。

（2）按发病部位分类：可分为躯体痛、内脏痛、传入神经阻滞痛。

（3）按病理学特征：疼痛可分为伤害感受性疼痛、神经病理性疼痛和二者混合性疼痛。

（4）从药理学角度分类：根据疼痛对阿片的反应性可分为4种：①阿片无反应性疼痛：使用阿片类药物疗效差，如肌肉痛和传入神经阻滞痛；②阿片部分反应性疼痛：使用阿片类药物疗效较差，如骨痛、神经压迫痛及其他甾醇类反应性疼痛；③阿片反应性疼痛，能用阿片类药物；④阿片反应性疼痛：不能使用阿片类药物，如肠痉挛性疼痛及胃挤压综合征。

（5）按临床原因分类：根据疼痛与癌症的关系可分为：①癌症本身引起的疼痛，约占78.6%，如肿瘤压迫或侵犯血管、神经、内脏、骨骼，或颅压升高引起的疼痛；②与癌症相关的疼痛，约占6%，如病理性骨折、空腔脏器的穿孔、梗阻、压疮等引起的相关疼痛；③

与癌症治疗相关的疼痛，约占8.2%，如外科手术引起的脏器粘连、神经损伤、患肢痛，化疗后引起的黏膜损伤、周围神经病变、口腔炎等相关疼痛，放疗后的局部损伤、纤维化、放射性脊髓炎等并发症引起的疼痛；④与癌症无关的疼痛，约占7.2%，如痛风、骨关节炎、糖尿病末梢神经痛等疾病引起的疼痛。

3. 癌痛评估　癌痛的临床评估是疼痛控制是否满意的关键一步，评估内容主要包括：

（1）详细了解病史、既往疼痛发生情况、镇痛治疗史和详细的癌症治疗措施等。

（2）疼痛特性的评估：包括疼痛的定位、性质、发作持续的时间等，相信患者的疼痛主诉。

（3）评估疼痛所带来的影响：包括功能活动情况、精神和心理状态、社会影响、并发症等。

（4）疼痛部位和神经系统检查。

（5）疼痛程度的评估。

（6）诊断性检查。

4. 常用评估疼痛的工具

（1）口头叙述法（VRS）：将疼痛程度分为无痛、轻、中、重度疼痛四级。

0级：无疼痛。

Ⅰ级：（轻度）有疼痛可忍耐，生活正常，对睡眠无干扰。

Ⅱ级：（中度）疼痛明显，不能忍耐，要求服用镇痛药，睡眠受干扰。

Ⅲ级：（重度）疼痛剧烈，不能忍耐，需用镇痛药，睡眠受严重干扰，可伴自主神经紊乱或被动体位。

（2）数字评估法（NRS）：从0～10数字，表示从无痛到剧烈疼痛，可让患者在图中点出适合自己疼痛主题的合适位置，表明其疼痛程度（图8-1）。这种方法是选择药物品种、剂量、给药途径、疗效判断的重要依据。

无痛　疼痛影响睡眠　无法入睡　剧痛

0　1　2　3　4　5　6　7　8　9　10

（ ← 轻度 ）（ ← 中度 →）（ 重度 →）

图8-1　数字评估法

（3）视觉模拟评估法（VAS）：用1条10cm的直线，直线两端标有说明，左端表示无痛，右端表示患者想象的最剧烈疼痛，在最能代表疼痛程度的位置作标记，测量左端到标记处的厘米数，即疼痛的分数（图8-2）。

无痛0cm——————10cm极度疼痛

图8-2　视觉模拟评估法

（4）疼痛面容计分：0=无痛，1=稍有疼痛，2=疼痛稍重，3=疼痛明显，4=强烈疼痛，5=可以想象最强疼痛。此法适用于儿童和反应迟钝有一定智力障碍的患者（图8-3）。

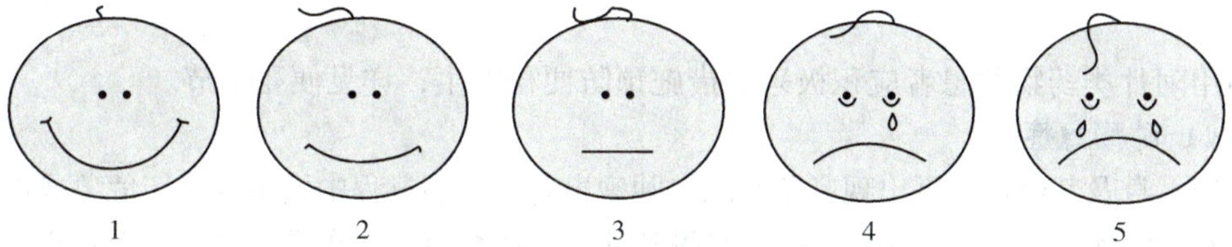

图 8-3　疼痛面容计分

5. 治疗与护理措施　由于疼痛的病因和临床表现较复杂，对癌痛患者应尽量选择无创、低风险的治疗手段，以缓解疼痛、提高生活质量、增加肿瘤治疗的依从性。

（1）综合治疗：放疗、化疗、手术治疗、药物治疗、物理疗法和心理干预。

对于老年患者一些非药物疗法非常有效，如热敷、冷敷、按摩、放松和娱乐，同时也可以减少不良反应。锻炼也是较好的干预手段，可以缓解疼痛、改善抑郁症状、减少肌肉挛缩，而且对缓解睡眠、便秘有帮助。

（2）三阶梯镇痛：（WHO 三阶梯镇痛指导原则）（图 8-4）

第一阶梯是对于轻度疼痛的患者，主要使用阿司匹林或其他非甾体类抗炎药治疗。

第二阶梯是对于中度疼痛的患者，选用可待因为代表的弱阿片类药物。

第三阶梯是对于重度疼痛的患者，使用吗啡为代表的强阿片类药物。

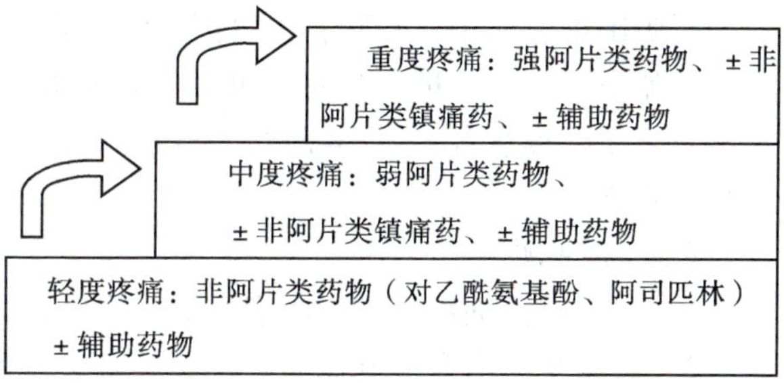

图 8-4　三阶梯镇痛

癌痛药物治疗的主要原则：①口服给药：是无创性和低危险性的方法，便于患者长期服用，首选控、缓释制剂；②按时给药：给予下次剂量应在前次剂量消失前，维持有效血药浓度，减少患者不必要的痛苦；③按阶梯给药：如果以前没有给予镇痛治疗或未按 WHO 三阶梯镇痛方法，应开始第一阶梯治疗；④治疗个体化：合适的剂量就是能够满意镇痛的剂量，根据疼痛程度、既往镇痛药使用情况，从小剂量开始，逐步增加剂量，直到获得满意的疼痛缓解。

护士在镇痛治疗过程中，应加强对患者的管理，重视用药过程的不良反应。在发放强阿片类镇痛药物时，应该要求患者当面服用，以免出现阿片类药物的流弊和意外事件的发生。护士在镇痛治疗的工作重点是关注患者的疼痛，并给予极大的同情；正确评估并记录疼痛指数，尤其关注有认知障碍的患者；及时与医生沟通讨论镇痛效果，及时发现药物的不良反应。

（3）阿片类药物主要不良反应　许多肿瘤患者，尤其是晚期肿瘤患者，接受以吗啡为主的“三阶梯”癌痛治疗，可有效缓解疼痛症状。然而在治疗过程中，往往会出现阿片类药物的不良反应，主要有头晕、嗜睡、恶心、呕吐、便秘、皮肤瘙痒和排尿困难等。其中消化道不良反应最常见，而便秘是终身不耐受的不良反应，发生率为 90%～100%，大多数患者需使用缓泻剂。某些患者出现恶心、呕吐也可能与便秘有关。如何预防和处理消化道不良反应，尤其是便秘，是阿片类药物镇痛治疗过程中至关重要的部分，是成功控制癌痛的关键步骤之一。

使用阿片类药物的患者应积极采取措施预防便秘发生，详见便秘章节。

（八）肿瘤急症

肿瘤本身及其治疗均可出现紧急情况，肿瘤患者在患病过程中发生的一切危象或严重并发症均称肿瘤急症。这些急症如果不能及时得到处理，往往会导致严重后果，甚至死亡。恰当处理肿瘤急症是内科肿瘤专家及临床医生面临的一个重大挑战，也是肿瘤专科护理人员必须掌握和了解的重要知识。常见的急症有上腔静脉压迫综合征、脊髓压迫症、高钙血症、肿瘤溶解综合征、颅压升高、抗肿瘤药物过敏反应、抗利尿激素异常分泌综合征、恶性胸腔积液、恶性心包积液、恶性腹腔积液等。下面主要介绍临床最常见的肿瘤急症及其治疗、护理。

1．上腔静脉压迫综合征（SVCS）

（1）定义与症状：上腔静脉压迫综合征（SVCS）是多种原因引起上腔静脉回流至右心房的血液部分或全部受阻而产生的一组严重临床综合征，患者往往病情重，病情变化快，需及时采取有效的救治措施。多数是由胸腔内肿瘤压迫、侵犯上腔静脉所致，表现为急性或亚急性呼吸困难和面颈部肿胀；也可因肿瘤栓塞或血管纤维化导致面颈、上肢和胸部静脉回流受阻、淤血、水肿，进一步发展可导致缺氧和颅压增高，需要急救处理以缓解症状。SVCS最多发生于肺癌患者，以小细胞肺癌最常见，非霍奇金淋巴瘤发生率为第二位，乳腺癌的转移病灶也常见。

（2）护理评估

1）患者有无面部水肿、呼吸困难、吞咽困难、头痛、咳嗽等症状。

2）患者是否有颈静脉怒张、面部发红、手臂肿胀等体征。

3）结合影像学检查结果，评估颈静脉、锁骨下静脉及腋静脉是否通畅。

（2）治疗与护理措施：上腔静脉压迫综合征治疗的第一步是缓解症状，其次才是治疗肿瘤。主要的治疗和护理措施有：

1）患者应立即卧床，抬高头部，保持呼吸道通畅，给予吸氧。

2）密切观察病情变化，监测电解质变化，静脉给予利尿剂，限制盐的摄入量，减轻水肿。也可使用糖皮质激素，抑制正常组织内的炎性反应从而减轻压迫。

3）放射治疗对上腔静脉阻塞有很好的疗效，尤其对不完全上腔静脉阻塞最为有效，目的是缩小肿瘤、缓解阻塞、恢复正常的静脉回流。放疗加化疗、合并激素治疗可以迅速缓解症状。

4）输液时应选择下肢静脉，避免症状加重或导致静脉炎发生。

2．抗肿瘤药物过敏反应

（1）定义与症状：化疗药物过敏反应可引起肿瘤内科急症，以血管性水肿和荨麻疹最常见（发生率超过90%），其他表现有腹痛、胸闷、喉头水肿、支气管痉挛、低血压等，严重者可导致死亡。常引起过敏反应的抗肿瘤药物有紫杉类、生物制剂和铂类。应用紫杉类的患者约有30%会出现较重的超敏反应，40%出现一般性过敏反应。常用的生物制剂有曲妥珠单抗（赫塞酊）、利妥昔单抗（美罗华）、西妥昔单抗（C225）等。

（2）护理评估

1）详细了解患者药物过敏史。

2）询问患者是否首次使用紫杉类药物和生物制剂，首次使用这些药物时更应加强巡视，及早发现过敏反应症状。

3）多次使用紫杉类药物和生物制剂时应询问是否有过敏史及过敏程度。

（3）治疗与护理措施

1）仔细阅读药品说明书，了解药物的适应证、禁忌证及常见的不良反应等。

2）用药前给予心电监护，了解患者的基础心率和血压等状况。用药过程中密切监测生命体征，每小时测1次血压，共6次，及早发现异常。

3）保证用药前的预处理，在给药前30分钟给予地塞米松静脉推注，苯海拉明肌内注射。预处理提前或延迟都会减弱预处理药物的作用。

4）配置化疗药物时，注意考虑患者的经济成本。为减少过敏反应给患者带来的经济损失，可以先配置小剂量药物。以紫杉类药物为例，先配置1支（30mg）药物，缓慢输入，未出现过敏反应时再配置余下的药物，以免出现过敏给患者造成经济上的浪费。

5）开始给药时要慢滴，避免发生过敏反应，造成严重后果。过敏反应多发生于静脉输液给药的2～10分钟内，所以最初几分钟内要密切观察患者情况。过敏轻者，症状一般在停药5～20分钟后消失。

6）出现重症过敏反应时，如低血压，应立即停止用药，更换生理盐水保持静脉通畅，维持血容量灌注；给予氧气吸入，保持呼吸道通畅。

7）紧急处理：包括立即停药、肾上腺素皮下注射和静脉给药等。常用的药物有糖皮质激素和抗组胺药，如持续低血压未见好转，应及时转ICU进一步治疗。

常见的抗肿瘤药物不良反应及其分度标准见表8-7。

表8-7 抗肿瘤药物不良反应的分度标准（WHO标准）

	0度	Ⅰ度	Ⅱ度	Ⅲ度	Ⅳ度
血红蛋白（g/L）	≥110	95～109	80～94	65～79	<65
白细胞（$\times10^9$/L）	≥4.0	3.0～3.9	2.0～2.9	1.0～1.9	<1.0
粒细胞（$\times10^9$/L）	≥2.0	1.5～1.9	1.0～1.4	0.5～0.9	<0.5
血小板（$\times10^9$/L）	≥100	75～99	50～74	25～49	<25
出血	无	淤点	轻度失血	明显失血	严重失血
口腔	无	红斑、疼痛	红斑、溃疡，可进食	溃疡、只进流食	不能进食
恶心、呕吐	无	恶心	暂时性呕吐	呕吐需治疗	难控制的呕吐
腹泻	无	暂时性<2天	能耐受>2天	不能耐受需治疗	血性腹泻
过敏	无	水肿	支气管痉挛，无需治疗	支气管痉挛，需治疗	过敏反应
皮肤	无	红斑	干性脱皮、水疱、瘙痒	湿性皮炎、溃疡	剥脱性皮炎坏死需手术
脱发	无	轻微脱发	中度脱发、斑秃	完全脱发，可再生	完全脱发，不能再生
便秘	无	轻度	中度	重度	难治

三、化学治疗静脉的管理

（一）化学治疗静脉的评估与选择

化学治疗作为肿瘤治疗的主要手段之一，在肿瘤治疗中发挥着举足轻重的作用。化学治疗的主要给药途径是静脉输液，这种给药方式能将药物快速送达体内，提高血药浓度，达到较好的治疗效果。在给药过程中，静脉的选择是静脉管理的首要步骤，关系着化疗的顺利进行，甚至会影响患者的生命质量。

1．静脉的评估　静脉评估方法：①病程：化疗疗程；②化疗药物使用的既往史；③每次化疗时静脉使用情况：外周静脉还是中心静脉；④目前外周静脉情况：充盈度、弹性程度、粗细、是否通畅、颜色是否正常等。最佳静脉条件：有完整、有弹性的皮肤支持，富有弹性、易于触及、充盈良好，柔软、直、不易滑动。PICC 通常选择头静脉、贵要静脉、肘正中静脉等上肢静脉。

2．静脉的选择　根据医生制定的化疗方案，提出规范的静脉使用原则。

（1）持续静脉给药应选择中心静脉：持续静脉给药时，需要有可靠的中心静脉输液管道，例如，氟尿嘧啶（5-FU）需要连续滴注 6～8 小时，甚至长达 22 小时维持治疗。患者应有良好的代谢及排泄功能。

（2）对外周静脉刺激较大的药应选择中心静脉：对外周静脉刺激较大的药物有：①长春瑞宾，简称 NVB，又名去甲长春花碱、去碳长春花碱、诺维本、盖诺（国产药名），酸碱度为 3.5；②表阿霉素，简称 EPI，又名表柔比星，酸碱度为 3；③阿霉素（多柔比星），简称 ADM。

（3）临床上使用的新药应选择中心静脉：临床上使用的新药有紫杉醇（紫素、泰素、安素泰），简称 PTX；多西紫杉醇（多西他赛、泰索帝）。目前尚没有对外周静脉有刺激的文献报道，但在临床使用中曾经出现外周静脉刺激现象，如使用多西他赛（国产泰索帝）后出现手背、足背静脉红肿和皮肤溃烂现象（图 8-5）。

（4）其他药物可以选择静脉留置针：在不能选择中心静脉置管的情况下，可以选择外周静脉留置针。留置过程应由技术熟练的护士操作，避免在同一部位多次穿刺，要选择粗而且较直的静脉，在注射化疗药物后，原则上不做保留，因为如果出现局部皮肤红肿，较难判断是留置针还是化疗药物引起的静脉炎。

（5）在静脉化疗中不推荐使用钢针静脉穿刺：静脉化疗使用钢针静脉穿刺，会给患者在生活上造成不方便，影响患者的活动，稍有活动很容易引起钢针刺破静脉，造成药物外渗。如果确实没有条件使用中心静脉置管和外周静脉留置针，应该由熟练的静脉穿刺技术的护士完成，尽量保证穿刺一次成功，避免在同一部位反复穿刺，而且要选择粗而且较直的静脉。

3．给药方法及途径　经静脉途径执行化疗方案时，常用的给药方法有 4 种。

（1）静脉推注：用一支 20ml 注射器抽生理盐水 10ml，连接头皮针，进行静脉穿刺，成功后推入生理盐水，以确认针头位置是否在血管内。由 2 名护士确认后，换上装有化疗药物的注射器缓慢注射，药物注射完毕后，再推入生理盐水 20ml，然后拔针。一般情况下尽量不使用静脉推注，以减少静脉炎的发生。

（2）莫菲滴管冲入：选择通过输液器的莫菲滴管将药物分段冲入，不施加压力，间断

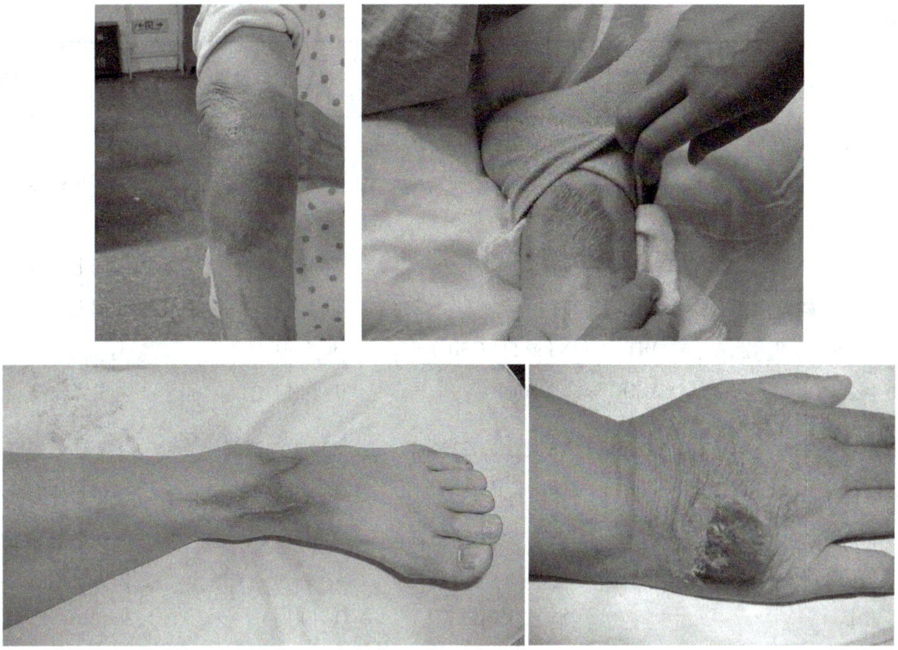

图 8-5　使用多西他赛后手背、足背静脉反应

放开输液夹，以稀释化疗药，减轻药物对静脉的刺激。

（3）静脉滴注：将化疗药物加入葡萄糖或生理盐水中，在规定时间内滴入。

（4）持续数小时至数天的连续微剂量静脉滴注：目前，许多化疗药物和化疗方案都选择静脉持续给药，一次性便携式持续化疗泵在临床的使用也越来越普遍。根据医嘱的给药时间选择相应输液速度的化疗泵，如 2ml/h、5ml/h 和 10ml/h 等。根据化疗泵所能录载的总量，加入药物和所需的葡萄糖或生理盐水。加入的液体一定要精确，以免药物输入时间延长或缩短。

（5）常用化疗药物的输注方法和注意事项见表 8-8。

表 8-8　常用化疗药物的使用方法和注意事项

分类	药物名称（别名）	简写	溶剂	输注时间或输液速度	注意事项
烷化剂	环磷酰胺	CTX	NS 100ml	80～100 滴/分	
	异环磷酰胺（美司钠）	IFO	NS 或林格 1000ml	4 小时	0、4、8 小时冲入
抗代谢药	氟尿嘧啶	5-FU	5% GS500ml 或 750ml	4～6 小时	慢滴
	健择（吉西他滨）	GEM	NS100ml	30 分钟	快速滴入
	甲氨蝶呤	MTX	5% GS250ml 或 NS2～3ml	1 小时内或肌内注射	
	甲氨蝶呤（大剂量）	MTX	5% GS500ml	4～6 小时	肌注 CF 解救 6 小时×12 次

续 表

分类	药物名称（别名）	简写	溶剂	输注时间或输液速度	注意事项
抗生素	阿糖胞苷		NS 或 5% GS250~500ml	80~100 滴/分	
	阿霉素	ADM	注射用水溶解后 + NS100ml	快速滴入	防止外渗
	表阿霉素	E-ADM	同上	同上	同上
	吡喃阿霉素	THP	同上	同上	同上
	米托恩醌	MIT	NS 或 5% GS100ml	30 分钟	
	更生霉素	ACD	NS250ml	1 小时	避光输注
植物药	依托泊苷	VP-16	NS 或 5% GS250ml	80~100 滴/分	
	去甲长春花碱	NVB	NS100ml	快速滴入	防止外渗
	紫衫醇（泰素、紫素、安泰素）	PTX	NS 或 5% GS500ml	3 小时	观察过敏反应，应心电监护
	泰索帝		NS 或 5% GS 100~250ml	1 小时	
	伊立替康（开普拓）	CPT-11	NS 或 5% GS500ml	90 分钟	乙酰胆碱综合征、延迟性腹泻
	拓扑替康（和美新、金喜素）	TPT	注射用水溶解后 + NS 或 5% GS 250ml	30 分钟	
	长春新碱	VCR	NS10~20ml	静脉冲入	
	羟基喜树碱	CPT	NS 或 5% GS500ml	80~100 滴/分	
杂类	顺铂	PDD	NS 100ml	80~100 滴/分	
	卡铂	CBP	5% GS250~500ml	80~100 滴/分	
	草酸铂（奥沙利铂）	L-OHP	注射用水或 5% GS 溶解 +5% GS500ml	2 小时	禁止使用冷水、进冷食和冷饮
	氮希咪胺	DTIC	NS250~500ml	80~100 滴/分	避光输注
生物制剂	美罗华		NS 稀释 1mg/ml	6~8 小时	50 毫克/第 1 小时 1 00 毫克/第 2 小时 心电监护
	赫赛酊		NS1000ml 或 NS 溶解 21mg/ml + NS250ml	90 分钟	首次用药观察 6 小时
增效剂	甲酰四氢叶酸钙	CF	NS250ml	2 小时	使用 5-FU 化疗泵时，关闭化疗泵
	博宁		NS1000ml	6 小时	

（二）化疗药物外渗的护理

化疗药物外渗可引起局部反应，即栓塞性静脉炎和局部组织坏死两类。栓塞性静脉炎指由于注射方法不当引起的静脉炎，使血管变硬、血流不畅，甚至闭塞，影响化疗顺利进行。外渗初期表现为注射部位皮肤出现明显红肿、疼痛，以后沿静脉走向皮肤色素沉着、脉管呈条索状僵硬，甚至导致静脉栓塞。有些化疗药对局部组织有强烈的刺激作用，如不慎注入或渗入皮下，可引起局部皮下组织的化学性炎症，表现为局部红肿、疼痛严重，可持续 2～3 周；未及时处理时则可引起局部组织坏死、形成溃疡，需数月才能愈合甚至经久不愈。

1. 化疗药物外渗的分类　不同化疗药物外渗后对皮下组织可造成不同程度的损伤，根据损伤程度可将化疗药物分为发疱性化疗药物、刺激性化疗药物与非刺激性药物 3 类。

发疱性药物指药物发生外渗时，会使组织产生水疱而逐渐破坏并产生坏死现象的药物，如阿霉素、表阿霉素、长春新碱、丝裂霉素等，一旦渗入血管外，短时间内可发生红、肿、热、痛，甚至皮肤及组织坏死，也可导致永久性溃烂。

刺激性药物指注射或滴入药物时，会引起注射部位血管周围或沿血管走向的疼痛感，如紫杉醇、氟尿嘧啶、卡氮芥等，一旦外渗至皮下组织，可引起轻度组织炎症和疼痛，不导致皮下及组织坏死。

非刺激性药物对皮肤及组织无明显的刺激，如顺铂、甲氨蝶呤、环磷酰胺等，外渗时无明显发疱或刺激作用，但也应引起注意。

2. 化疗药物外渗的危险因素　了解化疗药物外渗的危险因素，可以有助于预防或减少外渗的发生。常见的相关因素有：

（1）药物因素：是致化疗渗漏损伤的最主要原因。化疗药物对血管组织有较强的刺激，特别是滴速过快时超过血管应激能力，药物在短时间内大量快速进入引起血管受损，导致渗漏损伤。血管损伤还与药物浓度和接触时间有关，如高浓度药物对血管刺激性强，为降低药物浓度，可缓慢给药；但延长时间又使血管接触药物时间延长，从而增加血管损伤的危险。因此，要根据患者的静脉情况，选择合适的药物浓度，并在最短的时间内给药。

（2）血管因素：长时间反复应用大剂量化疗药物可致静脉萎缩变细，管壁变薄，弹性下降，脆性增加，长时间输液可致肢体水肿，影响静脉循环。多次反复在一条血管上穿刺，易引起血管纤维化，形成瘢痕组织；如果针孔未愈合，易引起药液渗漏。有些患者血管硬化，导致血管脆性增大、管腔变小、血流减慢，也容易发生外渗，常见于年老体弱患者。静脉压升高时，会增加药物外渗的危险性，如上腔静脉压迫综合征、静脉回流受阻、手术后肢体水肿等，此时应尽量避免选择患肢输液。

（3）解剖因素：肘窝、手腕等关节处感觉迟钝，如有渗漏早期不易发现，严重者可致肌腱萎缩；指间细小静脉管壁耐受性差，易渗出；下肢静脉输注易发生栓塞，不适合化疗输液。

（4）技术因素：化疗破坏血管严重，静脉穿刺难度大，反复穿刺加重机械损伤，应避免在同一部位反复穿刺。熟练的静脉穿刺技术在化疗给药过程中至关重要：注射部位选择欠佳，静脉穿刺技术操作不当，进针角度或固定不当，使针头与血管形成不适宜角度，针头斜面紧贴于血管壁，机械摩擦刺激加之较长时间滴入刺激性药物，引起血管充血、水肿，造成药物渗出性静脉炎。少数护理人员缺乏注射抗肿瘤药物的经验，或在发生药物外渗前后没有采取适当的措施，很可能会加重患者的损伤或痛苦。

（5）患者因素：患者如缺乏化疗损伤相关知识，不了解药物渗漏的严重后果，出现早期主观症状时未向护士报告，可发生较严重损伤；患者局部感觉迟钝或老年人对外渗药物刺激不敏感，易被医护人员忽视。

3．化疗药物外渗的预防　化疗药物一旦外渗，除了对患者可以产生较严重的损伤和痛苦外，对患者的心理也可能造成沉重负担，从而抗拒化学治疗。因此护理人员必须重视化疗药物的相关知识，积极预防外渗的发生。

（1）实施化疗前，护士须向患者进行化疗宣教，让患者了解药物外渗的症状，主动参与观察早期发现，对预防和处理药物外渗有积极作用。

（2）化疗前，护士应充分了解所使用药物的性质，尤其对血管和局部组织的刺激程度；正确评估患者的血管情况，选择合适的静脉和穿刺的部位。例如，手术后上肢水肿的患者不能选择患肢静脉给药，有上腔静脉压迫综合征的患者应该选择下肢静脉，但应注意预防栓塞的发生。

（3）静脉推注和静脉点滴给药时，均应将化疗药物稀释到需要的浓度，并在规定时间用完，以减少药物对血管的不良刺激。如需长期化疗，一般应由远及近交替使用血管，保证受刺激的血管有足够的时间恢复。

（4）化疗必须由高年资且经过专业培训或取得化疗专科护理资格的人员实施。建立静脉通道时，应先用生理盐水加压快速冲入，针尖处无软硬度变化、静脉回血通畅无外渗表现，由另一名护士确认穿刺的静脉正常后，方可换接含有化疗药物的输液袋或注射器，妥善固定。

（5）给药过程中应严密观察输液部位及其周围皮肤有无红肿，如患者有疼痛或烧灼感，不论是否局部肿胀，均应立即停药，更换输液部位，按外渗处理。

（6）静脉注射给药时，每注射 3 ~ 4ml 应回抽 1 次，以检查有无回血。通过莫菲滴管冲入给药时，不要施加压力；液面较低时用手捏住莫菲滴管下方，将药物注入后，松开手自然输入。

（7）如输入多种药物，应先输入非刺激性和非发疱性药物；如果都是刺激性和发疱性药物，应该先输入浓度较低的药物；两种药物之间要用生理盐水或葡萄糖液冲管。

4．化疗药物外渗后的处理原则

（1）立即停止静脉输入，尽量回抽药液；更换输液器，输入生理盐水。

（2）局部封闭：常用的药物有生理盐水 5 ~ 10ml、碳酸氢钠 2ml、利多卡因 2ml、地塞米松 1ml。

（3）抬高患肢；局部冷敷或冰敷，时间为 24 小时。

（4）外敷清热解毒药膏，如美宝软膏、海普林软膏和如意金黄散软膏。阿霉素引起的外渗用云南白药粉制成糊状外敷效果较好。多西他赛引起的外渗可以将云南白药 12 粒、甲硝唑 15 片、地塞米松 15 片、吲哚美辛 15 粒碾成粉状，用 70% 的酒精调成糊状，外敷效果很好。

（5）局部皮肤有破溃时，应予无菌换药，清理创面后可以用高渗盐水纱布湿敷，覆盖凡士林纱布；不要涂抹任何膏剂。如果有严重的局部组织损伤或坏死，可以请外科会诊，必要时可行清创处理。

第四节　肿瘤放疗患者的护理

放射肿瘤学是利用辐射能对生物组织作用后的临床效应治疗癌症，与外科肿瘤学、内科肿瘤学共同成为治疗恶性肿瘤的主要手段。据统计资料显示，有65%~75%的患者在治疗过程中接受过放射治疗。1998年世界卫生组织公布的统计报告表明，45%的恶性肿瘤可以治愈，其中放射治疗治愈18%。

肿瘤的放射治疗至今已有100多年的历史，随着科学技术的进步和医学科学的发展，特别是影像学、计算机技术、放射物理和放射治疗设备迅速发展并在临床中得到广泛应用，放射治疗在近十几年呈现出飞速发展。尤其是CT、MRI、PET等先进影像技术，使得肿瘤的诊断更加精确，肿瘤与正常组织和器官的关系及体内状态能以三维的方式反映出来；通过计算机治疗计划系统设计三维剂量分布，把放射治疗高剂量分布与肿瘤或照射靶区形态达到一致。三维适形放射治疗，特别是调强放射治疗，不但提高了肿瘤的照射剂量，使肿瘤局部控制率显著提高；同时减少了对肿瘤周围正常组织及器官的照射，可以降低合并症的发生概率，提高患者生活质量。

一、放射源的种类与照射方式

（一）放射源的种类

放射治疗常用的放射源主要有3类：

1. 放射性核素放出的α、β、γ射线。
2. X线治疗机和各类加速器产生的不同能量的X线。
3. 各类加速器产生电子束、质子束、中子束、负π介子束以及其他重粒子束等。

（二）照射方式

1. 远距离治疗（外照射）　远距离治疗是放射源离开人体一定距离，集中照射人体某一病变部位。放射线必须经过体表才能到达肿瘤部位，如^{60}Co远距离治疗，电子直线加速器的高能X线及电子束治疗等。

2. 近距离治疗（内照射）　近距离治疗是将施源器置入被治疗的组织内或天然体腔内，控制放射源自动进入施源器进行照射，并按设计程序自动退出。例如，腔内照射、组织间照射、术中照射和放射性核素敷贴等。最常用放射源为^{192}Ir。近距离治疗多用于外照射后残存或复发的病变，是外照射的一个很好的补充，很少单独使用。

二、放射治疗的目的

1. 根治性放疗　目的是给一定的肿瘤体积准确的、均匀的剂量，在正常组织损伤很小的情况下，根治恶性肿瘤达到长期治愈。适用于临床Ⅰ、Ⅱ期及部分Ⅲ期病例。

2. 姑息性放疗　适用于肿瘤晚期、不能治愈的患者。目的是阻止肿瘤病变进展，缓解疼痛或解除压迫症状，改善生活质量，延长生存时间。

3. 放疗的综合治疗　目前恶性肿瘤的5年生存率达45%，生存率提高的原因：①早期患者的比例增高；②综合治疗的进步。放疗的综合治疗包括：

（1）放射治疗与手术的综合治疗：术前放疗、术中放疗、术后放疗。

（2）放射治疗与化疗的综合治疗：联合化疗、辅助化疗、同步放化疗等。

（3）放疗与放射增敏剂使用。

（4）放疗与靶向治疗药物使用。

三、放射治疗前准备

1. 患者在放疗开始前应摘除金属物质，如金属牙套、戒指、手表等；气管切开的患者将金属套管换成塑料套管或硅胶管，以免与金属物质相邻的组织受量增加而造成损伤。

2. 头颈部肿瘤患者放疗前要做好口腔的预处理，保守治疗照射野内的患齿，充填龋齿，拔除短期内难以治愈的患牙和残根。如有严重的齿龈炎，要积极对症处理，以免诱发放疗并发症。

四、身体评估

1. 健康史及相关因素

（1）一般状况：性别、年龄、职业、民族、婚姻状况、文化程度等。

（2）病情：与肿瘤发病的相关情况（临床分期等）、目前主要症状等。

（3）既往史：药物过敏史、慢性心、肺疾病、传染病史等。

2. 身体状况

（1）全身状况：意识状态、生命体征、生活自理能力、皮肤完整性、营养状况、饮食、睡眠、二便情况等。

（2）局部状况：有无肿瘤压迫症状（疼痛、运动或感觉障碍）、梗阻状况（气道、食管、肠道）、出血、感染等。

（3）跌倒的危险因素：①脑损伤导致的肢体功能障碍、肌肉萎缩、运动失衡等；②颅压增高（如脑转移瘤、脑瘤术后放疗）、癫痫等；③肿瘤引起视觉障碍（视力下降、视野缩小、偏盲、复视等）、定向障碍、行动能力差等；④骨转移、贫血、体质虚弱、排尿排便频繁；高血压、冠心病、直立性低血压、眩晕症、既往有跌倒史等；⑤应用某些药物，如镇静催眠药、降糖药、镇痛药、镇吐药、利尿剂、降压药等可以影响患者的神志、精神、视觉、步态、平衡、血压而易引起的跌倒；⑥特殊人群，如幼儿、高龄肿瘤患者等。

（4）辅助检查：影像检查、实验室检查、病理检查结果等，以评估有无放疗适应证和机体对放疗的敏感程度。

3. 心理社会因素　评估患者及其家属对疾病的认知和配合程度、心理承受状态、家庭经济承受能力、家庭及社会支持状况，判断其对放疗的接受程度。

4. 放疗急性毒性反应　评估放疗后的急性毒性反应主要根据美国放射肿瘤协作组（RTOG）急性放射损伤分级标准进行，本文仅将部分相关内容节选供参考（表8-9）。

表 8-9 RTOG 急性放射损伤分级标准节选

器官组织	0 级	1 级	2 级	3 级	4 级
皮肤	无变化	滤泡样暗红色红斑；干性脱皮；脱发；出汗减少	触痛性或鲜色红斑，片状湿性脱皮；中度水肿	皮肤皱褶以外部位融合的湿性脱皮，凹陷性水肿	溃疡、出血、坏死
黏膜	无变化	充血；可有轻度疼痛，无需镇痛药	片状黏膜炎，或有炎性血清血液分泌物；或有中度疼痛，需镇痛药	融合的纤维性黏膜炎；可伴重度疼痛，需麻醉药	溃疡、出血、坏死
涎腺	无变化	轻度口干；唾液稍黏稠；可有味觉轻度变化，如金属味；这些变化不会引起进食行为的改变，如进食时需水量增加	轻度到完全口干；唾液变黏稠；味觉发生明显改变	-	急性涎腺坏死
咽和食管	无变化	轻度吞咽困难或吞咽疼痛；需要表面麻醉剂或非麻醉性镇痛药；可能需进软食	中度吞咽困难或吞咽疼痛，可能需麻醉性镇痛药或可能需进浓汤或流食	重度吞咽困难或吞咽疼痛伴脱水或体重比放疗前下降 > 15%，需鼻饲管、静脉滴注液体或高营养物质	完全梗阻、溃疡、穿孔、瘘道
上消化道	无变化	厌食伴体重比疗前下降 ≤ 5%；恶心，无需镇吐药；腹部不适，无需抗副交感神经药或镇痛药	厌食伴体重比疗前下降 ≤ 5%；恶心和（或）呕吐，需要镇吐药；腹痛，需镇痛药	厌食伴体重比疗前下降 > 15%，需鼻胃管或胃肠外支持。恶心和（或）呕吐，需插管或胃肠外支持；用药后仍有较重的腹痛；呕吐或黑便；腹部膨胀（X 线平片示肠管扩张）	肠梗阻；亚急性或急性肠梗阻；胃肠道出血，需输血；腹痛，需置管减压；肠扭转
下消化道包括盆腔	无变化	排便次数增多或排便习惯改变，无需用药；直肠不适，无需镇痛治疗	腹泻，需用抗副交感神经药（如止吐宁）；黏液分泌增多，无需卫生垫；直肠或腹部疼痛，需镇痛药	腹泻，需肠胃外支持；重度黏液或血性分泌物增多，需卫生垫；腹部膨胀（X 线平片示肠管扩张）	急性或亚急性肠梗阻、瘘或穿孔；胃肠道出血，需要输血；腹痛或里急后重，需置管减压；肠扭转
肺	无变化	轻度干咳或劳累时呼吸困难	持续咳嗽，需麻醉性镇咳药；稍活动即呼吸困难，但休息时无呼吸困难	重度咳嗽，对麻醉性镇咳药无效，或休息时呼吸困难；临床或影像有急性放射性肺炎的证据；间断吸氧或可能需激素治疗	严重呼吸功能不全，需持续吸氧或辅助通气治疗

五、放疗期间常见的并发症及处理

（一）头颈部肿瘤

1．皮肤急性放射毒性反应

（1）临床表现：照射野皮肤反应程度与放射源种类、照射剂量、照射野的面积及部位、患者体质等因素有关。一般电子射线照射的皮肤反应较重，表现为：放疗 15～20Gy 开始出现照射野皮肤干燥、发红、轻度瘙痒；随剂量增加症状渐加重，出现暗色红斑、干性脱皮或脱发；继而出现触痛性或鲜色红斑，皮肤皱褶处有片状湿性脱皮或中度水肿，继续发展为皮肤皱褶以外部位融合的湿性脱皮，凹陷性水肿。经及时对症处理后，可以缓解不适症状，控制反应继续进展，一般不会发展到溃疡、出血、坏死的程度。护士要注意观察并记录照射野皮肤反应的范围和程度，并根据急性放射损伤分级标准进行评估。

（2）皮肤毒性反应的常用药物　①干性反应：局部外用薄荷淀粉、氢地油等，可起到清凉止痒作用；②湿性反应：氢地油、金因肽或湿润烫伤膏外用，可减轻局部炎症反应、促进皮肤愈合，根据情况可应用抗生素预防感染。

（3）护理措施和健康指导

护理目标：维持清洁与舒适，预防感染，促进愈合。

①建议穿柔软宽松、吸湿性强的纯棉内衣；颈部有照射野者，要求衣领柔软或低领开衫，便于穿脱，以减少机械性刺激；②保持照射野皮肤的清洁干燥，特别是多汗区皮肤，如腋窝、腹股沟、外阴等处。剃毛发时宜用电动剃须刀，以防损伤皮肤。照射野区域皮肤，可用温水软毛巾温和清洗，禁用碱性肥皂搓洗；不可涂酒精、碘酒药膏以及对皮肤有刺激性的药物、化妆品；切勿贴胶布；不用冰袋和暖具等；③照射野局部用药后，宜充分暴露、切勿覆盖或包扎，外出注意防晒保暖；④当皮肤出现结痂、脱皮时，忌用手撕剥，以免造成皮肤损伤。皮肤色素沉着不必进行特殊处理，放疗结束后会逐渐恢复。

2．放射性口腔黏膜炎

（1）临床表现：一般在治疗后 1～2 周（10～20Gy）开始出现程度不一的充血、水肿，常伴有味觉改变、口干和唾液黏稠等，出现的时间早晚有个体差异。2 周以后照射区域内黏膜充血明显加重、伴疼痛，随后出现纤维蛋白、白细胞等渗出物形成的点状或片状假膜。随放疗继续可出现糜烂或溃疡、疼痛加重、进食受限，只能进半流食或流食，严重者因疼痛不能进食。护士应每周观察黏膜反应情况，并根据急性放射损伤分级标准进行评估。

（2）口腔黏膜反应的常用药物

治疗目标：尽量减轻黏膜受损、缓解口腔疼痛。

①口咽部明显充血水肿、白膜、溃疡形成时给予相应处理：氯酮液或金喉键等药物喷口腔，或口腔溃疡膝涂于口腔溃疡面，可起到保护口咽黏膜、消炎镇痛、促进溃疡愈合等作用；②生理盐水 250ml＋2% 利多卡因 10ml 含漱，或地卡因糖块于餐前含服，可减轻进食引起的疼痛症状，也可合理应用镇痛药；③预防性使用抗生素，必要时可暂停放疗。

（3）护理措施及健康指导

护理目标：维持清洁、预防感染，湿润口腔、维持黏膜完整性，促进愈合与舒适，维持最佳营养状况。

①保持良好的口腔卫生，餐后睡前漱口，清除食物残渣，预防感染和龋齿发生。建议使用软毛牙刷、含氟牙膏；②根据不同情况选择适宜的漱口水，如0.5%过氧化氢、口泰或朵贝尔漱口液含漱，每日数次。口腔自洁困难者，护士应协助完成口腔护理，防止感染。雾化吸入可以使口咽湿润舒适，促进创面愈合；③饮食以软食为宜，避免过热、过硬及刺激性食物，以减少对口腔黏膜的刺激；红肿红斑处勿用硬物刺激，以免黏膜受损出血；④当出现Ⅲ级以上口咽黏膜反应时应禁食，给予鼻饲饮食或静脉营养。

3. 口腔干燥症

(1) 临床表现：口腔黏膜干燥、味觉迟钝，固体食物咀嚼吞咽功能障碍，甚至影响语言表达。由于唾液分泌少，口腔自洁能力下降，容易发生龋齿及口腔感染。当照射野包括腮腺、颌下腺、舌下腺及颊腺时，唾液分泌不足是口干的主要原因，常伴随发生味觉异常。口干程度、持续时间与照射的剂量和范围有关，口干程度根据急性放射损伤分级标准（涎腺急性放射反应分级）进行评估。

(2) 护理措施及健康指导

护理目标：维持黏膜完整，促进舒适，预防龋齿发生，维持最佳营养状态。

①减少各种不良因素（温度、化学性、机械性）刺激，进半流食、含水量高的食物，利于吞咽、减少损伤，维持口腔黏膜完整；②润滑口腔黏膜，用清水或茶水漱口湿润口腔，注意水分补充；使用加湿器，保持室内相对湿度，雾化吸入以减轻口干症状；③保持口腔清洁，餐后睡前漱口，清除食物残渣，预防感染和龋齿发生；④维持最佳营养状态，以耐受治疗。

4. 鼻咽出血（潜在并发症）　鼻咽大出血是鼻咽肿瘤急症，表现为大量血液从口鼻涌出。出血特点是迅速、反复、出血量大、不易控制；伴随失血的继发症状，如面色苍白、血压下降、脉搏细数，严重者迅即发生失血性休克。护理人员要熟悉患者病情，对有出血倾向者应高度警惕，配合医生做预防处理，备齐急救物品，随时准备抢救。

(1) 治疗措施：首选后鼻腔填塞止血，同时通过静脉途径给予止血药物。

(2) 止血护理

护理目标：避免误吸，迅速止血，预防低血容量性休克。

①保持呼吸道通畅，防止误吸；②迅速建立静脉通道，扩充血容量，维持有效循环；③积极配合医生行后鼻腔填塞、前鼻腔填塞止血，遵医嘱肌注或静脉应用止血药物；④密切观察生命体征变化，正确估计出血量，准确记录；根据病情需要做好配血、输血准备；⑤经上述止血措施无效、反复出血患者，可行颈外动脉结扎止血。

(3) 止血后的护理

护理目标：避免诱因，防止再发出血，促进机体恢复。

①保持清洁，减少不良刺激；②填塞物取出后，密切观察有无渗血、活动性出血；③患者卧床休息，减少活动，避免出血诱因，如剧烈咳嗽、用力排便等。尤其在48～72小时，填塞物取出后，受损部位血管尚未完全修复，很可能再次出血。应保持排便通畅，咳嗽剧烈应用镇咳药物；④指导患者合理饮食，应进流食或半流食，饮食宜温热、避免过热食物，进食困难者可配合静脉营养支持，促进机体恢复；⑤安慰患者，进行心理疏导，并安排家属陪伴，缓解其紧张情绪，增强治疗信心。

5. 颅压增高（脑瘤潜在并发症）

（1）临床表现：脑部肿瘤放疗时，可能会出现颅压增高现象，表现为头痛、恶心、呕吐、视盘水肿，甚至出现脑疝。呕吐与饮食无关，呕吐前无明显恶心和其他胃肠道症状，常表现为突然的喷射性呕吐，多在剧烈头痛时发生。

（2）治疗措施：主要是通过脱水利尿，降低颅压。常用药物为20%甘露醇250ml或甘油果糖，静脉输注，15～30分钟滴完；同时地塞米松、呋塞米静脉推注。脑瘤患者常出现癫痫发作，此时应注射镇静剂。

（3）护理措施

护理目标：降低颅压，维持生命体征平稳。

①卧床休息，抬高床头15°～30°，有利于颅内静脉回流，缓解头痛。给予氧气吸入，迅速建立静脉通路，遵医嘱脱水治疗；②密切观察患者的生命体征、瞳孔、意识的变化，并做好记录；③控制癫痫发作，以免加重脑缺氧和脑水肿。嘱患者按时服药，预防癫痫发作；发作时遵医嘱注射镇静剂，安置床挡，注意保护患者，避免受伤；癫痫缓解后卧床休息，以恢复体力；④保持呼吸道通畅，患者头偏向一侧，防止呕吐物及分泌物误吸。呼吸道梗阻可使脑血容量增多，加重颅内高压，排痰困难者应及早行气管切开；⑤保持病室安静，避免诱发颅压增高的因素，如剧烈咳嗽、便秘、情绪激动、提重物等。

（二）胸部肿瘤

1. 放射性食管炎

（1）临床表现：常在接受放疗20～40Gy时出现，表现为吞咽困难加重，进食疼痛。由于射线对食管黏膜损伤，导致黏膜充血、水肿、糜烂，甚至出现一过性（暂时性）狭窄。放射性食管炎是食管癌患者接受放射治疗时常见的并发症之一，是一种非感染性炎症。食管黏膜损伤评估根据急性放射损伤分级标准进行。

（2）临床常用的药物：口服黏膜表面麻醉剂（生理盐水＋庆大霉素＋利多卡因＋地塞米松），以达到黏膜麻醉和消炎效果；进食前口服氢氧化铝凝胶，以保护食管黏膜；疼痛严重可使用芬太尼贴剂，并给予静脉补液、抗炎治疗。

（3）护理措施

护理目标：维持食管黏膜完整性，保持最佳营养状态，促进舒适。

①告知患者症状是由放疗引起的反应，以免误认为病情加重，减轻患者的思想负担；②餐前饮少量温开水润滑食管，细嚼慢咽，以免块状食物卡在食管狭窄处，对食管黏膜产生化学刺激或物理损伤；避免吃糯米团等黏性食物，以免黏滞在食管表面形成梗阻。进食后不要马上平卧，以免引起食物及消化液反流。每餐后饮少量温开水冲洗食管，减少食物滞留在食管表面。口服药片应研粉服用；③放疗期间观察有无消化道出血的情况，如呕吐鲜血、腹痛、黑便等。溃疡型食管癌放疗中发生出血者，绝对卧床休息、侧卧位，保持呼吸道通畅，建立静脉通道。遵医嘱静脉补液，应用止血药，并做好输血准备；④放疗期间出现胸骨后持续疼痛、体温升高、脉搏增快、呼吸困难者，考虑食管穿孔，及时报告医生。确诊后应中断放疗，禁饮食，并转外科积极处理；⑤患者如长期摄入不足可导致营养不良、体重下降，降低对治疗的耐受性。应积极实施肠内营养，如鼻饲、胃造瘘或静脉营养支持。

2. 放射性肺炎

（1）临床表现：同一般的肺炎症状，如咳嗽、咳痰、发热、胸痛、气短等；听诊可闻及啰音。诊断依据是X线胸片显示肺炎的范围与照射野一致。放射性肺炎是胸部肿瘤放射治疗的常见并发症，也是导致肺癌患者放疗中断乃至失败的主要原因。在治疗开始后1个月即可发生，多数发生在放疗结束后3个月内。

（2）治疗原则：给予足量的肾上腺皮质激素和抗生素。

（3）护理措施

护理目标：减少诱因，促进排痰，维持有效供氧。

①给予吸氧，遵医嘱应用足量肾上腺皮质激素和抗生素；②雾化吸入，促进痰液排出；③发热患者按发热护理常规处理；④预防感冒，积极处理上呼吸道感染，减少放射性肺炎发生的诱因。

（三）腹部肿瘤

放射性直肠炎：

1. 临床表现　放射性直肠炎是盆腔放疗最常见的并发症之一，可分为急性期（近期反应）和慢性期（慢性反应）。急性放射性直肠炎的临床表现是早期为稀便、排便次数增多，继而出现腹痛、腹泻、里急后重、肛门刺痛等症状。一般多出现在放疗开始后1～2周内，如处理不当可致便血，严重者可引起直肠狭窄及直肠阴道瘘，增加患者的痛苦，降低生存质量，而且可造成疗程延长或中断，而影响治疗效果。急性期症状迁延不愈或至放疗结束6个月至数年后始有显著症状者，均提示病变延续，终将发展引起纤维化或狭窄。

2. 常用的治疗方法　①口服思密达或易蒙停，症状较重者可口服阿片酊减轻症状；②灌肠：庆大霉素＋维生素B_{12}溶液＋地塞米松＋温生理盐水混合液，疼痛较严重可加利多卡因缓解疼痛；③静脉补液营养支持。

3. 护理措施

护理目标：减轻不适症状，维持舒适，维持最佳营养状态。

①保留灌肠中需要注意的问题：灌肠前尽量排空尿便，降低腹压，保持肠道清洁，以利于药物的吸收和保留；肛管插入肛门深度一般控制在15～20cm，操作时动作轻柔，混合液避免过冷过热，液体量适中，药物灌注速度不宜太快，否则会加重对直肠黏膜的刺激，导致保留灌肠失败；药物保留时间最好在30分钟以上，以利于药物的充分吸收；②腹泻严重者应注意补充水分和电解质。出现脱水和电解质紊乱者，遵医嘱静脉补液用药，记录排便次数，便后及时清洗会阴部，保持清洁舒适；③给予饮食指导和营养支持，维持最佳营养状态。

（四）营养失调

1. 原因　放疗期间患者会出现食欲不振，特别是同步放化疗患者会有恶心、呕吐甚至厌食。头颈部患者由于放射所致口干、味觉改变、咀嚼吞咽疼痛，食管患者进食疼痛，这些因素都会影响营养素的摄入。同时机体能量消耗增加，患者易出现营养失调，体重下降，全身反应加重，不利于原发病的治疗。有研究显示，头颈部及消化道肿瘤患者是营养不良的高危人群，同步放化疗患者Ⅲ度以上急性黏膜炎、胃肠道反应、血液毒性等发生率显著提高，体重下降超过10%的比例增加。所以应对患者进行营养相关知识的指导，让患者了解体重下降危害，增强营养意识，保证营养素和热量摄入，促进组织修复，提高机体对治疗的耐受性，顺利完成治疗。

2. 饮食指导

目标：保证营养素和能量摄入，保持体力、维持最佳营养状态，以耐受治疗。

①饮食品种丰富、搭配合理，保证高蛋白、高热量、高维生素、低脂饮食。多吃煮、炖、蒸等易消化的食物；禁烟酒，忌冷、硬、过热食物，忌油腻、辛辣食品。不要盲目忌口，保证足够营养摄入；②放疗刚开始的7～10天内，饮食应清淡，尽量避免酸、甜等增加唾液分泌的饮食和饮料，以减少唾液分泌，减轻腮腺急性反应症状；③当口干、进食疼痛出现时，建议食用含水量高、易消化的软食或半流食，饮水或汤类以协助咀嚼与吞咽。可将新鲜水果或蔬菜榨汁后饮用，或将肉松或鱼、肉等切碎放入粥或面片中食用；④食管患者餐前饮少量温开水润滑食管，细嚼慢咽，以免食物卡在食管狭窄处；避免吃糯米团等黏性食物，以免粘滞在食管表面形成梗阻；每餐后饮少量温开水冲洗食管，减少食物滞留在食管表面。进食后不要马上平卧，以免引起食物及消化液反流；⑤增加维生素供给，多吃生津止渴、养阴清热食品。配合中药，如胖大海、菊花、麦冬、洋参片等泡水饮用；⑥腹泻患者给予少渣、低纤维饮食，避免产气食品，如豆类、牛奶、糖、碳酸类饮料；⑦鼓励患者多饮水，以增加尿量，促进体内毒素排出；⑧重度口腔黏膜及食管黏膜反应不能进食时，应采用鼻饲饮食。鼻饲肠内营养可以通过管道跨越局部反应区，将营养物质送达胃肠道，弥补由于经口进食困难造成的营养不足；⑨腹泻严重者建议采用肠外营养支持，保证机体营养需要。

（五）有跌倒的危险

1. 评估确定跌倒高危患者　入院后收集患者资料，包括一般状况、生活自理能力、跌倒的危险因素等，进行全面评估、做好记录。一些患者对自身能力估计过高、对危险性认识不足，或由于不愿意麻烦护士和家属，对所有事情都勉强为之是跌倒的重要危险因素。

2. 预防措施

目标：防范和减少患者跌倒事件，保障患者在诊疗过程安全，减少意外损伤。

（1）做好安全方面健康教育，提高防范意识：①提高患者对自身跌倒风险及危险因素的认知，提高自我管理能力。当预知自己有跌倒的危险时，及时寻求和接受援助；②告知家属患者有跌倒的危险，并讲授预防跌倒的相关知识。当患者活动时给予协助和保护，指导家属日常生活照顾，如起床、散步、如厕及沐浴。放疗及各种检查应陪伴，防止跌倒等意外事件发生；③鼓励患者及家属参与制定预防跌倒发生的措施计划。

（2）提供安全的就医环境：①病房布置合理、安全。保持地面平整、干燥、无障碍物，拖地时设立防滑警示标志，楼梯、厕所及浴室安设扶手。房间的照明充足，避免灯光直射及灯光闪烁；②将有跌倒危险的患者安置在离护士站较近的病室，提高护理级别，加强巡视，做好基础护理；③对行动不便的患者，将传呼器及常用物品放在随手可及处，并安置床挡。提供适当的助行器并放在适当位置，坐轮椅车时脚轮刹车固定。对排便排尿频繁患者，床边放置坐便椅；④病床和座椅高度适宜，便于起坐，并经常检查病室用具的功能情况和安全性。

（3）护理安全防范：①加强巡视，做好基础护理，及时了解患者的需要，并给予有效护理。患者衣裤避免过于肥大，鞋子合适，鞋底防滑；②早期发现癫痫发作前驱症状、颅压增高症状，并嘱患者卧床休息，遵医嘱及时药物治疗。告知患者在行走时出现不适症状立即蹲下以降低身体高度，减少跌倒造成的伤害，并及时求助于医务人员。癫痫患者应按时服药，不能随意停药；③患有高血压、冠心病、糖尿病、贫血、直立性低血压的老年人，应积极治疗原发病，站立、起床时动作宜慢，抓好扶手，必要时给予协助；④预防由特殊药物引起的跌倒。镇静催眠药、抗焦虑药、泻药、血管扩张剂以及影响平衡的药物等，可使反应变慢或削弱认知能力、心律不齐、意识错乱等，增加了患者跌倒的危险性。护士要了解药物的作用和不良反应，指导患者正确服药，注意观察用药后反应。患者用药后应卧床休息，以免引起头晕、步态不稳而跌倒受伤。腹泻患者应预防虚脱，如厕最好用坐式便器，频繁如厕者可床边备便器；⑤视觉障碍患者要熟悉病房环境，行动时有人指引，避免单独外出；⑥对于肢体功能障碍、肌肉萎缩、运动失衡患者，指导适当的功能锻炼，提高患者的活动能力、促进康复。帮助患者选择助行器，如拐杖、步行器、轮椅，由专人照顾。

（4）跌倒的处理原则：通过实施有效的跌倒防范措施，保障患者在诊疗过程安全，减少意外损伤。万一发生患者跌倒，不要惊慌，首先将患者转移至安全的环境中，及时通知医生，查明引起跌倒的原因（如低血糖、低血压等），给予相应的处理。仔细检查患者有无损伤，评估损伤程度，并给予合理的处理措施。按跌倒风险预案处理。

（徐　波　何瑞仙）

第九章 感染患者的护理

关键词

infection	感染
infectious disease	感染性疾病
pathogen	病原体
nosocomial infections	院内感染
furuncle	疖
carbuncle	痈
acute cellulites	急性蜂窝织炎
acute lymphangitis	急性淋巴管炎
acute lymphadenitis	急性淋巴结炎

第一节 概 述

感染及感染性疾病历来是导致患者死亡的重要原因之一。虽然人类可以通过注射疫苗或抗生素来预防或治疗大多数感染，但随着世界范围内人口流动的增加、寿命的不断延长、侵入性操作的应用、抗肿瘤药物和免疫抑制剂的使用，导致致病菌、多重耐药菌不断增加，甚至许多本来对人体无害的微生物也可以侵入人体并导致疾病发生。因此，护士应该了解感染的相关知识，以预防、控制或减少感染的发生。

一、概念

感染（infection）是致病微生物侵入人体后导致的局部或全身性炎症反应的病理过程。所有感染的发生，都有病原体（致病菌）、传播途径和宿主（被感染者）。任何可以导致感染或疾病发生的微生物都称为病原体（pathogen），不同微生物的致病力（毒力）差异很大，与其侵入人体和对人体造成损害的能力有关。

感染根据其传播能力可分为传染性或非传染性感染两种。传染性指可以在人与人之间传播，如感冒；非传染性指局限在个体，不能在人群之间传播，如腹膜炎。

人类生活的环境中存在着大量种类繁多的微生物，大多数生存在人体内或周围的微生物并不致病，甚至有些对人有益。当微生物侵入人体，使人体发生一系列病理变化，造成人体不同程度的损伤，并伴有一种或多种临床症状，即引发了感染性疾病（infectious disease）。感染性疾病既可以是轻微的，又可以是致命的。

二、病因

感染是外界致病微生物侵入人体所致。但原居于人体内的一些非致病菌或致病力较弱的细菌在人体抵抗力下降时，亦可引起感染。

（一）病原体的致病因素

1. 病原体产生黏附因子黏附在人体组织细胞　有些微生物有荚膜或微荚膜，能抵抗吞噬细胞的吞噬或杀伤作用，导致病菌在组织内生存繁殖。

2. 病原体释放多种胞外酶、外毒素和内毒素，通常为病菌毒素。胞外酶：多种病菌可释出蛋白酶类、磷脂酶、胶原酶等，可侵袭组织细胞；玻璃质酸酶：能分解组织内玻璃质酸，使感染容易扩散；外毒素：在菌体内产生后释出或菌体崩解后游离出；内毒素：是病菌细胞壁的脂多糖成分，能导致发热、白细胞增多或减少、休克等全身反应，具有侵袭组织、引起感染并使之扩散的作用。

3. 侵入人体组织的病菌数量也是致病条件之一，所以认真实施清洁卫生工作和无菌术具有重要意义。

（二）机体的易感性

机体的易感性是导致感染的一个重要因素。正常情况下，机体存在有效的防御屏障，如机械屏障、免疫屏障和理化屏障。当局部或全身原因导致屏障功能破坏时，就可能发生感染。

局部原因包括皮肤或黏膜破损、局部组织缺血或血运障碍、体内管腔阻塞等。全身原因包括严重营养不良、严重创伤或休克、糖尿病、尿毒症、长期使用肾上腺皮质激素、抗肿瘤治疗等引起的全身性抗感染能力降低。

常见的病原体包括细菌、病毒和真菌等。部分常见致病的细菌、病毒及其导致的常见疾病见表9-1和表9-2。

表9-1　常见细菌及其导致的疾病

细菌种类	所致疾病
白喉杆菌	泌尿系感染、腹膜炎
大肠埃希菌	泌尿系感染
流感嗜血杆菌	鼻咽炎、脑膜炎、肺炎
金黄色葡萄球菌	皮肤感染、肺炎、泌尿系感染、急性骨髓炎、中毒性休克
溶血性链球菌	咽炎、猩红热、风湿热、急性肾小球性肾炎、丹毒、肺炎

表 9-2　常见病毒及其导致的疾病

病毒种类	所致疾病
腺病毒	上呼吸道感染、肺炎
冠状病毒	上呼吸道感染
埃可病毒	上呼吸道感染、胃肠炎、无菌性脑膜炎
肝炎病毒	病毒性肝炎
人类免疫缺陷病毒（HIV）	HIV 感染、获得性免疫缺陷综合征（AIDS）
流感病毒	上呼吸道感染
流行性腮腺炎病毒	腮腺炎、睾丸炎
细小病毒	胃肠炎
鼻病毒	胃肠炎、呼吸道感染

三、传播途径

传播途径指病原体进入宿主及排出的途径，主要包括呼吸道、消化道、泌尿系、皮肤、黏膜及血液等。

1. 呼吸道　许多病原体可通过呼吸道引起感染。被感染者口、鼻、喉排出的细微带菌颗粒被易受感染的宿主吸入后，病原体停留于宿主的肺里，或经淋巴和血液系统扩散至全身其他部位，引发相应的疾病。所以有些病原体虽然经呼吸道进入宿主，却可以在其他部位造成感染，如结核杆菌和流行性感冒病毒。

2. 消化道　某些病原体是经消化道进入宿主，其中部分病原体留在消化道并造成病理变化，而另一部分病原体除造成消化道局部症状外，还会进入循环系统，从而造成其他部位的感染或侵犯其他器官。

3. 泌尿系统　泌尿系感染是一种常见的感染性疾病，病原体常通过泌尿生殖道逆行进入尿道、膀胱，甚至可达肾盂，停留并繁殖后引起相应部位的感染。

4. 皮肤或黏膜　大多数病原体不能穿过完整的皮肤和黏膜，当皮肤黏膜损伤破坏屏障功能时，病原体可侵入人体引发感染。某些医疗操作（手术伤口、插管）也可引起感染。

5. 血液　某些昆虫叮咬宿主可将病原体注入血液引起感染，如疟疾。

四、抗感染免疫机制

（一）非特异性免疫

抗感染免疫包括特异性和非特异性免疫两大类。非特异性免疫由屏障结构、吞噬细胞和炎性反应组成。

1. 屏障结构

（1）皮肤：完整的皮肤是阻止微生物侵入机体的第一道重要的物理防线。皮肤除了提供机械屏障外，还可分泌弱酸性汗液不利于细菌的生长。

（2）黏膜：黏膜具有保护机体免受致病微生物侵入的功能，更重要的是黏膜的分泌物中含有大量的抑制多数微生物生长的物质。

（3）其他组织也具有抗感染的天然屏障

1）呼吸道：上呼吸道的过滤作用有助于净化吸入的空气、呼吸道还可阻止部分吸入的有害物质进入肺内，并将有害物质湿化、包裹、向外转运，以咳痰的形式排出体外。

2）消化道：消化道通过分泌的胃液、肠液、胰酶、胆汁及肠道中的正常菌群共同作用保护消化道不受有害微生物的侵袭，还可通过蠕动将有害物质和致病菌随食物残渣清除至体外。

3）泌尿生殖系统：酸性尿液有助于保持尿路的无菌环境，不利于致病菌存活，还可发挥冲洗功能将致病菌排出体外。泌尿生殖系统可分泌黏液，阻碍致病微生物的逆行和入侵，保护机体的健康。

2. 吞噬细胞　当致病菌突破机体的第一道防线进入机体后，首先遭遇吞噬细胞的吞噬作用。吞噬细胞分为两大类，一类是小吞噬细胞，主要指血液中的中性粒细胞；另一类是大吞噬细胞，即单核吞噬细胞系统，包括血液中的单核细胞和各种组织器官中的巨噬细胞。吞噬过程包括趋化、吞入、杀灭与消化。吞噬功能障碍会增加感染机会或发生反复感染。

3. 炎症反应　炎症反应是机体另一重要的非特异性免疫机制。当机体组织受到损伤时就会发生炎症反应。损伤的细胞释放各种物质，如组胺、激肽、血管活性物质。其中最重要的是组胺，可使炎症组织的毛细血管的通透性增强，以利于组织液、血浆蛋白和白细胞进入损伤的部位。如果炎症反应是感染引起，炎症的最终产物通常为脓液，脓液最终被组织吸收或通过破溃的皮肤排出体外。

（二）特异性免疫

特异性免疫是机体与病原体及其产物等抗原分子接触后产生的一系列免疫防御功能，其特点是针对性强。特异性免疫包括体液免疫和细胞免疫两大类。体液免疫主要是免疫系统产生特异性抗体，从而灭活或消灭致病菌。细胞免疫主要是T细胞介导的免疫反应。

五、院内感染控制

院内感染（nosocomial infections）指住院患者在医院内获得的感染，包括在住院期间发生的感染和在医院内获得而出院后发生的感染；但不包括入院前已开始或入院时已处于潜伏期的感染。医院工作人员在医院内获得的感染也属院内感染。院内感染的控制是医院管理的重要内容之一，其目的就是减少院内感染的发生，以降低病死率、发病率以及因此产生的费用。院内感染控制包括院内感染控制规章制度的建立、院内感染控制的措施、院内感染控制的监控及医务人员和患者教育一系列内容。

院内感染及感染的传播有5种控制途径：洗手、卫生、卫生设备、消毒/灭菌、屏障（如戴手套）。

（一）洗手

洗手是预防和控制感染传播最简单、有效的方法。有效的洗手包括6个步骤：①湿润；②肥皂；③泡沫；④摩擦，可用软毛刷或仅用皮肤相互摩擦；⑤冲洗；⑥干爽。为了避免皮肤干裂，冲洗后一定要使双手彻底干爽。医务工作者在接触患者前后都应洗手，尤其是在接触患者的血、分泌物或排泄物后应立即洗手，戴手套并不意味着可以不洗手。护理传染性较强患者后，建议使用含消毒剂的溶液洗手。

（二）使用屏障

洗手虽然是预防和控制感染传播的有效方法，但在许多情况下仅洗手并不能达到预期理想的效果，就需要借助屏障的作用，也称隔离措施，来预防和控制感染传播。医院里通常使用的隔离措施是分类隔离，如严密隔离、呼吸道隔离等。

（三）普遍预防

美国疾病预防控制中心于1987年发布了普遍预防指南，主要是针对可导致获得性免疫缺陷综合征的人类免疫缺陷病毒。普遍预防与隔离措施的区别在于普遍预防保护每一位接触患者的医务工作人员。由于所有患者都可能是血液传播疾病患者，护理人员更应做好全面的防护，维护自身的安全和健康。普遍预防的具体措施如下（美国疾病预防控制中心，1987）：

1. 在下列情况下都要戴手套 接触患者的血液和体液、破损的皮肤和黏膜；处理沾染血液和体液的物品；进行静脉穿刺或其他接近血管的操作。每次接触患者后都要更换手套。
2. 进行有可能引起血液或体液飞溅的操作时，要戴口罩或护目镜。
3. 进行有可能引起血液或体液飞溅的操作时，要穿隔离衣或围裙。
4. 在接触患者的血液或体液后要立即洗手，摘手套后也要立即洗手。
5. 要将使用过的注射器和尖锐用具放在坚硬的容器内以防被锐器刺伤。千万不要用手将针头帽重新盖上或将针头拿下。
6. 进行口对口人工呼吸时一定要使用防护用具。

第二节 感染患者的护理

一、护理评估

（一）一般状况

了解患者的一般状况有助于护士判断引起感染的危险因素。患者的年龄、吸烟或饮酒史、现病史、用药情况、家族史及营养状况等，都与感染发生的危险密切相关。护士还应了解患者是否有污染物品的接触史、是否接触过有类似症状的患者或进食污染的食物和饮料等，以利于寻找感染源。动物也可能是感染源或媒介，护士还应询问患者最近是否接触过宠物、近期内是否被昆虫叮咬等情况，包括在家、工作单位或其他场所。此外，护士还应了解患者的旅行情况，是否去过国内外疫区或在旅行中是否接触过疑似患者。

询问患者的性生活史，有助于了解患者是否有性传播疾病的危险因素。询问静脉吸毒和输血史，对于评估患者患乙肝、丙肝、HIV感染的危险因素非常重要。

患者的局部症状、各部位症状出现的先后顺序对于判断感染的原发灶非常有帮助。

（二）临床表现

1. 感染的临床表现 因致病菌的不同而异。典型的局部表现为红、肿、热、痛等炎性反应的一般症状。感染较重患者还常出现邻近淋巴结肿大、咽喉肿痛和消化道不适等非特异性症状。护士应仔细评估患者感染部位的局部表现，注意检查邻近部位的淋巴结是否肿大、有无咽部充血和咽痛等。

2．感染的并发症

（1）局部并发症：局部感染如果没有得到有效的控制，会导致感染向周围组织或器官扩散，甚至导致二重感染等并发症。对于局部病灶应及时清创、无菌换药，合理使用抗生素，使局部感染得以控制或尽量缩小感染的范围。

（2）全身并发症：局部组织的感染如不能得到控制，即便是轻微的局部感染，也可能导致寒战、高热，头晕、头痛等全身毒性反应。主要是致病菌进入血液循环，并在体内生长繁殖或产生毒素而引起的。常见的全身并发症有菌血症、败血症等，起病急、进展快，严重者可出现感染性休克、多脏器功能障碍、DIC 等，威胁患者的生命安全（见休克患者的护理一章）。

（三）辅助检查

1．实验室检查　感染性疾病的确诊，需要找出致病菌。如将血液、体液或组织直接镜检，通常并不能获得致病菌的阳性结果，需要借助实验室技术的帮助来获得致病菌的信息。

（1）细菌培养和药物敏感试验：细菌培养找出致病菌是诊断感染性疾病的“金标准”，细菌培养的标本可来自体液或感染局部的组织，护士应根据医嘱采取培养标本。通常选择患者寒战、高热发作时或给药前抽血化验，以提高检出率。细菌培养后进行药敏试验，可以发现致病菌对抗生素的耐药或敏感性，是合理选择抗生素有效方法。

（2）全血细胞计数：对所有怀疑感染的患者都要进行全血细胞计数的检查，尤其是五类白细胞，即中性粒细胞、嗜酸性粒细胞、嗜碱性粒细胞、淋巴细胞和单核细胞。急性感染患者，尤其是细菌性感染，白细胞计数通常会升高，严重感染或发生败血症者白细胞计数可降低。

（3）红细胞沉降率：是测定红细胞在血浆中沉降的速率，对机体炎症有较大的参考价值。凡体内有感染或组织坏死，红细胞沉降率会加快，如慢性感染、骨髓炎等。

2．影像学检查　影像学检查可协助诊断致病菌造成组织或器官结构或功能异常的疾病，如 X 线有助于发现肺部感染，CT 和 MRI 有助于发现脊柱或颅脑结核感染等。

（四）心理社会评估

感染通常引发患者不同程度的心理负担，尤其是需要反复检查或诊断暂不明确者。最常见的心理反应是焦虑、烦躁、抑郁、害怕、恐惧感等。护士应评估患者心理和情绪反应、应对能力等。

有些患者担心感染性疾病会通过不同途径传播给家人或其他人，护士应评估患者及其家属对感染相关知识，如发生机制、传播途径和预防方法等的理解和认识，评估疾病对患者的家庭和社会角色的影响，以及对其社会人际关系的影响等。

患有不能被社会接受的感染性疾病者，可能会感到孤立和自责，护士应仔细观察患者的反应，加强沟通，鼓励患者主动说出遇到的困难或发泄不良情绪等。

二、护理诊断及医护合作性问题

1．体温过高　与疾病有关。

2．疲乏　与摄入减少、能量消耗增加有关。

3. 社会孤立　与疾病的影响有关。

三、护理计划与实施

（一）体温过高的护理

发热是机体抵抗致病菌的一种反应，但体温过高会给患者带来不适、使代谢消耗增加、甚至可能引发神经系统症状、损伤脑功能等。故体温过高者的护理目标是尽快降低体温或恢复至正常。除了寻找发热的原因，并给予相应的治疗措施外，护士还可采取以下措施：

1. 药物退热　退热药物可有效降低患者体温，但降温效果持续时间较短，且对观察患者的病程带来一定困难。因此，除患者非常难受、或对患者造成较大危害外，一般不用药物降温。使用退热药后，患者排汗后体温下降，如降温速度过快、出汗过多时可出现血压下降，甚至引发低血容量性休克。护士应注意监测患者的体温、观察其出汗量和出汗后的反应，注意补充液体，如出现心悸、血压下降等现象，应及时通知医生。

2. 使用抗生素　抗生素是治疗和控制感染的主要方法。自20世纪40年代青霉素发明以来，预防和控制感染的抗生素种类越来越多。目前几乎所有的细菌感染都有有效的抗生素，抗真菌的药物少且不良反应大。

抗生素的常见不良反应有恶心、呕吐、皮疹等，有些药物容易引起过敏性反应，严重者可致过敏性休克。护士在给药前应询问患者的药物过敏史，根据需要做皮试。给药后注意观察并记录不良反应，及时通知医生。静脉输液给药时，开始时应控制输液速度，观察患者无不良反应再调至正常输液速度。

3. 物理降温　高热患者可使用冰毯、冰袋等方法进行降温；体温超过39.5℃时，可为患者进行温水或酒精全身擦浴，尤其是血管明显的部位。物理降温时，护士要注意观察患者是否有寒战，如出现寒战应停止物理降温，注意保暖；待寒战停止后再给予降温措施。

4. 补液　发热患者会因体液的快速蒸发而丢失大量水分，体温越高丢失的水分就越多。护士应鼓励患者多喝水，注意观察患者是否有脱水的表现，如口渴、皮肤弹性降低、黏膜发干等，必要时遵医嘱给予静脉补液。

（二）疲乏的护理

感染的典型症状是不适和疲乏。发热可加快代谢过程，导致体重下降、营养物质丢失；发热还可使心率加快、体液丢失；这些都会使患者感到不适和疲乏。疲乏的护理目标是使患者活动水平逐渐恢复到正常，这一目标能否实现基于能否确定并去除引起疲乏的原因。护士应评估和寻找可能引起患者疲乏的因素，如营养或液体摄入不足、水电解质失衡等。鼓励患者积极配合治疗、摄入足够的热量及蛋白质、卧床休息、保持体力等。护士还应鼓励患者诉说内心的感受，适当活动以恢复正常的活动水平。

（三）社会孤立的护理

患者社会孤立的护理目标是使患者不再感到孤立，宣教是实现这一目标的主要方法。护士应根据患者的具体情况，制定一份宣教计划书，内容主要包括所患疾病的传播途径和预防感染传播的方法等；使患者及其家属了解是患者所患的疾病需要隔离，而不是患者；鼓励患者通过电话与亲属沟通，也可通过电视、广播等方式联系社会。

（四）健康教育

1. 向患者解释疾病的病因、发病机制、进展和预后等知识。

2. 向患者解释疾病是否具有传染性。

3. 如果患者所患的是传染性疾病，应向患者讲明疾病传播途径和预防传播的方法等。

4. 如果患者正处于传染期，护士应向患者及其家属讲明隔离的必要性、隔离期限和预防传播的方法等。

四、护理评价

患者能遵医嘱合理使用抗生素；体温正常；恢复正常的活动水平；学会预防感染传播的措施；没有感染复发的迹象。

第三节 浅部软组织的化脓性感染

一、疖

疖（furuncle），俗称疔疮，是单个毛囊及其周围组织的急性化脓性感染，常扩散至周围组织。常见致病菌是金黄色葡萄球菌，偶可由表皮葡萄球菌或其他病菌致病。

1. 病因和病理 疖的发生与皮肤不洁、擦伤、环境温度较高或机体抗感染能力降低有关。疖常发生于毛囊与皮脂腺丰富的部位，如头面、颈项、背部、腋部及会阴部等。因金黄色葡萄球菌的毒素含凝固酶，脓栓形成是其感染的一个特征。

不同部位同时发生几处疖，或者在一段时间内反复发生疖，称疖病。多发生于免疫力较低的小儿或糖尿病患者。

2. 临床表现和诊断 疖初期，局部皮肤出现红、肿、痛的小结节，后逐渐肿大；化脓后，其中心处先呈白色，触之稍有波动，继而破溃流脓，并见黄白色脓栓；脓栓脱落、脓液流尽后，局部炎症即可消退愈合；有的疖无脓栓（无疖头），自溃少迟。

面疖常较严重，红肿范围较大。鼻、上唇及其周围（“危险三角区”）的疖被挤压时，致病菌可经内眦静脉、眼静脉进入颅内，引起颅内化脓性感染，可有寒战、发热、头痛、呕吐、意识异常等表现。

3. 处理原则 争取在早期促使炎症消退，局部化脓时及早使脓液排出并及时消除全身炎症反应。疖初期，可用热敷或物理疗法（超短波或红外线），亦可外敷金黄散、鱼石脂软膏或玉露散等。已出现脓头者，在其顶部涂石炭酸，以加速脓栓脱落、脓液流出和局部病灶愈合。脓肿有波动感时，及时切开引流。对于全身反应严重的疖病者，应用抗生素、注意休息、补充维生素，适当加强营养。

二、痈

痈（carbuncle）指相邻的毛囊及其所属皮脂腺或汗腺的急性化脓性感染，或由多个疖融合而成。多见于免疫力差的老年人和糖尿病患者。

（一）病因和病理

痈的发生与皮肤不洁、擦伤、人体抵抗力低下有关。致病菌以金黄色葡萄球菌为主，常发生在皮肤较厚的颈部和背部。感染常从一个毛囊底部开始，由于皮肤厚，感染只能从阻力较弱的皮下脂肪柱蔓延到皮下组织，沿深筋膜扩散至周围并侵及附近的许多脂肪柱，再向上传入毛囊群而导致具有多个“脓头”的痈。

（二）临床表现和诊断

初起为小片皮肤肿硬、色暗红，界限不清，表面有几个凸出点或脓点，疼痛较轻（与颈背部皮肤的敏感性有关），继之，皮肤肿硬范围增大，脓点增大、增多，中央呈紫褐色凹陷，破溃后呈蜂窝状，如同“火山口”，其内含坏死组织和脓液。

痈可向周围和深部组织发展，伴区域淋巴结肿痛。患者多伴全身症状，如寒战、发热、食欲不佳和全身不适，周围血白细胞计数及中性粒细胞比例增加。严重者可致脓毒症或全身化脓性感染而危及生命。

（三）处理原则

1. 全身治疗　及时给予足量、有效的广谱抗生素以控制脓毒症，保证休息，加强营养。

2. 局部处理　痈范围大、中央坏死组织较多者，应及时手术切开排脓，清除坏死组织，伤口内填塞碘仿纱布止血。每日更换敷料，促进肉芽组织生长。较大创面者需要植皮治疗。

（四）护理要点

1. 保持疖、痈周围皮肤清洁，防止感染扩散。

2. 避免挤压未成熟的疖、痈或感染灶，尤其“危险三角区”的疖，避免感染扩散，引起颅内化脓性感染。

3. 伴有全身反应的患者，应注意加强其营养，给予高蛋白质、高热量、高维生素饮食，保证休息，提高人体免疫力，促进组织愈合。

4. 严格无菌操作，痈的创面应及时更换敷料，清除坏死组织和脓液，可敷生肌散，促进肉芽的生长。

5. 脓肿切开引流者，应及时更换敷料、无菌技术换药，促进切口愈合。

（五）健康教育

注意个人日常卫生，保持皮肤清洁，勤沐浴、勤更换内衣、洗头、理发、剪指甲，注意消毒剃须刀等；及时治疗疖，防止感染扩散，免疫力差的老年人和糖尿病患者尤其注意防护。

三、急性蜂窝织炎

急性蜂窝织炎（acute cellulitis）指皮下、筋膜下、肌间隙或深部疏松结缔组织的急性弥漫性化脓性感染。

（一）病因和病理

急性蜂窝织炎常因皮肤或软组织损伤而引起，也可由局部化脓性感染灶直接扩散或经淋巴、血液传播。致病菌多为乙型溶血性链球菌，其次为金黄色葡萄球菌、大肠埃希菌、其他类型链球菌或厌氧菌。致病菌可以释放毒性强的溶血素、透明质酸酶和链激酶等，加上受损组织较疏松，病变发展迅速、不易局限，且与周围正常组织无明显界限。感染灶近侧的淋巴结亦常被累及，常引起脓毒症或菌血症。

（二）临床表现和诊断

临床表现常因致病菌种类和毒力、病变位置和深浅而不同。浅表急性蜂窝织炎表现为局部皮肤和组织红肿、剧痛，向四周蔓延，边界不清，中央部位常出现缺血性坏死；若病变部位组织疏松，则疼痛较轻。深部组织的急性蜂窝织炎表面皮肤红肿不明显，但有局部组织肿胀或深压痛，全身症状明显，如寒战、高热、乏力、血白细胞计数增多等。口底、颌下、颈部等特殊部位的蜂窝织炎，可致喉头水肿而压迫气管，引起呼吸困难或窒息。炎症也可蔓延至纵隔影响心、肺功能，预后较差。

厌氧菌、拟杆菌和一些肠道杆菌引起的急性蜂窝织炎常发生于易被肠道、泌尿生殖道排出物污染的会阴部或下腹部伤口，表现为进行性皮肤、皮下组织及深筋膜坏死，脓液恶臭，局部有捻发音。

（三）处理原则

局部制动，中西药湿热敷，理疗，改善全身营养状况，及时有效选择抗生素；对上述治疗仍未能控制炎症者，应尽早实施切开减压引流、清除坏死组织。厌氧菌感染者，可用3%过氧化氢溶液冲洗伤口或湿敷。警惕并发症的发生，做好急救准备。

（四）护理要点

1. 监测体温　对体温较高者，物理降温，同时鼓励患者多饮水，必要时静脉补充液体，监测24小时出入量。

2. 观察呼吸　特殊部位，如口底、颌下、颈部的蜂窝织炎可能影响呼吸，应观察患者有无呼吸困难、缺氧、甚至窒息等症状，及时发现并给予处理。警惕喉头痉挛，做好气管插管等急救准备。

3. 饮食和休息　加强患者营养，给予高蛋白质、高热量、高维生素饮食，保证休息，提高人体免疫力，促进愈合。

4. 患者患处制动。

5. 应用抗生素　酌情对创面分泌物进行细菌培养和药物敏感试验，根据医嘱合理应用抗生素。

6. 厌氧菌感染者，注意观察过氧化氢冲洗和湿敷创面的效果。

四、急性淋巴管炎和淋巴结炎

急性淋巴管炎（acute lymphangitis）指致病菌经破损的皮肤、黏膜或其他感染病灶侵入，经组织的淋巴间隙进入淋巴管，引起淋巴管及其周围组织的急性炎症。若急性淋巴管炎扩散至局部淋巴结或化脓性感染经淋巴管蔓延至所属区域淋巴结，即发生急性淋巴结炎（acute lymphadenitis）。

（一）病因和病理

浅部急性淋巴结炎好发部位为颈部、腋窝和腹股沟，也可在肘内侧或腘窝部。致病菌常为乙型溶血性链球菌、金黄色葡萄球菌等，可来源于口咽部炎症、足癣、皮肤损伤以及各种皮肤、皮下化脓性感染灶。急性淋巴管炎病因与急性淋巴结炎相同。

淋巴结炎为化脓性感染，感染加重时可向周围组织扩散；毒性代谢产物可入血引起全身性炎症反应。若大量细胞组织崩解液化，则可集聚成为脓肿。淋巴管炎可导致管内淋巴回流障碍，向周围组织扩散。

（二）临床表现和诊断

1. 局部表现

（1）急性淋巴管炎：分为网状淋巴管炎和管状淋巴管炎。

1）网状淋巴管炎：又称丹毒，好发于下肢和面部。发病急，局部呈鲜红的片状红疹、中央较淡、边界清楚并略隆起。红肿范围扩散较快，中央红色可消退、脱屑，颜色转为棕黄；红肿区可有水疱，局部有烧灼样痛。常伴有周围淋巴结肿大，疼痛；感染加重可导致全身脓毒症；若反复发作可引起淋巴水肿，甚至发展为象皮肿。

2）管状淋巴管炎：常见于四肢，以下肢多见，常是足癣所致。以皮下浅筋膜为界，可分为浅、深两种。皮下浅层急性淋巴管炎，在病灶表面出现一条或多条“红线”，触之硬而有压痛；深层急性淋巴管炎无表面红线，但患肢肿胀，有压痛。

（2）急性淋巴结炎：初期，局部淋巴结肿大、疼痛、触痛，与周围软组织分界清晰、表面皮肤正常。感染加重时形成肿块（多个淋巴结融合），疼痛剧烈、触痛加剧，表面皮肤发红、发热。脓肿形成时有波动感，少数可破溃流脓。

2．全身反应 因致病菌毒力和原发感染程度而不同，患者常有全身不适、寒战、发热、头痛、乏力和食欲不振等症状。

（三）处理原则

积极治疗原发感染病灶，及时应用有效抗生素，促进炎症消退。急性淋巴管炎，可局部外敷黄金散、玉露散或呋喃西林溶液湿敷；急性淋巴结炎形成脓肿后，应穿刺抽脓或切开减压引流。

（四）护理要点

1．肢体感染者，应卧床休息，抬高患肢，适当被动活动关节。鼓励患者常翻身，预防血栓性静脉炎。

2．注意保持个人卫生，积极预防和处理原发病灶，如扁桃体炎、龋齿、手足癣感染等。

3．及时、准确应用抗生素。

第四节 全身性外科感染

常见的全身性外科感染主要指脓毒症和菌血症。随着分子生物学的发展，对感染病理生理的进一步认识，感染的用词已有变化，当前国际通用的是脓毒症（sepsis）和菌血症（bacteremia），不再沿用以往的败血症一词。

一、概念

脓毒症指因病原菌因素引起的全身性炎症反应，体温、循环、呼吸、神志有明显的改变者，用以区分一般非侵入性的局部感染。

菌血症是脓毒症的一种，即血培养出病原菌者。但其不限于以往多偏向于一过性菌血症的概念，如拔牙、内镜检查时，血液在短时间出现细菌，目前多指临床有明显感染症状的菌血症。

全身性感染不仅由于病原菌，还因其产物，如内毒素、外毒素等和它们介导的多种炎症介质对机体的损害。在感染过程中，细菌繁殖和裂解游离、释放毒素，毒素除其本身的毒性外，能刺激机体产生多种炎症介质，包括肿瘤坏死因子、白介素-1、白介素-6、白介素-8以及氧自由基、一氧化氮等，这些炎症介质适量时可起防御作用，过量时就可造成组织损害。如得不到控制，可因炎症介质失控，导致严重的全身性炎症反应综合征（SIRS）、脏器受损和功能障碍，严重者可致感染性休克、多器官功能障碍综合征（MODS）。

二、病因

导致全身性外科感染的原因是致病菌数量多、毒力强和（或）机体抗感染能力低下。常继发于严重创伤后的感染和各种化脓性感染，如大面积烧伤创面感染、开放性骨折合并感染、急性弥漫性腹膜炎、急性梗阻性化脓性胆管炎等，但还有一些潜在的感染途径值得注意。

静脉导管感染（catheter-related infection）：静脉留置导管，尤其是中心静脉置管，护理不慎或留置时间过长而污染，很容易成为病原菌直接侵入血液的途径。如形成感染灶，可成为不断播散病菌或毒素的来源。

肠源性感染（gut derived infection）：肠道是人体中最大的“储菌所”和“内毒素库”。健康情况下，肠黏膜有严密的屏障功能。在严重的创伤等危重患者，肠黏膜功能受损或者衰竭时，肠内致病菌和内毒素可经肠道移位而导致肠源性感染。

原有抗感染能力低下的患者，如糖尿病、尿毒症、长期或大量应用皮质激素或抗癌药等的患者，患化脓性感染后较易导致全身性感染。全身性感染的常见致病菌：

1. 革兰染色阴性杆菌　当代外科感染中革兰染色阴性杆菌已超过革兰阳性球菌，常见为大肠埃希菌、铜绿假单胞菌、变形杆菌、克雷伯菌、肠杆菌等，且不断因现代抗生素的筛选，出现一些此前临床医生较生疏的机会菌，如鲍曼不动杆菌、嗜麦芽窄色单胞菌等。此类细菌的主要毒性是内毒素，多数抗生素虽能杀菌，但对内毒素及其介导的多种炎症介质无能为力，因此，由革兰阴性杆菌所致的脓毒症一般比较严重，可出现“三低现象”（低温、低白细胞、低血压），发生感染性休克者也较多。

2. 革兰染色阳性球菌　较常见的有 3 种：①金黄色葡萄球菌感染常年不减，是因出现多重耐药性的菌株。这类菌株还倾向于血液播散，可在体内形成转移性脓肿。有些菌株局部感染也可引起高热、皮疹，甚至休克；②表皮葡萄球菌由于易黏附在医用塑料制品，如静脉导管、气管导管等，细菌包埋于黏质中，可逃避机体的防御与抗生素的应用，近年的感染率明显增加；③肠球菌是人体肠道中的常住菌，有的肠球菌脓毒症不易找到原发灶，耐药性较强，可能来自肠道。

3. 无芽胞厌氧菌　无芽胞厌氧菌在普通细菌培养基上无法检出，因此被忽略。近代由于厌氧培养技术的提高，发现腹腔脓肿、阑尾脓肿、肛旁脓肿、脓胸、脑脓肿、吸入性肺炎、口腔颌面部坏死性炎症、会阴部感染等多含有厌氧菌。厌氧菌感染有 2/3 同时有需氧菌。两类细菌有协同作用，能使坏死组织增多，易于形成脓肿。脓液可有粪臭样恶臭。常见的无芽胞厌氧菌有拟杆菌、梭状杆菌、厌氧葡萄球菌和厌氧链球菌。

4. 真菌　外科真菌感染（fungal infection）中特别应注意白色念珠菌、曲菌、毛霉菌、新型隐球菌等，属于条件性感染：①在持续应用抗生素情况下，特别是应用广谱抗生素，真菌得以过度生长，成为一般细菌感染后的二重感染；②基础疾病重，加上应用免疫抑制剂、激素等，使免疫功能进一步削弱；③长期留置静脉导管。

真菌可经血行播散，一般血液培养不易发现，但在多个内脏可形成肉芽肿或坏死灶，特别是曲菌、毛霉菌有嗜血管性，易导致血管栓塞，组织进行性坏死。深部血行播散性真菌病常继发于细菌感染之后，或与细菌感染混合存在，临床不易区别，容易漏诊、误诊。

临床表现：脓毒症主要表现为：①骤起寒战，继以高热可达40~41℃，或低温，起病急，病情重，发展迅速；②头痛、头晕、恶心、呕吐、腹胀、面色苍白或潮红、出冷汗。神志淡漠或烦躁、谵妄和昏迷；③心率加快、脉搏细速、呼吸急促或困难；④肝脾可大，严重者出现黄疸或皮下出血、淤斑等。

实验室检查：①白细胞计数明显增多，一般常可达（20~30）×10^9/L以上，或降低、左移、幼稚型增多，出现毒性颗粒；②可有不同程度的酸中毒、氮质血症、溶血、尿中出现蛋白、白细胞、酮体等，代谢失衡和肝、肾受损征象；③寒战发热时抽血进行细菌培养，较易发现细菌。

如病情发展，感染未能控制，可出现脓毒性休克及急剧发展为多器官功能障碍乃至衰竭。

三、诊断

根据在原发病灶的基础上出现典型脓毒症的临床表现，一般不难做出初步诊断。可根据原发病灶的性质及其脓液性状，结合一些特征性的临床表现和实验室检查结果综合分析，可大致区分致病菌为革兰染色阳性或阴性杆菌。但对原发感染病灶比较隐蔽或者临床表现不典型的患者，有时诊断困难。另外，对临床表现，如寒战、发热、脉搏细速、低血压、腹胀、黏膜皮肤淤斑或神志改变，不能用原发感染病解释时，也应提高警惕。对这类患者应密切观察或进一度检查，以免误诊或漏诊。

确定致病菌应做体液和分泌物的细菌培养，但由于在发生脓毒症前多数患者已经抗菌药物治疗，以致血液培养常得不到阳性结果，故应多次、最好在发生寒战、发热时抽血作细菌培养，可提高阳性率。对多次血液细菌培养阴性者，应考虑厌氧菌或真菌性脓毒症，可抽血做厌氧性培养，或作尿和血液真菌检查和培养。

四、处理原则

采用综合处理措施，重点是处理原发感染灶。

1. 处理原发感染灶　及时、彻底处理原发感染灶，包括清除坏死组织和异物、消灭死腔、充分引流脓肿等，尽早去除与感染相关的因素，如血循环障碍、梗阻等。对暂时不明确感染灶者，应全面检查，特别需注意一些潜在的感染源和感染途径。若疑有静脉内导管感染，应尽快拔除导管并做细菌或真菌培养及药物敏感试验。

2. 应用抗菌药　在未获得细菌培养结果前，应先根据原发感染病灶的感染特点和性质尽早、足量、联合应用两种以上的抗菌药；以后再根据细菌培养及药物敏感结果予以调整。对于真菌性脓毒症，应尽量停用广谱抗生素，改用针对性强的窄谱抗生素，并全身应用抗真菌药物。

3. 支持治疗　对严重营养不良者，提供富含能量、蛋白质和维生素的易消化饮食，必要时提供肠内外营养支持，给予反复多次输新鲜血、输液，以纠正贫血、低蛋白血症和电解质失衡。

4. 对症治疗　处理高热、抗休克、治疗原有的全身性疾病，如糖尿病等。

五、护理要点

1. 积极预防和处理原发病灶。

2. 防治感染，维持正常体温。

3. 观察和防治并发症，密切观察患者病情，以防出现感染性休克，水、电解质代谢紊乱等并发症。

（刘华平）

第十章 器官移植患者的护理

关键词

organ transplantation	器官移植
donor	供体
recipient	受体
reject reaction	排斥反应
renal transplantation	肾移植
renal function	肾功能
tissue matching	组织配型
sterilization and sequestration	消毒隔离
A-V fistula	动静脉瘘
adrenal cortex hormone	肾上腺皮质激素
hemorrhage	出血
infection	感染
opportunistic infection	机会性感染
hyperlipemia	高脂血症
hypertension	高血压
diabetes mellitus	糖尿病
urinary fistula	尿漏
dialysis	透析
electrolyte	电解质

第一节 概 述

一、概念

器官移植（organ transplantation）是将健康的器官移植到另一个人体内使之迅速恢复功能的手术，目的是代偿受者相应器官因致命性疾病而丧失的功能。广义的器官移植包括细胞移植和组织移植。

供出移植物的个体称供者，接受移植物的个体称为受者。若献出器官的供者和接受器官的受者是同一个人，则称自体移植，自体移植物重新移植到原来的解剖位置，称再植术，如断肢再植术。供者与受者不属同一个体，称异体移植术。根据供者与受者在遗传基因的差异程度，异体移植术可分为3类：①同质移植术，供者与受者虽非同一人，但供受者（即单卵双胎）有着完全相同的遗传基因型，受者接受来自同基因供者移植物不发生排斥反应；②同种移植术，即供受者属于同一种属，但遗传基因不相同的个体间的移植，如不同个体的人与人之间的移植，这种同种异体移植术在临床中最为常见，因供、受者遗传学上的差异，术后如不采用适当的免疫抑制措施，受者会对同种移植物不可避免地发生排斥反应；③异种移植术，即不同种的动物间的移植（如将黑猩猩的心或狒狒的肝移植给人），术后如不采取强而有效的免疫抑制措施，受者对异种移植物则不可避免地发生强烈的异种排斥反应。

二、分类

根据移植物植入部位，移植术可分为：①原位移植，即移植物植入到原来的解剖部位，移植前需将受者原来的器官切除，如原位心脏移植、原位肝移植；②异位移植，即移植物植入到另一个解剖位置，一般情况下，不必切除受者原来器官，如肾移植、胰腺移植一般是异位移植；③旁原位移植，即将移植物植入到贴近受者同名器官的位置，不切除原来器官，如胰腺移植到紧贴受者胰腺的旁原位胰腺移植。

根据不同的移植技术，移植术可分类为：①吻合血管的移植术，即移植物从供者切取下来时血管已完全离断，移植时将移植物血管与受者的血管予以吻合，建立有效血液循环，移植物即刻恢复血供。临床上大部分器官移植，如心脏移植、肝移植、肾移植、胰腺移植等都属此类。若一次同时移植 2 个器官，如心肺、胰肾，习惯上称联合移植；如一次同时移植 3 个或更多器官，称多器官移植，这类移植器官往往有一个总的血管蒂，整块切除后连在一起，外形如一串葡萄，故名器官簇移植，移植时只需吻合其主要的动静脉主干即可；②带蒂的移植术，即移植物与供者始终带有主要血管以及淋巴或神经的蒂相连，其余部分均已分离，以便转移到其他需要的部位，移植过程中始终保持有效血供，移植物在移植的部位建立了新的血液循环后，再切断该蒂。这类移植都是自体移植，如各种皮瓣移植；③游离的移植术，即移植物移植时不进行血管吻合，移植后移植物血供的建立依靠周缘的受者组织产生新生血管并逐渐长入。游离皮片的皮肤移植即属此类；④输注移植术，即将移植物制备成保存活力的细胞或组织悬液，通过各种途径输入或注射到受者体内，如输血、骨髓移植、胰岛细胞移植等。

根据移植物来源不同分为胚胎、新生儿、成人、尸体及活体供者。活体又包括活体亲属（指有血缘关系，如双亲与子女、兄弟姊妹之间）和非亲属（如配偶）。

三、排斥反应

随着器官移植医疗技术的发展，器官移植已被证明是救治终末期器官衰竭患者的有效方法，给疾病晚期患者提供了第二次生存的有效机会。但是，受者作为生物有着一种天赋的能力和机构（免疫系统），能对进入其体内的外来“非己”组织器官加以识别、控制、摧毁和消灭。这种生理免疫过程在临床上表现为排斥反应，导致移植器官破坏和移植失败。移植器官正像人的其他细胞一样，有两大类主要抗原，即 ABO 血型和人类白细胞抗原（HLA），它们决定了同种移植的排斥反应。

临床上常见的器官移植排斥的类型主要有：

（一）宿主抗移植物反应

受者对供者组织器官产生的排斥反应称宿主抗移植物反应（host versus graft reaction, HVGR）。根据移植物与宿主的组织相容程度，以及受者的免疫状态，移植排斥反应主要表现为3种不同的类型。

1. 超急排斥　超急排斥（hyperacute rejection）反应一般在移植后24小时发生。目前认为，此种排斥主要由ABO血型抗体或抗Ⅰ类主要组织相容性抗原的抗体引起的。受者反复多次接受输血，妊娠或既往曾做过某种同种移植，其体内就有可能存在这类抗体。在肾移植中，这种抗体可结合到移植肾的血管内皮细胞上，通过激活补体直接破坏靶细胞，或通过补体活化过程中产生的多种补体裂解片段，导致血小板聚集，中性粒细胞浸润并使凝血系统激活，最终导致严重的局部缺血及移植物坏死。超急排斥一旦发生，无有效方法治疗，终将导致移植失败。因此，通过移植前ABO及HLA配型可筛除不合适的器官供体，以预防发生超急排斥。

2. 急性排斥　急性排斥（acute rejection）是排斥反应中最常见的一种类型，一般于移植后数天到几个月内发生，进行迅速。肾移植发生急性排斥时，可表现为体温升高、局部胀痛、肾功能降低、少尿甚至无尿、尿中白细胞增多或出现淋巴细胞尿等临床症状。细胞免疫应答是急性移植排斥的主要原因，$CD4^+$T（TH1）细胞和$CD8^+$T细胞是主要的效应细胞。即使进行移植前HLA配型及免疫抑制药物的应用，仍有30%～50%的移植受者会发生急性排斥。大多数急性排斥可通过增加免疫抑制剂的用量而得到缓解。

3. 慢性排斥　慢性排斥（chronic rejection）一般在器官移植后数月至数年发生，主要病理特征是移植器官的毛细血管床内皮细胞增生，使动脉腔狭窄，并逐渐纤维化。慢性免疫性炎症是导致上述组织病理变化的主要原因。目前对慢性排斥尚无理想的治疗措施。

（二）移植物抗宿主反应

如果免疫攻击方向是由移植物针对宿主，即移植物中的免疫细胞对宿主的组织抗原产生免疫应答并引起组织损伤，则称移植物抗宿主反应（graft versus host reaction, GVHR）。GVHR的发生需要一些特定的条件：①宿主与移植物之间的组织相容性不合；②移植物中必需含有足够数量的免疫细胞；③宿主处于免疫无能或免疫功能严重缺损状态。GVHR主要见于骨髓移植后。此外，脾、胸腺移植时，以及免疫缺陷的新生儿接受输血时，均可发生不同程度的GVHR。

临床上，移植护理的目的是对器官移植患者提供有效移植护理手段，配合医师提高移植存活率，并改善生存质量。现已开展的器官移植包括肾、肝、心、胰、肺、小肠、脾、肾上腺、甲状旁腺、睾丸、卵巢的单一、两个和多器官联合移植等。其中肾移植的例数及临床效果均居首位。本章以肾移植为例，介绍有关移植手术前后的护理。

第二节　肾　移　植

肾移植（renal transplantation）是将同种异体肾植入患者的体内，代替已丧失功能的病肾，也称同种异体肾移植。肾移植是治疗终末期肾功能衰竭患者的有效治疗手段，无论从延长生命或是从提高生活质量方面疗效均优于透析者，肾移植不仅可以延长患者生命，而且可以提高患者生活质量，甚至使患者继续从事正常的生活、工作和学习。为保证手术顺利进行，促进患者康复，需要进行充分的术前准备，精心的术后护理，使患者能以最佳的身心状态经历移植手术全过程，从而提高肾移植受者的长期存活率。

一、受者的选择

凡属肾移植适应证的患者都可作为受者。

（一）适应证

原则上任何肾疾病引起的不可逆的肾功能衰竭均可考虑肾移植，如肾小球肾炎、肾盂肾炎、间质性肾炎、遗传性肾炎、高血压性肾硬化、糖尿病性肾炎、狼疮性肾炎等疾病所致的慢性肾功能衰竭等，发展至终末阶段，经一般治疗无效，而需行透析治疗维持生命时，均成为肾移植适应证。移植对患者年龄上虽无绝对限制，但以 18～45 岁较为合适。

（二）禁忌证

1. 绝对禁忌证

（1）肾病变是全身疾病的局部表现，则不应施行肾移植术，因移植后的肾可发生同样的疾病，如结节性动脉周围炎、弥漫性血管炎、草酸病等均认为是绝对禁忌证。

（2）全身严重感染和活动性结核病患者不应进行肾移植术，因免疫抑制药物和激素应用可使感染病灶发展和结核病灶扩散而造成严重后果。

（3）散在性恶性肿瘤、顽固性心衰、慢性呼吸衰竭、凝血机制紊乱、精神病及肝功能尚未恢复以前，禁行肾移植术。

2. 相对禁忌证　肾功能衰竭时常可能与其他一些疾病同时存在，这些疾病可与肾功能衰竭密切相关，也可能并无联系，但可影响手术。在决定进行肾移植以前，必须仔细评估这些疾病对肾移植的成败影响，有些疾病经过处理后可考虑行肾移植术。

（1）活动性肾炎不能作为受者：因患者血液循环中有大量抗肾小球基底膜抗体，肾移植后可使移植肾发生肾小球肾炎破坏移植肾。若事先将双肾切除后 6～12 个月，待其循环抗体消失后亦可考虑进行移植手术，以免术后移植肾受累。但对一般无活动性的慢性肾炎患者，移植前不一定需作双肾切除手术。

（2）溃疡病：移植后应用大量激素可引起上消化道溃疡出血，如发现溃疡应先治愈再考虑移植。

（3）乙型肝炎表面抗原：一般而言，患者血液中 HBsAg 阳性是病毒性肝炎的证据，但该抗原阳性并不是肾移植的绝对禁忌证，但术后 3 年以上成活者较低，且死于肝病患者较阴性受者高 5 倍。因此，HBsAg 阳性虽不列为移植禁忌，但患者应慎重，同时必须严密消毒隔离，以免传播感染。

二、受者的准备

1. 透析　移植前行透析可帮助患者纠正水、钠潴留，使患者心胸比及血压趋于正常，能下床活动，生活自理，这样才有条件进行移植。常规的血液透析患者，在移植术前 24 小时内必须增加透析 1 次，以保证体内电解质平衡，使患者能耐受手术。

2. 组织配型及其他要求　亲属供肾全身情况良好，HLA 抗原及 ABO 血型必须完全相同；混合淋巴细胞培养必须低于 20%；淋巴细胞毒性试验低于 10%；双肾功能及形态均正常，至少有一个肾只有一根肾动脉及一根肾静脉。尸体供肾：供者年龄不超过 50 岁，生前无败血症、肾感染病灶及病毒感染；无高血压病变；热缺血时间不超过 10 分钟；ABO 同输血型；淋巴细胞毒性试验低于 10%；HLA-DR 配型尤其重要。

3. 病肾切除的有关问题　在所有肾移植的患者中，肾移植术前行双肾切除的患者目前已很少，肾切除并不作为一个常规，除非是药物治疗无效，非切不可。因为原双肾虽然“排毒”功能已丧失，但其他功能仍有作用，如泌尿功能，有些患者每日尿量仍有 500ml 左右；内分泌功能，部分仍可产生促红细胞生成素，改善贫血状态等。患者病肾切除的适应证主要限于一些特殊的病变：有严重症状的肾结石，大量血尿难以控制，严重膀胱输尿管反流并伴有残余尿，口服药物不能控制的高血压、危及生命、影响生活，肾肿瘤，肾囊腔感染，复发性肾盂肾炎及严重的蛋白尿（10g/24h）。

（1）多囊性肾病或遗传性肾炎：多囊肾的肾衰竭较适合做肾移植，预后较好。多囊肾合并反复感染和出血是移植前必须手术切除的指征；对于多囊肾较大者，在移植前也必须手术切除，为移植提供空间。

（2）血小板减少性紫癜：血小板减少性紫癜肾移植术后使用环孢素和 FK506 可以产生与血小板减少性紫癜相同的肾小球毛细血管血栓病变，使复发率增高。

（3）慢性肾盂肾炎：长期不能治愈的慢性肾盂肾炎，必须正规疗程抗感染治疗，以达到移植前彻底控制感染，肾盂肾炎反复发作者可考虑在移植前切除无功能的双肾。

（4）顽固性肾素性高血压：大多数晚期透析患者有不同程度的高血压，若患者经足够透析不能纠正高血压（约 90% 为机体水、钠潴留所致），考虑为肾素血管紧张素增高所致，移植前必须做自体双肾切除。

（5）肾肿瘤：肾的恶性肿瘤必须移植前切除，观察 2 年无复发方可进行肾移植，以防转移复发。良性肿瘤也应积极治疗，切除无碍。

（6）严重蛋白尿：严重的蛋白尿致体内大量蛋白流失，患者严重营养不足、低蛋白血症，此类患者必须切除双肾。

三、供者的选择

同种异体肾移植目前在临床上应用十分广泛。近年来，虽然对延长移植物存活时间的研究取得了较大进展，但排斥反应仍然是移植失败的一个主要原因。已知的各种移植抗原都可以引起机体对它产生不同形式的免疫应答反应。供者组织中存在着受体内缺少的抗原，是引起排斥反应的根本原因。用免疫学方法选择供者的意义和目的，一是为了避免超急性排斥反应；另一是选择与受者组织相容性抗原最近似的供者，尽量减少急性排斥反应的次数和强度，从而提高移植效果，延长移植物的存活期和功能，提高患者的生存率。

一般说来，供者以单卵双胎同胞间为最佳，其次依次为二卵双胎，兄弟姐妹、父母、血缘相关的亲属，最差的是无血缘关系的尸体供者。

1. 供者的种类　供者分为活体供者和尸体供者。

（1）活体供者：在不明显损害供者的身体及不影响其未来生活的前提下，用手术方法取出自愿捐出的某器官或某些器官一部分的活体称活体供者。包括亲属活体供者和非亲属活体供者 2 种。

（2）尸体供者：脑死亡者或无呼吸、无心跳的捐器官死者称尸体供者。包括脑死亡尸体供者、无心跳尸体供者、无脑儿以及其他新鲜死胎儿。

2. 供者的选择 人类与移植有关的抗原，主要有红细胞的 ABO 抗原和白细胞的 HLA 抗原系统。鉴定白细胞抗原有两种主要方法：①血清学方法；②细胞学，即混合淋巴细胞培养（MLC）方法。现已知人类的 HLA 抗原系统有 5 个相邻的位点，即 HLA-A、B、C、D 和 DR。其中 HLA-A、B、C、DR 4 个位点的抗原可以用血清学方法鉴定，称 SD 抗原；HLA-D 位点的抗原用 MLC 来检测，称 LD 抗原。

人类外周血淋巴细胞表面含有丰富的 HLA 抗原，而且容易获得，所以常规的组织配型通常以外周血淋巴细胞为代表进行研究。

供者选择包括：

（1）免疫学方面的选择：血型鉴定、组织相容性试验、淋巴细胞毒性试验等。

（2）其他方面的选择：供者年龄应在 60 岁以下，无心血管、肝、肾等疾病，无全身性感染和局部化脓性疾病等。

（3）排除恶性肿瘤。

四、肾移植的手术时机

1. 不可逆终末期肾疾病患者，血肌酐上升到 707.2 ~ 884.0μmol/L 时，应开始行透析治疗，并积极给予内科支持治疗，然后根据组织配型结果，选择理想的供肾进行肾移植手术。

2. 接受规则透析的患者，如出现少尿或无尿、贫血日趋严重、心脏扩大、反复出现心力衰竭等，属于迫切移植对象者，应尽早选择合适的供肾进行肾移植手术。

3. 晚期尿毒症患者如出现昏迷或有严重心血管并发症，不应匆忙进行手术，需采取有效足够的透析治疗，辅以内科支持治疗，待病情稳定后再择期手术。

4. 若患者已接受透析治疗，仍出现药物难以控制的高血压、心包炎、甲状旁腺功能亢进或进行性多发性神经炎等情况，则应创造条件，及早进行肾移植。

五、肾移植部位

肾移植首选右侧髂窝，因该部位表浅，且具有以下优点：

1. 移植手术操作简便易行，手术在腹膜外进行，并发症较少。

2. 术后移植肾的变化易于观察，通过触诊易于估计移植肾体积的大小，放射性核素和超声波检查均很方便。

3. 必要时肾组织细针穿刺检查方便，发生局部并发症需再行手术时，处理方便。

因此，一般情况下，应摘取左侧供肾移植至右髂窝。由于右髂窝位置表浅，术后须谨慎保护，以防发生意外。左髂窝动静脉位置较深，特别是髂外静脉处于骨盆深处，手术操作较为困难，只有在右髂窝部位有特殊情况不能应用时，或者是第一次右髂窝移植失败之后进行第二次移植时，才选用左髂窝。

在肾移植的起初阶段，采取过先切除受者左肾，在同一切口利用受者自身留下的肾动脉（或脾动脉）、静脉和输尿管的残端，分别与供肾的动脉、静脉、输尿管做端端吻合，使移植肾位于正常的解剖部位。这在理论上很容易被人们接受，但缺点是切除一个肾增加受者负担；同时肾窝位置深，操作困难；更重要的是术后对移植肾的观察困难，如肾发生肿胀时，几乎无法查出，活组织检查也是难于进行；一旦局部发生并发症，再次手术更为复杂。所以，目前已不再移植于肾窝部位。

六、HLA 配型

移植肾有功能地长期存活是肾移植科学研究与临床工作的最终目标。目前，选择 HLA 相容的供体是提高移植肾长期存活率的主要措施之一。通过 HLA 配型选择肾移植供受者，可以降低急性排斥的发生危险，延长移植物的存活期，避免受者被致敏，并能减少患者对免疫抑制药物的依赖。

尽管对 HLA 配型在肾移植中的作用仍有许多争论，但是诸多临床研究资料表明，HLA 配型对提高移植的短期存活和长期存活均有重要意义。以 HLA 全相同的同胞作为供者的移植肾，存活率明显高于 HLA 不同者。经过多年外科技术的改进，新的有效免疫抑制药的应用，但仍可观察到 HLA 配型的结果对移植肾长期存活的影响。根据 1992 年美国器官分配网的资料表明，HLA 全相同的移植肾 1 年存活率为 95%；父母或子女兄弟的 HLA 半相同的移植肾 1 年存活率为 88%~91%；而来自配偶和无血缘关系的供肾，1 年存活率与尸体肾移植相仿，仅为 87%。随着分子生物学技术在临床应用的日益增加，HLA 分型技术更加快速、准确，其对肾移植结果的影响必将日益明显。

第三节 肾移植术前准备

肾移植的术前准备，对手术的成败起到决定性作用，包括供者和受者两方面，缺一不可。护士应从生理及心理各方面对患者进行全面评估，制定合适的护理计划，给予相应的护理措施，使患者对手术有充分的心理准备和身体准备，从而最大限度地配合医生，取得手术成功，改善患者的生活质量。

一、护理评估

（一）供者的评估（亲体肾移植）

1. 病史及体检　供者的既往史、过敏史、家族史、营养状况、身体各系统的功能，结合全面的体格检查，全面了解供者的健康状况，明确有无禁忌证。

2. 实验室和辅助检查　血型鉴定、组织配型、血液生化检查、凝血功能检查、感染方面测定、B 超等。

3. 医学评估　通过病史、体格检查、实验室检查及其他特殊检查，确认供者捐献的脏器不存在任何问题。

4. 心理评估　首先要了解供者与受者的关系，是父母与子女关系，兄弟姐妹关系，还是亲朋好友关系；不同的关系要用不同的方法对待。了解供者目前的心理状况，如是自愿还是迫于其他压力；了解供者对肾移植手术的认识，如重要性、手术风险等。

（二）受者的评估

1. 病史及体检　通过询问既往史、过敏史、家族史、营养状况、现在用药情况，体格检查等方式，了解受者的健康状况，发现潜在的疾病或异常，明确有无禁忌证，以减少移植后并发症的发生。

2. 血生化、血清学及免疫学方面的检查　血常规、电解质、肝肾功能、凝血功能；病毒学检查，如人类免疫缺陷病毒（HIV）、巨细胞病毒（CMV）、单纯疱疹病毒（HSV）及肝炎病毒等；术前免疫学检查，如T淋巴细胞亚群、混合淋巴细胞培养等，作为术后免疫学监测的对照。

3. 组织配型　①ABO血型最好一致或同输血原则；②群体反应性抗体（PRA）阴性或淋巴细胞毒性试验低于10%；③寻求HLA位点多配者，可提高移植肾存活率。

4. 辅助检查　常规X线胸片，心电图检查，心、肝、肾B超检查，并根据患者的具体情况选择相应的特殊检查。

5. 消化系统评估　移植后应用大量激素和免疫抑制剂可引发消化道溃疡出血、内脏穿孔，增加移植受者的死亡率。必须详细了解受者病史，完善消化道检查并评估消化系统功能，发现溃疡应先治愈，再考虑移植。

6. 感染的评估　术后使用免疫抑制剂治疗，可降低患者的抗病毒和细菌感染的能力。移植前必须详细检查，了解患者的呼吸系统、泌尿系统有无感染病灶存在，如存在感染应予以治愈。

7. 心理评估　患者由于长期受慢性疾病的折磨，身体各系统、各器官的功能均受到不同程度的损害，体质虚弱，营养不良，往往会担心自己能否耐受移植手术的创伤，对移植手术存有恐惧心理。在等待器官移植期间常见的心理反应有担忧、不信任、焦虑等。此阶段护理人员应根据患者的具体情况，评估患者的心理反应，有针对性地做好解释和疏导工作。

8. 社会经济状况　疾病和手术可造成患者家庭角色和社会角色的改变，也可能造成患者家庭的经济问题，了解患者的家庭状况、家属对手术的看法、对患者的支持程度，了解患者及家属对医疗费用的承受能力等。

二、护理诊断及医护合作性问题

（一）供者

1. 焦虑　与对自己和受者手术预后的不确定感有关。
2. 知识缺乏　与对手术相关知识缺乏有关。

（二）受者

1. 焦虑　与对自己和供者手术预后的不确定感有关。
2. 舒适的改变　与透析、疾病有关。
3. 知识缺乏　与对手术及术后知识缺乏有关。
4. 水、电解质失衡　与疾病有关。
5. 潜在并发症——皮肤完整性受损　与皮肤瘙痒、干燥有关。
6. 潜在并发症——感染　与免疫力低下有关。
7. 潜在并发症——跌倒　与贫血、糖代谢异常、高血压有关。
8. 潜在并发症——高钾血症　与水、电解失衡有关。

三、护理计划与实施

（一）供者的护理

1．心理护理　减轻患者对手术的焦虑、恐惧和不确定感。

（1）热情接待供者，主动自我介绍，详细介绍医院环境，使其尽快进入角色，减少因为环境陌生而导致的焦虑及紧张感。

（2）解释各种检查步骤、麻醉程序、手术的过程，纠正患者对手术和麻醉的错误观念。

（3）讲解手术后可能出现的问题、注意事项及术后饮食、体位、活动的相关知识，如术后引流管的护理、有效咳痰、下床时间等。

（4）向患者提供人体有一个肾也能够存活的科学依据，减少其心理负担，保持心态平和。

（5）鼓励患者表达其担心的事项和对手术的认识，并耐心疏导，消除其顾虑。

（6）安排娱乐性活动，分散其注意力，以减轻害怕和孤独感；鼓励家属术前探视。

2．肠道准备　术前1日口服酚酞2片，术日晨开塞露20ml纳肛，排净肠道内容物；术前8小时禁食，4小时禁水，以防因麻醉或手术过程中的呕吐引起窒息或吸入性肺炎。

3．皮肤准备　剪指（趾）甲、剃毛发、术前淋浴，备皮范围为胸部以下、会阴部至大腿上1/3及手术侧腰部，注意勿剃破皮肤。

4．其他　进行配血和常规药物过敏试验。术前晚可给予安眠、镇静药物，以保证充分睡眠。术晨监测患者生命体征，有无咳嗽、体温或血压升高、妇女月经来潮等情况，及时通知医生，必要时推迟手术。

（二）受者的护理

1．心理护理

（1）向患者解释手术程序、麻醉程序，使患者了解过程，排除未知感。

（2）向患者讲解手术后可能出现的问题、引流管情况、注意事项及术后饮食、体位、活动的相关知识，如术后引流管的护理、有效咳痰、下床时间、进食时间、尿量尿色的观察等。

（3）术后为保护性隔离，谢绝家属探视，讲解其必要性及注意事项。

（4）向患者讲解保持平和心态的重要性。

（5）向患者讲解人体一个肾也能维持正常功能的科学性，以减轻患者内心的愧疚感，减少忧虑，增加手术的决心。

（6）鼓励患者表达其担心的事项和对手术的认识。

（7）安排娱乐性活动，帮助患者分散注意力，减轻害怕和孤独感。

（8）鼓励家属术前探视。

2．营养支持　增加营养，多食粗纤维食物，保持排便通畅。

3．维持液体和电解质的平衡　每天准确记录出入量及测量体重，监测电解质。

4．纠正贫血　肾移植术前患者的血红蛋白最好能维持在70g/L以上。

5．控制感染　术前应借助各种检查，如咽拭子、痰、中段尿、腹透液细菌和真菌培养，低热患者定期复查X线胸片以排除结核，加强病毒的实验室检测手段，及早发现并予以治疗。

6. 动静脉瘘的护理　动静脉瘘是尿毒症患者的生命线。肾移植术后移植肾功能恢复延迟、移植肾急性排斥的患者，通过动静脉瘘进行血液透析可以起到辅助作用。禁止在动静脉瘘管侧肢体加压、测血压及静脉穿刺等。

7. 术前宣教　指导患者学会床上排便。术前 2 周戒烟，教会患者深呼吸及有效咳嗽的方法，以防止肺部感染。

8. 肠道准备　术前 1 日口服酚酞 2 片，术日晨开塞露 20ml 纳肛，排空肠道内容物；术前 8 小时禁食，4 小时禁水，以防因麻醉或手术过程中的呕吐而引起窒息或吸入性肺炎。

9. 皮肤准备　剪指（趾）甲、剃毛发、术前淋浴，备皮范围为胸部以下、会阴部至股上 1/3 及手术侧腰部，注意勿剃破皮肤。

10. 透析　术前增加 1 次透析，保证体内电解质平衡，使患者能够耐受手术。

11. 术日晨给予免疫抑制剂，如常用 0.9% 氯化钠溶液 100ml + CD25 单抗（赛呢哌 50 ~ 75 mg，或舒莱 20 mg）静脉滴注、口服霉酚酸酯（mycophenolate mofetil，MMF，骁悉）0.75 ~ 1.0 mg。并准备好术中用药，如甲泼尼龙（Meth-ylprednisolone，MP）500mg、抗生素等。

12. 其他　配血和常规药物过敏试验，备好足够的血液和血小板。术前晚可给予安眠、镇静药物，以保证充足睡眠。术晨监测患者生命体征，有无咳嗽、体温或血压升高、妇女月经来潮等情况，及时通知医生，必要时推迟手术。

（三）病室准备

术后消毒隔离病房的布局为中心型的环形或扇形结构，或是周围型的长方形结构，便于医护人员直接观察患者。监护床应易于推动，以能为患者提供多种卧位的多功能病床为佳；每床有输液轨道，床头配置中心供氧、中心负压吸引装置、多功能监护仪、多插头电源板。病房内有温度和湿度调节器，保证室温在 22 ~ 24℃，湿度在 50% ~ 60%；有良好的照明条件及消毒设备，最好为单间病房。

术前应彻底清洁病室，用消毒液擦拭病室内窗、桌、椅、床及各种用物。备齐所有用物后，用紫外线做空气消毒。

（四）物品准备

1. 监护仪器准备　准备心电监护仪、血糖监测仪、输液泵、吸痰器等各种监护抢救设备。检查各导管连线，接通电源，检查仪器有无故障，调节各参数的报警极限，使其处于备用状态。

2. 准备各种检查化验单和容器　准备好特别护理记录单，血、尿、便、血气分析化验单，心电图、X 线胸片检查申请单及各种血、尿、便标本容器及培养容器。

3. 其他护理操作用物准备　精密集尿袋、三通开关、肝素帽、负压吸引器等。

4. 患者生活用品准备　准备牙膏、软毛牙刷、牙杯、面盆（3 只）、肥皂、茶杯、吸管、饭盒、卫生纸、毛巾（3 条）、拖鞋、剃须刀、筷子、镜子、木梳等。病室内物品放置有序，固定位置。

5. 备齐一次性口罩、帽子、消毒隔离衣、消毒拖鞋、鞋套等。

（五）药品准备

专用药柜保存免疫抑制剂，保持清洁；备齐抢救和常用药品。常备药物有各类抗生素、激素、免疫抑制剂、抗病毒药、止血药、白蛋白、胰岛素、保肝药、利尿药、抗心律失常药物、镇静药、血管扩张药等。贵重药物须上锁，须冷藏药物放冰箱保存。

（六）工作人员准备

1. 人员准备　建立人员相对稳定的器官移植专业护理组，参与移植护理工作的人员必须具有高度的工作责任心、扎实的专业理论知识和熟练的专科操作技能。

2. 业务准备　针对器官移植的基本原理及器官移植的共性问题，有计划、有组织地进行业务授课学习。学习内容包括器官移植的现状与进展，各种器官移植的原理、方法与治疗，各种移植患者的围手术期护理，排斥反应的观察与护理，感染的预防与护理，新型免疫抑制剂及其临床应用等。

第四节　肾移植患者的术后护理

参与移植护理的工作人员应了解移植护理全过程，根据医师的诊疗计划，针对患者的具体情况和术中、术后可能出现的护理问题，预先制订合理的护理计划，在实施过程中不断评估、解决护理问题，逐步完善护理计划，确保移植护理工作的顺利实施。

一、护理评估

1. 评估患者的麻醉恢复情况，向麻醉师及手术医师了解麻醉方式及术中情况，如术中体液丢失量、出血及电解质的情况，肾血管开放后移植肾血循环情况、移植肾血流灌注和术中尿量，术中有无发生急性移植肾肾小管坏死、心力衰竭、急性肺水肿、低血压、休克、严重的心律失常等。及时评估这些情况，对早期监测病情具有重要的指导意义。

2. 评估患者的意识状态，呼叫其名字或嘱患者完成简单指示动作，观察患者的反应及完成情况。

3. 评估呼吸道是否通畅、呼吸的速度及节律等。

4. 监测患者的心率、血压、氧饱和度及体温情况。

5. 观察皮肤的颜色及末梢循环情况。

6. 注意伤口敷料及引流管情况，予以妥善固定。

7. 记录患者术后的出入量。

8. 评估患者静脉输液管道是否畅通。

二、护理诊断及医护合作性问题

1. 疼痛　与手术造成组织切割或牵拉有关。

2. 体液不足　与术中失血、失液过多有关。

3. 清理呼吸道无效　与术后分泌物增多，切口疼痛限制咳嗽，不会咳嗽等有关。

4. 体温过高　与应用免疫抑制剂有关。

5. 潜在的皮肤完整性受损　与手术后卧床有关。

6. 焦虑　与手术保护性隔离、与家属分离有关。

7. 生活自理能力缺陷　与保护性隔离、术后卧床有关。

三、护理计划与实施

1. 病室消毒隔离　制定术后监护室的消毒隔离制度并严格贯彻执行。术前彻底清洁病室，并用消毒液擦拭病室内窗、桌、椅、床及各种用物。术后10～15天内采取保护性隔离，控制入室人员，严格无菌操作，医护人员均穿隔离衣，戴口罩、帽子，工作人员有感染症状（如患感冒等）不得进入肾移植病房，谢绝探视。病室每日用紫外线空气消毒机消毒3次，室温保持在18～22℃；每周做空气细菌培养1次；每天用消毒液拖地，擦拭桌椅、门窗，定时通风，门口设脚垫；患者的床、被套及衣服需高压灭菌消毒。

2. 病房护士与手术室人员详细交接　床旁交班：手术完毕患者被送回病室，护士必须向手术医师及麻醉师详细了解术中情况。测量患者回病室后首次体温、脉搏、呼吸、血压，检查输液、腹部伤口及各种导管、引流管的情况，认真做好床旁交班并详细记录监测资料。

3. 术后体位　患者术后回病房后去枕平卧，头偏向一侧，12小时后取半卧位，同侧下肢屈曲15°～25°，以减轻疼痛及切口张力。患者在床上可适当翻身，切忌猛起、躁动等不利于血管吻合处的大幅度动作。

4. 生命体征的监测　密切监测生命体征变化，给予心电监护。

（1）血压监测：术后24小时每小时测量1次，术后48小时如血压平稳可改为每4小时测量1次，以后根据医嘱逐渐减少测量次数。血压维持在高于术前基础血压15～23mmHg，一般130～150/80mmHg。血压低者，首先补足血容量，必要时用多巴胺升压；血压高者舌下含服硝苯地平，效果不好者用微量泵泵入硝普钠降压，以防心衰及脑出血的发生。

（2）体温监测：术后患者体温一般低于38℃，如果体温高于38℃，应注意观察是否出现移植肾排斥反应或感染发生。

5. 尿量监测　尿量是观察肾功能最直接、有效的指标之一。如供肾质量良好，移植后肾血液循环恢复，一般在3～5分钟后即有尿液排出。正常术后3～5天大都出现程度不等的多尿期，平均尿量>200～300ml/h，多者可达800～1200ml/h以上，因此术后7天应准确测量每小时尿量、尿比重，观察尿液颜色、性质，准确记录，以监测患者病情动态变化。

（1）保持尿管引流通畅，长短适宜，防止扭曲受压。每小时记录1次尿液的色、质、量，如果尿量少于50～100ml/h，应及时向医师报告。

（2）判断尿少的原因。常见的尿少原因主要有血容量不足、低蛋白血症、移植肾排斥、尿漏、尿路梗阻等，如出现尿少或无尿，应积极寻找并判断其原因，给予相应治疗。当患者血容量不足，应加速扩容，静脉滴注0.9%氯化钠溶液500ml，并在1～2小时内快速输入。

（3）根据每小时尿量及时调整补液量。当排尿量<200ml/h，补液量等于尿量；排尿量为200～500ml/h，补液量为尿量的80%；排尿量>500ml/h，补液量为尿量的70%。

（4）根据尿量、血压、脉搏调整输液速度。术后常规补液7天，停止补液后每日饮水1000～1500ml，24小时尿量保持在2500ml左右，24小时内出入量差额不超过1500ml。根据患者的尿量、血压、脉搏调整输液速度，防止血压增高、心脏负荷加重。

6. 肾功能及电解质监测

（1）严格记录入量、每小时尿量，量出为入，使出入量基本平衡。若每日尿量>

5000ml，即多尿期，应注意控制输液量，一般入量为出量的80%，并及时补充电解质及纠正酸碱平衡紊乱。术后3天，每日进行血实验室检查，监测血尿素氮、肌酐的变化、血细胞比容、血常规及电解质的变化。

（2）肾移植患者术中输血，加上尿毒症患者低血钙，术后可出现低血钙性手足抽搐，应适量补钙。

（3）移植肾无功能，需及时给予对症处置。若2小时之间尿量突然下降一半，注意检查导尿管是否通畅、有无血块阻塞，测量CVP、BP，判断是否血容量不足，若血容量补足后尿量仍少，给予呋塞米20~60mg静脉推注。

7．伤口及引流管的观察与护理　术中移植肾置放于髂窝内，在移植肾区及膀胱吻合口的髂窝内分别放置引流管，以防肾周积液。

（1）观察伤口有无红、肿、热、痛及分泌物，视伤口情况及时换药。

（2）观察并记录引流液的色、质、量。若1小时内引流出血性液体超过100ml，提示有活动性出血的可能；若引流出尿液样液体，且引流量超过100ml/h，提示有尿漏的可能，应及时向医师报告。

（3）做好特别护理记录，准确记录引流量，并注意引流液及尿便颜色、性质，做好分泌物、引流物、排出物及血液的细菌学检查。

8．基础护理

（1）加强口腔护理，每日早晚协助患者用软毛牙刷刷牙，并用洗必泰漱口，预防口腔感染。

（2）保持床铺清洁干燥，每日更换床单、被套，更换床单时动作要轻柔，以防损伤皮肤，经常为患者擦身、换衣裤，保持个人卫生。

（3）每日帮助患者梳头，保持头发的清洁，增加其舒适感。协助患者翻身，并定时按摩骨突出部位以促进血液循环，也可使用气垫床。

（4）术后3~5天可协助患者下地活动，渐进性地增加活动量。

9．动静脉瘘的护理　动静脉瘘是移植肾未完全恢复功能前挽救患者生命的一条途径，尤其是对肾移植术后移植肾功能恢复延迟、移植肾急性排斥的患者有重要作用，应妥善保护。严禁在动静脉瘘一侧肢体测量血压、抽血、输液等操作；可用护腕加以保护，但要注意松紧适中。

10．心理护理　应高度重视肾移植患者的心理护理。长期使用免疫抑制剂、发生其他并发症等均会引起严重的心理问题。患者入住监护病房后，由于与亲人分离、面对陌生的环境，易产生焦虑、恐惧心理。信息缺乏时，患者易陷入情绪障碍，产生不良心理影响。护理人员应加强与患者沟通，给予心理疏导，尽量满足患者各种合理要求，争取患者积极配合治疗。移植肾不影响其正常生育、生活及工作，鼓励患者放平心态、乐观的面对生活，对未来充满信心；嘱患者家属通过电话多关心、鼓励患者，给予足够的社会支持；调动医务人员、家属及整个社会的力量，帮助患者矫正认知与行为偏差，处理好躯体、行为、社会、情感等因素对心理的影响，更好地回归社会。

11．饮食护理

（1）术后肠蠕动恢复排气后，给予高热量、优质蛋白、高纤维素、高维生素、低盐饮食，由流质逐渐过渡到普食。术后饮食配方应考虑移植后和长期治疗期间蛋白质的摄入量、脂肪的组成及钙磷、维生素D的摄入，以维持理想体重为原则。例如，适量的碳水化合物；多吃新鲜蔬菜、水果以补充纤维素及维生素；少吃肥肉、煎炸食品等脂肪类食物；忌生、冷、辛辣及刺激性食品。早期蛋白的摄入量为1.3～1.5g/(kg·d)，鱼、奶、蛋等低脂高蛋白食物，非常适宜食用。老年患者钙质流失多，易骨质疏松，应多吃牛奶、豆制品等含钙高的食物；盐的摄入量应控制在2g/d。早期必要时可给患者补充水溶性维生素，如有低钙血症可补充活性维生素B及钙剂。

（2）术后禁食补气、补肾类保健食品，如蜂王浆、党参等，此类食品有可能使受体肾遭受免疫排斥。

12. 用药护理 临床常用免疫抑制剂及单、多克隆抗体，常用的药物：

（1）肾上腺皮质激素药物：一般术前或术中即开始使用，术后如有急性排斥反应则短期内大剂量冲击疗法特别有效。常用的有甲泼尼龙、泼尼松。不良反应有类肾上腺皮质功能亢进、诱发或加重感染、影响伤口愈合、诱发或加重溃疡、影响生长发育、神经精神症状、肾上腺皮质萎缩或功能不全等。

（2）环孢素：与泼尼松合用对预防排斥反应的效果好。不良反应有肾毒性、肝毒性、游走性大关节或小关节疼痛、高血压、胃肠道反应、免疫系统抑制等。临床上通常测定环孢素浓度（谷值或峰值）来调节用量。

（3）FK506（他克莫司）：是一种强效免疫抑制剂，作用与环孢素相似。不良反应为免疫系统抑制所致的肾毒性、高血压、高血钾、肝毒性、震颤、胃肠道反应等。

（4）霉酚酸酯（骁悉）：对淋巴细胞有高度的选择作用，常用于预防肾移植后的排斥反应，治疗移植后发生的急性排斥和难治性排斥反应。可与环孢素和肾上腺皮质激素同时应用。不良反应包括胃肠道反应，但一般能耐受，对症处理即可。

（5）雷帕霉素（西罗莫司）：是一种强效免疫抑制剂，免疫抑制活性比环孢素强数十倍，毒性低，用量小，且与环孢素有协同免疫抑制作用，临床上与环孢素联合使用。不良反应包括腹胀、心动过速、高脂血症、高血压、贫血、关节痛、血小板减少、腹泻等。

（6）赛尼哌（达西单抗）：为人源化单克隆抗体，能有效预防肾移植后急性排斥反应，且没有明显的毒性，最常报告的不良反应为胃肠道功能紊乱。

（7）抗淋巴细胞球蛋白（ALG）：临床应用的ALG以马、猪血清抗淋巴细胞球蛋白为主，能增加激素的药效，用于预防或治疗急性排斥反应。注射前须做皮试，注意有无高热、低血压、全身不适等过敏反应。

（8）OKT3：为单克隆抗体，可预防早期排斥反应，也可在急性排斥的严重时期给药，以便有效地使反应逆转。不良反应剧烈，包括发热、寒战、头痛、恶心、呕吐、腹泻、肺水肿等。第一次使用OKT3前，一般先用地塞米松或甲泼尼龙，减轻不良反应。

应用免疫抑制剂时需要注意：

（1）用药注意点：

1）加强感染监测：有效的免疫抑制剂在抗排斥反应的同时，也抑制了患者的免疫功能，易诱发各种感染，因此用药期间应定期对患者的痰液、中段尿、咽拭子等进行细菌和真菌培养，观察患者细菌、真菌、病毒感染的临床表现，并检查有无潜在性感染灶。

2）药物不良反应：如甲泼尼龙可能会引起患者情绪激动、异常兴奋等症状，必须做好心理护理；泼尼松（prednisone）每天空腹服用，需同时服用硫糖铝（舒可捷）以保护胃黏膜。

3）控制用药浓度、速度：使用免疫抑制剂，用药要准时、剂量要准确，须经2人核对后方可给患者服用。环孢素在禁食期间最好用输液泵24小时均匀输入，口服时可与冷牛奶、橙汁等饮料一起服用，以促进药物吸收。

（2）药物监测注意点：用药期间须根据血液药物浓度调整用药剂量，每周2次定时监测血药浓度。常规于服用药物前或服药后2小时抽血，监测血药浓度的谷值和服药后2小时的峰值。严格执行无菌操作及查对制度，抽血剂量要准确，抽血完毕，取下针头，沿试管壁缓慢注入血液，轻轻摇匀，及时送检，及时取报告。

1）环孢菌素、他克莫司浓度：服药前及服药后2小时，各抽血1ml置入含肝素钠（2滴）抗凝的管内。

2）CD系列（淋巴细胞亚群）：晨空腹抽血2～3 ml置入含肝素钠（2滴）抗凝的管内。

13. 健康指导　患者出院后，脱离了医生、护士的监护，应注意自我监测和自我护理，以提高生存率和生活质量，相关的健康指导内容主要包括：

（1）心理指导：器官移植后患者心理状态各不相同，有人认为移植后自己是一个健康的人，也有人则产生惧怕而过度小心，所以做好患者心理护理尤其重要。

1）指导患者正确认识疾病，告之患者肾移植术后6个月可从事正常社交、轻度娱乐活动，可重新恢复原来的工作。

2）合理安排作息制度，劳逸结合。可适当进行户外活动，如打太极拳、养花、钓鱼等，对于改善情绪、提高身体素质有益，但不可劳累过度。注意保护移植器官，防止意外损伤。

3）向患者讲解长期服用免疫抑制剂的重要性，注意发生慢性排斥反应的临床表现。

4）服用激素对延长移植物的存活非常有利，但患者易激怒，告诉家属应体贴、理解、关心患者，保持心情愉快。

（2）用药指导：

1）指导患者正确、准时服用各种药物，并强调按时服药的重要性。

2）讲解并指导患者学会观察各种药物的不良反应。

（3）饮食指导：合理的饮食对肾移植术后的恢复、伤口愈合，保持肾移植患者肾功能正常，有着重要的意义。

1）饮食分类：

①蛋白质：大剂量使用糖皮质激素，可促进蛋白质的分解并异生成糖，特别是淋巴、骨骼肌肉蛋白质，同时抑制体内蛋白质的合成，影响伤口的愈合，易导致骨质疏松、糖尿病、肌萎缩等。一般蛋白质摄入量为1.2～1.5g/(kg·d)。

②碳水化合物：糖皮质激素可促进胃酸和胃蛋白酶分泌增多，提高食欲，促进消化吸收及糖的产生，抑制葡萄糖的分解，使血糖升高。

③维生素类：多食蔬菜和水果，可促进伤口愈合、减少渗出，并且对环孢素引起的齿龈肿胀、牙龈出血、口腔溃疡有预防和治疗作用。

2）饮食卫生：

①不吃不洁食物及生拌菜肴，从冰箱内取出的熟食、隔日隔餐的饭菜需煮沸或微波炉加热杀菌后再食用。

②杨梅、草莓等水果不易彻底清洗，且不能削皮，尽量不要食用，但可做成果酱食用。

③葡萄柚可影响细胞色素 P450 酶系，从而影响药物的代谢，故不能食用。

（4）自我保健：通常肾移植术后 3～6 个月内是影响肾移植能否长期存活和整个命运的关键阶段，因为服用的免疫抑制药量较大，抵抗力低，容易感染；另外，此时免疫反应强，易发生急性排斥反应，近期急性排斥往往会转为慢性排斥，影响移植肾长期存活。患者手术出院后因脱离了医生、护士的密切监护，更应严密观察，自我监护，按时服药，定期复查。

1）一般性记录：

体重：每日记录 1 次，最好在早饭前，排尿、排便之后。

尿量：分别记录白天尿量和夜尿量，并记录 24 小时总尿量。

体温：最好每日记录 2 次（早上起床及午觉后）。

检查结果：应按检验日期先后详细摘录。

服药的种类及剂量：主要记录免疫抑制药物用量及药物的增减情况。

2）遵医嘱定时服药，切勿随便改药、减药，以免诱发排斥或导致药物中毒。

3）注意观察排斥信号：出现下列情况要注意是否发生了排斥，并及时与医生联系。①体温升高 38℃以上（多在凌晨 4～5 点钟体温上升）；②尿量明显减少，体重每天增加 1kg 以上或 1 周内增加 2kg 以上；③移植肾区肿胀、疼痛、压痛或伸直下肢感觉牵引痛；④血压升高 30mmHg 以上；⑤不明原因的乏力、腹胀、头痛、食欲减退、酸痛、心动过速、情绪不稳定、烦躁等；⑥血肌酐、尿素氮升高。

4）注意预防感染：平时注意保暖、预防感冒，外出需戴口罩；适当锻炼身体，劳逸结合，增加机体抵抗力；注意个人卫生，加强口腔护理，每天餐后用淡盐水漱口。

5）定期门诊随访：一般患者术后 3 个月内每周门诊随访 1 次；术后 4～6 个月每 2 周门诊随访 1 次；以后根据患者的身体状况及医嘱安排随访时间，但每年至少要有 2 次门诊随访；如有不适及时就诊。

第五节　肾移植术后并发症患者的护理

排斥反应与感染是器官移植术后对受者及移植器官存活最大的威胁，其中感染是术后导致患者死亡的首要原因。排斥反应与感染二者关系密切、互为因果，感染可诱发急性排斥反应，而抗排斥治疗可进一步降低机体免疫力，使感染易于发生或加重，以致全身播散，甚至出现双重或多重感染。因此，肾移植后并发症的预防和护理尤其重要。

一、护理评估

1. 评估患者的生命体征及主诉，及时发现并发症的前兆。
2. 观察患者的心率、血压、氧饱和度及体温情况。
3. 评估患者的相关化验检查结果，以指导诊疗护理计划。

4. 观察皮肤的颜色及末梢循环情况。

5. 注意伤口敷料及引流管情况，予以妥善固定。

6. 评估患者术中的出入量。

7. 评估患者静脉输液管道是否畅通。

二、护理诊断及医护合作性问题

1. 潜在并发症——排斥反应、感染、出血、心衰等　与手术及应用免疫抑制剂有关。

2. 焦虑　与术后并发症有关。

三、常见并发症及其护理

（一）排斥反应及其护理

排斥反应根据发生的时间可分为超急性、加速性、急性、慢性排斥反应4种。

1. 超急性排斥反应　超急性排斥反应指移植物在血液循环恢复后几分钟或数小时，也可在24～48h内发生的不可逆性体液排斥反应。超急性排斥反应的发生与受体循环中供体特异性HLA抗体有关，循环抗体与移植物细胞表面HLA抗原相结合并激活补体系统，释放出多种生物活性物质，从而引起局部炎症、血管内皮细胞损害、血栓形成和组织损伤。也可能同受体、供体ABO血型不符有关。

临床表现：如发生在术中，待血供恢复后，移植肾由红润迅速变为暗红或青紫，且遍布出血灶，质柔软，体积逐渐肿大甚至破裂。如发生在术后，患者突然出现无尿或少尿，移植区剧烈疼痛、肿胀。

处理及预防：超急性排斥反应一旦发生，迄今尚无有效的治疗措施使其逆转，处理措施为切除移植肾，以免强烈的排斥反应危象威胁生命。

超急性排斥反应重在预防，术前须认真检查受者体内是否有抗供者的预存抗体。主要措施有：①移植前做受者血清与供者淋巴细胞交叉配合试验，选择淋巴毒试验<10%的供受体；②ABO血型至少要相容；③若在一次组织配型时出现试验强阳性者，应特别慎重考虑；④对再次移植者，不要选择HLA抗原与前次供者相同而又为受者所缺如的供者；对多次妊娠者亦应避免挑选HLA抗原与其配偶相同而又为受者所缺乏的供者，以减少受者存在预存抗体的可能性；⑤对于免疫反应高度敏感的患者，如2次以上的移植受者，在移植前可试行血浆置换，消除特异的抗HLA抗体，降低抗体水平，有可能使移植获得成功。

2. 加速性排斥反应　加速性排斥反应为术后3～5天发生的剧烈排斥反应，病程进展快，伴移植物功能迅速丧失。组织病理学改变以小血管炎症和纤维素样坏死为主要病变，一般认为是急性体液排斥反应，难以逆转。

临床表现：体温升高，突然尿量减少或发展到无尿或血尿，血压升高，移植肾肿胀或剧烈疼痛，触痛明显、质地变硬；病情进行性发展、血肌酐迅速上升。

处理及预防：加速性排斥反应一经诊断，必须立即加强抗排斥治疗，以便控制其进展。首选治疗是大剂量甲泼尼龙（甲基强的松龙）500mg冲击治疗，往往治疗效果不佳，但可以此估计其预后。如激素冲击3次后方有所改善，应再加用3次或更多次冲击或增加口服激素。另外，应立即改用ALG或OKT3以达到更有效的免疫抑制效果，疗程应持续12～20天，停药前CsA的血浓度应达到治疗窗浓度。如上述治疗措施效果均不佳时，可试用血浆置换或抗凝治疗。治疗仍无效应及早停用免疫抑制剂，并切除移植肾。

加速性排斥反应的预防措施与超急性排斥反应的一样，要特别强调预防的重要性，应尽量避免发生加速性排斥反应。

3. 急性排斥反应 急性排斥反应是最常见的一种排斥反应，常发生在移植术后1周~3个月内，如能及时诊断、及早治疗，绝大多数可被控制，并得到逆转。此种排斥反应可以细胞免疫为主，也可以体液免疫为主，有时可同时参与作用。

临床表现：不明原因的发热，移植肾肿大和疼痛，移植肾功能减退，其他，如移植肾输尿管节段或全段坏死出现肉眼血尿、尿路梗阻或尿漏。

处理措施：有80%~90%的急性排斥反应能被逆转和控制。首选激素冲击治疗，可控制约80%的急性排斥反应。常使用甲泼尼龙500mg+10%葡萄糖溶液100ml，快速静脉滴注，每日1次，连用3次。约20%的急性排斥反应对激素治疗无效或激素治疗开始好转，停药后再发，应选用抗淋巴细胞制剂（如ALG、ATG或OKT3等），可使其中50%的病例得到逆转，生物制剂的使用时限为7~14天。

4. 慢性排斥反应 慢性排斥反应多发生在术后6个月以上，特别是1年以后，其病程进展缓慢，表现为移植物功能逐渐减退。慢性排斥反应是反复急性排斥的积累，其突出的病变是血管内膜纤维化，常累及小叶间弓形动脉。动脉内膜纤维化、玻璃样变，肾小球萎缩；肉眼观，肾体积明显缩小，包膜明显增厚并有粘连。

临床表现：患者开始出现慢性进行性肾功能减退，并出现蛋白尿、血尿、血压增高、贫血，一般呈不可逆转性改变。

慢性排斥反应的治疗措施应是综合性的，包括：

（1）调整免疫抑制剂、短程激素冲击。

（2）抗凝、抗血小板聚集。

（3）扩张肾血管。

如经过上述积极处理，肾功能减退到透析水平时，应力争早日透析。部分患者如有条件，在慢性肾功能不全的氮质血症期阶段，也可行带肾再次移植手术，同样可取得满意效果。

5. 排斥反应的护理

（1）密切观察生命体征的变化，定时测量体温、脉搏、呼吸、血压，注意观察腹痛的性质，是否有伤口疼痛或移植区胀痛，未确诊前禁用镇痛剂。

（2）保持各引流管通畅并妥善固定，严密观察尿量，准确记录每小时尿量。观察尿量是早期发现排斥反应的有效手段。在排除尿管受压、打折、弯曲、接头脱落及尿管堵塞等因素后，应立即通知医生，根据病情行抗排斥反应的冲击治疗。冲击疗法是用较大剂量较高浓度激素静脉快速滴入，以求迅速控制排斥反应。

（二）出血及其护理

1. 出血的原因 出血是移植术后最早出现的并发症之一，表现形式有渗血、移植肾自发性破裂、移植肾血管破裂，移植肾区血肿的发生率可达7%~9.5%。

出血的相关因素有取肾、修肾、血管吻合技术，输尿管断端的渗血等。尿毒症患者的出血倾向和移植前血透肝素化等与术后的渗血、血肿的产生有一定关系。

2. 出血的护理 为预防术后出血，术前要停用抗凝血药物，术中操作要彻底止血，术后适量成分输血和用止血药。术后注意观察有无移植肾区肿痛、血尿及尿频、排尿困难、少尿、无尿等血块淤塞症状；监测血压、肾周引流量及颜色的变化。当肾周引流量 3h≥200ml 时，及时报告医生，进行手术探查、止血、清除血块。

（三）感染及其护理

肾移植术后感染病死率高达 40%~78%，是致死最常见的原因。近年来，由于组织配型的进展，减少了免疫抑制药物的使用剂量；预防性应用抗生素，对反复发生的严重排斥反应者采取了较积极的摘肾保命原则等，使感染引起的病死率有明显下降。尽管如此，感染仍是引起肾移植患者死亡的首位原因，其中以肺部感染和败血症的病死率最高。因此，应当对患者采取严密的保护性隔离措施及无菌技术操作。

1. 感染的原因 大剂量免疫抑制药的应用降低了机体的抵抗力，淋巴细胞受到抑制，损害了产生抗体的能力，这些原因造成的感染常被称为机遇性感染。在临床治疗中至关重要的是对感染征象保持警惕，任何不明原因的发热，都应进一步检查是否由感染造成。胸部感染最常见、病情较严重、且常较隐蔽，可疑者应检查胸部体征及胸片，留取痰培养。特殊感染部位应考虑到骨髓、心脏、中枢神经系统。感染一般为细菌性感染、真菌感染、病毒感染。

（1）细菌感染约占 2/3 以上，最常见的有尿路、肺部、伤口和全身感染。其中以败血症和肺部感染的病死率最高，多见于术后 1 个月内。细菌感染又常与病毒、真菌或原虫等感染并存。

（2）真菌感染以口腔白色念珠菌感染较常见，局部应用制霉菌素有效。

（3）病毒感染可增加排斥反应发生，如巨细胞病毒、皮肤的单纯疱疹及乳头状瘤病毒感染、水痘带状疱疹等。

2. 感染的护理

（1）严格遵守病房的消毒隔离制度。

（2）每日超声雾化吸入 2 次，轻叩背、协助咳痰。

（3）保持尿管通畅，尿道口无分泌物凝结，每日用 0.5% 碘伏棉球擦洗尿道外口。术后留置尿管 7 天，拔除尿管后鼓励患者多饮水自行排尿，以冲洗尿道。合理使用对肾损伤小的抗生素。

（4）术后患者出现高热不退、咳嗽、咳痰等症状，须考虑肺部感染。食物残渣滞留、黏膜损伤致口腔内细菌繁殖，易发生溃疡，故器官移植患者必须加强口腔护理，保持口腔清洁。

（5）对于可疑有伤口感染者，应做引流液或分泌物培养、涂片检查。确诊有感染者，应及时施行局部清创，给予广谱抗生素及抗真菌药物治疗。

（6）皮肤单纯疱疹，应早期使用阿昔洛韦，局部用 0.5% 硝酸银溶液涂擦效果好。

（四）移植后心血管疾病及其护理

肾移植已广泛地用来治疗不可逆性慢性肾功能衰竭，虽然透析和肾移植可以改善肾功能衰竭患者的病情，但尚未达到理想效果。由于术后应用免疫抑制剂，如环孢菌素、糖皮质激素等，加上肾移植患者本身的特殊体质及年龄因素，使得肾移植术后心血管疾病（CVDS）

成为肾移植失败和患者死亡的重要原因。

1. 冠心病和脑血管意外　分别占肾移植病死率的2%~14%和3.3%~4.3%。冠心病的发生主要因为尿毒症患者的代谢异常，如高胰岛素血症、葡萄糖耐量下降、高血压、高脂血症等。在处理上主要是预防和减少有害因素。

2. 心衰及其护理　心衰是肾移植术后早期并发症。肾移植受者术前原发性和术后继发性高血压、术后排斥反应致移植肾功能低下、水钠潴留，均可导致心脏前后负荷加重而致心衰。主要临床表现有表情淡漠、不同程度的呼吸困难、心率加快、心律失常、水肿、发绀、少尿、血肌酐及尿素氮升高等。

心衰的护理要点：

（1）密切观察病情，及早发现病情变化，正确处理。

（2）根据病情给予吸氧、半卧位，详细记录出入量，量入为出，控制高血压，减轻心脏负担，加强生活护理，消除患者紧张、恐惧等心理。

3. 移植后高脂血症（PTH）及其护理　移植后高脂血症的原因多种多样，如年龄、性别、蛋白尿、利尿剂、激素、CsA（环孢菌素）治疗等可引起高胆固醇血症；而高三酰甘油血症一般由体重、血肌酐、β阻滞剂、袢利尿剂和激素治疗引起，长期高三酰甘油血症亦可能是移植肾慢性排斥反应的结果。FK506治疗的患者，高胆固醇血症和高LDL血症不如CsA治疗的患者明显；西罗莫司是高脂血症的独立危险因素。

高脂血症患者的治疗措施取决于血脂水平和高危因素，高危因素包括：45岁以上男性患者，35岁以上女性患者绝经期后未用雌激素替代治疗，冠状动脉病变家族史，目前仍吸烟者，高血压，即BP>140/90mmHg或降压药物治疗，HDL水平低（35mg/dl），糖尿病。

（1）饮食治疗：指导患者在去除病因、药物治疗的同时，改善饮食习惯，胆固醇控制在5.2mmol/L范围内。饮食以清淡为主，多吃新鲜蔬菜、瓜类和粗粮，少吃油腻及含脂高的食物，如动物油脂、内脏、肥肉、鱼子、蛋黄及高脂奶粉等，多吃有降血脂作用的洋葱、大豆、绿豆、花生、生姜、玉米、芹菜、海带、菠菜、枣等。每日胆固醇摄入量应控制在300mg以内，脂肪酸的摄入量不超过总热量30%。因饱和脂肪酸（S）能升高血浆胆固醇，故应控制在总热量的10%以内，而多不饱和脂肪酸（P）可降低胆固醇和三酰甘油，所以提倡进食P/S比值高而胆固醇含量少的食物。饮食勿过饱、过咸，甜食也应少吃。饮食治疗效果不理想的，多数仍须药物干预。

（2）合理应用免疫抑制剂：免疫抑制剂是引起高脂血症的重要原因之一，合理使用免疫抑制剂是防治高脂血症的重要措施。肾移植受者撤除肾上腺皮质激素，继续应用CsA、硫唑嘌呤，可使血浆总胆固醇、LDL-C分别下降17%、16%，而HDL-C也下降18%。

（3）药物治疗：根据美国国家胆固醇教育计划（NCEP）建议，作为首选的降胆固醇药物有3类：HMG-CoA还原酶抑制剂、纤维酸衍生物、尼克酸。纤维酸衍生物主要用于血浆三酰甘油特别高的患者，抗氧化剂只用于不能耐受其他降胆固醇药物者。应用上述药物时应考虑到与免疫抑制药物之间的相互作用。

（4）健康教育：锻炼对循环系统功能和调节血脂有着重要作用。对于血脂不太高的人，各种活动可以不受限制，但对于有器官受累者，特别是心脏供血不足而症状明显者应控制活动，经药物治疗，病情好转后再逐渐增加活动量，以防不测。还应对患者宣教注意药物、饮食、锻炼三结合的方针，特别是长期脑力劳动、工作压力大者。此外，应注意减少急躁、超重或摄入高血脂诱发元素（铅、钴、镉）者等诱因。

4. 移植后高血压（PTH）及其护理　高血压是移植的一个常见并发症，在肾、心、肝移植中都有。移植物受者高血压定义为血压高于140/90mmHg或需要服用降压药物来治疗。自从环孢菌素应用于临床后有报道的各种器官移植后高血压的发病率显著增高，肾移植后67%~90%服用环孢菌素的患者将会发生高血压。

护理目标：

（1）将血压控制在19.33/12.67kPa以内，保证移植肾的有效灌注。

（2）避免血压忽高忽低，造成肾外组织灌注不足。

（3）将机体代谢降至最低，维持电解质平衡。

（4）避免药物发生配伍禁忌。

（5）维持良好的免疫抑制状态。

护理措施：

（1）不吸烟、控制饮食、降低体重，稳定情绪，定期测血压。

（2）低盐饮食，每天摄入食盐量2~3g，限钠时间需要3个月或更长时间。

（3）加强锻炼减轻体重，血压和体重密切相关，约每减轻1kg体重，收缩压和舒张压各降低0.013kPa。

（4）控制饮酒，减少饮食中的脂肪含量。

（5）心理护理：向患者解释肾移植术后发生高血压的原理，以及血压控制不良给移植肾长期存活带来的负面影响，讲解所采取的治疗措施、要达到的目的和产生的副作用。许多患者会误认为肾移植能够解决尿毒症的所有问题，而无副作用，护士有责任向患者说明肾移植并不是十全十美的肾替代治疗，患者也许要面对肾移植的副作用，要允许患者发泄其挫败感和焦虑情绪，这些都是每个人面对挫折的正常反应，许多患者通过发泄不良情绪，从而接受挫折，积极配合治疗。

健康教育：包括如何测量血压、体重，出院后的自我护理以及详细的家庭治疗记录。记录内容包括血压、饮食、活动和体重，要求每日测血压1次，每2周测体重1次，如果每天体重增加0.5kg或每周增加2.5kg考虑存在水潴留，这时就要严格记录每天的液体出入量，再根据记录分析是否需要限制水的摄入。对于需要限制水摄入的患者，应协助他们制定每日摄水计划，限制水的摄入会导致患者口腔黏膜干燥，可吮硬糖、喝柠檬汁刺激唾液腺分泌，口渴时吮冰比喝一杯水有效，使用润唇膏，注意口腔卫生。

（五）移植后糖尿病（PTDM）及其护理

现已公认，PTDM会增加移植后患者CVDS的发病率，合并PTDM的肾移植受者12年生存率只有48%，而未合并糖尿病的肾移植受者生存率为70%。

肾移植术后机体糖代谢紊乱是一种普遍现象，主要是由于免疫抑制剂的应用，其中皮质激素是导致紊乱的首要原因。文献报道，原无糖尿病者接受肾移植后，糖尿病的发病率为15.7%，半数以上见于在3周内开始用皮质激素者。近年来研究发现，CsA对肾移植后糖代谢也有一定影响。肾移植后糖尿病的诊断并不难，要勤观察，及早发现病情变化，为早期诊断提供依据，特别是肾移植后1~4天。

护理要点：

1. 患者多尿、烦渴等症状易被移植后早期诸多客观表象所掩盖，因此，要特别注意患者的多饮、多尿、烦渴症状，注意尿液性质的改变，准确记录患者的24小时出入量。

2. 肾移植后糖尿病易并发各种感染，并可能引起严重的不良后果。注意患者生命体征的变化，尤其注意患者体温的变化，对不明原因的发热、反复感染或感染久治不愈者，应考虑并存糖尿病的可能性。同时做好患者的口鼻、皮肤及呼吸道护理。监护病房应设专人护理，注意无菌操作，防止交叉感染及异源性感染。

3. 肾移植患者要注意适当控制饮食。肾上腺皮质激素治疗的患者普遍存在饥饿感、食欲增强，无节制的饮食，特别是摄入大量碳水化合物对控制血糖不利。对经适当饮食控制血糖仍高于正常者，要加服降血糖药物；血糖明显升高者可加用胰岛素并适当减少激素用量。

4. 血标本采集应避开输液肢体进行穿刺，以保证血糖值的准确性。

（六）其他并发症及其护理

1. 尿漏　尿漏包括肾盂或输尿管坏死、输尿管膀胱吻合口漏、膀胱造瘘口漏尿等，常是技术性因素造成的，严重者可导致移植体失败。

肾盂或输尿管坏死主要是动脉供血不足所致，终末动脉的血管损伤或血栓形成可发生在游离肾门时过多的分离，损伤了供应肾盂的血管，也可发生在取肾时将输尿管外膜组织撕脱造成损伤。输尿管移植处及膀胱伤口的漏尿多是移植时技术因素造成。

尿漏的症状为突发耻骨上区疼痛，尿量减少，体检可在耻骨上区有局限性压痛，穿刺可有尿液吸出。在手术探察前最好确定尿漏的部位，如患者肾功能良好，可做静脉肾盂造影。护士应密切观察伤口渗液情况，详细记录渗出液的性质和量。保持伤口敷料干燥，及时更换浸湿敷料，防止感染。

2. 移植肾破裂　肾组织肿胀，组织压力超过包膜所能承受的张力，即可发生肾破裂。临床表现为肾区剧烈疼痛，继而大出血休克；不及时抢救，可危及生命。其发生原因有移植肾实质的高度水肿，其水肿主要是急性排斥反应或供肾缺血后发生肾衰竭所致；术后腹压突然增高，如剧烈咳嗽，便秘时用力排便等。

预防及护理要点为：

（1）积极预防术后急性排斥反应，保持术后导尿管通畅，减轻腹压。

（2）观察伤口渗血、渗液情况，如患者突然伤口渗血过多，移植肾区出现疼痛性包块，继而出现血压下降，脉搏增快，考虑为移植肾破裂，立即通知医师行紧急手术探察。

（3）局部按压止血，为移植肾探查术做好准备；立即建立2条以上静脉输液通道，保持输液通畅，维持血压，快速输新鲜血等；使患者保持安静，必要时遵医嘱予镇静药物，做好安全防范措施。

3. 精神方面异常　长期应用激素可引起头痛、精神异常、谵妄、幻觉；环孢素、他克莫司还可引起神经中毒症状，如头痛、失眠、颤抖、眩晕、抽搐、晕厥，甚至癫痫发作。这些症状的发生与药物对神经系统的直接毒性有关，同时与肝肾功能障碍及电解质失衡也有关。因此，除调整剂量并予以镇静、抗惊厥药物以外，应注意做好肝肾功能及血电解质监测。

4. 造血系统异常　主要见于使用环磷酰胺等细胞毒制剂的患者。该类制剂主要引起患者白细胞及血小板减少、感染或出血；过量使用导致骨髓抑制严重者，可出现再生障碍性贫血，死亡率极高。临床应用该类制剂时，应定期检查血象，根据白细胞计数调整剂量或停药；注意观察患者的出血和感染症状。霉酚酸酯对骨髓有抑制作用，使用时应监测血白细胞的变化，必要时立即停药。

5. 消化系统并发症

（1）肾移植患者术后常易发生消化道并发症，包括食管、胃、小肠的炎症、溃疡、出血和穿孔等。

（2）肝并发症：肾移植术后大约有30%患者出现肝功能异常，可发生于移植后的任何时候，但常见于移植后前6个月内。由于免疫抑制剂的应用，起病多较隐匿，常无明显的消化道症状，有时在定期肝功能检查时发现谷丙转氨酶升高；严重者可发生黄疸和弥漫性肝坏死。有肝功能损害伴有黄疸者，预后较差，故需及时诊断，予保肝治疗。

（七）肾移植的术后随访

1. 目的

（1）及时了解移植肾的功能状况及患者病情变化。

（2）了解免疫抑制剂的疗效及不良反应，及时调整药量。

（3）对患者进行生活及保健指导。

（4）了解并发症的发生情况，并对其进一步的诊断和治疗进行指导。

2. 形式　肾移植术后随访的形式有多种，如随诊、信访、电话随访等。

3. 注意事项

（1）随访必须要有经验的移植专家坐诊，人员相对固定。

（2）病历资料要全面，如病史、体检及特殊检查等资料全面，重点突出；患者术后恢复情况、免疫抑制剂使用及调整情况，都应有详细记录。

（3）医生给患者的指导意见要明确，不能含糊不清；遇到一时难以解决的疑难问题时，要组织专家讨论。

（4）要让患者及家属充分认识定期随诊的意义和重要性。

4. 内容

（1）病史

1）了解患者术后的恢复情况及排斥反应的发生情况。

2）了解术后并发症及药物毒性反应。

3）了解免疫抑制剂的调整情况。

4）了解近期肾功能的变化。

5）了解患者饮食、睡眠及尿便是否正常。

（2）体检

1）测量患者生命体征、体重等一般资料。

2）询问患者尿量变化，并与体重变化综合分析；注意患者有无水肿、贫血等体征。

3）评估患者心肺及腹部有无异常体征。

4）详细评估移植肾的大小、质地及有无压痛等。

（3）化验检查

1）血尿常规，有助于发现患者贫血、血白细胞降低及蛋白尿、血尿等。

2）肝肾功能，了解患者是否有肾功能异常及肝功能损害和黄疸等。

3）监测环孢素谷、峰值，以保证其浓度在治疗窗范围内。

4）根据病情需要选择其他化验，如痰、尿培养或找真菌等。

（4）特殊检查

1）移植肾行 B 超和彩超检查，以了解移植肾大小、血流情况及肾盂有无扩张。

2）疑有肺部感染或结核病者，应行胸部 X 线检查。

3）怀疑移植肾血管狭窄或栓塞者，可申请血管造影以明确诊断。

4）其他检查，如 CT 及 MRI 等，应根据患者病情需要选择。

以上资料应进行综合考虑，以便对患者的病情准确分析，为以后的治疗和保健提供有力的参考。

（史冬雷　秦雪莲）

氧 合 篇

第十一章 循环系统概论

关键词

aortic semilunar valve	主动脉瓣
arch of aorta	主动脉弓
artery	动脉
atrioventricular node	房室结
atrium	心房
capillary	毛细血管
cardiovascular system	循环系统
chambers of the heart	心腔
coronary circulation	冠脉循环
dyspnea	呼吸困难
edema	水肿
extracardium	心外膜
endocardium	心内膜
fatigue	疲乏
heart	心脏

mitral (bicuspid) valve	二尖瓣
myocardium	心肌
pain	疼痛
pericardial space	心包
perspiration	出汗
purkinje fibers	浦肯野纤维
septum	间隔
sinoatrial node	窦房结
tricuspid valve	三尖瓣
vein	静脉
ventricle	心室

第一节 循环系统解剖和功能

循环系统分心脏和血管两大部分，也称心血管系统。循环系统是生物体内的运输系统，将消化道吸收的营养物质和肺吸进的氧输送到各组织器官并将各组织器官的代谢产物通过同样的途径输入血液，经肺、肾排出。输送热量到身体各部以保持体温，输送激素到靶器官以调节其功能。人类血液循环是封闭式的，由体循环和肺循环两条途径构成的双循环。

一、心脏的解剖和功能

心脏通过有节奏的收缩和舒张，将来自上、下腔的静脉血，由右心推入肺动脉进行气体交换；肺静脉回流至心脏的氧合血，经左心射入主动脉送达全身。

（一）心脏的解剖

1. 心脏的位置　心脏是一个中空的肌性动力脏器，位于两肺之间的纵隔内，外有心包被覆，在胸骨体和第 2 ~6 肋骨后方，第 5 ~8 胸椎前方。2/3 居正中线左侧，1/3 在正中线右侧。心脏外形似梨样，右上左下斜卧在胸骨体及相连的肋骨之后，其两侧和前面的大部分被肺和纵隔胸膜所覆盖，前面只有一小部分邻接胸骨和第 3 ~6 肋软骨，称心脏裸区，在该处作心包穿刺或心内注射可避免伤及胸膜（图 11-1）。心脏的重量受性别、身高、心外膜脂肪、一般营养状况的影响。

2. 心脏内部解剖　心壁可分 3 层，即心内膜、心肌、心外膜。心内膜是心脏的最内层，由单层扁平上皮细胞和少量结缔组织构成，表面光滑，有利于血液的流动。中层为心肌，是心脏的主要组成部分，分心房肌和心室肌。外层为心外膜，由单层扁平上皮细胞和少量结缔组织构成，也是心包的脏层，紧贴于心脏表面，与心包的壁层之间形成一个间隙称心包腔，内含 20ml 淡黄色浆液，在心脏收缩舒张时起润滑作用。心肌把心脏分成四腔，上部由房间隔分为左心房和右心房，房间隔是由比较薄的心肌构成；下部由室间隔分为左心室和右心室，室间隔是由比较厚的心肌构成。心内膜上有两套特殊的瓣膜装置，分布在心室的入口和出口。入口处为二尖瓣和三尖瓣；出口处为主动脉瓣和肺动脉瓣。心瓣膜的作用是防止血液

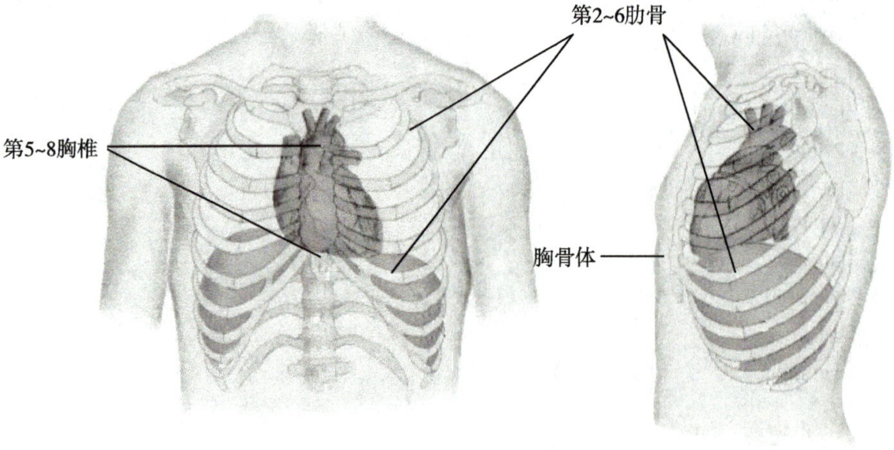

图 11-1 心脏的位置

反流（图 11-2）。

心脏的显微结构：心肌细胞的外形近似于柱状，有的有分叉。心肌细胞的端－端之间一般以闰盘相连；侧－侧之间有少量胶原纤维相连。心肌细胞的平均长度 80μm，横径为 10～25μm。心房的心肌细胞一般小于心室的心肌细胞。心肌细胞的细胞核位于中心，一般为单核，呈柱状或梭形。染色质在核膜旁，较密集。成人心肌细胞一般无核的分裂现象。心肌细胞的胞质内有大量肌原纤维，沿长轴方向排列，负责心肌细胞的收缩功能；肌原纤维充满线粒体、肌质网、糖原颗粒等细胞器和内容物。心肌细胞具有兴奋性、传导性、自律性和收缩性。

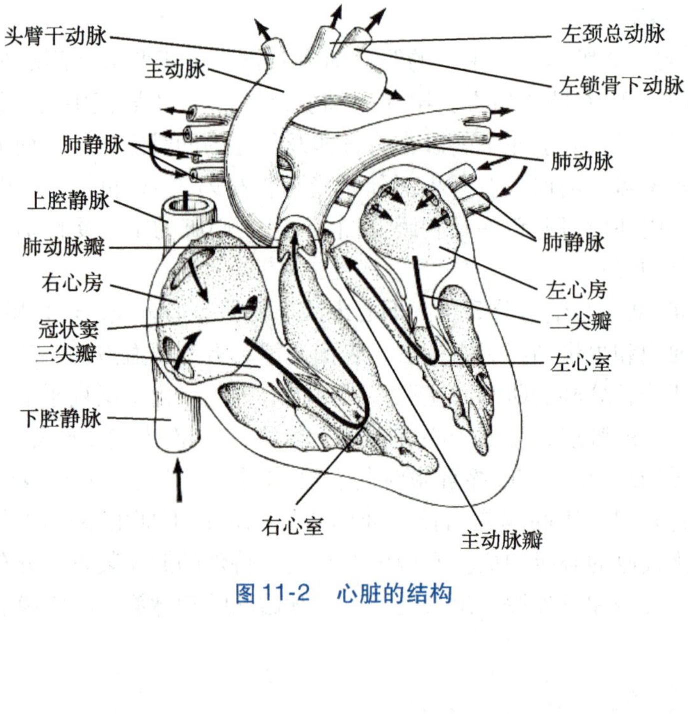

图 11-2 心脏的结构

3. 心脏的传导系统 心脏传导系统由负责正常冲动形成与传导的特殊心肌组成。分为窦房结、结间束、房室结、希氏束、左、右束支以及浦肯野纤维网等几个部分。窦房结是心脏正常起搏点，位于上腔静脉和右心房连接处。结间束连接窦房结与房室结之间，分成前、中、后3束。房室结位于三尖瓣基底附近的心房间隔的右后部。房室结与希氏束相连，希氏束为索状结构，在心室间隔的顶部分为左、右束支，左束支再分为前、后2个分支，所有3个分支在分成浦肯野纤维之前均走行于心室间隔附近的心内膜下，浦肯野纤维弥散分布至心肌的所有部位（图11-3）。

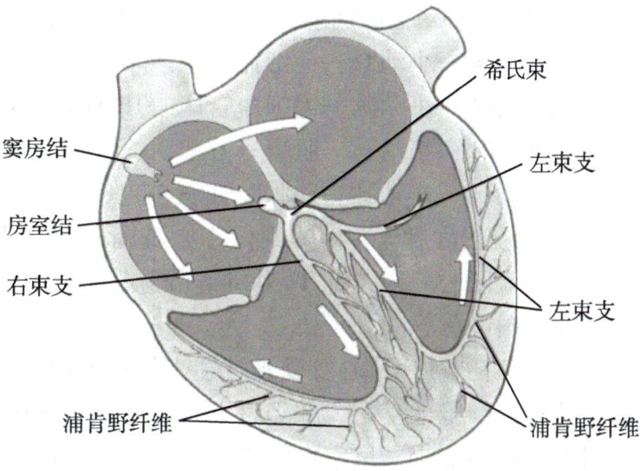

图 11-3 心脏的传导系统

4. 心脏的血管 心脏自身的血液供应主要来自左、右冠状动脉，冠状动脉将血运送至心脏各部。心的静脉血绝大部分经冠状窦流回左心房。心脏自身的循环称为冠状循环。

（1）冠状动脉是心脏营养动脉，为主动脉的第一对分支。左冠状动脉主干起自左冠状动脉窦，长0.5~2.0cm，行走于肺动脉与左心耳之间，达冠状沟后分成前降支和回旋支2大支。前降支和回旋支的分叉处分出对角支。右冠状动脉起自右冠状动脉窦，向右前方走行于肺动脉干根部和右心耳之间，然后沿右冠状沟右行，在心脏右侧缘转向膈面，行至房室交界区再沿后室间沟下行，终止于后室间沟的下2/3处（图11-4）。左右冠状动脉分别可为优势冠状动脉，供应心肌的后下部位。冠状动脉为心脏外血管，位于心包内而不受心肌内压力的影响。冠状动

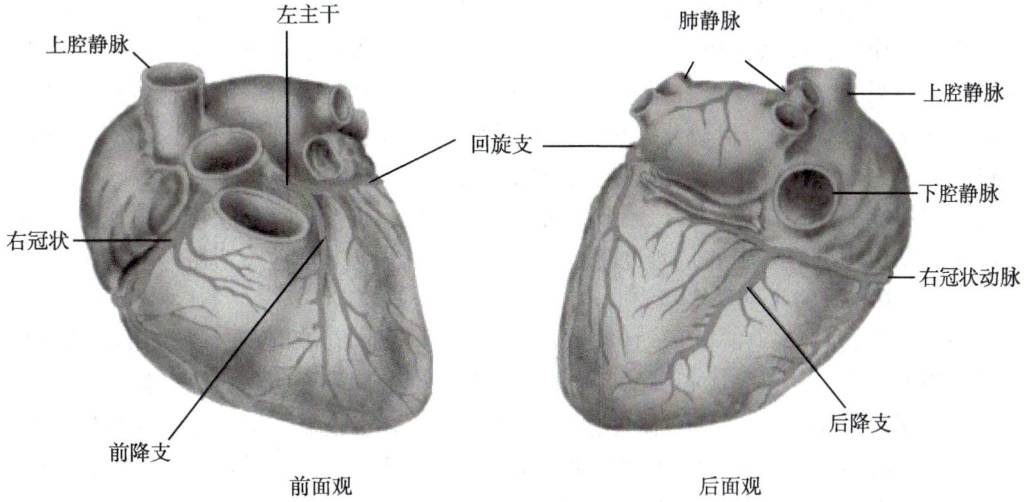

图 11-4 冠状动脉

脉床的侧支循环对冠心病患者的愈后起重要作用。冠状动脉血流有 4 个出路：

冠状动脉—小动脉—毛细血管床—小静脉—冠状静脉窦。

冠状动脉—小动脉—毛细血管床—Thebesian 静脉—小静脉—冠状静脉。

冠状动脉—小动脉—肌窦—心腔。

冠状动脉—小动脉—动脉腔管—心腔。

（2）冠状静脉大多汇集到位于心脏膈面左房室间的冠状沟内的冠状静脉窦内，少数静脉直接引流至心腔内，称 Thebesian 静脉。包括心大静脉、心小静脉、心中静脉、左室后静脉、左房斜静脉。

5. 心脏的神经 心脏受来自迷走神经的胆碱能神经纤维和来自胸腰部交感系统的肾上腺素能神经纤维的支配，并经过上、中、下颈神经节；心迷走神经的节后纤维支配窦房结、心房肌、房室交界、房室束及其分支。由右侧迷走神经的纤维供应窦房结，控制心率和心房收缩力。由左侧迷走神经的纤维供应房室结，但通常存在某些神经的交叉支配。心房也受到交感神经的纤维支配，但大多数肾上腺能神经分布于心室，以增加心肌的收缩力。心脏内还存在一种自主性感觉神经，以小的无髓交感神经纤维为主。这些神经纤维对有害刺激产生反应，构成传递心脏疼痛的通路，如同其他内脏的感觉一样，心脏缺血引起的疼痛易变而难以定位。此外，来自胸腔其他结构，如大血管和心包等组织的感觉可引起与心脏疼痛相似的感觉，而难鉴别。

心房和心室内有分布广泛的迷走神经感受器。心房感受器将冲动传入髓鞘纤维，并向上传递至迷走神经，减少交感神经发至肾冲动，导致水、钠排泄增加。心室感受器通过无髓鞘神经纤维起作用，其终端是机械感受器，对心室内压力的改变发生反应，并能增加颈静脉窦和主动脉弓压力感受器的效果。

冠状动脉的自主性传出神经在引起冠状动脉痉挛方面起一定作用。

（二）心脏的功能

心脏在血液循环过程中起着“泵”的作用，推动血液按一定方向流动，周而复始，对保证机体新陈代谢的正常进行有着十分重要的意义。心肌和神经、骨骼肌一样，有产生兴奋并传导兴奋的作用，称兴奋和传导功能；兴奋和传导的结果引起收缩，继而舒张，称心脏的收缩与舒张。兴奋、传导、收缩和舒张，使心脏不停地运动。此外，心脏还可产生和分泌心房钠尿肽（又称心钠素）、降钙素基因相关肽和血管紧张素等多种生物活性物质，因此，心脏不仅是血液循环的器官，也是重要的内分泌器官。

心脏的功能受神经体液调节。调节兴奋频率的高低，传导速度的快慢，射血量与射血速度，舒张速度与程度等。主要是通过对心率和心排出量的调节而改变心脏的功能。

（三）有关心脏的几个基本概念

1. 心脏收缩和舒张 心脏运动包括心房、心室顺序地收缩和舒张，压力的升高和降低，各瓣膜协调地开与闭，以完成心脏的射血和充血功能。心房和心室每收缩和舒张 1 次，称为一个心动周期（图 11-5）。心动周期长短与心率有关。心室收缩一定在心房收缩后；心率不快时，不管是心房还是心室，舒张期均比收缩期长；由于心室的活动起主要作用，故通常所说的心脏收缩期和心脏舒张期是指心室的收缩期和舒张期。

2. 心脏的 Frank-starting 定律 Frank-starting 定律指在一定范围内心脏收缩力的增强与

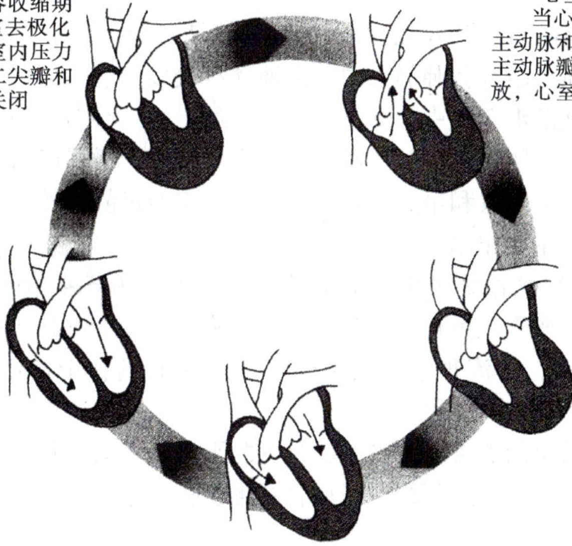

图 11-5 心动周期

心肌纤维的伸张强度呈正比。

3. 每搏量与射血分数 一侧心室每次搏动所输出的血量，称每搏量（stroke volume，SV）。正常人在静息状态下，SV 为 60～80ml。SV 与心室舒张末期容积的比为射血分数（ejection fraction，EF）。正常人在静息时心舒张末期容积为 120～130ml。故 EF 正常值应为 50%～60%。心肌收缩力越强，则 SV 越多，心室内存留的血量越少，于是 EF 值越大。

4. 每分输出量与心排血指数 每分钟由一侧心室输出的血量，称每分输出量（minute volume），故每分输出量＝SV×心率。一般所谓心排出量都指每分输出量。如心率以 75 次计算，则心排出量在男性为 5～6L，女性略低。心排出量随机体代谢和活动情况而变化。在肌肉运动、情绪激动、妊娠等情况下，心排出量增高。心排出量与体表面积有关。一般把每平方米体表面积的心排出量，称心排血指数（cardiac index，CI）。成人体表面积为 1.6～1.7m^2，以静息时心排出量为 5～6L 计算，则 CI 为 3～3.5L/(min·m^2)。

二、血管的结构和功能

血管分动脉、静脉和毛细血管。血液经心室射出后经主动脉→大动脉→微动脉→毛细血管→微静脉→静脉→腔静脉，返回心脏。

1. 动脉 是由心室发出的血管。动脉在行进中不断分支，愈分愈细，最后移行为毛细血管。动脉管壁较厚，一般分为内膜、中膜和外膜。中膜最厚，由平滑肌、弹性纤维和胶原纤维组成。大动脉中膜以弹性纤维为主，故管壁具有较强的弹性。动脉管壁的功能是，心室射血时，管壁扩张；心室舒张时，管壁回缩，促使血液继续向前流动。中小动脉，在神经支配下收缩舒张，以改变管腔的大小，从而影响局部血流量和血液阻力，维持和调节血压。

2．静脉　静脉是输送血液回心的血管，起于毛细血管，止于心房。体静脉中的血液含有较多的二氧化碳，血色暗红。肺静脉中的血液含有较多的氧，血色鲜红。小静脉起于毛细血管，在回心过程中逐渐汇合成中静脉、大静脉，最后注入心房。静脉壁也分为内膜、中膜和外膜，但三层的分界不明显。静脉的内膜主要由一些环行平滑肌组成，外膜由结缔组织构成。有些静脉平常处于半开放和半关闭状态，因此，仅通过静脉的扩张就可以容纳较多的血液，对人体容量调节起重要作用。

3．毛细血管　毛细血管是极细微的血管，管径平均为6～9μm，连于动、静脉之间，互相连接成网状。毛细血管数量很大，除软骨、角膜、毛发上皮和牙釉质外，遍布全身。毛细血管壁薄，管径较小，血流很慢，通透性大。其功能是利于血液与组织之间进行物质交换。

除毛细血管外，其余的血管都有平滑肌，支配平滑肌收缩和舒张的包括缩血管纤维和舒血管纤维。缩血管纤维都是交感纤维；舒血管纤维包括交感和副交感舒血管纤维。

第二节　循环系统状况评估

循环系统状况的评估与护理程序中第一步评估一致。评估之前要处理好患者亟待解决的问题，选择适当的环境，应用有效的沟通技巧进行。

一、健康史

1．一般资料　一般资料包括姓名、出生年月、性别、婚姻状况、住址、职业、工作单位。除此以外，还应收集患者家属的联系方法及社会医疗保险的相关资料。

2．现病史　患者此次就医的主要原因。常见原因有胸痛、疲乏、呼吸困难、心悸、头晕。若心排出量减少会有记忆力减弱、疲乏加重、对冷热不能耐受或敏感、尿少、便秘等。左室功能障碍患者会有活动耐力下降、夜间阵发性呼吸困难、劳力后呼吸困难、踝部或肢端水肿、体重增加等。周围血管疾病分急性和慢性，急性动脉栓塞可有脉细弱或摸不到，肢体苍白、冷；慢性动脉缺血可有行走后腿痛。血栓静脉炎会有疼痛、触痛、发热红肿、心率加快、寒战、不适感。静脉曲张会有疼痛、胀痛、沉重感、疲乏伴夜间爬行感。若有脑动脉闭塞，根据闭塞部位不同，会有单侧或双侧运动或感觉障碍、构音障碍、失语、眩晕、复视等。资料收集过程中，注意年龄差异，让患者自主表达症状。

为了完整地收集患者此次疾病的过程，护士可从以下几方面进行询问：诱发因素、缓解因素、性质、范围、强度、持续时间。胸痛是心血管系统疾病患者常有的主诉，评估胸痛时更应注意从以上几方面收集资料。表11-1是心血管系统与非心血管系统胸痛的区别。

表 11-1 心血管系统与非心血管系统胸痛的区别

	心血管系统	非心血管系统
诱发因素	劳累、体力活动、情绪激动等	很少因活动诱发
缓解因素	休息或服用硝酸甘油可缓解	突然缓解或休息后缓慢缓解，服用硝酸甘油无效
性质	压榨感、钝痛、发闷、烧灼感	刺痛、切割样痛、尖锐样痛
范围	胸骨后，弥散、伴放射	定位明确
强度	渐强	快速，时强时弱
持续时间	与活动或睡觉有关，持续数分钟	与活动无关，持续数秒至数小时

3．既往史　护士需要了解患者过去的情况，包括以前患过的主要的疾病、外科手术、外伤等。心血管系统要特别注意收集是否有先天性心脏病、瓣膜疾病、冠状动脉疾病和大血管方面的疾病。注意收集是否有周围血管系统的疾病、肺部疾病、儿童期的疾病、糖尿病、肾病、心律失常、变态反应性疾病、甲状腺疾病、血液方面疾病及特殊心血管方面的检查结果。收集资料时注意收集疾病情况、药物治疗、手术过程、并发症、预后结果、特殊护理措施、辅助治疗手段及就医的医疗机构名称。儿童期的疾病要注意与风湿性心脏病和先天性心脏病的关系。询问患者是否有过敏史，包括药物、食物、花粉、动物等。收集既往史时，护士要应用一定的技巧，帮助患者回顾以前的情况，可参考表 11-2 进行。

4．家族史　询问患者的家人中是否有与心脏相关的疾病，如高血脂、冠心病、高血压、糖尿病等，询问时应考虑患者的年龄、性别等因素，参见表 11-2。

5．生活习惯　主要包括吸烟、饮酒、饮食和运动习惯。吸烟：吸烟史、每天吸烟量、种类等；饮酒：饮酒史、每天饮酒量；饮食习惯：评估热量的摄取是否过多或过少，是否摄取过多的钠、胆固醇，了解患者饮食偏好，对食物的态度；运动：了解患者对运动的态度、运动的种类、运动量。

6．心理社会史　包括患者的家庭情况，如婚姻状况、子女情况、居住情况；职业及工作环境；个人压力及应对方式；经济状况；是否是“A”型行为类型等。A 型行为类型的特征：为取得成就而努力奋斗，易不耐烦、有时间紧迫感、言语和举止粗鲁、对工作过度地提出保证、有旺盛的精力和过度的敌意等。了解患者目前生活中的压力及压力应对方式。

表 11-2 评估循环系统疾病患者既往史和家族史的内容

姓名	
1. 你过去是否有心脏病？多少年了？	
2. 你过去是否做过心脏外科手术？时间？	
3. 是否有医生告诉过你患有以下疾病：	
心脏病	风湿热
血管方面疾病	肺病
心脏扩大	关节炎
栓塞	肾疾病
心脏杂音	心电图异常
脑血管疾病	甲状腺疾病
高血压	高胆固醇血症
糖尿病	高三酰甘油血症
4. 你是否有过外伤？部位、时间？	
5. 你是否做过外科手术？部位、时间？	
6. 你是否有过过敏经历？是什么？有什么表现？	
7. 列出你目前服用的药物名称、剂量	
8. 你的家人是否有下列疾病？	
心脏病事件	糖尿病
心绞痛	风湿热
心力衰竭	心脏外科手术
高血脂	先天性心脏病
高血压	

二、身体评估

循环系统疾病患者身体评估不能仅局限于身体最常出现心脏病表现的部位，应该全面检查。

（一）心脏

心脏的检查是评估循环系统状态的重要环节，应从视、触、叩、听几方面有序进行。

1．视诊　正常人的左侧乳头附近或上腹部有时可见心脏搏动。体瘦的正常人有时还可在左侧第 2～3 肋间，即右室流出道上方见到搏动，也见于肺动脉高压和肺动脉血流增加时。若在右侧第 2 或第 3 肋间见到搏动则可提示主动脉瘤扩张。心脏、肺部、腹部一些疾病可使心前区隆起，如心室肥厚、某些先天性心脏病、胸腔积液、大量腹腔积液等。

2．触诊　在心脏的左下部，一般可触及心尖搏动，若无肺疾患存在，心尖搏动的位置可大致判定心脏大小。震颤是一种可触及的高频震荡，也称“猫喘”，为器质性心血管病的特征性体征之一。多出现于某些先天性心脏病及心脏瓣膜狭窄时。触及震颤的部位听诊往往有杂音。此外，触诊还可发现震荡和心包摩擦感。

3．叩诊　叩诊的目的在于确定心脏的大小、形状及其在胸腔内的位置。现今的体检中，心脏的叩诊已不像以前那么重要，因其易于偏差，且心脏大小可由胸部X线检查更准确地确定。

4. 听诊　听诊应侧重于心音、杂音等出现在心动周期中的时间，不断移动听诊器的胸件以找到特殊心音的最佳听诊部位十分重要。

（1）瓣膜听诊区：二尖瓣区：正常在心尖部，左锁骨中线内侧第5肋间，心脏增大时选择心尖搏动最强点。三尖瓣区：在胸骨体下端近剑突处。主动脉瓣区：有2个听诊区，即胸骨右缘第2肋间及胸骨左缘第3～4肋间。肺动脉瓣区：胸骨左缘第2肋间（图11-6）。

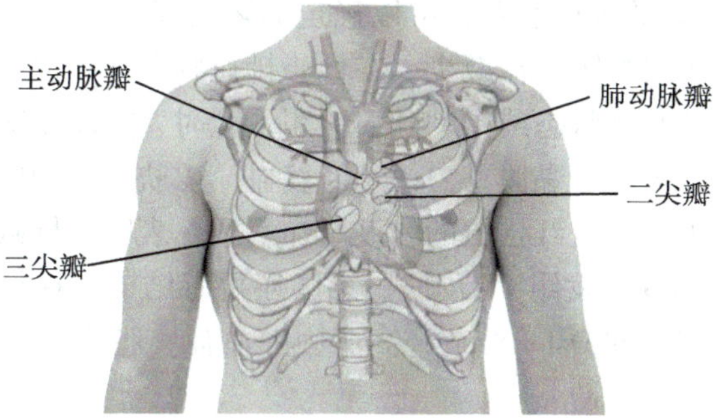

图11-6　瓣膜解剖位置

（2）心率、心律：心率是每分钟心跳次数，以第一心音为准。正常成人60～100次/分，女性稍快；3岁以下小儿正常在100次/分以上；老年人偏慢。心律是指心跳的节律性，正常人心律是有规律的。临床上最常见的心律失常是期前收缩及心房颤动。

（3）心音：正常心音有4个，按其出现的先后为第一、第二、第三、第四（S1、S2、S3、S4）心音。第四心音通常不易听到，如能听到常为病理性。心音异常改变包括心音强度、心音性质、心音分裂及额外心音。

（4）心脏杂音：指心音以外出现的一种具有不同频率、强度，持续时间较长的夹杂声音。杂音是血流加速或血流紊乱产生湍流，形成漩涡，使心壁或血管壁振荡所致，常见于血流加速、瓣膜口狭窄、瓣膜关闭不全、异常通道、心脏内漂浮物、血管腔扩大。如出现杂音，应根据其最响部位、出现时间、性质、强度、传导方向、杂音与呼吸、运动与体位的关系判断临床意义。

（二）血管

包括视、触、听诊。

1. 视诊　颈部血管：正常人立位或坐位颈外静脉不显露，平卧时可稍有充盈，充盈水平限于锁骨上缘距下颌角距离的下2/3处。卧位时如充盈度超过正常水平，或立位与坐位时可见明显静脉充盈，称颈静脉怒张，提示静脉压增高。患者心功能不全时，按压右上腹部，引起颈静脉充盈更明显，称肝颈回流征阳性。正常人颈部动脉的搏动，只在剧烈活动后可见微弱的搏动，静息时不易看到。如在静息状态下出现颈动脉明显的搏动，多见于主动脉瓣关闭不全、高血压、甲亢及严重贫血的患者。

2. 触诊　动脉的触诊是心血管系统检查中重要的步骤，通过脉搏的检查可在短时间内获得有关患者的全身状态、循环功能状态及某些心血管方面的资料。脉搏检查一般有桡动脉，不能用桡动脉时，可用颞动脉、耳前动脉、颈动脉、股动脉、足背动脉等较表浅的动脉。检查时要注意脉搏的速率、节律、紧张度、强弱、动脉壁的情况。

3. 听诊　正常时在颈动脉与锁骨下动脉可听到相当于第一心音和第二心音的2个声音，称正常动脉音。肱动脉或股动脉处听到“嗒嗒”音，为枪击音，常见于主动脉瓣关闭不全。动脉狭窄、动脉瘤时可在相应的部位听到动脉杂音。

（三）其他器官的检查

1. 皮肤和黏膜　皮肤的视诊和触诊可以确定循环的状态。如果有血管收缩，皮肤将变得苍白、青紫、冰冷而表浅静脉血流减少。在低心排血状态下，皮肤可变得又湿又冷。如果血管广泛扩张，例如，高心排状态或主动脉瓣关闭不全时，皮肤温暖、红润，常有前臂静脉扩张及静脉血流量增加。皮肤、黏膜苍白提示有贫血。皮肤、黏膜的颜色可以反应血氧饱和度。皮肤发绀是动脉血中还原血红蛋白的浓度增加所致，表明动脉缺氧，或皮肤血流量下降使血液在皮肤内淤积（周围性发绀）。皮肤、黏膜还可有结节和损伤，如风湿小结、结节性红斑；感染性心内膜炎特有的Osler结节；高胆固醇血症，脂质沉积形成的黄色瘤结节；出血点，蜘蛛痣等。

2. 眼　检查眼结膜可以发现有无出血点。Argyll-Roberston瞳孔是一种特殊的瞳孔反射，表明对光反射消失而调节反射存在，是存在梅毒的有力证据，而梅毒也会侵犯心血管系统。检查眼底小动脉和微动脉对评价血管、视网膜和视盘形态十分重要。

3. 颈部　应检查颈动脉搏动的性质和压力；检查有无甲状腺肿大。因颈内静脉位于胸锁乳突肌深部并与右心房自由相通应重点检查。检查颈静脉时体位非常重要，静脉压越高，患者体位就越应该垂直。体循环淤血时会有颈静脉压增高及肝颈回流征阳性。

4. 上肢　检查两上肢肱动脉的搏动是否一致，并与两侧股动脉搏动进行比较。手指、甲床及手掌有无栓塞的表现。有无杵状指、甲床出血等。

5. 肺　肺部检查侧重有无胸腔积液、啰音和捻发音，尤其在肺底部，这些表明有肺静脉的压力升高。

6. 背部　有些心脏杂音可在背部听得更清楚，如主动脉缩窄。背部检查还可发现骶尾部水肿。

7. 腹部　腹部检查应注意体循环淤血所致的肝、脾大和压痛。感染性心内膜炎也可有肝、脾大及脾区摩擦音。腹部及踝部凹陷性水肿是充血性心力衰竭的表现。与轻微下肢水肿不成比例的腹腔积液往往提示有心包狭窄或长期利尿治疗。

8. 下肢　股动脉搏动消失以及两侧脉搏不相等提示有动脉栓塞、主动脉夹层。足背屈时腓肠肌出现疼痛和压痛（Homans征），提示有静脉血栓形成。

10. 全身检查的简单回顾：见表11-3。

表 11-3　全身检查的简单回顾

	描　述
一般情况	体重食欲变化；寒战　发热　出汗；虚弱、疲乏
皮肤	皮疹，瘙痒；温度变化：干燥，结构变化；颜色变化；挫伤；指（趾）甲变化：脆、凹陷、形状变化；头发变化：干燥、脱落、结构变化
头	疼痛、肿块、眩晕、晕厥
眼	视觉障碍：复视、色视、视物不清、亮点；疼痛；红肿；流泪；痒；分泌物
耳	耳鸣：听力丧失；疼痛；分泌物；移动时眩晕
鼻和鼻窦	疼痛、阻塞、分泌物、出血、鼻窦感染
口和咽	疼痛、损伤、干燥
颈	僵硬、肿大、疼痛、活动受限
胸	
呼吸	咳嗽、咳痰：痰量、色、是否痰中带血；气促；夜间呼吸困难，端坐呼吸，呼吸时伴疼痛、喘息
心脏	疼痛，心悸，其他（一般在主诉和现病史中提及）
胃肠	恶心、呕吐、食欲不振；腹泻、便秘、胀气、嗳气；腹部疼痛；便血或便形态改变；厌食、进食疼痛
生殖泌尿	尿急、尿频、尿痛；损伤、阳痿、分泌物；水疱、刺痛、夜尿增多；尿血、耻骨上弓疼痛，产科史
肢体	
血管	活动后疼痛、跛行；血栓、静脉曲张；温度、颜色改变；水肿
骨骼肌肉	僵硬、红肿、活动疼痛；触痛、无力、发热、活动受限、背痛、骨折、变形
代谢	不能耐受冷热；过度饥饿、渴、排尿增多；皮肤或头发结构改变，色素沉着；甲状腺肿大
神经	
中枢	头痛、癫痫、意识丧失；虚弱、记忆力减退、谵妄、语言障碍
运动	肌力减弱、协调性减弱、定位差、平衡差
感觉	麻木、麻刺感、疼痛
心理	抑郁、焦虑、失眠

三、辅助检查

辅助检查可让心脏病的诊断更快更准确，检查应从简单到复杂。

1．实验室检查　除血常规和生化检查外，心肌酶学和蛋白检查非常重要，如肌酸磷酸激酶、肌红蛋白、肌钙蛋白、同型半胱氨酸、C-反应蛋白、脑钠素和心钠素等。检查血脂，包括三酰甘油、总胆固醇等。检查凝血机制，如部分凝血激酶时间、凝血酶原时间、国际标准比值和活化凝血时间等。此外，还应检查血电解质、肝功能、肾功能等。

2．心电图检查　是评估循环系统疾病患者最常见的检查，根据需要可进行 12 导联心电图、24 小时心电监测、运动心电图等检查。

3．血流动力学检查　血流动力学既是一种检查也是一项监测手段，包括中心静脉压、动脉血压、肺动脉压、心排出量等。

4．影像学检查　胸部X线检查、超声心动图、心脏磁共振、心肌血池成像等。

四、社会心理评估

高血压、冠心病、心力衰竭等心血管疾病需长期治疗，会给患者带来心理影响，如否认、无可奈何等，若急性发病，高血压危象、急性心肌梗死、急性心力衰竭患者会出现恐惧、害怕、焦虑、愤怒、绝望等心理反应。长期慢性疾病也会使一些患者的人格特征发生变化。而扩张性心肌病的患者因此病一般有家族史而产生对自身是否患病、自身寿命的担忧或恐惧。育龄期风湿性瓣膜病的患者瓣膜置换对生育的影响也会对患者造成心理压力。先天性心脏病患儿的家长常因幼小的孩子要进行大手术而产生严重的焦虑。不良的心理状况对患者疾病的治疗和恢复产生影响，护士应尽可能收集相关资料，了解患者的心理反应，为患者尽快康复做准备。

（梁　涛　刘　庚）

第十二章　心力衰竭患者的护理

关键词

chronic heart failure	慢性心力衰竭
congestive heart failure	充血性心力衰竭
cough	咳嗽
dyspnea	呼吸困难
fatigue	疲乏
heart failure	心力衰竭
nocturia	夜尿
orthopnea	端坐呼吸
paroxysmal noctural dyspnea	夜间阵发性呼吸困难
pulmonary edema	肺水肿
sudden death	猝死
syncope	昏厥
tachycardia	心动过速
ventricular dilatation	心室扩大
ventricular hypertrophy	心室肥厚

一、概述

1. 定义　心力衰竭指在静脉回流正常的情况下，由于原发的心脏损害引起心排血量减少和心室充盈受损，不能满足组织代谢需要的一种综合征。临床上以肺循环和（或）体循环淤血以及组织血液灌注不足为主要特征，以往也称充血性心力衰竭，常是各种病因所致心脏病的终末阶段。充血性心力衰竭和心功能不全的概念基本上一致，但心功能不全的含义更广泛，包括已有心排血量减少但还未出现临床症状的这一阶段。

传统心力衰竭定义重点强调了泵功能障碍，通常很少涉及甚至忽视了心力衰竭逐步进展的临床过程和较差的预后。而且不是所有患者在起病初期或以后都有容量负荷过重，因此，最好将原有的“充血性心力衰竭”改为“心力衰竭”。结合现代分子生物学模式与以往器官生理和细胞生化模式，现将心力衰竭定义为：各种心脏疾患引起的心脏结构、功能异常，损害心室充盈和射血功能，导致心排出量降低、静脉压增高，并伴有衰竭的心脏进行性恶化和心肌细胞过早死亡的分子异常的临床综合征。

2. 流行病学和预后　目前，心力衰竭的发病率呈逐步上升趋势。在美国，超过500万人患有心力衰竭，并且每年又有50万新病例被报道，而且是65岁以上老年人住院的第一位原因。在过去十年中，心力衰竭患者的住院率大约增长了34%。中国心血管健康多中心合作研究于2000年在国内调查了人群中多种心血管病及其危险因素的水平，结果显示，中国成年人心衰的患病率为0.9%，其中男性为0.7%，女性1.0%。中国心衰的患病率低于西方国家，但是，按这个患病率计算，中国目前35～74岁成年人中仍约有400万心衰患者。目前，中国心衰的病因第一是冠心病，约占55.7%；第二是高血压，约占13.9%；第三是风湿性瓣膜病，约占8.9%。慢性心力衰竭是大多数心血管疾病的最终归宿，也是心血管患者最主要的死亡原因。一旦出现心力衰竭，大部分患者就步入一个进行性恶化的过程。据中国50家医院住院病例调查，心力衰竭住院率占同期心血管病的20%，但死亡率却占40%。1979～2002年心力衰竭的死亡率增长了155%，而在2001年心力衰竭总死亡率达到了18.7%。慢性心力衰竭已成为最严重的医学和流行病学问题之一，其诊断后5年生存率比大多数癌症还要低。

二、心功能的判定

将心脏病患者按心功能状况进行分级，可大体上反映病情严重程度，对治疗措施的选择、劳动能力的评定、预后的判断等有实用价值。

1. 美国纽约心脏病学会（NYHA）心功能分级法　慢性心力衰竭患者心功能的判定常用该方法。该方法把患者心功能分为：

Ⅰ级　体力活动不受限，一般体力活动不引起过度或不相适应的乏力、心悸、气促和心绞痛。

Ⅱ级　轻度体力活动受限，静息时无不适，日常体力活动可导致乏力、心悸、气促和心绞痛。

Ⅲ级　体力活动明显受限，静息时无不适，但低于日常活动量即导致乏力、心悸、气促和心绞痛。

Ⅳ级　不能无症状地进行任何体力活动，休息时可有心力衰竭或心绞痛症状，任何体力活动都可加重不适。

这种心功能分级法目前广泛应用于临床，优点是简便易行。

2. 美国心脏学会和美国心脏病学会分期法　2001年美国心脏学会和美国心脏病学会（ACC/AHA）将心力衰竭的发生分为4个阶段（期，stage）。该分期方法的意义在于，不仅能够更加稳定和客观地评价病情的进展，同时强调预防，重视从无症状性心功能不全向症状性心力衰竭转变过程的干预，将降低导致心衰的危险因素作为预防的重要的第一步。

A期：有心力衰竭的高危因素（如冠状动脉疾病、高血压、糖尿病、服用心脏毒性药物或酗酒史、心肌病家族史等），没有心脏器质性改变（心肌肥厚或几何结构改变）及左心功能受损和心力衰竭症状。

B期：有器质性改变（如心肌肥厚、既往心肌梗死、瓣膜病变等），但无心力衰竭症状。

C期：有器质性改变，既往或目前有心力衰竭症状。

D期：终末或难治性心力衰竭。

3. 6分钟步行试验　是一项简单易行、安全、方便的试验，用以评定慢性心力衰竭患者的运动耐力、心脏储备功能以及评价心衰治疗效果。该方法要求患者在平直的走廊里尽可能的行走，测定6分钟的步行距离。如6分钟步行距离少于150m，为重度心功能不全，150～425m为中度；426～550m为轻度。

三、临床类型

1. 按发病的缓急　分为慢性心力衰竭和急性心力衰竭。急性心力衰竭是因严重的心肌损害或突然加重的负荷，是心功能正常或处于代偿的心脏在短时间内发生衰竭或使慢性心衰恶化。慢性心衰有一个缓慢发展过程，一般均有代偿性心脏改变。

2. 按主要受累部位　分为左心衰竭、右心衰竭和全心衰竭。左心衰竭的特征是肺循环淤血；右心衰竭的特征是体循环淤血。

3. 按心力衰竭时收缩与舒张功能的改变　分为收缩、舒张和混合性心力衰竭。收缩功能障碍，心排血量下降并有心腔扩大的表现为收缩功能性心力衰竭。

4. 按心排血量　分为低心排血量性心力衰竭和高心排血量性心力衰竭。

5. 按病理生理　分为原发性心肌收缩力减损性心力衰竭、负荷过度性心力衰竭和负荷不足性心力衰竭。

四、病因和诱因

（一）心力衰竭的病因

各种原因造成心肌结构和功能的改变都可导致心力衰竭。

1. 原发性心脏舒缩功能减弱

（1）弥漫性和局限性心肌损害：心肌病、心肌炎、心肌梗死、心肌纤维化、心肌中毒和异常物质沉积。

（2）原发或继发心肌代谢障碍：糖尿病性心肌病、维生素 B_1 缺乏及心肌淀粉样变等。

（3）心包疾患：心脏压塞、缩窄性心包炎。

（4）心律失常性心肌病：致命性缓慢性和快速性心肌病。

2. 心肌负荷过度

（1）压力负荷（左、右心室后负荷）过度：高血压、主动脉瓣狭窄、主动脉缩窄、肥厚性或限制性心肌病、二尖瓣狭窄、肺动脉高压、肺动脉瓣狭窄、肺栓塞、慢性阻塞性肺疾患和血液黏稠度增加。

（2）容量负荷过度：心脏瓣膜关闭不全（主动脉瓣关闭不全、二尖瓣关闭不全、肺动脉瓣关闭不全、三尖瓣关闭不全）、左右心或动静脉分流性先天性心脏病（如房间隔缺损、室间隔缺损、动脉导管未闭）、室壁瘤、全身血容量增多或循环血容量增多（如甲状腺功能亢进、慢性贫血）。

（二）心力衰竭的诱因

80%～90%心力衰竭发生是有诱因诱发的，常见的诱因有：

1. 全身疾病因素

（1）合并感染：是心力衰竭最常见的诱因之一，尤以呼吸道感染多见。

（2）不适当的用药：服用心脏毒性或加重心力衰竭的药物。

（3）贫血：血液中红细胞减少，血液携氧功能降低，使心肌缺氧。

（4）内分泌疾病：未控制的糖尿病和甲状腺功能失调。

（5）电解质紊乱与酸碱平衡失调：酸中毒、高/低血钾、低血镁和低血钙等，是诱发心力衰竭的重要因素。

（6）妊娠与分娩：循环血量增加，使心脏负荷加重。

（7）心律失常：新发生或未控制的房颤、运动性心动过速或过缓。

（8）治疗不当：输血、输液过多过快、麻醉与手术。

2. 患者相关因素

（1）过度劳累与情绪激动。

（2）不遵医嘱。

（3）饮食、饮水失当：患者摄入钠盐或饮水过多等。

（4）饮酒。

（5）药物滥用。

五、病理生理

心力衰竭时的病理生理改变十分复杂，多种代偿机制可使心功能在一定的时间内维持在相对正常水平，但这些代偿机制也均有其负性效应，最终发展为失代偿机制。其中最重要的可归纳为3个方面。

（一）Frank-Starling 机制

即心肌收缩力和心排出量在一定范围内随着心肌纤维初长度的增长或心室舒张末期容量的增加而增加。而在心力衰竭时，这一代偿机制的能力降低，心室舒张末期容积增加，舒张末压也增高，相应的心房压和静脉压也随之升高，待静脉压达到一定高度时即出现肺循环淤血或体循环淤血。

（二）心肌肥厚

心脏在长期阻力负荷过高等作用下，导致心室肌肥厚，心室肌群的增加，可使心肌收缩力代偿性增强，从而增加心排出量。心肌肥厚时心肌细胞数量并不增多，以心肌细胞体积增大为主。心肌肥厚时，心肌收缩力增强，克服后负荷阻力，使心排血量在相当长时间内维持正常，故患者可无心力衰竭症状。心肌肥厚使心肌顺应性下降，舒张功能降低，心室舒张末压升高，产生舒张功能不全性心力衰竭表现。

（三）神经体液调节机制

1. 交感－肾上腺髓质系统激活　交感神经兴奋性增强，心力衰竭患者血浆去甲肾上腺素水平升高，作用于心肌β肾上腺素能受体，使心肌收缩力增强及心率增快，以提高心排血量。同时周围血管收缩，增加心脏后负荷，心肌收缩力增强及心率增快均使心肌耗氧量增加。

2. 肾素－血管紧张素－醛固酮系统激活　心排血量降低使肾血流量随之减少。其有利的一面是心肌收缩力增强，周围血管收缩维持血压，调节血液的再分配，保证心、脑等重要脏器的血液供应。同时，促进醛固酮分泌，使水、钠潴留，增加血容量及心脏前负荷，对心力衰竭起一定的代偿作用。但肾素-血管紧张素-醛固酮系统激活使心肌、血管平滑肌、血管内皮细胞等发生一系列变化，称组织的重构。这些不利因素的长期作用，导致心力衰竭恶化，促进死亡。

3. 各种体液因子的改变 近年来不断发现一些新的肽类因子参与心力衰竭的发生和发展，重要的有：

（1）血管扩张肽：包括心房利钠肽、脑钠肽和C型利钠肽等，随心房和心室扩张产生。心力衰竭时，心脏产生心房利钠肽、脑钠肽增多，而增高的血管紧张素Ⅱ（AT-Ⅱ）也刺激利钠肽生成；反之，心房利钠肽可抑制儿茶酚胺、AT-Ⅱ、醛固酮。因此利钠肽可限制心肌对损伤或缺血的增殖与肥厚反应。同时，慢性心力衰竭时血浆心房利钠肽、脑钠肽水平与心室功能不全的程度、血流动力学损害和心律失常的发生相关，高浓度利钠肽提示长期存活率低，血浆脑钠肽与预后的相关性更好。

（2）血管加压素（抗利尿激素）：具有缩血管、抗利尿和增加血容量的作用，由下丘脑分泌。心力衰竭时心排血量降低，通过神经反射使血管加压素分泌增多，但过强的作用可导致稀释性低钠血症。

（3）缓激肽：心力衰竭时，缓激肽生成增多与RAS激活有关。缓激肽促使血管内皮细胞产生内皮依赖性舒张因子，具有强大的扩血管作用，心力衰竭时参与血管舒缩的凋节。

六、护理评估

（一）健康史

因许多原因都可导致心力衰竭，护士在评估患者时要仔细询问。

1. 病史 高血压、糖尿病、脂质异常、瓣膜病、冠状动脉性或周围血管疾病、心肌病、风湿热、睡眠呼吸障碍的病史或症状、心脏毒性药物的接触史、目前与过去的酒精摄入量、吸烟、甲状腺疾病、嗜铬细胞瘤、肥胖等。

2. 家族史 动脉粥样硬化性疾病的家族倾向（心肌梗死病史、吸烟、外周动脉疾病）、心脏性猝死、传导系统疾病、快速心律失常、心肌病（不能解释的心力衰竭）等。

3. 询问患者是否有活动无耐力、呼吸困难、尿量减少；询问患者的液体出入量、体重变化；询问患者对心力衰竭知识的理解情况。

（二）临床表现

心力衰竭根据病变的心脏和淤血部位的不同分为左心室衰竭、右心室衰竭和全心衰竭。以左心室衰竭开始较多见，以后继发性肺动脉高压而导致右心室衰竭。单独的右心室衰竭较少见。

1. 左室衰竭 主要表现为肺循环淤血和心排血量降低的综合征。左室衰竭最常见的原因是冠心病、扩张型心肌病、高血压或心瓣膜病，常见于主动脉瓣病变；其次为二尖瓣病变、肥厚型心肌病、先天性心脏病、感染性心内膜炎等。

（1）症状

1）疲乏：由心排出量下降引起的运动性疲劳和衰弱是常见症状，可因休息而消失。已有肺动脉高压和低心排出量的二尖瓣狭窄的患者，常主诉严重疲劳而非呼吸困难。

2）呼吸困难：为左心室衰竭较早出现和最常见的症状，为肺淤血和肺顺应性下降而致肺活量下降的结果。

3）夜间阵发性呼吸困难：一般见于劳累性呼吸困难发展到一定程度时。它可以是严重高血压、主动脉瓣狭窄或关闭不全，以及心肌梗死引起的左室衰竭的最初表现；也可以发生于瓣口很小的二尖瓣狭窄患者，但此时呼吸困难原因为二尖瓣口阻塞引起的肺静脉淤血。夜间阵发性呼吸困难或咳嗽可伴有吸气性和呼气性喘鸣，是支气管痉挛（所谓心源性哮喘）所致。

夜间阵发性呼吸困难常于夜间入睡1～2小时后突感胸闷、气短而被迫坐起；有的伴咳嗽，咳泡沫样痰；有的伴支气管痉挛，两肺有明显的哮鸣音，类似支气管哮喘。一般在坐起后30分钟以上才缓解，重者可发展成急性肺水肿。有时由于呼吸中枢的供血不足可出现Cheyne-Stoke呼吸。阵发性夜间呼吸困难发生的机制可能有：①卧床后水肿液的吸收和回心血量增加，左室不能承受回流增多的血量而使左室舒张末期压升高，加重肺淤血；②入睡时迷走神经兴奋性增高，使小支气管收缩，影响肺泡通气；③卧位时膈上抬，肺活量减少；④熟睡时呼吸中枢敏感性降低，对肺淤血的刺激感受迟钝，仅在有重度肺淤血时才突感"憋气"而醒来。

4）端坐呼吸：平卧时呼吸急促，被迫半卧位或坐位。见于左心衰竭严重时。由于坐位时重力作用，部分血液转移到身体下垂部，可减轻肺淤血。

5）急性肺水肿：急性肺水肿是肺毛细血管压迅速升高使大量液体转移到肺泡内引起的。它迫使患者从床上坐起来，并有喘息性呼吸。患者感到发冷、皮肤苍白、焦虑和大汗淋漓。随着肺淤血的加重，血流通过不能进行气体交换的肺泡，导致右向左分流，从而加剧氧分压降低。患者可出现发绀，咳出白色或粉红色泡沫痰，并有即将死亡的恐怖感，重者可出现血压下降、脉搏细弱、冷汗淋漓、意识模糊、呼吸减慢，甚至心脏骤停。

（2）体征

1）心脏增大：常可发现左室肥厚或左室增大。若心衰是舒张功能不全引起，则可无左室扩张。

2）心室抬举样搏动：左室肥厚最明显的体征是心尖抬举样搏动，是一种局限的收缩期持续性搏动。不同于运动、焦虑、反流性瓣膜病时的左室高动力型搏动，也不同于右室肥厚的右室抬举样搏动。后者较弥散，可在胸部中间扪及，收缩期间心尖回缩而非抬起。

3）第三心音：左室容量增加时，在心室充盈的快速流入期，常可听到较响的第三心音。第三心音奔马律与左心室舒张早期充盈率突然下降有关。

4）第四心音：左室顺应性下降，左房用力收缩时，可听到第四心音或房性奔马律。它可被扪及或看到，也可在颈静脉搏动或心尖搏动图上表现为一个大的α波。右心衰竭可使第四心音更加明显。

5）湿啰音：静息时，甚至在夜间阵发性呼吸困难发作的早期，肺内无湿啰音。此时，液体渗入组织间隙而不是进入肺泡。但当肺泡内出现液体时，湿啰音响亮而广泛，可发生胸膜渗出。

6）Cheyne-Stoke呼吸：常见于晚期心衰。

7）心动过速：每搏量减少时，心动过速可代偿性地增加每分钟心排出量，心衰时常见心率增快。

8）交替脉。

2. 右室衰竭　主要表现为体循环过度充盈，压力增高，各脏器淤血、水肿及由此产生的以体循环淤血为主的综合征。

右室衰竭常继发于左室衰竭，也可单独发生。右室衰竭最常见的原因有严重二尖瓣狭窄伴肺动脉高压，肺动脉瓣狭窄，慢性肺部疾病引起的肺心病，原发性肺动脉高压伴三尖瓣关闭不全，右室梗死，艾森曼格综合征，室间隔或房间隔缺损伴肺动脉高压等其他先天性心脏病。其他原因是感染性心内膜炎或类癌累及肺动脉瓣和三尖瓣。

（1）症状

1）疲乏：心排出量减少时患者主诉疲劳。

2）重力性水肿：患者离床行走时可发生踝部水肿，卧床时则出现骶部、腰背部和腿部水肿。

3）肝肿大：如右室衰竭发生很快（见于严重二尖瓣狭窄引起房颤），肝淤血，可引起右上腹疼痛，常同胆囊炎和其他腹部疾病相混淆。

4）畏食和腹胀：静脉压升高导致肝和内脏淤血，可引起畏食、腹胀和其他非特异性胃肠道症状。

5）肾淤血：引起尿量减少、夜尿增多、蛋白尿和肾功能减退。

（2）体征：除原有的心脏病体征外，右心衰竭体征有以下几个方面：

1）右室肥厚：常为心肌代偿表现，常伴有心室扩大。

2）右室抬举性搏动：常位于胸中下部，伴右侧 S4 和（或）S3 或奔马律，心底部有响亮的肺动脉瓣第二心音以及颈静脉压升高伴三尖瓣关闭不全的收缩期搏动。

3）右室奔马律：右室排血阻力加大引起的右室衰竭，可听到来自右心室的第三心音。

4）颈静脉充盈或怒张：当患者半卧位或坐位时可见到充盈的颈外静脉，其程度和体静脉压升高的程度呈正相关。当压迫患者肝或上腹部时，由于静脉回流增加，可见到颈外静脉充盈加剧或怒张，称肝颈反流征阳性。这一体征有助于鉴别心力衰竭和其他原因引起的肝大。

5）肝大和压痛：常发生于皮下水肿出现之前。急性肝淤血者，肝质地较软，压痛明显，还可出现轻度黄疸和血清转氨酶升高。长期右心衰竭，肝有慢性持续性淤血，肝细胞缺氧坏死，可发展成心源性肝硬化。此时肝质地较硬，压痛和肝颈反流征阳性反不明显，常伴黄疸、腹腔积液和慢性肝功能损害。

6）水肿：心力衰竭的水肿主要由于水、钠潴留和静脉淤血致毛细血管压增高。因下垂部的流体静压较高，故首先出现于身体下垂部。经常卧位者以腰骶部为明显。能起床活动者以足、踝内侧较明显，常于晚间出现，休息一夜后可消失。颜面部一般不肿。病程晚期可出现全身性水肿。水肿为对称性、凹陷性。

7）胸腔积液和腹腔积液：右心或全心衰竭时，均可出现胸腔积液。以双侧胸腔积液较多见。如为单侧，多位于右侧。单侧性左侧胸腔积液提示有肺栓塞的可能。心力衰竭好转后，胸腔积液一般可吸收；但叶间积液可持续存在。腹腔积液多发生在病程晚期，多与心源性肝硬化有关；但如患者有三尖瓣关闭不全，腹腔积液可较早出现，且较皮下水肿明显。

8）其他：胸骨左缘第 3 ~4 肋间可听到舒张期奔马律。右心室显著扩大者可导致三尖瓣相对性关闭不全，此时三尖瓣区可有收缩期吹风性杂音，吸气时增强，并可出现颈静脉收缩期搏动和肝扩张性搏动。长期严重右心衰竭者还可出现发绀。

3. 全心衰竭　此时左、右心衰的临床表现同时存在。因有右心衰竭存在，右心排血量减少，故阵发性夜间呼吸困难等肺淤血表现反而减轻。扩张性心肌病患者表现为左、右心室同时衰竭者，肺淤血征常不明显，此时左心衰竭的主要表现为心尖部舒张期奔马律和脉压减少。

（三）辅助检查

1. 血液检查

（1）临床上血液检查用于诊断和心力衰竭有关的潜在的可逆性因素和可纠正的问题，识别伴随疾病，在治疗前或治疗时监测和纠正异常情况，评估疾病的严重程度以及预测患者的预后。

（2）心房利钠肽（如B型利钠肽）（又称脑钠肽，B-type natriuretic peptide，BNP）可有助于临床上心力衰竭的诊断。推荐诊断心力衰竭的常规范围为BNP>100pg/ml，但范围变异较大，取决于患者的年龄、性别、治疗药物、体重指数、肾功能和伴随疾病（如甲状腺疾病）等。

2. X线检查　心脏的外形和各房室的大小可有助于原发性心脏病的诊断。肺淤血的程度可判断左心衰竭的严重程度。肺间质水肿时在两肺野下部肋膈角处可见到密集而短的水平线。当有肺泡性肺水肿时，肺门阴影呈蝴蝶状。X线胸片还可观察胸腔积液的发生、发展和消退的情况。

3. 心电图　可有左心室肥厚劳损，右心室增大，V_1 导联P波终末负电势增大（≥0.04mm/s）等。

4. 超声心动图　可有M型、二维或多普勒超声技术测定左室的收缩和舒张功能。对于左室舒张功能，可用二尖瓣前叶舒张中期关闭速度（EF斜率）和脉冲多普勒技术测量快速充盈期和心房收缩期二尖瓣血流速度（E/A）或流速积分（ETVI/ATVI）的比值。正常人E/A比值不应小于1.2。

5. 放射性核素与磁共振显像（MRI）检查　核素心血管造影可测定左、右心室收缩末期、舒张末期容积和射血分数。通过记录放射活性-时间曲线，可计算出左室的最大充盈速率和充盈分数以评估左室舒张功能。核素心肌扫描可观察室壁运动有无异常和心肌灌注缺损，有助于病因诊断。此外，还可以比较右室和左室的心搏出量，以测定二尖瓣和主动脉瓣的反流量，有助于判断基础疾病的严重程度。

6. 运动耐量和运动峰耗氧量（VO_2max）测定　运动耐量试验能在一定程度内反映心脏储备功能，心脏储备功能指心排血量能随机体代谢需要而增加的能力。但运动耐量更多的取决于外周循环的变化而非中心血流动力学变化。这是由于心力衰竭时外周血管收缩，因而心排血量的增加不一定伴有运动耐量的增加。

（四）心理社会评估

急性心力衰竭的患者常表现出紧张、恐惧；慢性心力衰竭患者由于心衰治疗效果的不同，会表现出不同的心理状态，尤其基本病因难于治疗和控制时。护士应尽可能收集相关资料，确定患者的心理问题，为帮助患者做准备。

七、护理诊断及医护合作性问题

1. 心排出量减少　与心肌结构改变和（或）功能降低，通气/血流比例失调致心排血量减少有关。

2. 气体交换受损　与肺循环淤血致气体弥散功能下降有关。

3. 活动无耐力　与机体氧需和氧供失衡、电解质失衡有关。

4. 个人应对无效　与活动能力下降、生活方式改变、机体功能减弱和害怕死亡有关。

5. 恐惧、绝望　与机体功能减弱状态难以改变有关。

6. 性生活型态改变　与疾病影响有关。

八、计划与措施

（一）目标根据患者的不同情况，因人而异地制定

1. 患者心功能得以维持或改善，表现为心率下降、低氧血症改善、水肿消失等。
2. 患者呼吸困难减轻或消失，血气分析正常。
3. 患者活动耐力增加，进行生活自理活动时不出现乏力、呼吸困难、头晕等症状。
4. 患者适应性增加，适应自己心功能状态下的生活。
5. 患者可说出内心感受，恐惧感消失或绝望情绪控制。
6. 患者可选择适当方式进行性生活。

（二）慢性心力衰竭患者的治疗与护理

任何治疗和护理心力衰竭患者的措施目的都在于纠正血流动力学异常，缓解症状；提高患者运动耐力，改善生活质量；减缓心肌损伤的进一步加剧；降低死亡率，治疗原则依病情不同进行调整，见图 12-1。

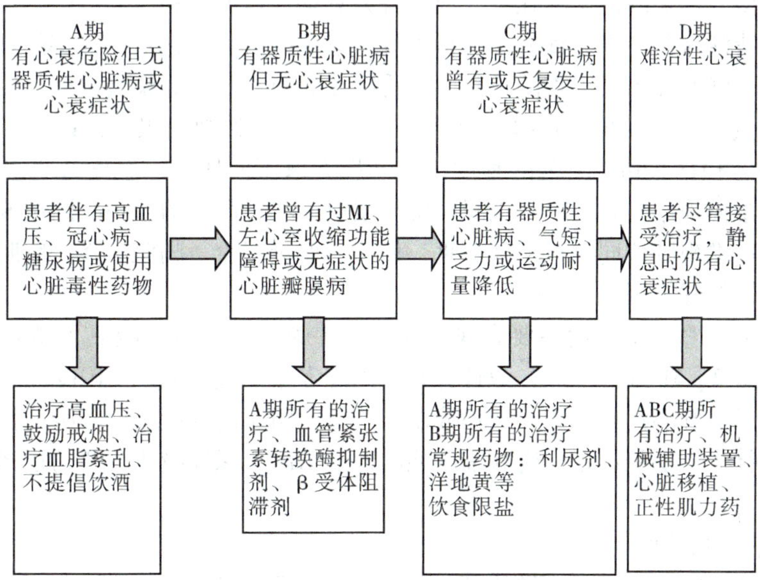

图 12-1　心力衰竭患者的治疗原则

1. 除去或限制基本病因　包括药物治疗，如控制高血压、冠心病、感染性疾病、甲亢、营养失调等；介入和手术治疗，如先天性心脏病、冠心病、心律失常等。

2. 控制和消除诱发因素　控制各种感染、治疗心律失常、纠正电解质紊乱与酸碱平衡失调、补充失血与纠正贫血、避免输血和输液过多、纠正或停用不恰当用药等。对于心力衰竭患者要控制输液和输血速度，补液速度一般不超过15滴/分，每日补液量不超过1000ml，输血每次应在300ml以下。

3. 一般治疗和护理

（1）休息和运动锻炼：急性期要限制患者体力和脑力的活动。休息可以降低基础代谢率，减少心脏做功；通过减少骨骼肌耗氧，增加肾血流量和肾小管滤过率，有利于肾排钠、排水，减轻心脏容量负荷；患者应增加卧床休息时间，因为站立位刺激醛固酮生成，卧位减少醛固酮生成，从而有排钠利尿作用。

病情恢复期应鼓励患者适量活动。长期卧床易致静脉血栓和肺栓塞、直立性低血压、虚弱等。近年来研究表明，运动锻炼可以减少神经激素系统的激活和减慢心室重塑的进程，是一种改善患者临床状态的辅助治疗手段。所有稳定的慢性心力衰竭并且还能够参加体力活动者，都应当考虑运动锻炼。

（2）心理护理：精神应激在心力衰竭的发病中起重要作用，有时甚至诱发肺水肿。同时心力衰竭时所致的呼吸困难常使患者感到紧张和恐惧，护理人员要给予患者足够的关注和心理安慰，必要时遵医嘱使用镇静剂以减少交感神经兴奋对心脏带来的不利影响。

（3）饮食及控制钠盐的摄入：心力衰竭患者的钠排泄常减少，任何方式的摄入钠盐均可加重症状。重度心力衰竭的患者应限制钠盐在0.5～1.0g（相当于食盐1～2.5g），轻度心力衰竭患者限制钠盐在2～3g（相当于食盐5～7g）。如果患者已经使用利尿剂，一般不必严格限制钠盐的摄入。限制钠盐的程度应根据心力衰竭的程度和利尿剂治疗的效果而定。患者应进易消化的清淡饮食，以流食或半流食为宜，避免摄入难消化及产气多的食物。要少食多餐，对于夜间有阵发性呼吸困难的患者，可将晚饭提前。对于血浆蛋白低，发病与营养缺乏有关的患者，蛋白摄入不低于1～1.5g/(kg·d)。适当限制热量摄入，以减少心脏负担。

（4）体位：根据心功能不全的程度，协助患者取不同体位。轻度心力衰竭为减轻夜间阵发性呼吸困难可采用头高位睡眠以减轻肺部淤血症状；严重的采用半卧位或坐位；急性左心衰竭患者采用端坐卧位同时双下肢下垂，使回心血量减少，膈肌下降，胸腔容积扩大，肺活量增加，而缓解呼吸困难。

（5）吸氧：有些心力衰竭主要表现为缺氧、呼吸困难，给予吸氧可缓解症状。一般患者可给予低流量2～5L/min吸氧；急性肺水肿的患者给予高流量5～10L/min，并加以湿化，避免呼吸道干燥。肺心病患者则要严格控制氧流量，防止高浓度氧对呼吸的抑制。吸氧过程中，观察患者神志、缺氧纠正程度和临床症状改善情况，保证吸氧管道的通畅，维持呼吸道的通畅。

4. 药物治疗和护理

（1）利尿剂的应用：心力衰竭时肾和神经内分泌反应使肾小管钠的重吸收增加，水、钠滞留，细胞外液容量增加导致肺水肿和（或）体循环淤血。利尿剂通过抑制肾小管不同位置钠的重吸收，或增加肾小球钠滤过，增进水、钠排泄。同时可改善血流动力学作用，降低肺动脉阻力和肺毛细血管楔压，扩张静脉血管，降低前负荷，减轻体循环和肺循环的充血症状。长期使用利尿剂会引起各种电解质紊乱，如低钾、低氯、低钠等；酸碱失衡，如低钾低氯性碱中毒；内分泌代谢紊乱，如尿酸增高、血糖增高、脂质代谢紊乱等；胃肠道反应，如恶心、呕吐、腹痛、腹泻等；诱发和加重肝、肾功能不全和其他不适，如耳聋、眩晕、皮疹等。常用药物有呋塞米、氢氯噻嗪。对于使用利尿剂的患者护理上要注意：

1）安排给药时间，以早晨或上午为宜。向患者解释用药后排尿次数和尿量增多，帮助患者并做好相应的准备。

2）静脉用呋塞米时要先稀释后再缓慢注入。

3）严格记录出入量、体重和水肿变化。要求患者每天早晨空腹、排尿后在固定的时间测量体重。

4）密切观察有无电解质紊乱及酸碱失衡症状。低钾时可出现恶心、呕吐、腹胀、肌无力及心律失常；低钠时可出现肌无力、下肢痉挛、口干；低钾低氯性碱中毒可出现神志淡漠、呼吸浅慢等。出现低钾时鼓励患者多摄入含钾丰富的食物，如橘子、香蕉、苹果、鱼、肉和青菜，必要时口服钾盐。用保钾利尿剂的患者应少食含钾丰富的食物。

5）观察药物的其他不良反应。注意药物的相互作用，特别是同时使用洋地黄类、多巴胺、血管紧张素转换酶抑制剂、抗心律失常药、阿司匹林、激素等。

6）糖尿病、痛风患者观察是否有病情恶化。

（2）肾素－血管紧张素－醛固酮系统抑制剂，常用的药有依那普利、卡托普利。

1）血管紧张素转换酶抑制剂：抑制血管紧张素Ⅰ转化为血管紧张素Ⅱ，抑制缓激肽的降解，增加前列环素水平，从而扩张外周小动脉和静脉系统，减轻心脏前后负荷。抑制心脏组织的肾素－血管紧张素系统，可防止心室重塑，抑制交感神经系统，减低循环儿茶酚胺水平。此外还有保钾、保镁以纠正水电解质紊乱的作用。主要不良反应有低血压、干咳、皮疹、肾功能衰竭、高血钾和血管神经性水肿。用药期间需监测血压，避免体位的突然改变，监测血钾水平和肾功能。若患者出现不能耐受的咳嗽或血管神经性水肿应停止用药。

2）血管紧张素受体拮抗剂：对不能耐受血管紧张素转换酶抑制剂的患者，可改用血管紧张素受体拮抗剂替代。常用药有氯沙坦、坎地沙坦。

3）醛固酮拮抗剂：螺内酯是应用最广泛的醛固酮拮抗剂。小剂量螺内酯阻断醛固酮效应，对抑制心血管重塑、改善慢性心力衰竭的远期预后有很好的作用。主要不良反应有高血钾和痛性男性乳房女性化。

（3）β受体阻滞剂：是治疗心力衰竭的常规药物。作用是减慢心率，降低心肌耗氧，减少心律失常的发生，保护心肌细胞免受儿茶酚胺的毒性作用，上调β受体浓度，恢复受体与受体后途径的结合，因此可改善心肌收缩性和射血分数。一般主张在洋地黄、利尿剂等治疗基础上应用，以提高生存质量，改善预后。2005年美国和欧洲慢性CHF治疗指南中指出：所有慢性收缩性心力衰竭，NYHA心功能分级Ⅱ～Ⅲ，左室射血分数<40%，病情稳定者，均必须应用β受体阻滞剂，除非有禁忌证或不能耐受。主要不良反应有液体潴留（可表现为体重增加）和心衰恶化、心动过缓、心脏传导阻滞和低血压等，应监测心率和血压，注意患者心率不低于50次/分。常用药有阿替洛尔、美托洛尔。

（4）洋地黄类药物：直接增强心肌收缩力，提高心排血量；兴奋迷走神经和增加心肌对乙酰胆碱作用的敏感性，使窦房结自律性降低，窦性心率减慢，同时使房室交界区的有效不应期延长，传导减慢；此外，还有利尿和降低心肌耗氧的作用。常用洋地黄制剂有地高辛（口服）和毛花苷丙（静脉推注）。

1）易导致洋地黄药物中毒的因素：洋地黄类药物治疗量与中毒剂量有一定程度的关系，地高辛治疗浓度为0.5～2.0mg/ml，同一剂量的药物，某些患者无中毒症状，而有些患者可发生严重中毒，除与个体差异有关外，还有一些因素易导致洋地黄药物中毒。电解质紊乱（如低钾、低镁、高钙）、酸中毒与缺氧、肾功能减退、严重心肌病变、甲状腺功能低下和老年人。一些药物与洋地黄有相互作用，也易引起洋地黄中毒。

2）洋地黄中毒的临床表现：①胃肠道反应：食欲不振最早出现，继以恶心、呕吐、属中枢性；②神经系统表现：头痛、抑郁、无力、视物模糊、黄视或绿视等；③心脏毒性：表现为各种类型的心律失常，如室性期前收缩、室性心动过速、房室传导阻滞等，严重的出现心脏停搏。血清地高辛浓度增加。

3）护理使用洋地黄类药物的患者注意事项：给药前要仔细了解患者的基本临床资料，如年龄、症状、体征、血电解质、肝肾功能、心电图表现、体重、脉搏、心率和心律（记录1分钟的脉率和心率）；用药后，每天观察心力衰竭症状和体征改善情况，记录出入量，注意脉搏和心电图的变化；观察是否出现洋地黄中毒的临床表现，每次给药前测量心率和心律，如果成人心率低于60次/分，儿童低于100次/分，或出现心律失常，高度警惕洋地黄中毒；识别易导致洋地黄药物中毒的因素；教育并鼓励患者自我检测，记录脉搏、尿量和体重变化，有异常反应及时报告医务人员；严格按处方服药，最好在每日同一时间给药和服药，避免漏服或因漏服而加服。

4）洋地黄中毒的处理：早期诊断十分重要。首先要立即停止使用洋地黄和利尿剂，识别和处理可能增加洋地黄中毒的情况；补充钾和镁盐，可口服或静脉给药；治疗心律失常。

（5）血管扩张剂：通过扩张容量血管，减少回流、降低左心室舒张末期容量和室壁张力减轻前负荷；通过扩张动脉，降低体循环阻力和左室射血时的阻抗，降低后负荷，从而降低心肌耗氧量，增加缺血心肌的收缩性，减少瓣膜反流和异常分流，心排血量增加，心功能改善。常用药物有硝酸甘油、硝酸异山梨醇、硝普钠等。

1）硝酸酯类：主要扩张静脉和肺小动脉，可通过不同途径给药。常见的不良反应有头胀、头痛、恶心、心率加快、低血压等。

2）硝普钠：也称亚硝基铁氰化钠，可扩张动、静脉。患者对此药的敏感性差异很大，因此滴速的调节要个性化。因其可见光分解，使用时需避光。持续应用1周以上，要注意有无氰化物中毒。症状缓解后停药应逐渐减慢滴数，避免出现反跳现象。静脉注射时应单独使用一静脉通路。常见的不良反应有低血压、氰化物中毒。氰化物中毒可出现恶心、呕吐、出汗、不安和头痛。

（6）β受体激动剂：常用的有多巴胺和多巴酚丁胺。

1）多巴胺：是去甲肾上腺素的前体，能兴奋α受体和β受体，对不同受体的作用随剂量而异。小剂量＜2μg/（kg·min）静点时，主要兴奋多巴胺能受体，导致肾、肠、冠状动脉和脑血管扩张，外周阻力下降，有明显利尿作用；中剂量2～5μg/（kg·min）静点，直接兴奋β_1受体，主要为强心作用，增加心排血指数，降低外周阻力，增加肾血流量；大剂量

>5μg/(kg·min)，以兴奋α受体为主，可使所有动脉和静脉收缩，外周阻力增加，心脏后负荷增加，血压升高，心脏做功下降，肾血流下降。使用多巴胺静点时，最好用微量泵输入。用药期间要进行心电、血压监测，注意是否出现室性心律失常和心绞痛；输注时可引起静脉炎，需定时观察穿刺局部情况，必要时予以预防静脉炎的敷料保护；若漏出血管可引起组织坏死，应及时更换部位。大剂量时注意是否有严重血管收缩引起的组织坏死，建议使用中心静脉输注。

2）多巴酚丁胺（dobutamine）：为人工合成的 β_1 受体激动剂，作用与多巴胺类似。增加心肌收缩力，但对心率影响不大，只在大剂量时才使心率加快。不良反应有出汗、面部发热、潮红、恶心、头痛和不安。配置时不应与碱性溶液配合。

5. 心脏再同步化治疗（cardiac resynchronization therapy，CRT）　所谓心脏失同步化指心脏在收缩时丧失了房室间、左右心室间甚至左心室局部之间的协调运动，从而减弱了心室的收缩功能，进而影响心脏整体做功。对于慢性心衰和心脏失同步化患者，通过植入双腔起搏装置，用同步化方式刺激左室和右室，从而治疗心脏的非同步收缩，不仅可以缓解症状，提高生活质量，而且可显著减少患者的病死率和因心衰的再住院率。

6. 心力衰竭的机械辅助循环治疗　是用人工机械类辅助或代替部分心腔以改善衰竭心脏循环状态的治疗方法，用于药物治疗无效时。基本原理是降低心脏的前负荷和后负荷，使心室做功减少，能量消耗降低，心脏能量储备增加，从而使心脏功能逐步恢复。包括主动脉内气囊反搏术（intra-aortic balloon pump，IABP）、心室辅助装置以及体外膜肺氧合器治疗。

7. 其他治疗　血液滤过用于肺水肿和（或）严重顽固性心力衰竭大量液体潴留的患者，如持续静脉－静脉的超滤一般只可暂时改善症状。心脏移植适用于终末期心力衰竭患者。基因治疗与干细胞移植目前处于Ⅰ期临床试验阶段。

（三）急性左心衰竭的治疗和护理

急性左心衰竭主要表现为急性肺水肿或心源性休克，是严重的急危重症，据有高致残率和高病死率特点，正确及时的治疗护理对患者预后非常重要。

1. 体位　使患者取坐位或半坐位，两腿下垂，减少静脉回心血流。

2. 纠正缺氧　一般用鼻导管或面罩给予高流量氧6～8L/min。严重呼吸困难者，采用无创通气支持，包括持续气道正压通气（CPAP）或双水平气道正压通气（BiPAP）。以上措施无效时可使用气管插管。如动脉氧分压仍不能维持在60mmHg以上，应气管内插管机械辅助呼气末正压呼吸（PEEP），以增加肺的功能残气量，减轻肺泡萎陷并可抑制静脉回流。注意因胸腔正压而引起右心室排血量减少而致左心排血量降低和低血压。

3. 给予心电监测，建立护理记录，严密观察：意识、心律（率）、血压；呼吸频率、深度，判断呼吸困难程度；痰的颜色和量及肺内啰音变化；24小时出入量（体重）以及血气分析结果等。

4. 吗啡　是治疗急性肺水肿有效的药物，不论何种原因引起的肺水肿均可及早给药。吗啡减弱中枢交感冲动而扩张外周动脉和小动脉；其镇静作用又可减轻患者的烦躁不安。用药后严密监测病情变化，呼吸困难缓解，焦虑减轻说明病情缓解。吗啡的不良反应有呼吸抑制、低血压、恶心、呕吐。有脑出血、神志障碍、慢性肺部疾患的患者禁用吗啡。

5. 快速利尿　注意利尿过度引起的低血钾，容量急剧降低引起的休克。

6. 血管扩张剂和强心苷类药物　如硝酸甘油、硝普钠、那西利肽等。

7. 氨茶碱　对解除支气管痉挛有特效。心源性哮喘和支气管哮喘不易鉴别时可应用。除扩张支气管外，氨茶碱也是磷酸二酯酶抑制剂，具有正性肌力作用，外周血管扩张作用和利尿作用。

8. 在急性肺水肿患者抢救同时，要尽快明确和治疗诱因，如急性心肌梗死、快速性心律失常、输液过多、感染等。

（四）健康教育

1. 避免诱因，防止复发　绝大多数心力衰竭患者的基本病因不易根除，而避免诱因和防止复发就十分重要。让患者理解预防感冒的重要性，一旦感冒应及时治疗；饮食注意控制食盐量；保持心情舒畅。

2. 让患者理解继续服药的重要性　了解用药的目的、作用、剂量、用法、不良反应，尤其是对地高辛不良反应的识别。

3. 适当运动，保持心脏代偿功能　根据心脏病的性质、心功能和体力情况，选择适当的运动，避免长期卧床。保证充足的睡眠。

4. 帮助患者识别病情恶化的主要指标，例如，气短、咳嗽、体重变化和外周水肿等。需强调的是，体重变化被认为是一种极为重要的症状，因此，要求患者每天早晨空腹、排尿后在固定时间测量体重。叮嘱患者每次测体重时穿相似的衣物并坚持使用同一个体重计，将数值记录在专用表格中。体重在 1 天内增长/减轻 1kg 以上或 1 周内增长/减轻 2kg 以上，需要及时到医院就诊。

5. 定期复查　一般出院后应遵医嘱定期复查，如发现体重增加过快等症状改变时及时就诊。

九、预期结果与评价

1. 患者心力衰竭的病因、诱因得到控制或消除。
2. 心力衰竭的临床表现减少或消失。
3. 活动耐力增加。
4. 心理适应。
5. 了解自己用药的名称、作用、用法、剂量和不良反应，尤其是应能够识别地高辛、利尿剂的不良反应。
6. 能说出低盐饮食的重要性。
7. 积极寻求治疗。

（梁　涛　刘　庚）

第十三章　心律失常患者的护理

关键词

arrhythmia	心律失常
atrial flutter	心房扑动
atrial fibrillation	心房颤动
atrioventricular block（AVB）	房室传导阻滞
bundle branch block	束支传导阻滞
cardioversion	心脏电复律
compling interval	联律间期
compensatory pause	代偿间歇
defibrillation	心脏电除颤
escape beats	逸搏
implantable cardioverter-defibrillator（ICD）	埋藏式复律除颤器
premature beats	期前收缩
premature atrioventricular junctional beats	房室交界性期前收缩
premature atrial beats	房性期前收缩
premature ventricular beats	室性期前收缩
paroxysmal supraventricular tachycardial（PSVT）	室上性阵发性心动过速
pre-excitation syndrome	预激综合征
sinus rhythm	窦性心律
sinus tachycardia	窦性心动过速
sinus bradycardia	窦性心动过缓
sinus arrest	窦性停搏
sinoatrial block	窦房阻滞
sick sinus syndrome（SSS）	病态窦房结综合征
ventricular tachycardia	室性心动过速
ventricular flutter	心室扑动
ventricular fibrillation	心室颤动

第一节　概　述

一、心律失常的定义

正常心脏以一定范围的频率产生基本有规律的收缩，收缩的冲动起源于窦房结，并按一定的顺序沿心脏的传导系统将冲动传导至心房与心室，形成正常窦性心律。心脏冲动的频率、节律、起搏部位、传导速度与激动次序的异常使心脏电活动的规律发生紊乱，称心律失常。

二、心律失常的分类

（一）按其发生原理分

分为冲动形成异常导致的心律失常和冲动传导异常导致的心律失常两大类。

1. 冲动形成异常导致的心律失常

（1）窦房结性心律失常：包括窦性心动过速、窦性心动过缓、窦性停搏、病态窦房结综合征等。

（2）异位心律：被动性异位心律包括逸搏和逸搏心律（房性、房室交界性、室性）。主动性异位心律包括：①期前收缩（房性、房室交界性、室性）；②阵发性心动过速（室上性、室性）；③心房扑动、心房颤动；④心室扑动、心室颤动等。

2. 冲动传导异常导致的心律失常　冲动传导异常导致的心律失常有传导阻滞和房室内传导途经异常。传导阻滞按阻滞部位可进一步分为：①窦房传导阻滞；②房室传导阻滞；③室内传导阻滞（左、右束支传导阻滞）等。房室内传导途径异常，通常称预激综合征（沃-帕-怀综合征），冲动传导通过房室之间的异常旁路，使心室肌某一部分提前激动。

（二）按心律失常的速率分

可分为快速性心律失常和缓慢性心律失常。

1. 快速性心律失常　包括窦性心动过速；期前收缩（房性、房室交界性、室性）；阵发性心动过速（室上性、室性）；扑动（心房、心室）；颤动（心房、心室）；可引起快速心律失常的预激综合征等。

2. 缓慢性心律失常　包括窦性缓慢性心律失常（窦性心动过缓、窦性停搏、病态窦房结综合征）、逸搏和逸搏心律（房性、房室交界性、室性）、传导缓慢型心律失常（窦房传导阻滞、房室传导阻滞、心室内传导阻滞等）。

三、心律失常的发病机制

（一）冲动的形成异常

1. 自律性异常　正常情况下，窦房结自律性最高，处主导地位，其他部位，如结间束、冠状窦口附近、房室结和希氏束、浦肯野纤维等具有自律性的心肌细胞为潜在起搏点。自主神经系统兴奋性的改变、心肌自身的病变、损伤、缺血、缺氧、电解质紊乱或药物的影响等，均可使自律性受到影响。此外，原来无自律性的心肌细胞，如心房、心室肌细胞等，亦可在病理情况下出现异常自律性。

2. 后除极和触发活动　细胞损伤、地高辛中毒或其他因素可产生后除极。损伤的细胞通常只能部分复极，在其前一个或若干个自发和起搏产生的动作电位基础上产生振荡膜电位。如果振荡膜电位的振荡足够大而达到阈电位水平即可发生一个或连续的除极活动，称触发活动，可导致房性或室性心动过速。

（二）冲动传导异常

1. 传导阻滞　冲动传导异常主要表现为各种传导阻滞，当冲动传到某处心肌时，如适逢生理性不应期，可形成生理性阻滞或干扰现象。传导障碍并非生理性不应期所致者，称病理性传导阻滞。

2. 折返现象　折返是许多快速性心律失常的发生机制。产生折返的基本条件是：①至少存在2条传导路径，相互连接形成一个闭合环；②其中一条通道存在不同程度的传导阻滞。如果一个事件（如房性期前收缩）发生，恰逢两条路径中的一条处于不应期，激动将在下传至该路径时发生阻滞；当激动沿另一条路径下传后，再逆行上传至原先处于阻滞状态的路径时，原来处于不应期的部位已恢复了兴奋性；逆行上传的激动再次传递到第一条通路，使第一条通道再次激动，从而完成一次折返激动。冲动在环内反复循环不已，产生持续性快速性心律失常（图13-1）。

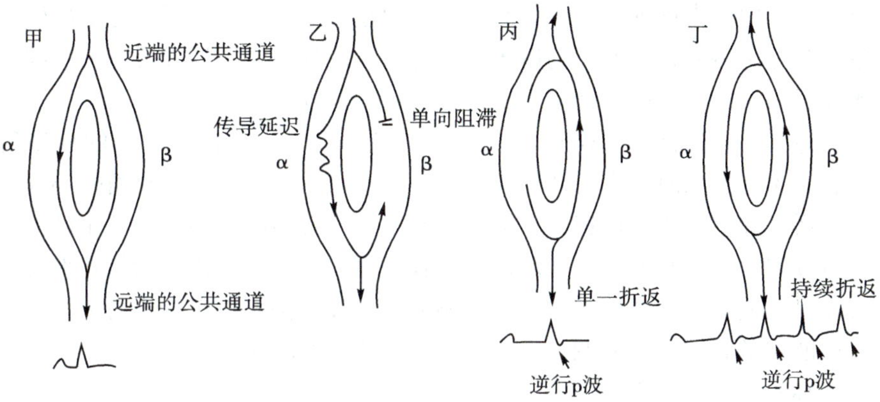

图13-1　房室结折返示意图

3. 传导紊乱　异常旁路存在时，由心房至心室的冲动有一部分通过旁路过快地传到心室，使部分心室肌提早受到激动，如预激综合征。

四、心律失常引起的血流动力学变化

心律失常虽然发生率较高，但并不是每个患者都有血流动力学改变，决定于其性质、持续时间和心脏的基础功能状态。一般窦性心律不齐、窦性心动过缓或过速程度较轻及偶然出现的期前收缩等，对血流动力学并无明显影响，因此，也不引起明显症状；反之，心房颤动、室性心动过速、完全性传导阻滞等则有明显影响，而心室颤动则可使心排出量接近于零，后果严重。心脏的基础功能状况对血流动力学的影响也很大，原来心脏无器质性疾患者发生心律失常后对血流动力学的影响较有器质性心脏疾患者轻。

1. 心率快慢的影响　正常成人的心率在70～80次/分时，每搏量约为70ml，每分钟量约为5L。如果心率轻度增快，则每分钟排出量便相应增加，可用下列公式表示：心率×每搏量=每分钟排出量。如果心率过快（>160次/分），心动周期缩短，主要是心室充盈期缩短，则心室充盈不足，每搏量显著减少，不能为每分钟心搏次数的增多所代偿，导致血压下降、脏器缺血，心脏功能降低。器质性心脏病，如心瓣膜病、缺血性心脏病等，当心率增加到140次/分时即可出现血压下降、心力衰竭，甚至休克。心率轻度减慢时，心室充盈量增加，每搏量轻度增加，对血流动力学可无影响。但心率减慢到一定程度时（<40 次/分），由于每搏量增加能力有限，每分钟排出量仍会降低，患者可出现头晕、乏力、晕厥、心力衰竭等症状。

2. 心动周期不齐的影响　除取决于心脏的基本状态外，更取决于心律不齐的程度。如偶发的期前收缩影响很小，因期前收缩后的正常心搏排血量常稍有增加，这样便可补偿期前收缩时降低的排血量。但是频繁的期前收缩（平均心室率在 120 次/分以上），心排出量会降低。

3. 心房与心室运动不协调的影响　心房的功能对血流动力学的影响很重要。首先，心房收缩将血液排入心室，心房收缩后一定时间心室收缩（正常 P-R 间期 0.12～0.20s），P-R 间期过短或过长均会使心排出量减少。另外，心房收缩的压力使房室瓣开启，以后心房内压力逐渐下降，心室内压力逐渐增加，当心室内压力超过心房内压力时，房室瓣便关闭。如果心房与心室的收缩不协调，房室瓣的启闭便不完全，出现血流不畅或反流，造成心排出量降低。心房颤动、房室传导阻滞等情况下，心排出量大大降低。

4. 两侧心室收缩不协调的影响　在正常窦性心律中，兴奋波以一定的顺序到达两个心室，使左、右心室几乎同时发生协调地收缩，有利于排血功能。心室收缩的协调与否对心排血量有很大关系，如室性心动过速时，随异位起搏点位置不同，心脏的排血量也不一样。最严重的心室颤动时，心室收缩无力，两侧心室收缩完全不协调，排血功能几乎完全消失。

不少心律失常同时与 2 个以上的上述影响因素有关，例如，室性心动过速，心率快，房室脱离关系而心室的收缩又不协调，血流动力学的改变亦较明显。

五、抗心律失常药物

（一）抗心律失常药物的分类

根据抗心律失常药物的临床应用，可分为抗快速性心律失常药物和抗缓慢性心律失常药物。

1. 抗快速性心律失常药物　根据药物的电生理效应可分为 4 大类。此外，依照药物对复极的不同影响，Ⅰ类药物可再分为 3 个亚类（表 13-1）。

ⅠA 类：钠通道阻滞剂，可延长动作电位时间，使心室除极和自律性受抑制，不应期延长。奎尼丁（quinidine）、普鲁卡因酰胺（procainamide）、丙吡胺（disopyramide）等均属此类。

ⅠB 类：钠通道阻滞剂，可缩短动作电位时间、缩短不应期，几乎不影响自律性。妥卡尼（tocainide）、美西律（mexiletine）、莫雷西嗪（moricizine）、苯妥英（phenytoin）、利多卡因（lidocaine）等属于此类。

ⅠC 类：钠通道阻滞剂，显著减慢传导，轻微延长动作电位时程。药物包括氟卡尼（flecainide）、英卡尼（encanide）、普罗帕酮（propafenone）等。

Ⅱ类：β 肾上腺受体阻滞剂，降低自律性，减慢房室结传导。此类药物有普萘洛尔（propranolol）、阿替洛尔（atenolol）、美托洛尔（metoprolol）等。

Ⅲ类：钾通道阻滞剂，延长动作电位时程和不应期。药物包括胺碘酮（amiodarone）、溴苄胺（bretylium）、索他洛尔（sotalol）。

表 13-1　常用抗快速性心律失常药物的用法用量、适应证、不良反应与注意事项

药物分类	适应证	不良反应	注意事项	常用药物及用法用量
ⅠA类 钠通道阻滞剂	室性心动过速，心房扑动与颤动，房性与室性期前收缩，房室结折返性心动过速	胃肠道：恶心、呕吐、腹泻、厌食；心血管：心动过缓、传导阻滞、低血压、QT间期延长、致心律失常作用；中枢神经：头痛、头晕、耳鸣、幻觉、精神失常；其他：发热、皮疹、血小板减少、白细胞减少	使用前后监测心电图和血压；哮喘患者慎用	奎尼丁（口服：负荷量200mg q6h，维持量200mg q6～8h；静脉：维持量600～1000mg）、普鲁卡因酰胺［口服：负荷量500～1000mg，维持量250～500mg q4～6h；静脉：负荷量6～13mg/kg，速度0.2～0.5mg/(kg·min)，维持量速度2～4mg/min］、丙吡胺（口服：维持量100～200mg q6～8h）
ⅠB类 钠通道阻滞剂	室性期前收缩，室性心动过速，心室颤动	中枢神经：头晕目眩、意识模糊、视物模糊；心血管：心动过缓、低血压、心力衰竭、致心律失常；其他：恶心、呕吐、皮疹、肺纤维化、呼吸抑制；白细胞减少、血小板减少、抗核抗体阳性	可增强其他药物的作用；用注射泵静脉注射	利多卡因（静脉：负荷量1～3mg/kg，速度20～50mg/min，维持量速度1～4mg/min）、美西律（口服：维持量150～200mg q6～8h）、妥卡尼（口服：负荷量400mg，3～4h重复1次，再给予维持量200～400mg q8～12h）、莫雷西嗪（口服：负荷量300mg，维持量150～400mg q8h）
ⅠC类 钠通道阻滞剂	室性心动过速，心室颤动，室上性期前收缩和心动过速	胃肠道：恶心、腹痛、厌食；心血管：致心律失常、加重心力衰竭、传导障碍、心动过缓；中枢神经：头晕、头痛、视物模糊	使用前先纠正电解质紊乱；使用前后监测心电图变化	氟卡尼（口服：100～200mg q12h，静脉：2mg/kg于15min内滴注；）、普罗帕酮（口服：负荷量600～900mg，维持量150～200mg q8～12h；静脉：负荷量1～1.5mg/kg）
Ⅱ类 β肾上腺素受体阻滞剂	心房扑动，心房颤动，室上性心动过速，室性期前收缩，室性心动过速	心血管：低血压、心动过缓、传导阻滞、心力衰竭；胃肠道：恶心、腹痛、厌食、便秘、腹泻；其他：支气管痉挛、气喘、幻觉、失眠、抑郁、疲乏、低血糖	监测心率和血压；突然停药可能加重心绞痛或诱发心肌梗死	普萘洛尔（口服：维持量10～60mg q6～8h；静脉：负荷量0.25～0.5mg，每5min 1次，总量≤5mg）、阿替洛尔（口服：12.5～25mg q12h或qd；静脉：负荷量2.5～5mg，速度，1mg/min静注，隔5min后无效可重复1次，总量≤10mg）、美托洛尔（口服：25～150mg q8～12h；静脉：负荷量5mg，速度，1～2mg/min静注，隔5min后重复1次，总量≤15mg）、艾司洛尔［静脉：负荷量0.5mg/kg，1min内静注，维持量速度0.05～0.3mg/(kg·min)］

续 表

药物分类	适应证	不良反应	注意事项	常用药物及用法用量
Ⅲ类 延长动作电位时程药（钾通道阻滞剂）	心室颤动，室性心动过速，室上性心动过速	心血管：心动过缓、传导阻滞、致心律失常、低血压；中枢神经：头晕、共济失调、外周神经病变；其他：肺纤维化、转氨酶升高、光过敏，角膜微粒沉着、消化不良、甲状腺功能障碍	胺碘酮与地高辛同用增加地高辛中毒的危险；监测血压、心率、心律变化；监测肺毒性的征象	胺碘酮（口服：负荷量600mg/d，8～10d，维持量100～400mg dq；静脉：负荷量5mg/kg，20～120min内，维持量速度600～800mg/24h）
Ⅳ类 钙通道阻滞药	室上性心动过速，心房扑动、颤动	心血管：心动过缓、传导阻滞、低血压、心力衰竭；其他：疲乏、头痛、水肿、便秘	严密监测心律、心率、血压；补充钙剂可降低药物的作用	维拉帕米［口服：维持量80～120mg q6～8h；静脉：负荷量5mg，2～3min内，必要时10～15min后重复1次，维持量速度0.005mg/(kg·min)］、地尔硫䓬（口服：30～60mg q8h；静脉：5～10mg缓慢注射）
其他	阵发性室上性心动过速	面部潮红，胸闷、呼吸困难	腺苷应在1～2秒快速注射，用后用20ml生理盐水冲管；监测心率变化	腺苷（静脉：负荷量6～12mg快速静注）

Ⅳ类：钙通道阻滞剂，降低自律性和传导性。药物包括维拉帕米（verapamil）、地尔硫䓬（diltiazem）等。

此外，还有一些药物未能列入上述4类，但也具有抗快速性心律失常的作用，包括洋地黄类（digitalis）、腺苷（adenosine）、硫酸镁（magnesium sulfate）、钾剂（potassium）等。

2. 抗缓慢性心律失常药物　该类药物能增强窦房结的自律性、促进房室传导，对抗某些药物对心脏的抑制作用。主要可分为：

（1）β肾上腺素受体兴奋剂：包括异丙肾上腺素、麻黄碱、沙丁胺醇（舒喘灵）、肾上腺素等。

（2）M胆碱受体阻滞剂：包括阿托品、颠茄、山莨菪碱（654-2）等。

（3）非特异性兴奋、传导促进剂：包括皮质激素、氨茶碱、硝苯地平、甲状腺素和某些中药（参类、生脉散、心宝丸等）。

（二）抗心律失常药物的致心律失常作用

抗心律失常药物治疗过程中引起原有心律失常加重或者诱发新的心律失常，称抗心律失常药物的致心律失常作用。

抗心律失常药物致心律失常包括快速型和缓慢型心律失常：①室性快速型心律失常：多形性室性心动过速或尖端扭转型室性心动过速，多见于应用ⅠA类奎尼丁时；单形性室性心动过速，多见于应用ⅠC类氟卡尼、恩卡尼后；双向性室性心动过速，多见于应用洋地黄后；②室上性快速心律失常：房性心动过速伴房室传导阻滞；非阵发性交界区性心动过速。二者均多见于应用洋地黄后；③缓慢型心律失常：包括窦房结功能不全和房室传导阻滞，多见于应用Ⅱ类、Ⅳ类抗心律失常药和洋地黄等时。

六、心律失常的非药物治疗

（一）心脏电复律

心脏电复律指应用一定能量的脉冲电流使心肌在瞬间同时除极，从而中断折返激动和抑制异位兴奋灶，使多种快速性心律失常转复为窦性心律的方法。由于电复律具有安全、迅速、高效而又操作简便的特点，在抢救危重、急症心律失常患者中发挥了重要作用。

1. 心脏电复律的类型　①按电复律时发放的脉冲电流是否与心电图R波同步，分为同步电复律和非同步电复律（电除颤）。前者主要用于心动过速、心房颤动、心房扑动，后者主要用于心室颤动、心室扑动和血流动力学不稳定的室性心动过速；②按电复律时电极板的位置分为胸外电复律和胸内电复律。

2. 心脏电复律的适应证　①心室扑动、心室颤动或血流动力学障碍的室性心动过速；②已去除病因、药物治疗无效或血流动力学不稳定的各种异位快速性心律失常，如心房颤动、心房扑动、室性和室上性心动过速；③性质未明或并发于预激综合征的快速性心律失常。

3. 心脏电复律的禁忌证　紧急电复律一般无禁忌证，择期电复律有以下禁忌证：①心律失常伴心腔内附壁血栓；②病态窦房结综合征或心房颤动伴高度或完全性房室传导阻滞；③洋地黄中毒、风湿活动或重度低血钾等电解质紊乱所致心律失常；④心房颤动持续存在，心脏（尤其是左心房）显著增大者，或心房颤动的直接病因尚未治愈（如严重的二尖瓣狭窄、甲亢等）。

4. 心脏电复律的并发症　①高钾血症和心肌损伤：电击可造成肋间肌和心肌的损伤，导致高钾血症，也可出现ST段移位、T波倒置、一过性心肌酶升高、低血压等；②心律失常：可出现窦性停搏、逸搏、期前收缩，少数患者可发生室性心动过速或心室颤动，此时需要再次进行电复律；③皮肤灼伤：与反复放电、偶合剂涂抹不匀或操作时电极板未压紧皮肤有关；④周围动脉栓塞、肺水肿和发热等。

（二）经导管射频消融术

经导管射频消融术是经过导管应用射频电流使产生心律失常的关键部位心肌发生凝固性坏死，从而达到根治快速性心律失常的一种治疗方法，详见第二十一章。

（三）心脏起搏技术

心脏起搏是通过心脏起搏器发出电脉冲刺激心肌，使心脏收缩。心脏起搏器可分为临时起搏器和永久起搏器两种；起搏方式包括体外起搏、心外膜起搏和心内膜起搏。主要用于治疗缓慢性心律失常，详见第二十一章。

（四）外科手术治疗

心律失常的手术治疗是将与其发生、持续及传导密切相关的心脏组织予以切除、切割、分离或阻断，同时保留甚至改善心脏功能。自1968年Cobb等首次应用外科手术成功治疗预激综合征后，外科手术又先后应用于治疗顽固性缺血性室性心动过速、心房颤动、房室结折返性心动过速和房性心动过速等心律失常。

第二节 快速性心律失常

因为在正常心脏，窦房结的自律性最高，为60～100次/分，所以窦房结是正常心脏的起搏点。凡起源于窦房结的心律称窦性心律。

正常窦性心律的心电图具有以下特征：①P波规律且形态表明激动来自窦房结（即P波在Ⅰ、Ⅱ、Ⅲ、aVF导联直立，在avR导联倒置，称窦性P波）；②P波后必有QRS波群，P-R间期0.12～0.20s；③P-P间期互差<0.12～0.16s；④正常成人的频率为60～100次/分（图13-2）。

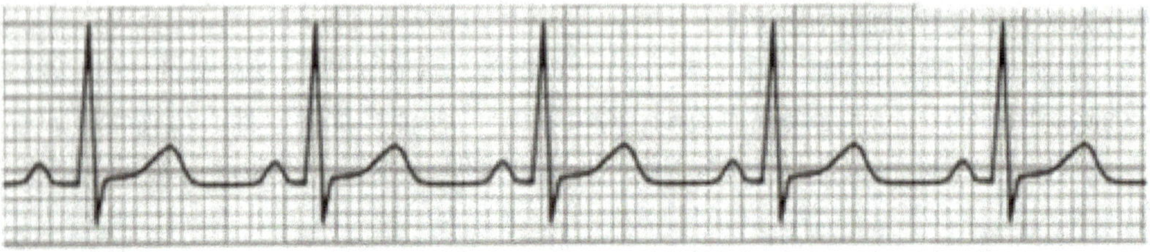

图13-2 Ⅱ导联，正常窦性心律，心率75次/分

一、窦性心动过速

窦房结起搏频率加快，超过其正常起搏频率。成人窦性心率超过100次/分，称窦性心动过速。

1. 病因 窦性心动过速可以是对运动、疼痛、应激、发热或较强情绪波动（如恐惧、焦虑、兴奋）等的正常反应。窦性心动过速的其他原因包括：

（1）某些心脏疾病，如心肌炎、心包炎、心力衰竭以及各种器质性心脏病。

（2）其他情况，如贫血、血容量不足、呼吸困难、肺栓塞、败血症、甲状腺功能亢进等，心率增加作为一种代偿机制。

（3）药物影响，如阿托品、多巴胺、肾上腺素、异丙肾上腺素、氨茶碱、酒精、咖啡因、尼古丁等。

2. 临床表现 通常患者无症状，但如果代偿机制失调，心排出量下降，患者可出现低血压、晕厥和视物模糊。患者可主诉胸痛、心悸。查体发现，外周脉率和心率大于100次/分，节律规整。如发生心衰，肺部听诊可有水泡音，心脏听诊可有第三心音（S3）及颈静脉怒张。

3. 心电图特征 ①房、室节律规则；②房、室率超过100次/分；③窦性P波出现于每个QRS波群前；④P-R间期：在正常范围且恒定；⑤QRS波群：时限及形态正常（图13-3）。

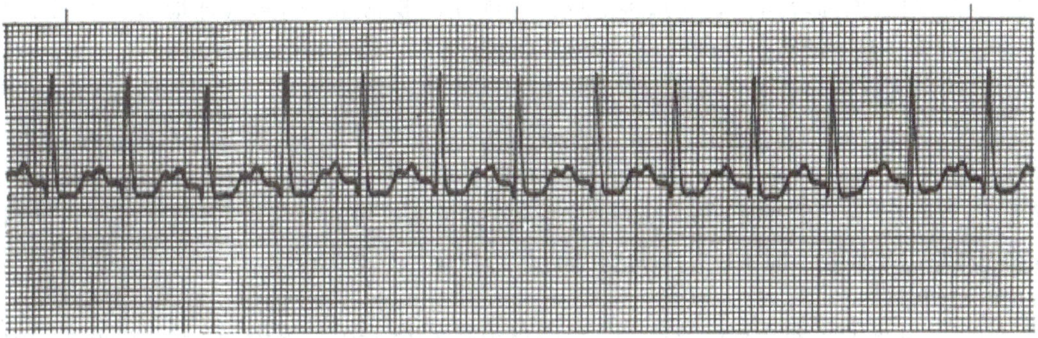

图 13-3　Ⅱ导联，窦性心动过速，心率 150 次/分

4. 治疗原则　无症状者一般无需治疗。可以通过治疗原发病因或消除诱因，解决心动过速问题。例如，如果心动过速是出血引起，治疗措施包括止血和输血补液；如喝咖啡、吸烟、饮酒引起，应劝患者戒除。如果窦性心动过速导致心肌缺血，治疗主要是使用减慢心率的药物。最常用的药物包括 β 受体阻滞剂（如普萘洛尔、阿替洛尔）和钙通道阻滞剂（如维拉帕米、地尔硫䓬）。

二、期前收缩

期前收缩又称过早搏动或早搏，是由于窦房结以外的异位起搏点兴奋性增强，导致心脏较正常心律（常指窦性心律）提前收缩，是常见的心律失常。根据起搏点的位置，可将期前收缩分为房性、房室交界性、室性 3 类。室性期前收缩最为常见，房性次之。

联律间期：指异位搏动与其前窦性搏动之间的时距。房性期前收缩的联律间期应从异位 P 波起点测量至其前窦性 P 波起点，而室性期前收缩的联律间期应从异位 QRS 起点测量至其前窦性 QRS 起点。

代偿间歇：指期前出现的异位搏动代替了一个正常窦性搏动，其后出现一个较正常心动周期长的间歇。因房性异位激动，常逆传侵入窦房结，使其提前释放激动，引起窦房结节律重整，故房性期前收缩大多为不完全代偿间歇。而室性异位激动，距窦房结较远，不易影响窦房结，故往往表现为完全性代偿间歇。

单源性期前收缩：指期前收缩来自同一个异位起搏点或有固定的折返径路，其形态、联律间期相同。

多源性期前收缩：指在同一导联中出现 2 种或 2 种以上形态及联律间期互不相同的异位搏动。如联律间期固定，而形态各异，则为多形性期前收缩，其临床意义与多源性期前收缩相似。

频发性期前收缩：期前收缩可依其出现频率分为偶发和频发。常见的二联律与三联律就是一种有规律的频发期前收缩。前者指期前收缩与窦性心律交替出现；后者指每 2 个窦性心搏后出现 1 次期前收缩。

1. 病因　生理性期前收缩可见于健康人精神或体力过分疲劳时，吸烟、饮酒、咖啡、茶、感冒药等也可诱发期前收缩。各种器质性心脏病，如冠心病、风湿性心脏病、心肌病、心肌炎等常引起期前收缩，属病理性。此外，甲亢、败血症、药物（洋地黄、奎尼丁等中毒）、电解质紊乱、缺氧、高碳酸血症等亦可引起。

2. 临床表现 一般无特殊症状，部分患者可有漏跳感或心悸。当期前收缩频发或连续出现时可使心排出量降低，引起乏力、头晕、胸闷、憋气等症状，甚至可使原有的心绞痛和心力衰竭加重。临床听诊发现在基本心律中有提早出现的心跳，随后有一长间歇。期前收缩的第一心音常增强，主要与期前收缩开始时房室瓣位置有关。第二心音相对减弱，有时由于心室充盈量过小而收缩时不能使半月瓣开启第二心音甚至消失。

3. 心电图特点

（1）室性期前收缩：简称室早。①提前出现的 QRS 波群，形态宽大畸形，时限通常大于 0.12s，T 波与 QRS 主波方向相反；②提前出现的 QRS-T 波群前无 P 波；③期前收缩后有一完全代偿间歇，即室早前后窦性 QRS 之间的时限等于 2 个窦性 R-R 间距之和。这是因为室性异位激动距离窦房结较远，其发出的冲动在逆传时不易侵入窦房结，所以窦房结在室早前后仍按原来的基本节律规则地发出冲动；④室性期前收缩可单个或成对出现（图 13-4），可不规则或规则出现形成二联律、三联律（图 13-5）。在同一导联上出现形态不同的室性期前收缩，是起源部位不同或起源于相同部位伴传导异常所致，称为多形性室性期前收缩（图 13-6）。

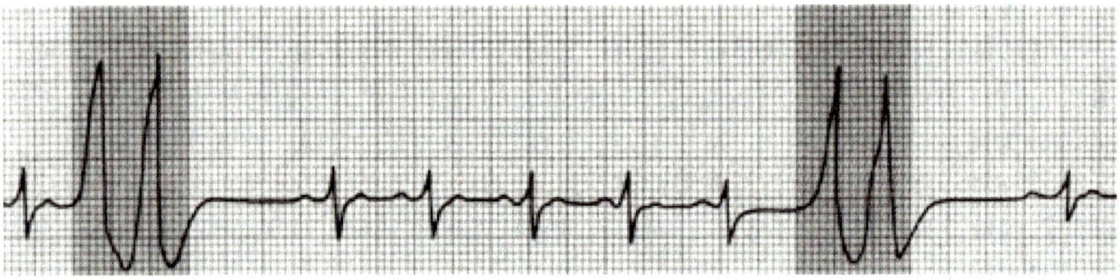

图 13-4 成对的室性期前收缩

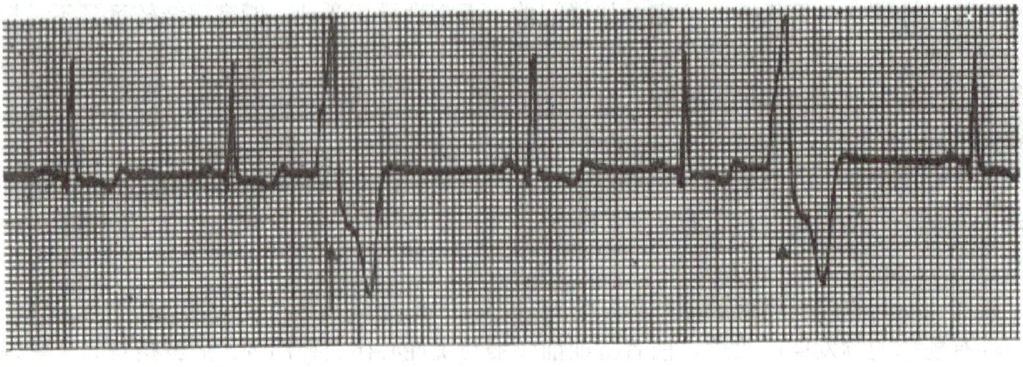

图 13-5 室性期前收缩三联律

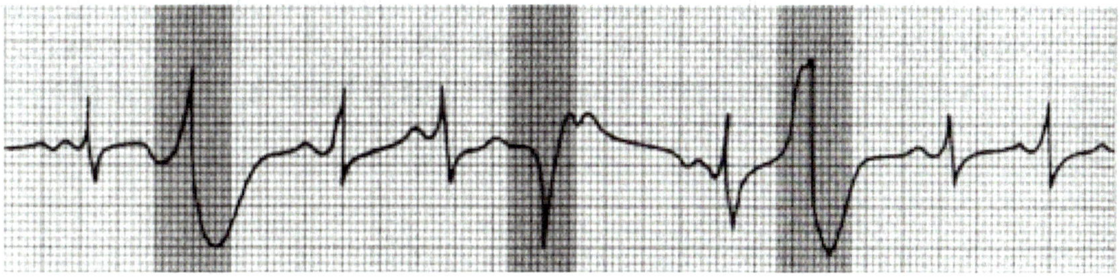

图 13-6　多形性室性期前收缩

（2）房性期前收缩：简称房早，经常是快速性房性心律失常出现的先兆。①提前发生的P′波，其形态与窦性P波稍有差别；②P-R间期大于0.12s；③P′波后继以形态正常的QRS波（图13-7）。但如果房性期前收缩出现较早，下传时恰遇心室肌或室内传导束的相对不应期，

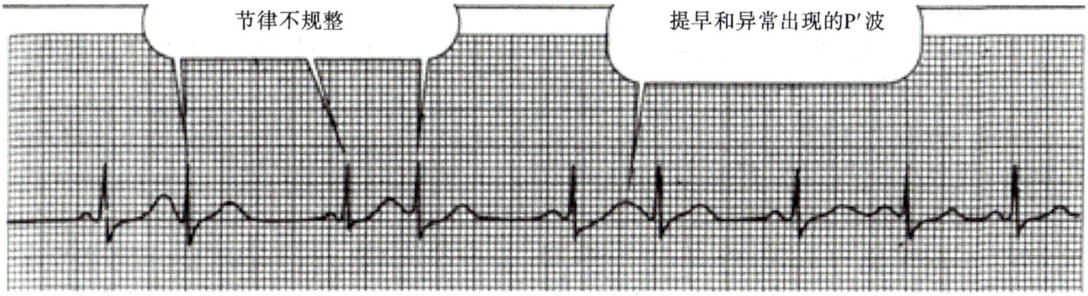

图 13-7　房性期前收缩

则产生室内差异性传导，使P′波后的QRS波群形态异常，与窦性QRS波群不同。如房性期前收缩出现更早，下传时恰遇房室交界区、心室肌或室内传导束的绝对不应期，则房性P′波不能下传，其后无QRS-T波群，称房早未下传或阻滞型房早（图13-8）；④房早后常可见一不完全代偿间歇。房早前后窦性P波之间的时限常短于2个窦性P-P间距之和。这是因为房性异位激动常侵入窦房结，使窦房结提前激动，引起期前收缩后窦性周期的重新安排。

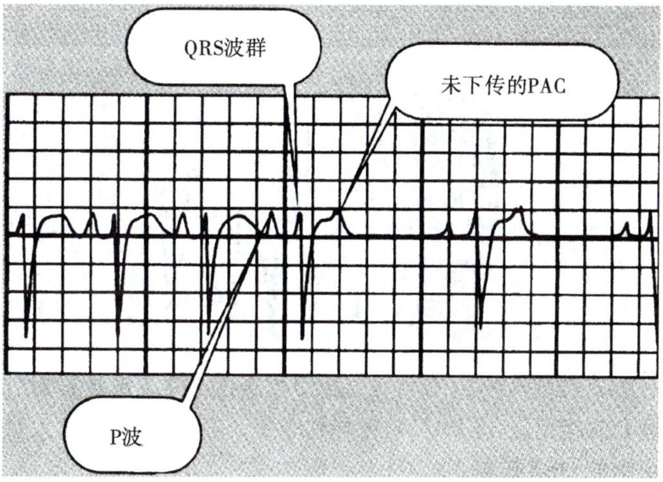

图 13-8　房性期前收缩未下传

（3）房室交界性期前收缩：简称交界性早搏。①提前出现的

QRS-T 波群，形态基本正常，亦可因不同程度的室内差异传导而畸形、增宽；②提前出现的 QRS-T 波群前或后可见逆型 P′波（Ⅱ、Ⅲ、aVF 导联倒置），且 P′-R 间期小于 0. 12s 或 R-P′间期小于 0. 20s，或重叠于 QRS 波群而见不到 P 波；③期前收缩后多有一完全代偿间歇（图 13-9）。

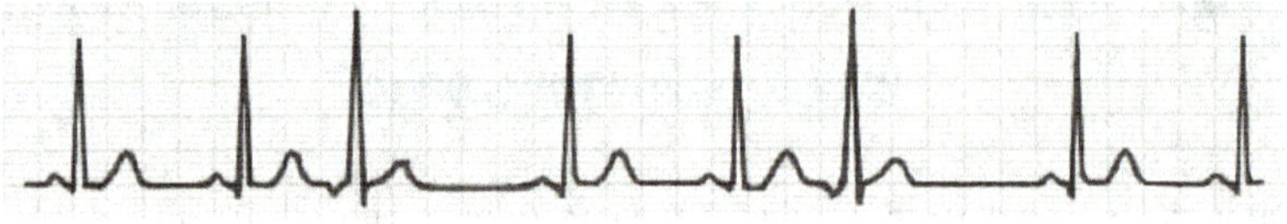

图 13-9 房室交界性期前收缩

4. 治疗原则

（1）房性期前收缩和房室交界性期前收缩通常无需治疗，只需缓解紧张和过分疲劳，戒烟、停止饮酒及咖啡、停药、控制甲亢或感染。当有明显症状或因期前收缩触发室上性心动过速时，需给予药物治疗，包括镇静剂、β 受体阻滞剂等，亦可选用维拉帕米、奎尼丁、胺碘酮、普鲁卡因酰胺等，但应注意防止药物的致心律失常作用和低钾。

（2）室性期前收缩发生时不同情况有很大差异，因此对室性期前收缩治疗前应进行危险分级。根据病史、室性期前收缩的复杂程度、左室射血分数，并参考平均心电图和心律变异性分析进行危险分级。室性期前收缩有下列情况时应加强治疗：①有器质性心脏病基础，如冠心病、急性心肌梗死（AMI）、心肌病、瓣膜疾病等；②心脏扩大，左室射血分数 < 40% 或有心力衰竭表现；③有黑蒙或晕厥表现者；④多形、成对、成串的室性期前收缩及 AMI 或 QT 延长基础上发生 R on T 现象（室早出现在前一个心搏的 T 波上，可导致室性心动过速或室颤）（图 13-10）。

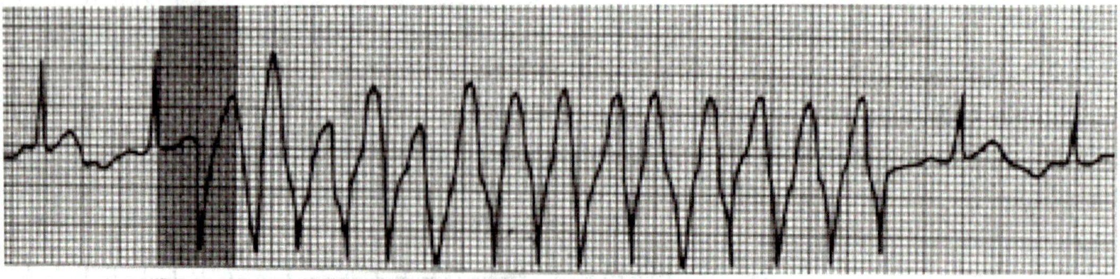

图 13-10 R on T 现象及多形性室性心动过速

首先应治疗原发疾病，控制促发因素，如控制高血压、改善冠脉供血和纠正心功能不全等。在此基础上选用抗心律失常药物，一般选用Ⅱ类和Ⅳ类抗快速心律失常药物。应加强心电监护和随访。住院患者可静脉注射利多卡因、普鲁卡因酰胺、胺碘酮等药物来抑制心室的不稳定性。此外，非心肌梗死的器质性心脏病患者可考虑用普罗帕酮、美西律和莫雷西嗪。心肌梗死后发生室性期前收缩的患者，禁用Ⅰ类抗心律失常药，可用Ⅲ类抗心律失常药，如胺碘酮或索他洛尔。

无器质性心脏病、无电解质紊乱的健康人发生室性期前收缩常无重要意义，不必药物治疗，应避免诱发因素，如减轻患者顾虑，劝其避免过度吸烟、饮酒及喝咖啡等，症状较重时可依次选用 β 受体阻滞剂、美西律、普罗帕酮、双异丙吡胺等。

三、阵发性心动过速

阵发性心动过速是异位起搏点自律性增强或折返激动形成的一种阵发性快速而规律的心律失常，有突然发生、突然停止的特点，由 3 个或 3 个以上的期前收缩形成。按异位起搏点的部位可分为房性、房室交界性和室性阵发性心动过速。房性与房室交界性阵发性心动过速在临床上不易区分，统称为室上性阵发性心动过速，简称室上速。室性阵发性心动过速分为持续性室速（发作持续时间超过 30s 并伴血流动力学障碍，需立即转复）和非持续性室速，又称反复短阵室速（持续时间在 30s 以内自行终止发作）。

1．病因　患者有或无器质性心脏病，不同性别与年龄均可发生室上性阵发性心动过速。电生理研究指出，大部分室上速由折返机制引起。折返可发生在窦房结、房室结与心房。房室结折返性心动过速与房室折返性心动过速是最常见的阵发性室上性心动过速类型。

室速常发生于各种器质性心脏病患者。最常见为冠心病，尤其是心肌梗死的患者，其次为心肌病、心脏瓣膜疾病、心力衰竭等。其他病因包括洋地黄、奎尼丁或普鲁卡因酰胺等药物所致，电解质紊乱，代谢障碍等。特发性室性心动过速可见于无器质性心脏病患者。

2．临床表现　室上速的临床特点为突然发生和终止，一般持续数秒、数分钟至数小时，个别患者持续数日或更长。心律大多绝对均齐。症状轻重取决于发作时心室率的快慢和持续时间的长短，亦与原有疾病的严重程度有关，可表现为心悸、胸闷、焦虑、眩晕、晕厥、心绞痛，甚至心力衰竭与休克。体检时发现脉细数，听诊心率为 150～250 次/分，心尖区第一心音强度恒定，心律绝对规则。刺激迷走神经可使发作突然终止或缓解。

室速的临床症状较重，亦取决于发作时心室率的快慢和持续时间的长短，以及原有疾病的严重程度。反复短阵室速对血流动力学影响不大，临床症状不多。持续室速常伴随血流动力学障碍和心肌缺血，临床症状包括低血压、少尿、呼吸困难、严重心绞痛、晕厥、休克甚至猝死。听诊心率多为 140～220 次/分，心律轻度不规则，第一心音强度不一致，收缩期血压可随心搏变化。

3．心电图特点

（1）室上性阵发性心动过速：①正常的 QRS 波群，频率 150～250 次/分，节律规则；②逆型 P 波不易辨认，常埋藏于 QRS 波群内或位于其终末部分，P 波与 QRS 波群关系恒定；③起始突然，一般由一个房性或房室交界性期前收缩触发（图 13-11）。

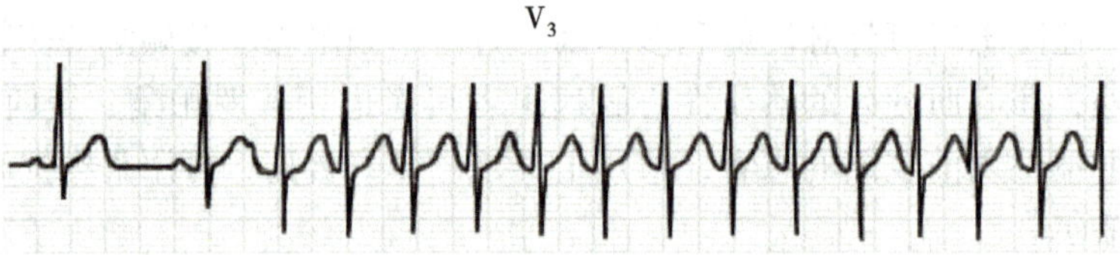

图 13-11　室上性阵发性心动过速

（2）室性阵发性心动过速：①3 个或以上的室性期前收缩连续出现；②QRS 波群形态畸形，时限超过 0.12s；ST-T 波方向与 QRS 主波方向相反；③心室率通常为 100～250 次/分，心律轻度不规则；心房独立活动与心室无关，形成房室分离，P 波少于 QRS 波（图 13-12）；④心室夺获与室性融合波。室速发作时，少数室上性冲动可下传心室，产生心室夺获，表现为 P 波之后提前发生一次正常的 QRS 波群。室性融合波为部分夺获心室，形态介于窦性与异位心室搏动之间。

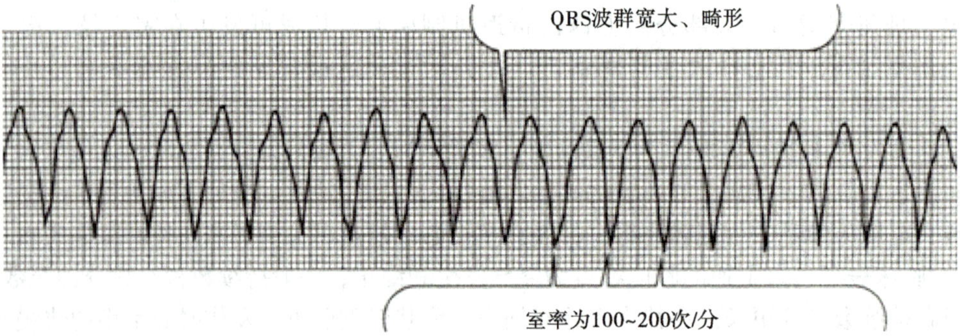

图 13-12　室性心动过速

尖端扭转型室速的心电图特点为：发作时室性 QRS 波群振幅和方向每隔 3～10 个心搏转至相反的方向，似乎在环绕等电位线扭转（图 13-13）。

4．治疗原则

（1）室上性阵发性心动过速

1）终止发作：可采用简单的刺激迷走神经的方法、药物治疗、经食管快速心房起搏法及同步直流电复律。

①刺激迷走神经的方法：a．颈动脉窦按摩：患者取仰卧位，尽量伸展颈部，头转向对侧，在下颌角处触及颈动脉搏动，以轻柔的按摩手法逐渐增加压力。先行右侧，持续 5～10s，严禁双侧同时施行，以免引起晕厥和心脏停搏。按摩时连续听诊心脏或监护心电图，

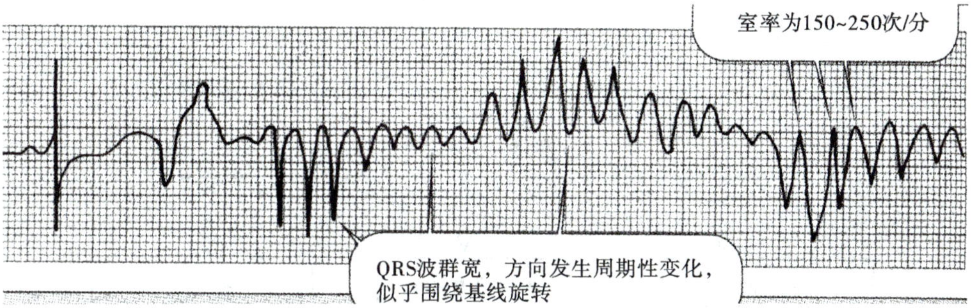

图 13-13 尖端扭转型室性心动过速

心动过速终止后就放松压在颈动脉窦上的手指。对于老年人或疑有脑动脉硬化者不宜用此法；b. Valsava 动作：深吸气后屏气，再用力呼气，可使胸腔内压力增大，刺激迷走神经；c. 刺激咽后壁：诱导恶心；d. 将头部浸在冰水内等。这些方法虽可终止或缓解室上速，但停止刺激后，有时又恢复原先水平。初次尝试失败，应用药物后再试，仍有望获得成功。

②药物治疗：a. 腺苷或三磷酸腺苷：腺苷快速静推起效快，但价格昂贵，可用三磷酸腺苷（ATP，静注）代替，但可引起窦性心动过缓、房室传导阻滞或短阵室性心动过速；b. 维拉帕米：此药不良反应轻微，如注射过快，可引起窦性心动过缓或房室传导阻滞。心功能不全不宜使用，另外也不应与 β 受体阻滞剂合用；c. 普罗帕酮：静注，对有器质性心脏病、心功能不全的患者应用时要谨慎；d. 其他：还可选用洋地黄、地尔硫䓬、胺碘酮、普萘洛尔等抗心律失常药。

③经食管心房调搏：将食管电极插入食管近左心房处，用高于心动过速心率 20% 的频率连续刺激 4 ~ 8 次，可迅速终止心动过速。还可经静脉行心房或心室超速起搏或程序刺激。

④同步直流电复律：患者出现低血压、心绞痛、严重充血性心力衰竭或休克现象应给予同步直流电复律治疗，50J 就足以终止发作。

2）预防发作及根除治疗：对发作频繁或发作时症状明显的患者可预防用药，可选用普罗帕酮、维拉帕米和 β 受体阻滞剂。对药物难控制的患者可行射频消融治疗，目的在于消除产生心动过速的病灶或切断心动过速的折返环，成功率在 70% ~ 90%。还可用抗心动过速的起搏器治疗等。

（2）室性心动过速

1）终止室速：治疗方法取决于患者的临床状态（如患者意识是否存在，有无自主呼吸，是否能触及颈动脉搏动）。无脉性室速治疗同心室颤动，需要立即电除颤。有脉性室速患者的处理取决于其血流动力学是否稳定：如果患者出现胸痛、呼吸困难、低血压、充血性心衰、心绞痛、脑血流灌注不足等不稳定症状时，即刻采取的治疗措施是同步直流电复律，一般≤50J 常可恢复窦性心律；心脏电复律对任何稳定性室速也是合适的、及时的治疗，但根据室速的类型（QRS 波群形态一致称单形性室速，QRS 波群形态多样、不断变化称多形性室速）、心功能和 QT 间期亦可选择其他治疗方法。治疗流程见下图（图 13-14）。

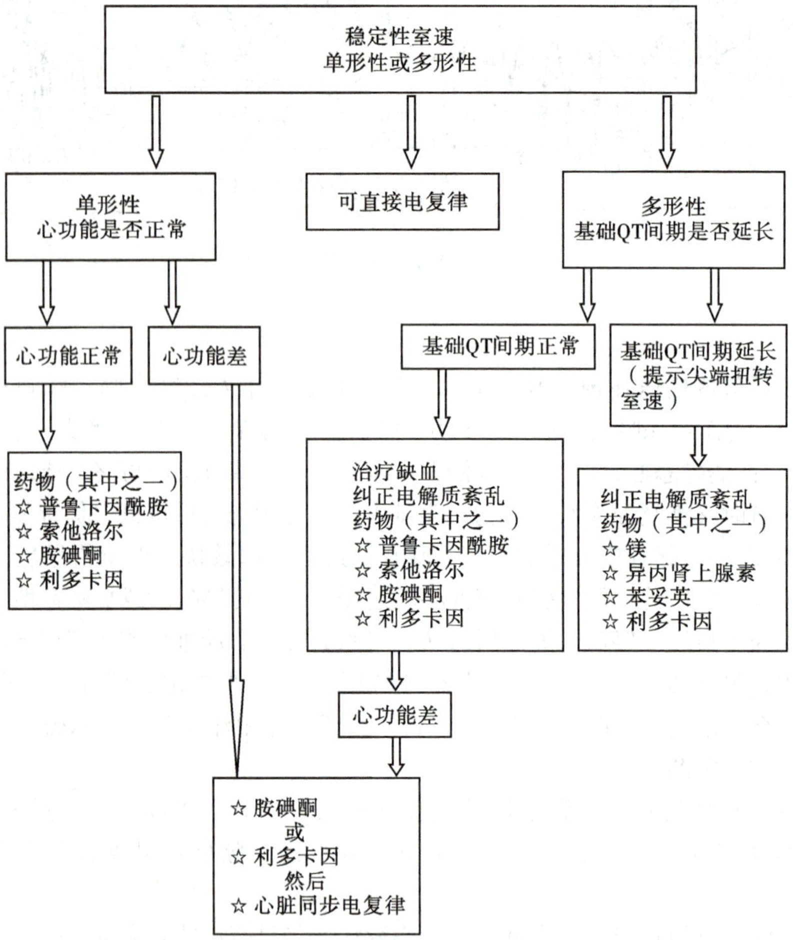

图 13-14 稳定性室性心动过速治疗流程

2）预防发作及根除治疗：反复发作的持续性室性心动过速，安置埋藏式复律除颤器（ICD）可显著降低这些患者的死亡率。无条件安置 ICD 的患者可口服胺碘酮或索他洛尔预防发作。由于持续性室性心动过速的患者通常在心室内有固定的引起折返的病变，可以采用导管消融方法达到根治。

四、扑动和颤动

扑动、颤动可出现于心房或心室。主要的电生理基础为心肌的兴奋性增高，不应期缩短，同时伴有一定的传导阻滞，形成环形激动或多发微折返。

1. 心房扑动　简称房扑，属一种大折返性房性心律失常。

（1）病因：阵发性房扑可发生在无器质性心脏病的健康人。持续性房扑则通常发生在器质性心脏病者，包括风湿性心脏病、冠心病、高血压性心脏病、心肌病、心肌炎、肺源性心脏病、慢性充血性心力衰竭、先天性心脏病等导致心房扩大和房压增高的病变。其他的病因尚有甲状腺功能亢进、酒精中毒、药物中毒、呼吸衰竭、心脏手术后等。

（2）临床表现：房扑有不稳定趋向，可恢复窦性心律或进展为心房颤动，但亦可持续数月或数年。其临床症状取决于心室率的快慢，如心室率不快者可无任何症状，心室率快者则可有心悸、胸闷、心绞痛及心功能不全。体格检查多发现患者精神紧张，脉细数，有时会出现脉短绌，听诊时心律可规则或不规则。

（3）心电图特点：①P 波消失，代之以 250～350 次/分规律的锯齿状扑动波 F 波；②心室率规则或不规则，取决于房室传导比例是否恒定。最常见 4∶1 或 2∶1 房室传导；③QRS 波形态正常（图 13-15）。

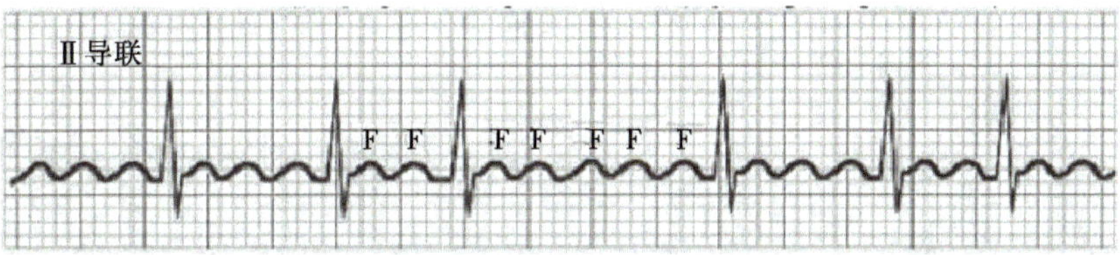

图 13-15 心房扑动

（4）治疗原则

1）病因治疗：应针对原发疾病进行治疗。

2）转复心律：最有效的方法是同步直流电复律。如电复律无效或已应用大量洋地黄不宜做电复律者，可将食管电极导管插至心房水平或将起搏电极经静脉插至右心房处，以超速抑制的方法可使大多数典型的房扑转复为窦性心律。心导管消融与外科手术用于顽固性房扑患者。近年，对于典型房扑通过射频消融三尖瓣环到下腔静脉口之间的峡部区域，可以阻断折返环，从而达到根治房扑的目的。此外，抗心律失常药物，如普罗帕酮、胺碘酮等对转复及预防复发房扑有一定疗效，也可同时合用洋地黄制剂、β 受体阻滞剂、钙通道拮抗剂等药物。

3）控制心室率：一般患者首选维拉帕米，伴有心力衰竭者应首选洋地黄制剂，必要时可联合使用 β 受体阻滞剂、钙通道拮抗剂等减慢心室率。

2. 心房颤动　简称房颤，是一种比较常见的心律失常。发病率随年龄增加而明显增长。多数人认为，房颤是多个小折返激动所致。

（1）病因：许多心脏疾病，如风湿性心脏病、冠心病、高血压性心脏病、缩窄性心包炎、心肌病、感染性心内膜炎、心力衰竭、慢性肺源性心脏病等发展到一定程度都有出现心房颤动的可能，多与心房扩大和心房肌受损有关。也可是其他系统疾病的表现之一，如甲状腺功能亢进，肺部疾患合并低氧、高碳酸血症等。部分房颤患者可无器质性心脏病及其他病因，称孤立性房颤。

（2）临床表现：症状亦取决于心室率的快慢和基础病变的严重程度，心室率超过150次/分，患者可发生心绞痛、左心功能不全的表现。心室率慢时，患者可无自觉症状，但由于心房不能有效收缩而致心排血量减少达25%以上，患者可有疲劳、乏力、头晕等症状。

房颤有较高发生体循环栓塞的危险。因心房失去协调一致的收缩，久之左心耳或左心房易形成血栓，栓子脱落，可引起脑栓塞、肢体动脉栓塞、视网膜动脉栓塞等，特别易见于二尖瓣狭窄的患者。

听诊心房颤动的患者第一心音强弱不等，心室律绝对不整。当心室率过快时有脉短绌，原因是许多心室搏动过弱未能开启主动脉瓣，或因动脉血压波太小，未能传导至外周动脉，听诊心脏时，同时测定心率和脉率，可发现脉率少于心率。

（3）心电图特点：①P波消失，代之以350～650次/分形态大小不同、间隔不均匀的f波；②QRS波群间隔绝对不规则，心室率<60次/分时为缓慢型房颤，心室率>100～110次/分时为快速型房颤；③QRS波形态正常（图13-16）。

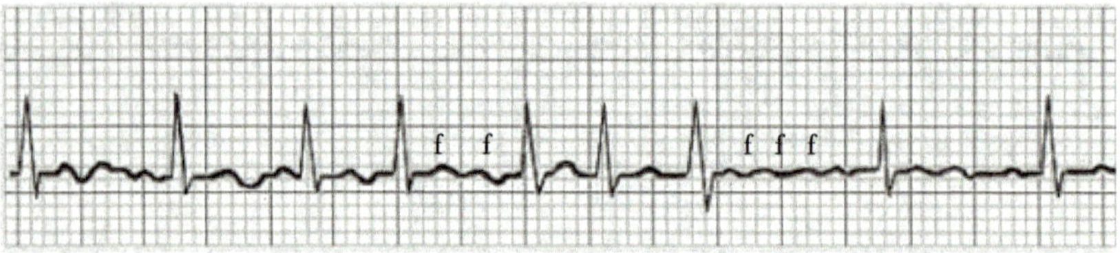

图13-16 心房颤动

（4）治疗原则：目标为减轻或缓解症状，改善血流动力学，预防栓塞，尽可能恢复窦性心律。

1）病因治疗：房颤的病因治疗与能否复律和维持窦性相关。如甲亢引起者控制甲亢，二尖瓣狭窄者可手术换瓣或经皮导管球囊扩张。

2）转复心律：常用的复律方法与房扑相似，但经食管心房调搏术和经导管射频消融术对转复房颤心律的疗效尚难确定，外科迷宫手术创伤大，复律成功率差异较大。急性房颤（初次发作时间<48小时）无明显血流动力学障碍者，一般可自行转复；初发房颤（发作时间48小时至7天）应及时进行复律，因房颤时间越长复律难度越大；反复发作的阵发性房颤和持续性房颤如无禁忌证，应择期复律治疗（复律前应用华法林等抗凝药2～3周，以防栓塞事件发生）。

3）控制心室率：快速型房颤常导致心排出量明显降低，易导致血流动力学障碍，故需用洋地黄控制心室率（除外洋地黄中毒或预激综合征），使心率在正常范围。此外，也可使用β受体阻滞剂、钙通道拮抗剂等药物。

4）防治血栓栓塞：对慢性心房纤颤患者行抗凝治疗可有效预防栓塞事件的发生。抗凝治疗的并发症是出血。调整口服抗凝剂的标准使凝血酶原时间国际比值（INR）为2～3。

3. 心室扑动和心室颤动　简称室扑与室颤。

（1）病因：见于任何原因引起的严重器质性心脏病患者（尤其急性心肌梗死等），并见于多数（约 80%）心脏骤停和心脏性猝死患者。此外，亦见于严重的药物中毒（包括抗心律失常药物）、电解质紊乱、急性缺氧和心外科手术、气管插管、心脏外伤、麻醉、电击伤等物理性外因。各种疾病临终前均可能出现室扑、室颤。

（2）临床表现：患者意识丧失、抽搐、呼吸停顿，听诊心音消失，脉搏摸不到，血压测不到。若不及时治疗，在几分钟内患者就会死亡。

（3）心电图特点：心室扑动的心电图呈匀齐的、连续大幅度的正弦波图形，其频率为 150～300 次/分，难以区分 QRS-T 波群。

心室颤动心电图表现为形态、频率及振幅均完全不规则的波动，其频率在 150～500 次/分，QRS-T 波群完全消失（图 13-17）。

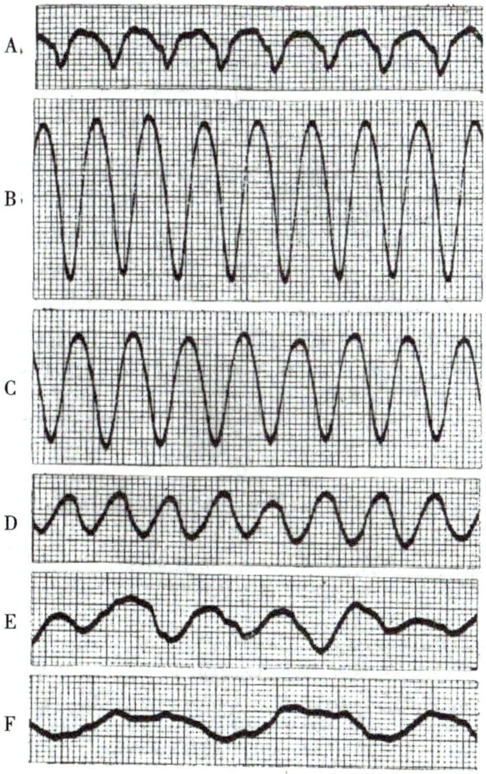

图 13-17　心室扑动与颤动

（4）治疗原则：对于室颤，快速识别和迅速除颤是复苏的关键。在除颤器到位前必须持续进行心肺复苏（CPR）以维持大脑和重要脏器的灌注和氧供。可给予药物，如肾上腺素或血管加压素以增强心脏对除颤的敏感性。胺碘酮和镁能降低心脏的兴奋性预防室颤复发。

心室扑动、心室颤动和无脉室速的抢救步骤见图 13-18。

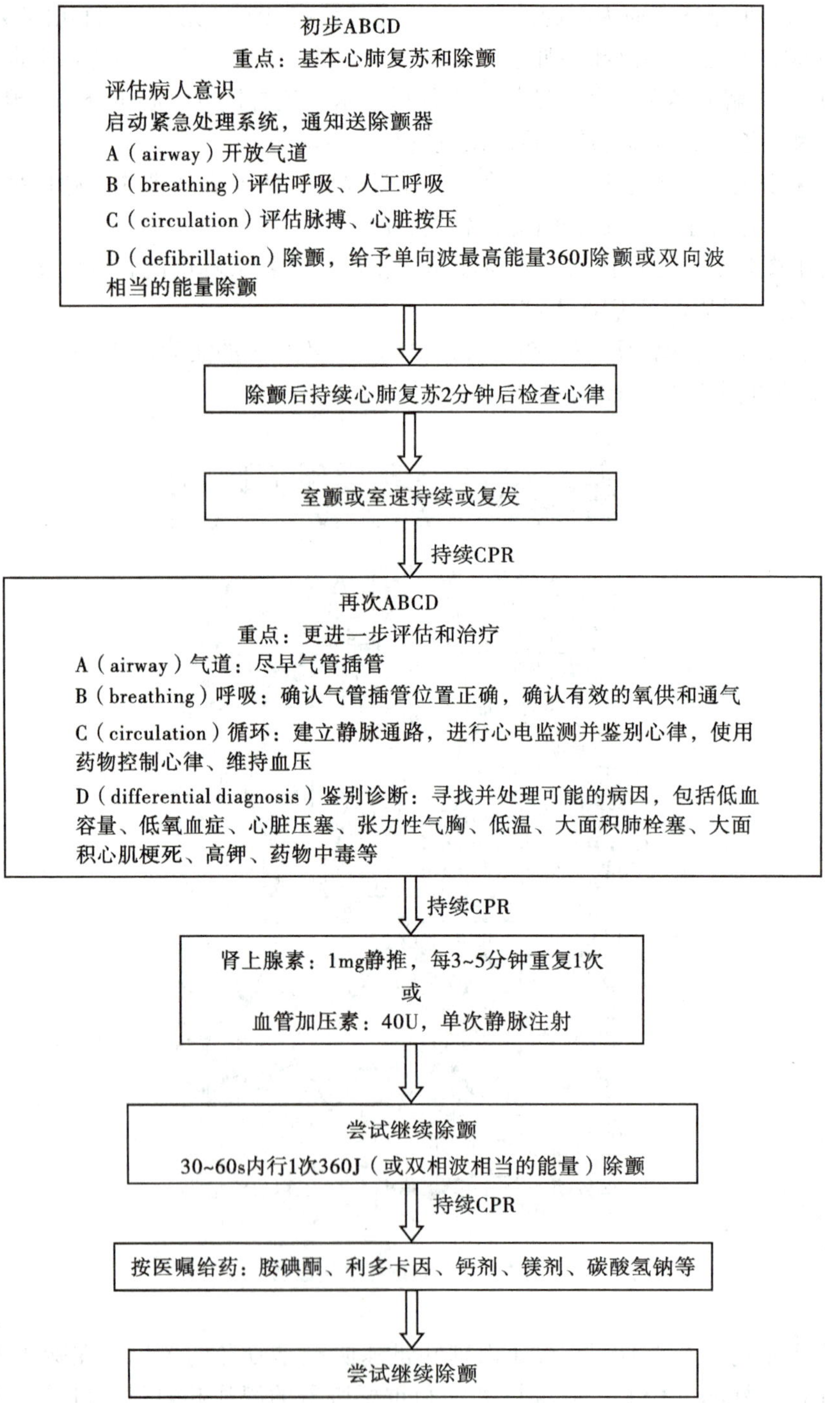

图 13-18　心室扑动、心室颤动和无脉室速的抢救步骤

五、预激综合征

预激综合征指心房冲动提前激动心室的一部分或全部，又称沃 - 帕 - 怀综合征（WPW）。发生预激的解剖学基础是在房室间除有正常的传导组织以外，还存在附加的房 - 室肌束连接，常见的为房室旁路通道即 Kent 束。另外，尚有较少见的旁路通道，如房 - 希束（James 束）、结室纤维束（Mahaim 束）等。典型的旁路通道由快反应细胞构成，传导速度快于房室结，因而心房冲动经旁路通道下传较经房室传导系统早到心室某一部分，使之提前除极，形成预激波。同时心室其他部分被正常传导系统下传的冲动所激动，二者构成起始部粗钝而又宽阔的 QRS 波群。预激范围越大，QRS 波群越畸形（图 13-19）。

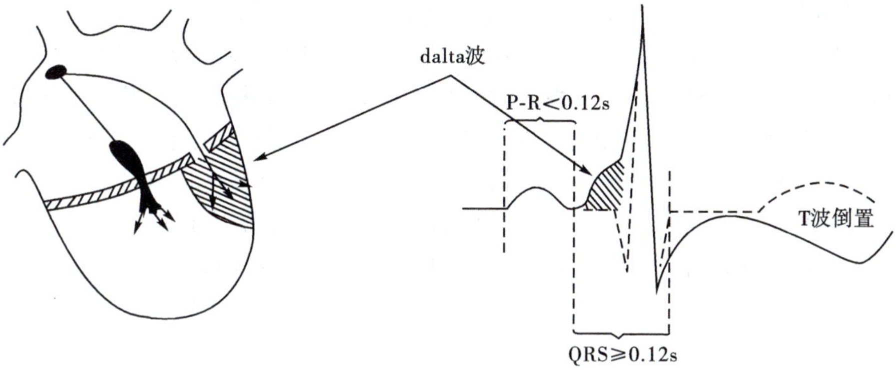

图 13-19　WPW 综合征解剖与心电图特征

1. 病因　任何年龄均可发病，甚至新生儿发病也有报道。有一定程度的遗传性，但仅是很小的因素。可见于正常心脏者，也见于器质性心脏病患者，如先天性心脏病（房间隔缺损、主动脉瓣狭窄、法洛四联症、Ebstein 畸形等）、高血压性心脏病、动脉硬化性心脏病、心肌病、二尖瓣脱垂、心脏外伤、心导管检查等。

2. 临床表现　预激综合征本身无任何症状，但常引起快速室上性心律失常，与一般阵发性室上性心动过速相似，亦可并发快速心房颤动，从而诱发心悸、胸闷、心绞痛、休克及心功能不全，甚至猝死。

3. 心电图特点　①冲动来源多显示窦性 P 波，但亦可为房性 P′波，F 波或 f 波；②P-R 间期缩短，小于 0. 12s；③QRS 波群的时间延长至 0. 12s 以上；QRS 波群起始部分粗钝，称预激波或 δ（delta）波；④可见继发 ST-T 改变。

4. 治疗原则　预激综合征患者如无心动过速发作，或偶有轻微发作者，无需治疗。如发作频繁，症状明显者则应积极治疗，首选射频消融术。如无条件，亦可试用药物治疗，阵发性室上性心动过速首选药物为维拉帕米或腺苷类静脉注射，其他可选用普罗帕酮或胺碘酮，一般禁用洋地黄类。当预激综合征伴发快速房颤时，应首选普罗帕酮或胺碘酮，如无效应及早采用同步直流电复律。应当注意，维拉帕米静注会加速预激综合征合并心房颤动患者的心室率，甚至还会诱发心室颤动，故应禁用。

第三节 缓慢性心律失常

一、窦性缓慢性心律失常

（一）窦性心动过缓

窦性心律的心率低于60次/分，称窦性心动过缓。窦性心动过缓可见于正常人的睡眠状态或心脏状态良好的人，如运动员等。

1. 病因

（1）非心脏疾病：如颅内压增高、甲状腺功能低下、高血钾、低体温等。

（2）心脏疾病：如窦房结病变、心肌病、心肌炎、心肌缺血、冠心病等。

（3）药物作用：如β受体阻滞剂、地高辛、钙通道阻滞剂和某些心律失常药物。

2. 临床表现　通常情况下，窦性心动过缓无症状且无临床意义。当出现症状时应迅速引起注意，尤其心脏疾病患者。由于每搏量不能代偿心率的下降，心排出量减少导致产生低血压和外周灌注不足的症状，如胸闷、胸痛、头晕、晕厥等。查体脉搏和心率小于60次/分。

3. 心电图特征　①房、室率小于60次/分；②P波大小及形态正常；P波出现于每个QRS波群前；③P-R间期在正常范围且恒定；④QRS波群时限及形态正常；T波大小形态正常（图13-20）。

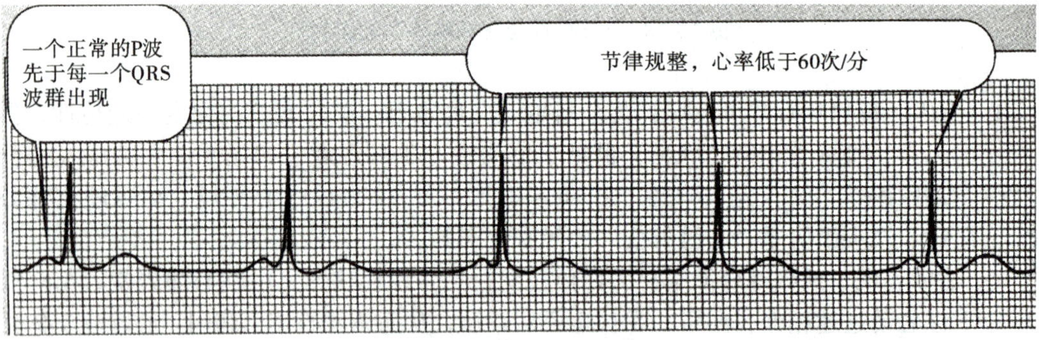

图13-20　窦性心动过缓

4. 治疗原则　如果患者无症状一般无需治疗，持续观察心律进展和心动过缓持续时间，核对患者服用的药物，停用可导致心率减慢抑制窦房结自律性的药物。如患者出现症状，治疗目的是识别和纠正潜在病因，与此同时可用阿托品、多巴胺、肾上腺素或异丙基肾上腺素等药物。持续窦性心动过缓致充血性心衰或低心排出量的患者应考虑心脏起搏治疗。慢性有症状的窦性心动过缓患者，可以建议植入永久性心脏起搏器。

（二）窦性停搏

又称窦性静止。指窦房结在某一时间丧失自律性、不能形成冲动，出现心脏搏动的暂时停顿。

1. 病因　迷走神经张力增高或颈动脉窦过敏，以及急性心肌梗死、窦房结变性与纤维化、心肌炎、心肌病、脑血管意外等病变。此外应用洋地黄、奎尼丁、钙通道阻滞剂、β 受体阻滞剂等药物也可引起。

2. 临床表现 当出现窦性停搏时，不能触及脉搏或闻及心音。短的间歇通常无症状。反复发作或长的间歇可产生心排出量下降的症状，如低血压、神志改变、皮肤湿冷或晕厥。患者可主诉头晕或视物模糊。

3. 心电图特征 在正常的窦性节律后，突然出现一个较长的无窦性 P 波的间歇期，长间歇不是原窦性周期（PP 或 RR 间期）的整数倍，但常超过基本窦性周期的 1.5 倍。据此可与二度窦房传导阻滞及窦性心律不齐相鉴别。有时，在长间歇后有由次级起搏点发出的逸搏和逸搏心律，代偿性地控制心室激动（图 13-21）。

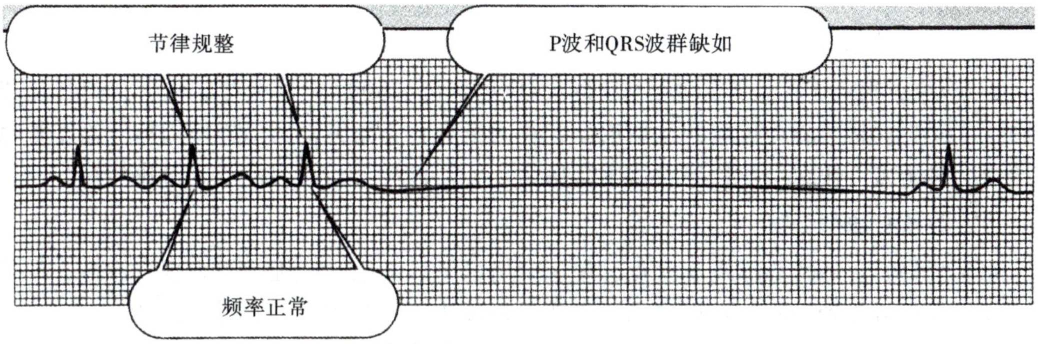

图 13-21 窦性停搏

4. 治疗原则 无症状者无需治疗，有症状的患者参照窦性心动过缓的处理。

（三）病态窦房结综合征

简称病窦综合征。由于窦房结起搏和（或）传导功能障碍而致一系列心律失常，并引起低血压、头晕、晕厥等临床表现的综合征。常见于老年患者。病窦综合征通常表现为心动过缓，伴随窦性停搏或窦房传导阻滞，间断伴发突发的快速性房性心律失常，如快速房颤、房扑或房性心动过速，这些情况有时被称为心动过缓－心动过速综合征（慢－快综合征）。

1. 病因 ①心脏直视手术或外伤损伤窦房结；②心肌缺血性损伤或梗死；③老化所致的心脏传导组织纤维化；④心肌病；⑤自主神经系统功能紊乱，如迷走神经张力增高；⑥药物影响，如洋地黄、β 受体阻滞剂、钙通道阻滞剂等。

2. 临床表现 患者的脉率或快或慢或正常，通过监护仪可发现节律不规整。如果在患者运动时监测患者的心率，可观察到心率不能随着运动相应增加。

患者可有心、脑、肾等重要脏器供血不足的表现，轻者表现为头晕、乏力、失眠、记忆力减退、心悸等，重者表现为心绞痛、心力衰竭、少尿、晕厥，甚至出现阿－斯综合征等。

3. 心电图特征 病窦综合征包括以下 1 种心律失常或几种心律失常合并存在：①持续而显著的窦性心动过缓（心率低于 50 次/分）；②窦性停搏与窦房传导阻滞；③可同时并存房室传导阻滞；④窦性心动过缓的基础上，间断的快速房性心律失常发作，如房颤或房扑；⑤运动时窦房结频率不能增加（图 13-22）。

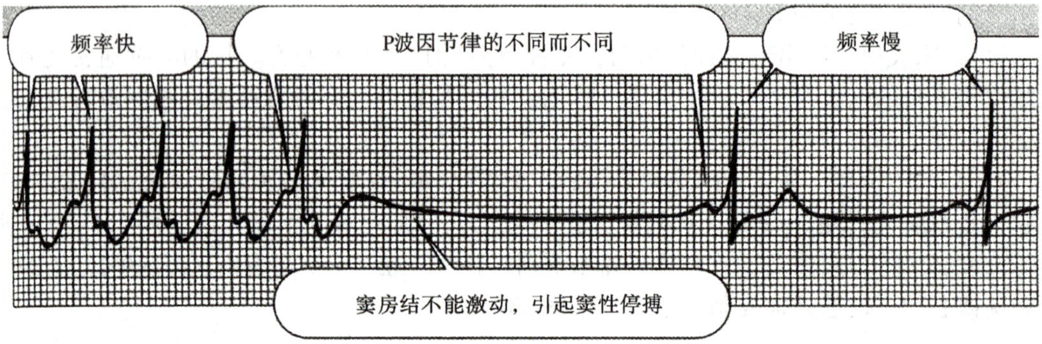

图 13-22 病态窦房结综合征

4. 治疗原则　无症状者通常无需治疗，应密切随诊观察。对于有症状者，阿托品或肾上腺素可作为症状性心动过缓的初始治疗，在纠正导致心律失常的基础病因前应给予临时起搏治疗。对于慢－快综合征的患者需用起搏治疗心动过缓与药物治疗心动过速相结合。

二、逸搏和逸搏心律

窦房结是心脏窦性心律的起搏点，在正常情况下，其他心肌细胞不表现自律性，但当窦房结发生病损或受到抑制，发放冲动的频率过慢或出现停搏时（如病窦综合征），或者传导障碍使冲动不能抵达次级起搏点时（如窦房传导阻滞或房室传导阻滞），次级起搏点发出冲动，激动心室产生逸搏。逸搏连续发生形成节律称逸搏心律。逸搏和逸搏心律具有生理性保护作用，可使心脏免于长时间停顿。

常见的逸搏和逸搏心律包括房室交界性逸搏和逸搏心律、室性逸搏和逸搏心律。其 QRS 波群的特点与相应的期前收缩波相似，差别是期前收缩属提前出现，而逸搏则在长间歇后出现；期前收缩系主动，逸搏属被动。本书重点介绍室性逸搏和逸搏心律。

室性逸搏和逸搏心律　又称特发性室性自主心律，冲动起源于心室内异位起搏点。室性逸搏心律固有频率为 20～40 次/分，这种心律作为一种保护机制可避免心室静止或停搏，但持续性室性逸搏由于心室率缓慢、心房收缩缺失导致心排出量显著降低，仍然会导致严重的临床状况。

1. 病因　见于窦房结、房室交界区等高级起搏点失去功能或者室上性的冲动因为传导阻滞而不能到达心室时，可伴发三度房室传导阻滞。常见病因：①心肌缺血或心肌梗死；②地高辛中毒、β 受体阻滞剂、钙通道阻滞剂和三环类抗抑郁药等的作用；③起搏器电池耗竭；④代谢紊乱；⑤病态窦房结综合征。

2. 临床表现　室性逸搏导致心排出量显著减少。持续性室性逸搏心律患者血压显著降低，甚至测不到，患者会头晕、视物模糊、晕厥，甚至意识丧失。

3. 心电图特征　①心室节律通常规则，心室率 20～40 次/分；②P 波常缺失；③QRS 波群宽大畸形；T 波方向通常与 QRS 波群主波方向相反；④室性逸搏心律通常伴发三度房室传导阻滞（图 13-23）。

4. 治疗原则　一经发现立即治疗，应用阿托品增加心室率和心排出量。如果阿托品无

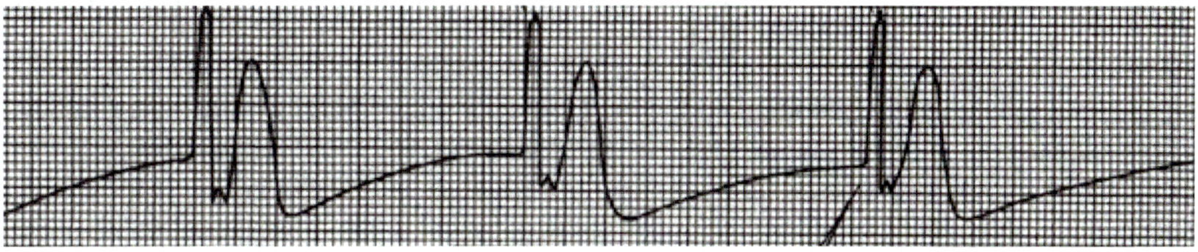

图 13-23　室性逸搏心律

效或患者低心排症状严重，应立即采取心脏起搏治疗。因为室性逸搏是防止心室停搏的保护机制，所以避免使用利多卡因等抑制异位心律的抗心律失常药物。

三、心脏传导阻滞

冲动在心脏传导系统的任何部位传导时均可发生阻滞。如发生在窦房结与心房之间称窦房传导阻滞；在心房与心室之间称房室传导阻滞；位于心室内称室内传导阻滞。按传导阻滞的严重程度，通常可将其分为三度。第一度传导阻滞时传导时间延长，所有冲动仍能下传；第二度传导阻滞分为两型，莫氏（Mobitz）Ⅰ型和Ⅱ型，表现为部分冲动不能下传；第三度又称完全性传导阻滞，全部冲动均不能下传。窦房传导阻滞在前面已详细介绍，在此重点介绍房室传导阻滞。

房室传导阻滞可发生在房室结、希氏束以及束支等不同的部位，是心脏传导系统中最常见的一种传导阻滞。

1. 病因　正常人迷走神经张力增高时会出现不完全性的房室传导阻滞，但临床上最常见的病因为：①器质性心脏病，如心肌缺血、心肌梗死、病毒性或风湿性心肌炎、心内膜炎、心肌病、先天性心脏病、原发性高血压、心脏肿瘤等；②药物过量或对药物反应过强，如洋地黄、胺碘酮、β受体阻滞剂等；③传导路径的损伤，如钙化、纤维化，心脏手术后、射频消融术后等；④电解质紊乱、甲状腺功能低下等全身性疾患。

2. 临床表现　第一度房室传导阻滞患者除原发病症状外，通常无其他症状，听诊时因 P-R 间期延长，第一心音减弱。

第二度房室传导阻滞患者可有心悸和心搏脱漏感，二度Ⅰ型（文氏现象）听诊时第一心音强度逐渐减弱，并有心搏脱漏；二度Ⅱ型（莫氏现象）易演变为完全性房室传导阻滞，听诊时亦有间歇性心搏脱漏，但第一心音强度恒定。

第三度房室传导阻滞的临床症状取决于心室率的快慢，如因心室率过慢导致脑缺血，发生意识丧失，甚至抽搐，称阿－斯综合征（Adams-Stokes syndrom），严重者可致猝死。听诊时第一心音强度不等，可闻心房音，心率通常在 20～40 次/分，血压偏低。

3. 心电图特点　第一度房室传导阻滞：P-R 间期大于 0. 20s，无 QRS 波群脱落（图 13-24）。

第二度房室传导阻滞：①Ⅰ型，P-R 间期逐渐延长，直至 QRS 波群脱落；在心室脱漏后的第一个 P-R 间期又恢复到初始的时限，然后再次逐渐延长直到 QRS 波群脱落，这种周而复始的现象称文氏现象；②Ⅱ型：在传导的波动中，P-R 间期固定，可正常亦可延长；有

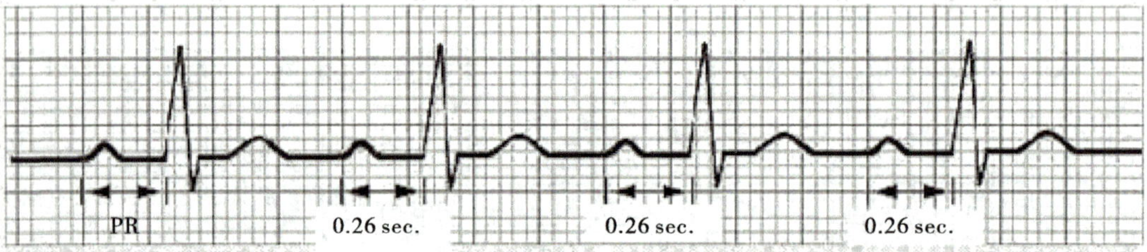

图 13-24 第一度房室传导阻滞

间歇性的 P 波后 QRS 波群脱落，其常呈 2∶1、3∶1；QRS 波群形态一般正常，亦可有形态异常（图 13-25）。

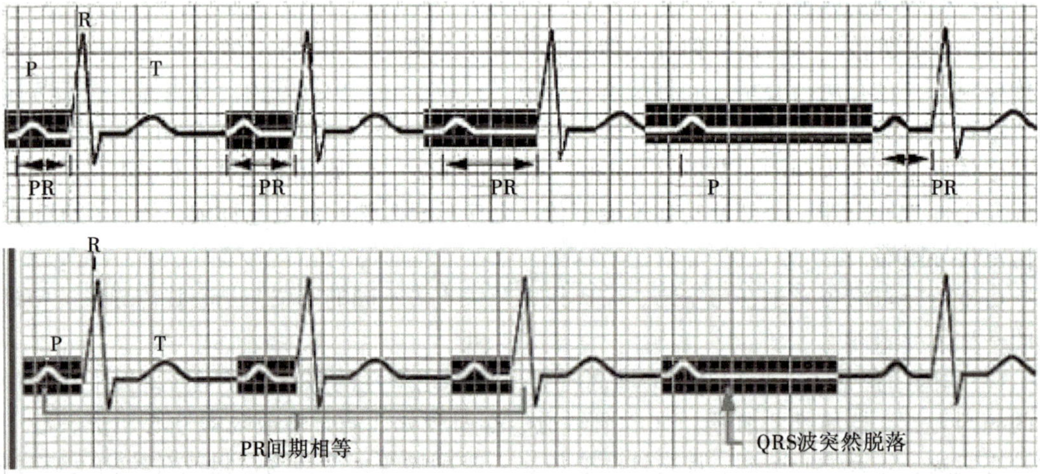

上为二度Ⅰ型，文氏现象；下为二度Ⅱ型

图 13-25 第二度房室传导阻滞

第三度房室传导阻滞：P-P 间距相等，R-R 间距相等，P 与 QRS 波群间无关；P 波频率大于 QRS 波频率；QRS 波形态取决于阻滞部位，如阻滞在房室束分支以上，则 QRS 波形态正常（为交界性逸搏心律），如阻滞在双束支部或以下，则 QRS 波群增宽、畸形（为室性逸搏心律）（图 13-26）。

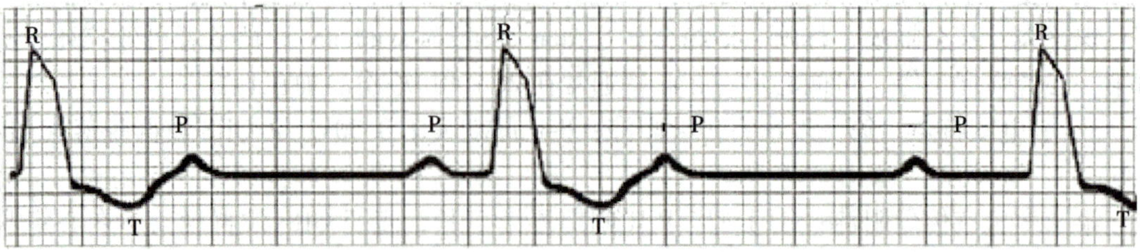

图 13-26 第三度房室传导阻滞，QRS 波群为室性逸搏心律

4. 治疗原则 应针对不同病因进行治疗，第一度或第二度Ⅰ型房室传导阻滞，心室率不过慢且无临床症状者，除必要时对原发病进行治疗外，就心律失常本身无需治疗。第二度Ⅱ型或第三度房室传导阻滞，心室率慢并影响血流动力学，应及时提高心室率以改善症状，防止发生阿-斯综合征。常用的药物：①阿托品：每次0.5~2.0mg，静脉推入，适用于阻滞位于房室结的患者；②异丙肾上腺素：5~10mg，舌下含服，每4~6小时1次。病情重者可以1~4μg/min速度静脉滴注，但对急性心肌梗死患者要慎用，因为可能导致严重室性心律失常；③糖皮质激素：适用于心肌炎患者，常选用地塞米松10~20mg/d，静脉注入，亦可口服泼尼松，每天20~60mg。对于心室率低于40次/分，症状严重者，特别是曾有阿-斯综合征发作者，应首选临时性或永久性心脏起搏治疗。

第四节 心律失常患者的护理

一、护理评估

护理人员应牢记所评估的是患有心律失常的患者，而不是孤立地评估心律失常。有些心律失常不论其发生时临床背景如何，对患者都是危险的；另一些心律失常却是因为其临床背景而对患者造成危险。对患者的评估应从仔细地询问健康史和观察症状、体征开始，辅助检查的步骤应从最简单的到最复杂的，从创伤最小的、最安全的到创伤大的、危险的。对心律失常患者的护理评估的目的：①探求引起患者心律失常的主要因素，确定是否合并心血管及其他系统疾病；②明确心律失常的类型；③找出患者主要的护理问题，有针对性制定适合的护理计划。

（一）健康史

1. 一般资料 除了解患者的性别、年龄职业等资料外，重点收集评估患者心律失常的可能原因。

（1）新陈代谢需要量增加：如饮酒、喝咖啡、发热、情绪激动、剧烈运动等。

（2）血容量突然减少：如失血性休克。

（3）全身性的感染。

（4）药物的不良反应：如洋地黄中毒、抗心律失常药物的致心律失常作用。

（5）电解质紊乱：如低血钾、高血钾等。

（6）心脏本身疾病：如冠心病、风湿性心脏病、高血压性心脏病、心肌病、心肌炎、充血性心力衰竭等。

（7）其他系统疾病：如内分泌紊乱所致甲状腺功能亢进或低下等、呼吸功能衰竭导致严重的低氧血症或高碳酸血症等。

（8）机械性刺激：如开胸手术、气管插管、插各种导管等。

（9）触电、溺水等。

（10）肿瘤转移到心脏：如肺癌、淋巴瘤等。

2. 家族和既往史 心律失常发作史，包括发作时间、频率、持续时间以及诱发、加重、缓解因素以及就医情况等。是否行电复律、起搏器安置术、射频消融术及外科手术治疗等，效果如何等。

3. 主诉和现病史　如心悸、胸闷、疲乏、心绞痛等。晕厥和阿－斯综合征发作史，包括发作时间、频率、持续时间、诱发因素，是否伴随尿失禁、癫痫发作等。特别注意收集患者血栓史，尤其对房颤患者，包括血栓发生时间、部位、接受的治疗以及抗凝剂的名称、剂量、用法、疗效和不良反应。收集近期所服抗心律失常药物的名称、剂量、用法、效果、不良反应等。

（二）症状和体征

护士应注意观察和询问心律失常引起症状的程度、持续时间及给患者日常生活带来的影响。患者对心脏节律规则与否的感觉有很大不同：有些患者对其心脏节律的轻微改变即有觉察，而另一些患者甚至发生持续室性心动过速时也未被注意，更有一些患者事实上具有规则的窦性心律却主诉心悸，因此，要结合其他的症状、体征加以分析。同时注意患者的血液循环状况，例如，脉搏的速率与节律，心尖搏动的速率与节律，血压，皮肤颜色，意识状况，尿量等。

1. 心悸、心跳脱漏感　患者主诉他的“心脏跳得很快”、“跳得不规则”或“感到心跳有停顿”，令他感到非常不舒服。

2. 头晕、乏力、黑蒙、晕厥　心跳速率过快或过慢时，心排血量会减少，导致血压下降，影响组织灌注和脑部的血供。

3. 胸闷、胸痛、心绞痛　心排血量减少，影响冠状动脉的灌注。

4. 呼吸困难　持续的心动过速或过缓最后会导致心力衰竭。患者活动耐力下降，稍一走动就觉呼吸困难，必须卧床休息。

5. 脉搏短绌　由于心脏收缩强度不够，无法产生可触摸得到的动脉搏动，就会出现心尖搏动的次数多于脉搏的现象，如心房颤动。由 2 名护士同时检查，一人负责计数患者的脉率，另一人用听诊器听记患者的心率，2 人同时开始，同时停止。

6. 血栓栓塞的症状　心房颤动时，因心房失去协调一致的收缩，久之左心耳或左心房易形成血栓，栓子脱落，可引起脑栓塞、肢体动脉栓塞、视网膜动脉栓塞等。

7. 血压下降。

8. 摸不到脉搏、心跳停止、意识丧失　需立即进行心肺复苏，及时通知医师，做好电除颤的准备。

心脏听诊有益于进一步的诊断，例如，心跳完全不规则、心率与脉率不等通常提示心房纤颤；第一心音和第二心音分离，有奔马音，同时时间、强度有变化，提示室性心动过速。

（三）辅助检查

1. 心电图检查　心电图检查是判断心律失常类型及监测心律失常病情变化的最重要的手段，几乎所有的临床心律失常均能通过心电图检查确诊。护士应熟悉心电图机的使用，患者心律失常发作时及时描记十二导联心电图，心电图应标明日期、时间，并能通过心电图初步诊断常见的心律失常。

2. 持续心电监测　适用于住院患者，可随时观察是否出现心律失常及其类型、发作起止方式、持续时间和治疗效果等。

3. 特殊检查　动态心电图检查使用便携式记录器，连续记录患者 24 小时心电活动。运动试验检查运动时出现的心律失常。食管内心电图能清晰地识别心房、心室的电活动，有助于诊断室上性心律失常和明确其发生机制，并能进行心房、心室快速起搏或程序电刺激，此外，还有助于旁路定位和指导射频消融术等。其他临床电生理检查，如食管调搏检查、心内心电图检查等对心律失常的诊断、评价治疗效果、判断预后等均有很大作用。

4．实验室检查　血气分析、血清电解质、血清药物浓度、风湿因子、心肌酶的测定等对查找心律失常的基础病因和诱因有重要的辅助作用。

（四）心理社会评估

大部分类型的心律失常会影响血流动力学，使患者有各种不舒适的感觉，严重者会有濒死感，从而产生焦虑、恐惧、挫折感。因为日常生活和工作会有一些限制，得做调整，对患者而言均是压力，尤其是安置永久起搏器和ICD的患者，还存在自我形象改变和自我认同障碍等问题。护理人员除了评估患者消极心理反应存在及严重程度外，还需评估患者的应激能力和适应情况。护理人员可以通过询问患者平时常参加哪些活动，与哪些人交往，遇到意外情况如何处理等来评价其应激能力和所拥有的支持系统。

二、护理诊断及医护合作性问题

1．心排出量减少　与心室充盈不足、心率过慢、心房和（或）心室收缩不协调有关。

2．舒适的改变　与心排出量减少导致心、脑等器官灌注不足有关。

3．活动无耐力　与心排出量不足有关。

4．恐惧　与感知心律失常的威胁有关。

5．知识缺乏　缺乏心律失常知识和相关的自我管理技能。

6．潜在的并发症——猝死、心源性休克等。

三、计划与措施

总目标是患者将表现为：①足够的心排出量；②活动耐力逐渐增强、舒适感增强；③对疾病和预后的恐惧感减轻，对治疗护理有信心；④具有相关的自我管理的知识和技能；⑤无猝死发生或得到及时发现和救治。

（一）一般治疗护理

1．心律失常发作期间，应安慰患者及家属劝其不要惊慌、紧张，消除思想顾虑，向其解释病情及进展，必要时遵医嘱给予镇静药物治疗等。

2．对于有明显症状的患者，应观察并记录患者对活动的反应，制定恰当的活动计划，确保患者的活动量在其能耐受的范围内。必要时，护士应建议患者卧床休息，减少机体耗氧量和对交感神经的刺激。

3．给予吸氧，改善因心律失常或血流动力学改变而引起的机体缺氧。

4．指导住院患者及时汇报任何不适症状，如心悸、胸痛、头晕、嗜睡、恶心、多汗等，以便及时采取相应治疗措施。提醒有晕厥或阿－斯综合征病史的患者随身携带急救药品（如阿托品），且外出时最好有人陪同。

5．通过询问病史、身体评估、化验检查，查明病因予以护理。例如，对于吸烟过多引起的期前收缩需劝其戒烟，对于高血压引起者应监测并控制血压。监测并纠正电解质紊乱和酸碱失衡。

（二）药物治疗护理

1．熟悉常用抗心律失常药物适应证和注意事项。提供抗心律失常药物治疗的健康教育。

2．按照医嘱正确给药。注意药物的给药时间、途径、剂量、给药速度，观察药物的作用效果及不良反应（表 13-1）。

3．对于高危心律失常患者，如严重窦性心动过缓、窦性停搏、高度房室传导阻滞、快速心房扑动、颤动，频发的室性期前收缩，室性心动过速等，应持续心电监测，同时密切观察药物治疗的效果。

4．用药期间严密监测脉率、心律、心率、血压及患者的反应，及时发现用药引起的新的心律失常和药物中毒。注意去除致心律失常的各种危险因素，如监测并及时纠正低血钾、低血镁，监测血流动力学变化，改善心功能，注意药物的相互作用，有条件时可监测血药浓度。

5．协助医师执行各种急救措施。一旦发生新的严重的心律失常或药物中毒，应通知医师，准备好静脉通路及急救药物，其他抢救物品、除颤器和临时起搏器等。对于发生心室扑动、心室颤动的患者，即使当时没有医师在场，护士也有权立即对患者施行非同步直流电除颤和立即行心肺复苏。

（三）其他治疗心律失常技术的护理

1．安装心脏起搏器患者的护理　起搏器可以被用作临时措施或永久措施来治疗某些心律失常。起搏器有 3 个主要部分组成：脉冲发生器、起搏导线以及起搏电极。永久性（植入性）起搏器用于治疗慢性心律失常，导线经静脉置入将电极放置在合适的心腔，然后将脉冲发生器植入皮下囊袋内，以锂电池作为电源，可维持至少 5～10 年，需要时可在体外程控起搏器的工作参数。临时起搏器通常在急诊中放置，也可作为永久起搏器安装前的过渡，可以经静脉、心外膜、经皮起搏，以碱性电池作电源。起搏心电图最显著的特点是起搏钉状信号，表示起搏器向心肌发放电脉冲。

（1）永久起搏器患者：通过病史、起搏器卡片等了解起搏器的模式和基本设置。观察患者的 12 导联心电图以评价起搏器的功能、识别起搏器故障（失夺获、感知过度或感知不良等）。评估患者有无心排出量降低（低血压、胸痛、呼吸困难、晕厥）、感染、气胸、胸大肌跳动、呃逆、心脏压塞的症状（如心动过速、低血压和脉压小、奇脉、发绀、尿少、烦躁等）等症状和体征。

（2）临时起搏器患者：每天检查起搏器的设置并识别起搏器故障，如果没有输出，采取以下步骤：①确定起搏器电源打开；②检查参数设置；③更换起搏器电池；④更换脉冲发生器；⑤检查起搏线连接是否松脱。通过 X 线胸片了解电极位置有无改变，协助患者翻身或变换体位时防止导线脱位。确保床及所有电子设备接地，确保起搏导线连接用防潮材料绝缘，从而避免患者出现微电击。心脏电复律通常并不要求脉冲发生器断开。

2．安装埋藏式复律除颤器（ICD）患者的护理　ICD 是一种植入在体内的电子设备，可以对心动过缓、室性心动过速以及室颤进行持续监测，适时给予电击或起搏以治疗危险的心律失常。ICD 适用于药物治疗、外科手术或导管消融都难以控制的心律失常患者。ICD 的植入过程与永久起搏器相似，由可程控的脉冲发生器和 1 根或多根导线组成。ICD 可检测并记录心律失常并且自动应答进行合适的治疗，如心动过缓起搏、抗心动过速起搏、心脏复律和除颤。能治疗房性心律失常的 ICD 也已问世。

护理ICD患者时，首先应了解ICD的程控参数；如果患者发生了心律失常或ICD给予了治疗，察看ICD记录的信息有助于评价ICD的功能；如果患者发生心脏骤停，立即启动心肺复苏（CPR）和高级生命支持（ACLS）；如果患者需要体外除颤，将电极板尽可能远离ICD或使用前后位放置。

3. 射频消融患者的护理　射频消融是一种侵入性操作，对房颤、房扑、室性心动过速、房室结折返性心动过速以及WPW综合征有效。首先对患者进行电生理检查标测引起心律失常的心脏特异位点；将消融导管插进静脉（通常是股静脉），前进至心脏，发放射频波破坏组织靶点使其不能再传导电冲动。

护理要点：连续心电监测，评价有无心律失常或心肌缺血改变；患者卧床休息8小时，床头抬高15°～30°，保持穿刺侧肢体伸直；在前1小时每15分钟评价患者生命体征，然后4小时内每30分钟评价1次，以后根据病情逐渐延长；检查穿刺口有无出血和血肿形成，检查穿刺侧肢体的脉搏、颜色、感觉、温度和毛细血管的再充盈状况；监测并发症，如出血、心脏穿孔、心律失常、膈神经损伤、卒中以及猝死等。

4. 心律失常手术后的护理参见心脏外科手术后的护理。

5. 心脏骤停后进行急救的步骤见图13-27，成人与儿童关键基础生命支持差别见表13-2。

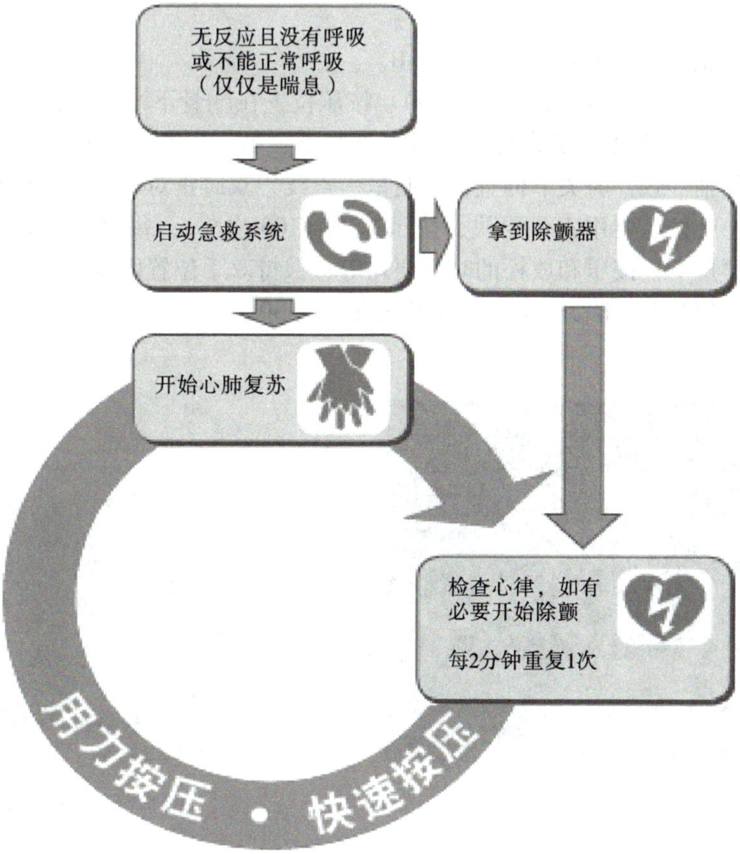

图13-27　心脏骤停患者急救流程图

（1）判断患者反应

1）急救人员可采用轻拍或摇动患者，并大声呼喊“你怎么了”。

2）检查脉搏：用约10秒的时间检查患者脉搏（图13-28）。

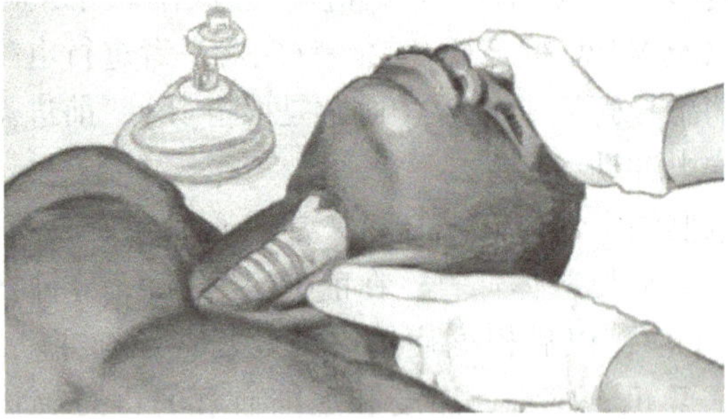

图13-28 检查脉搏

3）10秒内同时观察患者有无胸廓起伏。

（2）求救，启动急救医疗服务（EMS）：急救者应通过周围的人拨打急救电话“120/999”，启动EMS。

（3）基础生命支持步骤包括：C→A→B。

1）胸外按压（compression，图13-29）：按压位置在胸骨下半部分，两乳头连线的中点处（图13-30）。将一手手掌贴在患者胸骨的下半部，另一手掌叠放在这只手背上，手掌根部长轴与胸骨长轴一致，肘关节伸直，上肢呈一直线，双肩正对双手，保证每次按压的方向与胸骨垂直。心脏按压要用力、要快，按压速率≥100次/分；每次按压后，放松时要让胸廓完全弹回后再按下；按压和放松的时间要均等；保持双手位置固定，避免手在胸壁移动位置。按压深度应使胸壁下陷≥5cm。按压呼吸比例为30∶2。

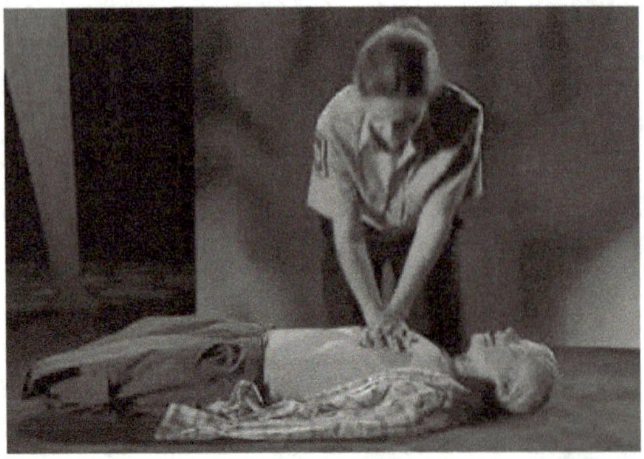

图13-29 胸外按压

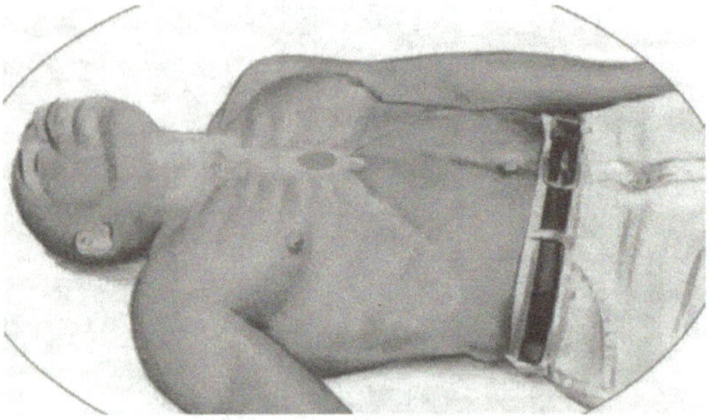

图13-30 胸外按压

2）开放气道（airway）：使患者仰卧在坚固的平面上，将双上肢放置在身体的两侧。

①仰头抬颏法：急救者将一只手放在患者前额，用手掌将额头用力向后推，使头部后仰，另一只手的示指和中指放在下颌骨骨性部分，向上抬颏，使牙关禁闭，下颏向上抬动（图 13-31）。

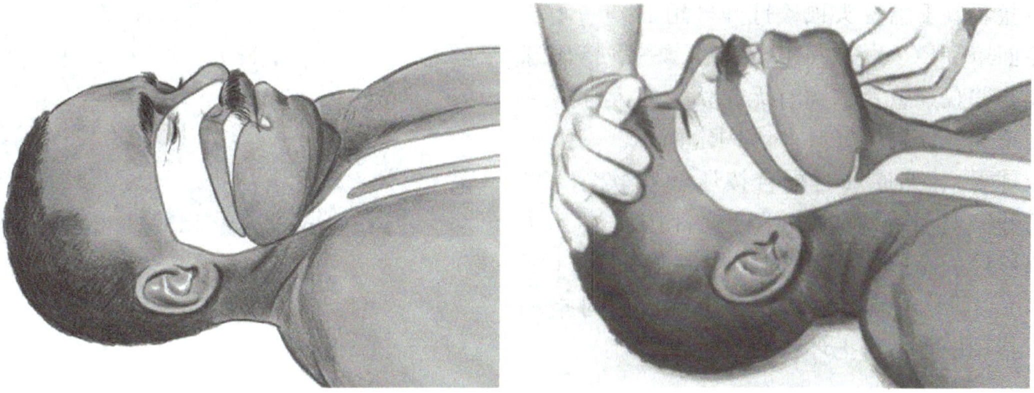

图 13-31　开放气道

②托颌法：把手放置在患者头部两侧，肘部支撑在患者躺的平面上，握紧下颌角，用力托下颌。对于怀疑有头、颈部创伤的患者，此法更安全，不会加重颈部损伤（图 13-32）。

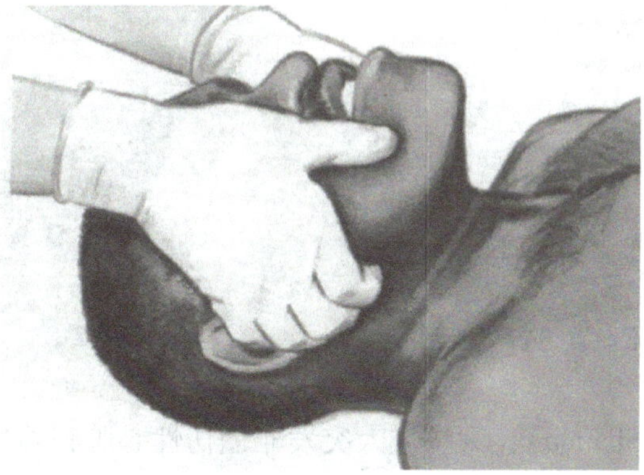

图 13-32　托颌法

3）人工呼吸（breathing）：开放气道后，立即实施人工呼吸。成人 10～12 次/分（每 5～6秒吹气 1 次）。

①口对口呼吸：是一种快捷有效的通气方式。人工呼吸时捏住患者的鼻腔，防止漏气，急救者用口唇把患者的口全部罩住，缓慢吹气（吹气时间约 1s），确保呼吸时胸廓起伏。

②口对面罩呼吸（图 13-33 人工呼吸）：急救者用双手将面罩紧贴患者面部，用口含住面罩接口吹气。口袋面罩具有单向阀接口，实施人工呼吸时可避免污染急救者，可方便存放于口袋中，便于在紧急情况下使用。

③简易呼吸器辅助呼吸：单人操作时，急救者位于患者头顶，打开气道后，一手压住面罩（EC 手法，图 13-34），一手挤压球囊，并观察患者胸廓有无起伏。双人球囊-面罩通气效果更好（一人固定面罩，一人挤压球囊），如通气时配合按压环状软骨，可防止气体充入胃内。环状软骨按压法（图 13-35）：示指寻找并固定甲状腺韧带（喉结），下滑并触及环状软骨下缘；用拇指和示指用中等力量把环状韧带向后压。

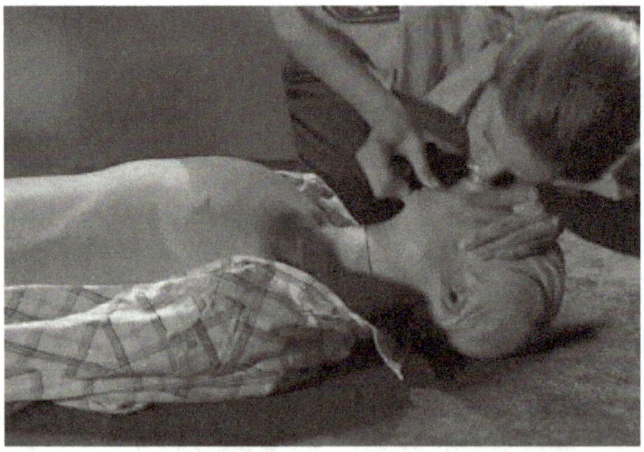

图 13-33 人工呼吸

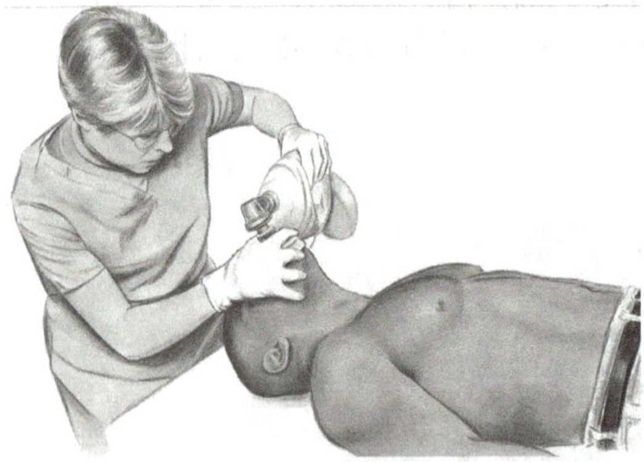

图 13-34 用球囊-面罩装置进行人工呼吸

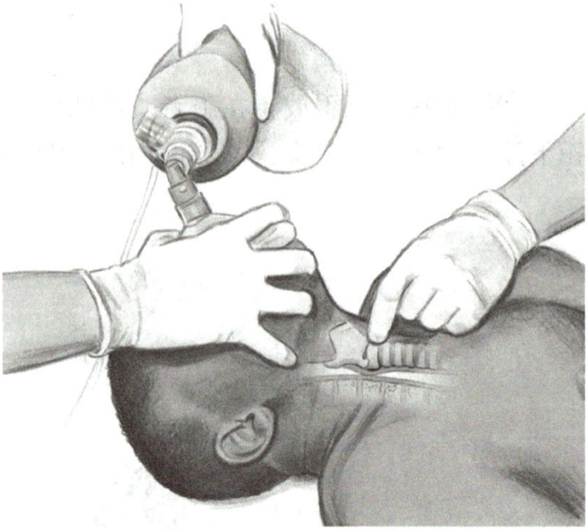

图 13-35 环状软骨按压法

（4）电除颤（defibrillation）：大多成人突发非创伤性心脏骤停的原因是心室颤动，对这些患者而言除颤时间的早晚是决定能否成活的关键，应在除颤仪到达后在不过分干扰心脏按压的情况下立即进行除颤（图 13-36）。

1）除颤所用的能量：单向除颤采用 360J；而双向除颤采用 120～200J（或按制造厂商推荐的能量）。

2）除颤流程：①除颤一次；②CPR 2 分钟；③检查脉搏心电；④重复此循环。

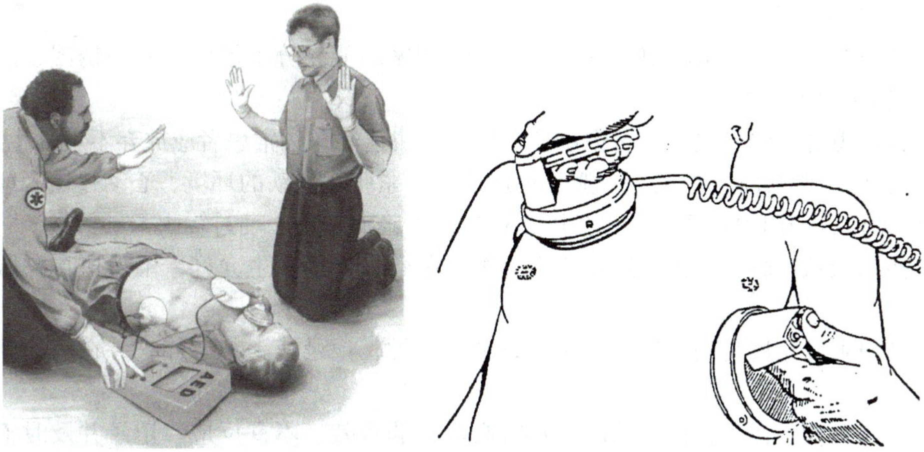

图 13-36　电除颤

表 13-2　成人、儿童和婴儿的关键基础生命支持步骤的总结 *

内容	建议		
	成人	儿童	婴儿
识别	无反应（所有年龄）		
	没有呼吸或不能正常呼吸（即仅仅是喘息）	不呼吸或仅仅是喘息	
	对于所有年龄，在 10 秒内未扪及脉搏（仅限医务人员）		
心肺复苏程序	C-A-B		
按压速率	每分钟至少 100 次		
按压幅度	至少 5cm	至少 1/3 前后径大约 5cm	至少 1/3 前后径大约 4cm
胸廓回弹	保证每次按压后胸廓回弹 医务人员每 2 分钟交换 1 次按压职责		
按压中断	尽可能减少胸外按压的中断 尽可能将中断控制在 10 秒以内		
气道	仰头提颏法（医务人员怀疑有外伤：推举下颌法）		
按压-通气比率（置入高级气道之前）	30∶2 1 或 2 名施救者	30∶2 单人施救者 15∶2 2 名医务人员施救者	
通气：在施救者未经培训或经过培训但不熟练的情况下	单纯胸外按压		
使用高级气道通气（医务人员）	每 6～8 秒 1 次呼吸（每分钟 8～10 次呼吸） 与胸外按压不同步 大约每次呼吸 1 秒时间 明显的胸廓隆起		
除颤	尽快连接并使用 AED。尽可能缩短电击前后的胸外按压中断；每次电击后立即从按压开始心肺复苏		

* 不包括新生儿，因为新生儿的心脏骤停病因几乎都是窒息

（四）健康教育

1. 给予有关心律失常的卫生宣教，使患者和家属能充分了解此疾病的诱因、病因、症状、加重和缓解因素等。

2. 告诉患者如何调整生活习惯避免发作，如快速心律失常患者应放弃不良的生活习惯，如吸烟、饮酒、喝咖啡、浓茶等，避开可造成情绪紧张、激动的环境；心动过缓者应避免屏气用力的动作，如用力排便等，以免因兴奋迷走神经而加重心动过缓。

3. 药物依从性教育：提醒患者严格遵医嘱服药，未经医生允许，不得擅自漏服或改变剂量。

4. 教患者及家属自测脉搏的方法，数满1分钟，记录速率与节律，并在门诊就诊时带上记录。

5. 自我监测心律失常进展情况以及所服药物的疗效、不良反应。记录并及时汇报任何不适症状，如心悸、胸痛、头晕、嗜睡、恶心、呕吐、腹泻、便秘、多汗、视力改变、皮疹等。

6. 指导出院患者何时应来医院复查；发生胸痛、心悸、疲乏无力、头晕等症状时应及时就医；紧急情况时如何求救，教会家属掌握心肺复苏基本技术。

7. 协助患者评估其家庭和社会支持系统，例如，家人是否能照顾患者并参与调整生活习惯及控制心律失常的过程，经济上的援助，社区中可利用的资源（如社区医院、卫生所等）。

8. 植入起搏器、ICD治疗患者的健康教育：解释起搏器、ICD的工作原理、伤口护理、建议患者佩带医学身份手镯或卡片（上面标明患者姓名、家庭联系电话、安装起搏器或ICD的型号、主管医师的电话等）、讨论要立即报告医生的症状和体征、如果仪器不工作家属应会的急救技术（如拨打120、999和进行CPR）、解释可能损害或干扰仪器的电器或电子设备、运动和旅游的建议、强调随访的重要性。

四、预期结果与评价

1. 患者经治疗和护理，心排血量足够机体需要，表现为血压、脉搏、尿量正常，意识清楚，外周动脉搏动。

2. 患者无猝死发生或得以早期发现、早期救治。

3. 患者能陈述心律失常的有关知识，调整生活习惯以减少或减轻心律失常的发生；患者和家属每天能正确地测量脉搏。了解哪些情况应立即就医。能按时随诊复查。家属掌握心肺复苏技术以备紧急需要时使用。

4. 患者能恰当管理体力活动和心理活动。

5. 患者能安全用药并能识别可能发生的不良反应。

（方玲琍）

第十四章　原发性高血压患者的护理

关键词

afterload	后负荷
atherosclerosis	动脉粥样硬化
alpha-blockers	α受体阻滞剂
angiotensin-converting enzyme inhibitor（ACEI）	血管紧张素转换酶抑制剂
beta-blockers	β受体阻滞剂
calcium channel blocker	钙离子通道阻滞剂
cholesterol	三酰甘油
cerebral embolism	脑栓塞
diuretic	利尿剂
diastolic blood pressure	舒张压
essential hypertension	原发性高血压
hypertension crisis	高血压危象
hypertension encephalopathy	高血压脑病
hyperlipemia	高脂血症
malignant hypertension	恶性高血压
obesity	肥胖
preload	前负荷
pheochromocytoma（PHEO）	嗜铬细胞瘤
primary aldosteronism（PA）	原发性醛固酮增多症
pregnancy induced hypertension（PIH）	妊娠高血压
secondary hypertension	继发性高血压
systolic blood pressure	收缩压
vasodilator	血管扩张剂

高血压病是成年人最为常见的疾病之一，在发达国家和比较发达国家其患病率高达20%以上。据2002年全国居民营养与健康状况调查资料显示，中国成人高血压患病率较十年前有明显升高，达18.8%，其可引起严重的心、脑、肾并发症，严重威胁着人们的健康和生命。

一、概述

高血压是最常见的心血管疾病，能引起动脉粥样硬化，使动脉管腔狭窄而阻碍血流，是冠心病和脑卒中的独立危险因素，这些心脑血管病在全世界每年导致1200万人死亡，高于其他任何一种疾病。

1．高血压的定义和分类　高血压指收缩压或舒张压升高的临床综合征。WHO/ISH1999年版将高血压定义为：未服抗高血压药的情况下，正常成人动脉的收缩压（SBP）≥140mmHg和（或）舒张压（DBP）≥90mmHg。2009年《中国高血压防治指南》中把血压分为正常、正常高值及高血压，见表14-1。

表14-1　血压水平的定义和分类

类　别	收缩压（mmHg）	舒张压（mmHg）
正常血压	<120	<80
正常高值	120～139	80～89
高血压	≥140	≥90
1级高血压（轻度）	140～159	90～99
亚组：临界高血压	140～149	90～94
2级高血压（中度）	160～179	100～109
3级高血压（重度）	≥180	≥110
单纯收缩期高血压	≥140	<90

当患者的收缩压和舒张压处于不同的类别时，取较高一个类别

2．原发性高血压　大多数的高血压病患者因其病因不明，称原发性高血压，又称高血压病，占高血压患者的95%以上。

3．继发性高血压　有些患者的血压增高，是由某些确定的疾病或病因引起，血压增高是这些疾病的临床表现之一，称继发性高血压，约占所有高血压的5%。继发性高血压尽管所占比例并不高，但绝对人数仍相当多，又因不少继发性高血压可通过相应的治疗方法（如手术等）得到根治或改善，因此，及早明确诊断能明显提高治愈率或阻止病情进展。继发性高血压主要病因和临床表现见表14-2。

表14-2　继发性高血压病因及临床表现

部位	病因	临床表现
肾	肾小球肾炎	一般有急、慢性肾炎的病史
	肾盂肾炎	水肿，以面部水肿为主
	结缔组织病	高血压，对一般的降压药物反应差
	糖尿病肾病	贫血
	先天性疾病（多囊肾）	异常的眼底变化
		尿常规可见血尿、蛋白尿或颗粒管型
		血清尿素氮和肌酐含量增高

续　表

部位	病因	临床表现
内分泌疾病	原发性醛固酮增多症	以高血压、低血钾、代谢性碱中毒为主要特征
	嗜铬细胞瘤	持续性或阵发性高血压，临床表现具有多样性、易变性和突发性。常出现高血压、头痛、心悸、高代谢状态、高血糖症和多汗
	库欣综合征	向心性肥胖、满月脸、多血质 高血压常见 常伴有动脉硬化和肾小球动脉硬化
	肾上腺性变态综合征	单纯男性化型 高血压型
	甲状腺功能亢进	甲状腺激素分泌过多或因甲状腺激素在血液中水平增高所导致的机体神经系统、循环系统、消化系统、心血管系统等多系统的一系列高代谢综合征以及高兴奋症状和眼部症状
中枢神经系统	脑肿瘤 颅压增高 脑干感染	颅压增高所引起，可发生头痛、呕吐。精神状态引起性格改变、行为异常以及思维活动能力的障碍作为初发症状
动脉	肾动脉狭窄 多发性大动脉炎	由于肾动脉狭窄，使肾血流减少、肾素分泌增加而引起高血压。临床表现为中、重度血压升高；对一般的降压药物反应差，病程短、进展快，有时呈恶性高血压表现；上腹、腰、背可闻及血管杂音
	主动脉狭窄	为常见的先天性血管畸形，症状与狭窄的部位、严重程度及有无并发症有关。主要表现为头晕、头痛、心悸、头颈部有动脉搏动感；下肢无力，活动差；两侧上下肢血压对称；上肢血压明显高于下肢血压；肋间可闻及血管杂音
其他	避孕药、甘草、拟交感神经药	药物不良反应
	红细胞增多症	头痛眩晕、视力障碍、面色发红、眼结膜充血、血压增高、肝脾大和血管栓塞等症状
	肢端肥大症	起病缓慢，头痛，视力减退，视野缺损，甲状腺功能亢进 特殊面容：下颌增大，眉弓及颧骨突出，唇厚，鼻大，舌大，面貌粗陋，皮肤变粗厚；手足肢端肥大
	高血钙	食欲不振、恶心、呕吐为最常见 多尿、烦渴、多饮 可损害神经传导 高钙血症可增强心脏收缩，影响心脏传导
	妊娠	妊高征是妊娠期特有的疾病，常于妊娠 20 周开始发病，以高血压、水肿和蛋白尿为特征，严重者会出现子痫

4．高血压病的流行病学概况

（1）国外高血压病流行情况：在世界各国高血压都是常见病，其患病率与工业化程度、地区、种族有关，高海拔地区高于低海拔地区。欧美国家成人（35～64岁）高血压患病率在20%以上，美国男性确诊高血压的患病率为23.5%，前苏联为36.7%，芬兰高达45.3%。亚洲国家高血压患病率大体上与中国相近。日本、蒙古等国高血压患病率较高，新加坡为14.1%。

（2）中国高血压病流行情况：新中国成立以来进行过4次大规模的高血压患病率调查，历次结果显示，高血压的患病率呈不断上升趋势。据2002年调查显示，中国18岁及以上居民高血压患病率为18.8%。高血压患病率北方高于南方，男性高于女性，患病率随年龄的增加而呈上升趋势。据2007年的一项随访8年的研究显示，中国40岁以上男性高血压发病率为28.9%，女性为26.9%。

二、病因及发病机制

原发性高血压病因与发病机制尚未完全阐明。血压的形成和维持主要决定于心排血量及外周血管阻力，任何增加心排血量及外周血管阻力的因素都可引起血压的升高。大量研究资料表明，本病既与遗传因素有关，也与环境作用有关。

1．病因　流行病学研究发现高血压与下列因素有关：

（1）遗传因素和家族集聚性：父母均为血压正常者其子女患高血压的概率为3%，明显低于父母均有高血压者子女患高血压的概率45%；孪生可以同时发生高血压。

（2）肥胖：流行病学调查发现，无论是工业发达国家还是不发达国家，血压正常人群均显示体重与血压呈正相关。超重或肥胖可用体重指数（body mass index，BMI）来衡量，肥胖与高血压的关系不仅仅取决于总体重，还与脂肪的分布有很大关系。向心性肥胖者高血压患病率最高。儿童肥胖与脂肪的分布、脂肪细胞数目和脂肪细胞的大小有关。因热量过剩引起肥胖而导致高血压的可能机制有：①血容量和心排出量增加；②因伴有高胰岛素血症或肾素－醛固酮系统（RAAS）异常而引起体内水、钠潴留；③神经内分泌调节失调；④细胞膜协同转运功能缺陷，钠－钾泵活性异常。

（3）膳食因素：膳食因素在高血压发病机制上起着十分重要的作用。目前研究中较肯定的结果是高盐摄入、大量饮酒、膳食中过多的饱和脂肪酸及多不饱和脂肪酸与饱和脂肪酸的比值（P/S）低均可使血压升高，而膳食中有充足的钾、钙、优质蛋白可对抗血压升高。膳食中的纤维、蔗糖、镁和某些微量元素，如镉、锌、铜等对血压也有影响，但结果不肯定。

摄盐与高血压患病率之间呈线性相关。中国的调查也表明，北方高血压的发病率高于南方，北方居民的钠盐摄入量明显高于南方。高钠可能通过提高交感神经活性、促进排钠激素分泌、影响机体小动脉等自动调节机制而影响血压。肾排钠缺陷、扩血管多肽产生减少等可使细胞内钙离子浓度增加，外周阻力增加而发生高血压。

（4）饮酒：有研究表明，饮酒量与血压之间存在剂量－反应关系，且存在“阈值”反应，有研究者提出40g酒精摄入量是每日酒精摄入的阈值，摄入大于40g/d，则随着饮酒量的增多，收缩压和舒张压也逐渐升高。饮酒引起血压升高的可能机制：①长期饮酒者的皮质激素水平升高，儿茶酚胺水平上升；②影响肾素－血管紧张素、血管加压素和醛固酮的作用；③影响细胞膜的流动性、通透性，引起钠－钾泵活性异常和离子转运功能障碍，使细胞内游离钙浓度增加，外周血管阻力增加。

（5）社会心理因素：许多研究资料表明，不同的社会结构、不同的经济条件、职业分工及各种社会生活事件的影响与高血压的发生有关。长时间的情绪紧张，如负性（消极）的精神状态（焦虑、恐惧、愤怒、抑郁）都能导致血压升高，此外与患者的性格特征也有关系。

2. 发病机制　原发性高血压的发病机制未完全阐明，目前认为是在各种因素的影响下，致使血压的调节功能失调而产生。

（1）血压的调节：正常血压的调节是一个复杂的过程，主要取决于心排血量和外周血管阻力。心排血量受细胞外液量（随钠摄入、肾功能、盐皮质激素分泌状况而变化）、心率和心肌收缩性影响。外周阻力受交感神经系统的 α 受体（使血管收缩）和 β 受体（使血管扩张）、血管紧张素、儿茶酚胺（均使血管收缩）、前列腺素、缓激肽（均使血管扩张）的影响。此外，还有自身调节机制对血压的调节和高血压的维持起重要作用。

（2）肾素－血管紧张素系统（RAS）：肾素主要由肾小球旁细胞分泌，将肝产生的血管紧张素原水解为血管紧张素Ⅰ，经肺循环中的血管紧张素转换酶（ACE）的作用转换为血管紧张素Ⅱ。血管紧张素Ⅱ的作用：直接使小动脉平滑肌收缩，外周阻力增加；使交感神经冲动发放增加；刺激肾上腺皮质球状带，使醛固酮分泌增加，从而使肾小管远端集合管再吸收加强，导致体内水、钠潴留。RAS 是调节钠、钾平衡、血容量和血压的重要环节，起着推动作用的是肾素的释放。使肾素分泌或释放增加的因素有运动、低钠摄入、直立位、血容量减低、失钠、低血钾、利尿剂、转换酶抑制剂等；使肾素分泌或释放减低的因素有钠负荷、卧位、高龄、血容量增加，β 受体阻滞剂等。目前，对循环 RAS 与原发性高血压的关系尚无肯定结论。

（3）中枢神经和交感神经系统：已知反复的过度紧张与精神刺激可以引起血压升高。当大脑皮质兴奋与抑制过程失调时，皮质下血管运动中枢失去平衡，肾上腺能活性增加，使节后交感神经释放去甲肾上腺素增加，引起外周血管阻力增高和血压上升。在这一过程中肾上腺髓质释放肾上腺素也增多，而血中肾上腺素水平的持续增高又使交感神经末梢去甲肾上腺素释放增多，进一步使血管阻力增加。其他神经递质，如5-羟色胺、多巴胺等也可参与这一过程。

（4）血管内皮功能异常：血管内皮通过代谢、生成、激活和释放各种血管活性物质而在血液循环、心血管功能的调节中起着重要的作用。内皮细胞生成舒张和收缩物质。在正常情况下，舒张因子和收缩因子的作用保持平衡。

（5）胰岛素抵抗：临床上发现高血压与向心性肥胖、血脂异常（血三酰甘油、LDL-胆固醇增多、HDL-胆固醇减少）、葡萄糖代谢异常（糖耐量减低或非胰岛素依赖型糖尿病）并存，患者空腹和（或）葡萄糖负荷时血胰岛素浓度增高，这些征象被称为“代谢综合征”或“胰岛素抵抗综合征”。胰岛素抵抗是该综合征的共同基础，由遗传因素和环境因素造成（或热量摄入过多）。它使外周组织的葡萄糖摄取受阻，影响糖原合成，引起胰岛素代偿性分泌增加，导致高胰岛素血症。高胰岛素血症可引起肾小管钠再吸收增加；交感神经活性增高；调节离子转运的一些酶活性降低；易发生动脉粥样硬化。

三、病理生理

原发性高血压病理改变按其发展过程可分为 3 期。

第一期：功能期。是高血压的早期阶段。全身细小动脉间断性痉挛收缩，血压升高，但动脉壁无器质性病变，痉挛缓解后血压可恢复正常。

第二期：动脉病变期。全身动脉发生器质性病变。

1．细动脉随着病情发展，管壁痉挛逐渐为持续状态，管壁缺氧，通透性增加，发生玻璃样变性，并随着病情发展，造成细动脉管腔狭窄，管壁增厚变硬。这种病变为细动脉硬化，是高血压主要的病变。

2．小动脉由于管腔内压增高，中膜及内膜纤维细胞、平滑肌细胞增生，弹性纤维增多，内弹力膜分裂，以致管腔增厚变硬，管腔狭窄，为小动脉硬化。

3．中等动脉及大动脉常并发动脉粥样硬化症病变。由于全身细小动脉器质性改变，管腔狭窄，加上痉挛，外周阻力持续增高，血压进一步升高并呈持续状态，左心室逐渐发生代偿性变化。

第三期：内脏病变期。为高血压后期，多数内脏器官受累。

1．心　血压增高后左心室负荷加重，心肌肥厚与增大，病情进展可出现心力衰竭。持久的高血压有利于脂质在大、中动脉内膜的沉积而发生动脉粥样硬化，如果合并冠状动脉硬化，则心肌缺血加重心脏的变化。

2．肾　肾细小动脉硬化，肾小球入球小动脉玻璃样变性和纤维化，引起肾单位萎缩、消失，病变严重者导致肾功能衰竭。

3．脑　常见脑小动脉硬化。如伴有血管痉挛或血栓的形成，可造成脑软化，痉挛处血管壁可发生营养性坏死而形成微小动脉瘤，如破裂则引起脑出血。

4．视网膜　视网膜中动脉硬化，眼底检查可见血管僵硬，反光增加如银丝状，视盘水肿，有渗出性出血，患者视力减退。视网膜动脉病变可反映颅内动脉的病变，故可以借此帮助判断高血压病的病情。

四、护理评估

（一）健康史

健康史应围绕与高血压有关的危险因素和高血压对机体的损害进行，见表 14-3。

（二）临床表现

高血压患者的临床表现可从轻到重，临床表现与血压增高程度可不一致。

1．症状　原发性高血压早期常无症状，可以多年自觉良好。某些患者可有非特异性头痛、眩晕、疲乏和心悸等症状（常在患者得知患有高血压之后才注意到）。

（1）头痛：当高血压严重时，尤其是急进性高血压，常表现为枕骨下的搏动性头痛，清晨加重，日间减退，除了减低血压外，头痛常难以缓解。与典型的高血压头痛不同，通常的紧张性头痛更常表现为前额非搏动性头痛。

表 14-3　高血压病及继发性高血压患者健康评估重点

原发性高血压	继发性高血压
1. 高血压、心血管疾病及糖尿病的家族史 2. 以前有关血压的记录，包括发病年龄、最高血压值和近期服用药物对血压的影响 3. 受损器官的情况 4. 以前服用抗高血压药物的效果和不良反应 5. 有关心血管病的症状，如心绞痛、呼吸困难等 6. 是否服用可能引起血压升高的药物：避孕药、雌激素、激素、甲状腺激素、减肥药、感冒药、安非他命、咖啡因和大量的甘草；是否饮酒 7. 体重情况和摄盐的情况 8. 心理社会因素，如情绪、压力和经济情况 9. 是否有与心血管病相关的其他危险因素，如吸烟、高血脂、肥胖、糖尿病 10. 运动状况 11. 体检方面 （1）血压（双上肢血压） （2）心脏检查 （3）大血管杂音 （4）眼底检查	1. 高血压家族史 2. 高血压发病时间，最高、最低及平时血压水平 3. 高血压是持续或阵发型 4. 夜尿增多和周期性麻痹史 5. 多汗、心悸和面色苍白史 6. 尿痛、尿急和血尿史 7. 贫血和水肿史 8. 服用抗高血压的药物及效果 9. 避孕药服用史和性功能发育史 10. 月经史 11. 体检方面 （1）立卧位血压测定 （2）四肢血压及血管搏动。有可能做 24 小时动态血压监测 （3）体型、面色和四肢末梢温度 （4）皮肤多汗及毛细血管情况 （5）面部和下肢水肿 （6）第二性征的发育情况；包括阴毛、乳房发育等 （7）心率及心脏杂音，血管杂音 （8）眼底检查

（2）心力衰竭：当代偿性心脏肥大患者发生左心室扩大和早期左心室衰竭时可出现劳力性呼吸困难、阵发性呼吸困难和端坐呼吸。

（3）肾功能障碍：严重高血压患者可发生蛋白尿、夜尿甚至发生间歇性血尿。肾衰竭是恶性高血压死亡的最常见原因。对所有的高血压患者都要测定肾功能。重要的是在出现肾功能障碍前降低血压。

（4）中枢神经系统症状：高血压以及伴发脑和颈动脉硬化的老年患者，可出现向头部供血的动脉和小动脉粥样硬化的临床表现。

（5）间歇性跛行：当动脉硬化累及主动脉和下肢动脉时，可发生间歇性跛行。

（6）胸痛：当出现主动脉夹层分离时，可发生严重的胸痛并放射到背部，伴头部、颈部、背部和下肢动脉血供中断。

2. 体征　高血压的体征与高血压的基本病因、病程和严重程度、血压本身、靶器官受累程度和血管并发症有关。

（1）血压：应测量双臂血压，以避免由于锁骨下动脉粥样硬化引起的差异，并记录以后测量血压应取的手臂。测量时注意患者的体位，询问患者是否服用利尿剂而引起血容量减少，或其他抗高血压药物而引起直立性低血压。

（2）靶器官的体征：高血压对全身动脉都有影响，护士对患者进行查体时应全面。

视网膜：检查视网膜时，应特别注意是否有视网膜小动脉的狭窄、出血、渗出和视乳头水肿。

心脏：可发现左心室肥大、左心室衰竭或不同部位的动脉粥样硬化的证据。若高血压治疗不当，可出现左心或右心衰竭，形成高血压性心脏病，出现肝淤血、水肿、少尿等。

动脉：高血压导致的动脉和小动脉病变，主要在肾的小动脉和小叶间动脉，也可累及较大的动脉。

肾：长期高血压患者肾萎缩变小。

脑：长期高血压患者，在脑的小动脉可形成微动脉瘤，其破裂可引起脑出血，为高血压的常见死亡原因。

中枢神经系统：以前有过脑梗死的患者可残留神经系统体征，如 Babinski 阳性、Hoffman 反射阳性、偏瘫等。如有共济失调则表明有后下脑动脉受累。

内分泌功能异常：常可用于鉴别继发性高血压。如有向心性肥胖，可怀疑库欣综合征；肌肉软弱、深腱反射减弱提示有原发性醛固酮增多症的可能。

3. 高血压急症的临床表现　部分高血压患者可在短期内（数小时至数天）发生血压急剧增高，并伴有心、脑、肾功能障碍。根据临床表现可分为：

（1）恶性高血压：多见于青、中年患者，发病快，主要表现为血压明显升高，舒张压 >130mmHg，眼底出血、渗出和视盘水肿（Ⅳ级）；肾功能不全，可有心、脑功能障碍。如不及时治疗，可死于肾衰竭、脑卒中或心力衰竭。

（2）高血压危象：包括高血压急症和亚急症。急症指患者在短期内血压明显升高（>180/120mmHg）并伴有进行性靶器官损害的表现，如高血压脑病、急性心肌梗死、肺水肿、子痫、脑卒中等，患者可出现头痛、烦躁、心悸、恶心、呕吐、面色苍白或潮红、视物模糊等征象。急症中高血压脑病指在血压突然或短期内明显升高的同时，出现中枢神经功能障碍征象。脑循环发生急剧障碍，导致脑水肿、颅压增高，表现为严重头痛、呕吐和神志改变。亚急症指血压显著升高但不伴靶器官损害，可在 24 ~ 48 小时内血压逐渐下降。

（三）评估标准

WHO/ISH（世界卫生组织/国际高血压联盟）1999 年对高血压患者提出 5 项评估，即血压水平、危险因素、靶器官损害与高血压相关的临床情况和危险度。

1. 评估血压水平　见表 14-1。

2. 评估危险因素　可变的危险因素有吸烟、饮食习惯、性格、总胆固醇 >6.5mmol/L（250mg/μg）、糖尿病。不可变的危险因素为性别、男性 >55 岁、女性 >65 岁、早发心血管疾病家族史。

3. 评估靶器官损害（target organ damage，TOD）　对高血压患者应采用各种手段确定是否存在心、脑、肾的靶器官损害：左心室肥厚、蛋白尿和（或）轻度血肌酐浓度升高、超声或 X 线证实有动脉粥样斑块、视网膜动脉狭窄。

4. 评估与高血压相关的临床情况（associated clinical condition，ACC）　脑血管疾病，如缺血性脑卒中、脑出血和短暂脑缺血发作（TIA）；心脏疾病，如心绞痛、心肌梗死、心力衰竭、冠状动脉血管重建术；肾疾病，糖尿病肾病、肾功能衰竭；血管疾病，如夹层动脉瘤、有症状性动脉疾病；高血压性视网膜病变，包括眼底出血或渗出、视盘水肿。

5. 评估危险度（risk）　分为低危组、中危组、高危组和极高危组。低危组：男性年龄 <

55 岁，女性年龄 <65 岁，高血压 1 级，无其他危险因素者。中危组：高血压 2 级或 1 ~ 2 级同时有 1 ~ 2 个危险因素的患者。高危组：高血压水平属 1 级或 2 级，兼有 3 种或更多危险因素、兼患糖尿病或靶器官损害患者或高血压水平 3 级，无其他危险因素的患者。极高危组：高血压 3 级同时有 1 种以上危险因素或靶器官损害，或高血压 1 ~ 3 级并有临床相关情况的患者。

对危险度评估的目的是根据血压水平、危险因素、靶器官损害和危险度提出治疗方案。

（四）辅助检查

辅助检查的目的在于发现高血压时靶器官受累的情况和寻找继发性高血压的证据。

1. 尿液分析　一般情况下，高血压患者尿液分析正常，当发生肾损害时，尿比重降低，并出现轻度蛋白尿。恶性高血压可出现大量蛋白尿。

2. 血生化检查　在肾实质病变，血清肌酐和血尿素氮升高，可出现贫血伴有严重的氮质血症。

3. 超声心动图　在识别高血压引起的左心室肥厚方面，超声心动图是非常有意义的辅助检查。

4. 心电图　心电图是诊断左心室肥厚最简单的方法。左心室导联上 QRS 波电压增高。此外，心电图用于鉴别心肌梗死；用于抗高血压药物对心电图影响的监测。

5. 胸部 X 线检查　高血压早期，若还没有出现心室肥厚，X 线胸部平片可能完全正常。主动脉狭窄时，胸部平片可见到肋角切迹；如发生左心衰竭，可见肺静脉淤血或胸腔积液；高血压引起的急性肺水肿时，胸片可见“蝴蝶翅膀”样阴影或积液存于叶间隙；慢性夹层动脉分离可见主动脉过度增宽。

此外，静脉尿路造影可为肾血管或肾实质病变引起的高血压提供诊断依据。辅助检查还应包括全血细胞计数、空腹血糖、胆固醇、三酰甘油等。

（五）心理社会评估

因社会心理因素也对高血压的发病有影响。长时间的情绪紧张，如负性（消极）的精神状态（焦虑、恐惧、愤怒、抑郁）都能导致血压升高。护士要收集患者的家庭情况、职业和工作情况、经济情况、个人压力与应对方式及性格特征等，了解患者对疾病的看法，判断疾病对患者的心理造成什么影响。

五、护理诊断及医护合作性问题

1. 潜在并发症　脑栓塞、脑出血、心绞痛、心肌梗死、肾衰竭、视力障碍等。

2. 有外伤的危险　与高血压头晕、眩晕有关。

3. 知识缺乏　缺乏控制高血压的相应知识。

4. 执行治疗方案无效（个人）或不合作　与长期服用抗高血压药物及药物引起不良反应有关。

5. 维持健康功能改变　与长期受疾病困扰有关。

六、计划与措施

1. 目标　要根据患者的具体情况制定。

（1）护士能够识别并协助处理高血压的并发症。

（2）患者可以识别或说出自身高血压的危险因素。

（3）患者陈述控制高血压的非药物治疗方法。

（4）患者解释常用抗高血压药物的作用、剂量、不良反应和使用注意事项。

（5）患者可主动寻求健康帮助，主动维持健康。

2. 计划与措施 护理人员在进行高血压患者的护理时，首先要使患者明确高血压的危害以及治疗的重要性。血压水平直接与心血管疾病相关，而高血压很少单独存在，患者多合并血脂紊乱、糖耐量异常、肥胖以及早期或亚临床期靶器官结构功能异常。血压水平相同的患者，合并的危险因素越多，越易出现心血管不良事件。因此，高血压病患者的治疗需与危险分层结合，全面考虑，综合治疗。

降压治疗的目标，中青年高血压患者血压应降至140/90mmHg以下，老年患者收缩压应控制在150mmHg以下，合并肾病和（或）糖尿病患者，血压降至130/80mmHg以下。

控制和治疗高血压有非药物治疗和药物治疗，是一个长期的过程，很多患者需要终身服药，护士应向患者介绍非药物治疗和药物治疗高血压的相关知识。

（1）高血压的非药物治疗：高血压的任何治疗方案都应以非药物治疗为基础。非药物治疗具体措施包括减轻与控制体重、合理膳食、限制饮酒、经常运动、戒烟和控制血清胆固醇。

1）控制体重：超重和肥胖是高血压的危险因素之一。衡量体重的指标是体重指数（BMI），BMI＝体重（kg）/身高（m）^{2}。中国人18.5≤BMI＜24.0为正常体重，24.0≤BMI＜28.0为超重，BMI≥28.0为肥胖。另一个用来衡量向心性肥胖的指标是腰围，成年男性腰围应控制在85cm以下，女性控制在80cm以下。

2）合理膳食：主要是限制钠盐摄入和减少脂肪摄入。高盐是目前已较肯定的能使血压升高并限制药物降压效果的重要因素之一，也是饮食治疗的重要内容。中国尤其是北方人每日食盐量较高，约15g，比世界卫生组织建议的每日每人食盐量不超过6g多很多。限盐应从日常饮食上入手。①减少盐的摄入首先要减少烹饪时用盐及其他含盐高的饮食；②尽量食用新鲜蔬菜，减少用盐腌制咸菜、咸鱼、咸肉等；③改变烹饪方法，尤其是北方，应适当增加糖、醋、麻、辣等不含盐的调料，同时还能增进食物的色香味；④以代用盐代替食盐，减少钠而增加钾的摄入；⑤改变患者观点，让患者尤其是北方人，认识一个人的盐阈（即对咸的感觉值）是可以改变的。膳食中脂肪摄入不要超过总热量的30%，其中饱和脂肪不超过10%，每日油量应少于25g。

3）补充对血压有保护作用的营养素：研究显示，适当补充钾、钙等有助于降低血压。①高血压患者更应注意补钾；②成人每日补钙量应不低于800mg，含钙丰富的食物除绿叶蔬菜外，还有豆制品和奶类；③某些氨基酸有降压作用或与某些调节血压的神经递质的合成有关，所以应适当增加优质蛋白质的摄入。

4）限制饮酒：不论饮用什么样的酒，其中的酒精均有同样的升压作用，并饮酒可增加服用降压药物的抗药性。高血压患者应戒酒，如饮酒应少量，白酒少于50ml/d，葡萄酒少于100ml/d，啤酒少于＜250ml/d。

5）规律运动：大量研究表明，体力活动是独立的降压因素，对控制体重也有帮助。护士应帮助患者制定一份适应患者情况的运动处方。运动的方式有两种，一是耐力性运动训练或有氧运动训练，这种运动是影响血流动力学改变的大肌群运动，如快走、跑步等，具有降压作用；另一种运动方式是无氧运动训练（力量训练），如举重、角斗等，这种运动只涉及有限的肌肉运动，并不引起血流动力学改变，降压效果不明显。若患者具体的运动方式确定后，要确定具体的运动量。运动量由运动强度、频度及运动持续时间决定。①运动强度：指一定时间内的运动量，可通过心率反应。运动时上限心率为 170 - 年龄；②持续时间：指一次运动所需的时间。一般运动持续时间为 30 ~ 45 分钟，初参加运动的患者心肺耐力训练不要超过 20 分钟；③运动频度：指每周运动训练的次数。高血压患者的运动频度应不少于每周 3 次，每 2 次运动间隔的时间应不超过 2 天。初起运动可从每周 1 次开始，逐渐增加。

6）保持健康心态：高血压患者应注意生活规律和劳逸结合，避免过于紧张的脑力劳动。学会使用放松技巧，如太极拳、音乐欣赏、静想、生物反馈等。保持心理平衡对高血压患者十分有利。

7）坚决放弃吸烟，提倡科学戒烟：明确吸烟的危害，教育青少年不吸烟，已吸烟的患者劝其戒烟。

（2）高血压的药物治疗：药物治疗高血压的目的不仅是使血压下降至正常水平，更主要的是保护靶器官以减少高血压对靶器官的损害，最终减少心血管事件的发病率和病死率。2009 年《中国高血压防治指南》提供了初诊高血压患者的评估及干预流程，见图 14-1。目前，临床常用的降压药有 6 大类，即利尿剂、β 受体阻滞剂、钙离子通道阻滞剂（CCB）、血管紧张素酶转化酶抑制剂（ACEI）、血管紧张素Ⅱ受体拮抗剂（ARB）及 α_1 受体阻滞剂。护士应明确药物治疗的重要性，了解药物的作用和不良反应。

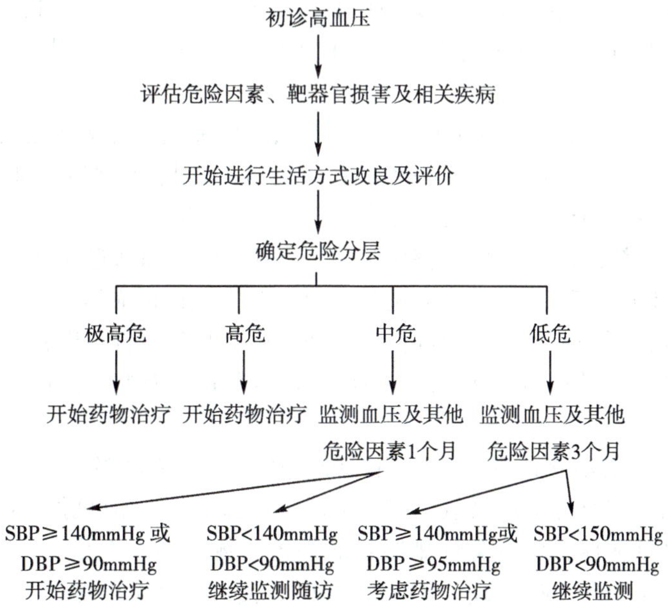

图 14-1　初诊高血压患者的评估及干预流程

1）利尿剂：包括噻嗪类、袢利尿剂和保钾利尿剂。其中噻嗪类应用最普遍，其降压作用开始是促进体内钠、钾的丢失以及减少液体容量，以后通过降低体循环阻力而起降压作用。噻嗪类主要用氢氯噻嗪6.25mg，1次/日，长期应用可引起各种代谢的不良反应，如失钾、失钠、血尿酸升高等。袢利尿剂，如呋塞米20mg，1～2次/日，利钠排钾作用强；保钾利尿剂，如螺内酯、氨苯蝶啶易引起高血钾。

对于使用利尿剂的患者，护理上应注意：检测患者体重；准确记录24小时尿量；鼓励患者进食含钾高的食物（服用保钾利尿剂患者除外）；收集患者是否有低血钾表现（多尿、夜尿、肌肉无力及疲劳）或高血钾的表现（心律失常、心脏停搏）。

2）β受体阻滞剂：其降压作用可能是通过β受体的阻滞减慢心率、使心排血量减低，以及外周循环顺应性改变以保持外周血流量。常见的药有阿替洛尔12.5～50mg，1～2次/日；美托洛尔25～100mg，2次/日。常见的不良反应有心动过缓、支气管痉挛、心功能抑制等。

对于使用β受体阻滞剂的患者，注意患者心率；对于使用胰岛素治疗的糖尿病患者，因β受体阻滞剂可能掩盖低血糖的预兆，如心动过速、出汗等表现，尤其是处于空腹状态时，更应特别注意。

3）钙离子通道阻滞剂（CCB）：主要是阻滞Ca^{2+}内流和细胞内Ca^{2+}移动使心肌收缩性降低，外周血管扩张，阻力下降，血压下降。包括硝苯地平10～30mg，分2次服用；维拉帕米90～180mg，分3次服用。主要不良反应有便秘、周围性水肿、低血压、头痛、面潮红及眩晕。

4）血管紧张素转换酶抑制剂（ACEI）：降压作用是通过抑制转换酶（ACE）而使血管紧张素Ⅱ生成减少，并抑制激肽酶使缓激肽释放减少，发挥降压作用。常用药有卡托普利25～100mg，2～3次/日等。突出的不良反应有干咳。该类药还有卡托普利、福兴普利、西拉普利等。

5）血管紧张素Ⅱ受体拮抗剂（ARB）：通过直接阻断血管紧张素Ⅱ受体发挥降压作用。临床作用与ACEI相同，但不引起干咳等不良反应。常用药物氯沙坦（losartan），25～100mg，1次/日；该类药还有缬沙坦、贝依沙坦、替咪沙坦。

6）α_1受体阻滞剂：选择性阻滞突触后α_1受体而引起血管阻力下降，产生降压作用，代表药哌唑嗪2～20mg，2次/日，主要的不良反应是直立性低血压。

控制和治疗高血压是一个终生的过程。护理人员要明确地告之患者，坚持定时定量服用降压药物的重要性，如果有不良反应，应及时去医院就诊。有些抗高血压药物突然停药会发生停药综合征。

（3）高血压急症的治疗护理：一般绝对卧床休息，避免过多搬动患者。根据患者情况采取不同体位，给予持续低浓度吸氧。应迅速建立静脉通路，用静脉滴注的方法给予降压药物。初期目标是降低血压，减少急性靶器官的损害，数分钟至1小时内使MAP降低25%，2～6小时使血压降至160/100mmHg，24～28小时，使血压降至正常。

1）硝普钠：直接扩张动脉和静脉，降低心脏前、后负荷。降压效果迅速，持续1～2 min作用消失，此种药物多静脉泵入。用药时要严密监测血压；配置剂量要准确；因该药溶液对光敏感，需新鲜配置，滴注瓶和输液管道应用银箔或黑布包裹；注意定时监测血药浓度，防止氰化物中毒。注意药液不要渗出血管外。开始以0.25～10μg/(kg·min)静点，然后根据血压反应，可隔5～15min增加剂量。

2）硝酸甘油：静滴时，作用迅速，可扩张冠状动脉，降低心脏前、后负荷，减低血压。停药数分钟后药效即消失。不良反应有头痛、呕吐和面色潮红等。开始剂量5～10μg/min静点，逐渐增加。

3）硝苯地平：紧急时，舌下含服10～20mg，最好研碎后服用，5分钟后可见血压下降，作用可维持4～6小时。

（4）健康教育：高血压对人类的危害极大。护士有责任承担相应的健康教育任务，对于没有高血压的人应积极进行高血压预防；对高血压患者更要进行有效的教育治疗高血压，减少高血压对机体的危害。

1）高血压患者多数在平时没有明显的症状　第一次测量血压发现不正常，需引起重视，进行血压跟踪。

2）积极预防和控制高血压的危险因素：减轻体重、改进膳食结构、限制饮酒、戒烟、增加体力活动。

3）明确高血压对心、脑、肾的危害，积极降压治疗，逐渐降低血压，使血压降至正常范围。坚持定时、定量服用降压药。保护靶器官免受损害。

4）教会患者及家属测量血压，定期、定时监测血压。

5）了解药物的作用、不良反应及药物使用注意事项。若服药过程中出现任何不适都应咨询医务人员或及时就医。

6）普及高血压急症院外急救知识。若发现高血压急症，不要慌忙送医院，避免病情加重和途中发生意外。应采取的措施是安定患者情绪；舌下含服迅速降压的药，常用硝苯地平10～20mg咬碎后舌下含服。当血压下降，病情平稳后积极送医院诊治。

7）高血压患者要有充分的心理准备，接受长期治疗的事实。

七、预期结果与评价

对于高血压患者不论是非药物还是药物治疗，应使血压维持在正常范围内，并尽可能有少的不良反应；患者有关高血压的相关知识增加，特别是患者了解高血压对心、脑、肾主要脏器的危害，了解控制血压的重要意义，了解患者自己服用药物的名称、作用、剂量、用法和不良反应。

（梁　涛）

第十五章 冠状动脉粥样硬化性心脏病患者的护理

关键词

acute coronary syndrome （ACS）	急性冠脉综合征
angina pectoris	心绞痛
atherosclerosis	动脉粥样硬化
coronary atherosclerotic heart disease	冠状动脉粥样硬化性心脏病
coronary heart disease （CHD）	冠状动脉性心脏病
chest-pain	胸痛
cardiac enzymes	心肌酶
cardiac catheterization	心导管
coronary artery bypass grafting （CABG）	冠状动脉旁路移植术
duration	持续时间
exercise tolerance test	运动耐力实验
ischemic heart disease	缺血性心脏病
ischemia	缺血
injury	损伤
myocardial infarction	心肌梗死
prinzmetal	变异型心绞痛（冠状动脉痉挛）
precipitation	诱因
percutaneous coronary intervention （PCI）	经皮冠状动脉介入治疗术
spasm	痉挛
thrombolytic therapy	溶栓治疗

第一节 概　　述

一、定义

冠状动脉粥样硬化性心脏病（coronary atherosclerotic heart disease，CAHD）是冠状动脉粥样硬化使血管腔阻塞导致心肌缺血而引起的心脏病，与冠状动脉功能性改变（痉挛）一起，统称冠状动脉性心脏病（coronary heart disease，CHD），简称冠心病，也称缺血性心脏病（ischemic heart disease，IHD）。冠状动脉粥样硬化性心脏病是动脉粥样硬化导致器官病变的最常见类型，也是严重危害人民健康的常见病。

二、流行病学

根据WHO统计，冠心病是世界上最常见的死亡原因之一。男性多于女性，男性多在40～60岁之间，女性常在绝经期后出现症状。冠心病的流行与社会经济和地理环境相关，世界各地发病率存在很大差异，同一个国家不同地区也存在差异。根据WHO研究显示，世界各国10年来平均冠心病事件发生率，男性最高为芬兰835/万，最低为中国81/万；女性最高为英国265/万，最低为西班牙35/万。《中国心血管病报告2008～2009》估计中国心血管病现患患者数2.3亿，每10个成年人中有2个是心血管病，其中心肌梗死200万。根据《中国卫生统计年鉴2008》提供的数据，2007年中国城市居民冠心病死亡粗率为64.67/10万，占所有心脏病死亡的64.28%。农村居民冠心病死亡粗率为49.29/10万，占心脏病总死亡的52.66%。总体上看，城市地区冠心病死亡粗率高于农村地区，男性高于女性。

三、冠心病分型

根据冠状动脉病变的部位、范围、血管阻塞程度和心肌供血不足的发展速度、范围和程度的不同，冠心病可分为5种类型。5种类型可合并出现。

1. 隐匿型冠心病　也称无症状型冠心病。患者无症状，但静息时或负荷实验后有心电图ST段压低，T波减低、变平或倒置等心肌缺血的改变；病理学检查无明显组织形态改变。

2. 心绞痛型冠心病　有发作性胸骨后疼痛，是一时性心肌供血不足引起。病理学检查无组织形态改变或有纤维化改变。

3. 心肌梗死型冠心病　症状严重，由冠状动脉闭塞致心肌急性缺血性坏死所致。

4. 心力衰竭和心律失常型冠心病　表现为心脏增大，心力衰竭和心律失常，是长期心肌缺血导致心肌纤维化引起。临床表现与扩张型原发性心肌病类似，近年有人称之为“缺血性心肌病”。

5. 猝死型冠心病　因原发性心脏骤停而猝然死亡，多为缺血心肌局部发生电生理紊乱，引起严重心律失常所致。

根据急性发病的临床特点，近年来人们将Q波性急性心梗、非Q波性急性心梗和不稳定性心绞痛这三种临床类型统称为急性冠脉综合征（acute coronary syndrome，ACS）。急性冠脉综合征按照ST段抬高与否可分为ST段抬高ACS和非ST段抬高ACS。研究认为，其共同的病理基础是冠状动脉内粥样斑块破裂、表面破损或出现裂纹，继而引发不同程度的血栓形成和远端血管栓塞，引起冠状动脉不完全或完全阻塞。

四、危险因素

冠心病基本病变是冠状动脉的粥样硬化，其病因未完全明确。动脉硬化可发生在动脉各处，包括主动脉、冠状动脉、股动脉、髂动脉、颈内动脉和脑动脉。

从20世纪50年代初美国的Framingham研究开始，众多的研究已经证实一些因素可以显著增加个体患冠心病的风险，这些因素被称为冠心病危险因素，其中部分因素可以通过生活方式改变或治疗和控制措施得以改善，而一些无法改变。近年来随着研究的深入，许多传统危险因素之外的“新”因素被提出。

1. 不可改变的冠心病危险因素

（1）年龄、性别：冠心病多见于40岁以上的中、老年人。中国城市和农村冠心病死亡粗率都随年龄的增加而增加。在美国，无论白人或非白人都是男性冠心病死亡率明显高于女性，中国冠心病的死亡率也是男性高于女性。

（2）种族：流行病学的研究结果表明，种族和遗传等因素在冠心病的发病中的作用需进一步研究，如在美国白种人高发于黑种人，但就世界范围而言，不同地区人群冠心病死亡率相差 10 倍以上，这也说明环境因素极为重要。

2. 可改变的冠心病危险因素

（1）高胆固醇血症：高脂血症患者血浆脂质浓度增高，使其在内膜中沉积增多，可促进动脉粥样硬化的发生。脂质异常的重要性突出表现为高胆固醇血症对于冠状动脉病变进程的影响。有研究报道，60 岁高胆固醇血症者中 85% 发生心肌梗死，而一般人群中只有 20%。在动脉粥样硬化的机制中，HDL 的降低可能比 LDL 或总胆固醇的增高更为重要。HDL 胆固醇与总胆固醇之比 <0.15，是冠状动脉病变的较好预报因子。HDL 增加周围组织包括动脉壁对胆固醇的吸收（清道夫效应），并将其转运至肝，在肝内代谢和排泄。家族性高胆固醇血症的发病机制可能是结合 LDL 的细胞膜表面受体具有原发性遗传缺陷。LDL 是血浆中含胆固醇的主要脂蛋白。高胆固醇血症作为危险因素的重要性是有充分证据的。

（2）高血压：动脉压升高促使血浆脂质渗入内膜细胞，尤其在血浆脂质升高时。高血压和高血脂可损伤血管内膜，导致血小板聚集和中层平滑肌细胞增生。高血压是冠心病的常见危险因素。动脉粥样硬化的并发症构成高血压患者最常见的死因。

（3）吸烟：吸烟可造成动脉壁氧含量不足，促进动脉硬化的形成。冠心病的发病率与每日吸烟量呈正比，被动吸烟也是冠心病的危险因素。

（4）糖尿病：成年糖尿病患者的无症状性高血糖是一种独立于或附加于高血压和高血脂的危险因素。糖尿病影响所有组织的毛细血管基膜（微血管病变），使心肌、小冠状动脉和较大的动脉产生异常。

（5）缺乏体力活动和肥胖：习惯于案牍生活者可因肥胖易患糖尿病和高血压。肥胖本身只是一种边缘性危险因素。有资料提示，由于缺少活动者冠状动脉侧支循环较少，发生心肌梗死时的存活机会较少，而缺乏活动本身不影响动脉粥样硬化过程。

（6）饮酒：目前对饮酒作为冠心病的危险因素的研究尚缺乏有效的标准化的方法。饮酒和冠心病的关系仍是一个未解的问题。有报道，饮酒与冠心病死亡率的关系呈“U”字形，并认为轻度饮酒可以减少冠心病死亡。

（7）性格类型和社会因素：A 型性格与冠心病的研究虽然较广泛，但目前尚不能证明某种性格类型与冠心病和死亡率之间有何种肯定的关系。美国西部合作研究（WCGS）表明，A 型性格者冠心病发病率 2 倍于 B 型。敌意、激动和沮丧可能是 A 型性格的重要组成部分。

除以上因素以外，一些研究还显示冠心病的发病与感染、炎症反应、高同型半胱氨酸血症、血凝纤溶系统异常、高尿酸血症等有关。

五、病理生理

粥样硬化病理改变时在动脉内形成是纤维斑块，一般呈淡白色，略向动脉腔突起，但无并发症时很少堵塞动脉腔。组织学特点为一突起物，由结缔组织细胞基质、胶原纤维、弹性纤维和黏多糖围绕着含脂质的平滑肌细胞组成。纤维斑块扩大时，可发生钙化、坏死、内部出血和形成附壁血栓，可最终部分或完全堵塞动脉，可发生出血和进入冠状动脉内陈旧的粥样硬化斑块中。病灶呈局灶性，易发生在动脉分叉处。除非狭窄超过动脉腔的50%，否则不出现血流通过动脉障碍。

当动脉粥样硬化严重阻塞冠状动脉，使冠状动脉血流较少，就产生冠心病。冠状动脉血流正常时，心肌的氧摄取也接近完全，因此，没有增加氧释放的贮备量。当氧释放不足时，开始无氧代谢，并由糖原产生乳酸。缺氧产生的钾、乳酸、腺苷和前列腺素等血管活性物质引起冠脉扩张，以增加冠脉血流。心肌缺血可由氧供减少（血管收缩、痉挛或阻塞）或氧需增加引起。缺血心肌的舒张期松弛率降低，使左心室僵硬，收缩性减弱，加之无氧代谢产生乳酸，跨膜电位的改变导致ST-T波改变、心律失常和心绞痛。氧需增加常发生于心率增快、心肌肌力增加或前负荷增加等引起心肌耗氧增多时。心肌缺血是局部性而非全心性，是某支狭窄冠状动脉的供血区灌注减少所致。心肌缺血可由局部心肌灌注缺损、局部室壁运动异常及心电图ST段抬高或压低来证实。

冠状动脉血栓形成、内膜下出血和冠状动脉长时间痉挛可导致心肌梗死。含有浦肯野纤维的心内膜下心肌纤维化和长期缺血，引起附近心肌纤维的兴奋性、自律性、传导速度、不应期和复极等的变化不定，导致心电不稳定，而引起心律失常，常为室性心律失常和猝死。

第二节　心绞痛患者的护理

心绞痛是冠心病主要临床类型之一，是冠状动脉供血不足，心肌急剧的暂时的缺血与缺氧所引起的临床综合征。其特点为阵发性的前胸压榨性疼痛感觉，主要位于胸骨后部，可放射至心前区和左上肢，常发生于劳动和情绪激动时，持续数分钟，休息或用硝酸甘油制剂后消失。

世界卫生组织（WHO）将心绞痛分为2型，即劳力型心绞痛和自发型心绞痛。Braunwald心绞痛分型包括稳定性心绞痛和不稳定性心绞痛。

一、发病机制

在静息状态下，心肌能从冠状动脉血液中吸收70%~75%的氧，即吸收了大部分的冠状动脉血氧。因此，对心肌供氧的增加，更多依靠增加冠状动脉血流量来实现。在正常情况下，心肌耗氧量增加，则冠状动脉也相应扩张，以提供更多的氧来满足心肌的需要。当剧烈运动时，心率加快的同时，冠状动脉阻力降低，冠状动脉血流量可增至正常的5~6倍。

动脉粥样硬化而致冠状动脉狭窄或部分分支阻塞时，冠状动脉的扩张性减弱，血流量减少，并且对心肌的供血量相对地比较固定。心肌的血液供应如减少到尚能应付平时的需要，则静息时可无症状。一旦心脏负荷突然增加，如劳累、激动、左心衰竭等，使心肌张力和收缩力增加，心率增快而致心肌耗氧量增加，心肌对血液的需要增加；或当冠状动脉痉挛时，冠状动脉血流进一步减少；或在突然发生循环血流量减少的情况下（如休克、极度心动过速等），冠状动脉血流量突降，心肌血液供求失衡，血液供给不足，则引起心绞痛。

心绞痛疼痛的原因可能是缺血、缺氧时，心肌内积聚过多的代谢产物，如乳酸、丙酮酸、磷酸等酸性物质，或多肽类物质，刺激心脏内自主神经的传入纤维末梢，经1～5胸交感神经节和相应的脊髓段，传至大脑，产生痛感觉。这种痛觉反映在与自主神经进入水平相同的脊神经所分布的皮肤区域，即胸骨后及两臂的前内侧和小指。

二、病理生理

病理解剖显示，心绞痛患者至少有1支冠状动脉的主支管腔发生显著狭窄，达横切面的70%～75%。侧支循环形成的患者，冠状动脉要有更严重的狭窄才会发生心绞痛。也有一些患者冠状动脉没有明显的病变，提示这些患者的心肌供血不足可能是冠状动脉痉挛、冠状循环的小动脉病变、血红蛋白和氧的解离异常、交感神经过度活动、儿茶酚胺分泌过多或心肌代谢异常所致。

三、护理评估

心绞痛是冠心病临床类型中最常见的一种。护理评估尽可能收集到与疾病相关的内容。

（一）健康史

一般资料包括姓名、性别、年龄、职业、工作环境、家庭情况等。除一般资料外，应围绕与冠心病有关的危险因素进行资料收集。

1．冠心病、心血管其他疾病及糖尿病的家族史。

2．以前心绞痛的情况，如胸痛诱因、部位、性质、强度、持续时间、缓解方式、近期服用的药物。

3．以前服用治疗心绞痛的药物名称、效果和不良反应。

4．是否有高血压、高血脂等疾病。

5．是否吸烟，了解开始吸烟的时间、种类、每日吸烟量。

6．体重和饮食情况，特别是摄盐习惯和饮食种类等的情况。

7．心理社会因素　如情绪、压力和经济情况；性格类型。

8．运动状况　了解是否参加规律运动，运动的种类、每周运动次数、每次运动持续时间和强度。

（二）临床表现

心绞痛的临床表现以发作性胸骨后疼痛为主要表现，首先要评估患者胸痛的表现。

1．疼痛的部位　典型部位是在胸骨后，有手掌大小，有时疼痛可偏左或偏右。常放射至左肩、左臂内侧达无名指和小指，或至颈、咽或下颌部。一般而言。每次发作的疼痛部位相应固定。有些患者可出现非典型的疼痛表现，如胃痛、牙痛或其他部位的疼痛。

2．疼痛的性质　对同一个患者来说，每次发作的疼痛程度可轻重不一，但性质基本一致。典型症状表现为紧缩和压迫样感觉，常伴有焦虑或濒死的恐惧感。不典型的症状是将疼痛描述为烧灼样或钝痛，很少形容为刺痛或抓痛。发作时，患者往往不自觉地停止原来的活动，直至症状缓解。

3．疼痛的诱因　心绞痛最常见的诱因是体力劳动、运动、脑力劳动和情绪激动。例如，走急路、上楼梯或上坡时出现的胸痛是典型的劳力型心绞痛。这种疼痛发生在劳力当时，而不是劳力之后，并且常在停止劳力后很快消失。饱餐是诱发心绞痛的另一个常见因素，多发生在餐后20～30分钟，是进餐所致的心肌缺血和冠状动脉反射性供血减少而致。类似情况还可见于排便后。心绞痛还易发于寒冷季节，冷环境不仅使血压升高，而且常引起冠状动脉的收缩使心肌供血减少。大量吸烟可降低心绞痛患者的运动耐量，故大量吸烟后运动也易诱发心绞痛。心绞痛也可发生在安静平卧状态，如患者从夜间睡眠中惊醒并被迫坐起以取得缓解，这种由平卧引起回心血量增加导致室壁张力、心肌收缩力及心肌耗氧增加而诱发的心绞痛为卧位型心绞痛。自发型心绞痛多在无任何诱因的情况下发生。

4. 疼痛发作持续时间和缓解方式　心绞痛呈阵发性发作，每次一般不超过 5 分钟，很少超过 15 分钟。多数发作经休息或去除诱因后迅速缓解。舌下含服硝酸甘油也可在几分钟内缓解。可数天或数星期发作 1 次，也可一天内发作多次。

5. 体征　平时一般无异常体征。发作时常见心率加快、血压升高、表情焦虑、皮肤冷或出汗，有时出现第四心音或第三心音奔马律。

心绞痛与心肌梗死的临床表现的区别见表 15-1。

（三）辅助检查

1. 实验室检查　稳定型心绞痛患者常规实验室检查的结果大多阴性。要注意检查有无贫血、高胆固醇血症、高三酰甘油血症、糖尿病、低血糖、甲状腺功能亢进和消化道疾病的情况。

2. 胸部 X 线表现　可了解有无肺、胸或骨骼病变引起的胸痛。

3. 心电图表现　静息时心电图约有半数患者在正常范围，也可能有陈旧心肌梗死的改变或非特异性 ST 段和 T 波的异常，有时出现房室或束支传导阻滞或室性、房性期前收缩等心律失常。心绞痛发作时绝大多数患者可出现心电图暂时性心肌缺血引起的 ST 段移位。

4. 心电图负荷　常用的有运动负荷实验，运动和增加心脏负担诱发心肌缺血，运动方式主要有分级踏板或蹬车，运动中和运动后监视和记录心电图的变化。

5. 心电图连续监测　常用的方法是让患者佩带慢速转动的磁带盒，以 1～2 双极胸导联连续记录 24 小时心电图（动态心电图，holter monitor），然后在计算机上快速播放并选段记录，可从中发现心电图 ST-T 改变和各种心律失常，出现时间与患者的活动相对照。心电图中显示 ST-T 改变时并无心绞痛发生称无痛性心绞痛。

6. 放射性核素检查　疑为心绞痛而心电图运动实验阴性或可疑阳性时，或静息时有传导异常、ST-T 改变或药物作用使心电图负荷实验结果不能准确解释时，可作 ^{201}Tl 心肌灌注实验。

7. 冠状动脉造影　可直接发现冠状动脉病变的部位、严重程度。一般认为冠状动脉直径缩小至 70% 以上会严重影响血供，50%～70% 者也有一定意义。详细请见“循环系统常见诊疗技术及护理”一章。

8. 超声心动图　测定心脏的结构和运动幅度的改变来评价心脏功能，左心室射血分数是评价心功能的重要指标。

四、护理诊断及医护合作性问题

1. 潜在并发症　心肌梗死、心律失常、猝死。

2. 组织灌注减少（或）胸痛　与冠状动脉狭窄、心肌供血不足有关。

3. 营养失调，高于机体需要量　与饮食运动失衡有关。

4. 知识缺乏 缺乏预防冠心病危险因素的知识等。

五、计划与措施

（一）目标的制定要因患者的具体情况而定

1. 护理人员可识别患者并发症的出现并采取积极的治疗护理措施。
2. 患者胸痛缓解或胸痛发作次数减少。
3. 患者体重下降或得到控制。
4. 患者有关冠心病危险因素的知识增加。

（二）护理措施

1. 一般护理 冠心病的治疗和护理的基础是要积极地防治动脉粥样硬化，治疗和控制冠心病危险因素的危害。

（1）控制高血压：血压升高、高胆固醇血症和吸烟被认为是冠心病主要的3个危险因素。在美国，血胆固醇升高和吸烟对冠心病的联合作用的强度大于单纯血压升高。在中国，首先加强高血压的防治更适合中国国情。关于高血压患者的护理详见高血压患者护理一章。

（2）降低血清胆固醇：高胆固醇血症是冠心病主要的危险因素之一。调节胆固醇的关键因素是肝LDL受体。高胆固醇和高饱和脂肪饮食抑制此受体的作用，从而导致血低密度脂蛋白胆固醇的增高；高碳水化合物饮食可刺激肝合成三酰甘油，从而使血极低密度脂蛋白（VLDL）增多。降低血清胆固醇分为饮食控制和药物治疗。控制饮食应使供应的热量降低到足以使体重降到理想水平。在饮食控制前和后1~3个月，要测定血清总胆固醇、LDL胆固醇、HDL胆固醇。如果饮食控制不能使血清总胆固醇下降到5.2mmol/L（200mg/dl）左右，则需药物治疗。降血脂药物主要分3类：①主要降低血三酰甘油，也降低血胆固醇的药物：包括氯贝丁酯类和烟酸类；②主要降低血胆固醇，也降低血三酰甘油的药物：包括3羟3甲戊二酰辅酶A（HMG-CoA）、还原酶抑制剂和弹性酶（elastase）；③仅降低血三酰甘油或总胆固醇的药物 仅减低血三酰甘油的有右旋糖酐硫酸酯。

（3）不吸烟或戒烟：吸烟不仅是冠心病的主要危险因素，而且与血脂、血压等危险因素对冠心病的发病呈协同作用。男性吸烟患者致死性心肌梗死的发生率比不吸烟者高2~3倍，女性高1.5~3倍。冠心病猝死则分别增加10倍和4.5倍。戒烟有利于快速减少香烟对血小板聚集和血浆纤维蛋白浓度的升高而减少冠状动脉阻塞的发病危险。

（4）适当增加体力活动：详见高血压患者护理一章。

（5）预防心肌梗死：尽可能避免可诱发心肌梗死的因素，如费力的体力活动、饱餐、情绪激动、用力排便等。

2. 心绞痛发作时患者的治疗和护理 首先让患者休息，一般患者在停止活动后症状可立即消失。然后，使用药物缓解疼痛，硝酸酯是终止心绞痛发作的首选药物。舌下含服硝酸甘油0.5~1mg，1~2分钟即可缓解，作用持续30分钟。也可舌下含服二硝酸异山梨醇（消心痛）5~10mg，2~3分钟见效，持续2小时。硝酸甘油皮肤贴剂，如2%硝酸甘油膏或贴剂（含5~10mg）涂或贴在前胸或上臂皮肤缓慢吸收，作用可持续8~12小时，夜间发作心绞痛的患者可用。硝酸甘油要使用新鲜制剂，密封于棕色玻璃瓶内保存于冰箱内。不良反应有面部潮红、头晕、搏动性头痛、心动过速、晕厥。患者使用后应取坐位或卧位，并停止体力活动，直至疼痛消失。

3. 缓解期心绞痛患者的治疗和护理　首先要避免各种心绞痛的诱发因素，如难以做到则用药物预防。

（1）硝酸酯制剂：基本的药理作用是使平滑肌松弛，动静脉扩张，降低阻力，增加冠状动脉的血液循环，减少静脉回心血量，减低心脏前后负荷和心肌的氧需，从而缓解心绞痛。硝酸酯类有多种，硝酸甘油作用快，0.5～1mg，1～2分钟即可缓解，作用持续30分钟；二硝酸异山梨醇作用较慢，每次5～20mg，3次/日，服后0.5小时起作用，持续3～5小时，缓释剂药效可维持12小时；5-单硝酸异山梨醇（长效心痛治）作用可持续12小时。

（2）肾上腺素能β受体阻滞剂：阻断拟交感胺类对心率和心肌收缩力受体的刺激作用，减慢心率，降低血压，减低心肌收缩力和氧耗量，从而缓解心绞痛发作。常用有普萘洛尔（propranolol），3～4次/日，每次10mg；美托洛尔（metoprolol），每次50～100mg，3次/日。阿替洛尔（atenolol），12.5～25mg，2～3次/日。常见的不良反应有心率减慢。有心力衰竭、支气管哮喘或房室传导阻滞的患者慎用。停用时，要逐渐减量，若突然停用有诱发心肌梗死的可能。

（3）钙通道阻滞剂：选择性阻滞肌细胞膜上的慢通道，抑制 Ca^{2+} 内流和兴奋－收缩偶联的 Ca^{2+} 的利用，使正常或狭窄的冠状动脉平滑肌松弛、扩张。常用有3类：①硝苯地平（nifedipine），10～20mg，3次/日，同时用于治疗高血压，也可舌下含服，不良反应有头痛、头晕、乏力、血压下降、心率减慢等；②地尔硫䓬（diltiazem），30～90mg，3次/日，不良反应有头痛、头晕、失眠等；③维拉帕米（verapamil），80mg，3次/日，也用于治疗室上性心动过速。不良反应有头晕、恶心、呕吐、便秘、心动过缓、血压下降。

（4）血小板抑制药：能够阻碍血小板黏附、聚集和释放，防止血栓形成。①阿司匹林（乙酰水杨酸）：主要抑制环氧化酶，使其活性部位发生乙酰化，阻止血小板花生四烯酸（AA）转变为前列腺素 G_2、前列腺素 H_2（PGH2）及 TXA_2。50～100mg，1次/日。长期服用的不良反应有胃肠黏膜溃疡、出血；②双嘧达莫（潘生丁，dipyridamole）：可抑制血小板的第一相和第二相聚集。国内常与阿司匹林并用，25～50mg，3～4次/日。不良反应有头痛、眩晕、胃肠道症状。因为其能减少侧支循环的血流量，引起所谓“冠状动脉窃血”现象，反而增加心肌缺血，所以为常用而有争议的药物。

4. 处理心理社会因素的影响　得知自己患心脏病，对一些患者来说是一个沉重的心理负担。患者可反应为不愿承认、愤怒、沮丧或消沉等。护理人员应主动倾听患者的陈诉和亲切地安慰患者。尽量避免引起不愉快、愤怒或对立的情绪。要注意，任何与患者接触的人都会引起患者的情绪波动，包括家属、同事、医务人员等。与患者个人感情好的医务人员可帮助患者解决心理问题。性格急躁、生活节奏快的患者要学会减慢活动的节律，注意休息，戒烟、少饮酒、避免心绞痛的诱因。放松有时会收到药物起不到的作用。

5. 心脏介入性治疗　是一种非手术介入性治疗，在心导管室进行，并需要外科医师、辅助人员和手术室作后备。操作时将球囊导管插至冠状动脉或移植支的狭窄处，然后向球囊内加压注入稀释的造影剂使之扩展，然后植入心脏支架。心脏介入治疗术后患者的心绞痛症状可缓解，运动耐量增加。详见“循环系统常见诊疗技术及护理”一章。

6. 冠心病外科手术治疗　主要是实施主动脉－冠状动脉旁路移植术，为缺血的心肌提供足够的氧合血，能缓解症状，改善心肌功能。方法为取患者自身的大隐静脉、内乳动脉或桡动脉作为旁路移植材料。一端吻合在主动脉，另一端吻合在病变的冠状动脉段的远端，引主动脉的血流灌注冠状动脉以改善缺血心肌的供血，见图 15-1。术前要进行冠状动脉造影，了解冠状动脉病变的程度和范围。手术适应证包括左冠状动脉主干病变；严重心绞痛患者，内科治疗效果不理想；急性冠状动脉功能不全；心肌梗死后心绞痛等患者。此外，随着近年微创伤心脏外科（MICS）技术的发展，国内外在外科治疗冠心病方面也有很大发展，已经开展了小切口、非体外循环和胸腔镜辅助的冠状动脉旁路移植术。

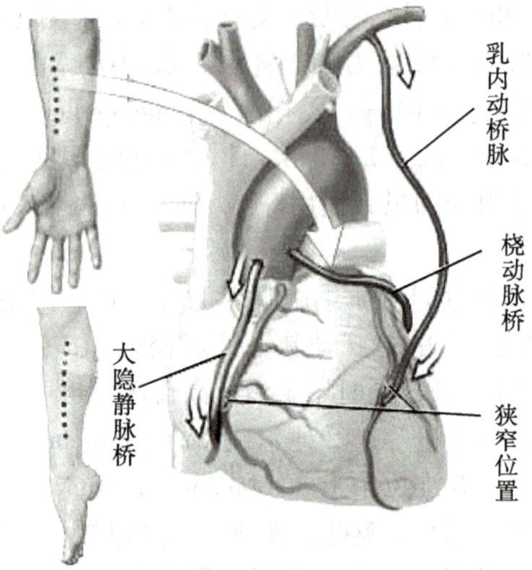

图 15-1 主动脉－冠状动脉旁路移植术示意图

（1）术前准备：一般为择期手术，术前准备首先要治疗和控制高血压、糖尿病、心功能不全、心律失常；吸烟患者必须戒烟，以防呼吸道感染；患者保持心情平静。护士要向患者介绍手术目的，手术简单的过程，术后在监护室的情况（如患者需气管插管、呼吸机辅助呼吸、心电监测等)，向家属介绍监护室的探视制度，有条件的可带患者参观监护室；术前 1 日要备皮、沐浴、备血；术前 1 日晚 10 时后禁食，为保证休息可遵医嘱服用安眠药；手术当日晨遵医嘱注射镇静剂、抗胆碱能制剂，使患者放松迎接手术。

（2）术后护理：患者一般需在监护室监护 2 ~ 3 天，术后护理的关键是观察旁路移植术后心肌血供改善情况、维持平稳循环状况。体外循环术后监测内容详见“第七章体外循环及护理一节”。①了解手术情况：体外循环转机时间、心脏停跳时间和复跳情况、出血与补液情况、取旁路移植材料情况、旁路移植根数等；②持续心电监护，术后每日至少行 2 次 18 导联心电图检查，动态观察心电图变化，判断是否有心肌缺血。识别伤口疼痛与心肌缺血引起胸前区疼痛的区别；③密切监测血流动力学和血氧饱和度；④维持血压平稳，防止血压过高加重心脏负荷和心肌耗氧，并减少吻合口出血。应用血管扩张剂时要注意剂量准确和给药的均匀，防止血压波动。护理操作和检查应尽可能减少搬动患者，以免造成血压波动；⑤监测和维护心功能，注意强心利尿和维持水、电解质平衡。监测心肌酶谱、电解质、血糖变化；⑥遵医嘱给予抗凝药物，预防冠状动脉及移植血管的再梗死；⑦加强呼吸道管理，防止肺不张；⑧若取大隐静脉为旁路移植材料，术后下肢应用弹力绷带包扎 24 小时，并抬高患肢；⑨若术后患者恢复平稳，应鼓励早期活动，3 天后可下地活动。

7. 健康教育目的在于减少心绞痛发作和有效地救助

（1）了解冠心病、心绞痛的病因及发病的原理。

（2）识别心绞痛的诱发因素。

（3）知道硝酸甘油的使用注意事项：①随身携带，做到随时随地可及；②保证药物有效；③避光保存；④如发生心绞痛立即舌下含服，若无效可连服 3 次。服用后应取坐位或卧位。若 3 次仍无效则高度怀疑心肌梗死，应立即送医院诊治；⑤不要与酒精、咖啡、浓茶同时服用。

（4）家庭成员应知道心绞痛发作时的救助方法：宜立即将患者送到最近的医院。

六、预期结果与评价

心绞痛是冠心病的一种临床类型。冠心病患者首先要意识到预防和减低冠心病危险因素的危害十分重要。患者要有基本冠心病的预防保健知识；心绞痛患者预防和减少心绞痛发作的知识和技能增加；心绞痛发作时有效地救助；了解治疗心绞痛药物的作用、不良反应和注意事项；有识别心绞痛和心肌梗死区别的简单知识。

第三节　心肌梗死患者的护理

心肌梗死是冠心病极其危重的临床类型，是心肌的缺血性坏死，是在冠状动脉病变的基础上，发生冠状动脉血供急剧减少或中断，使相应的心肌严重而持续地缺血所致。其临床表现为持久的胸骨后剧烈疼痛、发热、白细胞计数和血清心肌酶增高，以及心电图进行性改变；可发生心律失常、休克或心力衰竭，属冠心病的严重类型。

按病变发展过程，心肌梗死可分为急性期（AMI）和愈合期（陈旧性）（OMI），急性期一般指发病后 4 周内。急性心肌梗死主要死因是室性心律失常（主要是室颤）和泵衰竭。按照梗死的心肌部位分为左心室前壁、前间壁、前侧壁、下壁、后侧壁、侧壁心肌梗死；右心室梗死、心房梗死。这种分类是以心电图改变定位的。按有无 Q 波可分为 Q 波心肌梗死（透壁心梗）和无 Q 波心肌梗死（心内膜下心梗）。

一、发病机制

心肌梗死的基本病因是冠状动脉粥样硬化，造成管腔严重狭窄和心肌供血不足，而侧支循环未充分建立。在此基础上，一旦血供进一步急剧减少或中断，使心肌严重而持续地急性缺血达 1 小时以上，即可发生心肌梗死。引起血供急剧减少或中断的情况包括管腔内血栓形成、粥样硬化斑块破溃、其内或其下发生出血或血管持续痉挛，使冠状动脉完全闭塞；休克、脱水、出血、外科手术或严重心律失常，致心排血量急剧降低，冠状动脉灌注锐减；体力活动、情绪过分激动或血压剧升，致左心室负荷明显加重，儿茶酚胺分泌增多，心肌需氧量猛增，冠状动脉供血明显不足。

心肌梗死往往在饱餐特别是进食大量脂肪后，晨 6 时至 12 时或用力排便时发生。这与餐后血脂增高，血液黏稠度增高，血小板黏附性增高，局部血流缓慢，血小板易于集聚而致血栓形成；上午冠状动脉张力高，机体应激性增强，易使冠状动脉痉挛；用力排便时心脏负荷增加等有关。

二、病理生理

冠状动脉有弥漫广泛的粥样硬化病变，至少1支，多数2支，也可3~4支受累，使管腔狭窄，其横断面积减少75%以上。完全闭塞的管腔内半数以上有血栓形成。冠状动脉闭塞后20~30分钟，被其供血的心肌即有少量坏死，1~12小时，绝大多数心肌呈凝固性坏死，心肌间质则充血、水肿，伴有大量炎性细胞浸润。以后坏死的心肌纤维逐渐溶解，形成肌溶灶，随后有肉芽组织形成。透壁性心肌梗死可波及心包引起心包炎；波及心内膜导致心室腔内附壁血栓形成。在心腔内压力的作用下，坏死心壁向外膨出，可产生心肌破裂或逐渐形成室壁膨胀瘤。坏死组织1~2周后开始吸收，并逐渐纤维化，6~8周时形成瘢痕愈合，此时称陈旧或愈合性心肌梗死。

心肌梗死后心肌经历收缩舒张功能降低、血流动力学改变及心肌重构等病理变化，常并发严重心力衰竭、心律失常、或休克，均可使冠状动脉灌注量进一步减少，心肌坏死范围扩大。

1976年，Killip等根据AMI患者的临床表现及血流动力学监测（主要是心排血量CO和肺毛细血管楔压PCWP）提出心梗患者心功能分级（Killip Ⅰ~Ⅳ级）。Ⅰ级：正常型，即CO和PCWP均在正常范围，临床组织灌注正常，无肺淤血；Ⅱ级：肺淤血、水肿型，即CO正常，但PCWP增高，临床组织灌注正常，但有肺淤血；Ⅲ级：组织低灌注型，即CO降低，但PCWP正常，临床外周组织灌注低，但无肺淤血；Ⅳ级：心源性休克，既有CO降低，又有PCWP增高，临床既有组织灌注低，又有肺水肿的典型心源性休克。

三、护理评估

（一）健康史

除收集与心绞痛一致的有关冠心病的资料外，还应特别收集任何可诱发冠状动脉粥样硬化斑块破裂的原因，以帮助诊断。诱因包括过度用力（如搬重物）、剧烈运动、情绪激动、劳累、吸烟和饮酒。收集粥样硬化斑块已经破裂的证据，不稳定的心绞痛的发生。

（二）临床表现

与梗死的大小、部位、侧支循环情况密切相关。

1. 先兆　50%~75%的患者在心肌梗死发病前数日或数周有乏力、胸部不适、活动时心悸、气短、烦躁、心绞痛等前驱症状，其中以新发生心绞痛（初发心绞痛）或原有的心绞痛加重（恶化型心绞痛）最为突出。心绞痛发作较以往频繁、性质较剧、持续较久、硝酸甘油疗效差、诱发因素不明显，疼痛时伴有恶心、呕吐、大汗和心动过速，或伴有心功能不全、严重心律失常、血压波动等，同时心电图ST段一时性明显抬高（变异型心绞痛）或压低，T波倒置或由倒置变为直立（假性正常化），说明有进行性心肌缺血，应警惕近期内发生心肌梗死的可能。如果发现先兆，应及时住院治疗，可使部分患者避免发生心肌梗死。

2. 症状

（1）疼痛：为急性心肌梗死重要的征象，是最早出现的症状。疼痛的性质与心绞痛相似，但放射部位更广泛，不仅可放射到下颌、牙齿、颈部、左肩、左上臂和左臂直至尺神经支配的2个手指，而且可以累及上背部。多无明显诱因，且常发生于凌晨、静息时。发作急剧，休息不能缓解，可在数分钟内达到最严重的程度。硝酸甘油无效。如果不用镇痛剂，疼痛可持续数小时而使患者不能忍受。但疼痛的严重程度与梗死的严重程度或范围无关。即使症状不严重也不要掉以轻心。

（2）全身性表现：包括发热、心动过速、白细胞增多和血沉加快，是间接估计坏死组织数量的指标。这些征象通常在疼痛开始后24～48小时出现与坏死组织的数量有关。体温一般在38°C左右，很少超过39℃，持续约1周。若疼痛开始时即有发热或在第5～6天后才出现发热，要考虑其他原因。例如，肺栓塞在胸痛出现的当天即有发热。

（3）出汗、虚弱和恐惧：患者常突然出冷汗、感到虚弱和恐惧，常为寻求一个舒适的体位而移动不安。如是劳力性心绞痛患者常自动静立，取坐或卧位，与之形成鲜明的对照。

（4）头晕目眩、呼吸困难：在疼痛和出汗的同时，患者常感到虚弱无力、头晕目眩。如突然出现室性心动过速、心室颤动或房室传导阻滞伴阿－斯综合征，则可出现晕厥。晕厥和脑梗死的表现可能是心排血量降低、颈动脉或脑动脉供血不足的结果。

（5）胃肠道症状：恶心、呕吐和“消化不良”，与迷走神经受坏死组织刺激和心排血量降低组织灌注减少有关。

（6）心律失常：75%～95%的患者可发生，多在起病1～2周，以24小时内最多见。各种心律失常中以室性心律失常最多，尤其是室性期前收缩，严重者可发生室颤而死亡。

（7）低血压和休克：疼痛与否在评估低血压方面具有意义，尤其是急性心肌梗死发病时的低血压十分重要。急性疼痛时有些患者血管收缩而致高血压，但另一些患者由于突然心排血量下降和皮肤、肌肉的血管扩张而致低血压伴组织灌注不足，表现为皮肤湿冷、面色苍白、叹息样呼吸和心动过速，这些不可作为心源性休克的证据。若疼痛缓解而收缩压下降，低于80mmHg，有烦躁不安、面色苍白、皮肤湿冷、脉细而快、大汗淋漓、尿量减少，每小时<20ml，神志迟钝、甚至晕厥者，则为休克表现。休克多在起病后数小时至1周内发生，为心肌广泛坏死，心排血量急剧下降所致。

（8）心力衰竭：主要是急性左心衰竭，发生率为32%～48%，可在起病最初几天内发生，或在疼痛、休克好转阶段出现，为心肌梗死后心脏舒张力减弱或不协调所致。出现呼吸困难、咳嗽、发绀、烦躁等症状，严重者可出现肺水肿，随后可发生颈静脉怒张、肝大、水肿等右心衰竭表现。右心室心肌梗死一开始即可出现右心衰竭的表现，伴血压下降。

临床中也把心律失常、心力衰竭、心源性休克称为心梗三大并发症。

3．体征　AMI可直接影响心脏功能和循环状态，体格检查的重点是生命体征和心血管的阳性体征。临床体征受心梗面积大小影响，面积越大临床表现越严重。患者常有痛苦面容、“静卧”或辗转不安体位、面色苍白和出汗。意识多清楚，也可出现淡漠、嗜睡。脉搏多偏快，也可偏慢，律多不齐。呼吸多平稳或增快，严重的会出现呼吸困难。血压因胸痛和交感神经兴奋而升高，或因心功能严重受损而下降。心音减弱，心力衰竭患者可闻及第三心音或第四心音奔马律。

4．并发症　轻型的心肌梗死患者，及时治疗护理后可不出现并发症。包括乳头肌功能失调或断裂、心脏破裂、栓塞（动脉栓塞、静脉栓塞和肺栓塞、脑栓塞）、心室膨胀瘤、心包炎、急性肾功能衰竭；少见的并发症有心肌梗死后综合征（Dressler 综合征）、肩－手综合征等。心肌梗死后综合征在心肌梗死后数周至数月内出现，可反复发生，表现为心包炎、胸膜炎或肺炎，有发热、胸痛等症状，可为机体对坏死物质的过敏反应，一般可在数天或数周内自行缓解，使用肾上腺皮质激素或消炎药可加速缓解。肩－手综合征表现为心肌梗死后出现肩、臂疼痛（常为左肩），活动受限和僵硬感，一般只需对症处理。

心绞痛和急性心肌梗死的鉴别见表 15-1。

表 15-1 心绞痛与心肌梗死的鉴别诊断要点

鉴别诊断项目	心绞痛	急性心肌梗死
1. 疼痛		
部位	胸骨上、中段之后	相同，但可在较低位置或上腹部
性质	压榨性或窒息性	相似，但更剧烈
诱因	劳力、情绪激动、受寒、饱食	不如前者常有
时限	短、1～5 分钟或 15 分钟内	长，数小时或 1～2 天
频率	频繁发作	不频繁
硝酸甘油疗效	显著缓解	作用较差
2. 气喘或肺水肿	极少	常有
3. 血压	升高或无明显改变	常降低，甚至发生休克
4. 心包摩擦音	无	可有
5. 坏死物质吸收的表现		
发热	无	常有
血白细胞增多	无	常有
血沉增快	无	常有
血清心脏标志物增高	无	有
6. 心电图变化	无变化或暂时性 ST 段和 T 波变化	有特征性和动态性变化

（摘自：王吉耀主编·内科学·第七版，北京：人民卫生出版社，2008）

（三）辅助检查

1. 心电图表现　心电图检查是诊断心肌梗死必备依据之一，急诊患者应在就诊后 10 分钟内完成首次记录，其最具价值的体现是心电图的特征性和动态性改变。①有 Q 波的心肌梗死患者心电图特征性改变为宽而深的 Q 波（病理性 Q 波），在面向透壁心肌坏死区的导联上出现；ST 段抬高呈弓背向上型，在面向坏死区周围心肌损伤的导联上出现；T 波倒置，在面向损伤区周围心肌缺血的导联上出现。在背向心肌梗死区的导联则出现相反的变化，即 R 波增高、ST 段压低和 T 波直立而增高；②无 Q 波的心肌梗死者中心内膜下心肌梗死的特点：无病理性 Q 波，有普遍性 ST 段压低≥0.1mV，但 aVR 导联（有时还有 V_1 导联）ST 段抬高，或有对称性 T 波倒置；③有 Q 波心肌梗死心电图动态改变：起病数小时内，可常无异常或出现异常高大2肢不对称的T波；数小时后，ST段明显抬高，弓背向上，与直立的T波连接，形成单向曲线。1～2天出现病理性Q波，同时R波减低，是急性期改变。Q波在3～4天稳定不变，以后70%～80%永久存在；ST段抬高持续数日至2周左右，逐渐回到基线水平，T波则变为平坦或倒置，是为亚急性期改变。数周至数月后，T波呈V形倒置，2肢对称，波谷尖锐，是慢性改变。T波倒置可永久存在，也可在数月至数年内逐渐恢复。典型的心电图改变见图15-2；④无Q波的心肌梗死者中心内膜下心肌梗死的动态变化先是ST段普遍压低（除aVR导联，有时还有V_1导联），继而T波倒置，但始终不会出现Q波。ST段和T波的改变持续在1天以上。

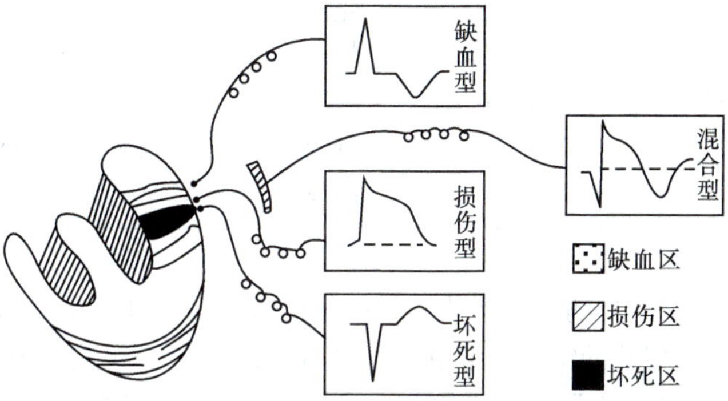

图15-2　心肌梗死典型的心电图改变（摘自 http://jpkc.czmc.cn）

有Q波的心肌梗死的定位、范围可根据特征性改变的导联数来判断，见表15-2。

表15-2　心肌梗死部位冠状动脉供血和心电图定位

部位	受损冠状动脉	心电图导联
前间壁	左冠状动脉，前降支	V_1，V_2，V_3，V_4
前侧壁	左冠状动脉，回旋支	Ⅰ，aVL，V_5，V_6，V_7
广泛前壁	左冠状动脉，前降支，回旋支	Ⅰ，aVL，V_1，V_2，V_3，V_4，V_5
下壁	左或右冠状动脉	Ⅱ，Ⅲ，aVF

2. 白细胞计数和红细胞沉降率（ESR）　起病时白细胞计数和红细胞沉降率正常，当心肌发生坏死时，白细胞计数增多，ESR加快伴发热。当无肺炎或其他疾病存在时，高热和白细胞增多提示梗死较广泛。红细胞沉降率的增快在白细胞和体温恢复正常后持续2～3周。

3. 心肌损伤标志物　随着心肌细胞的坏死和细胞膜完整性的破坏，细胞内的大分子物质及心肌损伤标志物（心肌酶和结构蛋白）开始释放入血，使血中这些物质浓度有异常升高和恢复正常的过程，是临床诊断心肌梗死的重要依据。心肌标志物的测定可用于评估心肌梗死的范围和预后，也可用于评价各种目的在于缩小梗死面积范围的治疗方法的效果。目前临床常用的心肌损伤标志物包括肌酸磷酸激酶（CPK）或肌酸激酶（CK）及其同工酶 MB（CK-MB）、乳酸脱氢酶（LDH）及同工酶（LDH_1）、肌红蛋白、肌钙蛋白 T 或 I（cTnI 和 cTnT）、谷氨酸草酰乙酸转氨酶（GOT）等。其中因 CPK-MB 只在心肌细胞损伤时升高，故测定 CPK-MB 对诊断 AMI 有极高的敏感性和特异性。而 CTnI 和 CTnT 在心肌梗死后 2～8 小时开始升高，是目前特异性最高的标志物，可用于急性心肌梗死早期诊断（表 15-3）。

表 15-3 各种心肌标志物出现和持续时间比较

指标	肌红蛋白	心脏肌钙蛋白		CPK-MB	GOT
		CTnI	CTnT		
首先出现时间（h）	1～2	2～4	3～4	2～4	8～12
100% 敏感时间（h）	4～8	8～12	8～12	8～12	18～24
峰时间（h）	4～8	10～24	10～24	10～24	6～12
持续时间（h）	0.5～1	5～10	5～14	2～4	3～5

4. 放射性核素检查　目的在于评估心肌梗死的部位和范围。利用坏死心肌细胞中钙离子能结合放射性锝焦磷酸盐的特点，静脉注射 ^{99m}Tc-焦磷酸盐（近年也用 ^{99m}Tc-甲氧基异丁异晴），用 γ 照相机进行“热点”扫描或照相；利用坏死心肌血供断绝和瘢痕组织中无血管以致 ^{201}Tl（还有 ^{131}Cs、^{43}K 等）不能进入细胞的特点，静脉注射这种核素进行“冷点”扫描或照相。

5. 超声心动图　切面和 M 型超声心电图有助于了解心室壁的运动和左室功能，诊断室壁瘤和乳头肌功能失调。

（四）心理社会评估

对心肌梗死的发生，不同的患者会表现出不同的反应。焦虑、害怕、恐惧是患者常表现出的心理问题。也有患者表现出怀疑、否认、愤怒等。护理人员要倾听患者的感受，避免不适当的心理反应对症状的识别造成的影响。同时心肌梗死患者的家属也会出现类似的心理反应，护士要给予患者和家属时间解释其内心的感受，评估的重点在于协助患者和家属识别这些感受。

四、护理诊断及医护合作性问题

1. 潜在并发症　心律失常、心力衰竭、心源性休克、血栓。
2. 胸痛　与冠状动脉血供中断或需氧急剧增加造成心肌缺血有关。
3. 焦虑、恐惧　与不能理解严重胸痛、害怕死亡、担心预后有关。
4. 活动无耐力　与组织缺氧和心肌损伤有关。
5. 便秘　与心肌梗死后卧床休息、活动减少、胃肠蠕动减弱有关。
6. 知识缺乏　缺乏心肌梗死的预防和康复知识。

五、计划与措施

（一）目标

心肌梗死患者的护理目标要根据患者的病情而定。轻型无并发症的患者和严重有并发症的患者目标的制定应有不同。

1. 在患者监护期间护士能及时识别患者是否出现心肌梗死的并发症。

2. 用药、溶栓、介入等治疗后患者主诉胸痛程度减轻或消失。

3. 患者可表达出其内心的感受。

4. 患者可按照活动计划进行活动，活动耐力逐渐增加。

（二）计划与实施

急性心肌梗死是心内科的危重急症，患者应尽快收入冠心病监护室进行治疗。监护室内应配备连续心电监护仪、动脉和静脉压力测量仪器、起搏器安装和复苏设备等及经过专门训练的护士和医师。尽一切可能识别和治疗心肌梗死的并发症。住院治疗和护理心肌梗死患者的目的在于减轻患者的疼痛和忧虑；防治严重的并发症；限制心肌梗死和缺血的范围；加强休息和限制活动，保护心肌；改善存活率。

1. 紧急措施　在最初4小时内，心室颤动和猝死的危险性最大。在运送患者去医院的过程中最好是有特殊装备的救护车和专业人员，即使在院内转运患者也要有相应的急救设备。一旦患者到达急诊室，立即给予高流量吸氧、建立静脉通路、心电监护并转运至冠心病监护室。遵医嘱立即给予肠溶阿司匹林300mg嚼服和氯吡格雷或噻氯匹定500mg口服。

2. 缓解疼痛　首先要尽快缓解疼痛。疼痛可引起恶心、呕吐、血压增高或低血压、窦性心动过速、出汗和烦躁。如果疼痛剧烈或患者处于休克状态，可静脉注射吗啡3mg，每隔15分钟重复1次，直至疼痛缓解。在注射吗啡后应让患者取仰卧位，头偏向一侧，以免因低血压、晕厥摔伤或呕吐造成窒息，同时要监测呼吸情况。同时使用扩张冠状动脉药物硝酸异山梨醇静脉泵入50～200μg/min，护士应及时评估疼痛缓解的情况，注意是否有不良反应，如低血压、心动过速等。

3. 休息　发病后48小时内应绝对卧床休息，保持环境安静，减少探视，防止不良刺激，解除焦虑。一般卧床休息时间的长短取决于心肌梗死的范围、严重程度以及有无并发症。

（1）镇静：急性心肌梗死患者常表现出严重焦虑或恐惧，有濒死感。阿片类制剂除能解除疼痛外，还可减轻焦虑，使患者在体力和精神上得到休息。如果休息和睡眠不好并不是疼痛所致，应给予镇静剂，因为睡眠对体力和精神上的休息十分重要。

（2）床旁护理：心肌梗死患者在最初的1～2天应卧床休息，护士要帮助患者并满足患者的生活需要，尽量减少患者的体力活动，但应注意预防血栓形成而要帮助患者作四肢被动活动。饮食应清淡、易消化、低钠、低脂肪，含必要的热量和营养。第一天进流食。注意保持患者排便通畅，避免排便用力，可适当使用缓泻剂。

4. 吸氧　最初几日应给患者间断或持续面罩吸氧，6～10L/min。急性心肌梗死患者伴有心排血量下降和肺静脉淤血，会导致动脉氧分压减低。低氧血症可导致室性心律失常、低血压、胸痛持续和左心室衰竭不能缓解。

5. 抗凝治疗　对于卧床时间较长的患者，为预防静脉血栓形成和肺动脉栓塞，可用肝素抗凝治疗。使用前要注意患者是否有出血病史、消化性溃疡或肝功能不全。使用过程中监测患者出凝血时间，注意有无黏膜出血等。

6. 心肌再灌注治疗　包括溶解血栓疗法和经皮冠状动脉介入治疗（PCI）。在心肌梗死发病3～6小时，使闭塞的冠状动脉再通，心肌得到再灌注，濒临坏死的心肌可得以存活或使坏死范围缩小，改善预后。心肌再灌注是急性心肌梗死治疗中的一大进步。

（1）溶栓治疗：溶栓治疗是通过静脉注入溶栓剂溶解梗死相关冠状动脉内的新鲜血栓。溶栓的时间非常重要，一般认为，心肌梗死发生后6小时内溶栓最理想。在溶栓治疗前要检查血常规、血小板、出凝血时间和血型，配血备用。常用的溶栓剂有链激酶（SK）、尿激酶和组织型纤维蛋白酶原激活剂（t-PA）。开始溶栓治疗后要密切心电监测，询问患者胸痛减轻及其程度，溶栓前、后3小时内每30分钟记录1次心电图，注意标记好时间顺序、严格固定导联电极位置，寻找判断溶栓效果及冠脉再通的征象；监测生命体征；观察患者是否有出血表现，特别注意患者是否有脑出血的表现。

（2）冠状动脉介入治疗：详见第二十一章。

7. 急诊冠状动脉旁路移植术（CABG） 在少数情况下，作为备用和最后治疗措施可选用CABG。

8. 控制和治疗并发症 一旦患者出现并发症应积极配合治疗，消除心律失常、控制休克、治疗心力衰竭。详见相关章节。

9. 健康教育 目的在于预防和减少心肌梗死的再发生，增加紧急救护知识。

（1）积极预防和控制冠心病的危险因素，如控制高血脂、控制血压、减轻体重、戒烟等。

（2）识别心绞痛、心肌梗死临床表现。

（3）患者和家属要备有医院急救电话。

（4）家庭成员知道心肌梗死发作时的救助方法：宜立即将患者送到最近的医院或叫救护车运送。运送过程中尽可能不让患者用力。

（5）患者可与医师商量后，开始性生活。提供给心肌梗死后患者有关性生活指导。

（三）冠心病心肌梗死患者的康复

现代康复医学概念用于心肌梗死后，在缩短患者住院时间，减少医疗费用，降低病死率和致残率方面取得了重大进步。

1. 冠心病康复的目的 有改善生活质量，即减轻或消除患者症状和痛苦，减轻致残率，并尽可能使患者恢复和适应某种社会活动。延长寿命，即通过一系列措施减少各种易患因素，减慢或终止动脉粥样硬化病变进程，从而减少冠心病事件发生，降低心血管病死亡率。

2. 心肌梗死康复的病理生理基础 心肌梗死是由于冠状动脉突然闭塞后心肌严重缺血发生坏死。心肌坏死后24小时白细胞开始浸润于坏死的心肌细胞之间，3～7天出现肉芽组织，2周后肉芽组织被纤维组织代替，3周后肉芽组织基本纤维化。肉芽组织是心肌坏死组织修复和愈合过程中一个重要象征。心肌梗死后由于心肌缺血、缺氧和坏死，常导致心肌收缩力下降、心室顺应性降低、细胞电活动不稳定，可引起心排血量减少、血压下降、外周阻力增高和各种心律失常。心肌梗死康复要考虑到心肌电活动和血流动力学变化。

3. 长期卧床对心肌梗死患者的影响 卧床休息的时间长短取决于心肌梗死的范围、严重程度以及有无并发症。在一定时间范围内卧床休息对心肌梗死患者的康复有一定价值。安静卧床休息，降低基础代谢率、减轻心脏负荷、降低交感神经活动，有利于疾病恢复，避免诱发和加重心功能不全，防止和减轻心律失常的发生。但是长期卧床休息也会对心肌梗死患者造成不良影响，主要是体力活动能力下降；肺通气功能下降；可引起下肢深静脉血栓形成，引起急性肺栓塞；食欲减低，食量减少和肠蠕动减慢，引起排便困难和便秘；影响患者心理，不利于患者具有战胜疾病的信心；严重可导致骨骼肌失用性萎缩，肌力减退，甚至骨质疏松和关节挛缩。

4．心肌梗死患者康复评估　一般可采用心电图、动态心电图和心电图运动试验，目的在于了解患者在不同状态下的心电活动、心率、心律和心肌缺血的情况，为判定和指导患者康复活动程度提供依据。心脏康复活动中，体力活动既不应过量，也不应不足。为了更好地反应和指导运动测验，目前应用代谢当量（METs）来计算运动负荷。代谢当量指机体静息坐位时，摄氧3.5ml/(kg·min）定为一个代谢当量。

心肌梗死患者的严重程度不同，康复内容不同。一般把心肌梗死的危险分为低危患者、中危患者和高危患者。低危患者主要是心脏康复对象，而中、高危患者的康复方案要慎重。

在做任何康复活动中，如果患者出现下列情况应减少或停止活动：出现明显劳累；出现头痛、运动失调、虚脱和气短；出现心绞痛发作；出现心律失常，如房性或室性心动过速、传导阻滞和频发期前收缩；心电图显示ST段移位 > 3mm。

5．心肌梗死康复的分期　心肌梗死康复一般可分3个阶段：住院期（Ⅰ期）；中间期（Ⅱ期），指出院至出院后3个月；维持期（Ⅲ期），指出院后3个月至终生（表15-4）。

表15-4　美国运动医学院制定的心肌梗死康复活动

项　目	Ⅰ期	Ⅱ期	Ⅲ期	健康人
康复时期	住院期	出院至3个月	出院3个月以上	成年人
运动次数	2～3次/日	1～2次/日	3～5次/周	3～5次/周
运动强度	心率增加20次	心率增加达到最大心率的70%，感到有点疲乏	心率增加达到最大心率75%～80%	心率增加达到最大心率60%～90%
运动时间	5～20min	20～60min	30～60min	15～60min
运动方式	室内活动，踏车，上2层楼	踏车，散步，自行车，体操，太极拳	步行，自行车，慢跑，体操，耐力运动	同左

（1）住院期康复：一般1～3周，分CCU阶段和普通病房阶段。此期的康复目的在于解除患者心理压力和减少并发症的发生。在CCU期包括对患者和家属进行冠心病知识教育、心理治疗。无并发症的患者进行床上洗脸、进餐、床上活动四肢等，相当于1～2个METs的康复活动。转入普通病房后，逐渐增加活动内容，包括床上活动过渡到床下活动；生活自理和平地行走，无气短和心前区不适，相当于3～4个METs的康复活动。出院前要进行心电图监测、运动检测，评估心脏功能和帮助患者制定出院后的康复计划。中、高危患者应继续住院康复治疗（表15-5）。

（2）中间期康复：一般6～12个月。此期康复目的是增强患者康复信心和减少出院后病死率。要在医务人员的指导下进行，每日活动1～2次，每次30分钟左右，如散步、骑自行车等。定期到医院复查，进行运动耐量测定，了解康复效果，为恢复工作做好机体和心理准备。

（3）维持期康复：目的在于控制和减少冠心病危险因素的危害，提高生活质量和延长寿命。

6. 心肌梗死康复中注意事项　一般活动可安排在下午，因为清晨冠状动脉张力高，交感神经兴奋性增高，运动容易诱发心绞痛或心肌梗死。避免在寒冷或高温的环境中进行；活动后不要在过冷或过热的水中沐浴；避免在饱餐后，或饮用咖啡、浓茶后进行；患者第一次下床活动时要有医务人员在场，消除患者紧张或恐惧心理，正确认识康复的目的和意义。

表 15-5　心肌梗死 3 周康复计划举例

病日	康复内容
1	卧床休息
2	洗脸、被动活动 2 次，每次 5min
3	坐位洗漱、进食，床上排尿、排便
4	床上静坐，每日 2 次，每次 5min
5	床上静坐，每日 2 次，每次 10min
6	进餐时床旁坐椅，30min
7	床旁站立，每日 2 次，每次 10min
8	床旁站立，每日 2 次，每次 10min
9	床旁走动
10	室内步行 50m，每日 2 次
11	上午卧位踏车 50m，下午步行 100m
12	步行 100m，每日 2 次
13	上下 1 层楼梯，每日 2 次
14	步行 200m，每日 2 次
15	踏车 50m，下午步行 250m
16	上下 2 层楼梯，每日 2 次，步行 300m，每日 2 次
17	步行 350m，每日 2 次
18	步行 400m，每日 2 次
19	步行 450m，每日 2 次
20	步行 500m，每日 2 次，上下 2 层楼梯
21	步行 500m，每日 2 次，上下 2 层楼梯

六、预期结果与评价

心肌梗死是冠心病的一种严重临床类型。冠心病患者首先要意识到预防和减低冠心病危险因素的危害十分重要。患者要有基本冠心病的预防保健知识；要有预防心肌梗死再发作的知识和技能；有识别心绞痛和心肌梗死区别的简单知识。心肌梗死发作时患者或家属可有效地救助；了解治疗心肌梗死药物的作用、不良反应和注意事项；理解并可按照计划进行心脏康复运动。

（梁　涛　张　辰）

第十六章 风湿性心脏瓣膜病患者的护理

关键词

aortic valve stenosis （AS）	主动脉瓣狭窄
aortic valve insufficiency （AI）	主动脉瓣关闭不全
atrial fibrillation	心房纤颤
anticoagulent therapy	抗凝治疗
anticoagulants	抗凝剂
biological valve	生物瓣
dyspnea	呼吸困难
fatigue	疲乏
hemoptysis	咯血
hypokalemia	低钾血症
mitral valve stenosis （MS）	二尖瓣狭窄
mitral valve insufficiency （MI）	二尖瓣关闭不全
mechanical valve	机械瓣
orthopnea	端坐呼吸
pulmonary congestion	肺淤血
paroxysmal nocturnal dyspnea	夜间阵发性呼吸困难
palpitation	心悸
pulmonary edema	肺水肿
prothrombin time （PTT）	凝血酶原时间
prothrombin activity （PTA）	凝血酶原活动度
rheumatic fever	风湿热
rheumatic heart disease （RHD）	风湿性心脏病
tricuspid stenosis （TS）	三尖瓣狭窄
tricuspid insufficiency （TI）	三尖瓣关闭不全
valve replacement	瓣膜置换术
the low cardiac-output syndrome	低心排综合征
hemorrhage	出血

一、概述

心脏瓣膜病指各种原因引起的瓣膜功能障碍，主要是后天病变或先天结构异常所致。心脏瓣膜病多数由风湿热引起，还可能继发于其他疾病，例如，感染性心内膜炎、结缔组织病、炎症或退行性变、马方综合征、胸部创伤等。病变可累及单个瓣膜或多个瓣膜，造成主动脉瓣、二尖瓣或三尖瓣的结构及功能异常。

因为临床上心脏瓣膜病多为风湿性心脏瓣膜病，所以本章予以重点介绍。

风湿性心脏瓣膜病指风湿性心脏炎遗留下来的以心瓣膜病变为主的心脏病。瓣膜增厚、纤维化、钙化、瓣叶交界处粘连、融合，乳头肌和腱索变粗缩短导致瓣膜狭窄和（或）关闭不全。发病年龄以20～40岁的人群居多，女性发病率高于男性。

二、病因及发病机制

风湿热是由A组溶血性链球菌感染的咽炎所致，是引起获得性心脏瓣膜病的最常见原因。风湿热主要通过免疫机制发病，不是细菌感染直接引起。风湿热急性期的病理学特征是结缔组织和胶原组织发生渗出性和增殖性炎性反应。心脏受累可包括心包、心肌和心内膜（瓣膜），其中心瓣膜的受累最为重要。风湿性瓣膜病可以侵犯任何一个瓣膜，瓣膜的正常功能遭到破坏，以侵犯二尖瓣为最多见，其次是主动脉瓣，三尖瓣较不常见，肺动脉瓣受累则罕见。

三、病理

心脏瓣膜的功能是使血液在流经心脏各腔室时能维持单一方向的流动。二尖瓣和三尖瓣可阻止血液在收缩期由心室逆流入心房，主动脉瓣和肺动脉瓣可防止血液在舒张期由主动脉和肺动脉逆流回心室。在风湿性心脏炎的愈合过程中，瓣膜小叶发生纤维化、钙化，变形、缩短、结瘢或融合在一起，并可累及腱索和乳头肌，限制了瓣膜的正常功能。可能会阻碍血液由一个腔室流入下一个腔室，称瓣膜狭窄；也可能使血液逆流回原来排血的腔室内，称瓣膜关闭不全。

四、护理评估

（一）健康史

患者的心脏瓣膜病是否因风湿热引起，可询问以下几个问题：

1. 儿童时期是否常患感冒、咽喉发炎及发热。

2. 感冒、咽喉痛、发热后能否及时就医并得到有效的治疗，抑或让其自然痊愈。

3. 孩童时是否出现过多发性关节炎、关节痛、皮下结节或边缘性红斑等风湿热的主要症状。

4. 何时开始出现，例如，活动量受限、心悸、呼吸困难、咯血、胸痛、水肿或食欲不振等症状。

5. 用药情况，疾病发展的过程。

（二）身体评估

风湿性心脏瓣膜病由于受侵犯的瓣膜以及病理改变不同，会导致不同的临床表现。

1. 二尖瓣狭窄　风湿性炎症使瓣膜进行性破坏，瓣膜小叶增厚与钙化，瓣膜连合在一起，腱索也缩短、增厚，导致二尖瓣开口狭窄。由于瓣膜的狭窄，心室舒张期从左心房注入左心室的血流受阻。根据病情发展可分为3期：①左心房代偿期：左心房代偿性扩大及肥厚，以增加心肌收缩力；②左心房失代偿期：左心房压力逐渐升高，影响肺静脉回流，导致肺静脉压毛细血管压力相继升高，严重时血浆及血细胞渗出，引起肺水肿，肺功能受损。患者可出现劳力性呼吸困难、甚至端坐呼吸、肺底可有湿啰音；③右心衰竭期：长期肺淤血后肺顺应性下降，肺小动脉痉挛、收缩，出现肺动脉高压。肺动脉高压使右心负荷增加，右心室扩大、增厚，最终引起右心衰竭。严重二尖瓣狭窄的患者，如病程长，左心室血流减少，心室腔萎缩，左心室功能严重受损。

（1）症状

1）呼吸困难：由肺淤血引起，感染、劳力时症状加重。严重时可出现端坐呼吸或夜间阵发性呼吸困难。咳嗽痰中带血，是肺淤血所致。有些患者由于肺静脉高压时肺静脉和支气管静脉间的侧支循环破裂，而出现较大量的咯血。

2）可发生急性肺水肿。

3）发生右心衰竭时，由于右心排血量的减少，肺部淤血的症状可因此减轻，而代之以上腹部饱胀感、食欲不振、恶心、呕吐、夜尿增多等右心衰竭的表现。

（2）体征：身体评估见表16-1。

2. 二尖瓣关闭不全　二尖瓣瓣叶在急性风湿性炎症后，因纤维瘢痕收缩以及腱索、乳头肌受累后粘连缩短，牵拉瓣膜或瓣膜粘连使二尖瓣不能完全闭合。在心脏收缩期，部分血液通过关闭不全的二尖瓣反流入左心房，使左心房血容量增加而扩大（图16-1、图16-2）。左心室由于有相当量的血液反流至左心房，因而左心室心排血量降低。在心脏舒张期，左心室除接受正常由肺循环回流的血液外，尚须容纳上一个收缩期反流到左心房的血液，因此，左心室舒张期容量负荷过重，发生扩大，甚至出现左心功能不全。左心功能不全导致肺淤血和肺动脉高压，最后也可引起右心功能不全。但心脏收缩时，排血并未受阻，因此，左心房压力增高的程度不如二尖瓣狭窄时显著，加之左心室代偿功能较好，所以二尖瓣关闭不全的无症状期较长。但一旦发生症状，多较严重。

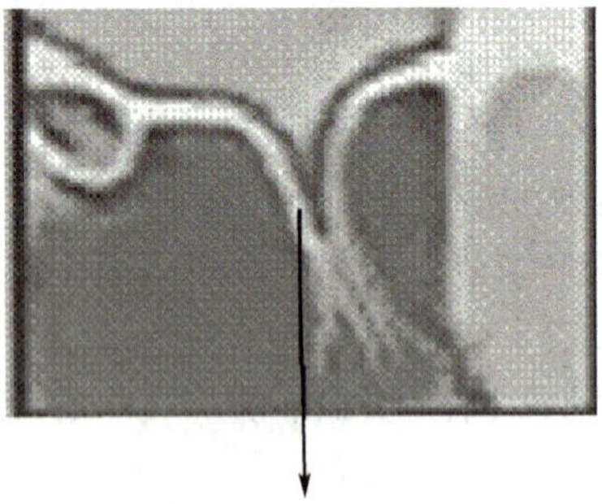

图16-1　正常二尖瓣

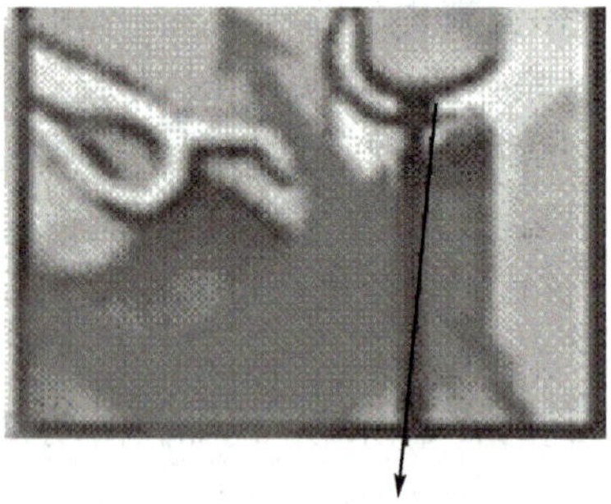

图16-2　二尖瓣关闭不全

（1）症状

1）疲倦、乏力：是心排出量降低引起。

2）呼吸困难、气短：由肺淤血引起。

3）急性肺水肿和咯血的情况较二尖瓣狭窄者少。

4）晚期出现右心衰竭的症状特征。

（2）体征：身体评估见表16-1。

3. 主动脉瓣狭窄　风湿性主动脉瓣狭窄大多合并主动脉瓣关闭不全或二尖瓣病变。主动脉瓣叶由于风湿性炎症后，瓣叶交界粘连或融合，瓣膜逐渐钙化，造成瓣口狭窄。心室收缩期血液排出受阻，使收缩时压力增高而心排出量降低。收缩期末左心室的残余血液增加，因而舒张期容量也增加，造成左心室心肌肥厚，后期心腔也会扩大（图16-3、图16-4）。

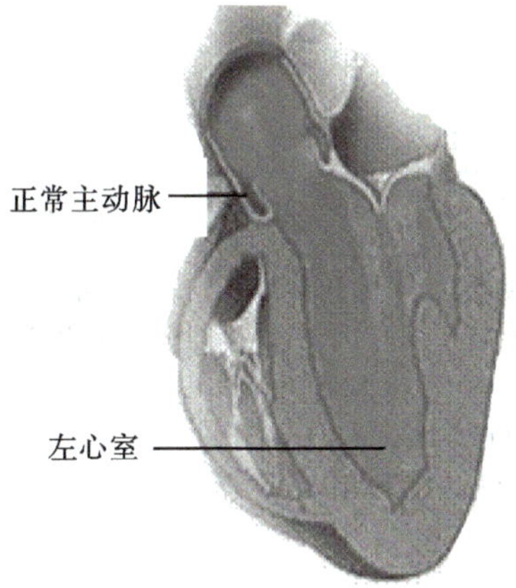

收缩期主动脉瓣开放
血流从左室进入主动脉

图16-3　正常主动脉瓣

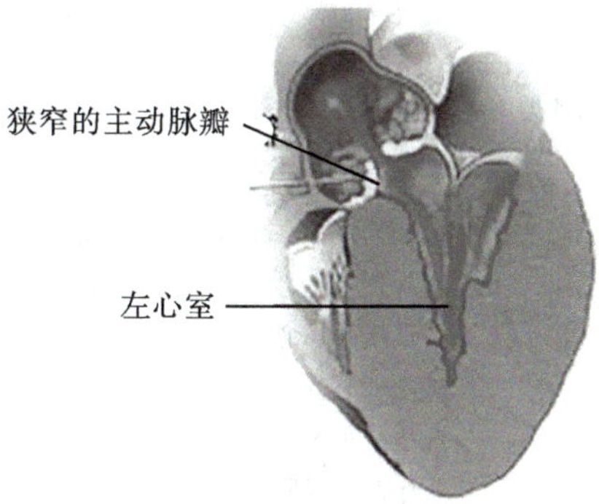

收缩期血流通过狭窄
的主动脉瓣进入主动脉

图16-4　主动脉瓣狭窄

（1）症状

1）疲倦、乏力：由心排出量减少引起。严重心排出量不足时会导致眩晕或晕厥，甚至发生猝死。

2）心绞痛：瓣膜严重狭窄时进入冠状动脉的血流减少，而左室肥大时氧的需求量反而增加，氧供和氧需不平衡，导致心肌缺血而引发心绞痛症状。

3）左心衰竭时有呼吸困难、端坐呼吸及夜间阵发性呼吸困难。

（2）体征：身体评估见表16-1。

4. 主动脉瓣关闭不全　主动脉瓣发生风湿性炎症病变后，瓣膜纤维化、钙化或变形，造成瓣膜关闭不全。舒张期左心室除接受左心房流入的血液外，还要接受从主动脉反流回来的血液，左心室前负荷增加，导致左室肥厚和心腔扩大。最终出现心排出量减少，左心衰竭及右心衰竭。

（1）症状：由于左心室代偿功能较强，病变不严重者，症状常出现较晚。

1）心悸：由于心搏强烈而感觉。

2）疲倦、乏力、头晕：是心排出量减少引起。

3）心绞痛：是心排出量减少，心肌缺血引起。

4）晚期出现左心衰竭及右心衰竭。

（2）体征：身体评估见表16-1。

5. 单纯三尖瓣狭窄　不常见，通常与二尖瓣狭窄一同发生。舒张期血液从右心房回流至右心室受阻，右心房压力增高，上、下腔静脉淤血以至右心衰竭。

6. 三尖瓣关闭不全 非常罕见。由于三尖瓣关闭不全，血液由右心室逆流到右心房，造成右心房代偿性增大，右心房负荷过重，引起右心衰竭。血液由右心室反流至右心房，使进入到左心的血液减少，最后导致心排血量减少。

7. 肺动脉瓣疾病 风湿性心脏瓣膜病累及肺动脉瓣的极少见。

（三）辅助检查

主要通过心电图和超声心动图，见表16-1。

表16-1 常见风湿性心脏瓣膜病身体评估及辅助检查

疾病种类	身体评估	胸部X线	心电图	超声心动图
二尖瓣狭窄	两颊呈紫红色（二尖瓣面容）；心前区可有隆起、抬举性搏动、舒张期震颤；心界向左下扩大；心尖部第一心音亢进，可闻及局限性舒张中晚期隆隆样杂音	左心房扩大，右心室扩大，梨形心，肺动脉段突出，双肺淤血	宽而有双峰的P波，提示左心房增大（又称二尖瓣型P波），肺高压时电轴右偏，右心室增大；晚期常出现心房纤颤	二尖瓣增厚，瓣口狭窄，左心房扩大
二尖瓣关闭不全	心尖部抬举性搏动，向左下方移位；心尖部收缩期吹风样杂音，向左腋下传导，有时可闻及第三心音	左心房扩大，左心室扩大，肺动脉段突出，不同程度的肺淤血	左心室肥大、劳损，左心房肥大，心房纤颤，窦性心动过速	二尖瓣的运动异常，左心室扩大
主动脉瓣狭窄	主动脉瓣区收缩期吹风样杂音伴震颤，向颈部传导	左心室扩大，升主动脉扩张	左心室肥大，劳损	主动脉瓣增厚，心室壁增厚，主动脉瓣膜小叶运动异常
主动脉瓣关闭不全	心界左下扩大，心尖部抬举样搏动，主动脉瓣第二听诊区舒张期高调吹风样杂音，向心尖传导 严重主动脉瓣关闭不全出现周围血管征：动脉舒张压降低，脉压增大，水冲脉，毛细血管搏动征阳性及股动脉枪击音	心影呈靴形，右心室扩大，主动脉增宽	电轴左偏，右心室肥大、劳损，窦性心动过速	左心室扩大，主动脉瓣活动异常，心室壁活动增加

（四）心理评估

风湿性心脏病的患者往往病程较长，病情逐渐加重。出现呼吸困难、易疲乏、活动耐受性降低等症状时，严重影响患者的日常生活，甚至丧失劳动能力。患者常常表现出焦虑不安，担心预后及今后的生活质量，患者家属的心理压力也很大。护士应评估患者焦虑的程度，帮助患者和家属调整至安静平和的心态。

五、护理诊断及医护合作性问题

风湿性心脏瓣膜病的治疗包括内科和外科两方面。内科治疗的目的在于积极预防风湿活动，避免瓣膜病变加重，对症处理，减少并发症的发生。慢性瓣膜病变严重的患者，根本解决病变的方法为外科手术，即心脏瓣膜置换术。因此，我们把患者可能出现的问题分成两个部分讨论。

（一）内科治疗及术前准备阶段

1. 心排血量减少　与心脏瓣膜病变引起的血流动力学改变有关。

2. 活动无耐力　与心排血量减少，组织缺氧有关。

3. 气体交换受损　与肺淤血、肺高压或急性肺水肿有关。

4. 体液过多　与右心衰竭有关。

5. 心绞痛　与心排血量减少、心室肥大、心肌供血不足有关。

6. 恶心、呕吐　与右心衰竭有关。

7. 潜在并发症　血栓栓塞，与心房纤颤、心房里淤积血液增加、心房附壁血栓、急性感染性心内膜炎赘生物脱落有关。

8. 焦虑　与病程长，反复发作；部分或全部丧失劳动能力；女患者生育受影响；承担不起治疗费用有关。

9. 知识缺乏　与不了解瓣膜手术及术后护理知识有关。

（二）瓣膜置换术后阶段的潜在并发症

1. 低心排综合征　与心肌收缩力下降、代谢性酸中毒、严重心律失常、严重肺动脉高压、三尖瓣关闭不全处理不当有关。

2. 心律失常　与电解质紊乱、酸碱平衡失常、血容量不足、心内操作对心脏的影响、术前心脏病理改变有关。

3. 电解质紊乱（低钾血症最常见）　与风湿性瓣膜病患者尿排钾量高于正常人或其他心脏病患者、术前可能长期服用强心利尿剂、心肺转流过程中尿量较多有关。

4. 出血　与更换机械瓣膜后需终身服用抗凝剂、维持凝血酶原时间是正常值的 1.8 ~ 2.2 倍有关。

5. 血栓栓塞　与抗凝不当、心房纤颤、巨大左心房及心功能下降有关。

六、计划与措施

（一）护理目标

1. 手术前患者症状减轻，生活质量改善。

2. 患者可识别不同治疗的优缺点。

3. 患者可选择并决定适合自己的手术方式。

4. 患者及家属可说出内心感受，保持良好的心态。

5. 通过监测及护理，维持患者术后循环稳定，预防术后并发症的发生。

6. 患者可说出出院后的自我保健方法。

（二）措施

1．减轻心脏负荷

（1）休息与活动：①观察患者对活动的耐受情况，对那些可能使患者感觉疲倦的活动应予以协助；②活动之间安排休息，避免过度疲倦；③与患者一同制订每日的活动安排；④在活动前、活动后给予氧气吸入；⑤保证每日充足的睡眠；⑥限制探视；⑦风湿活动期及有心脏衰竭的患者，应卧床休息；⑧监测体重变化，警惕水肿的发生。

（2）氧气吸入：患者呼吸困难时，给予氧气吸入，以供应充足的氧气，改善呼吸困难，预防组织缺氧；患者心绞痛发作时，也应予氧气吸入，以改善心肌供氧状况。

（3）采取半坐卧位：可减轻呼吸困难，并可减少静脉回心血量，减轻心脏负荷。

（4）保持情绪稳定：避免因情绪激动而加重心脏负荷。

（5）预防便秘：鼓励患者多食水果、蔬菜及高纤维食品，避免排便用力。因为用力排便会使会厌关闭，胸腹腔内压力升高，导致收缩压升高，心脏负荷增加。

2．控制病况、预防恶化

（1）积极预防与治疗风湿活动。

（2）增强体质，注意保暖，避免上呼吸道感染。

（3）发生上呼吸道感染时，应用抗生素治疗。

（4）在做拔牙、手术操作及内镜检查前后预防性应用抗生素。

（5）平时应少出入公共场所，避免与上呼吸道感染者接触，以防感染引起心脏状况恶化。

3．适当的饮食

（1）鼓励患者多进食高热量、高蛋白、高维生素易消化的食物，以增加抵抗力。

（2）心衰患者应限制食盐及钠的摄入。

（3）饮食以少量多餐为原则，避免过饱加重心脏负担。

4．药物治疗及护理

（1）对出现心力衰竭者，可应用利尿剂、洋地黄、血管扩张剂，包括血管紧张素转换酶抑制剂等。

（2）对心房颤动，伴有体循环栓塞史者，可长期应用抗凝药物，防止血栓栓塞。减慢心室率的药物及抗心律失常药可用于合并心房颤动的治疗，洋地黄与β受体阻滞剂是控制心率的主要药物。

（3）硝酸酯类药物，用于有心绞痛的患者，以缓解心绞痛的发作。

（4）服用洋地黄及利尿剂时注意观察不良反应，定期监测心率及电解质的变化，特别是低钾血症的出现，避免洋地黄中毒。

（5）服用阿司匹林等药物时，为减少对胃黏膜的刺激，宜在饭后服用，必要时与抗酸药同服。

5．育龄期妇女应指导避孕方法，劝已妊娠者终止妊娠，以避免加重病情。

6．向患者介绍心脏瓣膜手术的基本方法，术前准备及术后注意事项；帮助患者选择适合自己的手术方法；请术后的病友介绍经验，鼓励患者增强信心，减轻顾虑。

当瓣膜钙化、纤维化造成狭窄或关闭不全时，依病情的严重程度实行瓣膜置换/成形术。

此手术必须在体外循环下行开胸手术。人工瓣膜分为两大类。

（1）生物瓣：生物瓣用猪心包膜或心瓣膜经消除抗原性处理制成，血栓栓塞率低，仅需抗凝6个月，不需终身抗凝，因而减少了抗凝所致的出血等并发症。但其耐受性较机械瓣差，其平均工作寿命在10年左右。

（2）机械瓣：机械瓣是由金属及高级复合材料制成。耐久性强，需终身接受抗凝治疗。每日需服用抗凝药，并定期化验，以保证抗凝指标在一个合适的范围内。抗凝不当可发生栓塞或出血。机械瓣一旦失灵或卡瓣，病情常较危急。

年轻有抗凝条件者可选用机械瓣。老年患者（一般>60岁）、需生育子女的妇女、边远地区无条件化验监测抗凝指标者、有抗凝禁忌证者（如胃溃疡或有出血倾向的患者）可选用生物瓣。

（三）心脏瓣膜手术后的护理

1. 人工瓣膜置换术后的患者需终身服用抗凝剂，故术后应尽快调整好抗凝药的用量。常用抗凝药物有华法林及肝素，阿司匹林也可用作辅助抗凝药物。最常用的是华法林口服制剂。用法为每日1次，每日用药时间可固定在上午或下午。

抗凝标准有3个血液化验指标可作为抗凝治疗的参考标准，即凝血酶原时间（PTT）、凝血酶原活动度（PTA）和国际标准值（INR）。根据3种指标中的1~2种调整抗凝药的用量。合理的抗凝治疗应维持PTT在18~22s（正常为12~14s），PTA在35%左右，INR在1.8~2.2。

2. 瓣膜置换术后常见并发症的治疗及护理

（1）低心排综合征：查明病因并针对病因处理，措施包括：逐步补充有效循环血量；应用正性肌力药物加强心肌收缩力；应用药物或临时起搏器改善心率/心律；应用血管扩张药减轻心脏前后负荷，扩张肺动脉。严重低心排的患者，可考虑应用主动脉内球囊反搏（IABP）、体外膜肺氧合（ECMO）或人工心室辅助（VAD）。

（2）心律失常：维持水、电解质、酸碱平衡；补充并维持有效循环血量；术中可根据情况放置心外膜临时起搏器预防及控制术后心律失常；应用抗心律失常药物。

（3）出血：服用抗凝药的患者，应注意观察其有无出血倾向。除根据抗凝结果调整好抗凝药的剂量外，在护理中尽量减少有创性操作；如必须做的，操作后应长时间按压创口，避免造成出血或皮下血肿。指导患者刷牙时用软毛刷，防止牙龈出血；少食干硬食物，避免损伤食管；活动时小心以防磕碰。观察患者有无皮肤黏膜出血、牙龈出血、内脏出血或脑出血的征象。

（4）电解质紊乱：严密监测患者体内电解质的变化，以避免电解质紊乱造成恶性心律失常，甚至猝死。每日抽血查血清钾、钠、氯的离子浓度，将电解质水平控制在正常范围，特别需注意血清钾离子浓度。因风湿性瓣膜病患者尿中排钾量高，容易导致低钾及补钾困难。低钾时心肌应激性增高，会出现以室性为主的各种心律失常；而高钾又会抑制心肌，甚至造成心脏骤停。一般常将血清钾离子浓度保持在正常偏高的范围内，即4.5~5.5mmol/L。钾离子浓度偏低，在患者能进食的情况下，可先予以口服钾制剂，如可给予10%或20%的枸橼酸钾口服，每隔2~3小时重复给予相同剂量，连续口服2~3次后复查血钾。当患者不能经口进食，应经鼻胃管补给钾制剂或经静脉通道补钾。当钾离子浓度过低或患者排尿量多时，应配制高浓度钾从深静脉通道补给。补足半量后复查血钾，以防血钾过高。有条件时给患者行心电监测，以便早期发现低钾征象及观察有无恶性心律失常发生。鼓励患者进食含钾量较高的食品，如香蕉、柑、橙、山楂、鲜桔汁、蘑菇、豆类及其制品等。

（5）血栓栓塞：人造瓣膜上血栓形成可引起瓣膜口狭窄或关闭不全，血管栓塞以脑栓塞最为常见，冠状动脉、四肢血管、肾动脉及肠系膜动脉也可发生。手术后仍为房颤心律的患者，应特别注意观察其有无栓塞征象。鼓励患者在床上做肢体运动，尽早下床活动，穿弹力袜，以预防血栓性静脉炎或肺栓塞的发生。嘱患者定期检查抗凝指标，遵医嘱服用抗凝药物，避免抗凝治疗不当引起血栓栓塞。

3. 出院前复查心电图及超声心动图，以了解人工心脏瓣膜的功能及心功能的改善情况。

（四）健康指导

1. 根据心功能及体质情况制订活动计划　换瓣术后恢复的情况取决于心功能状态及全身体质。一般来说，术后3个月以休养为主，3个月后去医院复查，如心功能恢复满意，体质良好，则可逐步恢复劳动和工作。至于劳动强度则以不感心悸、气短和劳累为宜。3～6个月后，绝大多数患者能从事正常体力活动和工作。少数术前心功能极差的患者术后虽有明显改善，也只能从事轻体力工作。

2. 摄取均衡饮食　保证优质蛋白（如鱼、鸡蛋、瘦肉等）及维生素的摄入。心功能较差的患者应限制饮水量，不宜进食大量稀饭和汤类，以免液体入量过多。对抗凝药物治疗有影响的食物，如菠菜、胡萝卜、猪肝等，应注意不可过多或长期食用。

3. 定期复查抗凝治疗指标，以调整好抗凝药用量　出院前医师已初步摸索出患者的抗凝剂量，出院后先按这个剂量用药，每隔3～5日到医院化验1次，请医生对照抗凝标准调整用量。待抗凝指标比较稳定后（约需1个月），可每周化验1次；术后2～3个月会进一步稳定，可间隔2～4周化验1次，最长可3个月化验1次。

4. 保持心情舒畅，避免情绪过于激动。

5. 预防感染，尤其是呼吸道炎症、牙周炎、皮肤疖肿、泌尿系感染等，一经发现应及时控制。对不明原因的间歇或持续性发热，不可乱投医，乱用抗生素，应及时就医，以免延误治疗。当接受牙科治疗或各种有创性检查和治疗时，应事先告诉医生自己有风湿热病史及目前正在服用抗凝药。

6. 换机械瓣后可听到类似钟表的金属音，属正常现象，不必介意。

7. 育龄妇女的保健。

（1）一般来说抗凝治疗对月经的影响不大。

（2）置换生物瓣的妇女可以正常妊娠生产。但注意，至少待换瓣术后半年停用抗凝药后，心功能恢复良好方可考虑妊娠；作好妊娠期保健，尤其要防止围生期心功能不全。

（3）置换机械瓣的妇女注意避孕，最好不要妊娠分娩。因有报道妊娠前3个月服用华法林有致胎儿畸形的危险；抗凝过程中妊娠分娩会增加出血的危险。

8. 定期到门诊复查。

9. 如出现发热、呼吸困难、稍微用力即感胸痛等症状时立即就医。

七、预期结果与评价

1. 接受内科治疗的患者能否通过服用药物、摄取适当饮食、合理安排活动与休息来减轻心脏负荷。

2. 接受瓣膜手术的患者能否在身、心状况最佳的情况下接受手术。

3. 接受瓣膜手术的患者在手术后能否维持生命体征稳定，心功能改善，能否预防手术后的并发症。

4. 接受瓣膜手术的患者，出院后能否恢复正常生活，能否按医师处方正确服药，能否随身携带健康卡，能否按时到医院复查。

（李　苑　霍春颖）

第十七章 感染性心内膜炎患者的护理

关键词

blood culture	血培养
cardiac failure	心力衰竭
complication	并发症
chrombus	血栓
infectious endocarditis	感染性心内膜炎

感染性心内膜炎是心内膜面的炎症性病变，常累及心脏瓣膜，也可累及房室间隔缺损处或心内壁内膜。除一般细菌外，真菌、分枝杆菌、立克次体、衣原体、病毒均可引起感染性心内膜炎。寄居在上呼吸道的链球菌、葡萄球菌、肠球菌和厌氧性革兰阴性杆菌是引起该病的主要原因。其感染主要侵犯已有病变的心脏瓣膜，其次为有先天性缺损的心内膜，若感染的毒力很大也可侵犯正常的心脏。

过去曾按病原体的不同、起病缓急、病情凶险程度和预后将本病分为急性与亚急性两型。但由于抗生素的应用及同一病原体既可产生急性病程，也可产生亚急性病程，目前已不主张再分型。不同的致病微生物引起的感染性心内膜炎，其临床表现、治疗方法及预后各有不同的特点。有倾向认为，感染性心内膜炎的分类应以致病微生物的不同而定。近年来，虽然随着新型抗生素不断出现，外科手术条件的进步，使得感染性心内膜炎的病死率有所下降，但发病率并无明显下降。这与致病微生物的变迁、心脏外科手术、心血管疾病的介入性检查和治疗、各种内镜检查等技术的应用有关。

临床上以发热、心脏杂音、脾大、贫血、血尿、皮肤黏膜淤点、栓塞现象及血液细菌学培养阳性、超声心动图可见瓣膜赘生物形成为特点。

一、病因及发病机制

（一）病因

1. 致病微生物感染源　80%以上的心内膜炎患者是链球菌及葡萄球菌感染所致，草绿色链球菌仍为最常见的致病菌。金黄色葡萄球菌、白葡萄球菌、肠球菌等引起的心内膜炎比例显著增加。近年来，有人认为葡萄球菌已成为感染性心内膜炎最常见的致病菌，发病率占10%~30%，并且呈上升趋势。真菌性心内膜炎亦呈上升趋势。

2. 感染途径

（1）在正常健康者的血液中，偶尔有来自口腔、鼻咽部或其他部位的少量细菌，当宿主的机体防御功能低下时，这些细菌可以通过深静脉置管术、手术、心导管介入性检查治疗、口腔科及泌尿生殖系统的器械检查等侵入血流并随血流侵害心脏瓣膜、心内膜而引发感染性心内膜炎。目前，吸毒使用细菌污染或未消毒的注射器及针头所造成的感染性心内膜炎有上升的趋势。

（2）易感人群：患有先天性心脏病、获得性心脏瓣膜病、心脏外科手术后的患者易患感染性心内膜炎。静脉内滥用药物、免疫功能低下者等也易引发感染性心内膜炎。

（二）发病机制

1. 细菌可以有很多机会进入血流，当心脏存在着某些病理状况时，血流从高压的心腔或管腔，经过狭窄孔道或小缺损口流向低压的心腔或管腔，形成湍流，有利于血小板及纤维蛋白、炎性细胞、细菌等聚集在该处腔壁内膜上，形成血栓及赘生物，以至于引起外周动脉闭塞和心、脑、肾、脾、肠及四肢栓塞。

2. 赘生物在外形上可呈小疣状结节或菜花息肉状，大小可从＜1mm大到甚至阻塞心脏瓣膜口。赘生物质地松脆，易脱落导致栓塞。受累及的瓣膜可形成溃疡甚至穿孔或发生邻近组织的脓肿，严重者可导致心脏瓣膜脱落。感染侵及腱索和乳头肌可造成腱索和乳头肌断裂。中等度或较大的动脉及滋养血管发生细菌性栓子栓塞由于管壁结构的破坏变薄，在血流压力的冲击下，可形成囊状扩张或形成细菌性动脉瘤。

二、临床分型

1. 急性感染性心内膜炎　此类心内膜炎由于致病菌的毒力大、来势凶猛，有50%～60%的患者可累及正常心脏瓣膜，以主动脉瓣受累最为常见。其发病机制尚不完全明确，致病菌可能来自皮肤、肌肉、骨骼或肺等处的活动性感染灶。50%～70%的病原菌是金黄色葡萄球菌，其次为溶血性链球菌、脑膜炎球菌、淋球菌及其他细菌。可发生于原有基础心脏病或正常的瓣膜上。急性感染性心内膜炎常继发于全身严重感染性疾病，如脑膜炎、肺炎、葡萄球菌性脓疡等。起病急骤，中毒症状重。瓣膜损害多较严重，瓣膜和腱索急性穿孔和断裂时迅速出现心功能衰竭，常伴迁移性感染。

2. 亚急性感染性心内膜炎　最为多见，主要发生于有器质性心脏病的患者。引起亚急性感染性心内膜炎的细菌主要为低毒力的草绿色链球菌、D族链球菌、肠球菌，其他细菌则相对较少见。起病缓慢，病程常在数月。伴轻微的全身中毒症状，极少出现转移性感染灶。

3. 药物依赖性心内膜炎　由于静脉内滥用药物可使每年感染性心内膜炎的发生率高达2%～5%。在其微生物学方面，金黄色葡萄球菌占50%以上。致病菌最常来源于感染的皮肤、污染的药物及各种注射器。主要累及心脏瓣膜，与急性和亚急性感染性心内膜炎所不同的是约70%的病例累及三尖瓣，男性多于女性，以年轻人居多。特别是近年来，由于吸毒者的人数增加，其患病率呈上升趋势。而且，由吸毒所造成的心内膜炎一般出现急性心内膜炎的表现，有明显的全身中毒症状，常伴有转移感染。

4. 心脏瓣膜置换术后心内膜炎　发生于人工心脏瓣膜置换术后60天内的心内膜炎称早期人工瓣膜心内膜炎；发生于60天以后的称晚期人工瓣膜心内膜炎。早期与晚期的人工心脏瓣膜心内膜炎在病程中的危险性是不一致的，早期的危险性较大，死亡率高达63%～78%。在该病的早期，约有1/2患者的致病菌为表皮葡萄球菌、金黄色葡萄球菌、革兰阳性杆菌及真菌。晚期则以链球菌最为多见。主动脉瓣置换术后心内膜炎的感染率要比二尖瓣置换术后心内膜炎的感染率高3～5倍。人工瓣膜心内膜炎除在心内膜形成赘生物外，还常累及瓣周组织，形成瓣周脓肿或瓣周漏，严重者则可使瓣膜脱落。

三、病理

可见轻度无组织损害的感染性赘生物，呈小疣状结节或菜花息肉样，也可由致命性感染所引起局部或超出瓣叶范围的破损，使瓣叶变形、穿孔、腱索断裂、瓣膜关闭不全、大动脉与心室腔间的穿孔、心肌脓肿、传导组织破坏及化脓性心包炎。赘生物碎片脱落后至周围动脉和（或）任何器官可引起梗死，赘生物越大、活动性越强，造成梗死的危险性也就越高。还可因菌栓栓塞动脉血管壁的滋养血管而使其坏死以致形成细菌性动脉瘤。感染性心内膜炎的持续性菌血症可导致转移性的感染。其中以金黄色葡萄球菌引起的感染性心内膜炎更易造成其他器官的感染。由于免疫系统的被激活，可出现脾大、循环免疫复合物的沉积所致的肾小球肾炎、关节炎、腱鞘炎、心包炎及皮肤、黏膜的各种病变。

四、护理评估

（一）健康史

1. 有无近期内发生的皮肤及其他器官的感染及感染后服药情况。
2. 最近是否接受过口腔科治疗、其他创伤性检查和治疗。
3. 有无先天性心脏病、其他心脏病史、是否接受过心脏病的手术以及接受手术的时间。
4. 是否有静脉内滥用药物的经历。
5. 是否有周身不适、厌食、倦怠乏力、高热伴寒战的病史，体重是否下降。
6. 以往在就诊时的其他阳性检查结果。
7. 患者的精神压力状况、工作环境及经济状况。

（二）临床表现

1. 发热　急性感染性心内膜炎起病急骤，发热为感染性心内膜炎最常见的症状和体征，特点是体温较高，绝大部分患者因高热而就诊，发热又难以控制。患者可有高热伴寒战、周身不适、盗汗、头痛、食欲不振、体重下降等。但极度衰弱的老年人、已应用了抗生素或激素治疗的患者、伴有严重的充血性心力衰竭或肾功能衰竭的患者可无发热。亚急性心内膜炎时体温较低。

2. 贫血　感染可抑制患者的骨髓造血功能，所以患者会出现贫血，多见于亚急性感染性心内膜炎的患者。早期为中度贫血，随着病情的加重贫血也可呈进行性加重。

3. 皮肤黏膜淤点　常为毒素作用使毛细血管的通透性增大，脆性增加，破裂出血。也可由毛细血管的微栓塞所致。

4. 心脏杂音　赘生物的发生、脱落以及组织坏死引起心脏瓣膜穿孔或腱索断裂使心脏杂音发生变化或出现新的杂音，是感染性心内膜炎的特征性表现。

5. 有些患者可以出现房室传导阻滞、心包积液，晚期可出现心力衰竭。

6. 栓塞与梗死　栓塞是常见的临床表现。各组织器官均可发生，1/3 患者栓塞为首发症状。常见栓塞部位包括脑、肾、脾、肺、冠状动脉、肠系膜动脉及四肢动脉。患者可出现脑脓肿、脑出血、蛛网膜下腔出血、偏瘫、血尿、蛋白尿甚至肾功能衰竭，也可发生脾栓塞、心肌梗死及急腹症等。

7. 其他　25%~60% 的病例可见脾大，其质地柔软，一般为轻、中度肿大，可伴有轻度压痛。约 1/3 病例在晚期可出现杵状指。约 1/2 病例可出现骨骼压痛、关节痛、腰痛及多发性肌肉疼痛。

（三）辅助检查

1. 实验室检查

（1）血培养：是诊断感染性心内膜炎的最重要依据。为提高血培养阳性率，应注意在 24 小时内至少抽血 3 次以上，采血时间宜在体温上升时或高热期，采血量每次 10～20ml。如已用抗生素，在病情许可情况下，可暂停抗生素 3～10 天。怀疑真菌、立克次体、需氧或厌氧菌感染者应做特殊培养。

（2）白细胞计数增加、血尿或轻度蛋白尿及贫血：急性感染性心内膜炎时可见溶血现象、白细胞计数增加及明显的核左移现象；在亚急性感染性心内膜炎患者的血涂片中，可发现未成熟的白细胞数量中度增加。约 90% 的患者红细胞沉降率增快，少数患者可见血小板减少。

（3）25% 的患者有丙种球蛋白血症，80% 的患者循环中可出现免疫复合物，40%～50% 的患者类风湿因子呈阳性，丙种球蛋白的多克隆增加。

2. 超声心动图（胸部和食管）　可证实在患者的心脏瓣膜上是否有赘生物的存在并可测量赘生物的大小、瓣膜损坏的情况、腱索有否断裂及是否出现心包积液等。经食管超声心动图检查可提高较小赘生物的检出率。但超声心动图未探及赘生物并不能排除感染性心内膜炎的诊断。

3. 其他方法

（1）聚合酶链反应（PCR）：该检查是利用分子生物学技术对 DNA 进行提纯、放大，从而确定是否有致病菌的存在，是目前鉴别血培养阴性的心内膜炎的唯一方法。

（2）磁共振成像：可探及心脏瓣膜周围感染的范围、主动脉根部动脉瘤及瘘管。但与超声心动图比较而言，其对诊断所具有的意义尚在探索中。

（3）闪烁图：可以鉴定赘生物和心内脓肿，还可以评价抗生素治疗的效果。但其缺乏可以评价抗生素治疗敏感性及无精确的定位能力。

（四）心理社会评估

急性感染性心内膜炎患者的起病大多急骤，病情也来势凶猛，在短时间内可出现很多的临床症状，并会出现器官功能衰竭的情况，加上患感染性心内膜炎的患者反复的发热，需要长时间住院接受治疗，患者和家属大多不能接受这种事实。患者比较容易产生悲观甚至是绝望的情绪。临床上往往表现出不合作的状况，他们最大的担心就是自己的生命是否能够延续。对于渡过了急性期，经治疗后能够有机会接受心脏手术的患者来说，绝大部分可以在术后痊愈，重新开始生活。但有个别患者，或是由于手术前已经出现了其他器官功能的损害，或是由于其他原因，即使是接受了心脏手术，在手术后仍会出现其他的问题，如有的患者术后再次出现感染性心内膜炎更容易形成较大的精神压力和对接受再次手术的恐惧，他们会对自己的疾病失去信心。

不能忽视患者的经济问题，一方面是需要治疗的时间长而费用较大，另一方面是手术的费用也较高，在尚未广泛开展医疗保险的情况下是相当一部分患者的实际问题。特别是有些经济极不发达地区的患者，因为经济状况不佳而丧失了手术的机会。

担心自己的生命终结和没有能力支付手术费用构成了两项巨大的精神压力，使得患者的性格也发生变化。有些患者变得性情暴躁，乱发脾气，对谁都产生敌对情绪；有些患者则呈闭塞状态，拒绝与别人交流。这些都给护理工作增加了难度，有时甚至会影响治疗的效果。

五、护理诊断及医护合作性问题

1. 潜在并发症　充血性心力衰竭、房室和室内传导阻滞、体循环栓塞及肺栓塞、细菌性动脉瘤的形成、转移性脓肿及神经系统的病变等。

2. 体温过高　与存在较严重的感染有关。

3. 心排出量减少　与晚期出现心功能衰竭有关。

4. 活动无耐力　与长期高热、感染中毒症状有关。

5. 精神困扰与绝望　与患者病程较长、存在经济问题有关。

6. 营养失调　与体温高、能量消耗大及摄入不足有关。

7. 知识缺乏　与患者的文化水平及医疗知识较少有关。

六、计划与措施

（一）目标

1. 护士要观察和识别患者是否存在潜在并发症，判断患者的心理状况。

2. 患者可以表达对疾病正确的理解并陈述自己疾病治疗的过程。

3. 患者及家属能够有效实行物理降温法。

4. 患者能够复述早期心功能不全的症状。

5. 患者可以说出营养高又易于消化的食物。

（二）计划与实施

总的原则是消除感染、争取手术机会。

1. 病情观察　由于感染性心内膜炎患者的病变主要侵犯心脏瓣膜，晚期可出现多种并发症，而且由于长期高热，使得患者处于一种比较衰竭的状态。护士首先要严密观察患者的体温变化，随时测量体温，除常规时间的体温外，还应将患者每日最高的体温绘制在体温单上，以全面反应患者的体温变化情况。要教会患者如何正确地测量体温，如在饭后30分钟内、饮热水后及出汗时都不要测量体温等，以使医师可以准确地了解病情的变化。观察患者的心功能情况，是否出现不能平卧并伴双下肢水肿。对感染性心内膜炎的患者来说，任何一种并发症都是致命性的。因此，护士还应随时观察患者是否已出现了并发症，为治疗护理提供准确的信息。

2. 一般治疗护理　感染性心内膜炎对患者心脏瓣膜的侵害十分严重，伴随而来的是患者心功能衰竭，很多患者死于心功能不全。因此，在积极控制感染的同时，保护患者的心脏功能尤为重要。如果患者已经出现心脏功能的问题，应让患者卧床休息，并积极进行处置（参见心力衰竭和扩张型心肌病患者护理中有关心力衰竭的治疗）。对于已经出现其他器官并发症的患者，应积极进行相应的治疗。对存在严重贫血的患者，应积极纠正贫血。

3. 抗生素的应用　积极、有效、合理地使用抗生素是治疗感染性心内膜炎的关键，其可以消除感染、降低病死率。给患者施以抗生素之前，应尽可能地找到致病菌及其敏感药物，以指导抗生素的应用。同时，要考虑到所选抗生素杀灭致病菌的能力、药物毒性。

药物治疗的原则：早期应用、用足剂量、选用杀菌药、疗程要长（一般4～8周，部分患者需8周以上）。对于病原菌不明的感染性心内膜炎应使用对金黄色葡萄球菌、链球菌、革兰阴性杆菌都有效的广谱抗生素进行治疗，如对亚急性感染性心内膜炎的患者宜采用包括对肠球菌在内的大多数链球菌有效的抗生素。若盲目或只凭经验治疗，可能会出现不良效果，如各种医源性并发症、心衰加重、增加感染的复发性及菌群失调等。因为要做好长期接受治疗的准备，注意保护患者的血管。有条件可使用留置针穿刺，既可以减少患者的痛苦，又可以在抗生素注射完毕后进行封管，减少不必要的液体摄入。

4. 手术治疗　手术主要是更换心脏瓣膜，清除赘生物、提高患者的生存率。感染性心内膜炎的手术指征为：顽固性的充血性心力衰竭经内科治疗后效果不理想的患者；虽经抗生素治疗但血培养持续阳性的患者；心脏瓣膜置换术后的感染性心内膜炎所致的严重瓣周脓肿、瘘管形成或瓣膜活动严重受损；患者反复发作大动脉栓塞并经超声心动图证实有≥10mm的赘生物；心脏瓣膜周围的感染有扩展的趋势；在使用了有效的抗生素治疗后又复发的患者；感染所致的主动脉瓣周感染累及传导系统、出现进行性的肾功能衰竭。

5. 饮食护理　感染性心内膜炎患者因高热、贫血，特别是长期高热的患者，都处于营养不良、虚弱无力的状态。若患者尚未出现其他脏器功能障碍，应积极鼓励患者进食高热量、高蛋白易消化的食物，如鸡蛋、牛奶、酸奶、肉等，以补充患者的能量，并注意水分的补充。一旦出现了心功能不全的症状和体征，则应根据患者的具体情况指导患者的入量（可参见扩张型心肌病护理一节）。

6. 预防　目前，从疾病的病因、发病原理、流行病学角度出发对感染性心内膜炎进行预防已逐渐为人们所重视，主张对感染性心内膜炎的高危患者采用抗生素的预防治疗。具有下列诊断的患者应被列入感染性心内膜炎的预防范围内：接受心脏瓣膜置换手术后的患者，曾经有过感染性心内膜炎病史的患者、发绀型心脏病、主动脉瓣和（或）二尖瓣狭窄伴关闭不全、二尖瓣脱垂伴反流、肥厚型心肌病患者。另外，对进行了下述器械检查及手术治疗后的患者，也应进行感染性心内膜炎的预防：可引起牙龈或黏膜出血的口腔科检查及手术操作、扁桃体手术、肠道和呼吸道黏膜的手术、妇科手术、食管静脉曲张的手术、伴有感染的导尿及泌尿科手术等。

7. 健康教育及出院指导

（1）积极对感染性心内膜炎的高危患者做好卫生宣教，特别是高危患者在必须接受有创性检查后更应认真做好预防感染的工作。

（2）对已发生了感染性心内膜炎的患者要注意观察体温的变化。因为体温反映了患者的感染控制情况。教会患者自制一个能够清楚地反映体温变化的体温单。告诉患者不要在饭后、饮热饮后、出汗及活动后立即测量体温，若体温出现升高的趋势，应及时与医师联系进行药物调整。

（3）让患者了解咳嗽、不能平卧、夜间阵发性呼吸困难、双下肢水肿等心功能不全的临床表现，及早就治。

（4）告诉患者用药后的反应，如降温药物和抗生素对胃肠道的刺激，可能会出现恶心呕吐、食欲不振；医师在为患者调整心脏功能时会有尿量增加等。尤其不能忽视患者长期大量使用抗生素可能带来的真菌感染，可让患者经常检查自己口腔的颊部及舌面，观察是否有白色斑块的存在，如出现上述情况应请医师诊治。

（5）告诉患者千万不要擅自停药，以免出现不能挽回的后果。改药、停药应在医师指导下进行。帮助患者了解自己疾病的治疗过程，尤其是抗生素的使用情况及效果。

（6）若因病情所致高热、畏寒，降温后又会出现大汗，应注意做好保暖工作，同时注意皮肤的护理。

（7）行物理降温时，应注意禁止擦拭胸前区及腹部，避免引起反射性的心率加快。

（8）当患者头痛、胸痛、肢体活动有碍时，要高度警惕是否有细菌栓子的脱落。

（9）由于受较长时间疾病的困扰，很多患者都存在一定的心理问题，尤其是当其经济状况不佳时，思想负担也就越重，其家属也会因担心患者的疾病及经济问题而显得忧心忡忡。护士应主动与患者沟通，了解患者的情绪变化情况。

七、预期结果与评价

感染性心内膜炎是一种心内膜的炎性疾病，对此种疾病首先要让高危人群意识到预防的重要性。患者学会观察病情变化，如体温及是否出现心力衰竭；了解抗生素的作用、不良反应和使用注意事项，并坚持遵医嘱服药；理解疾病的过程并可表达内心感受；能够选择适当的食品以提高机体免疫力。避免因患者对疾病的特点认识不够擅自中途放弃治疗以致断送生命。

（郝云霞）

第十八章 心肌疾病患者的护理

关键词

amiodarone	胺碘酮
amyloidosis	淀粉样变性
arrhythmogenic right ventricular cardiomyopathy（ARVC）	致心律失常性右室心肌病
calcium antagonist	钙离子通道阻滞剂
congestive cardiac failure	充血性心力衰竭
cardiac resynchronization therapy（CRT）	心脏再同步化治疗
dilated cardiomyopathy（DCM）	扩张型心肌病
hypertrophic cardiomyopathy（HCM）	肥厚型心肌病
restrictive cardiomyopathy（RCM）	限制型心肌病
tachycardia-induced cardiomyopathy	心动过速性心肌病
myocarditis	心肌炎

第一节 概 述

2008 年 1 月，欧洲心脏病学会（ESC）发布了关于心肌病分类的最新声明，并将心肌病定义为非冠心病、高血压、瓣膜病和先天性心脏病等原因所引起的心肌结构及功能异常。

一、分类

新的分类是建立在疾病特殊形态及功能表型之上，取代了以往在病理生理机制之上的分类方法，更适于临床的应用。此分类注重心肌病的遗传决定因素，将心肌病进一步划分为家族性和非家族性，且新的分类方法不再对原发性和继发性心肌病进行区分。诊断重心从以排除诊断为主转向寻找积极的、有逻辑性的诊断指标。心肌病根据形态学特异性和不同功能表现分类，同时又可分为家族性和非家族性（图 18-1）。

（一）肥厚型心肌病（HCM）

无高血压、瓣膜病等因素导致心肌异常的负荷因素而发生的心室壁增厚或质量增加。

传统的肥厚型心肌病定义还规定不应是淀粉样变性及糖原累积病等系统性疾病而导致的心肌肥厚。其目的是为了区分肌细胞肥大或间质浸润及细胞内代谢产物积累所致的室壁增厚。然而在临床实践中我们发现，仅仅通过超声心动图和磁共振成像（MRI）等无创手段通常不能鉴别上述两种病症；而由于心肌病理的复杂性，心肌活检往往于患者死后才能得以进行。

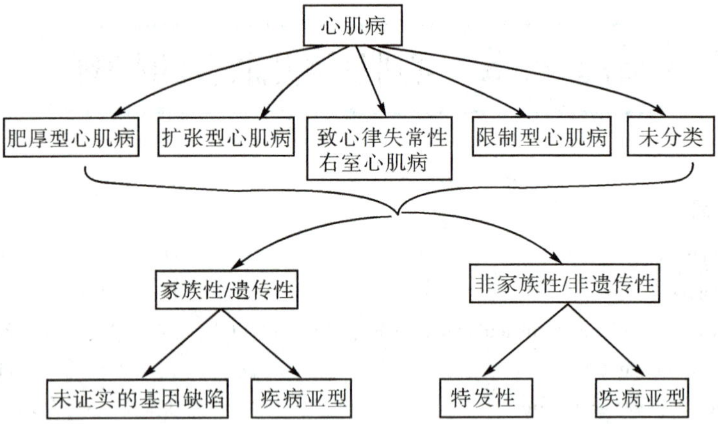

图 18-1 心肌病分类

非高血压和瓣膜病引起的左室肥厚的发生率约为 1/500，多为家族性常染色体显性遗传，由编码心肌肌原纤维节不同蛋白的基因变异所致，且多表现为不对称性心肌肥厚（尤其是室间隔部位）以及肌细胞排列紊乱。左室容积常减少，左室缩短分数高于正常。少数（≤10%）患者可进展为左室扩张和收缩功能障碍。

虽然有些高强度的体育锻炼可引起左室形态发生生理性改变，但心肌厚度极少与 HCM 患者的病理表型相似（男性运动员 <2%）。

（二）扩张型心肌病（DCM）

无引起整体收缩功能障碍的异常负荷因素（高血压、瓣膜病）或冠脉疾病而发生的左室扩张合并左室收缩功能障碍性疾病，伴或不伴右室扩张和功能障碍。

在扩张型心肌病中，约有 25% 的西方患者有家族史，且多为常染色体显性遗传。心脏感染和炎症的晚期可导致 DCM 的发生，但与急性心肌炎（左室大小常在正常范围）不同，炎症性 DCM 定义为合并有慢性炎症细胞的左室扩张和射血分数降低。因此，组织学和（或）免疫细胞化学检测是不可缺少的确诊途径。

我们将既无限制性血流动力学障碍，也无明显左室扩张（超过正常上限但小于 10%～15%）的严重左室收缩功能障碍的晚期心衰称轻度扩张型充血性心肌病。50% 以上的患者具有扩张型心肌病家族史，其临床表现及预后与典型扩张型心肌病患者相似。扩张型心肌病的另一种形式是围生期心肌病，临床表现为在妊娠最后 1 个月或分娩后 5 个月内出现心衰症状，多见于 30 岁以上的性女，与妊娠高血压、双胎妊娠等因素有关。

（三）限制型心肌病（RCM）

在收缩容积正常或降低（单/双心室）、舒张容积正常或降低以及室壁厚度正常的情况下发生的限制性左室生理学异常。

特点为由心肌僵硬度增加所致的左室充盈状态，表现为心室压力显著升高而心室容积仅轻度增加。RCM 的发生有特发性和全身系统性疾病的因素，还具有家族性，家族性的 RCM 通常为常染色体显性遗传。

心肌内膜的纤维化、纤维弹性组织增生、血栓以及收缩功能的心内膜病理变化均可导致限制性心室生理学异常。

（四）致心律失常性右室心肌病（ARVC）

局部或整体的右室功能障碍，伴或不伴左室疾病，同时有组织学证据和（或）符合相应标准的心电图异常表现。

致心律失常性右室心肌病组织学表现主要为右室心肌被脂肪和纤维组织逐步取代。病变主要累及右室前壁漏斗部、心尖部及后下壁，三者构成“发育不良三角”。ARVC 较为罕见，发病率约为 1/5000，但却是欧洲青年猝死的常见原因。多数 ARVC 为基因编码 plakophilin-2 和其他心肌细胞桥粒蛋白变异的常染色体显性遗传，但也有一些病例确认为常染色体隐性遗传。

（五）未分类心肌病

1. 左室致密化不全（LVNC）　其特点为左室具有明显的肌小梁和深部小梁间隐窝。主要特征是室壁增厚，心外膜致密变薄、心内膜增厚。有些患者还伴有左室扩张及收缩功能的障碍。目前医学界尚不能明确 LVNC 是否为一种单独的心肌病。临床上可以见到单独出现，也可以见到与先天性心脏疾病（如 Ebstein 畸形或发绀型心脏病）以及神经肌肉疾病联合出现。左室致密化不全通常为家族性，至少 25% 的亲属虽然没有症状，但却有不同程度的超声心动图异常。

2. Tako-Tsubo 心肌病　1990 年日本的 Hikaru Sato 教授在日本发现并描述了一个新的综合征，其临床特征包括伴有胸痛的一过性可逆性左心室功能障碍，心电图改变和轻度心肌酶升高类似急性心肌梗死（MI）。心室造影显示，左心室形状类似烧瓶圆底和窄的瓶颈（round bottom and narrow neck），形状很像日本用来捕捉墨鱼的瓶子。因此，Sato 教授将之命名为“Tako-tsubo”心肌病。暂时性左室心尖球形综合征或 Tako-Tsubo 心肌病的特点为短暂的左室心尖和（或）心室中段收缩功能障碍。患者可突发“心绞痛样”胸痛、心电图示广泛 T 波倒置甚至 ST 段抬高，以及心肌酶轻度升高。但冠脉造影显示无阻塞性冠脉疾病表现，多数报道病例为绝经后女性，通常于症状发生前有情绪激动或生理应激。大多数患者去甲肾上腺素浓度升高。左室功能通常在数天或几周后恢复正常，罕有复发者。

二、病因

心肌病的病因，因分类不同而不同，见表 18-1。

表 18-1 常见心肌病病因

	家族性	非家族性
肥厚性心肌病	家族性（未知基因）；肌原纤维节蛋白变异（β 肌球蛋白重链、心肌肌球蛋白结合蛋白 C、心肌肌钙蛋白 I/T、α-原肌球蛋白、肌球蛋白必需轻链、肌球蛋白调节轻链、心肌肌动蛋白、α-肌球蛋白重链、肌联蛋白、肌钙蛋白 C、肌肉 LIM 蛋白）；糖原累积病（如 Pompe、PRKAG2、Forbes'、Danon）；溶酶体累积病（如 Anderson-Fabry，Hurler's）；脂肪酸代谢障碍；肉毒碱缺乏；磷酸化酶 B 激酶缺乏；线粒体细胞病；与 HCM 相关的综合征（努南综合征、豹斑综合征、Friedreich 共济失调、Beckwith-Wiedermann 综合征、Swyer 综合征）；其他（肌质网磷酸受纳蛋白启动因子、家族性淀粉样蛋白）	肥胖；糖尿病母亲的婴儿；体育训练；淀粉样蛋白（白蛋白/前清蛋白）
扩张型心肌病	家族性（未知基因）；肌原纤维节蛋白变异（见 HCM）；Z 带（肌肉 LIM 蛋白、TCAP）；细胞骨架基因（营养障碍基因、结蛋白、Metavinculin、Sarcolysin 复合体、CRYAB、Epicardin）；核膜（核纤层蛋白 A/C、Emerin）；轻度扩张型心肌病；肌间盘蛋白变异（见 ARVC）；线粒体疾病	心肌炎（感染性/中毒性/免疫性）；川畸病；嗜酸性疾病（Churg Strauss 综合征）；病毒持续感染；药物；妊娠；内分泌功能障碍；营养不良（维生素 B_1、肉毒碱、硒、低磷酸盐血症、低钙血症）；酒精；心动过速性心肌病
致心律失常性右室心肌病	家族性（未知基因）；肌间盘蛋白变异（盘状球蛋白、粒桥蛋白、Plakophilin2、桥粒核心糖蛋白 2、桥粒糖蛋白 2）；心肌 ryanodine 受体（RyR2）；转化生长因子（TGF）β3	炎症
限制性心肌病	家族性（未知基因）；肌原纤维节蛋白变异（肌钙蛋白 I、肌球蛋白必需轻链）；家族性淀粉样变性（转甲状腺素蛋白、载脂蛋白）；结蛋白病；弹性纤维性假黄瘤；血色病；Anderson-Fabry 病；糖原累积病	淀粉样蛋白（白蛋白/前清蛋白）；硬皮病；心肌心内膜纤维化［嗜酸性粒细胞增多综合征、特发性疾病、染色体原因、药物（5-羟色胺，美西麦角，麦角胺，汞制剂，白消安）］；类癌心脏病；转移癌；辐射；药物（蒽环类抗生素）
未分类	左室（非致密性 Barth 综合征、核纤层蛋白 A/C、ZASP 基因、α-dystrobrevin）	Tako-Tsubo 心肌病

第二节　心肌病患者的护理

一、护理评估

评估心肌病患者的主要目的：确定患者目前疾病的程度、了解患者是否存在并发症的因素、确认患者对自己疾病的认识。评估主要包括：

（一）健康史

1. 家族中是否有人被诊断或被怀疑有心肌病。
2. 在出现症状前是否有感冒、发热及腹泻病史。
3. 患者有无在克山病区及缺碘地区生活的经历。
4. 是否出现过心律失常、心前区闷痛及劳累性呼吸困难。
5. 有无血栓栓塞史。
6. 症状的出现与妊娠、生育是否有关。
7. 患者的饮食情况，尤其是是否有长期大量的饮酒史。
8. 心理状况及环境状况　是否长期处于精神紧张状态、是否长期过度疲劳等。

（二）临床表现

本病起病缓慢，早期患者可处于无症状阶段，体检可以正常。开始出现劳累后心悸、气短伴乏力、胸闷、咳嗽等症状时休息后可以缓解，继而在轻微活动后或在休息状态下即可以出现上述症状，随着病情的发展可以出现夜间阵发性呼吸困难。逐渐出现从双下肢开始的水肿。患者可出现各种类型的心律失常。由于心腔扩大、心室腔淤血，可以在心内膜上形成附壁血栓，容易出现血栓脱落而导致心、胸、肾或肺栓塞，尤其是有房颤者更容易出现。在疾病的晚期，患者可以出现肝大、胸腔积液、腹腔积液等充血性心力衰竭的表现。总之，心肌病的病程长短不一，总的预后不良。最常见的死亡原因是心力衰竭。栓塞是重要的并发症之一。

（三）心理社会评估

心肌病的患者虽有一部分在短期内出现急性症状而丧失生命，但仍有一部分患者是长期慢性的过程。被确诊以后会给患者的日常生活带来很大的影响，患者在生理上、生活上都会出现从否认现状到承认现状并进入角色的过程。

1. 有些患者由于具有较高的知识层次，在患病以后自己会主动地查阅有关疾病的书籍，对自己所患的疾病有较多的了解，医师和护士也可以较好地与其沟通，患者会主动地向医师和护士反应病情的变化，并积极主动地配合医疗与护理措施，对出院时护士所给予的指导也能较好地接受。对此类患者应该向其讲明疾病的真实情况以求得患者的合作。

2. 有些患者可以自行通过咨询、查阅资料等手段来了解疾病的全面情况，对该病预后不良存在着恐惧的心理，经常使自己处于紧张状态之中，不敢活动、不敢外出，谈病色变，尤其是当听到患同种疾病的患者病情加重或去世时，更无法把自己从死亡的阴影中解脱出来。加之有些患者长期受疾病的困扰，在家庭中形成了“以我为中心”的格局，很难进入角色转换。对该类患者应使其对病情有适当的了解，同时协助家属帮助患者尽快进入角色，以协助医护人员帮助患者增强战胜疾病的信心。

3. 有些患者的知识层次较低，其对疾病的认识和了解受到相应的限制。此类患者常表现出满不在乎的态度，与医护合作起来有一定的困难，接受健康宣教也有一定的困难。此类患者中的大多数不能正确对待自己的状况，患病后不能保证很好的休息、不能按时到医院复查、不能按时服药，只有在症状明显的时候才到医院就诊，并认为反正自己已经患病，应该想吃什么就吃什么，想喝什么就喝什么，对医师和护士告之的控制入量非常不理解，经常是满腹牢骚，甚至不将自己的实际入量告诉医师，增加了治疗的难度。对此类患者护士应做反复耐心的教育工作，向患者讲清利害关系，并对患者给予适当的控制和监督，力争达到最好的治疗效果。

4. 经济状况给患者带来严重影响　由于有相当一部分患者长期患病、反复住院，大笔的医疗费用成了患者担心的主要问题，有些患者甚至在住院的当天就向医护人员倾诉自己的经济窘状。在整个住院过程中，经济问题一直困扰着患者，尤其是来自偏远山区的患者更是如此。对于这些存在着实际困难的患者，应该让患者感到医护人员深切的同情心，在不违反医院规定的前提下为患者解决生活困难，经常给这些患者以热情的帮助，取得患者的信任，使其顺利地渡过住院期间的生活。

二、护理诊断及医护合作性问题

1. 潜在并发症　心律失常、血栓栓塞、心脏性猝死。
2. 恐惧、焦虑　与疾病对生命造成威胁有关。
3. 体液过多　与心功能衰竭有关。
4. 活动无耐力　与心功能衰竭有关。
5. 不合作　与环境改变、对疾病不了解有关。

三、计划与措施

（一）目标

1. 护士能够观察患者是否有潜在并发症的出现。
2. 患者说出控制疾病、促进健康的生活方式。
3. 患者能够说出常用药物的用法、剂量、不良反应及最佳服药时间。
4. 患者能表达出对疾病的看法和个人感受。

（二）计划与实施

治疗特异性的任何基础原因，如消除酒精、某些精神治疗药物和电解质紊乱；去除潜在的毒素或心肌抑制药，治疗低心排血量、心衰以及并发症。然而，找不到原因的病例更常见。对心衰和低心排血量的治疗依赖于后负荷减轻，正性肌力药物和前负荷减轻的适当平衡来达到最佳心排血量，减轻全身静脉和肺静脉充血。

1. 药物治疗　治疗主要依靠用ACE抑制剂（如卡托普利、依那普利、赖诺普利）或肼苯哒嗪结合硝酸盐（如硝酸异山梨酯）来同时降低前、后负荷，且是对预后有益的影响。卡维洛尔能延长生命，减少发病率，其他β受体阻滞剂可能也有此作用。洋地黄苷可减少发病率，因有弱的正性肌力作用并可控制房颤患者的心室率而有应用价值。利尿剂可降低左右心室的充盈压，故可防止肺水肿和明显的肝淤血。磷酸二酯酶抑制剂（如氨力农，米力农）的应用或间歇地短期（48～72小时）输注儿茶酚胺（如多巴胺或多巴酚丁胺正在试验中）可暂时有助于某些患者，这些治疗尚未发现可延长生命。合用或不合用硫唑嘌呤的皮质激素及马抗胸腺细胞球蛋白可缩短活检证实的一些炎性心肌病的急性期（如急性病毒感染后或肉瘤样心肌炎），但不能改善慢性心肌病过程，已不再应用。故在用皮质激素或硫唑嘌呤之前，建议先进行活检证实活动性心肌炎的存在。

由于有附壁血栓形成的危险，预防性口服抗凝剂有助于防止全身性或肺栓塞。心律失常通常并发于心肌病的急性心肌炎阶段及后期的慢性扩张阶段，如必要可用抗心律失常药物治疗。应注意，绝大多数抗心律失常药物均有抑制心肌收缩力的作用，故最好不用有强力负性变力作用的药物（如双异丙吡胺、普鲁卡因酰胺）。

2. 心脏再同步化治疗　心脏再同步化治疗是一种起搏治疗的方式。是在右房、右室与心脏冠状静脉窦心室支各置入1根电极，通过调整电极间的起搏间隙使双心室得到同步除极，从而纠正由于双室不同步收缩引发的心力衰竭。截至2005年，已有十余项研究（累计病例>4000例）证实心脏再同步化治疗可明显改善心衰症状，提高左室射血分数，减少再次心衰入院率，一定程度上降低由心衰所致的病死率。

心脏再同步化治疗治疗心衰已有十余年的历史，部分医院已能较成熟的开展此项工作，但目前尚未普及。2006年，中华医学会心电生理与起搏分会制定了中国心脏再同步化治疗适应证：①缺血性或非缺血性心肌病；②充分抗心衰药物治疗后，NYHA分级仍为Ⅲ或Ⅳ级；③窦性心律；④LVEF≤35%；⑤LVEDD≥55mm；⑥QRS波时限≥120ms，伴有心脏运动不同步。

关于心脏再同步化治疗治疗心衰的疗效，Hochleitner等于1992年首次报告一组17例终末期扩张型心肌病起搏治疗的5年长期随访结果，无一例因心衰加重再次住院。此后，有关的研究逐渐增多，此法治疗心衰的疗效已得到公认。为了达到最佳治疗效果，应在超声心动图检测心脏左右心室同步性的基础上，将左室电极置于最佳部位（通常为左室后侧壁），植入起搏器后还要在超声心动图的指导下调整左右心室的起搏顺序，才能达到满意的疗效。

3. 饮食护理　心肌病的患者早期在饮食上无特殊要求。但在出现心衰后要注意少食含水量多和不易消化的食物，还要注意均衡地摄入营养。晚期合并心源性肝硬化、低蛋白血症时要遵医嘱适当增加蛋白的摄入。

4. 健康教育及出院指导

（1）患病早期患者可无症状或症状很轻，有些患者不能给予足够的重视。要做好卫生宣教，帮助患者认识到早期接受治疗的重要性。发现问题及时处理。

（2）对正在住院的患者要尽快帮助其进行角色转换，以协助治疗。

（3）教会患者如何计算食物的含水量及准确记录出入量。提供患者一份各种食物含水量表格，并协助患者制定一张出入量登记表，在患者使用的饮水杯上以100ml为单位做好刻度，以便准确、严格掌握出入量，见表18-2及表18-3。

（4）告诉患者在出现咳嗽、气喘、双下肢水肿、夜间不能平卧或连续几天尿量少于入量时要及时就医。

表 18-2 常用食物含水量（粗略值）

品名	单位量	原料量（食品）(g)	含水量（ml）
米粥	1 小碗	米 25	220
蒸米饭（稻米）	1 小碗	米 50	80
汤面（或面片）	1 小碗	面粉 50	200
肉末烂面		面粉 50	230
麻酱面		面粉 50	80
打卤面		面粉 50	160
混沌	1 小碗	面粉 50	160
馒头	1 个	面粉 50	30
糖包		面粉 50	35
蜂糕		面粉 50	45
烙饼		面粉 50	30
包子（2 个/50 克）	1 个	面粉 25	35
水饺（6 个/50 克）	1 个	面粉 6/50	12
煮鸡蛋		40～50	30
蒸鸡蛋	1 份	鸡蛋 60	150
炒鸡蛋	1 份	鸡蛋 120	90
炒青菜	1 份	青菜 150	160
肉片炒青菜	1 份	青菜 150、肉 50	180
酱肉		肉 150	50
牛奶	1 份		200～250
豆浆	1 份		200～250
橘子	1 个	6 个/500	60
苹果	1 个	3 个/500	110
鸭梨	1 个	3 个/500	110
香蕉	1 个	65～85	40～50
西瓜	1 块	250	180

注：1. 本表仅供记录患者水分出入量使用；2. 本表是按协和医院营养科各种食物的“标准份”计算的，所列数字仅供参考

表 18-3 出入量登记表

日期	利尿剂使用		出入量情况		
	时间	名称、剂量	时间	入量	尿量
合计					

(5) 教会患者观察用药后的反应：当尿量过多伴有周身乏力时可能存在低血钾、皮肤上有红色小斑点时可能有出血倾向、心率减慢时可能与抗心律失常药物有关等，都应及时到医院诊治。

(6) 让患者知道哪些药物会有消化道反应，如肠溶阿司匹林、缓释钾、乙胺碘呋酮等。

(7) 让患者了解所服药物的正确使用方法，如饭前还是饭后、上午还是下午等均应向患者做详细的说明，告诉患者不要在没有医师的同意下擅自停用任何药物。

(8) 指导患者对住院期间的检查治疗有一定的认识，以便到其他医院就诊时使用。

(9) 嘱患者要尽量避免感冒、避免劳累及情绪刺激、尽量少到公共场合，家中有人患感冒时，要尽量使其远离患者。

(10) 嘱患者戒烟、戒酒、少食多餐，尽量选择易消化的食物，但总入量要有所控制。原则为入量不应大于尿量。

(11) 有条件的患者家中最好准备氧气。

四、预期结果与评价

心肌病的晚期常表现为进行性心力衰竭、心律失常、血栓栓塞及猝死。患者要了解自己目前心功能的情况及有可能出现的并发症；可以做到，如规律起居、定时到医院复查、避免过度劳累和保持情绪稳定、防止感冒、准确记录出入量及病情有变化时及时就诊；掌握所服药物的作用、不良反应，并能坚持按医嘱服药；对自己疾病的过程有正确的认识。

第三节 心肌炎患者的护理

心肌炎指心肌本身局限性或弥漫性的急性或慢性的炎性病变，可以由多种原因引起，其中以病毒性心肌炎最为多见。因为病毒性心肌炎的病毒学及病理诊断均比较困难，所以一些患者在猝死后尸检中才可发现。近年来，由于对心肌炎病原学的进一步了解和诊断方法的不断先进化，心肌炎已被发现是常见的心脏病之一而日益受到重视。患急性病毒性心肌炎的患者如果能够及时有效地接受治疗大多数可以完全恢复，一部分患者由于发现较晚且治疗不及时可演变为慢性心肌炎，另有少数患者的心脏逐渐扩大，以至于出现与扩张性心肌病极为相似的临床表现。虽然病毒性心肌炎与扩张性心肌病之间的确切关系尚待进一步探讨，但在病毒感染、基因及自身免疫作用等方面均提示二者之间有密切关系。

一、病因及发病机制

心肌炎可分为感染性和非感染性。感染性心肌炎主要由细菌（链球菌多见）、病毒、螺旋体、立克次体、真菌等因素引起，非感染性心肌炎则由过敏、变态反应（风湿热）、理化因素或药物（电解质紊乱、吐根素、三价锑等）所致。细菌和病毒通过直接侵犯心肌、损伤心肌内小血管、免疫机制产生的心肌损伤及毒素对心肌的损害等对心肌构成威胁。近年来，由于抗生素的广泛应用，由链球菌引起的心肌炎明显减少，而由病毒感染所引起的心肌疾病的病例日趋增多。很多可以引起周身感染的病毒都可以引起病毒性心肌炎，不同型别病毒对心脏的亲和力和受感染者的易感性不同，因而导致患心肌炎的几率和患病后的轻重也有一定的差异。柯萨奇 A 及 B 组病毒、埃柯病毒、脊髓灰质炎病毒、流行性感冒病毒、风疹病毒、流行性腮腺炎病毒、登革病毒、肝炎病毒、狂犬病病毒及天花病毒等 30 余种病毒均可以引起病毒性心肌炎，其中以前 3 种最为多见。在中国的病例报道中，柯萨奇病毒占 33%~40%（其中小儿占 43.6%），腺病毒占 21.2%。并不是所有受到感染的人都会出现心肌的损害，当受感染者处于过度劳累、精神创伤、缺氧、长期接触放射线、免疫功能异常、营养不良等状态时则易引发病毒性心肌炎。

二、病理生理

病毒性心肌炎的诊断主要依据临床判断，病理学诊断依据较为贫乏。其病变范围大小不一，轻重有异。病变较轻时，个别心肌细胞变性、溶解、坏死，间质内有淋巴细胞和中性粒细胞等浸润，随着病变的加重可见淋巴细胞和单核细胞增多，病灶中纤维细胞开始增生，最终出现纤维化。因此，病变较重时，肉眼可见心肌非常松弛，呈灰色或黄色，心腔扩大。病变主要侵犯心肌的脏层，且以心内膜下心肌为主，还可侵犯心肌的起搏与传导系统而致心律失常，甚至引发心源性猝死。个别病例可侵及冠状动脉，引起病毒性冠状动脉炎，严重者可致心肌梗死。

三、护理评估

（一）健康史

1. 近期内是否出现过上呼吸道感染。
2. 是否在近期内有发热病史及发热时体温的情况。
3. 近期内是否出现腹泻、胸痛及周身不适的病史。
4. 有无关节疼痛及血细胞沉降率加快的病史。
5. 有否乙型肝炎病毒感染史。

（二）临床表现

1. 症状　病毒性心肌炎的临床表现取决于病变的范围、部位及程度，可以出现于原发病的症状期或恢复期。轻者可以几乎无症状，但重者可以猝死、严重心律失常、心源性休克或（和）心力衰竭。常见的症状有发热、乏力、肌肉酸痛、心悸、气短、心前区疼痛、腹泻等。少数患者可出现昏厥或阿－斯综合征，另有个别患者因病变程度重，在起病后迅速发展以致出现心力衰竭、心源性休克甚至多脏器功能障碍而死亡。

2. 体征　据病情的轻重不同心脏可有不同程度的扩大，如果治疗及时心脏可恢复正常。可以出现心率加快（与体温不符）或异常缓慢，心尖区可闻及收缩期吹风样杂音或舒张期杂音，在心肌炎好转后即可消失。病情严重者还可出现面色苍白、口唇青紫、周围循环衰竭及心力衰竭的体征。

（三）辅助检查

1. 实验室检查　在发病早期可有白细胞增多、血细胞沉降率加快及心肌酶（血清转氨酶、肌酸磷酸激酶、乳酸脱氢酶、肌钙蛋白）的升高。

2. 心电图　可出现频发性期前收缩及多源性期前收缩（房性或室性）、快速性心律失常（室上性心动过速、室性心动过速、房扑、房颤、室扑、室颤）、传导阻滞（窦房阻滞、房室阻滞、束支阻滞及分支阻滞）。

3. 胸部X线检查　病情严重者在急性期可见肺淤血、心脏扩大、左心室或左右心室均扩大、心胸比例增大，病情平稳后可恢复。

4. 超声心动图　可提示心脏收缩功能的减退或舒张功能的异常。心肌损伤的相应部位可见节段性或区域性室壁运动异常、室壁厚度有所增加，还可见到心肌的回声反射增强和不均匀。约有15%的患者可见左心室附壁血栓。另外，病情严重者可出现左心室射血分数的下降。

（四）诊断标准

病毒性心肌炎的确诊相当困难，因为其临床表现及多数辅助检查均缺乏特异性，在国际上目前也尚无统一标准。1999年8月，中华心血管杂志编辑委员会心肌炎心肌病对策专题组提出了病毒性心肌炎参考诊断标准。

1. 病史与体征　在上呼吸道感染、腹泻等病毒感染后3周内出现心脏表现，如出现不能用一般原因解释的感染后重度乏力、胸闷、头晕（心排血量降低所致）、心尖第一心音明显减弱、舒张期奔马律、心包摩擦音、心脏扩大、充血性心力衰竭或阿-斯综合征。

2. 上述感染后3周内新出现下列心律失常或心电图改变

（1）窦性心动过速、房室传导阻滞、窦房阻滞或束支阻滞。

（2）多源成对室性期前收缩、自主性房性或交界性心动过速、阵发或非阵发性心动过速、心房或心室扑动或颤动。

（3）以上导联ST段呈水平型或下斜型下移≥0.01mV或ST段异常抬高或出现异常Q波。

3. 心肌损伤的参考标准病程中血清心肌肌钙蛋白I或肌钙蛋白T、CK-MB明显增高。超声心动图示心腔扩大或室壁活动异常和（或）核素心功能检查证实左室收缩或舒张功能减弱。

4. 病原学依据

（1）在急性期从心内膜、心肌、心包或心包穿刺液中检测出病毒、病毒基因片段或病毒蛋白抗原。

（2）病毒抗体：第二份血清中同型抗体（如柯萨奇B组病毒中和抗体或流行性感冒病

毒血凝抑制抗体等）效价较第一份血清升高 4 倍（2 份血清应相隔数周以上）或一次抗体效价≥640 者为阳性，≥320 者为可疑阳性（如以 1∶32 为基础者则宜以≥256 为阳性，≥128 为可疑阳性，据不同实验室标准作决定）。

（3）病毒特异性 IgM≥1∶320 者为阳性（按各实验室诊断标准，需在严格质控条件下）。如同时有血中肠道病毒核酸阳性者更支持有近期病毒感染。

对同时具有上述 1、2［（1）、（2）、（3）中任何 1 项］、3 中任何 2 项，在排除其他原因心肌疾病后，临床上可诊断急性病毒性心肌炎。如同时具有 4 中（1）项者可从病原学上诊断急性病毒性心肌炎；如仅具有 4 中（2）、（3）项者，在病原学上只能拟诊为急性病毒性心肌炎。

如患者有阿－斯综合征发作、充血性心力衰竭伴或不伴有心肌梗死心电图改变、心源性休克、急性肾功能衰竭、持续性室性心动过速伴低血压或心肌心包炎等 1 项或多项表现，可诊断为重症病毒性心肌炎。如仅在病毒感染后 3 周内出现少数期前收缩或轻度 T 波改变，不宜轻易诊断为急性病毒性心肌炎。

（五）心理社会评估

病毒性心肌炎起病急骤，多数患者仅有感冒、腹泻病史，有些患者甚至不知道自己什么时候被感染的。一旦被诊断为病毒性心肌炎，患者就会陷入极度的恐惧中不能自拔，担心自己的生命受到疾病的威胁。尤其是有一定文化的患者在患病后会主动翻阅大量有关书籍，不断地向医师、护士询问自己的病情，特别是担心自己会发展为扩张型心肌病，他们的家属也会非常紧张。未成年人在被诊断为病毒性心肌炎后，其父母的焦虑程度往往大大地超过患者，因而承受着巨大的心理压力，以至于精神处于崩溃，很难和医护人员沟通。

四、护理诊断及医护合作性问题

1. 潜在并发症　心功能不全、心律失常、电解质紊乱、感染、心源性休克及多脏器功能障碍。
2. 心排出量减少　与病毒广泛侵犯心肌造成心功能减退有关。
3. 胸痛　与心肌损伤后缺血有关。
4. 腹泻　与肠道病毒感染有关。
5. 活动无耐力　与心肌损伤造成心律失常、氧供失衡有关。
6. 焦虑、恐惧　与感觉到疾病对自己的健康构成威胁有关。

五、计划与措施

（一）目标

1. 护士能够识别患者可能发生的潜在并发症。
2. 患者能够陈述出现胸闷、憋气的原因并在出现症状时积极寻求帮助。
3. 患者可以在出现上呼吸道感染、腹泻及相应症状时主动就诊。
4. 患者在出现心悸时能够做到卧床休息、主动吸氧。
5. 患者能够复述自己目前的健康状况并对自己的疾病有正确的认识。

（二）计划与实施

1. 病情观察　在患病毒性心肌炎的患者中，一部分可以症状很轻或几乎无症状。这部分患者往往因为胸闷、憋气或出现期前收缩而就诊，要注意患者的症状是否有所加重。绝大部分病毒性心肌炎的患者都会出现心律失常，甚至因心律失常而发生猝死。要为患者进行心电监测并注意有无心律失常的出现。有些患者在患病后很快出现心功能不全，要注意观察患者是否出现不能平卧、呼吸困难、下肢水肿等症状。

2. 治疗原则　病毒性心肌炎至今无特效疗法，一般采用对症及支持疗法。

（1）祛除病因、注意休息、加强营养及应用抗生素　积极治疗引起心肌炎的原发病，控制感染和增加机体抵抗力。早期合理的休息可以减少心肌耗氧量及心肌负荷，对欲获得满意疗效有较为重要的意义。对病情较重者应卧床 2 ~ 3 个月，最好卧床至症状消失及其他检查也恢复正常；应给予吸氧、加强营养以协助心肌恢复；细菌感染是病毒性心肌炎的条件因子，为避免细菌感染引起心肌的免疫反应，应常规应用抗生素治疗，首选青霉素。

（2）对心肌的治疗：在急性期，以清除氧自由基、促进心肌恢复、阻止病情发展为主要目的；目标是增加冠状动脉血流量、提高机体耐缺氧的能力；提高机体免疫功能；改善心肌代谢。

（3）对心力衰竭的治疗：对于心肌炎出现心力衰竭患者的治疗同一般心力衰竭的治疗，可使用利尿剂及血管扩张剂。因为心肌本身的坏死容易导致洋地黄中毒，所以使用洋地黄时需慎重。

（4）对心律失常的治疗：急性心肌炎出现心律失常时应采用疗效高、不良反应小的药物，药物治疗不理想时应采用电复律。如果患者出现Ⅲ度房室传导阻滞或Ⅱ度Ⅱ型房室传导阻滞并反复出现阿 - 斯综合征应及时安装临时人工心脏起搏器，病情平稳、心律恢复后可拔除临时起搏器；如果患者仅出现Ⅰ度或Ⅱ度房室传导阻滞且心室率在 50 次/分以上，可密切观察患者心律的动态变化情况，不需进行特殊治疗。

（5）免疫抑制剂的应用：糖皮质激素具有抗炎症、抗渗出、抗毒血症、抑制免疫反应、改善心肌微循环等多种作用，但对于病毒性心肌炎的患者是否使用激素进行治疗到目前为止尚有争议。目前，在国内外均有报道，对重症患者进行抗休克和控制心衰常规治疗无效时试用糖皮质激素，可使病情得到控制或使病情好转。可采用地塞米松 10mg 或氢化可的松 100 ~ 200mg 加入 5% 葡萄糖液 250ml 静脉滴注，1 次/日，病情平稳后逐渐减量直至停药；或使用泼尼松 30mg，1 次/日，病情平稳后逐渐减药直至停药。

3. 饮食护理　在患病毒性心肌炎后，绝大部分患者因身体的不适、精神负担过重、卧床而出现食欲的下降。因此，患者应进有营养、易消化的食物。如果患者没有出现心功能不全，可鼓励患者多食水果及蔬菜，以增加维生素 C 的摄入和保持排便通畅；若患者已出现心功能不全，则应按心功能不全的饮食护理。

4. 预防与预后　到目前为止，对病毒性心肌炎尚没有有效的预防措施。少数病毒感染，如甲型、乙型肝炎及麻疹、脊髓灰质炎等可以通过预防接种的手段来达到防治的目的。近年来，有人主张使用干扰素或干扰素诱导剂来预防病毒性心肌炎的发生。预后主要取决于心肌损害的部位、程度、范围、休息和治疗是否合理等多种因素。大多数患者经过治疗后可痊愈，部分患者在病情出现反复波动后演变为心肌炎后遗症（心脏扩大、心功能减退、心电图未能恢复正常致使心肌瘢痕形成）或慢性心肌炎，极少数患者在急性期因严重心律失常、急性心功能不全、心源性休克而死亡。

5. 健康教育及出院指导

（1）向患者讲明卧床休息的重要性，对于不能管理自己的儿童应对其父母多做宣教，并对患儿进行监督。虽然有些患者在出院时心电图及各方面的检查均已恢复正常，仍需休息半年；对已入学的儿童应休学半年，以保证身体彻底康复。

（2）心电图、实验室检查对患者的康复情况具有重要的意义，嘱患者定期到医院复查，并应在感到不适、出现病情变化时及时到医院就诊。

（3）对于存在心理压力的患者及家属，护士应对他们进行耐心的康复指导，让其对自己的疾病有正确的认识，解除思想顾虑，利于恢复。

（4）如果患者已出现心功能不全，应严格按心功能不全的护理向患者进行健康教育。让患者学会自己观察和记录出入量及对饮食按要求进行控制。

（5）患者使用的抗心律失常药物绝大部分均有胃肠道反应，患者会有恶心、呕吐等不适主诉，有些患者甚至因不能忍受而擅自停药。首先要让患者认识到抗心律失常药物对患者疾病康复的重要性，可以让患者在饭后服药，并在有胃肠道症状时服用甲氧氯普胺等药以缓解症状。

（6）如果患者因病情需要服用了激素，要让患者了解服用激素可能出现的情况，如水钠潴留、向心性肥胖、食欲亢进等。告诫患者及家属，一定要在医师指导下才能减用或停用激素，否则会使病情有所反复。

六、预期效果与评价

病毒性心肌炎的患者在出院时，心电图及各种实验室检查均应正常或趋于正常，患者可以适当下床活动；对自己出现胸闷、憋气的原因有所了解；可以简述腹泻与病毒性心肌炎的关系；并能够做到按医生的要求休息；在出现症状时能够及时到医院就诊；可以简述自己所服药物的作用、不良反应、最佳服药时间及正确服用方法。

（郝云霞）

第十九章　梅毒性心血管病患者的护理

关键词

syphilis, lues	梅毒
syphilitic cardio-vascular disease	梅毒性心血管病
syphilitic arteritis	梅毒性动脉炎
syphilitic aortitis	梅毒性主动脉炎
syphilitic aortic insufficiency	梅毒性主动脉瓣关闭不全
syphilitic stenosis of coronary	梅毒性冠状动脉狭窄
syphilitic heart disease	梅毒性心脏病
treponema pallidum	梅毒螺旋体
treponema pallidum agglutination test	梅毒性血清试验

梅毒是由苍白螺旋体引起的一种慢性通过性传播的疾病，主要通过性活动传播，也可以通过胎盘传给胎儿，少数人可通过接吻、哺乳、接触污染了活的螺旋体的毛巾、餐具等物品、输血而感染。其危害还在于该病具有多年的潜伏期，潜伏期间没有症状，有些患者甚至终生不发作，只有在尸检时才被发现，对治疗和控制传染非常不利，并且还有5%的复发率。梅毒几乎可以侵害全身各组织器官，其早期主要侵害患者的血管和黏膜，而晚期则主要侵害心血管系统。一期梅毒表现为硬下疳及淋病硬化性淋病结炎，二期梅毒以损害皮肤及黏膜为主，梅毒性心血管病指在梅毒的第三期时，累及心血管系统所造成的主动脉病变，可以引发主动脉炎、主动脉瓣关闭不全、主动脉动脉瘤及冠状动脉口狭窄，从而引起心功能不全。

一、病因及发病机制

梅毒螺旋体可以通过皮肤、黏膜的轻微破损而侵入人体，大约3周后在机体内发生免疫反应。随着梅毒螺旋体在机体内的不断繁殖及机体免疫力的变化，疾病的活动期与潜伏期交替出现，直至发展到三期梅毒而侵害心血管系统。

二、病理

升主动脉血管的中层可见肌肉纤维和弹性纤维的坏死，可见到瘢痕组织的形成，血管壁增厚、内皮细胞增生，致使管腔狭窄而形成闭塞性动脉炎。动脉炎可扩展至主动脉根部使主动脉环形扩张后形成主动脉瓣关闭不全。当主动脉炎和瘢痕至冠状动脉口时可造成狭窄。

三、护理评估

（一）健康史

1. 查询患者有无不洁的性行为史。

2. 母亲及其他家族成员是否有过梅毒感染史，尤其是性伴侣有无梅毒的感染史。

3. 与患梅毒感染的患者是否有过密切的接触，是否接受过输血治疗。

4. 询问是否已经出现心功能不全的临床表现。

5. 如果有过梅毒感染其治疗的情况如何。

（二）临床表现及分型

1. 单纯性主动脉炎　是梅毒性心血管病中最常见的表现形式，在梅毒的早期即可发生，但可不引起任何症状，所以又被称为无症状性主动脉炎。部分患者可感到胸骨后不适或钝痛。听诊主动脉瓣区第二心音增强并可闻及收缩期杂音。X 线胸片检查可见升主动脉增宽，有时可见条状钙化阴影。

2. 主动脉瓣关闭不全　是主动脉壁的梅毒病变延伸所致，是单纯性主动脉炎最常见的并发症。早期可无症状，以后随着关闭不全程度的加重，患者可出现心悸、气短、劳累性或阵发性呼吸困难等心力衰竭的临床表现。另外，因主动脉瓣的大量反流，导致患者头部及冠状动脉血流减少，故可出现头晕、晕厥及心绞痛。在体征上可见心尖搏动向左下方移位，早期可闻及主动脉瓣区第二心音亢进，呈金属性，严重者第二心音可消失。少数患者杂音可呈“海鸥鸣”，并向整个胸壁传导。胸骨右缘上部及胸骨上窝处可闻及响亮粗糙的收缩期喷射样杂音。中至重度主动脉瓣关闭不全的患者在心尖部可闻到 Austin-Flint 杂音。部分患者可闻及主动脉瓣区收缩早期喷射音。

心电图可见左心肥厚，电轴左偏，部分患者可出现房颤、ST 段下降和 T 波倒置。X 线胸片可见左心室显著增大，主动脉瓣重度关闭不全时心影可呈靴形，升主动脉明显增宽，并可见肺淤血的征象。超声心动图可见主动脉根部增宽，主动脉环扩大，并可探及主动脉瓣反流的程度。

3. 主动脉动脉瘤　也是梅毒性主动脉炎的并发症，但不常见，可发生于主动脉的任何部位，以升主动脉和主动脉弓较为常见。症状和体征取决于动脉瘤发生的部位和瘤体的大小。当瘤体发生在升主动脉时，可压迫上腔静脉出现上腔静脉综合征的表现，可在心前区触及凸起的搏动性肿块，患者可有局部的疼痛甚至是剧痛。若瘤体破裂，患者可出现咯血、心包或胸腔积血。当瘤体发生在主动脉弓时，即使瘤体不大，也可由于其压迫邻近的组织、器官引起症状，如吞咽困难、气喘、声嘶、呃逆和膈肌瘫痪、左侧上睑下垂和轻度眼球内陷等，也可出现上腔静脉综合征的表现。听诊可在局部闻及收缩期喷射样杂音。当合并主动脉瓣关闭不全时则同时具有关闭不全的体征。

X 线胸片可见主动脉瘤所在部位的膨出及膨胀性搏动，并可见线条状的钙化阴影。超声心动图上可见瘤体的大小并可观察到是否有附壁血栓。

4. 冠状动脉口狭窄　是主动脉炎和瘢痕形成所致，其发生率约在 20%，常与主动脉瓣关闭不全同时存在。由于冠状动脉口的狭窄，多数患者可出现夜间发作、持续时间较长的心绞痛，因该病具有进展缓慢的特点，有利于心脏血管侧支循环的建立，故较少发生心肌梗死。

5. 心肌梅毒性树胶肿　是一种特殊类型的心肌炎，较少见。可以引起房室传导阻滞及束支传导阻滞。当心肌广泛出现树胶样肿时可出现进行性的心功能不全。

（三）辅助检查

梅毒性心血管疾病的诊断除了听诊、X线胸片及超声心动图外，梅毒血清学检查可为诊断提供重要的依据。主要有以下几种方法：

1. 非梅毒螺旋体抗原血清试验　有性病实验室玻片实验、血清不加热的反应素玻片试验及快速血清反应素环状卡片试验3种方法。

2. 梅毒螺旋体抗原血清试验　有梅毒螺旋体血凝试验及荧光螺旋体抗体吸收试验2种方法。有些患者可由于麻疹、水痘、肝炎病毒感染和系统性红斑狼疮、风湿热、麻风、海洛因依赖、妊娠等情况而出现梅毒血清的假阳性反应。

（四）心理社会评估

梅毒性心血管疾病的患者，除了要承受心脏病症为患者带来的痛苦外，还要承受巨大的心理压力。家属除了对患者产生看法外，在照顾患者时总担心自己被感染，反反复复向医护人员询问各种各样的问题；患者自己也极易产生自卑心理。因此，诊断梅毒性心血管病要慎重，不要一锤定音，除了反复结合临床询问病史积极排除其他疾病外，梅毒血清反应检查也要重复，必要时还应进行随访观察并进行家庭其他成员的调查。一旦确诊，医护人员首先要抛弃恐惧及歧视的心理，对患者进行细心的诊疗和护理。对其家属也应在正确指导隔离的基础上给予适当的医学常识宣教，使患者在家中也得到很好的照顾。

四、护理诊断及医护合作性问题

1. 潜在并发症　心功能不全、心绞痛。
2. 心排出量减少　与主动脉病变引起右心功能不全有关。
3. 社交孤立　与家属及朋友对其所患疾病的看法有关。
4. 疼痛　与形成主动脉瘤后压迫上腔静脉有关。
5. 焦虑　与家属的疏远缺乏被照顾有关。

五、计划与措施

（一）目标

1. 护士能识别患者是否出现严重的并发症。
2. 患者可以陈述与家属进行沟通的方法。
3. 患者可表达出患病后内心感受，心态平稳。
4. 患者能简述常用药物的剂量、方法及可能出现的不良反应。
5. 家属能够正确看待患者的疾病并可进行简述。

（二）计划与实施

1. 病情观察　梅毒性心血管病主要侵犯患者的主动脉系统而产生一系列的临床症状及体征。因此，要注意患者在心脏方面的病情变化情况（具体请见心力衰竭一章）。

2. 治疗

（1）早期使用青霉素及激素治疗，青霉素过敏者可使用红霉素。当症状不能控制时可加用免疫抑制剂。

（2）患者出现梅毒性心血管病后则应积极改善心脏功能。如果患者已出现严重的主动脉瓣关闭不全、主动脉动脉瘤形成或冠状动脉口狭窄以致于闭塞时应行外科手术治疗。

3．预防与预后　凡被确诊的患者，均应接受系统、正规的治疗，最短应药物治疗 4 个月，且在治疗期间禁止性行为。对梅毒患者的性伴侣及家庭成员进行检查，尤其应避免皮肤破损部位的直接接触。患有梅毒的患者不应担任美容美发师、厨师、幼教等工作，以免增加感染的机会。若只患单纯性主动脉炎则预后较好，当合并主动脉瘤、冠状动脉口严重狭窄、主动脉瓣关闭不全、尤其是出现心功能不全时则预后差。

4．健康教育及出院指导

（1）同心力衰竭的健康教育。

（2）使患者明白保持健康性行为的重要性。

（3）教会患者消除自卑心理，正确对待自己的疾病，增强战胜疾病的信心。

（4）护士应协助家属掌握梅毒螺旋体的主要传播途径，不要在家中制造恐慌气氛，应积极促进患者恢复健康。

六、预期结果与评价

患者在经过治疗后应能够对自己的疾病有正确的认识，活动期的梅毒应被控制，全身症状有所缓解，基本控制，贫血也应该有所纠正。若已出现心功能不全，应被控制在最佳的心功能水平。患者能了解药物作用、不良反应，家庭能处于有效应对状态，有利于健康的恢复。

（郝云霞）

第二十章 周围血管疾病患者的护理

关键词

arteriosclerotic occlusive disease	下肢动脉硬化闭塞症
atherosclerosis	动脉粥样硬化
aneurysm	动脉瘤
ankle branchial index	踝/肱指数
acute arterial embolism	急性动脉栓塞
arteriospasm	动脉痉挛
arterioectasis	动脉扩张
great saphenous vein	大隐静脉
intermittent claudication	间歇性跛行
movement disorders	运动障碍
numbness	麻木
nonspecific inflammation	非特异性炎症
pulselessness	无脉
perthes test	Perthes 试验
rest pain	静息痛
small saphenous vein	小隐静脉
thrombolytic therapy	溶栓疗法
takayasu's arteritis	多发性大动脉炎
trendelenburg test	Trendelenburg 试验
varicose veins of lower limb	下肢静脉曲张

临床上将心脑血管病以外的血管疾病统称为周围血管病，包括动脉、静脉及淋巴 3 个系统的疾病。周围血管病虽然种类繁多，从病理变化上来看主要有血管狭窄、闭塞、局限性扩张、静脉血栓以及静脉瓣膜功能不全所引起的反流。从临床表现来看主要有发凉、疼痛、肢端溃疡、肢端肿胀和感觉异常等。本章将主要介绍几种常见的周围血管病。

第一节 下肢动脉硬化闭塞症患者的护理

下肢动脉硬化闭塞症是下肢动脉粥样硬化性病变引起管腔狭窄或闭塞，从而导致的肢体供血不足，是血管外科常见病。发病年龄多为 50 岁以上中老年人，男性多于女性。患者多伴有高血压、高血脂、糖尿病等动脉硬化危险因素，并且多合并有冠心病、脑血管病等动脉硬化的全身表现。

一、病因及病理

病因尚不清楚，主要危险因素是高血压、高血糖、高胆固醇血症及吸烟等。

多数动脉硬化闭塞症患者的血胆固醇、三酰甘油及低密度脂蛋白浓度较高，提示脂质代谢紊乱与本病的发生发展有密切关系。本病也有可能存在家族遗传因素。糖尿病患者可较早期发生动脉硬化，而且病变进展较快，常可累及下肢小动脉，致使足趾发生溃疡及坏疽。可能与糖尿病患者的脂质代谢紊乱及小血管病变有关。高血压也是一种诱发因素，患者可早期出现动脉粥样硬化。如果肥胖患者，伴有原发性红细胞增多症使血液凝固性增加，可加重动脉硬化闭塞的症状。据有关统计认为长期吸烟，烟草尼古丁导致周围血管痉挛也可与动脉硬化的发生有关。

动脉硬化闭塞症好发于动脉的分叉部位，如主－髂动脉的分叉处、股总动脉及腘动脉的分叉处。因在分叉处容易形成涡流，致使动脉内膜损伤。病变早期动脉内膜脂质沉积，进而内膜增生及粥样斑块形成。动脉中层的弹性纤维发生退行性变，但很少侵犯动脉外膜。最后钙质在动脉粥样斑块上沉积，使斑块增大、质地坚硬。随着粥样斑块增大而向腔内突出，达到一定程度后即影响血液的通过，产生涡流。继而引发血栓形成，可使动脉管腔完全闭塞。动脉粥样斑块脱落，可导致急性动脉栓塞。由于弹性纤维变性，肌层变薄，在动脉血流的不断冲击下，可导致动脉扩张而形成动脉瘤。动脉的外膜一般保持完整，与动脉中层之间可有一可剥离的间隙，使动脉内膜剥脱术成为可能。动脉粥样硬化闭塞症常为节段性，也可双侧同时发病。给治疗带来一定困难。

由于狭窄和闭塞的进展缓慢，当狭窄到一定程度，还未出现临床症状前就已有侧支形成。随着狭窄的加重，侧支也逐渐增多。根据狭窄或闭塞的部位，可将腹主动脉以下的动脉硬化闭塞分为4型：①骨盆型：主要病变位于腹主和髂动脉段；②股部型：主要病变在股腘动脉段；③周围型：病变多在腘动脉以下；④混合型：病变广泛而多发。其中骨盆型约占1/5，股部型约占1/2，周围型约占1/6。当腹主动脉或髂动脉发生狭窄或闭塞时，肋间动脉、腰动脉、髂腰动脉、臀上动脉及旋髂深动脉等分支都可参与侧支循环，与股深动脉的分支吻合，而且侧支循环较丰富，可代偿供血。这些侧支虽不能完全代偿而出现肢体缺血的症状，但很少引起急性肢体缺血。一般也不发生肢端坏疽。在周围型中，膝周的动脉分支也可形成侧支，但不如上述的侧支循环丰富，代偿能力较差，可导致肢端坏疽。

肢体慢性缺血时，皮肤萎缩变薄、发亮，皮下脂肪消失，由纤维结缔组织所代替，骨质疏松，肌肉萎缩，毛发脱落以及趾甲变形或肥厚，长时期的慢性缺血或硬化闭塞病变进展时，可能出现坏疽（特别是足的远端部分）和溃疡。

二、护理评估

（一）健康史

1. 了解患者主要症状　包括早期症状，如肢体感觉异常，易冷感、凉、麻木等，目前是否有静息痛及组织坏死。

2. 了解发病时间、病程、症状与活动量、冷热及发作时间的关系。

3. 了解有无高血压、高脂血症、吸烟、糖尿病及家族史。

4. 体重、饮食及运动情况，是否超重，是否有高脂饮食的习惯，是否有运动习惯。

5. 心理社会因素 了解工作性质，是否有案牍生活，工作压力大，精神紧张等因素存在。

（二）临床表现

1. 症状

（1）轻微症状早期：早期患肢易感冷、凉，轻度麻木，活动后易感疲劳。

（2）间歇性跛行期：当病情加重时，以上症状也随之加重并出现活动后患肢疲乏无力、肌肉疼痛、痉挛，休息数分钟后症状逐渐缓解。

（3）静息痛：患肢休息时也感到麻木、疼痛，尤其夜间疼痛加重。

（4）组织坏死期：肢端出现缺血性溃疡或坏死。

2. 体征

（1）皮肤苍白、皮温降低、皮肤变薄、肌肉萎缩。

（2）检查时，狭窄或闭塞段以下的动脉搏动减弱或者消失是必然的体征。

（三）辅助检查

1. 踝/肱指数测定（ABI） 正常≥1，<1 时有缺血可能，<0.5 时为重度缺血。

2. 彩色多普勒超声检查 为无创的检查方法，可测量血流速度、诊断血管闭塞部位和范围。

3. 增强 CT 动脉重建（CTA）或磁共振血管造影（MRA） 可显示类似血管造影的血管解剖形态，尤其对大血管病变有诊断价值。

4. 动脉造影 是诊断下肢动脉闭塞的“金”标准。可明确动脉闭塞的部位、范围、程度和侧支循环的情况，同时可了解病变远端流出道情况，对决定手术有重要意义。

三、护理诊断及医护合作性问题

1. 活动无耐力 与下肢缺血有关。

2. 疼痛 与病变肢体供血不足或动脉病变所致缺血性神经炎有关。

3. 皮肤完整性受损 与受累肢体缺血性营养不良有关。

4. 潜在的并发症 再发动脉闭塞。

四、计划与实施

（一）目标

1. 患者能够在药物或手术的帮助下，改善活动状态，逐渐延长活动时间。

2. 患者自感疼痛减轻。

3. 患者皮肤破损得到控制。

4. 及早发现再发动脉闭塞的症状和体征。

（二）计划与措施

1. 改善患肢供血 肢体保暖，改善微循环，避免小血管痉挛。同时可使用血管扩张剂，如前列腺素 E_1 等；抑制血小板聚集药物，如阿司匹林、抵克力得、培达等；抑制 5 羟色胺-2 受体药物，如安步乐克等，及时动脉重建手术是治疗下肢缺血的关键。

2. 戒烟 对缓解血管痉挛、降低血液黏稠度和减轻肢体缺血症状有积极作用。

3. 适量运动　适当的有规律的步行锻炼，可以使 80% 以上患者的症状得到缓解。目前认为，运动使肌肉内的酶发生了适应性变化，使之更有效的从血流中吸取营养。运动锻炼的方法是，患者坚持步行直到症状出现后停止，待症状消失后再步行训练，如此反复运动每天坚持 1 小时。

4. 疼痛的处理　使用改善患肢供血的措施外，可使用镇痛药物缓解症状。

5. 对有皮肤破损的患者，应在实施血管重建术后，及时换药，促进伤口愈合。

6. 手术治疗　适用于肢体缺血严重的患者。如间歇性跛行逐渐加重、静息痛及缺血性溃疡等。主要包括：

（1）动脉内膜剥脱术。

（2）自体大隐静脉旁路术。

（3）人工血管旁路术。

（4）非解剖途径人工血管旁路术。

（5）经皮腔内血管成形术。

（6）动脉内支架植入术。

（7）术中血管内介入治疗联合动脉旁路术。

7. 对接受手术的患者，应观察肢体血运情况，如皮肤的颜色、足背胫后动脉搏动等，观察是否发生再闭塞。

患者多数为老年人，并多伴有高血压、动脉硬化等，应注意观察心脏功能，必要时进行心脏监护。

8. 健康教育　告诫患者戒烟，继续治疗高血压、高血脂等疾病，有效的控制血糖，适量运动，预防闭塞的再发生。

五、预期结果与评价

动脉硬化闭塞性疾病的预后取决于动脉闭塞的部位、范围、程度、病变发展速度及就诊时间，一般来说，闭塞或狭窄动脉的口径越大，病变范围越短，病程越长，效果越好。而闭塞或狭窄动脉的口径越小，范围越广，进展越快，预后越差。动脉硬化闭塞症属全身性疾病，治疗后仍可继续发展，有一定的复发率。严重时需要截肢，糖尿病患者的截肢率则更高。患者接受治疗的同时，仍应注意评价患者的感觉、动脉搏动、肌力、活动耐力、踝肱比值等，以观察治疗效果及尽早发现异常。

第二节　急性下肢动脉栓塞患者的护理

急性下肢动脉栓塞是脱落的血栓堵塞动脉造成的血流障碍。特点是起病突然，症状明显，进展迅速，预后严重，需急诊处理。

一、病因

动脉栓塞的栓子可由血栓、动脉硬化斑块或碎片、细菌性纤维素凝集物、空气、肿瘤组织、脂肪、羊水等组成，血栓大多来自心血管系统，特别是左心。血栓的来源有几方面：

1. 心源性栓子　是血栓最常见的来源，文献报道占 86%～91%，心脏疾病中以风湿性心脏病、二尖瓣狭窄、心房颤动和心肌梗死占多数，其中以风湿性心脏病最常见。75%的下肢动脉栓塞的患者合并有房颤。

2. 血管源性　动脉硬化斑块或碎片脱落造成下肢动脉栓塞约5%。

3. 医源性　心脏手术、血管手术也是造成下肢动脉栓塞的原因，以二尖瓣置换术为多，其余的手术有主动脉瘤切除术、人工血管植入术，以及动脉造影和插管术也能造成下肢动脉栓塞。

二、病理解剖和病理生理

（一）动脉栓塞的部位

下肢动脉栓塞发生时，栓子几乎总是停留在动脉分叉和动脉开口处。在周围动脉栓塞中约63%的栓塞影响到下肢动脉。股动脉发生率最高，35%～50%发生在分支处，其次是腘动脉，占15%～17%，股浅动脉中段（动脉硬化斑块处）的栓塞也较常见。

（二）病理变化

1. 栓塞动脉的变化

（1）动脉痉挛：栓塞刺激动脉壁，通过交感神经舒缩中枢反射引起远端血管及邻近侧支动脉强烈痉挛，使患肢缺血更为严重。

（2）继发血栓形成：动脉本身的滋养血管也可发生痉挛造成动脉壁血供障碍，使血管内皮细胞受损害，内弹力层可增厚，断裂，内膜下层水肿，内膜退行性变，血小板、纤维蛋白黏附于动脉内膜上，形成继发性血栓，是栓塞部位远端动脉内继发性血栓形成的主要原因。而血栓近端动脉的继发性血栓是由于血流滞缓，正常的轴流发生紊乱，血流中有形成分沉积，血液发生凝固而形成血栓。继发血栓常发生于栓塞后8～12小时。

2. 受累肢体的变化　为组织缺血、缺氧的表现。周围神经对缺氧最敏感，其次是肌肉组织。神经缺血症状一般在栓塞后15～30分钟出现，肢体疼痛和麻木为肢体动脉栓塞后的最初表现，至感觉消失时，组织很可能已发生坏死。一般在组织缺血后4～8小时就可以发生坏死，有时动脉栓塞发生在48小时以上，甚至达1周时间，仍有救肢的可能，主要取决于动脉栓塞的程度（如部分栓塞）、侧支循环情况（已有侧支循环）。

3. 对全身重要脏器的影响　患有心血管系统疾病的患者，下肢动脉栓塞后更加重心血管功能紊乱，严重者可继发血压下降、休克以及严重心律失常和心脏停搏。此外，肢体坏疽、继发感染、毒素吸收和剧烈的疼痛，均对全身造成不良影响。

三、护理评估

（一）健康史

1. 了解患者有无心脏病史，如风湿性心脏病、二尖瓣狭窄、心房颤动和心肌梗死。

2. 了解患者有无血管性疾病，如动脉瘤、动脉炎及动脉硬化。

3. 注意了解患者有无手术史，如心脏换瓣手术、动脉瘤切除术和人工血管置换术及动脉造影等。

（二）临床表现

动脉栓塞的肢体常有的5P征：疼痛（pain）、麻木（parasthesia）、运动障碍（paralysis）、无脉（pulseless）和苍白（pallor）。

1．疼痛　疼痛往往是最早出现的临床症状，一般为剧烈的疼痛，呈急性锐痛。开始时大都位于阻塞平面处，以后延至远侧。起始时多为间歇性疼痛，不久即演变为持续静息痛。常伴有触痛。

2．麻木　有些患者，发病后首先出现的症状是患肢麻木。动脉栓塞后，由于栓塞远侧的所有组织，包括周围神经在内均遭受严重缺血，常有感觉异常。甚至感觉丧失。

3．运动障碍　患者常伴有运动障碍，趾（指）活动困难，足手下垂等。有的患者会有关节僵直。

4．动脉搏动减弱或消失　动脉主干闭塞或新的血栓形成，使栓塞平面远侧的动脉搏动减弱或消失，而在其近侧的动脉搏动反而增强。

5．皮肤颜色和皮温的变化　肢体的血液循环受到严重障碍后，皮肤呈苍白色、如果皮下静脉丛的某些部分积聚少量血液，则在苍白的皮肤上，有小岛状紫斑，甚至皮肤花斑。栓塞远端肢体因供血不足，皮肤温度降低，越向远侧越明显，扪之有冰冷感觉。由趾（指）端向近侧检查，温度逐渐升高，常可扪到骤然改变的变温带，其平面一般要比真正的栓塞平面低一手宽的距离。

6．动脉栓塞对全身的影响　栓塞的动脉管腔越大，全身反应也愈严重。动脉栓塞往往发生在心脏病的患者，如果心脏不能代偿这种血流动力学的变化，就会出现血压下降、休克和左心衰竭，甚至造成死亡。栓塞发生后，受累肢体可能发生大面积组织坏死，引起严重的代谢障碍，表现为高钾血症、肌红蛋白尿和代谢性酸中毒，最终导致肾功能衰竭。

（三）辅助检查

1．皮肤测温实验　应用皮肤测温计能精确提示变温带的位置，可初步估计栓塞的位置。

2．多普勒超声波检查　能探测动脉搏动，测定血流，可以准确地诊断出栓塞的位置。做阶段性测压，了解缺血病变的严重程度。

3．动脉造影　是诊断动脉栓塞最准确的方法，可以准确地诊断栓塞的位置，远端动脉是否通畅、侧支循环的情况、有否继发性血栓以及静脉回流情况等。

4．为追查引起动脉栓塞的原因，可作相应的检查，如心电图、心脏彩超、生化和酶学检查等。

（四）社会心理评估

急性下肢动脉栓塞多见于老年人，并伴有心脏疾病，发生下肢动脉栓塞时，患肢由于疼痛、感觉异常、麻痹、运动障碍等带来不适，同时还可以由于受累肢体发生的组织坏死带来身体各重要脏器的功能障碍，这些均会为患者及其家人带来压力。应重点评估患者及其家人对疾病的接受程度和应对方式。

四、护理诊断及医护合作性问题

1．疼痛　与肢体缺血坏死有关。

2．躯体移动障碍　与肢体疼痛和感觉异常有关。

3．有受伤的危险　与肢体感觉异常有关。

五、计划与措施

（一）目标

1．患者主诉疼痛减轻。

2. 活动能力和范围逐渐加大。

3. 不发生受伤。

（二）计划与实施

1. 非手术疗法

（1）防止栓塞进一步发展：①抗凝疗法：可通过外周静脉微量泵泵入普通肝素，2000～4000U/（kg·d）或低分子肝素皮下注射，1mg/kg，每12小时注射1次；②低分子右旋糖酐500ml静脉滴注，每天1～2次。

（2）镇痛、解痉、扩张血管以增进血液供应：0.1%普鲁卡因溶液（1g溶于5%葡萄糖溶液1000ml）静脉滴注，有镇痛和解痉作用。可用罂粟碱32～65mg或妥拉苏林25～75mg，栓塞近侧动脉内注射。

（3）溶栓疗法：链激酶和尿激酶是纤维蛋白溶解剂，因尿激酶的不良反应比链激酶小，故作为首选药。经外周静脉滴注，也可通过放置溶栓导管直接溶栓。一般为50～100万U，每日1次。剂量可根据测定凝血酶原时间、凝血时间和纤维蛋白原值等来决定。

2. 手术疗法　首选Fogarty导管取栓术，其救肢成功率可达80%～92%。

（1）手术指征：①栓塞部位：腘动脉分支以上的栓塞，均应手术取栓；②栓塞时间：取栓时间越早越好。争取在8～12小时。只要肢体依然存活，24小时以上者，甚至达1周时，仍应积极取栓。发病后及时应用抗凝治疗会提高取栓的成功率；③全身情况：评估重要脏器功能及全身情况能否耐受手术；④缺血肢体是否已经坏死　随着栓塞时间的延长，皮肤已出现花斑，肢体僵直、感觉丧失，预示肢体已经濒临坏死或已经坏死，已丧失手术时机。已有肢体坏死者，应尽早截肢。

（2）术前准备：①积极纠正患者全身情况及改善心脏功能；②迅速抗凝治疗：确诊后应首先静脉或皮下注射肝素50mg（或1mg/kg）以防止血栓继续蔓延；③解除动脉痉挛：0.1%普鲁卡因静脉点滴或使用血管扩张剂等。

（3）术后处理要点：①继续治疗心脏疾病，纠正心律失常；②纠正酸中毒、高血压等全身代谢性的变化；③利尿、保护肾功能，促使毒性代谢产物的迅速排除；④应用碳酸氢钠、Vit E、Vit C等，可减轻氧自由基等造成的再灌注损伤；⑤继续抗凝治疗3～4周，可采用小剂量肝素皮下注射法，1mg/kg，每12小时注射1次；⑥对疑有残余血栓者，应继续溶栓治疗1周：局部导管溶栓或全身静脉溶栓。

3. 观察患者的肢体疼痛、肢体感觉、皮肤温度、颜色，对用药后的反应等。

4. 健康教育　注重健康保健，继续治疗全身疾病，遵医嘱定时服药，维持心、肾、肺功能，特别要教会患者及家人识别栓塞的早期症状，防止再发栓塞等。

六、预防结果与评价

动脉栓塞的预后与栓塞部位、治疗是否及时密切相关，直接影响肢体或脏器的存活及功能的恢复，处理愈早，效果愈好。手术后注意评价患者的全身情况，特别是心脏功能、生命体征和意识状态。观察患肢的皮肤温度、脉搏、颜色、疼痛、感觉及肢体功能恢复情况等。

第三节 多发性大动脉炎患者的护理

多发性大动脉炎是主要累及主动脉及其分支的慢性、多发性、非特异性炎症性疾病，常导致受累血管管腔狭窄或闭塞，引起管腔扩张和动脉瘤形成，或二者并存。

早在1761年Morgagni描述了1例40岁女性患者有桡动脉无脉表现，死于肺水肿，尸检发现有主动脉壁增厚、狭窄和心肌肥大。1827年，Adams首先描述了主动脉及其分支动脉炎综合征；1856年，Savory和Kussmaul分别报道了相似的病例。1908年Takayasu报道了1例青年女性患者的眼底独特的毛细血管充血，视盘周围花环状动静脉吻合，以及因白内障导致的失明的眼部病变。以后Onishi和Kagoshima曾报道了2例有相似眼部表现并伴上肢无脉的病例。1948年，Shimizu和Sauo也叙述了本病，称为“动脉炎无脉征”，认为无脉及眼部病变是主动脉弓主要分支的狭窄闭塞所致。随着研究的深入，证实了本病不仅累及主动脉及其主要分支，体内其他部位的大动脉均可受累。

多发性大动脉炎又称无脉症、Takayasu病、突发性大动脉炎、主动脉动脉炎、主动脉弓综合征、不典型主动脉缩窄症等。目前国内多用“大动脉炎”这一命名。

多发性大动脉炎的发病有一定的地域特性，以日本、朝鲜、印度、中国等亚洲国家最多。西方国家发病较少。

一、病因

多发性大动脉炎的病因迄今不明。近年来随着研究的深入，对于大动脉炎的病因学研究主要集中于免疫学、遗传学和与雌激素的相关性等方面。

1. 免疫因素　不少学者认为，多发性大动脉炎是一种与免疫复合物沉着有关的自身免疫性疾病，可能与结核杆菌等病原菌感染诱发的体内抗原抗体反应引起动脉壁的炎性反应有关。

近年来的研究发现，大动脉炎活动期可有免疫球蛋白IgG、IgM等增高，也可有黏蛋白增高，α、γ球蛋白增高、血细胞沉降率加快、细胞免疫T细胞总数和T细胞$CD4^+/CD8^+$比例增加；抗主动脉抗体和抗内皮细胞抗体检出率明显高于其他结缔组织病。另外，急性期患者血中可发现Coomb抗体合并类风湿因子阳性。临床上应用肾上腺皮质激素治疗可明显改善活动期患者的病情及各项检验指标等。

2. 遗传因素　从DNA分子水平分析人类白细胞抗原（HLA）基因发现，大动脉炎与HLA-B、DRB_1、DQB_1和DPB_1等位基因有关，且发现大动脉炎与HLA系统中的$HLA\text{-}BE^{52}$和$BLA\text{-}BW^{40}$基因有密切相关性，起主要作用的氨基酸分别为63号位和67号位的色氨酸，说明与遗传因素有关。同时不同的HLA-B抗原可能是大动脉炎地域分布和人种差异的重要因素。

3. 雌激素的影响　多发性大动脉炎多见于女性，发病年龄大多在青少年和成年早期，即女性内分泌不平衡最显著时期。研究发现，大动脉炎患者有雌激素的高分泌现象。Numano对20例大动脉炎患者采用Cohn、Brown和Nishi法测定24小时尿中雌激素总量，结果发现大动脉炎患者在卵泡期仍保持雌激素的高水平状态，几乎与黄体期雌激素水平相似，其月经周期中雌激素分泌双峰模式消失、卵泡期尿中雌激素总量升高等均提示多发性大动脉炎患者月经周期中雌激素的高分泌现象。另外，Akihiko 等通过患者妊娠前 1 年、妊娠期间和分娩后 1 年后血中 C-反应蛋白水平测定，发现大动脉炎患者 3 个时期 C-反应蛋白水平均显著上升，结合妊娠期雌激素分泌水平下降、孕激素水平升高，进一步提示大动脉炎的发生、发展可能与女性内分泌失衡有较密切的关系。Nelson 对因口服避孕药而引起血管损害死亡的 20 例病例进行组织学研究发现其中 19 例受损血管出现内膜成纤维组织增厚、中膜增厚或变薄、纤维变性、纤维组织和弹性纤维断裂、重叠或消失，这些病理特征与多发性大动脉炎的早期病理改变极为相似，提示在大动脉炎的发病过程中雌激素起着重要作用。

二、病理

大动脉炎所累及的都是含弹性纤维的大、中动脉，最多发生于主动脉弓及其分支，其次发生于胸腹主动脉及其分支，也可累及肺动脉和冠状动脉等。病变血管成灰白色，管壁僵硬、钙化、萎缩，与周围组织粘连，管腔狭窄或闭塞。在少数情况下，病变血管壁破坏广泛，而结缔组织修复不足，在动脉内压力作用下可引起动脉扩张，甚至形成动脉瘤。有时因主动脉根部扩张致使主动脉瓣关闭不全。

大动脉炎的病理改变为动脉壁全层炎症改变，可呈节段分布。病变早期表现为动脉周围炎及动脉外膜炎，以后向血管中层及内膜发展，有不同程度的浆细胞和淋巴细胞浸润，弹性纤维断裂，基层破坏，纤维结缔组织增生。内膜增生、水肿，滋养血管增生、肉芽肿形成，血管腔变细，到后期则血管壁全层均被破坏，管腔内可有血栓形成，以致完全闭塞。在病变处偶有吞噬细胞。病程长达 5 年以上者，可能有血管壁的钙化。

此外，大动脉炎也可累及冠状动脉，典型表现为局限在开口处及其近端的狭窄性病变。

三、护理评估

（一）健康史

1. 了解有无免疫病史，如类风湿病史，有无使用肾上腺皮质激素治疗史。
2. 有无结核病史，是否使用过抗结核病的药物。
3. 家族中有无同类病患者。
4. 对女性患者特别是育龄期妇女，应了解生育史及使用避孕药的情况。
5. 了解饮食、体重、活动及睡眠的情况。

（二）临床表现

病变多见于年轻女性，男女比例各国作者报道不一，女性所占比例最高可达 70% 以上。发病年龄多在 30 岁以下，约占 70%，50 岁以上者少见。

多呈缓慢发展，早期症状主要包括低热、乏力、肌肉关节酸痛、厌食、恶心等，严重者可有高热、胸腹痛或颈根部疼痛等。

因病变早期的血管炎尚未造成血管腔的狭窄或闭塞，故无肢体或脏器供血不足表现。体检时，仅可发现肌肉关节压痛、大血管区压痛等，因此在病变早期很难做出明确诊断。当病变进一步发展造成动脉管腔狭窄或闭塞时，临床上即出现一系列肢体或脏器供血不足的症状和体征。

多发性大动脉炎的临床分型主要根据动脉造影所见，其分型主要有 2 类：①根据主动脉及其主要分支受累情况分型；②根据动脉狭窄或扩张性病变分型。采用前者分型法占大多数。结合中国情况，目前临床主要根据受累动脉的部位不同将多发性大动脉炎分为5种类型。

1. 头臂型　较多见。病变累及头臂血管，即锁骨下动脉、颈动脉、无名动脉及椎动脉的狭窄或闭塞，病变多位于动脉起始部，严重时也可累及长段或全程头臂动脉。病变可累及一根或同时累及多根动脉，其中左锁骨下动脉受累较常见。

临床表现主要是脑、眼和上肢的缺血症状。当颈动脉、无名动脉和椎动脉狭窄或闭塞时，可出现大脑半球和椎基底系的供血不足症状，可表现为短暂脑缺血发作，如一过性黑蒙、眩晕或昏厥，甚至偏瘫、昏迷、突发性失明、失语等。体检可发现颈动脉搏动减弱或消失，颈动脉区可闻及收缩期血管杂音以及眼球震颤，眼底缺血等症状。

2. 胸腹主动脉型　病变累及胸主动脉和腹主动脉，大多导致胸腹主动脉狭窄或闭塞，少数可有动脉瘤形成。临床上主要症状为头颈、上肢高血压和下肢缺血症状，表现为心悸、双下肢发凉、无力、麻木和间歇性跛行等。体检时可发现患者上肢血压明显增高，收缩压可达200mmHg或更高，而双下肢皮温低、双股动脉、腘动脉、足背动脉和胫后动脉的搏动明显减弱或消失，腹主动脉、股动脉可有压痛，胸骨左缘、剑突下、脐上和背部肩胛区可闻及收缩期血管杂音。因血管狭窄或闭塞性病变是逐渐形成的，侧支循环较丰富，临床上多无内脏缺血和肢体坏死症状，仅少数患者有餐后腹胀不适。男性患者有时可伴有性功能减退和阳痿。

3. 肾动脉型　多数病例为双肾动脉同时受累，病变主要累及肾动脉起始部，少数病例病变严重时可累及肾动脉长段或全程。合并腹主动脉狭窄者约占80%以上。肾动脉狭窄导致肾缺血，使肾素-血管紧张素-醛固酮系统激活，引起肾性高血压。临床上主要表现为顽固性、持续性高血压，肾缺血严重时可出现肾萎缩和肾功能减退。体检可在腹部闻及血管杂音。

4. 混合型　该型动脉受累范围较广，病变可同时或先后累及头臂动脉和胸腹主动脉或肾动脉，可先后或同时出现上述各型的临床症状和体征。

5. 肺动脉型　病变主要累及肺动脉。国内、外文献报道，50%~60%的多发性大动脉炎合并有肺动脉病变，有的文献报道肺动脉受累率更高。单纯肺动脉型临床上一般无明显症状，很少有肺动脉高压表现，肺动脉缺血可由支气管动脉侧支循环代偿。

此外，多发性大动脉炎也可引起冠状动脉狭窄，表现为心绞痛症状。少数病例可因升主动脉扩张引起主动脉瓣关闭不全。

综合考虑体循环和肺循环受累的情况，Lupi-Herrea的分型为：Ⅰ型：主动脉弓及分支受累，即头臂型；Ⅱ型：胸、腹主动脉及其分支受累，即主、肾动脉型；Ⅲ型：为Ⅰ型+Ⅱ型，即混合型；Ⅳ型：为任何类型+肺动脉受累，即肺动脉型。

考虑到冠状动脉受累因素，1994年东京国际会议又提出新分型为：Ⅰ型：主动脉弓及其分支受累；Ⅱa型：升主动脉+主动脉弓及分支+冠状动脉+肺动脉受累；Ⅱb型：升主动脉+主动脉弓及分支+肾动脉水平以上胸腹主动脉受累；Ⅲ型：主动脉弓降部以下的胸腹主动脉受累；Ⅳ型：肾动脉水平以下腹主动脉受累；Ⅴ型：主动脉全程受累。

（三）辅助检查

根据病史及临床表现，多发性大动脉炎的诊断一般不难。结合辅助检查确诊和判断其为活动期抑或静止期有价值，可为治疗提供帮助。

1. 实验室检查　病变早期一般无特异性检查标准。在病变活动期有血细胞沉降率（ESR）增快、结核菌素（PPD）试验可呈阳性，可有抗链球菌溶血素效价增高，C-反应蛋白可呈阳性，类风湿因子、抗主动脉抗体、Coomb 抗体均可阳性；α_1、β_2 和 γ 球蛋白增高，免疫球蛋白 IgM、IgG 可先后呈不同程度增高。

2. 彩色多普勒超声检查　作为诊断大动脉炎首选的无创方法，具有简便、易行和安全可靠的特点，可测定病变血管的血流和血管壁的情况、动脉闭塞的部位、范围以及有无动脉瘤形成等。

3. 经颅多普勒超声检查　可判断颅内血流情况和有无椎动脉逆流，即有无锁骨下动脉出血综合征。

4. 超声心动图和心电图检查　长期高血压或病变累及主动脉瓣或冠状动脉时，超声心动图和心电图可显示心脏扩大、心肌肥厚或心肌缺血性损害等。

5. 眼底检查　当颈动脉受累可引起眼部缺血，眼底检查可发现视网膜供血不足、变形或萎缩等。

6. 脑血流图　颈动脉或椎动脉严重受累时，可引起脑供血不足，脑血流图可显示脑血流量明显减少。

7. 肺动脉放射性核素灌注显像　监测肺动脉病变较灵敏的方法。

8. 磁共振（MRI）和（或）核磁血管显像（MRA）　为最先进的无创影像学检查方法，可发现动脉壁的异常增厚、动脉管腔狭窄程度和范围以及有无动脉瘤形成。对胸、腹主动脉及颈动脉、无名动脉的显影比较清晰，但对锁骨下动脉、肾动脉的显影不够满意，仍不能取代动脉造影。

9. 放射性核素肾图检查　对判断肾血流灌注情况和肾功能有意义。

10. 肾素活性测定　经股静脉插管，双肾静脉取血测定肾静脉肾素活性比值（患侧/健侧）以及周围静脉肾素水平或对侧肾静脉肾素与周围血肾素的比值，不仅可评估肾动脉病变对肾功能的影响程度，而且为治疗提供必要的依据，可作为术后疗效的判断标准之一。

11. 动脉造影或数字减影血管造影（DSA）　是诊断多发性大动脉炎的重要方法，可清晰显示动脉病变的部位、范围、程度及侧支循环情况，是临床诊断和分型、选择治疗方案和评估预后的重要依据。尤以 DSA 动脉造影图像更清晰，造影剂用量少，对肾功能损害相对较小。应当强调的是，在头臂型或肾动脉型大动脉炎动脉造影时的早期发现主动脉起始部闭塞后，应特别注意造影延期像的改变，在延期片上仔细寻找通过侧支而显示的远端动脉的影像，是争取动脉重建的重要依据。此外，对锁骨下动脉起始部闭塞者，可通过延期像发现有无锁骨下动脉窃血征象。

（四）心理社会评估

1. 大动脉炎多呈慢性进展，早期常引起患者不适，影响日常生活，引起精神和情绪的变化。

2. 根据大动脉受累的部位不同，会给患者带来不同程度的心理压力，如头臂型大动脉的患者，常会因为短暂脑缺血发作而出现头痛、头晕、视力下降、记忆力减退情况，直接影响患者的自我概念、社会交往和适应能力。

3. 大动脉炎多见于女性，随着病程的进展，对身体功能的影响会直接影响女性的角色功能。

四、护理诊断及医护合作性问题

1. 体温异常　与血管炎性病变有关。

2. 潜在并发症　昏厥，偏瘫，肾性高血压等。

五、计划与措施

（一）目标

1. 维持体温在36～37℃。

2. 及时发现昏厥，血压不稳等早期表现。

3. 及时观察手术后患者的躯体反应。

（二）计划与实施

因病因不清，至今尚无针对病因所采取的特别有效的治疗方法，目前的治疗主要是根据病情、病期和分类采取相应的综合治疗，即手术治疗和非手术治疗。

1. 非手术治疗　目的主要是控制血管炎症、促进病变周围侧支循环建立，改善远端供血。在病变早期和活动期原则上不应手术治疗，应用药物治疗直至病情稳定后再根据情况决定是否采取相应的手术治疗。

（1）皮质激素类药物：能较好地控制炎症、改善症状，使病情趋于稳定。

（2）血管扩张药物：在控制炎症基础上加用血管扩张药物，对改善缺血症状有一定作用。

（3）抗凝和降低血液黏稠度药物：有研究认为，多发性大动脉炎患者存在血液高凝状态，在抗炎的同时加用抗凝药物，如小剂量肝素皮下注射治疗，即肝素钠200U/(kg·d)，分2次皮下注射，对急性期缺血症状严重的病例可有一定疗效。其他药物还有低分子肝素、低分子右旋糖酐以及中药等。

（4）抗血小板聚集药物：具有代表性的主要是肠溶阿司匹林，其次有双嘧达莫、力抗栓（抵克利得）、培达（西洛他唑）、安步乐克等。静脉用药物主要是前列腺素E_1等。

（5）其他药物：对于合并有高血压、心肌缺血等症状者，应选用相应的药物对症治疗。

2. 手术治疗　主要是针对大动脉炎引起的血管病变进行治疗，目的是重建动脉血流，改善缺血组织和脏器的供血。原则上病变早期和活动期不宜手术，一般应在病情稳定3个月至半年以上采取手术治疗。但对于重要脏器缺血严重、甚至有致残或危及生命的可能时，应在积极内科治疗的同时尽早手术。术前动脉造影是决定能否手术、选择手术方案及判断预后的关键。

动脉重建的方法主要包括动脉旁路术（动脉旁路移植或转流术）和经皮腔内血管成形术（PTA）或血管内支架植入术等。

（1）头臂型：手术目的主要是解决脑部供血或解决锁骨下动脉窃血。主要术式包括：

1）升主动脉－颈总（或颈内）动脉人工血管旁路移植术：适用于颈动脉起始部或颈总

动脉全程狭窄或闭塞者。重建的血流较接近生理，近端血流压力较大，远期效果较好。对于双侧颈动脉同时有狭窄或闭塞者，多数作者主张先行一侧颈动脉重建，避免同时行双侧颈动脉重建，这主要是因为双侧颈动脉同时重建后容易加重脑部的再灌注损伤，引起颅高压、脑水肿，甚至脑疝的危险。一侧颈动脉重建后动脉血流可通过大脑基底动脉环达到对侧。对于脑基底动脉环不通或不健全者，待一期手术恢复后再经颈部行二期手术，即人工血管——对侧颈动脉自体大隐静脉或人工血管转流术，较一期手术的创伤明显减小，患者恢复较快。

2）锁骨下动脉－颈总动脉人工血管转流术：适用于颈总动脉或锁骨下动脉起始部狭窄或闭塞者。可避免劈胸骨解剖升主动脉，手术创伤相对较小，但不适用于同侧颈动脉和锁骨下动脉均有病变者。

3）腋动脉－腋动脉人工血管转流术：适用于一侧锁骨下动脉闭塞伴有明显上肢缺血症状者。此手术为非解剖途径血管转流，远期效果相对较差。

4）PTA 或血管内支架植入术：该介入治疗方法简便、创伤小，对于较局限性狭窄病变的治疗效果较好。但治疗过程中有致血栓或动脉内膜碎片脱落引起脑梗死的危险。不适用于长段病变或合并有血栓者。

（2）胸腹主型：治疗目的是解决内脏和下肢的供血。可行降主动脉－腹主动脉人工血管旁路移植术，合并有内脏血管病变者，则行相应的血管重建；有动脉瘤形成者，应行动脉瘤切除、人工血管移植术。

（3）肾动脉型：对于肾动脉起始部狭窄者，首选腹主动脉－肾动脉自体大隐静脉或人工血管转流术，或行介入治疗（PTA 或支架植入）。肾动脉长段狭窄或闭塞、无法行原位肾动脉重建时，可行自体肾移植；一侧肾动脉全程闭塞或肾功能已严重受损，无法行肾动脉重建或自体肾移植时，应行患肾切除以解决肾性高血压。

（4）混合型：应视动脉病变部位选择相应的术式。原则上应先挽救或治疗缺血严重的重要脏器，手术应有主次分次进行。例如，首先治疗脑缺血和挽救肾功能，解决肾性高血压，其次考虑肢体缺血的治疗。

3. 观察患者的体温变化，体温高于 39℃时，给予药物及物理降温。

4. 对于头臂型的患者，应嘱患者注意安全，特别在外出时应尽量有人陪同，避免剧烈活动而加重脑供血不足的症状。

5. 对接受手术的患者

（1）术后应注意患者的神志及肢体活动，以了解有无脑组织缺血而导致的脑部梗死。

（2）应注意肢体的脉搏、皮肤温度及肢端循环情况。应每 4 小时测量 1 次两侧肢体的血压，并与术前的测量结果相比较。当患肢在术后仍存在脉搏搏动弱，应及时与医师联系。

（3）对接受颈部手术的患者，应注意呼吸情况及有无声嘶。怀疑有血肿压迫呼吸道时，应立即通知医师。

（4）对于接受肾动脉手术的患者，应记录 24 小时出入量，并监测肾功能情况，当出现尿量少于 500ml/24h 时，应做及时处理。

6. 健康指导

（1）提供患者相关大动脉炎知识的信息，如伴有免疫性疾病的患者需要坚持长期的免疫抑制剂治疗，以防病情的进展。

（2）因为大动脉炎属于全身性疾病，对于术后的患者仍会有病情继续发展的可能，应教会患者识别可能存在的不同类型阳性症状和体征，如头痛、头晕、肢体麻木、间歇性跛行、血压升高、尿少等。

（3）遵医嘱定期复查。

六、预期结果与评价

预后主要取决于：①大动脉炎症状控制情况；②病变累及范围和脑、心、肾等重要脏器受损情况；③有无血管重建或 PTA 术后的再狭窄或闭塞或血栓形成；④术后有无大动脉炎继续发展或复发等。因此大动脉炎术后处理和随访非常重要，术后应辅以抗凝、抗血小板和控制大动脉炎发展等药物治疗，以期获得长期满意的疗效。

第四节 动脉瘤患者的护理

动脉瘤是动脉扩张性疾病，因而形成局限性动脉异常扩张或膨出。动脉瘤可以发生在动脉系统的任何部位，而以胸、腹主动脉和下肢主干动脉瘤较为常见。

一、病因及病理

动脉瘤常见的病因，有动脉中层退行性病变（如动脉粥样硬化）、损伤性、先天性、医源性和炎症性，如梅毒、结核引起的动脉瘤等。根据病理可分为 3 类：

1．真性动脉瘤　动脉粥样硬化是最常见原因。病变主要在内膜和中层，是全层的扩张膨大（图 20-1A），动脉壁变薄部分逐渐扩张，形成动脉瘤，其壁仍完整。

2．假性动脉瘤　起因于损伤，动脉壁损伤破裂后，在软组织内形成搏动性血肿，以后周围被纤维组织包围，而形成瘤壁，多为囊性（图 20-1B）。

3．夹层动脉瘤　以胸主动脉多见，90% 的患者伴有高血压。主要是动脉壁内膜和中层断裂或撕裂后，在血流的冲击下，使动脉中层分离，在分离腔内形成积血而膨出（图 20-1C）。

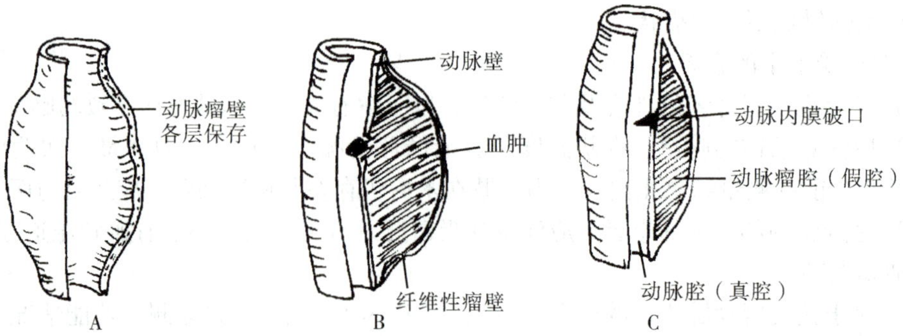

图 20-1 动脉瘤分型

A．真性动脉瘤；B．假性动脉瘤；C．夹层动脉瘤

二、护理评估

1. 健康史

（1）了解患者有无动脉粥样硬化史、外伤史、感染史等。

（2）了解患者有无神经、器官的压迫症状，如肢体的疼痛、肿胀、肢体肤色、脉搏搏动等的变化。

2. 临床表现　根据瘤体的部位、大小以及有无并发症等可有不同。

（1）搏动性肿块：局部搏动性肿块是最典型的体征。

（2）压迫症状：压迫神经时，可出现肢体麻木，放射性痛和运动功能失常；压迫静脉、淋巴管可引起远侧肢体肿胀。

（3）远端肢体缺血：瘤体内附壁血栓或粥样斑块碎片脱落，造成远端动脉栓塞，肢体出现疼痛，皮肤苍白、动脉搏动减弱或消失、趾（指）坏死。

（4）瘤体破裂：动脉瘤体的不断扩张，可造成瘤体的突然破裂、出血，严重可发生休克死亡。

3. 辅助检查　超声显像、动脉造影及 CT。检查可明确诊断。

4. 心理社会评估　动脉瘤的患者，对自己的疾病多比较焦虑，他们常常担心瘤体的破裂带来的生命威胁；同时，担心手术的治疗效果及术后的恢复情况。

三、护理诊断及医护合作性问题

（1）潜在并发症　动脉瘤破裂出血、休克、猝死等。

（2）焦虑　与担心动脉瘤体破裂及手术有关。

四、计划与措施

（一）目标

1. 维持有效循环，支持脏器功能。

2. 主述焦虑减轻。

（二）计划与实施

1. 手术是治疗动脉瘤唯一有效的方法，常用的手术方法有：①动脉瘤切除及血管重建术；②动脉瘤切除和近、远端结扎术：适用于较小动脉瘤，手术以不影响远端供血为原则；③囊状动脉瘤切线切除及动脉修补、恢复正常血运；④动脉瘤包裹术：对不能耐受动脉瘤切除或动脉瘤无法切除者，可用人造补片（如涤纶、PTFE）或自体阔筋膜包裹于瘤体外，防止动脉瘤扩大或破裂。

2. 术后护理

（1）监测患者的生命体征及意识状态。

（2）根据动脉瘤的部位观察不同组织有无缺血及功能障碍情况。①周围动脉瘤：观察患者周围动脉有无搏动减弱或消失。末梢色泽有无苍白、花斑、发绀及皮肤的温度有无降低；②颈动脉瘤：特别注意意识的变化，肢体活动情况；③腹主动脉瘤：观察有无黑便、呕血、腹痛以及肠鸣音等情况。

（3）监测出入量、肾功能、血生化指标。

（4）观察敷料情况，特别是胸腹主动脉瘤的患者，要注意观察胸腹带有无松解的情况，过松时要及时包扎，以减少切口的张力，有利于咳痰及预防切口裂开。

（5）鼓励患者早期适量活动，有利于心肺功能及身体的康复。活动不要过于剧烈，谨防跌倒，引起吻合口的破裂出血。

（6）遵医嘱使用甘露醇、低分子右旋糖酐等药物，并观察用药后的反应。

3. 健康教育　指导患者及其家人纠正不良的生活方式，避免各种引起动脉粥样硬化的危险因素。教会患者识别动脉瘤的症状和体征，特别是动脉粥样硬化引起动脉瘤的患者，应防止再发的危险。术后的患者应避免剧烈运动，防止吻合口破裂出血。

五、预期结果与评价

动脉瘤的预后主要与动脉瘤的位置、大小、有无累及周围组织、抢救治疗是否及时有关。根据不同部位动脉瘤的临床特点，注意评价患者的生命体征，肝肾功能、组织缺血、尿便的性状及肢体活动情况。

第五节　下肢静脉曲张患者的护理

下肢静脉曲张是一种常见疾病，多见于从事持久体力劳动或站立的工作人员。以中、壮年发病率最高。下肢静脉曲张不仅产生患肢酸胀、乏力、沉重等症状，严重者常伴有小腿溃疡或浅静脉炎等并发症，影响健康和劳动。

本节所介绍的下肢静脉曲张主要因先天性浅静脉壁扩张或瓣膜关闭不全所致的原发性大隐静脉曲张。

一、解剖生理

下肢静脉分成深浅两组：

（一）深静脉

位于肌肉中间与动脉伴行，小腿的胫静脉上行至腘窝→腘静脉，腘静脉上行至股→股静脉，股静脉→髂外静脉。

（二）浅静脉

位于皮下，主要为大隐静脉和小隐静脉。

1. 大隐静脉　起自足背静脉网的内侧（图 20-2A），在下肢内侧上行至腹股沟韧带下方卵圆窝处进入股静脉。

2. 小隐静脉　起自足背静脉网的外侧（图 20-2B），经外踝后部沿小腿后面上行至腘窝处穿过深筋膜进入腘静脉。

大隐静脉与深静脉之间有许多交通静脉。在股部交通静脉较少，而在小腿则交通静脉相当多而且复杂，临床上也更重要。

在小腿内侧的交通静脉主要有 2 支，位于大隐静脉后面，上面一支的位置在小腿中点附近，下面一支大约在内踝上 4 指，它们之间通过细的静脉弓相连接，也通过一个上升到膝水平的恒定的后弓与大隐静脉相连接。在外侧仅有一支固定的大的交通支直接与小隐静脉相连，在小腿后内侧一个交通支较少见。在大、小隐静脉之间也有浅在交通静脉相连接，最主要者位于膝关节附近。在下肢静脉曲张患者，常可见到交通静脉的功能不全。

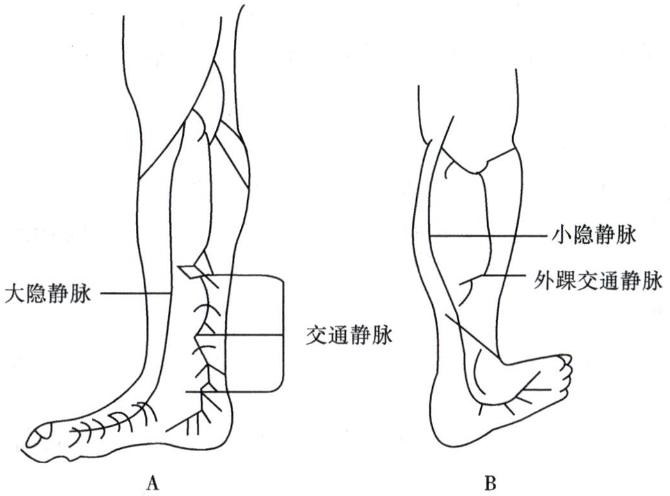

图 20-2　小腿浅静脉和交通静脉

A　大隐静脉及内踝交通静脉；B　小隐静脉及外踝交通静脉

在大、小隐静脉内，大、小隐静脉与股、腘静脉汇合处，每一分支及交通支内均有二型瓣膜存在。在大、小隐静脉和深静脉系统中，瓣膜向上开放，在深浅静脉的交通静脉中，瓣膜向深静脉开放。

在正常情况下，下肢静脉血液能回流入心脏，是依靠心脏在收缩时的泵作用，包围静脉的下肢肌肉群收缩时产生的挤压作用和呼吸运动时胸腔内的负压吸力等三者的相互作用，静脉内的瓣膜则在此时导致血液单向行进，不致反流。

二、病因

下肢静脉曲张大多发生在大隐静脉，亦有大、小隐静脉同时发生曲张的。单独小隐静脉曲张少见，而深静脉因有包围的肌肉支持，所以不发生曲张。

下肢静脉曲张最主要的原因为先天性静脉壁或瓣膜的软弱。此种情况使静脉壁易于扩张，近段静脉瓣膜产生关闭不全，致血液倒流，血液倒流又逐渐破坏了远端瓣膜，终于产生了静脉曲张。

另外，长时间的站立亦为下肢静脉曲张发生的重要因素。站立时，作用于下肢静脉的血柱变直，高度延长，以致下肢静脉内的压力显著增大；又由于经常取直立体位，下肢肌肉收缩机会较少，影响静脉回流，所以下肢静脉曲张多见于持久站立的劳动者；也可见于妊娠妇女或患有盆腔肿瘤等造成腹内压增高，下肢静脉回流受阻的患者。

三、病理

病理变化主要发生在静脉壁中层。由于血液停滞→静脉压力增加，早期肌纤维和弹性纤维代偿性增厚→后期肌纤维和弹性纤维萎缩、消失，均为结缔组织所代替，部分静脉壁因扩张而变薄，有的地方又因结缔组织增加而变厚，形成不均匀的结节状；瓣膜萎缩硬化，功能丧失。

静脉曲张后，下肢血液回流变慢和倒流，造成下肢淤血，血液含氧量降低，毛细血管壁通透性增加，液体、蛋白质、红细胞和代谢产物的渗出，引起纤维增生和色素沉着。局部组织因缺氧而发生营养不良，抵抗力降低，易并发皮炎、淋巴管炎和溃疡等。

四、护理评估

（一）健康史

1. 了解患者的职业，是否从事长期站立或负重的工作。

2. 了解患者是否患有其他的下肢静脉疾患，如下肢深静脉瓣膜功能不全、深静脉血栓形成等。

（二）临床表现

1. 一般情况　常感患肢发胀、沉重或胀痛，易疲劳、乏力，有的可伴有小腿肌肉痉挛的发作，部分患者无明显不适。

2. 患肢　表现为以小腿为重的浅静脉隆起、扩张、弯曲甚至卷曲成团，站立时更为明显。

踝部：足背部轻微水肿。病程较长者，小腿特别是踝部皮肤发生营养性改变色素沉着、脱屑、瘙痒甚至有湿疹形成。曲张静脉易并发血栓性静脉炎。曲张静脉处疼痛，呈现红肿硬结、有压痛。

溃疡：患肢组织缺氧，皮下组织纤维化，血液代谢产物渗出，使其抵抗力降低。因此，即使在轻微损伤和感染时，都可引起经久不愈的溃疡。溃疡最常见于内踝附近，溃疡多为单个，少数可为多个，有时溃疡可相互融合成很大甚至环绕整个小腿。

恶变的可能：溃疡多年不愈，病变为边缘隆起，呈火山状或菜花状，坚硬、底部不平易出血，分泌物血腥恶臭带黏液。

（三）辅助检查

根据临床表现诊断不难，重要的是必须进一步了解下肢静脉回流和深浅静脉之间交通静脉瓣膜功能情况，常用的检查方法有：

1. Perthes 试验（图 20-3A）　用以测定深静脉回流的通畅情况。

方法：在股部用一止血带阻断大隐静脉干，嘱患者用力踢腿或在室内走路。由于下肢运动，肌肉收缩，浅静脉血流因回流至深静脉而使曲张静脉萎陷空虚。如深静脉不通畅或有静脉压力增高，则静脉曲张不减轻，甚至反而加重。

2. Trendelenburg 试验（图 20-3B）　用以测定大隐静脉和交通静脉内功能不全的瓣膜位置。

方法：患者坐或卧位，下肢抬高，并自下向上按摩患肢，使静脉空虚。检查者以手指或用止血带压住卵圆窝，然后让患者站立。如为单纯性隐股静脉交界处的瓣膜功能不全，则在 1～2 分钟大隐静脉将仍然保持空虚，而后慢慢充盈。当放开手指或松开止血带时，则可见静脉自上而下地迅速充盈，如在未开放手指或止血带前就见到加压处下方的静脉在 30 秒内迅速充盈，则表明在加压处以下有一个或更多的交通静脉瓣膜关闭不全，其位置可用反复调节止血带或手指加压的水平测定。

（四）心理社会评估

下肢静脉曲张的患者多为青壮年，特别是女性患者对下肢静脉曲张引起的下肢外观的变

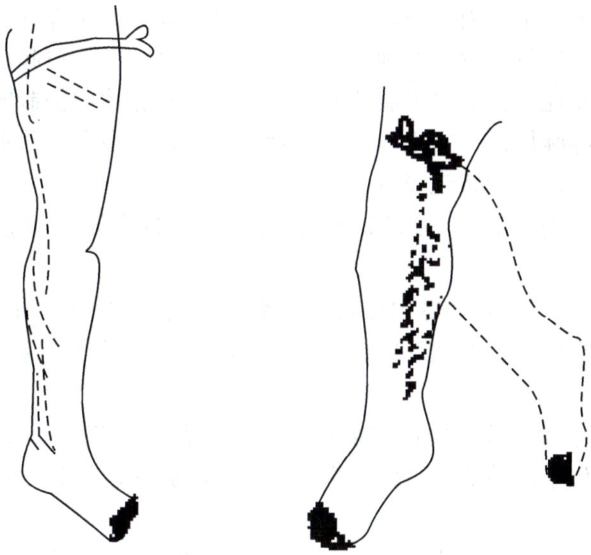

图 20-3　下肢静脉瓣膜功能试验

A　Trendelenburg 试验；B　Perthes 试验

化比较在意，尤其对手术后的瘢痕会有担忧。注意了解患者的心理状态，有针对性的做好心理疏导。

五、护理诊断及医护合作性问题

1. 活动无耐力　与下肢静脉曲张有关。
2. 皮肤完整性受损　与下肢静脉曲张引起的皮肤营养不良有关。
3. 疼痛　与手术有关。

六、计划与措施

（一）目标

1. 适量活动，以不感疲乏为主。
2. 不发生皮肤感染或及时控制感染。
3. 主诉疼痛减轻。

（二）计划与实施

下肢静脉曲张的治疗可分为手术疗法、注射加压疗法和姑息疗法 3 类。

1. 手术疗法

（1）大隐静脉高位结扎加剥脱术

1）适应证：适用于下肢浅静脉瓣膜和交通支瓣膜关闭不全而深静脉通畅者。

2）术前准备：①如并发小腿溃疡、水肿、皮炎应先予以处理，以减少术后深静脉炎或伤口感染等并发症（包括适当卧床休息、抬高患肢、换药、用抗生素、下床时用弹性绷带包扎患肢）；②术前 1 日会阴部和患肢备皮，并用肥皂水清洗。

3）术后护理：督促患者术后应早期下床活动，不要长期静坐或静止不动，观察患肢足面有无水肿、伤口有无渗出。当发现患者术后患肢过度肿胀，应查看是否由于患肢绷带加压包扎过紧，必要时可做适量松解，特别是踝部不要包扎过紧以防引起水肿。

观察有无术后并发症：①切口出血及血肿形成；②股静脉损伤造成肢体肿胀、溃烂等严重后果。一旦发现股静脉损伤，应立即进行血管修补缝合、吻合或移植术。隐神经损伤可以出现髌下方、小腿和足内侧的感觉障碍。

（2）筋膜下交通静脉结扎术　适用于曲张静脉甚多且有许多功能不全的交通静脉，以及术后复发者。

2. 注射加压疗法　即曲张静脉内注入硬化剂后用绷带加压包扎的方法。旨在通过硬化剂刺激血管内膜，使静脉发生炎症反应，导致血管腔纤维性阻塞。这一反应可称为硬化性静脉炎。

（1）适应证：①手术后残留的曲张静脉；②术后复发的患者；③无静脉交通瓣膜关闭不全的患者，尤其是位于膝关节以下的效果更好；④小腿交通静脉瓣膜关闭不全，伴有皮肤并发症。

肥胖患者和股部交通静脉瓣膜关闭不全者，因注射后不易保持有效的加压，效果较差。

（2）常用的硬化剂：5%鱼肝油酸钠溶液，国外报道多用3%十四羟基硫酸钠溶液、5%油酸乙醇胺。

（3）并发症：①对硬化剂过敏引起荨麻疹；②局部疼痛，24～48小时消失或为一般缓痛剂缓解；③硬化剂漏入皮下可致皮肤及皮下脂肪坏死而形成难愈的溃疡；④少数患者在注射后数小时出现溶血反应表现，如全身不适、颤抖、腰痛和排出棕褐色尿等；⑤偶有发生肺栓塞的报告；⑥误注入动脉可引起患肢坏疽，一旦发生即给予抗凝剂、抗聚剂或加压氧治疗，或许可以挽救肢体。

3. 姑息疗法　主要包括患肢用弹力绷带包扎或穿弹力袜，适当卧床休息，抬高患肢，避免站立过久等。

适应证：

（1）早期轻度静脉曲张的患者。

（2）年老或因有其他严重疾患不适宜作其他治疗的患者。

（3）妊娠妇女一般亦应以暂作姑息治疗为宜。

4. 健康教育　对接受手术的患者，在术后早期，应逐渐加强活动量，以促进肢体的复健。术后爱好美观的女性可以穿长袜，以遮挡瘢痕。

七、预期结果与评价

手术是治疗下肢静脉曲张的有效方法。凡深静脉通畅、无手术禁忌证的患者手术后预后较好。术后注意评价患者肢体血运情况，有无水肿、疼痛。

（陈京立）

第二十一章 循环系统常见诊疗技术及护理

关键词

arterial cannulas	动脉插管
ambulatory holter	动态心电图
automatic implanteble cardiorerter defibrillator（ICD）	埋藏式自动复律除颤器
atrial pacing	心房起搏
arterial blood pressure	动脉血压
cardiac output	心排血量
cardiac index	心排血指数
complication	并发症
contraindication	禁忌证
central venous catheter	中心静脉导管
central venous pressure（CVP）	中心静脉压
cardiopulmonary bypass	体外循环
cerebral anoxia	脑缺氧
cerebral embolism	脑栓塞
cerebral hemorrhage	脑出血
filter	过滤器
hemodynamic monitor	血流动力学监测
hemodilution	血液稀释
heparin	肝素
hemorrhage	出血
intra aortic ballom pumping（IABP）	主动脉内球囊反搏
left atrial pressure	左房压
left ventricular end-diastolic pressure	左室舒张末压
right atrial pressure	右房压
right ventricular end-diastolic pressure	右室舒张末压
mechanical pump	血泵
oxygenator	氧合器
pulmonary artery pressure	肺动脉压
pulmonary artery wedge pressure（PAWP）	肺动脉楔压
pulmonary vascular resistance	肺血管阻力
percutaneous coronary intervention（PCI）	经皮冠状动脉介入治疗术

percutaneous transluminal coronary angioplasty (PTCA)	经皮冠状动脉腔内成形术
pulmonary capillary wedge pressure	肺毛细血管楔压
respiratory failure	呼吸衰竭
renal failure	肾功能衰竭
systemic vascular resistance	周围血管阻力
the bypass machine	人工心肺机
the heat exchanger	热交换器
the low cardiac-output syndrome	低心排综合征
venous cannulas	静脉插管

第一节 心脏病介入治疗及围术期护理

一、冠状动脉检查和介入治疗技术及护理

（一）冠状动脉造影及介入治疗概念

冠状动脉造影即选择性的向冠状动脉内注入造影剂，使心脏表、浅、大的冠状动脉显影，以找到病变部位选择治疗方案。冠状动脉造影是诊断冠心病的“金标准”，为患者的诊断、选择治疗方案提供了有力的依据。

经皮冠状动脉腔内成形术（percutaneous transluminal coronary angioplasty，PTCA）广义上涵盖所有冠心病介入治疗方法，即经皮冠状动脉介入治疗术（percutaneous coronary intervention，PCI），狭义指传统的冠状动脉球囊扩张术，即用经皮穿刺的方法送入球囊导管扩张狭窄的冠状动脉的一种心导管治疗技术。

冠状动脉支架植入术（intracoronary stent）：支架根据其释放方式不同可以分为自膨胀式支架和球囊扩张支架。自膨胀式支架目前已经基本不用，仅适用于大血管狭窄。球囊扩张支架即将支架预装于球囊表面，当支架球囊被送到病变部位后，扩张球囊，使支架充分展开并紧贴病变血管内壁，抽瘪球囊并退出，支架就留在病变处。

（二）冠状动脉造影的适应证和禁忌证

1. 适应证 不明原因的胸痛，需要明确冠心病的诊断；选择治疗冠心病的方法；瓣膜病、先心病、胸腹主动脉瘤术前需要除外冠心病并存者（>45y）。

2. 禁忌证 碘造影剂过敏者；严重肝、肾功能不全者；严重顽固心力衰竭者；严重心律失常；严重电解质紊乱；发热或全身性感染疾患者。

（三）PTCA + STENT 术适应证和禁忌证

1. 临床适应证 心功能良好的稳定性劳力型心绞痛患者。

血管适应证 最理想的血管适应证为单支冠状动脉血管狭窄大于70%。

2. 禁忌证 无保护的左主干病变或左主干相当病变不适合行介入治疗，因为存在相当大的危险性，术中如果发生痉挛、夹层或血栓形成患者常突然死亡，且来不及抢救。

（四）术前准备

1. 全方面的查体并完善各项检查 包括血尿便常规、生化全套、出凝血时间、乙肝、

丙肝、艾滋病、梅毒检查、B 型超声、X 线胸片等检查。由医师负责向患者和家属谈话并签手术同意书。

2. 术前 1 日备皮，包括双侧腹股沟、会阴部、右上肢。

3. 术前 1 日做碘过敏试验。左手静脉留置套管针，同时静脉推注造影剂 1～1.5ml，15～20 分钟后观察结果。过敏反应表现头晕、恶心、局部或全身红疹等症状，严重者出现过敏性休克表现。

4. 做 12 导联心电图，并以龙胆紫标识其位置和标识足背动脉以便术后对比时使用。

5. 穿刺股动脉患者，术后需要绝对卧床 24 小时，术前应协助患者练习在床上排便。

6. 术前宣教　内容主要为介入治疗的过程，手术中需要配合动作。告诉患者术后的饮食、饮水注意事项，术后活动注意事项等。

7. 术前用药　术前 1 日睡前遵医嘱给予患者镇静剂，保证充足睡眠。如果单纯进行冠状动脉造影检查则不必术前给予抗血小板凝集制剂，拟行介入治疗的患者遵医嘱术前 3 天开始口服阿司匹林 300mg 和氯吡格雷（波力维）75mg，每天 1 次，主要作用为预防支架内再狭窄。如果患者为急诊手术也可以一次服用负荷剂量阿司匹林 300mg 和氯吡格雷（波力维）300mg，2 小时达到药物作用的平台区即可进行介入治疗。

手术当天，介入中心通知接患者后，静脉给予抗生素预防感染，用药半小时后送入介入中心。

（五）操作技术

PCI 穿刺途径为导管经动脉逆行至主动脉瓣上方的冠状动脉开口处，最常穿刺的部位为股动脉，另外还有桡动脉、肱动脉等其他途径。

目前使用最广泛的冠状动脉造影技术是 Judkins 造影导管，是根据冠状动脉解剖位置设计的。术者根据冠造结果为患者选择最佳治疗方案。如果可以进行介入治疗，则在造影后同时进行。首先术者选择一根合适病变血管的引导导管（guiding）并送至病变冠状动脉开口处。引导导管内腔较大，用于球囊、支架通过，给予一定的支撑力。然后送入引导钢丝（PTCA Wire）至病变血管内，通过引导钢丝的引导将球囊送至病变部位。球囊到达病变处时，可通过体外连接的加压装置扩充病变。扩张效果满意后，撤出球囊，选择合适大小的支架，沿引导钢丝送入，释放于病变部位，起到支撑的作用。

介入治疗结束后护士、医生进行穿刺部位包扎。冠造患者股动脉穿刺者拔除鞘管后，在穿刺点手压止血 20～30 分钟，用弹力胶布加压包扎，局部沙袋压迫。PTCA 患者则保留动脉鞘管，贴无菌手术贴膜回病房，4 小时肝素代谢后再拔管包扎。桡动脉穿刺者直接弹力绷带加压包扎。

（六）并发症

1. 心脏并发症　冠状动脉夹层、急性闭塞、冠状动脉痉挛、冠状动脉穿孔等。多是病变复杂、手术操作时间过长，操作不当所致。严重时会引起急性心肌梗死、心律失常室速室颤。冠状动脉穿孔如果发生在冠脉的心包侧会导致心脏压塞，须马上行心包穿刺引流。

2. 血管并发症　出血、动静脉瘘、动脉栓塞等。绝大多数的出血在穿刺部位，经过重新加压包扎可缓解。偶尔在胃肠道或腹膜后出血，腹膜后出血不易被发现，常出现腹痛、血压下降、无诱因的休克等症状，须外科探查止血。动静脉瘘可能是穿刺股动脉和静脉时都被穿刺造成。大多数动静脉瘘需要外科修补，或者在超声指导下人工压迫。

3. 心外系统并发症　肾功能不全，与造影剂引起肾小管损伤有关；穿刺处感染或动脉炎；造影剂过敏。

4. 迷走神经反射　术后常见的并发症之一，主要原因是压迫动脉时局部疼痛诱发迷走神经兴奋性增强导致心动过缓和低血压致冠脉血流减少。患者术前术后进食水少，血容量相对不足也是迷走神经反射的诱因。严重的迷走神经反射患者心率迅速降至30次/分，甚至停搏，血压下降，患者出现恶心、呕吐、出汗等症状。

5. 其他　由于患者病情变化出现急性左心衰、低血糖休克、上消化道出血等。

（七）术后护理

患者行介入治疗后由导管室护士和医生送回病房，病房护士和医生要与导管室人员交接班，并认真阅读病历上的手术记录。将患者平移至床上，嘱患者不要用力，连接心电监测，吸氧，检查静脉输液是否通畅，查看穿刺部位有无出血及血肿。桡动脉穿刺患者可以下地活动，为防止静脉回流不畅建议患者抬高上肢，患侧手不能用力。2小时由医生松绷带1次，6小时后撤出弹力绷带，伤口换药。股动脉穿刺患者应严密观察伤口有无出血，血肿。检查远端肢体动脉搏动情况和皮肤颜色温度有无改变。据术前标出的足背动脉处，观察有无搏动的减弱。常规沙袋压迫6~8小时，24小时后由医生拆除绷带，患者方可下床活动。

密切观察患者的生命体征变化情况。若患者主诉腹痛、腰痛、腹胀、穿刺部位有发热的感觉，或出现心率增快、血压下降、头晕、面色苍白、血红蛋白进行性下降，应警惕出血的存在。术后常规给予0.15%的含钾液体1500ml静脉滴注（每500ml液体加15%氯化钾5ml），每分钟40~60滴，鼓励患者适量多饮水（但要注意患者的心脏功能）。术后第一次尿液应送尿常规检查，4小时总尿量应在800ml左右以利于造影剂的排除。

鞘管未拔除患者术后4小时拔除动脉鞘管，拔管时需做的工作：拔管前测定APTT，以其恢复至正常对照值的2倍为宜（60~80s）。备好除颤器、抢救车及其他抢救物品。拔管用物准备：消毒液、无菌手套、利多卡因、无菌纱布、弹力绷带、沙袋等。拔管前测量血压并检查足背动脉搏动情况，液体应保证已输入1500ml。拔管前要向患者做解释工作，消除患者的紧张情绪，在拔管过程中密切观察患者的生命体征情况。拔除鞘管后压迫伤口30分钟，其压力以足背动脉不消失为宜。30分钟后若伤口无出血、渗血则以弹力胶布加压包扎伤口并以沙袋压迫。嘱患者在2小时内勿用力抬头、勿用力咳嗽以免使腹压增高引起出血。砂袋压迫8小时后去除，在此期间应随时观察伤口处有无出血及足背动脉搏动情况。

行介入治疗患者术后常规应用静脉抗生素1次。术后低分子肝素皮下注射抗凝治疗3~7天。阿司匹林300mg/d，服用3个月后，改为100mg/d终身服用。氯吡格雷75mg/d服用6~12个月。抗凝治疗是为预防支架内狭窄的发生。

介入术后患者可能有不适主诉，护士应积极给予处理（表21-1）。

表 21-1　介入治疗术后不适主诉及处理方法

	出现原因	处理方法
心前区不适或疼痛	支架异物感、心理作用	排除急性冠脉闭塞后，给予心理安慰
腹胀	卧位肠蠕动减慢、食入不易消化食物	腹部顺时针按摩，热敷。排气、导便
腰痛	平卧位时间长，腰部疾病	早翻身、健侧卧位，按摩腰部，给予镇痛药
恶心呕吐	药物反应或喝水过多过急	进食后饮水，饮水适量，补液促进造影剂排出
失眠	术后兴奋、躯体不适、担心出血等	适当给予镇痛剂、镇静剂，心理护理

股动脉穿刺患者由于卧床时间长，为防止下肢静脉血栓形成，每 2 小时应做下肢肌肉被动按摩 1 次。

出院指导：戒烟戒酒、适量的运动，坚持服药、定期门诊。

（八）冠心病介入治疗新进展

1. 药物支架的应用　通过对很多药物的对比研究，雷帕霉素是一种能明显抑制内膜过度增生的抗生素及免疫抑制剂，用它包被的支架可显著降低再狭窄率。近年来，紫杉醇等其他药物也被用于不同的药物支架包被。

2. 切割球囊的应用　1991 年美国开发研制一种在普通球囊表面上纵轴等角度的镶嵌 3 ~4 枚高度 0.2 ~0.3mm 的刀片的切割球囊。主要用于支架内再狭窄的治疗。

3. 冠脉内血栓抽吸术和远端保护装置的使用　主要针对急性冠脉综合征患者的冠脉内含有大量血栓，在存在不稳定血栓病变的远端，事先安装一种伞状过滤装置，PTCA 后利用负压抽吸的原理取出血栓。这样可以减少血栓脱落再次阻塞血管远端的危险。

4. 冠脉内斑块旋磨术和旋切术　利用特殊的旋磨和旋切装置研磨和切除钙化的粥样硬化斑块，可以用于左主干开口处病变。

5. 血管内超声（IVUS）　冠造只能反应血管腔被造影剂充填的轮廓，不能提供血管壁的结构信息和血管生理功能状况，并且是血管在某一投照角度下的投影成像，而不能完全反应血管病变断面的狭窄程度。随着微导管超声换能器和声学成像技术不断发展，血管内超声检查被认为是诊断冠状动脉病变、指导和判断冠状动脉介入治疗效果的有效方法。

6. 经皮血管再生治疗　对某些不能通过介入治疗或旁路移植手术实现血管血运重建的心肌，经导管从心内膜局部注射血管再生因子（患者自身骨髓干细胞），促进这些原无血液供应的心肌区域生长出新的微细血管。这种治疗方法目前正在实验阶段，远期效果还不肯定。

二、心律失常介入治疗及护理

（一）射频消融

心律失常通常可以分为两大类，即快速心律失常和缓慢性心律失常。快速心律失常又称心动过速，常见的有室上速、室速、房扑房颤等。室上速中常见房室结折返性心动过速和预激综合征所致的房室折返性心动过速。房室结折返性心动过速是室上速最常见的类型，是房室结内或其附近存在一条附加的传导电路，当电脉冲进入这条电路中时，就与另一条通路形成环路，环路类似于电学中的短路，引起心脏随着每一次环路而跳动一次，使心脏跳动非常快速而规律。射频消融术就是针对这种心律失常进行的介入治疗。

1. 射频消融术概念　射频消融术是通过 300 ~ 1000kHz 的高频正弦交流电射频能量，消融异常传导组织的一种经导管消融术。

2. 射频消融术适应证　主要适用于症状明显的室上速（包括房室结折返性心动过速、房室折返性心动过速、房速、房扑、房颤等）和持续性单行性室速等心律失常。药物治疗无效，不能耐受或不愿接受长期药物治疗的患者。

3. 射频消融术术前准备及护理

（1）患者完善常规检查：血化验（同 PTCA 术前）、心电图、心脏超声、体格检查等。

（2）护士术前 1 日为患者备皮，备皮范围：腹股沟、会阴部、颈胸部。

（3）向患者和家属解释手术目的和方法，介绍术前和术后的注意事项，督促签署手术同意书。

（4）术前 1 日晚，为保证充足睡眠，遵医嘱给患者口服地西泮 5mg。

（5）手术当日晨不用禁食水，但只要吃 5 分饱，选择低脂、易消化的清淡饮食。

（6）遵医嘱停用可能对电生理检查有影响的抗心律失常药物。

（7）应建立静脉通路。

4. 射频消融术介入治疗过程及护理　射频消融穿刺部位根据消融需要进入的心腔进行选择。静脉途径是由股静脉或锁骨下静脉和颈内静脉穿刺，经上下腔静脉进入右心房。动脉途径则由股动脉穿刺经主动脉逆行进入左心室行左侧旁道的消融治疗。术中为了准确定位，术者可能会使用心内电击或者药物的方法来诱发心律失常的发生。护士在这时要告诉患者做好准备，不要害怕，有什么不适要告知医生。同时备好急救物品和药品。消融时患者可能会有心前区疼痛感，很快会消失，必要时遵医嘱给予吗啡镇痛。消融成功后术者即刻拔出鞘管，护士配合包扎。静脉穿刺处直接用无菌纱布覆盖，股动脉穿刺处要压迫 15 ~ 30 分钟后加压包扎，并用沙袋压迫止血。

5. 射频消融术术后护理要点

（1）术后心电监测至少 24 小时，监测心率（律）的变化，患者如果出现心悸气短、恶心、胸痛等症状要警惕发生心脏穿孔和心脏压塞等并发症。

（2）观察穿刺局部有无出血血肿，远端肢体皮温和皮肤颜色改变。

（3）遵医嘱使用 3 天抗生素预防感染，每日测量体温 4 次。

（4）穿刺股静脉者沙袋压迫 2 ~ 4 小时后撤除，6 小时可以下地活动。穿刺股动脉者沙袋压迫 8 ~ 12 小时，24 小时后可以下地活动。

（5）患者一般术后 3 天可以出院，阿司匹林 100mg 每日 1 次，服用 1 ~ 3 个月防止血栓形成。

（6）出院 1 个月复查心电图。少数患者可出现一过性心悸，心电图示波窦性心动过速，此时要排除心包积液等其他并发症的可能，如果没有多在 1 ~ 2 周内症状消失。症状不缓解者可以口服阿替洛尔减慢心率。

（7）术后 1 ~ 2 周患者即可进行正常生活和工作，但应避免重体力劳动和运动。1 ~ 2 月后可以恢复完全正常的生活和工作。

（二）心脏起搏器

许多原因，如病窦综合征、房室传导阻滞等都会引起心率减慢，心动过缓，心脏无法泵出足够的血液满足全身需要。患者出现乏力、头晕、视物模糊、心悸甚至晕厥的症状，此时需要安装心脏起搏器治疗。

1．心脏起搏器的组成　心脏起搏器由两部分构成，即脉冲发生器和起搏导线。临时起搏器的脉冲发生器置于患者体外，永久性起搏器则被植入患者一侧锁骨下的胸部皮下。起搏器导线很细并且绝缘，通常经静脉进入心脏，并将脉冲发生器与心脏连接起来，电脉冲通过导线发放到心脏，从心脏收集的信息也经导线反馈到起搏器。

为了反映不同起搏器的工作性能，便于临床应用。国际心律失常学会制定了起搏器的代码（NBG 代码）。其中第 1 个字母代表起搏的心腔；第 2 个字母代表感知的心腔；第 3 个字母代表工作模式，感知后反应；第 4 个字母则表示程控功能，第 5 个字母表示是否多部位起搏（表 21-2）。目前临床上一般只使用前 4 位字母，例如，DDD、DDDR 或 VVI（R）等。

表 21-2　NBG 代码说明

位置	Ⅰ	Ⅱ	Ⅲ	Ⅳ	Ⅴ
分类	起搏心腔	感知心腔	感知后反应	程控功能	抗心动过速
	O＝无	O＝无	O＝无	O＝无	O＝无
	A＝心房	A＝心房	T＝触发	P＝单项程控	P＝起搏
	V＝心室	V＝心室	Ⅰ＝抑制	M＝多项程控	S＝电击
	D＝双腔（A＋V）	D＝双腔（A＋V）	D＝均有	C＝遥控	D＝都有
				R＝频率调节	

为使起搏器适应不同患者的需要和观察起搏器工作情况，起搏器上有一些基本参数，包括：

起搏阈值：引起有效心搏的最低电脉冲强度。以电压或电流表示。

感知灵敏度：指起搏器感知 P 波和 R 波的能力，是按需型和各种同步型起搏器的特殊指标。

起搏频率：指起搏器发放脉冲的频率。

脉冲宽度：指单个起搏脉冲电流持续的时间，以 ms 为单位。

2．起搏器安装术术前准备及护理

（1）临时起搏器根据选择穿刺部位的不同进行不同部位的皮肤准备。股静脉：双侧腹股沟及会阴部备皮并清洁皮肤。颈内静脉及锁骨下静脉：颈胸部及其侧的腋窝部备皮并清洁皮肤。但最好是几个区域都作备皮准备，防止一个部位操作不顺利时需要更换穿刺部位。永久起搏器备皮范围：颈、胸及腋窝部，并清洁皮肤，还要检查皮肤是否有破溃。

（2）向患者介绍手术室的环境以消除患者的恐惧感。

（3）协助患者练习在床上排尿、排便。

（4）术前1日晚给予镇静药物帮助睡眠。

（5）术日晨不吃胀气食物，不宜过饱。

（6）左下肢建立静脉通路。

（7）遵医嘱给予地西泮肌内注射。

3. 起搏器安装过程　起搏器根据临床情况可分为临时起搏器和永久起搏器，其放置有不同方法。

（1）临时起搏器电极安装的途径

1）食管起搏法：经鼻腔送入食管电极至食管内，因食管电极与心室接触相当困难，故在抢救心脏骤停时的心室起搏不宜采用此法。

2）经胸壁心内穿刺起搏法：在胸骨左缘第4肋间锁骨中线内侧近胸骨缘处穿刺。其并发症主要可出现心肌撕裂、冠状动脉被划破及气胸等。仅适合在极其紧急的情况下使用，成功后应立即改为其他方法起搏。

3）体外心脏临时起搏法（经胸壁心脏起搏）：是复苏心脏停跳时的较好方法之一。在患者的前后胸壁上各放一个大面积、低阻抗的电极片，通过电缆线连接带起搏的除颤器或起搏器进行起搏。可用于紧急抢救心脏骤停和严重心动过缓者。优点是操作简单，迅速起效。但患者有时不能耐受胸壁的疼痛。

4）心外膜临时起搏法：对在心脏手术中发生的传导阻滞或心动过缓者，将电极线直接缝到心房和（或）心室外膜上，外接临时起搏器，可行心外膜心脏起搏。

5）经静脉起搏：经静脉穿刺进行临时起搏可使用股静脉、锁骨下静脉、颈内静脉等途径。由于操作简单，并发症少，是目前临床最常用的临时起搏途径。

（2）永久起搏器安装过程

1）采用利多卡因局部麻醉，极少数情况下需作全身麻醉。

2）静脉途径一般可选择的静脉有头静脉、颈外静脉、颈内静脉和锁骨下静脉。

3）穿刺成功后送入起搏电极。心室电极的安放位置为右室心尖部，心房电极送至右房心耳部。通过电极进行起搏器参数测定（如起搏阈值、R波振幅、阻抗等），观察起搏与感知情况。取得满意参数后，将电极缝扎固定在肌肉上。

4）用手术刀做一个5cm左右的横切口后分离皮下组织至胸大肌筋膜，做一与脉冲发生器大小相适应的囊袋。囊袋充分止血后植入起搏器，将起搏电极与起搏器连接。

5）检查起搏器工作状况，如无异常逐层关闭切口。

4. 起搏器术后护理

（1）对安装起搏器的患者需要连续心电监测，以及时了解起搏器的工作情况。

（2）常规应用抗生素并注意患者的体温变化情况。

（3）为避免电极脱位，永久起搏器患者要绝对卧床3天，临时起搏器患者卧床直至拔除电极。

（4）采用股静脉穿刺的安装临时起搏器者，每2小时要做下肢的被动按摩以防止下肢深静脉血栓的形成。并指导患者被穿刺的下肢膝关节以下可做适当的运动。应经常检查患者的下肢是否有肿胀、疼痛等现象。一旦出现下肢深静脉的血栓，则应抬高下肢，不可再做按摩。对采用锁骨下静脉或颈内静脉的患者可将床头适当抬高。

（5）注意穿刺部位有无出血及血肿，尤其是正在服用抗凝剂的患者。

（6）穿刺部位每日更换敷料，防止感染。

（7）临时起搏器要经常检查起搏器与电极的连续处是否松脱，最好将起搏器放在不易碰到的地方。若发现临时起搏电极脱位，如果没有护套的保护，不可向血管内再次送入电极。

（8）经常观察临时起搏器的工作状况，如电池是否不足、感知功能是否良好等。要随时准备备用电池，更换电池时要有医师在场，如有起搏依赖现象，应先将起搏频率逐渐减慢，再迅速更换，或用其他临时起搏器替代后再行更换。

（9）临时起搏电极拔除后，需要指压 20 分钟左右，再以无菌敷料盖之，沙袋压迫 4 小时即可。若无特殊情况，24 小时后可下床活动。

（10）永久起搏器置入术患者若无异常，7 天可拆线出院。

5. 永久起搏器置入术患者出院指导

（1）教会患者自己数脉搏以观察起搏器的频率情况。

（2）远离较强的磁场：如不要离电视过近、接听移动电话时要在安置起搏器的对侧、因其他疾病需要行磁共振检查时要向医师讲明情况。

（3）认真填写起搏器随访卡。

（4）仍要按时服用其他治疗心脏病的药物。

（5）嘱患者一定要按医生要求随诊以观察起搏器的工作情况。绝大部分患者在术后可以没有任何负担地重新适应生活和环境，但也有一些患者由此产生心理负担，要向患者多做解释工作。

（三）化学消融术

化学消融术（PTSMA）是治疗梗阻性肥厚型心肌病的一种介入治疗方法，是使用无水乙醇消融营养肥厚心肌的第一间隔支，造成间隔心肌缺血坏死，使间隔心肌收缩力下降或丧失，术后间隔肌坏死变薄而减少流出道梗阻。梗阻性肥厚性心肌病是原发性心肌病中肥厚型心肌病的一种特殊类型。由于肥厚间隔心肌将左心腔分为左室心尖部高压区及主动脉瓣下低压区，造成主动脉瓣下压力阶差。严重时患者出现晕厥，甚至猝死。

1. 术前准备　同一般心血管介入治疗。备皮范围双侧腹股沟及会阴部，碘过敏试验，肌注苯海拉明镇静抗过敏。术前宣教：术中可能出现胸痛，嘱患者但不能乱动。讲解基本过程消除紧张情绪。术中要求配合的动作：吸氧憋住，深呼吸咳嗽等。术前练习床上排尿、排便。

2. 介入治疗过程

（1）行选择性冠状动脉造影检查，判断是否有冠状动脉性疾病。如有严重的血管阻塞则选择外科手术治疗。观察前降支上的第一间隔支情况，是否比较粗大。

（2）做左室造影，观察心功能。用导管测量心室到主动脉内的连续压。

（3）符合适应证的患者准备行化学消融术前，常规置入临时起搏器电极，防止严重传导组织发生。同时给予吸氧，静脉注射吗啡，缓解胸痛，减少患者紧张焦虑情绪。

（4）化学消融方法：用特殊的球囊封闭第一间隔支近端，通过球囊中心腔缓慢匀速注入无水乙醇。整个过程要严密观察患者的心率（律）变化、胸痛程度等情况。注射过程中出现房室传导阻滞或严重室性心律失常时应暂时停止注射。消融成功后，撤出导管。

消融成功标志是左室心尖部到主动脉瓣下的压力阶差下降≥50%。

3. 术后护理

（1）按照冠状动脉造影术后护理常规处理，注意伤口及远端肢体血运情况。

（2）心电监护72小时，如果存在房室传导阻滞应延长监护时间，不能自行缓解者并出现三度房室传导阻滞者应安装双腔起搏器。

（3）患者术后早期常存在胸痛，类似于急性心肌梗死症状，要检测心肌酶的变化，遵医嘱使用吗啡镇痛。嘱患者绝对卧床休息1周。

三、先天性心脏病介入治疗及护理

先心病是胎儿时期心血管发育异常或发育障碍，并在出生后应该退化的组织未能退化所造成的心血管畸形。美国发病率为8.1‰，中国为2‰~5‰。外科手术治疗先心病需要开胸，患者损失大，痛苦大，而且病死率高，还带来美容等问题，介入导管治疗先心病克服了以上困难。先天性心脏病介入治疗根据疾病情况不同，有多种治疗途径和方法。

（一）球囊房间隔造口术和房间隔切开术

重症先心病需要依靠足够的心房间交通缓解低氧血症改善异常的血流动力学者，如完全性大动脉转位、右心室发育不良综合征、左心室发育不良综合征、重症原发性肺动脉高压等，可以缓解发绀及异常血流动力学，使患儿活到可以行外科根治手术的年龄，明显改观预后。手术方法包括球囊房间隔造口术、微型刀房间隔切开术、球囊扩张法房间隔造口术。操作方法是经皮穿刺股动脉，经下腔静脉达右心房，导管指向房间隔，经卵圆孔或房间隔缺损到达左心房。用球囊或微型刀切割扩张房间隔，形成房间隔人为的足够的缺损，改善异常血流动力学及低氧血症。

（二）经皮球囊瓣膜成形术

包括肺动脉瓣、主动脉瓣成形术治疗先天性、后天性肺动脉瓣主动脉瓣狭窄。利用球囊内加压所产生的张力引起狭窄肺动脉瓣主动脉瓣膜撕裂，从而解除瓣膜狭窄。肺动脉瓣成形术由股静脉穿刺，导管经下腔静脉进入右房到达右室进入肺动脉瓣进行扩张。主动脉瓣成形术可有3种插管方法，即逆行股动脉插管法，脐动脉、腋动脉及颈动脉插管法（用于小婴儿），经房间隔穿刺法球囊主动脉瓣成形术。

（三）经皮球囊血管成形术

包括主动脉缩窄球囊扩张术、肺动脉分支狭窄经皮球囊血管成形术、肺静脉狭窄球囊扩张术等。

（四）房间隔缺损与室间隔缺损封堵术

房缺、室缺是常见的先心病，如果房缺面积不大常没有症状，许多患者在体检中发现。房间隔缺损封堵术比较常见，测定出房间隔缺损准确的位置和大小后，导管经股静脉插至右心房通过房间隔缺损穿入左心房到达左肺静脉，利用蚌壳式、纽扣式双盘堵塞法进行封堵。

最大封堵直径可达42mm。室间隔缺损封堵术目前开展少，由于室间隔随心动周期活动幅度大，补片容易发生相对位置的改变，造成主动脉瓣关闭不全等严重并发症。

先天性心脏介入治疗术前和术后护理与同其他心脏病介入治疗护理内容基本一致，但应注意幼儿的特点，如幼儿会采取全麻方式，术后患儿应去枕平卧，头偏向一侧，苏醒后方可进食水。

第二节 体外循环及其护理

将人体内的静脉血，经导管引到体外，经过氧合后使静脉血转变为动脉血，再经导管将其输入到人的动脉系统内，完成血液循环。这种人的血液不经过心、肺而在体外进行气体交换和循环的方法，称体外循环。

一、适应证

传统的体外循环范畴指为心脏手术患者提供生命支持，为心脏外科医生提供有利的手术条件。现在的体外循环已远远超出这一范畴，可应用于脑部手术（如颅内动脉瘤）、气管手术、腹部手术（如肝移植）等大手术中，也可在肿瘤治疗中进行局部肢体或全身的灌流。还有一些更新的领域在不断开发，如利用高温体外循环的方法杀伤体内的艾滋病病毒，利用体外循环超滤的方法进行戒毒等。此外，走出手术室的体外循环－体外膜肺氧合（ECMO）在危重患者的生命支持中发挥着越来越重要的作用。

二、基本原理

体外循环过程中，通过上、下腔静脉插管，将去氧合血从循环中引出，进入人工心肺机系统，血液在人工心肺机中经过氧合、过滤及变温后，通过动脉插管进入体内动脉循环。人工心肺机不仅能氧合血液，而且能排出二氧化碳，且排出二氧化碳的比例应按照人体的生理比例，以免其过度蓄积造成呼吸性酸中毒；或过度排出导致呼吸性碱中毒。见图21-1。

三、体外循环的设备装置及应用

（一）血泵

血泵是体外循环装置的主要部分之一。是体外循环的动力部分，主要作用是代替心室的搏出功能、术中失血的回吸及用于心脏停搏液的灌注。临床常用两种血泵。

1. 滚压泵　由泵管和泵头组成，泵头对泵管挤压，推动管内液体流动。缺点是长时间转流血液破坏明显。但操作简单，费用低，应用最广泛，可用于各种心脏手术的体外循环。

2. 离心泵　是一种较新型的血泵，是根据液体在作同心圆高速运转时产生离心力的原理而设计的。离心泵的主要优点是与血液接触面积小，血液损伤小，压力缓冲大，安全性高。但离心泵泵头为一次性使用，价格昂贵，且是否适用于婴幼儿体外循环还存在争议。

（二）氧合器

氧合器是将进入的静脉血中的二氧化碳排除，使氧分压升高而成为动脉血的一种人工装置。由于其模仿人体肺的换气功能，临床常用于心脏外科手术，在心肺循环阻断后暂时替代人体肺的功能。

按设计原理可分为鼓泡式氧合器、膜式氧合器。

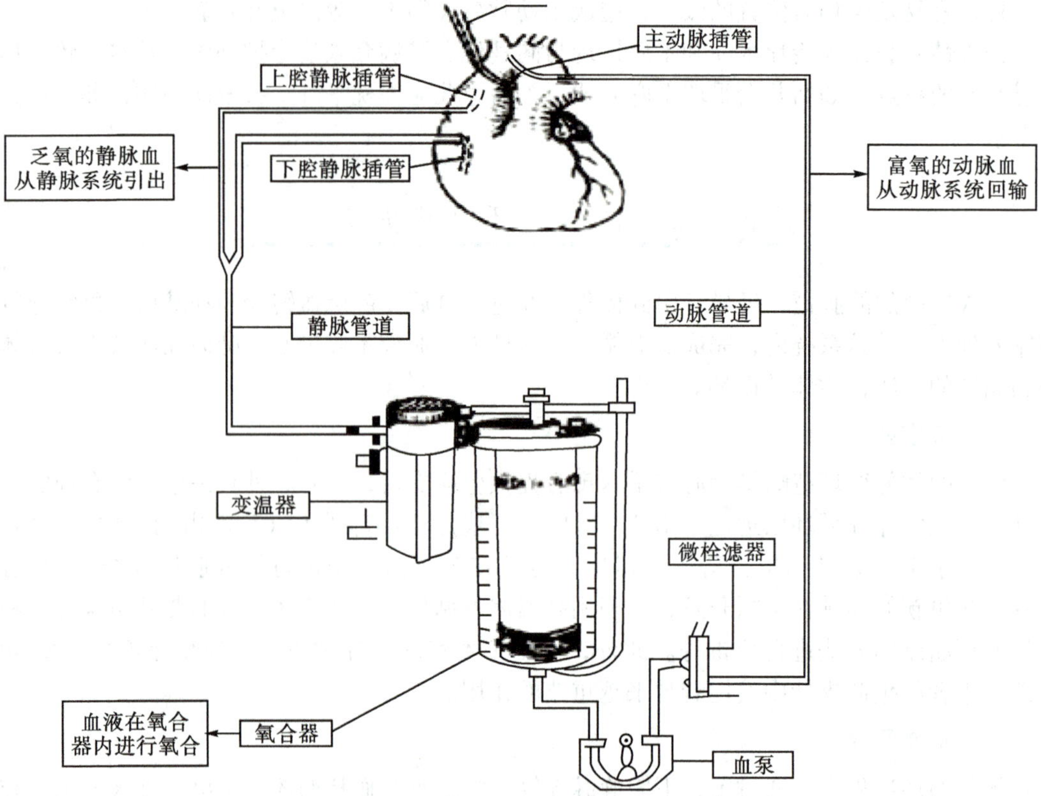

图 21-1　体外循环的基本原理和主要设备装置

1. 鼓泡式氧合器　工作原理为血液被氧气吹散过程中进行气体交换达到氧合目的。血液中形成的气泡用硅类除泡剂消除。经过不断改进，将发泡、氧合、去泡、过滤、储血集于一体，由于操作简便，易于消毒，可一次性使用等优点，在 20 世纪 60 年代得到广泛的应用。

2. 膜式氧合器　此种氧合器的氧合是通过一层可透气的高分子半透膜进行的。特点是氧合能力强，气血不直接接触，对血液破坏轻及无气栓，仿生性较好。目前在临床上使用广泛。

（三）体外循环的插管和管道

1. 体外循环的插管　分为动脉插管和静脉插管两大类。

动脉插管是保证机体充分灌注的重要管道。常根据患者病情及手术类型选择插管部位及插管种类。临床常采用升主动脉插管。

静脉插管是保证静脉血充分引流的管道。可经上、下腔静脉，右房、右室流出道插入，常规采用经右房耳和右心房壁分别插入上、下腔静脉管。目前临床使用的静脉插管多带有钢丝以防止插管扭曲造成引流不畅。

2. 体外循环的管道　主要为一些无毒透明的硅塑管、硅橡胶管或塑料管。最基本的应具备动脉灌注管、静脉引流管、泵管、吸引管道、排气管、给氧管、连接管等。

（四）血液回收和过滤系统

血液回收系统的目的在于吸引术中失血重回循环系统，避免循环血量迅速大量减少而使心肺转流难以维持，是体外循环中必不可少的辅助装置。

血液过滤系统可以在血液泵回动脉循环前过滤掉血液中可能产生的气泡、血小板凝块、纤维素，脂肪粒，硅油栓以及患者体内脱落的微小组织块等，防止机体发生微栓栓塞而损伤组织器官，特别是脑、肺。

（五）热交换系统

体外循环下需辅以低温技术。在低温或深低温体外循环下行心内直视手术，弥补了因血流灌注不足造成各器官的功能性损害，进而保证有充分的时间来完成心内手术的操作。体外循环的降温方法分为体表降温和血流降温两种。

热交换系统即用于血流降温。

1．变温器　直接与血液接触而执行变温功能。

2．变温水箱　为变温器提供冷、热水源的装置。目前临床已采用全自动变温水箱，只要设定水温，按动开关，水箱就会按要求自动降温、升温。

（六）监测装置

1．生命体征及血流动力学监测装置　包括心电图、动脉血压、中心静脉压、左房压、温度、尿量等的监测。

（1）心电图：连续监测可观察心肌应激性、心率变化、心律失常、传导阻滞以及心肌缺血情况。当体外循环建立之后，心电图可作为冠状动脉灌注是否充分的指标；当灌注停搏液时，心电应迅速变为静息状态（零电位），在主动脉阻断时出现任何电活动，表明需要再灌注停搏液。恢复心肌血运后，心电图显示心脏复跳情况，复跳后的心率、心律及心肌缺血性改变是辅助循环时间长短的一个重要参考指标。

（2）动脉血压：为循环系统常规和重要的监测项目。临床上体外循环手术常规行有创性血压监测，常用的穿刺部位有桡动脉和股动脉。

（3）中心静脉压：指靠近右心房的腔静脉或右心房的压力。主要反映右心功能、血容量及静脉血管壁张力的改变，是衡量右心泵血能力的有效指标。体外循环手术测量中心静脉压对了解循环有效容量与心血管功能之间的相互关系具有非常重要的意义。临床上尽量选用上腔静脉测中心静脉压，目前多采取右侧颈内静脉穿刺测定中心静脉压。

（4）左房压：左房压可直接反映左室充盈压，是左心室前负荷的可靠指标，对于左心功能差或左室发育不良的患者，监测左房压具有特殊的意义。左房测压管需在手术过程中安置。未安置左房测压管的患者，也可经中心静脉插入 Swan-Ganz 漂浮导管，测量肺毛细血管楔压，也可在一定程度上反映左房压。

（5）体温：在心血管手术心肺转流开始时，常需要将患者的体温降低，以降低机体代谢率，减少氧耗，从而减少重要脏器的缺氧损害；手术将结束时，需要将患者的体温恢复至正常。在降温和复温的过程中，准确监测鼻咽温、直肠温、血温、皮温、心肌温度、水温等，对缩小温差，合理变温，保护重要脏器，防止微气栓并发症有重要作用。

（6）尿液监测：常规在手术前放置保留尿管，连续记录尿量、尿 pH、尿比重和性状，在无肾病变的前提下，尿量是体外循环中组织灌注是否良好的一种敏感指标。尿 pH 间接反映酸碱状况，并受药物和电解质的影响，可作为纠正酸中毒的依据。根据尿比重可调整晶体的补充量。体外循环中肾糖阈下降常导致糖尿出现。多种原因造成血液破坏可致血红蛋白尿。

2. 血气及生化指标的监测

（1）血气监测：体外循环为非生理性循环，不适当的组织灌注和人工通气可使体内酸碱负荷增加，血液稀释和体外循环对肺、肾功能的影响将减弱机体对酸碱的缓冲和纠治能力，容易产生酸碱失调。因此，体外循环中定期监测血气甚为重要。

（2）电解质监测：常用电解质监测项目为血钾、血钙、血镁、血氯。其中血钾的监测最常用且最具临床意义，血钾在体外循环中应维持在 4.5～5.5mmol/L。低钾可增加心肌的应激性而引起室性为主的各种心律失常，而高钾则会抑制心肌。

（3）血细胞比容（HCT）和血红蛋白（Hb）：体外循环一般应进行血液的稀释。在转流过程中不同患者、不同手术需维持不同的血细胞比容水平。转流中需定时监测 HCT 和 Hb，HCT 下降时需补血，HCT 过高应加入液体进行稀释。

3. 抗凝与凝血状况的监测　体外循环心内直视手术依赖于肝素抗凝，而体外循环终止后，又需用鱼精蛋白来中和肝素。肝素的用量必须个体化。目前常用激活全血凝固时间（ACT）作为肝素用量监测的指标，此方法简单、迅速、可靠，重复性较好。ACT 的正常生理值为 60～130 秒，心肺转流时，应将 ACT 控制在 400～600 秒。若低于 400 秒，可根据肝素反应曲线计算出不足的肝素量并予以追加。体外循环终止，鱼精蛋白中和肝素 10 分钟后，再重复测试 ACT 值。如 ACT 较生理值长，则需追加鱼精蛋白，使之达到生理值水平。

（七）其他附加装置

一般有血液平面报警器、气泡探测器、泵压探测器、应急电源、动脉储血库安全活瓣、静脉引流控制器、滤水器等。

体外循环的基本原理和主要设备装置见图 21-1。

四、体外循环的实施要点

1. 插管　插入静脉和动脉插管。

2. 抗凝　应用肝素进行抗凝，等转流停止后，用硫酸鱼精蛋白静脉滴注以中和肝素。

3. 灌注　体外循环灌注血流量一般为 70～120ml/(kg·min)，转流时输入及流出的血量严格控制，保持平衡。

4. 心肌保护　一般采用局部深低温法，即表面冷却和冠状动脉灌注冷却法。用冻结后击碎的灭菌生理盐水的冰屑袋置于心脏表面，用 0～4℃的心肌保护液自主动脉根部快速注入，液体进入冠状动脉内，使心脏停跳，降低心肌细胞的代谢和耗氧量，达到心肌保护作用。心肌保护液一般均含有不同成分的葡萄糖、钾、钠、镁、氯等。

五、体外循环对机体的影响及体外循环后主要并发症

体外循环安全灌注的目的，在于心脏直视手术过程中，保证组织器官基本血流灌注和氧供，维持机体内环境接近生理状态，促使术后生理功能尽早恢复，避免重要脏器功能或器质性损害，及由此引起的并发症或死亡。

（一）体外循环对机体的影响

体外循环在其半个多世纪的发展历程中，由于灌注过程中循环系统的功能改变，引起机体内各个器官、系统的变化，对心、脑、肺、肾、血液、微循环及机体的内环境等都产生了影响。这些变化虽然多属一过性的，依靠自身代偿功能或及时处理可以逐渐消失。可是当机体反应异常剧烈或储备功能低下时，便会引起严重后果。近年来，随着体外循环理论和设备技术的不断进步，使心内直视手术源于体外循环非生理灌注导致的危险性大大降低。目前，体外循环术后全身炎症反应的理念受到广泛关注，体外循环导致的机体炎性反应的程度和术后并发症有着密切关系，严重者将引起多器官功能障碍甚至衰竭，导致死亡。

1. 体外循环引起全身炎症反应　体外循环心肺转流术由于手术创伤、血液与体外循环管道的接触以及停止循环后的缺血再灌注损伤等，对机体构成了一个异常强大的刺激，可引起复杂的全身炎性反应，激发机体释放大量的炎性介质。表现为非感染性发热、白细胞增多、毛细血管通透性增加、组织间隙液体聚积等，导致不稳定的高动力循环状态，严重时可造成多器官功能不全，尤其是肺组织的损伤。体外循环产生的炎性介质可直接损伤心脏，阻断升主动脉可导致心脏缺血－再灌注损伤，再加上手术本身对心脏结构和功能的改变，可使心脏在术后出现不同程度的水肿，严重者可导致收缩力降低，舒张功能减退。心肌水肿在12～24小时内达到高峰，48～72小时慢慢消退。

2. 心脏手术患者的基础疾病使其内环境存在不同程度的紊乱。手术和体外循环会进一步造成患者的生化指标改变，主要造成酸碱平衡紊乱和电解质代谢的异常。

3. 在体外循环过程中，机体由搏动性血流改变成为近乎恒流状态，对一些敏感器官会有一定影响，如肾、脑等。

4. 心脏手术后心脏结构和血流动力学的瞬间改变与心血管系统的慢慢适应过程之间的矛盾；先心病术后体循环和肺循环血液流量的重新分布，也使其术后并发症多样化。

（二）体外循环术后常见并发症

1. 体外循环后低心排综合征　由于术前心功能不全、术中心肌保护不良、畸形矫正不满意、心脏排气不充分、严重心律失常、低血容量、电解质紊乱和酸碱失衡、心脏压塞等原因，严重影响心功能，导致心排血指数低于 $2L/(min \cdot m^2)$ ［正常值 $2.4 \sim 4.2L/(min \cdot m^2)$］，出现重要脏器灌注不足、周围血管收缩、顽固性代谢性酸中毒等现象。临床表现：①烦躁不安或淡漠；②周围脉搏细速；③皮肤冷湿，甲床发绀，中心温度高；④尿少，成人每小时尿量少于30ml；⑤低氧血症；⑥血压偏低，脉压低；⑥代谢性酸中毒；⑦CVP、LAP、PCWP升高。

2. 体外循环后呼吸功能不全　体外循环产生炎性介质对肺功能的损害、原发的心胸部病变对肺功能的影响、心功能不全的继发影响、手术创伤的影响等导致呼吸功能不全，出现低氧血症（或伴高碳酸血症）及血液循环系统、精神神经、消化和泌尿系统的一系列症状。

3. 体外循环后出血　体外循环心脏直视手术后出血是常见并发症。体外循环后出血的原因有肝素化后发生凝血机制的变化；多种因素导致的血小板数量减少、功能障碍和其他凝血因子减少；肝素用量不当或鱼精蛋白中和肝素不完全；手术处理不当，止血不彻底；大量输入库存血引起微栓和低钙血症等。

4. 体外循环后急性肾功能不全　体外循环术后并发急性肾功能不全是多种因素的综合

作用，包括心功能不全、肾储备能力下降、糖尿病和周围血管疾病等。主要相关原因有术前肾功能受损、糖尿病、中重度充血性心衰；年龄大于65岁；体外循环时间大于180分钟；体外循环中灌注流量不足；溶血；术中、术后低心排等。临床表现：尿量减少，尿比重降低，水电解质紊乱，酸碱平衡失调和氮质血症。

5. 体外循环后脑部并发症　对于成人心脏手术，一般认为有6类人群容易并发脑部并发症，包括年龄超过70岁的老年人、高血压患者、动脉硬化、糖尿病、既往有卒中史、无症状的颈部杂音。小儿手术出现脑部并发症往往与手术操作及灌注管理关系密切，主要相关因素有术中微栓使毛细血管、小动脉扩张导致脑水肿；体外循环中长时间的低灌注压导致脑组织缺血、缺氧性损伤；全身性的炎性反应，释放的炎性介质使脑内毛细血管通透性增加，导致脑水肿；术中静脉回流不畅；深低温停循环下的手术；体外循环结束复温时脑组织温度过高；体外循环意外（如动静脉管路接反、泵管破裂、氧合不良）。临床表现根据损伤神经系统的不同部位和不同程度而异。

6. 其他并发症　消化道应激性溃疡、肝功能异常、胰腺炎等。

六、体外循环心内直视手术的护理

（一）护理评估

评估体外循环心内直视手术后患者的目的在于判断患者的各系统功能是否正常，是否已经或将要出现体外循环术后并发症。同时也可以了解体外循环手术给患者造成的其他方面的影响以便找出护理诊断，解决护理问题。评估包括临床表现、辅助检查以及心理评估。

1. 临床表现和辅助检查　在讨论术后并发症时已经涉及，此处不再重复。

2. 心理评估　观察患者术后能否保持心理健康，是否出现了诸如抑郁、焦虑等。

（二）护理诊断和医护合作性问题

1. 心排出量减少　与低心排综合征有关。

2. 体液不足　与外周血管内液体不足、利尿或失血有关。

3. 体液过多　与体外循环后超滤不够、液体入量过多有关。

4. 潜在并发症　心律失常、心脏压塞、急性肾功能不全、出血、感染、酸中毒、碱中毒、电解质紊乱、脑缺血缺氧、脑栓塞。

5. 气体交换受损　与术后肺部并发症有关。

6. 体温过高　与术后体温反跳、吸收热或感染有关。

7. 焦虑　与担心预后、社会形象和生活方式发生改变有关。

（三）计划与措施

1. 目标

（1）护士能够监测、发现术后各种并发症并及时处理，保持各器官、系统功能的正常。

（2）术后患者能够保持心理健康。

（3）患者能够掌握预防保健知识，能够寻找健康帮助并主动维持健康。

2. 术前准备

（1）协助患者接受各种检查　主要包括血常规，血型，出凝血时间，血糖，血脂，肝、肾功能，血清电解质浓度，血细胞沉降率；传染病指标（乙肝、丙肝、梅毒、艾滋病），尿常规，心电图，胸部X线，超声心动图检查，呼吸功能检查，心导管检查，冠状动脉造影检查等。

（2）手术前应嘱患者停用的药物

抗凝剂：手术前3天停用阿司匹林。

洋地黄：手术前3天停用地高辛。因手术中使用人工心肺机会加入预充液，极易降低血钾，易造成地高辛中毒。

（3）术前宣教：①为患者简单讲解手术的方法；②指导患者练习深呼吸及有效咳嗽；③指导患者练习腹式呼吸；④指导患者练习翻身及床上肢体活动；⑤指导患者练习床上使用便盆；⑥教给患者气管插管留置期的沟通方法。

（4）手术前1天的准备：①皮肤准备；②血型、交叉配血试验；③清洁灌肠；④睡前给安眠药帮助入睡；⑤成人手术前8~12小时，婴幼儿术前4~6小时开始禁食。

（5）手术当天的准备：①测量体重及体温。若体温不正常应通知医师；②除去患者身上的饰物、发夹、义齿等；③执行特殊医嘱，如术前应召麻醉针、抗生素等。

3. 术后护理　体外循环术后患者返回监护室。在手术后的最初48小时，病情变化复杂，需要持续的专业性观察及护理。

（1）观察并维持血流动力学平稳，促进心脏血管功能及组织灌流：心脏直视手术患者，因为受全麻低温体外循环和手术创伤等因素的影响，术后早期可出现有效循环血量不足，心肌收缩不同程度的损害和外周血管张力变化等，均可使循环系统功能受到影响。所以术后要持续监测循环功能的各种指标，以便及时掌握病情的动态变化，控制和预防并发症的发生。①持续监测心率（律），发现心律失常及时报告医师。术后心律失常的常见原因：血容量不足、体温高、手术创伤、伤口疼痛、缺氧、电解质紊乱、酸中毒、药物作用等；②监测血压变化：心脏手术后血压下降的常见原因有低心排综合征、麻醉剂过量、代谢性酸中毒、缺氧、血容量不足、心律不齐等。长期低血压可导致脑缺氧及肾功能衰竭；③监测中心静脉压，根据中心静脉压及心功能情况制定补液计划；④监测体温：术后体温会比正常高2~3℃，一般是体温反跳或术后吸收热引起，可能会持续3~4天。可采用物理方法，必要时应用退热剂降温。若体温持续升高4~5天，应予以重视。体温异常升高可能是感染、脱水、胸腔积液或低心排等引起。应采取有效的方法迅速降温并对症处理；⑤危重患者术中应留置Swan-Ganz导管或左房测压管，术后严密监测各项血流动力学指标，以全面了解循环状；⑥观察患者皮肤的颜色及温湿度：皮肤花斑、肢端湿冷往往是低心排的征象；口唇、指（趾）发绀则提示机体缺氧；⑦准确应用药物治疗，通过控制心率在正常范围、消除心律失常、降低周围血管阻力及增加心肌收缩力等途径来调整心功能。必要时采取人工循环辅助装置：如主动脉内球囊反搏（IABP）、人工心室辅助泵（VAD）、体外膜肺氧合（ECMO）等；⑧术后做超声心动图，以了解手术效果：如怀疑低心排的原因为心内畸形矫治不彻底，应积极治疗，再次手术彻底矫治。

（2）维护并促进呼吸功能，保证足够的氧供和氧的利用，防止呼吸功能不全：①患者使用呼吸机辅助呼吸阶段，做好气管插管的护理：观察气管插管的位置并妥善固定，防止气管插管扭曲、打折、移位；观察呼吸机的工作情况，严密观察患者的呼吸频率、胸廓起伏情况，两侧呼吸音是否对称，有无啰音或喘鸣音，口唇及甲床的颜色。经皮监测血氧饱和度，定期监测血气变化；保持呼吸道通畅，及时清除气道内分泌物。观察痰液的量及颜色、气味，吸痰前后吸入纯氧，避免急性缺氧；术后早期每天拍 X 线胸片，以了解肺部情况；婴幼儿患者应留置胃管，定时抽吸，防止胃肠胀气影响呼吸；加强口腔护理；待生命体征平稳后，定时翻身；②停用呼吸机后，改用面罩雾化吸氧；③患者循环指标平稳后，应抬高床头，利于呼吸及引流；④鼓励并协助患者翻身、深呼吸及咳嗽。为患者拍背辅助排痰，做好痰液的体位引流。如病情允许应鼓励患者尽早下地活动，并教会患者使用呼吸功能锻炼器；⑤预防及控制肺部感染。严格无菌操作，必要时作痰培养并根据药敏结果合理使用抗生素；⑥对合并肺动脉高压的患者遵医嘱予扩张肺血管的药物或一氧化氮吸入治疗以降低肺动脉压力；⑦对拔管后发生急性呼吸功能衰竭的患者采用面罩加压给氧，必要时行二次气管插管。

（3）胸腔引流管的护理：手术后安置胸腔引流管，目的是引流出心包、纵隔内的液体，也可引流胸膜腔内的空气和液体，促进肺的再扩张。①每小时测量引流量并记录。一般手术后第 1 小时的引流量较多，当患者翻身、深呼吸或咳嗽时，可能会引流出大量液体；②观察引流液的颜色及性状。手术后初期为血性引流液，以后逐渐转为浆液性液体；③定时挤压引流管，以便把血块挤出，避免血块阻塞引流管影响引流效果；④如果发现下列异常情况应立即通知医师：术后第 2 小时开始，血性胸液超过 4ml/(kg · h)，连续 3 个小时以上，应高度怀疑有活动性出血；胸腔引流突然停止，伴有中心静脉压升高，血压降低、心音遥远、少尿、呼吸困难，应怀疑有心脏压塞。处理方法是果断开胸探察、止血；⑤如患者出血量偏多是肝素中和不完全、血小板减少、凝血因子不足或纤溶亢进引起，则应尽快找出原因，对症处理。

（4）维持水、电解质与营养的平衡：①心脏手术后最初 12 小时内，主要由静脉补液。出入量平衡是维持良好循环功能的基础。术后早期，末梢血管处于收缩状态，随着体温的复升，末梢血管扩张，可出现血容量不足。应根据胸液量、血压、中心静脉压、心率、末梢循环状况来判断是否有血容量不足，从而选择补充晶体液或全血、成分血、血浆、血浆代用品等胶体溶液；②严密监测血清电解质浓度，特别是血钾浓度，避免电解质紊乱发生；③拔除气管插管后 4 小时，患者可以开始喝水。喝水后如 2 小时内无咳嗽、吞咽困难、恶心、呕吐等现象，逐渐改为清流、软食至固体食物。能进食的患者鼓励摄取高蛋白、高热量、高维生素的食品以促进伤口愈合；④术后不能及时停用呼吸机的患者应尽早开始胃肠内营养，不能应用胃肠内营养或肾功能衰竭的患者可考虑应用胃肠外营养；⑤每日详细记录出入量，以判断是否有液体蓄积或脱水现象。

（5）观察并维护肾功能，防止发生肾功能不全：①术后早期每小时测量尿量并记录。如果尿量少于 0.5ml/(kg · h)，持续 2 小时以上，在排除血容量不足或脱水情况下，要高度警惕急性肾功能衰竭的发生；②观察尿的颜色。发现血尿或酱油色尿时应通知医师；③监测尿比重。正常的尿比重是 1.010 ~ 1.030。当少尿或尿中出现红细胞时，尿比重升高；当尿量过多或肾小管不能滤过废物时，尿比重降低；④监测血清尿素氮和肌酐浓度；⑤留置尿管操作时注意无菌原则，防止发生泌尿系感染；⑥对发生急性肾功能衰竭的患者采取的处理原则：严格限制水的摄入量；防止高钾血症；高能量支持；预防和控制感染；应用某些经肾排泄的药物时注意调整剂量，避免发生药物中毒；必要时行血液滤过（CVVH）或腹膜透析治疗。

（6）促进神经功能：①观察意识状态和精神状态，及时发现嗜睡、意识模糊、表情淡漠、兴奋躁动、多语或错觉等异常；②术后早期每小时测量瞳孔大小，观察对称性和对光反射；③观察定向力：失去定向力和不安多提示缺氧或脑部发生栓塞；④肢体活动能力：一侧肢体无法活动或一侧肢体软弱无力，提示脑部的运动区有栓塞现象。足背动脉摸不到搏动提示有血栓栓塞；⑤观察有无脑出血的征象；⑥老年患者术后易发生意识障碍。老年人由于全身解剖结构萎缩和生理功能减退，会发生脑循环系统、全身各系统的血管硬化、血压改变、电解质紊乱等变化，加之体外循环血流的改变对敏感器官的影响，术后常导致不同程度的意识障碍。故护理老年患者时应特别注意对意识的观察；⑦脑部并发症的处理：降温；充分供氧；镇静；冬眠；脱水；激素治疗；应用神经营养药；营养支持；高压氧治疗；预防感染；加强基础护理，预防并发症。

（7）做好手术切口及其他有创性检查、治疗的创口护理，避免感染，促进愈合：①每日协助医师为伤口消毒及更换敷料；②患者插有中心静脉导管、左房测压管、Swan-Ganz 导管、动脉测压管或胸腔引流管时，操作时应严格执行无菌技术原则，避免医源性感染。当这些管道完成检查、治疗目的后，尽早拔除；③观察伤口有无红肿、出血或分泌物渗出，有异常及时报告医师。

（8）增进舒适与休息：①镇痛剂、镇静剂：在术后 48 ~ 72 小时内可规则地给予镇痛剂以减轻严重的疼痛，拔除气管插管后可给患者安装自控式镇痛泵。插有气管插管的患者不能耐受时要适量给予镇静剂，注意选择没有呼吸抑制作用的药物；②当患者咳嗽或深呼吸时，应教会患者用手或小枕头支持伤口，以减轻疼痛；③减少环境中不必要的刺激，如灯光、嘈杂声，以免妨碍患者休息。夜间尽量采取集中护理方式，给患者一段时间可以不受干扰地睡眠；④保持床单位清洁、干燥，被服湿了立即更换；⑤给予口腔护理，直至患者能够进食。

（9）促进患者手术后的心理适应：保持患者心理健康的方法是呼叫患者姓名，并介绍自己及周围环境；告诉患者每天的日期和时间；主动关心患者，当你操作各种仪器时，不要忽略患者，应对他们讲明你的目的；心电监测仪应放在患者视野以外，减少患者因目睹自己的心脏活动而紧张；满足患者的基本生理需求；尽量让患者得到较好的休息；鼓励患者谈论他们心中的感受，提出担心或害怕的事情。

（10）促进早期活动：①卧床姿势：手术后保持平卧。患者清醒且循环稳定后改为半卧位，以利于呼吸及引流；②翻身：循环稳定后每 2 小时翻身 1 次，预防压疮，促进排痰；③床上活动：每 2 小时给患者做四肢被动运动并屈曲腿部，预防下肢深静脉血栓；④鼓励患者早期活动。

（四）预期结果与评价

1．患者术前基本了解手术的基本方法、术后可能发生的各种情况及相关注意事项。

2．患者在手术前了解并掌握了术后咳嗽及深呼吸、有效排痰的方法，能适应床上排尿、排便。

3．患者在手术前能调整好自己的心态，平静地迎接手术。

4．手术后患者能维持生命体征平稳，维持适当的心血管系统的功能及组织灌流。

5．患者能维持较好的呼吸功能，未发生呼吸道并发症或发生呼吸道并发症后经及时处理逐渐好转。

6. 患者能维持良好的肾功能。
7. 患者没有发生水、电解质及酸碱平衡失调。
8. 患者的神经功能正常，无脑部并发症发生。
9. 患者手术后感到舒适；没有因各种原因严重影响了休息和睡眠。
10. 患者手术后的基本生活需要得到了满足。
11. 患者的皮肤完整性良好，无发生压疮。
12. 患者的伤口愈合良好，无继发感染的发生。
13. 患者术后情绪正常，没有出现意识混乱、幻觉或抑郁等表现。
14. 患者术后能根据具体情况循序渐进地安排活动。

第二节 危重症辅助治疗技术

一、心包穿刺术

（一）目的

1. 通过对心包积液的检验，确定心包积液的性质和病原。心包积液常做的检验：血常规、生化、细菌培养及细胞学检查。
2. 向心包内注入药物进行治疗。
3. 对化脓性心包炎可穿刺排脓。
4. 有心脏压塞时可穿刺放液以缓解症状。

（二）用物

心包穿刺包、无菌手套、局部麻醉药品、量杯、拟行的化验用试管、5ml 和 10ml 注射器若干个。

（三）方法

1. 开放静脉通路。
2. 经超声心动图定位后选好穿刺点并以龙胆紫涂之。
3. 让患者取坐位或坐卧位，以无菌治疗巾盖住患者面颊。
4. 穿刺部位一般在胸骨左侧第 5 ~ 6 肋间、心浊音界内 2cm 处或剑突下与左侧肋弓交界处。穿刺针与腹壁呈 30°角。
5. 严格消毒后，自以上穿刺点经皮肤 - 皮下组织及心包壁层局部麻醉。
6. 进穿刺针后，待针锋感到阻力突然消失并有搏动感时，提示已穿过心包外层，此时应稍稍退针，避免划破心脏。
7. 固定针头，用注射器缓慢吸出液体。
8. 液体量放出满意后拔除针头，局部以纱布覆盖固定。

（四）护理及注意事项

1. 术前必须由超声心动图定位，以确定穿刺点、心包积液量，液体量过少者不宜穿刺。
2. 严格掌握适应证并要注意无菌操作。
3. 备好抢救物品，并应在心电监测下进行操作。

4. 术前应向患者做好解释工作以消除顾虑，并嘱咐患者在穿刺中不要咳嗽和深呼吸，穿刺前使用利多卡因局麻。

5. 避免空气由穿刺针处进入。

6. 注意为患者保暖，遮盖患者面颊时要注意观察患者的呼吸、血压、脉搏等情况，给予氧气吸入。

7. 抽取心包积液时速度要慢，防止由于心包腔内压力迅速降低，回心血量增多而出现心功能不全。

8. 在操作过程中，若患者感到心率加快、出冷汗、头晕、气短等，应立即停止操作。

9. 操作完毕后，要密切注意患者的呼吸循环状况。

10. 要准确记录所引流出的液体量。

附：近几年来，随着人们观念的更新及医师手段的不断提高，在临床上开始使用双腔中心静脉导管进行心包穿刺持续引流。与传统的心包穿刺方法比较，具有操作简便、安全性高、疗效好等特点，具体操作如下：

1. 用物　穿刺引流包内有 7 号双腔中心静脉导管、导引钢丝、扩张管、18 号穿刺针、尖刀及少许敷料，另需 1 个三通、50ml 注射器、1 个引流袋、输液夹 1 个。

2. 方法　患者取常规心包穿刺体位，在经超声心动图定位后据情况选用心尖部或剑突下进针。在常规局麻后将穿刺针与注射器连接，以穿刺针按超声心动图定位方向保持负压缓慢穿刺。待有突破感和（或）抽出液体后停止进针，进入导引钢丝后将穿刺针拔除，在钢丝入皮处切 1 个 3mm 小口，扩张其皮下组织后送扩张管至心包，再沿导引钢丝送导管至心包腔内后拔除导引钢丝，缝针固定导管，在其末端接上三通，再将三通与引流袋相连，以输液夹调整引流的速度。另一个腔口以肝素封堵。

3. 效果评价　常规心包穿刺法并发症发生率高达 20%，主要是抽液时穿刺针不易固定，尤其是当心包腔内积液量减少到一定程度时，随着心脏的搏动，穿刺针极易损伤心肌导致严重心律失常或误伤冠状动脉引起心包积血，甚至可危及生命。使用双腔中心静脉导管较传统的操作不仅具有操作简便、安全性高、可以持续引流和疗效好的特点，而且还可以用于各种原因所致的心包积液、积血，也可以用于胸腔积液（血）的引流。但在引流中要注意引流速度不宜过快，每小时应少于 250ml，若患者出现血压下降，应立即停止放液或用升压药物治疗，待血压稳定后再行放液。要准确记录所引流出的液体量，还应注意导管留置时间最好不要超过 72 小时，插入引流导管后需使用抗生素预防感染。

二、心脏电复律

心脏电复律是用电能来治疗异位性快速心律失常，使之转为窦性心律的方法。在短时间内向心脏通入高压强电流，使心肌瞬间同时除极，消除异位快速心律失常，使之恢复窦性心律。

（一）分类

同步与非同步两种。同步电复律指除颤器的放电时间与心脏搏动的某个固定时期（R 波时段）同时进行，放电方式由 R 波触发放电。非同步电复律指除颤器的放电时间是任意的，与患者心脏电活动的时间毫不相干。

（二）适应证

非同步电复律的适应证为室颤或无脉室速，同步电复律的适应证为房颤、室上速和有脉搏室速的转复。

（三）术前准备

除颤器、导电糊、生理盐水、纱布、抢救设施。

（四）操作要点

1. 定期检查除颤器性能。

2. 发现患者室颤或心脏骤停，呼救，为患者取复苏体位，解开衣服，请第 2 人推除颤器、抢救车，行 CPR，同时评估患者皮肤是否完整、干燥，有无起搏器植入。

3. 除颤器到位后，开机，选择电极板（paddles）方式，评估患者心律是否为室颤，选择“非同步”模式。

4. 电极板涂导电糊或垫盐水纱布。

5. 选择电量，充电。

6. 电极板放置正确，与患者皮肤密切接触。

7. 操作者及床旁所有人员身体避开床缘。

8. 按放电按钮。

9. 行 5 个周期 CPR，然后评估除颤效果。

10. 除颤成功后整理患者衣物，取舒适卧位，评估皮肤有无电灼伤并清洁。

11. 整理除颤器，除颤器充电备用，洗手、记录。

（五）注意事项

1. 电极板放置　一个电极板位于胸骨右缘 2～3 肋间，另一个电极板位于左腋中线第 5 肋间。2 个电极板相距 10～15cm，每个电极板上的压力相当于 10kg 的压力。当电极板紧密接触皮肤并且压力适当时，电极板接触指示灯显示绿色。

2. 电复律时电极板涂导电糊或垫盐水纱布的目的　使电极板与皮肤紧密接触，以减少皮肤阻力，易于导电，防止皮肤被电灼伤。

3. 电量选择　双向除颤器，首次充电电量为 120～200J，单项除颤器首次充电量为 360J。若单项或双向标注不明则选择 200J。如需再次除颤，选择除颤电量应等于或高于前一次的电量，但最高能量不能超过 360J。儿童首次电量选择 2J/kg，如需再次除颤，选择电量 4J/kg。

三、主动脉内球囊反搏术（IABP）

主动脉内球囊反搏（intra-aortic balloon pump，IABP）是一种机械循环辅助的重要方法，是将一根气囊导管置于锁骨下动脉远端 1～2cm 和肾动脉开口近端的降主动脉内，另一端接反搏器。在心脏舒张期气囊充气，使舒张期峰压、冠状动脉灌注压及全身灌注压增加，改善全身重要器官的血流灌注。在心脏收缩期气囊排气，降低左室后负荷及肺动脉压，增加心排血量。自 1967 年首次用于临床的近 30 余年来，随着球囊导管置入方法和体外反搏机的不断改进，已越来越多地用于临床上心力衰竭患者的抢救，取得了较好的临床效果，见图 21-2。

（一）适应证

1. 各种原因引起的心泵衰竭　围手术期发生的心肌梗死、心脏手术后难以纠正的心源

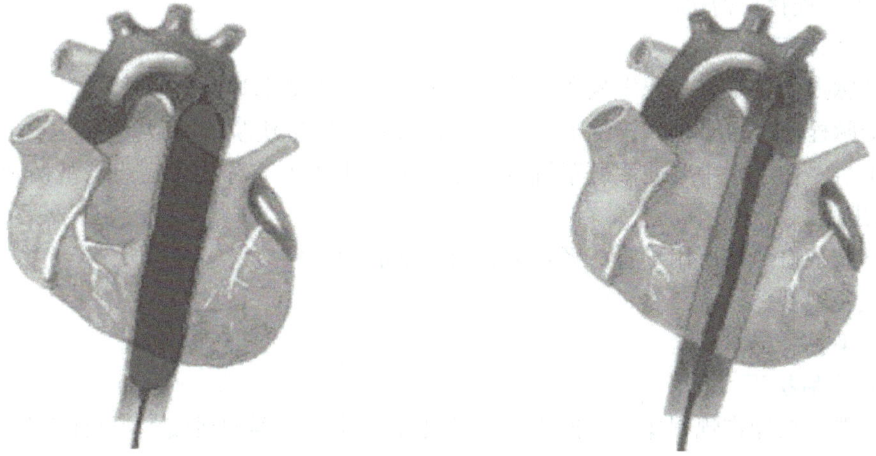
A 充气期　　B 排气器

图 21-2　主动脉球囊反搏示意图

性休克、心脏挫伤、病毒性心肌炎。

2. 心肌梗死的各种并发症　心源性休克、室间隔穿孔、进展性心肌梗死等。

3. 其他情况　与心肌缺血有关的室性心动过速、高危患者行各种导管、介入和手术治疗、心脏移植前后的辅助治疗、人工心脏的过度治疗。

（二）禁忌证

1. 主动脉瓣关闭不全。
2. 主动脉夹层动脉瘤。
3. 心脏病或其他疾病的终末期。
4. 患者存在严重的凝血功能障碍。
5. 患者存在不可逆的脑损害。

（三）术前准备（同 PTCA）

（四）操作方法

IABP 导管是由聚氨酯制成，具有很好的柔韧性，有单囊和双囊两种导管。选择导管时，其气囊的容量应在气囊充气时可阻塞主动脉管腔的 90%～95%。成人一般使用 40～50ml 的气囊导管，儿童则据体重选择导管。气囊导管的插入方法：

1. 经股动脉直视插入法　手术暴露股动脉，将 1 根长 5cm、直径 8～10mm 的人工血管呈 45°角吻合至股动脉，插入导管。

2. 经胸骨正中切开法　如果患者存在严重的外周血管病变妨碍 IABP 的插入，则可采用经胸骨正中切开法插入导管。

3. 经股动脉穿刺法　是目前使用最广泛的方法。腹股沟处常规消毒局麻，以 18 号穿刺针穿刺股动脉，送入导引钢丝并拔除穿刺针，沿导引钢丝送扩张器至股动脉，将扩张器拔除后再沿导引钢丝送入鞘管，将用生理盐水浸泡过的气囊导管经导引钢丝送入鞘管内插入股动脉，测量欲进入的球囊导管长度，将球囊导管鞘管退出至留在体内2~4cm后固定连接三通及压力装置，连接反搏机。

（五）并发症

1. 动脉损伤　是患者原发病所致的血管条件不好或手术时操作所致。

2. 动脉栓塞　主要是血栓的形成及患者血管壁粥样斑块脱落所致。

3. 出血　在手术中要使用肝素抗凝，在术中若止血不充分或术后患者的凝血机制失常则可引起出血。

4. 下肢缺血　是所用导管口径较大，阻塞下肢动脉血流引起。

5. 气囊破裂。

6. 感染。

（六）术后护理

1. 要严格按操作规程操作反搏机，对导管连接处及机器的运转情况要随时查看，发现问题及时解决。

2. 必须严密观察患者的心电图、酶学、血气及尿量的变化情况，如有必要可行血流动力学监测心功能。

3. 因在IABP期间要给予充分的肝素化，应随时测定凝血酶原时间，应保持在原值的1.5~2倍。

4. 若因故障使IABP临时中断，不应超过30分钟。

5. 反搏的压力应保持较收缩压高10~20mmHg（1.33~2.67kPa）。

6. 注意观察患者的周身情况。

7. 当患者的血流动力学稳定、循环有所改善、血气正常、多巴胺（dopamine）用量<5μg/(min·kg)、逐渐减慢反搏频率后患者血压水平满意时可考虑撤除IABP。在撤除前4~6小时停用肝素并备血，脱开IABP管后放气囊，缓慢拔除球囊导管及鞘管后，将动脉血放出100~200ml以冲出局部的血栓，压迫止血并随时检查足背动脉搏动情况。

8. 导管拔除后护理同PTCA护理。

第四节　血流动力学监测

一、肺动脉漂浮导管的应用

心脏血流动力学监测指利用气囊漂浮导管经外周静脉插入心脏右心系统和肺动脉，进行床旁心脏、肺血管压力及心排血量等参数的测定，为临床抢救危重患者提供可靠的血流动力学指标，从而使患者得到及时、准确而合理的救治。

美国学者H. J. C Swan和W. Ganz于1970年首先介绍用热稀释气囊漂浮导管法进行床旁血流动力学监测，为救治心血管危重患者提供了一个科学、有效的依据及方法。

（一）血流动力学监测仪器与导管

1. 监测仪器　目前，国内大多数医院使用的仪器为美、日、德等国生产的心电血流动力学监护仪，不仅可以监护心电、血流动力学，还可进行热稀释心排血量测定等。

2. 气囊漂浮导管及其配件　目前临床上常用的漂浮导管类型为五腔或六腔热稀释漂浮导管。本文以 Swan-Ganz 六腔漂浮导管为例介绍其构造（图 21-3）。

Swan-Ganz 气囊漂浮导管全长 110cm，每 10cm 有一刻度标记。

（1）气囊：位于导管顶端 1cm 处，尾端连接一个注射器，用 0.5 ~ 1.5ml 的空气可充胀气囊。当气囊漂入肺动脉分支时可测到肺动脉楔压。

（2）测温探头：位于距导管顶端 4cm 处，端口与心排仪连接，可测量血液温度的变化，用以计算心排血量。

（3）热敏导丝：位于测温探头后方，端口与心排仪连接，可对血液进行加温。

（4）光学纤维：位于导管顶端，端口与心排仪连接，用于测量混合静脉血氧饱和度。

（5）近端腔：端口与换能器连接，用于测量右心房压力。

（6）远端腔：端口与换能器连接，用于测量肺动脉压力。

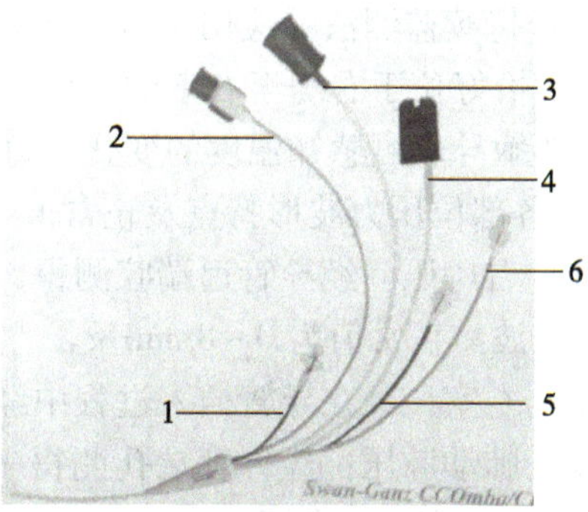

图 21-3　Swan-Ganz 六腔漂浮导管

1. 气囊腔；2. 测温探头；3. 热敏导丝；4. 光学纤维；5. 近端腔；6. 远端腔

3. 压力传感器及其配件　各型心电监护系统备有相配的压力传感器及配件。

（二）血流动力学监测方法及意义

1. 操作方法及步骤

（1）连接一次性压力套组并用肝素盐水排气。

（2）置管位置：可选择锁骨下静脉、颈内静脉、颈外静脉、头静脉、股静脉等，常用颈内静脉或锁骨下静脉。

（3）调试监护仪设置。

（4）穿刺方法：经皮行静脉穿刺，将导管插入静脉内，向近端缓缓推进至 45cm 处时，即将远端腔与压力转换器连接，向气囊内注入气体 1.2ml。在压力监护下继续缓缓插入导管，见图 21-4。此时，压力监测依次可见心房、心室及肺动脉压、肺毛细血管楔压等图形。然后抽空气囊气体，观察此时压力是否为肺动脉压图形。如此反复试验数次，证明导管位置妥当后立即固定导管，随即把近端腔连接于压力转换器，并通过三通接头与配制好的肝素盐水相连接，气囊抽空并保持负压。

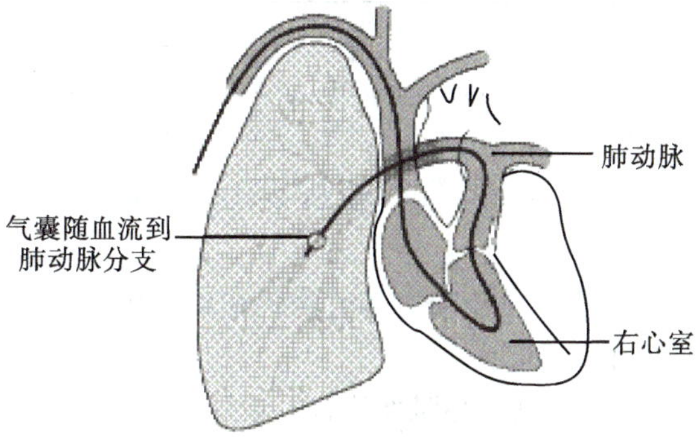

图 21-4　肺动脉漂浮导管的置入

2. 心排血量的测量方法　目前常采用热稀释法

（1）盐水注入法：从右房水平快速均

匀注入一定量（一般为5～10ml）室温盐水，导管尖端热敏电阻即可感知注射前后导管顶端外周肺动脉内血流温度之差。这个温差与心排血量间存在着一定的关系。这样，通过心排血量测定仪的计算便可直接显示心排血量。此法所得结果有一定误差，故应重复3次，取其平均值。

（2）持续监测法：应用于可持续监测心排血量的漂浮导管。当导管位于肺动脉时，热敏电阻丝恰好位于右房至右室的部位，由电脑控制可自动产热使局部血流加温，位于漂浮导管内的热敏导丝可感知温度的变化。每隔30～60秒可自动测定1次。

3．各部位压力波形特点及正常值（图21-5）

（1）右房压：经导管远端腔测得，为波幅较小的3个向上和与之相应的3个向下波组成的综合波。正常值为0～8mmHg。

（2）右室压：在导管插入过程中经端孔管测得。正常值为25/5mmHg。

（3）肺动脉压：经导管端孔测得。其特点为收缩压陡峭上升，而后缓慢下降至中段出现重搏切迹，然后逐渐降至舒张期压力水平。正常值为20～30/8～15mmHg。

（4）肺毛细血管楔压：测压管连接于远端腔，气囊内注入空气1.2ml，当气囊随血流嵌入肺血管分支时，测得的压力即为肺毛细血管楔压。正常值为8～15mmHg。

（5）心排血量：心排血量为每分钟由一侧心室排出的血量（minute volume，CO）。根据测出的心排血量仪器描记出波形，CO的正常值为4～8L/min。

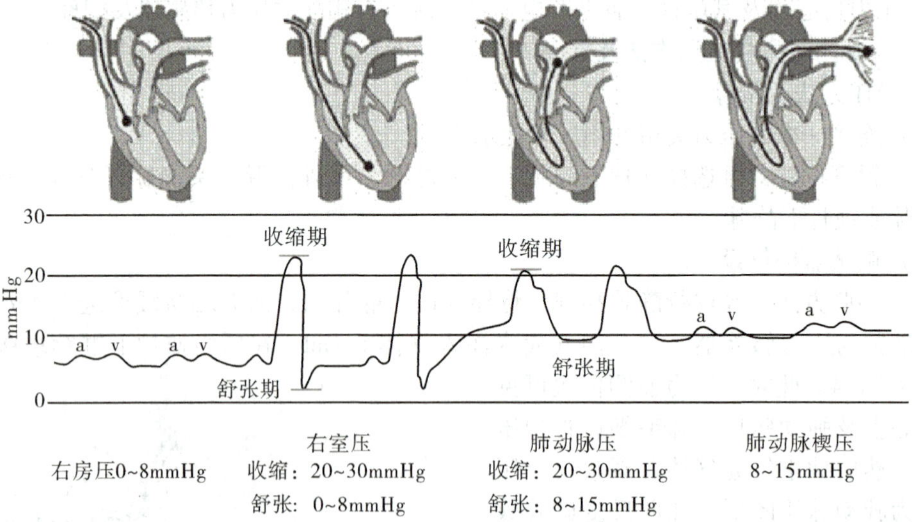

图21-5 Swan-Ganz漂浮导管的放置及各部位压力波形

（三）血流动力学监测的临床应用

1．适应证

（1）急性心肌梗死合并或疑有心泵衰竭者。

（2）心源性休克或低血压疑有血容量不足者。

（3）心脏外科手术后。

（4）其他各科危重患者须了解其血流动力学者。

（5）观察药物治疗急慢性心功能不全的血流动力学效应。

2. 各监测指标及计算参数的临床意义　通常监测中心静脉压（CVP，实为右房压）、肺动脉压（PAP）、肺毛细血管楔压（PCWP）、动脉压、心排血量（CO）及心指数（CI）等。

（1）中心静脉压（CVP）：代表右心房或上、下腔静脉近右心房处的压力，反映右心室充盈压的变化。一般来说，CVP升高，可能有右心衰竭；三尖瓣关闭不全；心脏压塞（积液、缩窄）；补液量过快过大等情况。CVP降低，常提示有血容量不足。

（2）肺毛细血管楔压（PCWP）与左室舒张末压（LVEDP）：一般情况下，PCWP可较好地反映左房平均压及左室舒张末压（LVEDP）。因为PCWP水平与左心室容量负荷有关。监测PCWP的目的在于给左心室选择最适宜的前负荷，使之维持在低于可能导致肺充血的范围内，但又需要使心肌纤维适当地伸长以维持足够的心排血量。

PCWP升高，反映左室舒张顺应性下降，舒张末期容量增加或二者兼有，提示可能有左心功能不全、心源性休克、二尖瓣狭窄、二尖瓣关闭不全、左室顺应性下降、血容量过多。PCWP降低，可能血容量不足。

（3）心排血量与心脏指数：心排血量和心脏指数是左心功能的最重要指标，心排血量的正常值为4～8L/min。心脏指数（CI）= CO/BSA（体表面积）得出，正常值为2.5～4L/(min·m^2)。心排血量显著减少，而CI界于1.8～2.2L/(min·m^2)时，表现为组织的低灌注状态，可出现或不出现低血压。当心排血量极度减少，CI小于1.8L/(min·m^2)时，则多出现心源性休克。

（4）每搏量（SV）与搏血指数（SVI）：可分别用公式CO/HR（心率）和CO/(HR·BSA)(体表面积)得出，SV正常值为60～90毫升/搏，搏血指数正常值为41～51ml/m^2。

（5）周围血管阻力（SVR）：SVR表明心室射血期作用于心室肌的负荷。当血管收缩剂使小动脉收缩或因左室衰竭、心源性休克、低血容量等使心排血量降低时，SVR均增高；相反，血管扩张剂、贫血、中度低氧血症可使周围血管阻力降低。SVR升高可增加心脏后负荷及其耗氧量，并使CO下降，进一步减少组织内脏的血流灌注及供氧。SVR增高在临床上表现为四肢及末梢苍白、发绀、发凉、潮冷、尿少、动脉压低、脉压小。

计算公式：SVR =(平均动脉压－中心静脉压)×7.5×80/心排血量

单位：dyn·s·cm^{-5}

正常值：770～1500dyn·s·cm^{-5}

（6）肺血管阻力（PVR）：当肺血管病变时，PVR增高，从而大大增加右心室后负荷。

计算公式：PVR =(肺动脉平均压－肺毛细血管楔压)×7.5×80/心排血量

单位：dyn·s·cm^{-5}

正常值：100～250 dyn·s·cm^{-5}

3. 血流动力学监测在心血管内外科监护病房的应用

（1）急性心肌梗死

1）主要血流动力学改变有：心脏收缩功能下降，导致心排血量下降，左室舒张末压和肺毛细血管楔压均升高。

2）临床上应对血流动力学各项参数的密切监测下，有针对地采取恰当治疗措施。根据临床治疗经验，把血流动力学监测指标分成5种情况，采用不同的抢救原则（表21-3、表21-4）。

表21-3　血流动力学监测指标对治疗的指导意义

组别	血压	CVP	左心室舒张末压 LVEDP	CO	提示	处理
Ⅰ	下降	下降	下降	下降	血容量不足	补充血容量
Ⅱ	正常	上升	上升	正常或下降	血容量过多或心功能低下	强心、利尿、扩血管
Ⅲ	下降	正常	正常	正常	心肌收缩力下降	强心治疗
Ⅳ	正常	上升	上升	下降	心功能低下	强心、利尿、扩血管
Ⅴ	下降	上升	上升	下降	低心排血量	综合治疗
Ⅵ	上升	上升	上升	正常或上升	血容量过多	利尿

表21-4　根据血流动力学及临床表现分类拟定的治疗原则

分类	CI（$L/min\cdot m^2$）	LVEDP（kPa）	末梢循环不全	肺充血	治疗原则
Ⅰ	>2.2	<2.4	无	无	镇静
Ⅱ	<2.2	<2.4	有	无	补充血容量
Ⅲ	>2.2	>2.4	无	有	扩张血管、利尿
Ⅳ	<2.2	>2.4	有	有	扩、缩血管剂合用

注：2.4kPa = 18mmHg

（2）心源性休克：心源性休克是由于心脏功能极度减退、心室射血或充血障碍，因而心排血量过少，各重要器官和周围组织灌注不足。常见原因有急性心梗、心梗并发急性瓣膜反流或心室间隔穿孔、各种急性重症心肌炎和心肌损害、急性心脏压塞和快速严重心律失常、心脏肿瘤致心瓣膜口堵塞等。

诊断标准：

1）低血压：收缩压低于80～90mmHg（10.7～12kPa）。

2）周围循环灌注不足：皮肤湿冷、发绀。

3）组织器官灌注不足：少尿（每小时<20ml），意识障碍。

4）PCWP>30mmHg（4.0kPa）。

5）CI<2.2L/（$min\cdot m^2$），一般常低于1.8L/（$min\cdot m^2$）。

（3）大面积肺梗死：肺动脉系统栓塞所致大面积肺梗死可导致肺动脉高压和急性右心

衰竭、休克等。血流动力学特点为右室压、肺动脉压明显升高以及 PCWP 正常、CO 下降、动脉血压下降、周围血管阻力增加。

（4）心脏压塞：急性心脏压塞，可见于心肌梗死并发左室破裂，急性心包炎致心包积液、心脏外科手术后心包内或纵隔出血、积血或创伤引起心包内出血等患者。血流动力学特点为中心静脉压、右室舒张压显著升高，肺动脉压、肺毛细血管楔压可正常，血压也可下降。

（5）血容量不足：严重的血容量不足时可出现低血容量性休克。这种情况多为大量失血或内出血、血浆丢失或失水使体内血容量不足所致。其血流动力学监测特点为 CVP、LVEDP 和 CO 均下降，外周阻力增高和心动过速。

（6）急性二尖瓣反流：急性二尖瓣反流主要由急性心肌梗死累及乳头肌或腱索，造成乳头肌或腱索坏死断裂所致。临床上，可见患者心力衰竭症状加重，甚至休克。血流动力学特点示肺毛细血管楔压明显升高且出现高大的“V”波。

（7）心脏外科手术后血流动力学监测

1）低心排综合征：低心排综合征是复杂而危重的心脏术后常见并发症。临床表现为发绀、四肢厥冷、低血压、心搏微弱、神志淡漠或烦躁、尿量减少。血流动力学特点是 CI 下降，常低于 $1.8L/(min \cdot m^2)$；动脉压下降，收缩压 $<90mmHg$（12.0kPa）；PCWP 和 CVP 视低心排综合征的原因而有不同程度的升高或降低。

2）肺动脉高压危象：肺动脉高压危象是心脏术后早期恢复过程中的严重并发症。先天性心脏病并发肺动脉高压患者，一般术后肺动脉压几乎即刻下降。少数重症肺动脉高压患者，术后肺动脉压进行性增高，导致心力衰竭而死亡。术后监测肺动脉压，尽量维持肺动脉平均压 $<50\%$ 体动脉平均压，能有效地预防心脏术后肺动脉高压危象的发生。

4. 影响血流动力学监测数据准确性的因素

（1）压力转换器应与压力计隔膜紧密接触，压力室内充满液体，不能有气泡。

（2）参考零点：右房水平为标准零点，仰卧时该点在腋中线。体位变化时应根据体位调整参考零点。

（3）导管端与左房水平相应的位置：研究证明，当导管尖端置于左房水平以下时，能较准确地反映左房压的水平。

（4）气囊水平：导管位于较小肺动脉分支时，出现偏心充气，迫使导管尖端顶住血管壁造成肺动脉压波形消失或出现增高的假楔压曲线。

（5）呼吸对肺动脉压的影响：深吸气时所测肺动脉压明显低于静息时。因此，测压时应嘱患者平静呼吸。

（6）呼吸机对血流动力学监测值的影响：接受间歇正压辅助呼吸的患者，吸气压 $>18mmHg$（2.5kPa）时胸内压增高，会影响 CVP、PAP 及 PCWP 值。

（7）监测管腔通畅与否：管腔血栓堵塞，可使监测压力波形产生变化，压力值不准确。因此，导管端孔宜持续缓慢以 0.01% 肝素生理盐水滴注，每分钟 0.5～0.8ml，且每 2 小时用该液冲管腔 1 次。

5. 留置漂浮导管的并发症及处理

（1）心律失常：导管在置入过程中如尖端接触心肌壁或心瓣膜，会出现各种室性心律失常。所以在置管过程中应密切观察压力曲线，同时行心电监测，床旁配备除颤器。出现异常时应停止插管，积极抢救。

（2）空气栓塞和气囊破裂：置管前应向导管主腔注入肝素生理盐水以排出导管内空气，防止插管时空气进入血管发生空气栓塞。测量 PCWP 时不要过度充气，最大充气量不能超过 1.5ml，否则会引起气囊破裂。气囊破裂后不能测出 PCWP 数值。

（3）血栓形成和栓塞：导管留置时间过长、导管尖端位置过深时血流速度缓慢、管腔长时间不冲洗或血液高凝状态的患者，容易形成血栓。在护理中应高度重视预防血栓形成。如导管被血栓堵塞，切不可用力推注，否则易造成血栓脱落而致栓塞。

（4）肺栓塞：测量数据时，导管尖端放入肺动脉主要分支中，如导管插入过深，常会引起不易察觉的肺小动脉节段性梗死。另外，气囊过度膨胀、长期嵌压时，气囊周围会有血栓形成，也会导致肺小动脉血运障碍而发生肺栓塞。

（5）导管在心内打结：多发生于右室，常见于导管插入血管内过长、插入太快或用力过大而使导管扭曲打结。为防止导管打结，必要时应做床旁 X 线片以检查导管插入位置，由右心房至肺动脉一般不应超过 15cm，如发现扭曲打结应及时退出，重新放置。

（6）肺动脉破裂和肺出血：少见，常见原因是气囊充气过快、过多或长期压迫肺动脉分支，多见于肺动脉高压、高龄患者、心脏瓣膜病等。应注意气囊充气时速度应缓慢、充气量适当并严密监测肺动脉压力波形的改变。

（7）感染：包括置管处局部炎症、脓肿或全身性败血症，发生原因多为缺乏无菌操作观念或机体其他部位存在感染病灶。

6. Swan-Ganz 漂浮导管术后的护理

（1）保持管腔的通畅：监测过程中应始终保持压力包充盈状态，每 30～60 分钟用配置好的肝素生理盐水冲洗导管端孔 1 次，以保证肺动脉漂浮导管通畅。漂浮导管一般不用于输液，以防管腔堵塞，使测量值不准确。经管腔采取血标本时，注意采血后及时用肝素盐水冲洗。定时测量肺动脉压及右房压时，仔细观察 2 个压力波形，及时发现管腔不畅的先兆并及时处理。

（2）妥善安置漂浮导管的位置，避免导管扭曲、打折或脱开。

（3）保证测量值的准确。

1）压力换能器应与心脏同一水平，必要时应在测压前调整零点。

2）因为咳嗽、呕吐、躁动和抽搐等均会影响测压值的准确，所以应在患者安静 10～15 分钟后再行测压。

3）在应用热稀释法测定心排血量时，注入盐水要快速均匀，量要准确。并重复测定 3 次，取其均值，以避免误差。

4）测量 PCWP 时，应将气囊缓慢充气，出现楔压图形后，记录数字并排空气囊。如气囊充气后不出现楔压图形，多因导管退出肺动脉或气囊破裂。将气囊充气后放松注射器，如无弹性回缩，说明气囊已破裂，不可再将气囊充气。

5）发现患者的 CVP、PAP 或 CO 等数值前后相差很大时，首先考虑是否是人为造成的误差。在排除测量方法不完善后，应立即通知医生。

（4）每日用碘伏消毒穿刺部位，并用无菌贴膜固定，观察穿刺处有无渗血、渗液、红肿等情况。操作时严格无菌原则，避免医源性感染。

（5）在患者病情稳定，导管完成检查及治疗目的后，及时拔除。必要时做导管尖端细菌培养。一般导管应在24～48小时撤离，最长不超过72小时。拔管时应密切监测心率、心律的变化，拔管后压迫止血5分钟，并用无菌敷料覆盖。

二、中心静脉压测定

（一）目的及意义

中心静脉压（CVP）指右心房及上、下腔静脉胸腔段的压力，正常值为5～12cmH_2O。CVP升高表明患者存在心功能不全、静脉回流受阻；CVP降低则提示患者血容量不足。

1. 了解患者CVP的情况。

2. 了解血容量状况，如鉴别心衰的原因、患者少尿或无尿的原因。

3. 指导临床补血或补充液体。

4. 大手术的患者监测CVP以使血容量维持在最佳水平。

5. 中心静脉压与动脉血压的相互关系及临床意义

（1）CVP下降，BP降低示血容量不足。

（2）CVP正常，BP降低可能为血容量不足或左心排出量低。

（3）CVP上升，BP正常示血容量过度或右心衰竭。

（4）CVP上升，BP上升示周围血管阻力增加，循环血量增多。

（5）CVP进行性升高，BP降低时，可能有心脏压塞或严重心功能不全。

（二）用物

中心静脉导管、测压装置、三通及输液装置。

（三）方法

1. 经肘静脉或锁骨下静脉将导管送至右心房。

2. 在测压装置连接好后，将其“0”点放在与右心房同一水平上，并注意如果体位有变动时应重新调整“0”点。

3. 测压时，用三通使测压管与导管相通，关闭输液管路后进行压力读数。

4. 不测压力时，使输液管路与导管相通，关闭测压管以备再次使用。

目前，在临床上广泛使用压力换能器来测量CVP，它是通过压力换能器将导管和多功能监测仪相连，可以直接在监测仪上进行读数，而且还有可连续观察的优点。

（四）注意事项

1. 注意导管的通畅，最好定时做压力冲洗。

2. 观察测压液面时，一定要在液面随呼吸上下波动后再读数。

3. 测压时，若出现压力突然升高并出现显著性的波动时，表明导管前端可能进入右室，应将导管退出少许后重新测压。

4. 若导管固定不好向外退出，在没有保护套时严禁向里送管。

5. 某些药物　如多巴胺（dopamine）、多巴酚丁胺（dobutamine）、硝普钠（sodium nitroprusside）、硝酸甘油（nitroglycerin）等均可影响CVP读数，应停止短时间后再测量。

6. 若管路堵塞，应使用注射器抽取回血或用肝素盐水冲洗，切忌不可强行用力冲洗，避免局部已形成的血栓被冲进大血管造成其他不良后果。

7. 使用股静脉测压时，要注意排除腹腔压力升高的影响。

8. 导管不可留置时间过长，防止发生静脉炎和血栓性静脉炎。

三、动脉压测定

（一）目的

1. 动脉压是循环功能的重要指标，并为术后处理提供可靠依据。

2. 留取血标本。

（二）护理

1. 防止感染　三通接头用无菌治疗巾包好，8 小时更换 1 次。每次取血标本时，严格无菌操作，12 ~ 24 小时或必要时更换穿刺部位敷料。

2. 动脉测压管与换能器紧密连接，将动脉测压管沿肢体固定好，避免脱开出血。

3. 测压前调试监测仪的零点　通过三通使换能头与大气相通，当监测仪上的数字显示 0 时即可转动三通，使之与大气隔绝而与患者的动脉测压管相通。此时监测仪可显示出所测压力波形及数值。

4. 每小时用肝素液 1 ~ 2ml 冲洗管道（肝素液的配制：生理盐水 500ml + 肝素 0.2ml），采用间断冲洗法，避免肝素液入量过多。冲洗速度亦不能过快，防止局部缺血和疼痛。注入冲洗液时，严防气泡进入，发现管道内气泡时，及时排除。

5. 管道堵塞时，用抽吸法疏通，若无回血，停止使用并拔除。

6. 定时观察患者肢体的血运情况，如发现局部肿胀、皮肤颜色及肢体温度有异常，及时拔除测压管，并报告值班医生给予相应处理。

7. 减少失血　取血标本时，用 2 个注射器，先将管道内液体全部吸出后，再取 2 个 5ml 血。第 2 个 5ml 血做标本用，第 1 个 5ml 血再注入动脉内。

8. 循环及呼吸功能相对稳定者，应尽早拔除动脉测压管，并压迫止血 10 分钟。

（郝云霞　李　莞　张　辰　霍春颖　郑中燕）

第二十二章　呼吸系统概述

关键词

alveolar	肺泡
airway	呼吸道
alveolar surfactant	肺泡表面活性物质
bronchus	支气管
cough	咳嗽
dyspnea	呼吸困难
chest pain	胸痛
gas exchange	肺换气
hemoptysis	咯血
larynx	喉
lung	肺
maximal volumtary ventilation（MVV）	最大通气量
minute ventilation（V_E）	每分钟通气量
parietal pleura	壁层胸膜
pleural cavity	胸膜腔
pharynx	咽
respiratory system	呼吸系统
sputum production	咳痰
trachea	气管
tidal volume（VT）	潮气量
total lung capacity（TLC）	肺总量
three depressions sign	三凹征
visceral pleura	脏层胸膜
ventilation	肺通气
vocal tactile fremitus	触觉语颤
vital capacity（VC）	肺活量

第一节　呼吸系统解剖与功能

呼吸系统（图22-1）由呼吸道、肺两部分组成。呼吸道包括鼻、咽、喉、气管和支气管等。呼吸系统在功能上与循环系统的关系密不可分。呼吸系统的两个主要功能即通气和换气，即为组织代谢提供氧气及排出代谢产生的二氧化碳。呼吸系统的次要功能包括嗅觉、发声、维持酸碱平衡、防御功能等。呼吸道以环状软骨下缘为界，通常分为上、下呼吸道两部分。

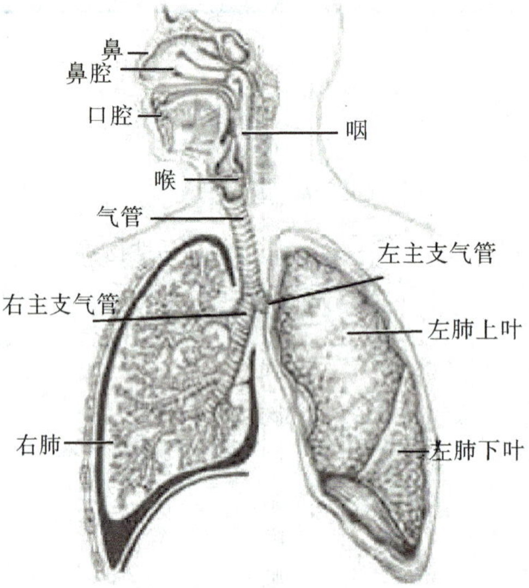

图 22-1 呼吸系统组成示意图

一、呼吸系统的解剖

（一）上呼吸道

上呼吸道由鼻、咽、喉构成，主要功能有引导空气至下呼吸道，保护下呼吸道免受外来异物的侵入，温暖、过滤和湿润吸入的空气等。

1. 鼻　鼻由外鼻、鼻腔和鼻窦三部分组成，既是呼吸道的起始部分，又是嗅觉器官。鼻腔位于硬腭上，由鼻中隔分为左右两部分。鼻腔侧壁有鼻甲的弯曲结构，具有鼻毛、富于血管和纤毛上皮的黏膜，起过滤、湿化、对吸入物加温的作用。在鼻腔的上方、上后方和两旁，由左右成对的鼻窦环绕，根据其所在颅骨又分为额窦、蝶窦、上颌窦和筛窦。

2. 咽　咽分为三部分，即鼻咽、口咽和喉咽，是消化道和呼吸道的共同通道。口咽位于软腭平面之上，会厌上缘的上方，前方直对口腔，软腭向下延续而形成舌腭弓及咽腭弓，扁桃体即位于二者之间的扁桃体窝内。

3. 喉　喉由许多软骨组合而成，连接咽部和气管，为呼吸要道和发音器官。成人喉部上界约对第 4、5 颈椎间盘，下界平第 6 颈椎体下缘附近；小儿喉部位置较高。会厌软骨位于喉部之上，吞咽时，会厌封闭喉口，防止食物进入喉腔和气管内。

（二）下呼吸道

下呼吸道从气管开始，逐步分支为主支气管、支气管、细支气管，直至肺泡，共分为 24 级。

气管和支气管在结构上都是由 15 ~ 20 个透明的 C 形软骨环作支架，内覆黏膜，外被结缔组织及平滑肌纤维，背面缺口部由平滑肌和纤维膜构成膜部，有伸缩性（图22-2）。气管切开一般在2～4软骨环处进行。气管上端起自环状软骨下缘，下至胸骨角平面（相当于第4、5胸椎），分为左、右主支气管，长11～13cm。右支气管较左支气管短粗且走向陡直，异物易坠入右支气管，吸入性病变（如肺脓肿）也以右侧较多见，此外，行支气管镜检查或支气管插管也以右侧较容易。

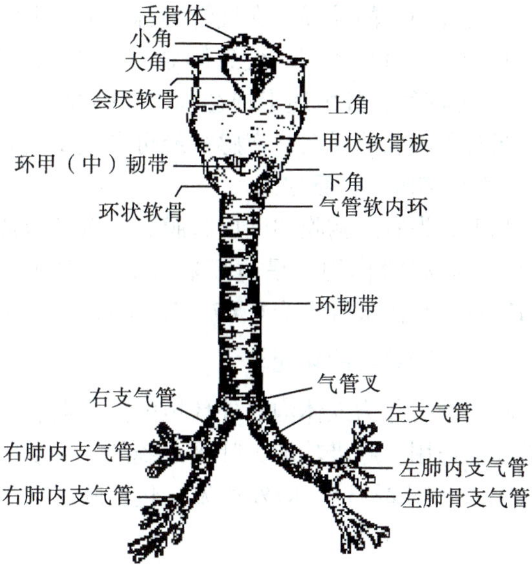

图22-2　气管及支气管

左、右主支气管在肺门处分为叶支气管，左侧主支气管分为上、下叶支气管；右侧主支气管分为上、中、下叶支气管。依次又分为段支气管、细支气管、呼吸性细支气管。临床上将直径小于2mm的细支气管称小气道，该部分总截面积大，管壁无软骨支持，故具有气流阻力小、极易发生阻塞的特点，是呼吸系统患病的常见部位。

气管、支气管壁的黏膜均由假复层纤毛柱状上皮和无纤毛、分泌黏液的杯状细胞所组成。纤毛具有清除异物的重要作用，在病理情况下，如慢性气管炎或支气管炎，腺体过度分泌，纤毛不能有效摆动，黏液不能及时清除，易阻塞小气道而发生感染。

（三）肺

肺是呼吸系统进行气体交换的器官。

1. 肺的位置和结构　肺位于胸腔内，左、右两肺分居纵隔两侧、膈以上，肺大致呈圆锥形，具有肺尖、肺底、纵隔面、肋面，以及前、后、下三缘。脏层胸膜的斜裂深入肺组织将肺分为上、下两叶，右肺因水平裂而被分为上、中、下三叶。肺根为出入肺门诸结构的总称，包括支气管、血管（肺动脉、肺静脉及支气管动静脉）、淋巴管及神经等，由于肺的分叶、血管和支气管的不同，肺根的诸结构的位置有所不同，自上而下左肺根内依次为肺动脉、支气管与肺静脉；右肺根内为支气管、肺动脉与肺静脉。

肺泡是气体交换的场所，为多面型薄壁囊泡，总数为3～7.5亿，总面积约100m^2。肺泡上皮细胞包括Ⅰ型细胞、Ⅱ型细胞。Ⅰ型细胞呈扁平型，占肺泡表面积90%以上；Ⅱ型细胞较少，分泌肺泡表面活性物质以降低肺泡表面张力，防止肺萎陷。成人患肺炎、肺血栓等疾病时，可因表面活性物质的减少而发生肺不张；新生儿也可因缺乏表面活性物质，发生肺不张和肺泡内表面透明膜形成，造成呼吸窘迫综合征，导致死亡。

2. 肺循环系统　肺由双重循环系统供血，一为肺循环，一为体循环。

（1）肺循环：为气体交换的功能性血管，主要由肺动脉干及其分支，毛细血管和肺静脉组成。肺泡毛细血管网非常丰富，整个肺约有2800亿根毛细血管段，总面积60～100m^2，对气体交换十分有利。肺循环的压力约为体循环的1/6，具有低压、低阻的特点。

（2）体循环：即体循环的支气管动、静脉，为气道和胸膜提供营养成分，起营养作用，包括支气管动、静脉等。支气管静脉与肺动脉、肺静脉之间存在交通支，某些疾病（如肝硬化）交通支开放增多，使患侧血流改善，得以代偿。

3. 肺神经：肺由迷走神经和交感神经支配。迷走神经影响着支气管平滑肌运动、肺血管舒张及黏液腺的活动；交感神经可影响支气管的扩张。

（四）胸膜及胸膜腔

胸膜分为脏层胸膜和壁层胸膜，二者汇合成一密闭的腔隙，即胸膜腔。胸膜腔内有少量浆液，具有润滑作用，呈负压状态，正常成人平静呼气末为0.40～0.67 kPa（－3～－5cmH_2O），平静吸气末为0.67～1.33 kPa（－5～－10cmH_2O）。

二、呼吸系统的功能

呼吸系统作为人体沟通外环境的重要器官，在维持机体新陈代谢和其他功能活动方面起着重要的作用。呼吸功能为呼吸系统的主要功能。呼吸过程由3个相互衔接并同时进行的环节来完成（图22-3），即外呼吸（包括肺通气和肺换气）、气体在血液中的运输及内呼吸。

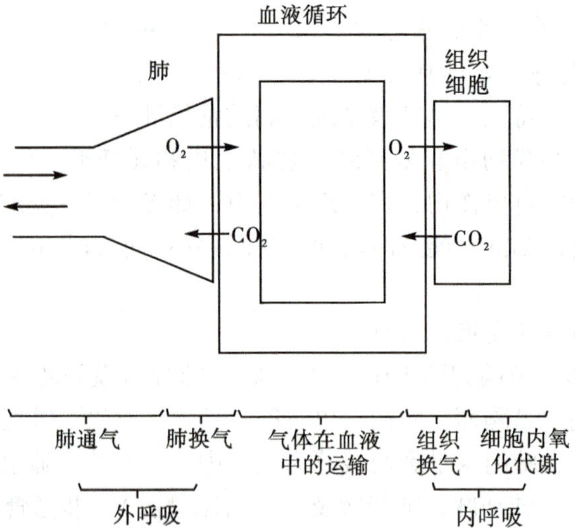

图22-3 呼吸全过程示意图

（一）呼吸功能

是肺的主要生理功能，为吸入外界的O_2，排出血液内过剩的CO_2。衡量呼吸功能的一个重要手段就是肺功能检查。临床上常规的检查项目主要是肺容量测定、肺通气功能测定和动脉血气分析。

1. 肺容量测定 肺容量测定包括潮气容积、补吸气容积、补呼气容积、残气容积、深吸气量、肺活量、功能残气量、肺总量8项指标；肺通气功能测定包括每分钟静息通气量、肺泡通气量、最大通气量、用力肺活量、呼气高峰流量等内容（图22-4）。

（1）潮气容量（VT）：指平静呼吸时，每次吸入或呼出的气量。

（2）补吸气量（IRV）：指平静吸气后再用力吸入的最大气量。

（3）补呼气量（ERV）：指平静呼气后再用力呼出的最大气量。

（4）残气量（RV）：为补呼气后，肺内不能呼出的残留气量。

（5）深吸气量（IC）：指平静呼气后能吸入的最大气量（潮气量 + 补吸气量）。

（6）肺活量（VC）：最大吸气后能呼出的最大（全部）气量（潮气量 + 补吸气量 + 补呼气量）。

（7）功能残气量（FRC）：指平静呼气后肺内所含气量（补呼气量 + 残气量）。

（8）肺总量（TLC）：深吸气后肺内所含有的总气量（肺活量 + 残气量）。

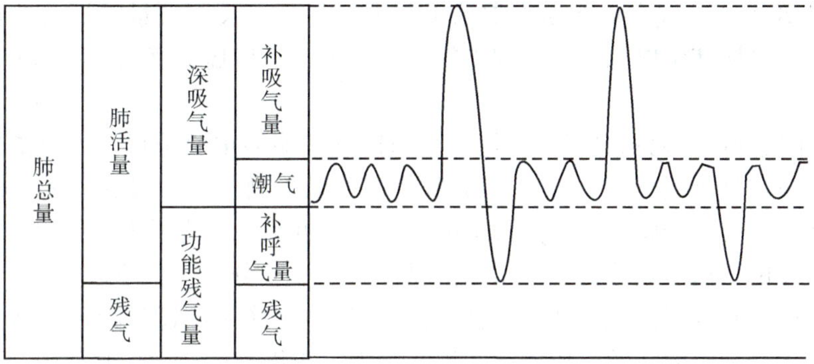

图 22-4　肺容量的组成示意图

从图中可以看出，每个肺气量均由 2 个或 2 个以上的肺容积所组成，肺容积间彼此相互没有重叠。即：

深吸气量 = 补吸气容积 + 潮气容积

功能残气量 = 补呼气容积 + 残气容积

肺活量 = 补吸气容积 + 潮气容积 + 补呼气容积

肺总量 = 补吸气容积 + 潮气容积 + 补呼气容积 + 残气容积

2. 肺通气功能测定　肺通气是肺与外界环境之间的气体交换，通气动力来自呼吸肌的收缩、舒张引起胸廓的扩大和缩小，使气体有效地进入或排出肺泡。临床上常用以下指标来了解肺的通气功能。

（1）每分通气量（E）：是每分钟进或出肺的气体总量，为呼吸频率（f）与潮气量（VT）的乘积。MV 的降低表示呼吸次数或潮气量的减少。如 E > 10L 为通气过度，< 3L 为通气不足。

（2）肺泡通气量（VA）：是每分钟吸入肺泡进行气体交换的气量，又称有效通气量。

$$VA = (VT - VD) \times f$$

VD 为生理无效腔，是解剖无效腔与肺泡无效腔之和。VA 能确切表明有效通气的增加或减少。当 VA 不足时，可产生低氧血症、高碳酸血症和呼吸性酸中毒；过度时则产生低碳酸血症和呼吸性碱中毒。

（3）最大通气量（MVV）：为以最快速度和最大幅度的呼吸时所测的每分钟通气量。通常以 15 秒测值乘以 4 而得。MVV 一般可达 70～120L，通过 MVH 和 MVV 可了解通气功能的贮备能力，以通气贮量百分比表示：

通气贮量百分比 =（最大通气量 - 每分通气量）/最大通气量 ×100%

正常值为≥93%。MVV 减低常见于支气管哮喘、慢性阻塞性肺疾病、肺纤维化、肺水肿等疾病。

3．小气道通气功能　吸气状态下内径≤2mm 的细支气管称小气道，小气道阻力在气道总阻力中仅占 20%。小气道功能损害常见于受大气污染、长期大量吸烟者，长期接触挥发性化学物质者，早期肺尘埃沉着病、细支气管病毒感染、哮喘缓解期、早期肺气肿、肺间质纤维化等患者。

4．动脉血气分析　动脉血气分析是检测肺换气功能的重要项目，主要指标包括动脉血氧分压、动脉血二氧化碳分压、pH、标准碱、缓冲碱、剩余碱。根据上述指标可判断出有无缺氧及其程度，有无酸碱失衡及其失衡的类型、程度等，可为手术、麻醉、危重症的监护及抢救提供重要的依据。具体血气分析方法见本书“血气分析”一章。

5．肺换气　指肺泡与血液之间的气体交换。气体交换是通过呼吸膜以弥散的方式进行的。呼吸膜由含肺泡表面活性物质的液体层、肺泡上皮细胞层、上皮基底膜、肺泡上皮和毛细血管膜之间很小的间隙、毛细血管的基膜和毛细血管内皮细胞层组成。

影响肺换气的主要因素为呼吸膜的面积和弥散功能；肺通气/血流比值；呼吸膜两侧的气体分压差。

（二）呼吸系统的防御功能

呼吸系统是机体直接与外界持续进行物质交换，表面积最大的器官。为了防止有害物质的侵入，呼吸系统具有一套完善的防御机制：①吸入空气的调节和净化；②气道表面异物的排除；③反射性防御机制；④肺泡巨噬细胞在细支气管和肺泡的吞噬，可清除侵入肺泡的有害物质；⑤呼吸道分泌物中的中性粒细胞、免疫球蛋白、溶菌酶等对病毒和细菌的抑制及杀伤作用。

（三）呼吸的调节

呼吸调节的目的在于为机体提供氧气、排出二氧化碳和稳定血液中的酸碱度。机体通过呼吸中枢、效应器和感受器来共同完成。

1．中枢性调节　包括两个方面：一是受大脑皮层控制，调节随意的呼吸运动；二是受以脑干为主的神经结构控制，调节自主呼吸。基本呼吸节律产生于延髓，呼气和吸气两组神经元交替兴奋和抑制形成呼吸周期。

2．反射性调节　为神经系统活动的一种方式，整个过程包括感受器、传入神经、中枢、传出神经和效应器等部分。

（1）肺牵张反射：又称黑伯反射，是肺扩张或缩小引起的吸气抑制或兴奋的一种反射。属于一种负反馈调节机制，可使吸气不致过长，促使吸气动作向呼气转化，维持正常的呼吸节律。

（2）呼吸肌本体感受性反射：肌梭是呼吸肌的本体感受器。当肌肉被拉长或肌肉两端固定而肌肉主动收缩时，感受器受刺激，反射性地引起受刺激肌梭所在肌肉的收缩，使呼吸道阻力增加，呼吸运动加强。

（3）防御性呼吸反射：当异物突然进入气道黏膜受到机械刺激时，引起防御性呼吸反射，以清除激惹物，避免进入肺泡，如咳嗽反射、喷嚏反射、屏气反射、“J”感受器反射等。

3. 化学性调节 化学因素对呼吸的调节也是一种呼吸的反射性调节，主要是动脉血或脑脊液中的 O_2、CO_2 和 H^+。机体通过呼吸调节血液中 O_2、CO_2、H^+ 的水平，动脉血中 O_2、CO_2、H^+ 水平的变化又通过化学感受器调节着呼吸。根据感受器的不同将化学感受器分为中枢性和周围性两类。中枢化学感受器位于延髓的腹外侧浅表部位，对 CO_2 敏感。周围化学感受器有颈动脉体和主动脉体，动脉血中 PCO_2 增高，PCO_2 降低和 H^+ 增加都能不同程度地兴奋呼吸，增加通气量。CO_2 和 O_2 的调节是通过外周化学感受器来实现的。

（四）其他功能

随着越来越多的研究证实，肺不仅是一个气体交换的器官，还是一个具有多种代谢功能的内分泌器官。与肺代谢有关的主要细胞为肺泡Ⅰ型细胞、Ⅱ型细胞、内皮细胞、肺泡巨噬细胞、肥大细胞、Clara 细胞、纤毛细胞等。此外，呼吸系统还具有嗅觉和发声以及协调水与热平衡的功能。

第二节 呼吸系统状况评估

评估是护理过程的首要步骤，评估过程应确保患者的舒适，并保护患者和取得患者的合作。护士必须参与有关呼吸疾病患者的各种评估过程。呼吸的评估包括健康史、身体评估、相关的实验室检查及其他辅助检查。在评估过程中，护士需协助医师或技术员做相关检查，而护士最主要的责任应在患者的护理上。

一、健康史

健康史是收集患者现在及以前的呼吸问题的资料，通常通过与患者及其亲友的会谈来获取。询问时，应使用简单、容易理解的句子。健康史包括目前的呼吸问题，既往呼吸问题，个人生活习惯，有关呼吸问题的知识等。

（一）一般资料

包括姓名、年龄、性别、住址、婚姻状况、职业、工作单位、生活情况（独自生活、有无抚养孩子）等。此外，还应收集患者家属的联系方法及社会医疗保险的相关资料。

（二）存在的问题

其内容为患者此次就医的主要原因，为完整地收集患者此次疾病的过程，护士可从以下内容进行询问：疾病发生的诱发因素是什么？目前的呼吸症状是什么？症状的缓急、持续时间、发生的频率及程度？症状如何开始的？症状什么时候对你产生影响？用什么方法缓解？包括用药物治疗、休息、物理疗法、咳嗽、使用氧气等。通过收集这些资料，护士可以做出正确的护理诊断以及护理计划的制定，如护理咳嗽患者应首先分清是干咳还是湿性咳嗽，前者的护理措施主要是增进咽部舒适感，适当抑制咳嗽；后者则以稀释痰液，促进咳嗽为主。

咳嗽、咳痰、呼吸困难、咯血和胸痛是呼吸系统疾病患者最常见的症状。

1. 咳嗽　急性发作的刺激性干咳常为上呼吸道炎症所引起，如有发热、声嘶，常提示为急性病毒性咽、喉、气管、支气管炎。慢性支气管炎咳嗽多在冬季发作，春暖缓解。空洞性肺结核、肺脓肿和支气管扩张等多在晨起体位变化时咳嗽加剧。支气管肺癌初期为干咳，肿瘤增大阻塞支气管时，常出现高音调、阻塞性咳嗽。

2. 咳痰　应了解痰的性质、量、气味，痰量及其性质对于诊断和推测可能的病原体很有帮助。如痰量突然增加或突然减少，且伴发热，可能为支气管引流不畅所致。

3. 呼吸困难　按其发作快慢可分为急性、慢性和反复发作性。对于呼吸困难的患者应注意评估呼吸困难的程度。呼吸困难逐渐发生与慢性呼吸系统疾病有关，如果突然发生，要考虑支气管哮喘、气胸等；而慢性进行性气短则常见于慢性阻塞性肺疾病、弥散性肺间质纤维化等疾病。

4. 咯血　咯血多见于肺结核、支气管肺癌、支气管扩张等疾病，应注意询问咯血量，少量咯血为痰中带血，中量可达 100～200ml，大量可达 300ml 以上。

（三）家族史

收集家族史可以帮助护士发现患者是否有呼吸性疾病或其他疾病。询问和患者有血缘关系的亲戚（与遗传性疾病相关）和其亲朋好友（感染性疾病相关）。例如，肺癌、肺结核、哮喘、呼吸道感染。

（四）职业史

了解患者的职业史以便确认是否有环境因素助长患病的几率。询问其工作场所有无空气污染、毒性物质、粉尘等（如铅、石棉、煤）、有无保护用具等。

（五）社会生活习惯

①吸烟：吸烟对患有呼吸问题的患者相当有意义。应询问患者抽烟年数、每日吸烟包数、计算其数年来抽烟的包数（抽烟日数 × 每天抽烟包数），抽烟种类、家中是否有人抽烟；②饮酒：饮酒的年数，饮酒量，每天都饮酒吗；③用药情况：有医生处方的药物，可在药房买到的药物；④嗜好：包括化学物质、热、花粉、研磨等；⑤日常生活活动程度：可了解疾病对患者的影响程度。

二、身体评估

1. 鼻　检查时应注意鼻部皮肤颜色及鼻形的改变，有无鼻翼煽动、鼻中隔偏曲及鼻出血等，观察鼻腔黏膜有无充血、红肿及分泌物情况，此外，应检查鼻窦有无压痛等情况。

2. 咽及扁桃体　观察咽部黏膜有无充血、水肿以及扁桃体有无肿大等情况。扁桃体增大一般分为三度：不超过咽腭弓者为Ⅰ度；超过咽腭弓者为Ⅱ度；肿大的扁桃体达到咽后壁中线者称Ⅲ度。

3. 喉　喉的神经支配有喉上神经和喉返神经，受到损害时可引起声带麻痹以至失音。

4. 气管　正常人气管位于颈前正中部。检查时患者取舒适坐位或仰卧位，使颈部呈自然直立状态。检查者将示指与无名指置于两侧胸锁关节上，将中指置于气管上，观察中指是否在示指与无名指中间。若两侧距离不等则示气管移位。根据气管偏移方向可判断病变的位置。例如，大量胸腔积液、积气、纵隔肿瘤可将气管推向健侧；而肺不张、肺纤维化、胸膜粘连可将气管拉向患侧。

5. 胸壁

（1）静脉：正常胸壁无明显静脉可见，当上腔静脉或下腔静脉血流受阻后则产生侧支循环，此时胸壁静脉充盈或曲张。

（2）皮下气肿：气体积于皮下时，称皮下气肿，用手按压时有捻发感或握雪感。

（3）胸部压痛：用手指轻压胸壁，正常无压痛。胸骨压痛及叩击痛可见于白血病。胸壁软组织炎、肋骨骨折患者，胸壁也可有局部压痛。

6. 胸廓　正常胸廓外形两侧大致对称，成为圆柱形。成人胸廓前后径与横径比例为1∶1.5。小儿与老年人前后径略小于横径或相等。

（1）扁平胸：胸廓扁平，前后径短于左右径一半见于瘦长体型，也见于慢性消耗性疾病，如肺结核等。

（2）桶状胸：前后径与左右径约相等，肋间隙加宽，有时饱满，多见于支气管哮喘、慢性支气管炎所致的肺气肿。

（3）维生素D缺乏症胸：多见于儿童，维生素D缺乏症所致。

7. 肺和胸膜

（1）视诊

1）呼吸运动：正常呼吸运动有节律地进行着，是通过中枢神经及神经反射性调节来实现的。吸气时可以看到肋骨前部向上向外方移动，而呼气时可以看到肋骨向下内方移动；吸气时膈肌收缩使腹部向外隆起，呼气时膈肌松弛，腹部回缩。

男性及儿童的呼吸以膈肌运动为主，胸廓下部及上腹部的动作比较明显，形成腹式呼吸。女性则以肋间肌的运动为主，形成胸式呼吸。实际上这两种呼吸运动同时存在。某些疾病可以使这两种呼吸运动发生改变。肺部或胸膜疾病，如肺炎、严重肺结核、胸膜炎等，或胸壁疾病，如肋间神经痛、肋骨骨折等，则可胸式呼吸减弱而腹式呼吸加强。腹膜炎、腹腔积液或肝和脾极度肿大、腹腔内有巨大肿瘤以及妊娠晚期时，膈肌下降运动受限，腹式呼吸减弱而以胸式呼吸为主。

当上呼吸道部分梗阻时，气流进入肺中不畅，呼吸肌收缩，肺内负压极度增高，出现胸骨上窝、锁骨上窝及肋间隙向内凹陷，称“三凹征”。由于吸气时间延长，称吸气性呼吸困难，常见于气管梗阻，如气管异物等。当下呼吸道部分梗阻时，气流呼出不畅，呼气时需要用力，呼气时间延长称呼气性呼吸困难，常见于支气管哮喘，以及各种原因引起的阻塞性肺气肿。

2）呼吸频率、节律：正常人平静呼吸时，每分钟呼吸为16～20次。呼吸与脉搏之比为1∶4，新生儿约为每分钟44次，随着年龄的增长而减少。呼吸增快可见于强体力活动、发热、疼痛、贫血、甲状腺功能亢进、心功能不全。呼吸运动深度受限，见于呼吸肌麻痹，较严重的腹腔积液、肥胖等，以及肺部疾病（如肺炎、胸膜炎、胸腔积液、气胸、肺气肿等）。呼吸减慢、表浅但规律，可见于麻醉剂或镇静剂过量、颅压增高等。

在某些情况下可有周期性节律的变化：①潮式呼吸是一种由浅慢逐渐变为深快，然后再由深快到浅慢，之后经过一段呼吸暂停，再开始又一次如上的周期性呼吸。潮式呼吸周期长30s～2min，暂停5～30s，所以要较长时间仔细观察才能发现；②比奥呼吸表现为有规律呼吸几次后，突然停止呼吸，间隔一个短时期后又开始呼吸，或为周而复始的间停呼吸；有的这种呼吸可为不规则的深度及节律改变，也有短暂的呼吸暂停，呈不规则的间歇样呼吸。以上两种异常呼吸是呼吸中枢的兴奋性降低调节呼吸的反馈系统失常所致。

（2）触诊

1）呼吸运动：将两手掌平放在被检查者胸部两侧对称的部位，让患者作深呼吸，正常时两侧动度对称。大量胸腔积液、气胸、胸膜增厚、肺不张、大叶性肺炎等均可引起患侧呼吸活动度的减弱。双侧活动度减弱可见于双侧的胸膜炎、胸膜增厚或支气管炎等。

2）触觉语颤：是被检查者发出的声音，声音沿着气管、支气管及肺泡，传到胸壁所引起共鸣的振动，可以用手掌触及。

触觉语颤减弱或消失，主要见于：①肺泡内含气过多，如肺气肿；②支气管阻塞，如阻塞性肺不张；③大量胸腔积液或气胸；④胸膜增厚粘连；⑤胸壁皮下气肿。

触觉语颤增强，主要见于：①肺泡内有炎症性浸润，发生实变，因实变的组织传音良好，如大叶性肺炎实变期、肺梗死等；②肺组织内有大空腔接近胸壁时，声波在空洞内产生共鸣，使语颤增强，如肺结核空洞、肺脓肿等。

3）胸膜摩擦感：当胸膜有炎症时，胸膜表面因纤维蛋白沉着而变得粗糙，当呼吸时壁层和脏层胸膜产生摩擦，可有摩擦感，好似两片皮革相互摩擦的感觉，听诊为胸膜摩擦音。

（3）叩诊

1）正常胸部叩诊音：呈清音，音响强弱、音调高低与肺含气量、胸壁的厚薄及邻近器官的影响有关。

2）异常胸部叩诊音

浊音或实音：引起异常浊音或实音的病理改变可见于：①肺组织的含气量减少，如肺炎、肺结核、肺梗死、高度肺水肿、肺不张、肺硬化等；②肺内不含气的病变，如肺肿瘤、肺包囊虫病、未穿破的肺脓肿等；③胸膜腔积液、胸膜肥厚或纤维化性病变等；④胸壁疾病，如胸壁水肿、肿瘤等。

鼓音：当肺内有空腔形成，如肺脓肿、肺结核、肺内肿瘤或囊肿破溃后形成的空腔都可有鼓音，但空洞一般要>3cm，并较靠近胸壁。有气胸时也为鼓音。

过清音：这种强而低调带有鼓音叩诊音常出现于肺张力减弱而含气量增多时，如肺气肿等。

（4）听诊

1）正常呼吸音

支气管呼吸音：正常人在喉部、胸骨上窝、背部6、7颈椎及第1、2胸椎附近都可听到支气管呼吸音，并且越靠近气管区音响越强，音调也越低。

肺泡呼吸音：在正常人，除了上述的支气管呼吸音部位和下述的支气管肺泡呼吸音部位外，其余的肺部都可听到肺泡呼吸音。

支气管肺泡呼吸音：又称混合呼吸音。正常人在胸骨角及肩胛间区的第3、4胸椎水平可以听到。右肺上部在锁骨上、下窝处的声音很似支气管肺泡呼吸音，是右侧主支气管较短且粗，接近体表，距声门较近，且右肺尖含气量少之故。

2）异常呼吸音

干啰音：发生机制是由于气管或支气管狭窄或部分阻塞，空气吸入或呼出时发生湍流所产生的音响。干啰音发生的基础为气管、主支气管壁上有炎症，管壁黏膜肿胀、充血、分泌物增多；支气管平滑肌痉挛；管腔内肿瘤侵入、异物或分泌物部分阻塞；或管壁被肿大的淋巴结压迫而狭窄。一般可分为两种：①鼾音：是低调而响亮的干音，很似熟睡时的“打呼噜”的声音。多发生于气管或支气管；②哨笛音：是一种高调的干音，常被描述为、咝咝音、飞箭音、哮鸣音等。多发生于支气管或细支气管。干啰音常发生于双侧肺部，见于慢性支气管炎、支气管哮喘、支气管肺炎、肺气肿等。也可见于心源性哮喘。经常存在的局限性干啰音，应考虑为局部支气管狭窄，常见于支气管的肿瘤或内膜结核，或由于肿瘤压迫支气管后所致的支气管狭窄。

湿啰音：即水泡音，是由于气管或支气管内有较稀薄的液体，如渗出液、痰液、血液、黏液等，呼吸时气体通过液体形成水泡后立即破裂所产生的声音。依支气管口径的大小不同，所产生的水泡音可分为大、中、小水泡音。

3）胸膜摩擦音：当胸膜发生炎症时，表面粗糙，呼吸时可听到摩擦的声音。病因：①急性纤维素性胸膜炎，多为结核性，也可并发于肺炎、肺梗死等；②胸膜有肿瘤发生；③尿毒症；④胸膜高度干燥，见于严重脱水患者。

三、辅助检查

1. 血液检查　常规血白细胞计数增多、中性粒细胞增多、出现毒性颗粒多与感染有关；嗜酸性粒细胞增多提示过敏性因素或寄生虫感染。其他血清学抗体试验，如荧光抗体、酶联免疫吸附测定等，对于病毒、支原体等感染的诊断有一定帮助。

2. 痰液检查　目的是协助病因诊断及观察疗效和预后。如痰量超过1000ml为大量痰，提示肺内有慢性感染或空腔性化脓性感染；如为黄色脓痰提示有化脓性感染；铁锈色痰见于大叶性肺炎；棕褐色痰见于阿米巴肺脓肿、肺淤血；如痰液恶臭提示有厌氧菌感染。

痰涂片检查可发现致病菌，对肺部感染病因诊断和药物选用有重要价值。反复做痰脱落细胞检查，有助于肺癌的诊断。

3. 胸部影像学检查　常规胸片虽不能发现某些细微病变或隐蔽病变，但仍能满足呼吸疾病诊断要求，是选择其他检查技术的基础。高电压、体层摄片和CT能进一步明确病变的部位、性质以及有关气管、支气管通畅程度。磁共振（MRI）能多方位成像，对纵隔、心脏、胸壁病变的诊断有其独特性，但在呼吸系统疾病诊断中MRI主要应用于血管、纵隔、胸膜等病变。血管造影用于肺栓塞和各种血管先天的或获得性的病变；支气管动脉造影和栓塞术对咯血有较好的诊治价值。

4. 支气管镜　支气管镜能深入段支气管，可直接观察气管、支气管黏膜情况，做黏膜刷检或钳检，进行组织学检查；并可行支气管肺泡灌洗，明确病原和病理诊断；经支气管镜进行激光、高频电刀等治疗；借助支气管镜引导还可行鼻气管插管治疗。

5. 肺功能检查　测定内容有肺容量、小气道功能测定、气道反应性、弥散功能等，分析肺功能测定值对了解呼吸疾病损害功能的性质及其程度，对疾病的诊断、治疗及预后均有价值。例如，慢阻肺等疾病表现为阻塞性通气功能障碍，而肺间质纤维化、胸腔积液、肺切除术等则为限制性通气损害。两种通气障碍的特点见表 22-1。

表 22-1 阻塞性和限制性通气功能障碍的肺容量和气道阻力的特征性变化

指标	阻塞性	限制性
VC	减低或正常	减低
RV	增加	减低
TLC	正常或增加	减低
RV/TLC	明显增加	正常或略增加
FEV_1/FVC	减低	正常或增加
MMFR	减低	正常或减低

6. 肺活组织检查　肺活检可通过支气管镜或胸壁进行，有利于诊断和随访疗效，必要时可作剖胸肺活检。

7. 其他　抗原皮肤试验，如结核菌素试验、哮喘患者过敏试验等。

四、社会心理因素

呼吸系统疾病多呈慢性迁延性，反复发作，疾病缓解率低，呼吸困难长期困扰患者，许多患者因此而丧失工作能力，甚至生活自理能力。护士应了解患者现在的生活压力，如是否因病失业，有无经济负担，有无家庭负担，了解患者过去常用的减轻压力的方法。护士应评估患者对这些压力源的反应，如表现为对家人的依赖、沮丧等，帮助患者应对这些问题。

（郭爱敏　马伟光）

第二十三章　急性气管－支气管炎患者的护理

关键词

acute tracheobronchitis	急性气管－支气管炎
acute upper respiratory infection	急性上呼吸道感染
nasosinusitis	鼻窦炎
pneumonococcus	肺炎球菌
tonsillitis	扁桃体炎

急性气管－支气管炎是病毒或细菌的感染，物理、化学性刺激或过敏性反应等因素引起的气管－支气管黏膜的急性炎症。临床表现主要以咳嗽、咳痰为主，也可有发热。常见于寒冷季节或气候突然变化时，也可由上呼吸道感染迁延而来。

一、病因及发病机制

1. 感染　受寒和疲劳可以削弱上呼吸道的生理性防御功能，使感染有发展的机会。可以由细菌或病毒直接感染，也可由急性上呼吸道感染的细菌或病毒迁延而来。常见的致病性细菌有流感嗜血杆菌、肺炎球菌、链球菌、葡萄球菌等，病毒可有呼吸道合胞病毒、腺病毒、副流感病毒等。健康成人多由腺病毒或流感病毒所引起；儿童则以呼吸道合胞病毒或副流感病毒为主。常在病毒感染的基础上继发细菌感染，病毒感染抑制肺泡巨噬细胞的吞噬作用和纤毛细胞的活力，使肺炎球菌、流感嗜血杆菌等细菌有入侵的机会，当机体气管－支气管防御功能下降时发病。鼻窦炎或扁桃体炎的分泌物吸入也可引发本病。

2. 物理、化学因素　过冷空气、粉尘、某些刺激性气体或烟雾（如二氧化硫、二氧化氮、氨气、氯气等），均易引起发病。

3. 过敏反应　对花粉、蛋白质、有机粉尘、真菌孢子等过敏也可发病；某些寄生虫，如钩虫、蛔虫等的幼虫在肺移行也可引起支气管炎；对细菌蛋白质的过敏，引起气管－支气管的过敏性炎症导致本病。

对有反复急性气管－支气管炎发作的儿童患者，应给予相关检查以排除少见疾病，如囊性纤维化肺病或低免疫球蛋白血症的可能性。

二、病理

气管、支气管黏膜充血、水肿，纤毛细胞损伤脱落，黏液腺肥大，分泌物增加，同时可见黏膜下层水肿，伴有淋巴细胞和中性粒细胞浸润，病变严重者可蔓延至细支气管和肺泡，引起毛细血管坏死、出血。若为细菌感染，分泌物可呈现黏液脓性。炎症消退后，气管、支气管黏膜结构和功能可恢复正常。

三、护理评估

1. 健康史 详细询问患者的工作环境，以了解有无刺激性气体（如二氧化硫、氨气等）接触史；有无病毒性咽炎、喉炎、扁桃体炎等上呼吸道感染病史；有没有接触某些花粉、气候骤然变冷的情况等。也可结合患者起病时间、主要症状及有关的检查，判断病情。另外，应与多种疾病，如肺结核、肺癌、急性扁桃体炎、肺脓肿、百日咳等相鉴别；流行性感冒在症状上虽与急性气管－支气管炎相似，但其全身症状较显著，白细胞数量减少，据其流行病史、补体结合试验和病毒分离即可确诊。

2. 临床表现 起病较急，往往先有急性上呼吸道感染的症状，如喷嚏、鼻塞、咽痛、乏力、声嘶等。当炎症累及气管、支气管黏膜时，则出现咳嗽、咳痰症状，先为刺激性干咳或有少量黏液性痰，2～3 天后黏液性痰转为黏液脓性痰，痰量增多，咳嗽加剧，偶可见痰中带血。较严重的病例往往在晨起、睡觉体位改变，吸入冷空气或体力活动后，有阵发性咳嗽，有时甚至终日咳嗽。咳嗽剧烈时可伴有腹肌疼痛或恶心、呕吐。如伴有支气管痉挛，可出现程度不等的气短、喘鸣，伴胸骨后紧缩感。全身症状一般较轻，仅有畏寒、发热、头痛及全身酸痛等。体检两肺呼吸音粗，可闻及散在干、湿性啰音，部位常不固定，如黏液分泌物在较大支气管可有粗的干性啰音；如水样分泌物积聚在小支气管则在肺部听到湿性啰音，咳痰后啰音减少或消失。

急性气管－支气管炎一般呈自限性，发热和全身不适症状一般可于 3～5 天消退，咳嗽和咳痰可延续 2～3 周才消失，如迁延不愈，则可演变为慢性支气管炎。

3. 辅助检查 外周血象示白细胞计数和分类多无明显改变，病毒感染时淋巴细胞可增加；为细菌感染较重时白细胞计数和中性粒细胞比例可增加。痰涂片或培养加药物敏感试验不仅可发现致病菌，且可据药敏选取敏感抗菌药物，进行有效治疗。胸部 X 线片检查大多数正常或仅有肺纹理增粗。

4. 心理社会评估 预后良好，多数患者多于 1 周内康复，仅少数患者可因咳嗽迁延不愈而发展为慢性支气管炎，患者一般无明显心理负担，但刺激性干咳患者，尤其是咳嗽加剧后，加上伴有发热，往往会影响患者的睡眠，进而影响工作与学习，给患者及其家属带来不便，迫切希望能得到迅速有效的治疗。

四、护理诊断

1. 清理呼吸道无效 与气管、支气管黏膜充血、水肿，黏膜腺肥大、分泌物增多有关。
2. 体温过高 与感染有关。
3. 睡眠型态紊乱 与剧烈咳嗽、咳痰影响休息有关。

五、计划与措施

1. 一般护理 给患者提供一个安静舒适的休息场所，保持室内空气新鲜，注意通风，保持室内适宜温度、湿度，冬季要注意保暖。在饮食方面，对于高热患者，一方面由于物质分解代谢增加，大量的蛋白质、脂肪、糖及维生素被消耗；另一方面由于交感神经的兴奋而导致胃肠蠕动减弱，从而影响消化吸收，因此应给予高热量、高蛋白质、高维生素、易消化的饮食。另外，应根据患者的饮食习惯，与营养师及患者家属共同制订食谱，增加食欲，也可鼓励患者少量多餐。在病情允许的情况下，可鼓励患者下床活动，但对于病情严重且伴有发热的患者则应卧床休息。

发热患者因呼吸加快、皮肤出汗等致水分大量丧失，唾液分泌减少，口腔黏膜干燥，易引起口腔黏膜肿胀、糜烂，应注意帮助患者维持口腔清洁，做好口腔护理。同时，鼓励患者多饮水，必要时可遵医嘱给予静脉输液，以补充水分、电解质及营养物质。部分患者往往因剧烈咳嗽而影响正常的睡眠时可给患者提供容易入睡的休息环境，避免大声喧哗，保持周围环境安静，关闭门窗，拉上窗帘。指导患者运用促进睡眠的方式，如睡前泡足、听音乐等，同时应按患者的睡眠习惯安排护理工作，以免经常干扰患者的睡眠。必要时可遵医嘱给予镇咳、祛痰及镇静药物。

2. 降低体温　高热患者应注意卧床休息，限制活动量，给予清淡易消化饮食，如体温超过 38.5℃应给予局部物理降温，也可选用适当的解热剂进行降温。

局部物理降温：将冰袋或冷毛巾放置于患者前额、颈部、腋下或腹股沟处，通过传导的方式达到降低体温的效果。应注意观察患者体温变化情况，每半小时记录 1 次体温，体温降至 38℃以下应将冰袋或冷毛巾取走。

解热剂：局部降温的同时，也可加用适量解热剂，如乙酰水杨酸、氨基比林等，但应注意观察药物的剂量、药物所带来的不良反应或过敏反应等。

3. 保持呼吸道通畅　保持呼吸道通畅，排除气管、支气管内分泌物，减少痰液在气管、支气管内的聚积，去除细菌生存繁殖的场所是控制感染、有效治疗的主要环节。

观察咳嗽、咳痰情况，准确记录痰的颜色、性状、量、气味，观察咳嗽的频率及程度，并遵医嘱及时正确的采集新鲜痰液标本进行培养和药物敏感试验，根据药敏结果选用抗生素。

协助患者排痰，鼓励患者采用体位引流促进排痰，但对于年老体弱的患者应慎用。可协助患者定时翻身，拍背。具体方法为：五指合拢，稍向内合掌，由外向内，从下而上轻叩患者背部，同时鼓励患者咳嗽，借助振动将痰液排出，但应注意如患者主诉疼痛应立即停止。如痰液较多且黏稠不易咳出，可遵医嘱给予蒸气吸入或生理盐水雾化吸入治疗，以湿润气道、稀释痰液利于排出，湿化液中可加入祛痰剂或抗生素，必要时也可采用吸引器进行吸痰治疗。另外，可指导患者进行正确的深呼吸，实施有效咳嗽，让患者尽可能坐高一点，并进行深而慢的呼吸 5～6 次，深吸气至膈肌完全下降，屏住呼吸 3～5 秒，然后通过口缓慢地呼气而且尽可能呼尽（胸廓下部和腹部应该下陷），再深吸气，屏住呼吸然后用力从胸部（不要从口腔后部或喉部）将痰液咳出，进行 3 次短促的咳嗽。如果患者病情恶化，应做好气管插管的准备。

4. 药物治疗　根据感染的病原体，病情的轻重情况，选用敏感的抗菌药物治疗。一般可选用青霉素、大环内酯类抗生素、磺胺制剂、头孢拉定以及左氧氟沙星等喹诺酮类抗生素等。一般口服抗生素有效，必要时个别可静脉给药。

刺激性干咳宜用雾化吸入治疗。干咳患者可选用喷托维林（咳必清）25mg、咳美芬 10mg 或可待因 15～30mg，每日 3 次。祛痰剂可选用复方氯化铵合剂 10ml，溴己新 8～16mg，或氨溴索 30～60mg，每日 3 次。中药止咳、平喘亦有一定效果，可以适当选用。如有支气管痉挛的患者，可选用沙丁胺醇、异丙托溴铵气雾吸入，氨茶碱、特布他林或丙卡特罗等口服。

对于发热的患者，可选用阿司匹林或对乙酰胺基酚等对症治疗。

对于急性气管－支气管炎患者，也可选用中医中药进行治疗，外感风寒者，可选用荆防败毒散、香苏饮等；外感风热者，可选用银翘散、桑菊饮等。

5. 健康教育　本病预后良好，多数患者可在1周内康复，仅有少数患者可因咳嗽迁延不愈而发展为慢性支气管炎，因此很必要对患者进行增强体质，避免诱因等基本知识的教育。

（1）增强体质，防止感冒：由于呼吸道病毒感染常是细菌性气管－支气管炎的诱发因素，当受寒或过度疲劳致使上呼吸道的生理性防御功能削弱时，往往致使病毒或细菌有机可乘而引发本病。因此平日应注意开展体育活动以及做健身体操、气功等运动，可提高机体免疫力，同时可进行耐寒训练以增强体质。

（2）避免刺激及接触变应原：寒冷的空气、粉尘、刺激性气体或烟雾都可引发气管－支气管炎，故此要改善劳动卫生环境，做好劳动保护，防止有害气体、烟雾或粉尘外逸以维护工人身体健康。另外，也应做好个人防护，避免接触诱发因素及吸入被污染的空气。

对花粉、细菌、蛋白质等物质过敏的患者，应注意自我防护，避免接触和吸入变应原。

（3）进行有效性咳嗽：无效性咳嗽往往会影响患者食欲及睡眠，剧烈时可有恶心、呕吐等症状。作为护理人员应教会患者采取舒适的体位，会运用深呼吸进行有效性咳嗽，能掌握体位引流的方法以及增加营养摄入和补充大量水分的重要性。

（4）自我保健：机体抵抗力低，易咳嗽、咳痰的患者，寒冷季节时或气候骤然变化时应注意保暖，外出时可戴口罩，避免寒冷空气对气管、支气管的刺激。鼓励患者获取充足的营养，新鲜的空气。

六、预期结果与评价

护理气管－支气管炎患者时，不仅要详细评估患者的健康史、临床表现及辅助检查，确定患者现存的或潜在的问题，并提供有效护理，也要评价在执行以上措施后患者是否达到预期结果。

1. 患者及其家属能掌握急性气管－支气管炎的诱发因素，并能有效地进行预防。
2. 患者体温是否已降至正常。
3. 患者呼吸道是否通畅，能否进行有效咳嗽、咳痰。
4. 患者营养及水分的摄入能否达到机体所需。

（郭爱敏　马伟光）

第二十四章　肺炎患者的护理

关键词

bronchopneumonia	支气管肺炎
community acquired pneumonia（CAP）	社区获得性肺炎
hospital acquired pneumonia（HAP）	医院获得性肺炎
mycoplasmal pneumonia	肺炎支原体肺炎
pneumonia	肺炎
pneumococcal pneumonia	肺炎球菌性肺炎

肺炎系终末气道、肺泡和肺间质的炎症，可由病原微生物、免疫损伤、理化因素、过敏等引起，为临床最常见的感染性疾病之一。自抗生素广泛应用后，其预后虽有明显改观，但发病率和死亡率仍未有下降，甚至有所上升，主要与人口老龄化、吸烟、免疫功能低下以及抗生素的不合理使用、病原体的变迁等有关。

一、分类

（一）按解剖部位分类

肺炎可按解剖分布分类为大叶性肺炎、小叶性肺炎和间质性肺炎。

1. 大叶性肺炎　也称肺泡性肺炎，致病菌多为肺炎球菌，首先在肺泡引起肺炎，通过肺间孔向其他肺泡扩散，致使单个、多个肺叶或整个肺段受累。典型表现为肺实质性炎症，通常不累及支气管。X 线显示为肺叶或肺段的实变阴影。

2. 小叶性肺炎　也称支气管性肺炎，致病菌多为肺炎球菌、葡萄球菌、病毒、支原体等，首先在支气管或细支气管，继而累及终末细支气管和肺泡。X 线表现为沿肺纹理分布的不规则斑片状阴影，边缘密度浅而模糊，无实变征象。

3. 间质性肺炎　致病菌可以是细菌、病毒、支原体、衣原体等，以肺间质炎症为主，包括支气管壁、支气管周围间质组织及肺泡壁。由于病变仅在肺间质，呼吸道症状较轻，异常体征较小。X 线常表现为单侧或双侧肺下部的不规则条索状阴影，可呈网状，其间可有小片肺不张阴影。

（二）按病因分类

病因学分类对肺炎的治疗具有决定性意义，以感染为最常见病因，如细菌、病毒、支原体、真菌、立克次体、衣原体和原虫等感染性肺炎，理化因素、免疫损伤等因素也可引起肺炎。

1. 细菌性肺炎　如肺炎球菌、金黄色葡萄球菌、甲型溶血性链球菌等革兰阳性球菌，以及肺炎克雷伯杆菌、流感嗜血杆菌、铜绿假单胞菌革兰阴性杆菌。

2．病毒性肺炎　如冠状病毒、流感病毒、呼吸道合胞病毒等。

3．真菌性肺炎　如白色念珠菌、放线菌等。

4．非典型病原体所致肺炎　如衣原体、支原体、军团菌等。

5．其他病原体引起的肺炎　如寄生虫、原虫、立克次体等。

6．理化因素所致肺炎　如放射性损伤所引起的放射性肺炎，吸入刺激性液体、气体等化学物质所引起的化学性肺炎，变应原引起的异常免疫反应所致肺炎。

（三）按患病环境和宿主状态分类

因细菌学检查阳性率低，培养结果滞后，故病因分类在临床上应用较为困难，而在不同患病环境，不同宿主状态的肺炎病原体分布和临床表现均有各自特点，处理和预后也有所不同。

1．社区获得性肺炎　也称院外肺炎。指在医院外罹患的感染性肺实质炎症，包括具有明确潜伏期的病原体感染而在入院后平均潜伏期内发病的肺炎。致病菌中肺炎球菌仍为最主要的致病菌，非典型病原体所占比例有所增加，耐药菌普遍。传播途径包括吸入飞沫、空气或血源传播。

2．医院获得性肺炎　简称医院内肺炎。指患者入院时不存在，也不处于感染潜伏期内，而于入院 48 小时后在医院（包括老年护理院、康复院）内发生的肺炎。常见病原体包括肺炎球菌、流感嗜血杆菌、金黄色葡萄球菌等。

二、发病机制与病理生理

正常的呼吸道免疫防御机制，如黏液－纤毛运载系统、肺泡内吞噬细胞等使气管隆凸以下的呼吸道处于无菌状态。肺炎能否发生取决于病原体和宿主两个因素。如果病原体数量大，毒力强，而宿主呼吸道局部或全身免疫防御系统损害，即可发生肺炎。病原菌可通过空气吸入、血流播散、上呼吸道定植菌的误吸等引起社区获得性肺炎，误吸胃肠道的定植菌或通过人工气道吸入环境中的致病菌可引起医院获得性肺炎。

病原菌蔓延至下呼吸道，滋生繁殖，引起肺泡毛细血管充血、水肿，肺泡内纤维蛋白渗出及细胞浸润。典型肺炎的病理改变主要经过 4 个阶段。即充血期、红色肝变期、灰色肝变期及消散期。但临床上若早期应用抗生素治疗，此典型的病理分期已非常少见。在成人肺炎中，不同的病原体所引起的病理生理改变也有所不同。

1．肺炎球菌性肺炎　呈大叶分布，范围较广，呼吸面积减少，肺活量可减低。通气不畅的肺泡仍有血液灌注，导致通气血流比率降低，产生氧合静脉血效应，动脉血氧分压及血氧饱和度减低，但二氧化碳分压正常，临床上出现气短、发绀。当肺实变消散，肺泡通气量改善，动脉血立即恢复正常。

2．病毒性肺炎　感染从上呼吸道开始，气道上皮有广泛的破坏，黏膜发生溃疡，被覆纤维蛋白性膜。主气道的防御功能降低，容易导致细菌感染。单纯性病毒性肺炎引起间质性肺炎，肺泡间隔有大单核细胞浸润。肺泡水肿，被覆含蛋白和纤维蛋白的透明膜，使肺泡弥散距离增厚。肺炎可为局灶性或广泛弥漫性，甚至实变。肺泡细胞和间质细胞内可见病毒包涵体。细支气管内有渗出物。病变吸收后可留有肺纤维化，甚至结节性钙化。

3．支原体肺炎　肺部病变呈片状或融合性支气管肺炎或间质性肺炎，伴急性支气管炎。

肺泡内可含少量渗出液，并可发生灶性肺不张、肺实变和肺气肿。肺泡壁和间隔有中性粒细胞和大单核细胞浸润。支气管黏膜细胞可有坏死和脱落，并有中性粒细胞浸润。胸膜可有纤维蛋白渗出和少量渗液。

三、流行病学

肺炎的病原体中以细菌常见，成人约占 80%。抗生素问世前社区或医院获得性肺炎均以肺炎球菌最多见，占 85%～90%，溶血性链球菌约 5%，葡萄球菌、肺炎杆菌、嗜血流感杆菌、其他革兰阴性杆菌仅占极小比例，自抗生素应用以后，肺部感染的病原菌发生显著变化，医院外感染中肺炎球菌感染有所下降，占 55%～76%，金葡菌占 10%，溶血性链球菌已少见，流感嗜血杆菌略有增加，其他革兰阴性杆菌已少见，但老人、酒精中毒以及家庭护理的慢性病患者则感染可增加至 20% 或更高，主要为克雷伯肺炎杆菌、大肠埃希菌及其他肠杆菌等。肺内感染肺炎的病原菌甚为复杂，肺炎球菌感染减少，低于 40%，葡萄球菌占 3%～10%，链球菌感染罕见；而革兰阴性杆菌感染却明显增多，占 40%～60% 或更高，除肠杆菌属外，包括绿脓杆菌的假单胞菌属多为经常感染的细菌，变形杆菌感染偶有发生。其他，如嗜肺军团杆菌、厌氧菌等亦时有发现。免疫抑制患者发生的肺炎，不仅有细菌引起感染，尚可有真菌（曲菌、白色念珠菌、隐球菌等），结核菌、非典型分枝杆菌、奴卡菌、病毒（巨细胞病毒等），原虫（肺孢子菌）等病原体，病情多严重，病死率高。

四、护理评估

（一）健康史

评估患者年龄、吸烟史、饮酒史以及营养状况，近期有无气候突变。

近期有无呼吸道感染史，是否患有肺癌、慢性阻塞性肺气肿、支气管扩张、糖尿病、过敏、艾滋病、血液病等。询问有无使用过抗生素、激素或化疗药物。近期有无腹部或胸部外科手术治疗，是否接受硬膜外或其他的一般麻醉等。

（二）临床表现

常见症状为咳嗽、咳痰，可有血痰或脓痰，伴或不伴胸痛。多有发热，病变范围大者可有呼吸困难，重者可出现呼吸频率增快，鼻翼煽动、发绀，肺实变时触觉语颤增强，叩诊呈浊音，可闻及干、湿啰音。

1．肺炎球菌性肺炎　常有受寒、淋雨、疲劳等诱因。约半数病例有数日上呼吸道感染的先驱症状。发病急骤，有寒战、高热。体温在数小时内上升至 39～41℃。呈稽留热，伴头痛、衰弱、全身肌肉酸痛。呼吸急促，心率快，常有发绀。炎症常波及胸膜，引起刺痛，随呼吸和咳嗽加剧。开始痰为黏液性，以后呈脓性，也可带血或呈铁锈色。部分患者伴有消化道症状，如恶心、呕吐、腹胀、腹泻等。肺炎发生于下叶者，炎症波及膈肌，疼痛可放射至上腹部，类似急腹症。严重肺炎可有神经系统症状，如神志模糊、烦躁不安、嗜睡、谵妄和昏迷等。

2．病毒性肺炎　临床表现一般较轻，与支原体肺炎的症状相似。起病缓慢，有头痛、乏力、发热、咳嗽，并咳少量黏痰。对免疫缺损的患者，病毒性肺炎往往比较严重，有持续性高热、心悸、气短、发绀、极度衰竭，可伴休克、心力衰竭和氮质血症。由于肺泡间质和肺泡内水肿，严重者可发生呼吸窘迫综合征。

3. 支原体肺炎　潜伏期2～3周，起病缓慢，约1/3病例无症状。以气管－支气管炎、肺炎、耳鼓膜炎等的形式出现，而以肺炎最重。发病初有乏力、头痛、咽痛、发冷、发热、肌肉酸痛、食欲减退、恶心、呕吐等，头痛显著。发热高低不一，可高达39℃。2天后出现明显的呼吸道症状，如阵发性刺激咳嗽，咳少量黏痰或黏液脓性痰，有时痰中带血。发热可持续2～3周。热度恢复正常后尚可遗有咳嗽，伴胸骨下疼痛，但无胸痛。

（三）实验室检查

1. 肺炎球菌性肺炎　X线检查大叶性肺炎中约90%由肺炎球菌引起，在病变充血期，X线表现为肺纹理增粗或受累的肺段、肺叶稍模糊。近年来，典型的大叶实变已较少见，由于肺泡内充满炎性渗出物，在实变阴影中可见气道征。肋膈角可有少量胸膜积液征。在肺炎消散期，X线显示炎性浸润逐渐吸收，可有片块区域吸收较早，呈现假空洞征，多数病例在起病3～4周才完全消散，老年人病灶消散较慢，也可能发展为机化性肺炎。进入消散期，肺部阴影密度逐渐减低，透亮度逐渐增加，呈散在的、不规则的片状阴影，有的可呈斑点或条索状，最后在2～3周完全消散。少数患者可演变为机化性肺炎，X线征象为外形不整齐，内容不均匀的致密阴影。

痰直接涂片可见革兰阳性成对的球菌，在白细胞内者更有意义，培养可以确立病原体。病情严重者最好争取在应用抗菌药物前作血培养，对治疗和估计预后有帮助。痰或其他标本，如血清、胸液、脑脊液等，可通过对流免疫电泳方法发现肺炎球菌多糖苷膜抗原做出诊断，本技术特异性高，1小时内得结果。

周围血象，白细胞计数及中性粒细胞数均显著增加，白细胞计数多在（10～30）×10^9/L，中性粒细胞比例大多在80%以上，并有核左移或胞质内出现毒性颗粒及空泡。年老体弱者，白细胞计数可不增加或减低，但中性粒细胞的百分比仍增高。

2. 病毒性肺炎　X线表现，肺部炎症呈斑点状、片状或均匀的阴影。白细胞总数可正常，减少或略增加。严重者X线检查显示弥漫性结节性浸润，多见于两下方肺野。

病原学检查，包括病毒的分离、血清学检查以及病毒和病毒抗原的检测。呼吸道分泌物中细胞核内的包涵体可提示病毒感染，但不一定来自肺部。往往经收集下呼吸道分泌物或肺活检标本进行培养，分离病毒。

3. 支原体肺炎　X线检查，肺部病变表现多样化，早期间质性肺炎，肺部显示纹理增加及网织状阴影，后发展为斑点片状或均匀的模糊阴影，近肺门较深，下叶较多。约半数为单叶或单肺段分布，有时浸润广泛，有实变。儿童可见肺门淋巴结肿大。

血白细胞正常或减少，少数可超过（10～15）×10^9/L，分类有轻度淋巴细胞增多。血细胞沉降率增速。尿检查正常或有少量蛋白尿。

痰、鼻和咽拭子培养可获支原体，同时可用抗血清抑制其生长，也可借红细胞的溶血来证实阳性培养。发病后2周，约半数病例产生抗体。红细胞冷凝集试验阳性，效价在1∶32以上，恢复期效价增加4倍的意义大。40%～50%病例的链球菌冷凝集试验阳性，血中出现链球菌凝集素效价为1∶40或更高，效价逐步增至4倍则更有意义，血清中特异性抗体可通过补体结合试验、代谢抑制试验、间接血凝试验、间接荧光法、酶联免疫吸附试验等测定，这些均有助于诊断。

（四）肺炎严重程度的评估

中国制定的重症肺炎的标准：①意识障碍；②呼吸频率＜30次/分；③PaO_2＜60mmHg、PaO_2/FiO_2＜300，需行机械通气治疗；④血压＜90/60mmHg；⑤X线胸片示双侧或多肺叶受累，或入院48小时内病变扩大≥50%；⑥少尿：尿量＜20ml/h，或80ml/4h，或急性肾衰需要透析治疗。

（五）心理社会评估

1. 对健康的认识　健康的意义，对健康和保持健康的态度，生活态度。
2. 对疾病的认识　对疾病的了解程度，用药，自我护理的态度和能力。
3. 家庭关系　家庭成员的亲和关系。
4. 社会关系　邻里关系，同事关系，同伴之间的关系。
5. 经济状况　收入，支付看病费用的能力。
6. 应付压力和挫折的能力　特别关注有无诱发本病的应激事件以及个人的应对能力。

五、护理诊断及医护合作性问题

1. 气体交换受损　与通气及换气功能障碍有关。
2. 清理呼吸道无效　与疼痛、体位、疲乏和痰液黏稠有关。
3. 体温过高　与致病菌引起肺部感染有关。
4. 潜在并发症　感染性休克，心排出量减少，中毒性肠麻痹及消化道出血。
5. 营养失调——低于机体需要量　与机体代谢增高，明显或不明显地摄入低于机体正常需要量的食物有关。
6. 活动无耐力　与疲乏、影响睡眠、低氧血症有关。
7. 疼痛　与肺部炎症累及胸膜有关。
8. 知识缺乏　缺乏疾病发生、发展、治疗、预防等相关知识。

六、计划与措施

（一）护理目标

通过治疗与护理，患者能够：

1. 维持正常的呼吸功能，表现为能完成日常生活活动，无疲劳、气促、发绀等，血氧饱和度达90%～100%。
2. 气道保持通畅。
3. 体温稳定或及时发现体温异常。
4. 胸痛缓解。
5. 血压在正常范围内。
6. 能陈述并实施预防肺部感染的措施。

（二）护理措施

1. 维持有效气体交换

（1）一般护理：保证足够的休息，限制身体活动以减轻氧气消耗；加强口腔、皮肤护理。保持呼吸道畅通，居室内空气要流通，室温维持在18～20℃，湿度在60%为宜。限制探视家属，避免患者谈话过久；护理工作集中进行避免干扰患者休息；保持安静和谐的休息环境。

（2）病情观察：监测患者神志、脉搏、血压等，尤其观察体温的变化并做好记录；注意患者呼吸频率、节律、深度和型态的改变；观察皮肤黏膜的色泽和意识状态；监测白细胞计数和分类、动脉血气分析结果，必要时，监测每小时尿量和尿比重，准确记录24小时出入量。

（3）体位：指导并协助胸痛患者宜采取患侧卧位，通过减小呼吸幅度来减轻局部疼痛；注意每2小时变化体位1次，以促进肺扩张，减少分泌物在肺的淤积而引起并发症。

（4）呼吸训练与氧疗：对于胸痛患者，应鼓励患者练习有效的呼吸，转移患者疼痛感觉。病情使之不能活动或外科手术后卧床的患者，鼓励患者在床上做慢而深的呼吸练习。评估患者活动的反应以了解患者是否有低氧血症的发生，气短、发绀者给予吸氧，一般氧流量为4～6L/min，以提高血氧饱和度，改善发绀状况。

（5）药物护理：根据医嘱使用抗生素，早期干咳而胸痛明显者，遵医嘱使用镇咳剂（如可待因）治疗。护士应熟悉所用抗生素的药理作用和不良反应，遵从医嘱按时按剂量用药，并注意观察药物疗效。

2. 保持呼吸道通畅

（1）痰液观察与检查：观察痰液的色、质、量和气味，如肺炎球菌肺炎患者的痰液呈铁锈色，厌氧菌感染者痰液多有恶臭味。遵医嘱留取痰标本进行痰培养及药敏实验，痰标本的留取最好在抗生素使用前，取气道深部痰液，室温采集后应在2小时内送检。

（2）咳嗽与咳痰的护理：指导患者有效咳嗽、咳痰，痰液黏稠不易咳出时，可扶患者坐起，给予叩背，协助咳痰。鼓励患者补充水分，每天摄入水量应在1～2L，必要时遵医嘱使用祛痰药物及雾化吸入，稀释痰液，以使痰液充分排出。无力咳痰者给予吸痰，并严格执行无菌操作，咳痰后应充分漱口。

3. 高热的护理

（1）加强监测：体温在37.5℃以上者，应每4小时测体温1次。注意观察体温过高的早期症状和体征，注意观察患者末梢循环情况，高热而四肢厥冷、发绀等提示病情加重。体温骤升或骤降时应随时测量和记录。遵医嘱给予药物降温，或行物理降温，30～60分钟后复测体温。了解血常规、血细胞比容、电解质等变化，患者大量出汗、食欲不振及呕吐时，应密切观察有无脱水现象。

（2）降温护理：高热时采取酒精擦浴、冰袋、冰帽等物理降温，预防惊厥。高热持续不退者，遵医嘱给予解热镇痛药物，及时协助檫汗、换衣，避免受寒。保持室内温湿度适宜，空气清新，定时开窗通风，但注意勿使患者受寒。

（3）饮食护理：协助患者进食高蛋白、高热量、高维生素、清淡易消化的流质或半流质饮食以维持适当的营养；进食前，协助患者漱口，以清除口腔由痰或药物引起的异味；患者宜少吃多餐，避免压迫膈肌；监测患者体重和热卡供给，以调整饮食。

4. 感染性休克的护理　详见休克患者的护理一章。

5. 心理护理　以通俗易懂的语言耐心讲解疾病的知识，各种检查、治疗和护理的目的。特别是感染性休克患者，应及时与患者、家属进行沟通，减轻其心理负担，使患者能够积极配合治疗。

6. 健康教育

（1）评估患者自我护理的知识和能力，鼓励患者继续按医嘱服药避免肺炎复发。

（2）向患者介绍有关肺炎的基本知识，避免受寒、过劳或酗酒等诱因，生活规律，加强锻炼身体，尤其要加强耐寒锻炼，协助制定和实施锻炼计划，增强体质，劝阻有吸烟史的患者尽量少抽烟；教导患者继续深呼吸练习和咳嗽以促进排出痰液和改善换气。

（3）慢性病、长期卧床、年老体弱者，应注意经常改变体位、翻身、拍背、有效咳嗽咳痰，根据天气的变化随时增减衣物，防治呼吸道感染。

（4）嘱患者有呼吸道感染症状时及时就诊。

七、护理评价

通过治疗和护理，患者能够：

1. 维持正常的呼吸型态，动脉血氧饱和度维持在正常范围内。
2. 体温及血压维持在正常范围内。
3. 患者能够有效咳痰。
4. 患者主诉胸痛消失。
5. 患者能陈述预防肺部感染的措施。

（郭爱敏　马伟光）

第二十五章 肺结核患者的护理

关键词

bacillus of Calmette and Guerin	卡介苗
ethambutol	乙胺丁醇
isoniazid	异烟肼
mycobacterium tuberculosis	结核分枝杆菌
old tuberculosis	旧结素
pulmonary tuberculosis	肺结核
purified protein derivative	结素纯蛋白衍生物
pyrazinamide	吡嗪酰胺
rifampin	利福平
streptomycin	链霉素
sodium para-aminosalicylate	对氨基水杨酸钠

肺结核病是一种慢性传染性疾病，以呼吸道为主要传播途径，约占全身各种结核病的85%。结核病曾在全世界广泛流行，直到有效的结核病化学治疗的实施和加强预防控制，才使结核病疫情基本得到控制。人们片面认为结核病“防有措施、治有办法”，因而忽视了对结核病的控制，使结核病卷土重来、死灰复燃。1993年世界卫生组织（WHO）宣布全球结核病处于紧急状态，最新资料显示，目前全球约有20亿人（约占全世界人口的1/3）感染结核杆菌，每年即有800～1000万新发病例，其中90%在发展中国家，每年约有300万人死于结核病。世界范围内结核病复燃的主要原因有：①过去20年全球忽视结核病问题，造成控制规划系统的削弱和消失；②HIV感染人数急剧上升；③结核病患者治疗管理不善而致多种耐药菌株的快速产生，控制困难；④全球的移民和难民问题。结核病是一个全球性的、严重的、需要高度重视的公共卫生和社会问题。

中国结核病流行形势十分严峻，是世界上22个结核病高负担国家之一，结核病患者数量居世界第2位，仅次于印度。据2000年最新全国结核病抽样调查结果显示，结核病疫情呈“四高一低”，即高患病率（全国活动性肺结核患病率为367/10万）；高耐药率（初始耐药率为18.6%，继发耐药率为46.5%）；高死亡率（结核病死亡率为9.8/10万，每年死于结核患者数达13万）；高感染率（2000年感染率为44.5%，表明中国有5.5亿人感染过结核杆菌）；低递降率（活动性肺结核患病年递降率为5.4%）。中国结核病控制任务十分艰巨。

一、病原学及发病机制

（一）病原菌

1. 结核分枝杆菌　简称结核杆菌。复合群包括人型、牛型、非洲型、田鼠型等种类，前3种是主要的人致病菌，第4种对人类不致病。结核杆菌为需氧菌，在适宜的营养条件下制备的培养基上和37℃的温度时可以生长出菌落。生长缓慢，从而带来细菌学诊断的困难。抵抗力较强，干燥的痰标本中结核分枝杆菌能生存6～8个月以上，－6～－8℃环境下可存活4～5年。有些物理、化学方法可杀灭，如煮沸10分钟，阳光或紫外线照射2～7小时，将痰吐在纸上焚烧，70%～75%酒精接触3～5分钟，1%～2%石炭酸接触1～5分钟。

2. 菌体成分及其生物活动　菌体成分中含大量类脂质，类脂质中的磷脂可增强菌体蛋白的致敏作用，致组织产生干酪性坏死；脂肪酸可促进结核结节的形成；多糖是菌体抗原的组成部分，与免疫反应有关。菌体含丰富的蛋白质，结合蛋白是变态反应的变应原，可引起变态反应。

3. 耐药性　耐药是微生物的变异现象造成。耐药性可分为原发耐药性和继发耐药性。原发耐药性是从未接触抗结核药物患者的菌群对药物的敏感性下降或耐受性。继发耐药性是患者在结核化疗过程中，出现的感染菌群敏感性下降或耐受性现象。复治患者中很多为继发耐药病例，耐药结核病是当今结核病控制的最大难题。

（二）免疫反应与变态反应

结核杆菌经呼吸道吸入进入呼吸性细支气管或肺泡后，可引发机体的两种反应，即免疫反应和变态反应。免疫对人体起保护作用，人体对结核杆菌的先天免疫力是非特异性的，而通过接种卡介苗或经过结核杆菌感染所获得的后天性免疫力是特异性的，能使机体在感染结核杆菌后免于发病或病变趋于局限。结核病的免疫主要是细胞免疫，表现在T淋巴细胞的致敏和巨噬细胞作用的增强，最终导致结核结节的形成，使病变局限化。

人体对结核杆菌及其代谢产物的变态反应属于第Ⅳ型（迟发型）变态反应，可使局部出现渗出炎症，甚至干酪样坏死，同时结核杆菌使全身伴发热、乏力等症状。此时做结核杆菌素皮肤试验，呈阳性反应。

总之，结核病的发生、发展与转归，将取决于入侵结核杆菌的数量、毒力、人体免疫反应和变态反应的高低。人体免疫力低下时，结核病容易发生、发展，反之，感染后可不发病，即使发病也较轻微且容易痊愈。

（三）生物学传播

1. 传染源　未经治疗的痰涂片阳性的肺结核患者是主要传染源，涂片阴性、培养阳性传染性很小。

2. 传播途径　结核杆菌主要通过呼吸道传播，健康人吸入患者咳嗽、打喷嚏时喷出的带菌飞沫，或飞沫形成的带菌尘埃，可引起结核杆菌感染。此外，结核杆菌经消化道进入人体是次要的传播途径，饮用带牛型结核杆菌的牛奶可致消化道感染，但很少见。皮肤等其他途径传播较罕见。

3. 易感人群　指未受结核杆菌自然感染，也未接种过卡介苗者。对结核病的易感性决定于许多因素，其中人体的自然抵抗力甚为重要。影响人体抵抗力的因素很多：①年龄因素，婴幼儿、青春后期和成人早期（尤其该年龄期的女性）以及老年人的结核病患病率较高；②疾病因素，患糖尿病、硅沉着病、麻疹、胃大部切除术、免疫抑制性疾病（如 HIV 感染）或应用免疫抑制剂的患者，其对结核杆菌的易感性和发病机会较常人高；③社会经济因素，资料显示，目前 90% 的病例在发展中国家，这惊人的数字有力地说明了生活贫困、营养不良等社会经济因素对结核病易感性的影响；④遗传因素、心理健康等也是重要因素。

二、病理

结核病是结核杆菌引起的炎症性疾病，表现为增殖、渗出和变质 3 种基本反应，在结核病疾病的过程中，3 种基本病变常同时出现在同一个肺组织上，但往往以一种病变为主，在疾病的治疗和发展过程中，病变性质可有不同变化。

（一）结核性炎性病变

1. 增生为主的病变　增生性反应是结核病病理形态上的特异性改变。表现为结核性肉芽肿，是感染结核杆菌菌量少、毒力低、机体免疫力强的表现。见于空洞壁、结核球的包膜等。

2. 渗出为主的病变　是病变处组织器官的充血、水肿等渗出性病变。机体感染结核杆菌后，组织器官中血管通透性高，炎性细胞和蛋白质向血管外渗出，则形成渗出性病变。是菌量大，毒力强，机体处于变态反应或病变在进展阶段的表现。渗出性反应发生在肺时，肺内出现细叶性、小叶性、小叶融合性或大叶范围的边界不清的灰白色实变区。

3. 变质为主的病变　变质反应是组织细胞的变性与坏死。坏死组织淡黄色、干燥、凝固状，状似干酪，故名干酪样坏死。与大量结核杆菌侵入、毒力强、机体变态反应增高，抵抗力弱等相关。渗出性和增生性病变均可发生坏死。

（二）结核性炎性反应的转归

干酪坏死物质在一定条件下可液化，液化后坏死物质沿支气管排出或播散到其他肺叶，造成支气管播散。原干酪灶则形成空洞，并有大量结核杆菌生长繁殖，成为结核病的传染源。

三、护理评估

（一）健康史

询问患者的健康史时，应警惕结核病存在的情况：

1. 近期有结核病接触史，尤其是与排菌肺结核患者密切接触者。
2. 近期反复感冒迁延不愈者，或咳嗽、咳痰 2 周以上及（或）痰中带血者。
3. 有肺外结核病、糖尿病、硅沉着病、麻疹、胃大部切除、感染艾滋病等病史。
4. 近期内有长期使用肾上腺皮质激素或免疫抑制剂等药物。
5. 近期内生活不规律、过度劳累、营养不良、妊娠、分娩等。
6. 儿童要询问卡介苗接种史、结素试验结果。3 岁以内结素试验阳性、15 岁以内强阳性以及近期结素试验阳转者，都应进一步检查。

（二）临床表现

肺结核的临床表现可多种多样，轻重不等，20% 患者可无症状或症状轻微而被忽视，其影响因素包括患者的年龄、机体的免疫、营养状况、并存疾病、有无接种过卡介苗、入侵结核杆菌的毒力和菌量、病变的部位及严重程度等。

1. 症状

（1）全身症状：典型肺结核的全身毒性症状表现为午后低热、乏力、食欲减退、体重减轻、盗汗等。有些女性患者还会伴有月经不调、易激怒、心悸、面颊潮红等表现。发热的特点多为长期低热，易于午后或傍晚开始，次晨降至正常；有的表现为体温不稳定，可能于轻微活动后或妇女月经前体温略升高；当肺部病灶急剧进展散播时，可出现高热。

（2）呼吸系统症状：多为干咳或只有少量黏液痰。若继发感染，则痰为黏液性或脓性。约1/3患者在不同病期有咯血，结核病灶的炎症使毛细血管通透性增高，导致痰中带血；病变损伤小血管则血量增加；若空洞壁的肺动脉瘤破裂则引起大咯血；有时硬结钙化的结核病灶可因机械损伤血管，或因为结核性支气管扩张而咯血。咯血易于引起结核散播，特别是中大量咯血时。咯血后会有持续高热。大咯血可造成失血性休克，还可使血块阻塞大气道导致窒息。此时患者情况危急，需紧急抢救。

当炎症累及壁层胸膜时，相应的胸壁有固定性针刺样痛，随呼吸和咳嗽而加重，患侧卧位症状减轻。慢性重症肺结核时，呼吸功能受损，可出现渐进性呼吸困难。当发生气胸、大量胸腔积液、重症肺结核呼吸功能受损等时，则可出现呼吸困难。

2. 体征　取决于病变性质、部位、范围或程度。早期多无明显体征，若病变范围较大，患侧肺部呼吸运动减弱，叩诊呈浊音，听诊时呼吸音减低。继发性肺结核好发于上叶尖后段，故肩胛间区闻及细湿音有很大诊断价值。慢性纤维空洞性肺结核的体征有患侧胸廓塌陷，气管和纵隔移位，叩浊，听诊呼吸音降低或有湿音，对侧有肺气肿体征。

3. 临床分类　肺结核分类是反映疾病的发生、发展与转归的客观规律，中国结核病最新分类如下：

（1）原发性肺结核：原发性肺结核为结核杆菌初次感染所致的临床病症，包括原发综合征及胸内淋巴结核。肺部病灶好发于胸膜下通气良好的上叶底部，中叶或下叶上部。典型病变包括肺部原发灶，淋巴管炎和局部淋巴结炎，统称为原发综合征。症状多轻微，可有低热、咳嗽、食欲不振、体重减轻等症状，但数周后，即好转，90%以上患者不治自愈，但结核杆菌可在局部病灶存活数年之久，具有潜在复发的可能。

（2）血行播散性肺结核：包括急性、亚急性、慢性血行播散性肺结核。血行播散性肺结核大多数由原发性肺结核发展而来，儿童较多见。成人则更多是继发于肺或肺外结核病灶溃破到血管引起，因一次性或短期内大量细菌入侵引起的急性粟粒型肺结核是血行播散性肺结核的一种，起病急，有全身毒血症状，常伴有结核性脑膜炎或其他脏器结核。X线胸片上表现为散布于两肺野，分布较均匀，密度和大小相近的粟粒状阴影。当少量结核杆菌间歇性多次经血行进入肺部时，则形成亚急性或慢性血行播散性肺结核，临床上可无明显症状，病情发展较慢。

（3）继发性肺结核：继发性肺结核是结核中的一个主要类型，包括浸润性、纤维空洞及干酪性肺炎等。

继发肺结核（浸润性）：由于原发感染后体内潜伏病灶中结核杆菌重新活动和释放而发病，极少数可以是与排菌患者密切接触，反复经呼吸道感染而引起。病变以渗出和细胞浸润为主，可伴有不同程度的干酪样坏死灶，临床症状因病灶性质、范围及人体反应性而异。有效的化学治疗可使炎症吸收消散，能使空洞缩小、闭合。

继发肺结核（纤维空洞性）：由于肺结核未及时治疗或治疗不当，导致空洞长期不愈合，空洞壁逐渐变厚，病灶广泛纤维化。此型患者迁延不愈，症状起伏不定，痰中带有结核杆菌；是结核病的重要传染源，常导致并发肺气肿、慢性支气管炎、支气管扩张、继发感染和肺源性心脏病等。

（4）结核性胸膜炎：临床上已排除其他原因引起的胸膜炎。包括结核性干性胸膜炎、结核性渗出性胸膜炎、结核性脓胸。胸膜结核为结核杆菌经血循环、淋巴或肺部结核病变直接波及胸膜而致病，虽不是肺结核，但在胸部结核中最为常见，且与肺结核之间存在一定关联性。

（5）肺外结核：如骨关节结核、结核性脑膜炎、肠结核、肾结核等。

（三）辅助检查

1．痰结核杆菌检查　是确诊肺结核的特异性方法。痰菌阳性提示很可能具有传染性的，检查方法可分为涂片法和培养法。培养法更敏感，培养阳性者还能做药物敏感试验和菌型鉴定，可为治疗提供参考。采集痰标本时，对于无痰和不会咳痰的儿童，可于清晨抽取胃液检查结核杆菌（痰液吞咽至胃中）。对于成人可应用雾化诱导痰液产生、支气管镜或经气管穿刺吸引法采样。

2．X线检查　胸部X线检查是肺结核诊断的必要手段，对于了解病变部位、范围、性质、发展情况，选择治疗方案和评价治疗效果具有重要的参考意义。

3．结核杆菌素试验（结素试验）　结素是在液体培养基中提炼出来的结核杆菌的代谢产物。旧结素（OT）抗原不纯，可引起非特异性反应。结核杆菌的纯蛋白衍化物（PPD）为纯结素，优于OT。PPD已经取代了OT，在国际上广泛应用0.1ml为5U。结素试验常用皮内注射法，以0.1ml结素稀释液在左前臂内侧皮内注射，使局部形成皮丘，72小时观察和记录局部硬结直径大小，硬结平均直径≥5mm为阳性反应。阳性反应仅表示结核感染，并不一定患病。中国城市居民成人结核感染率在60%以上，成人结核反应并无诊断意义。而3岁以下婴幼儿结素阳性反应，即使无症状，也应视为活动性结核病，应给以治疗。

对于结素试验的阴性反应结果应予以分析，因为除无结核杆菌感染反应为阴性外，还有一些情况也会出现阴性反应。如应用免疫抑制剂、糖皮质激素或患麻疹、百日咳者；结核杆菌感染后在变态反应充分建立之前时；淋巴细胞免疫系统缺陷者和老年人等。

4．支气管镜检查　经支气管镜对气管、支气管或肺内病灶活检，不仅可提供病理学诊断，而且可以同时收集分泌物或冲洗液标本进行病原学诊断，可以提高诊断的敏感性和特异性，对诊断困难病例具有重要价值。

5．免疫学诊断和基因诊断　这种诊断技术具有敏感性高、特异性强、快速、不依赖培养、便于检出低活力菌等优点。但目前仍处于研究探索阶段，预期将为结核病的诊断开辟新途径。

（四）心理社会评估

肺结核病主要以呼吸道传染，使人们对患者有疏远现象，患者出现自卑、敏感、消极、焦虑、抑郁等心理症状。患者需长期规则治疗，工作、学业会受到影响，需承受药物的不良反应，治疗过程需与家人和外界隔离，因此患者可产生心理障碍和人际交往减少。收集资料时，应注意评估其学习、工作、家庭、经济能力、社会支持状况以及疾病所带来的改变。

四、护理诊断及医护合作性问题

1. 低效性呼吸形态 与痰多或咯血有关。
2. 窒息的危险 与大咯血有关。
3. 体温过高 与结核杆菌感染有关。
4. 胸痛 与病变累及胸膜或胸腔积液、引流管置入有关。
5. 焦虑 与疾病病程长有关。
6. 恐惧 与咯血或疾病恶化有关。
7. 知识缺乏 与医疗知识的复杂性有关。
8. 遵守治疗方案无效 与长期化疗及药物的不良反应有关。
9. 娱乐活动缺乏 与病程长、疾病有传染性有关。
10. 有传播感染的危险 与暴露于由空气传播的病原体有关。

五、计划与措施

通过治疗护理，患者能够依从合理的化疗，疾病得到及时控制，减少并发症发生，尽早康复，同时避免或减少结核杆菌对外界的传播，保护易感人群。

（一）用药护理

抗结核化学药物治疗（简称化疗）方法的应用是人类遏制住广泛肆虐的结核病的有利手段。

1. 常用的抗结核药物

（1）异烟肼（INH，H）：异烟肼分子小，渗透力强，能透入细胞内和病变组织中，对细胞内外的结核杆菌均有杀菌作用，特别对生长代谢旺盛的繁殖菌杀菌作用强，被称为“全杀菌药”，其作用机制可能是影响结核杆菌脱氧核糖核酸（DNA）的合成、阻碍细胞壁的合成、使酶失去活性等。异烟肼口服后被迅速吸收，可分布于全身体液、器官及组织中。在胸腔积液、腹腔积液和脑脊液中浓度也较高。异烟肼与其他抗结核杆菌合用能延缓耐药性的产生，彼此间无交叉耐药性，且增强抗菌作用。故临床上不论查出旧菌对异烟肼耐药与否，其方案多均采用本药。剂量，成人每日300mg，或每日4～8mg/kg，日服1次，小儿5～10mg/(kg·d)，每日不超过300mg。对结核性脑膜炎和急性粟粒型结核病剂量应加倍。

本药的毒性较低，常规剂量很少发不良反应，但仍应向患者宣教，以使患者自己及早发现，为调整用药提供依据。主要的不良反应有：

1）周围神经炎：为最重要的不良反应，但并不多见。偶可大剂量服用异烟肼时出现。常以足部感觉异常为最先表现，继而出现刺痛或烧灼感，渐发展至手部。可能与异烟肼造成维生素 B_6 缺乏有关。因大剂量维生素 B_6 能减低异烟肼的杀伤力，故按一般剂量服用异烟肼时以不加维生素 B_6 为宜。但对于服用大剂量者，老年人、营养差、糖尿病、慢性肝病等易患神经炎者，可并用维生素 B_6 予以预防，但应注意分开服用。

2）对中枢神经系统的影响：有兴奋作用，表现为不安、欣快、记忆力减退、头痛、失眠。服异烟肼同时又食用含组胺较高的鱼类更易诱发此类毒性反应。此类鱼多数是青皮红肉的热带鱼，如马鲛鱼、青占鱼、沙丁鱼等。对于患有癫痫或有精神病史者应甚用异烟肼，以防诱发。

3）对肝的影响：一般剂量很少损害肝，少数患者在治疗的前2个月内出现一过性谷丙转氨酶升高现象，在保肝治疗下继续使用，转氨酶可恢复正常；如果继续上升，则应停药。肝功能异常与年龄、药物剂量有关，45岁以上用药剂量增加时肝功能异常发生率明显增高。患者多无自觉症状，少数主诉食欲不振、腹胀等。因此，应叮嘱患者定期检查肝功能。

（2）利福平（RFP，R）：系广谱抗生素，对细胞内、外代谢旺盛和偶尔繁殖的结核杆菌均有杀菌的作用，也是“全杀菌药”。其杀灭结核杆菌的机制在于干扰mRNA的合成，进而阻碍RNA的合成。单用利福平，细菌极易产生耐药，且常为高耐，半年可能全部耐药，因此，不宜单独使用（常与异烟肼联用）。利福平口服后迅速吸收且完全。剂量450～600mg/d，用法为早饭前1小时或餐后2小时顿服，因为饭后服用对药物吸收有影响。利福平极其代谢产物呈橘红色，因而服药后会出现尿、痰、泪及汗液变为橘红色的现象，应事先告诉患者以免引起患者恐慌。利福平的不良反应：

1）肝损害：常出现在用药后6～49天，多为一过性转氨酶增高，严重者可出现黄疸甚至死亡。有肝胆疾病、老人、儿童、孕妇、酗酒、营养不良及糖尿病患者等更易于发生，因此，有关药物不良反应的宣教更应针对这类人群。一过性转氨酶升高可在保肝治疗同时继续用药观察，如持续升高，并有明显厌食、恶心等消化道症状时，可暂时停药，一旦出现黄疸应立即停药。

2）胃肠反应：食欲不振、恶心、呕吐，有时伴腹痛、腹泻等。

3）流感样综合征：常有发冷、发热、乏力、头痛、寒战等，多见于间歇服药时，尤其在高剂量间歇使用时。

（3）链霉素（SM，S）：为广谱的氨基苷类抗生素，对结核杆菌有杀菌作用，能干扰结核杆菌的蛋白质合成。对细胞内的结核杆菌作用较小。口服吸收很少，一般采用肌内注射。剂量为成人每日肌内注射0.75～1.0g，间歇疗法为每周2次，每次肌注1g。因药物可由胎盘进入胎儿循环，故孕妇慎用。

链霉素的不良反应除患者因素外，主要与药物的化学纯度、药量大小、疗程长短有关。主要的不良反应有：

1）第Ⅷ对脑神经损害：患者可出现眩晕、恶心、呕吐、共济失调、耳鸣、耳聋等。听力损害恢复较慢，易造成不可逆的神经性耳聋，因此应注意预防。用药时应先告诉患者可能的不良反应，并经常询问患者有无症状出现，及时发现及时停药。用药时要严格限制使用剂量，疗程不宜过长。老人、小儿、孕妇及肾功能不良者应慎用或不用。

2）过敏反应：不多见，常出现皮疹、发热、嗜酸性粒细胞增多、关节痛等。多发生在治疗后2～4周，此时应注意评估患者有无症状，一旦发现应及时停药，否则症状加重。

3）其他常见的不良反应：有口周发麻，局部肌肉抽搐，注射后不久即出现，这与药物中所含杂质有关，1小时后自行消退，一般无须停药。链霉素对肾有一定损害，可能出现蛋白尿及管型尿，可短期停药或减量观察。

（4）吡嗪酰胺（PZA，Z）：对巨噬细胞内及干酪病灶内的结核杆菌有特殊的灭菌作用，故与利福平已成为短程化疗中最有效的灭菌药物。因为单一用药极易产生耐药菌，与其他抗结核药物无交叉耐药，故常与异烟肼联用增强其杀菌作用。在短程化疗中，吡嗪酰胺与链霉素联用可杀死细胞内外结核杆菌，两药合用成为一个完整的杀菌药。用量为成人1.5g/d，分3次口服。常见的不良反应有肝损害、关节痛、高尿酸血症等。

（5）乙胺丁醇（EMB，E）：对结核杆菌有抑菌作用，已广泛用作联合化疗时强效抗结核药物的主要辅助药，联合用药时可延缓细菌对其他药物耐药性的出现。用药剂量为25mg/(kg·d)，每日剂量<1000mg，每日口服1次。可与利福平、异烟肼同时1次顿服。本药不良反应少，最主要的不良反应是球后视神经损害，与每日用药剂量过大有关。表现为视力下降，视物模糊，中心盲点，红绿色盲等，停药后多能恢复。其他不良反应还有胃肠道不适、头痛、肝功异常等。

（6）对氨水杨酸（PAS，P）：较弱的抑菌作用，一般只作为辅助药物，主要作用于细胞外结核杆菌，需与其他抗结核药合用，以增强药物的制菌作用，延缓主要耐药性出现。用量为成人8～12g/d，顿服或分2～3次口服。此药对胃肠道刺激较常见，表现为上腹部不适、胃纳减退、恶心、呕吐、腹痛、腹泻等。嘱患者饭后服药或同时服制酸剂可减轻胃肠道不适。此药还可出现肝损害、过敏等不良反应，应随时评估患者症状，及时调整用药。

2. 化疗原则　为早期，联合，适量，规律和全程用药。化疗的主要作用是缩短结核病传染期，降低死亡率、感染率和患病率。对于患者个人，则目的是为达到临床和生物治愈。化疗的适应证为活动性肺结核，即临床上有毒性症状、痰菌阳性、X线病灶具有炎症成分，或是病灶正处于进展或好转阶段等。

（1）早期用药：活动性病灶内的结核杆菌生长代谢旺盛，病灶局部血管丰富，如此时用药局部药物浓度高，抗结核药物可以充分发挥其杀菌或抑菌作用，可使炎症成分吸收，空洞缩小或关闭，痰菌阴转。所以化疗应早期进行。

（2）联合用药：有实验证明，单一药物治疗，可以消灭绝大部分敏感菌，但会留下少数耐药菌继续繁殖，形成耐药菌优势生长。但若联合2种或2种以上药物，则耐药现象很少出现。因此联合用药疗效优于单一用药。

（3）适量、规律、全程用药：临床上患者对此原则较难遵守，由于用药量较大，用药时间长，患者很难坚持用药，如果再有经济问题则更困难。但遵守上述原则是化疗成功的关键，否则不能完全治愈，还会出现继发性耐药，给今后的治疗带来更大的困难。多数患者采用不住院治疗，同样可以收到良好效果，关键在于对肺结核患者实施有效治疗管理，即目前推行的在医务人员直接面视下督导化疗（directly observed treatment short-course，DOTS），确保肺结核患者在全疗程中规律、联合、足量和不间断地实施规范化疗，减少耐药性的产生，最终获得治愈。

3. 化疗方法与方案　由于临床上患者对抗结核药物耐受性不一样，肝肾功能情况不同（尤其是老年患者）和存在耐多药结核（MDR-TB）患者，制定化疗方案时要注意个体化，以确保化疗顺利完成及提高耐药结核痰菌阴转率。

（1）初治肺结核的治疗：有下列情况之一者谓初治：①尚未开始抗结核治疗的患者；②正进行标准化疗方案用药而未满疗程的患者；③不规则化疗未满1个月的患者。

初治方案：强化期2个月/巩固期4个月。

常用方案：药名前数字表示用药月数，药名右下方数字表示每周用药次数，2HRZ/4HR；2HRZ/4H_3R_3；2HRZS（E）/4HRE。

（2）复治肺结核的治疗：有下列情况之一者为复治：①初治失败的患者；②规则用药满疗程后痰菌又复阳的患者；③不规律化疗超过 1 个月的患者；④慢性排菌患者。

复治方案：复治患者的治疗要尽量个体化，根据药敏结果制定治疗方案，疗程一般为 8～12 个月。

常用方案：2HRZES/6HRE；2HRZES/$6H_3R_3E_3$；$2H_3R_3Z_3E_3S_3/6H_3R_3E_3$。

（3）耐多药肺结核的治疗：对至少包括 INH 和 RFP 2 种或 2 种以上药物产生耐药的结核病为 MDR-TB，所以耐多药肺结核必须要有痰结核杆菌药敏试验结果才能确诊。

耐多药肺结核化疗方案：主张采用每日用药，而非间歇用药。WHO 推荐一线和二线抗结核药物可以混合用于治疗 MDR-TB。一线药物中除 INH 和 RFP 已耐药外，仍可根据敏感情况选用 SM、PZA、EMB。二线抗结核药物是耐多药肺结核治疗的主药，包括卡那霉素（KM）、阿米卡星（AM）、卷曲霉素（CPM）、丙硫异烟胺（1321TH）、氧氟沙星（OFLX）、左氟沙星（LVFX）、环丝氨酸（CS）、克拉霉素、阿奇霉素等。对其他抗结核药均已耐药，有手术适应证者可进行外科治疗。

（二）咯血患者的护理

咯血是肺结核的常见症状，不仅可使患者情绪紧张、恐惧，而且大量咯血还可能导致窒息或休克的发生，因此对于咯血患者应严密护理。

1. 咯血的特点　咯血是喉以下气管、支气管和肺出血，经咳嗽由口腔咯出者。咯血和呕血不同，但常因患者诉说不清或出血急剧，而不易鉴别。故应了解咯血的特点：咯血是咳出来的，常混有痰，泡沫状，色鲜红，咯血前常有喉部瘙痒，并有“忽忽”响声，除非有较多血液咽下，否则粪便潜血阴性，咯血后数天痰中带血。

2. 各类咯血的护理　患者出现咯血后应评估咯血的量，有无大咯血倾向，有无早期窒息表现，以便确定护理措施。据咯血量可将其大致分为 4 类，临床护理也有不同。

（1）血痰：即痰中带血丝或有少量凝血块，但以痰为主。一般无需特殊处理。应嘱患者适当减少活动量，口服或肌注一般止血药。嘱患者如有反复血痰，则需进一步检查。

（2）小量咯血：一次或 24 小时咯血量在 100ml 以内。患者应卧床安静休息，口服镇静镇咳药物，对频咳、痰黏稠不易咳出者，可给予蒸馏水，α-糜蛋白酶或 3%～5% 碳酸氢钠溶液雾化吸入，以稀释血块和痰液，使痰便于咳出。每次咯血量较多或有继续咯血倾向者，可静注或静滴止血药。

（3）中等量咯血：一次咯血量 100～300 ml，或 24 小时内咯血 500ml 以内，患者需绝对卧床。紧张者可肌注地西泮 10mg 或苯巴比妥钠 0.1～0.2g，或口服地西泮。剧咳者可口服或皮下注射可待因 0.03g，禁用吗啡。止血药物首选脑垂体后叶素，其药理作用是能直接兴奋平滑肌，使小动脉收缩，减少肺循环血量及肺血管收缩而达到止血目的。除病因治疗外需加用抗感染药，因为咯血后易造成感染，患者表现为高热。此阶段应积极治疗，防止发展为大咯血。

（4）大咯血：来势凶猛，一次咯血 300ml 以上，或 24 小时咯血 500ml 以上。出血速度和出血量是影响预后的主要因素。所以应就地紧急处理，不宜随便搬运，绝对卧床，保持气道通畅，侧卧，病灶侧在下方，以免血液溢入健侧肺内。咯血时取俯卧头低位，防止血吸入气管，造成窒息。窒息是咯血致死的主要原因，一旦发生应紧急抢救。措施有：立即采取头低足高45°的俯卧位，并轻拍背部，利于血块排出；可行气管插管，吸出气管内积血；高流量给氧；注射呼吸兴奋剂。

止血及抗休克治疗。立即建立2条静脉通路，一条先缓慢推入5~10U脑垂体后叶素，然后用10U静滴，滴速随咯血情况增减。另一条补充血容量及抗感染治疗，必要时输入新鲜的同型全血，以补充凝血因子。

大咯血除内科治疗外，还可行急诊肺切除手术治疗。

（三）饮食护理

肺结核患者身体处于慢性消耗状态，营养状态极差，需要合理的营养增强机体的抵抗力，促进疾病的痊愈。

1. 进食高能量、高蛋白质、富含维生素的食物　因结核患者长期发热、盗汗等增加了能量的消耗，对能量的需要较常人高，故患者应进高热量饮食，每日总热量在8368~12552kJ。结核杆菌长期感染造成组织破坏、蛋白丢失，患者多消瘦体弱，需要进食高蛋白饮食，15~20g/(kg·d）为宜，其中优质蛋白最好达到1/2。可以选择瘦肉、家禽、鱼类、蛋类、豆类、乳类及其制品。其中首选推荐的是牛乳，因其含有丰富而全面的营养，不仅含有8种人体必需氨基酸，还含有多种维生素及较多钙、磷、铁等矿物质。不宜食用过多脂肪，因为过多的脂肪可增加消化系统的负担，尤其是肝，而且有些抗结核药物即有肝损害，更应注意保护肝功能。

2. 调理饮食增进患者食欲　有些患者服用抗结核药物后，常会感到胃中不适、反酸、恶心、食欲减退、进食少，造成营养摄入更加不足。可嘱患者饭后服对胃肠道有刺激的药物；营养师或家人尽量提供色香味美、细软易消化的食物，以增加患者食欲；患者进食时还应做到心情愉快、细嚼慢咽、少食多餐，以减轻胃肠负担。

（四）心理护理

由于患者多为青年人，有些患者症状又不很明显，突然被诊断为肺结核往往难以接受，从健康人到患者的角色转换需要一定的时间和医护人员的帮助。疾病造成的身体不适以及疾病的传染性使患者焦虑、敏感、自卑，医护人员应充分理解和尊重患者，主动与患者交往，拉进与患者的心理距离。向患者介绍有关的病情、治疗、护理知识，使患者心中有数，有良好的控制感。要引导患者减少对疾病的关注，增加对外界信息的了解，选择适合患者的娱乐消遣方式，丰富患者的生活。疾病急性期则需多休息。同时要做好患者家属的工作，保证家属既能做到消毒隔离，又能关心爱护患者，给予患者精神和经济上的支持，不能冷淡或歧视患者。

（五）健康教育

1. 教育与指导患者正确服用抗结核药

（1）让患者知道抗结核药物的使用原则，患者每天服用药物的数量较多，会产生恐惧心理。因结核病疗程较长，尤其是复治患者，会产生悲观心理。告诉患者现代的治疗手段能使多数患者治愈，同时列举成功的例子鼓励患者，增强患者的信心。

（2）向患者讲明不遵医嘱服药会导致复发难治的严重后果，尤其是经短期治疗后症状减轻或消失的患者，加强教育和管理，说明症状改善不是治愈的客观指标。有的患者虽然知道不遵照医嘱服药的后果，但却不能主动服药，对这类患者护理人员要做到督导作用，确保规律服药。

（3）有些患者在出现药物不良反应后不愿继续服药，例如，利福平会出现食欲不振、恶心等消化道症状，可遵医嘱调整药物剂量和服药时间，同时应为患者制定合理的膳食，以保证患者能够配合药物治疗。

2. 消毒隔离知识的教育

（1）嘱患者不要随地吐痰，有痰吐在卫生纸里后放入收集袋，统一焚烧或深埋。

（2）嘱咳嗽、打喷嚏时不要对着他人，并用手帕遮住口鼻，以减少结核杆菌的传播。

（3）房间每日开窗通风半小时，并用含氯消毒剂空气消毒，可以减少和杀灭房间空气中的病原微生物。

（4）单独使用餐具并定期煮沸消毒，患者使用过的物品可阳光下暴晒 2 小时以上。

3. 生活指导　嘱患者应加强营养，多吃蛋白质丰富的食物，多吃水果、蔬菜以补充维生素，以满足机体的营养需求。教育患者养成规律的生活习惯，保证足够的睡眠。让患者每日进行适量的户外活动，同样有利于机体的康复。

4. 心理指导　患肺结核病后，工作环境和生活环境中的同事或同伴往往对患者有一种躲避的心理，加上病程疗程较长、病情易反复等，造成患者心理压力大。医护人员和家属应帮助患者建立自信心，让患者知道长期的焦虑抑郁心理会引起免疫力下降、复发或迁延不愈。嘱患者一定要遵医嘱服药，随时将病情好转的信息告知患者，改善患者的心理状况，增强其战胜疾病的信心。

六、预期结果与评价

1. 患者能够及时早期发现疾病、早期就诊。
2. 患者能正确合理用药，顺利完成化疗过程。
3. 患者能保持良好的呼吸状态。
4. 患者能有良好的心理状态，正确面对疾病。
5. 高危人群得到良好的保护。

（王秀华）

第二十六章　支气管扩张患者的护理

关键词

bronchiectasis	支气管扩张症
cough	咳嗽
haemoptysis	咯血
posture drainage	体位引流
percussion	叩击法

支气管扩张症是常见的慢性支气管化脓性疾病，大多数继发于呼吸道感染和支气管阻塞，破坏支气管管壁，形成管腔扩张和变形。主要临床表现为慢性咳嗽、咳大量脓痰或反复咯血。

一、病因和发病机制

支气管扩张的主要发病原因为支气管 - 肺组织的感染和支气管阻塞。支气管扩张也可能是先天性发育障碍引起，但是较少见。另有约 30% 支气管患者病因不明，但是通常弥漫性的支气管扩张发生于存在遗传、免疫或解剖缺陷的患者，如囊性纤维化（cystic fibrosis）、纤毛运动障碍和严重的抗胰蛋白酶缺乏。低免疫球蛋白血症、免疫缺陷及罕见的气道结构异常也可引起弥漫性疾病，如气管支气管扩张症（Mounier-Kuhn 综合征），软骨缺陷（Williams-Campbell 综合征）以及变应性气管肺曲菌感染等常见疾病的少见并发症。引起管腔黏膜充血、水肿，使管腔狭小，分泌物易阻塞管腔，导致引流不畅而加重感染。

所有这些疾病损伤了宿主气道清除机制和防御功能，使其清除分泌物的能力下降，易于发生感染和炎症。细菌反复感染可使充满炎性介质和病原菌黏稠液体的气道逐渐扩大，形成瘢痕和扭曲。支气管壁由于水肿、炎症和新血管形成而变厚。非结核分枝杆菌也导致患者支气管扩张、周围间质组织和肺泡的破坏导致肺纤维化、肺气肿，或二者兼有。

二、病理

继发于支气管 - 肺组织炎症病变的支气管扩张多见于左下叶，而左下叶支气管较细长，又受心脏的压迫，影响引流，易发生感染，更容易发病。

支气管扩张形状可分为囊状、柱状及混合状；先天性多为囊状，继发性多为柱状。

典型的病理改变为支气管组织的破坏所造成的管腔扩大，管壁上皮呈急性及慢性的炎症与溃疡，柱状上皮常被鳞状上皮所代替，支气管周围亦呈现炎症变化。常伴有毛细血管扩张，或支气管动脉和肺动脉的终末支扩张与吻合，形成血管瘤，可出现反复大量咯血。

支气管扩张发生反复感染，其炎症蔓延到邻近肺实质，引起不同程度的病理改变，久之可形成肺纤维化和阻塞性肺气肿，还会加重支气管扩张。

三、护理评估

评估支气管扩张患者的主要目的是确定肺部病变部位和程度。评估包括健康史、临床表现、辅助检查及心理社会评估。

（一）健康史

1. 是否有先天性的支气管发育缺损以及肺囊性纤维化的家族史。
2. 有关支气管扩张的记录，包括发病的程度和近期治疗的情况。
3. 受损器官的病史或损伤史。
4. 支气管部分阻塞的因素　如痰液、脓液、异物的吸入、支气管受阻、支气管肿瘤等。
5. 呼吸系统疾病的症状　慢性鼻窦炎、过敏、肺气肿、肺间质纤维化、百日咳、肺炎、肺结核、肺脓肿等。
6. 是否有与支气管扩张有关的其他危险因素　吸烟以及职业的性质。
7. 环境因素　如空气污染、尘埃或排放工业废气等。

（二）临床表现

支气管扩张其典型症状为慢性咳嗽伴大量脓痰和反复咯血。痰量与体位改变有关，如晨起或入夜卧床时咳嗽痰量增多，呼吸道感染急性发作时，一日可达数百毫升。典型痰液于玻璃瓶中分离为4层：上层为泡沫，下悬脓性成分，中为混浊黏液，底层为坏死组织沉淀物。

咯血可反复发生，程度不等，咯血量与病情严重程度有时不一致，有些患者反复咯血但平时无咳嗽咳痰等症状，临床上称为“干性支气管扩张”。

若反复继发感染，支气管引流不畅，痰也不易咳出，可感到胸闷不适。炎症扩展到病变周围的肺组织，出现高热、食欲不振、盗汗、消瘦、贫血等症状。一旦咳痰通畅，患者症状改善。

（三）辅助检查

1. 胸部X线　早期轻症患者胸片示一侧或两侧肺纹理局部增多及增粗现象；典型的X线表现为粗乱肺纹理中有多个不规则的环状透明阴影或沿支气管的卷发状阴影，感染时阴影出现液平。
2. 胸部高分辨CT（HRCT）　为诊断支气管扩张较敏感的方法，检查示管壁增厚的柱状扩张，或成串成簇的囊性改变。
3. 痰液检查及培养　痰液的性质、量、颜色、黏稠度、气味等可协助诊断。痰培养及敏感试验可找出感染的菌种，并提供有效的抗生素。
4. 支气管动脉造影　可明确诊断，确定支气管扩张的部位、性质、范围以及病变的严重程度。
5. 支气管镜检查　可明确出血扩张或阻塞的部位，还可进行局部灌洗。
6. 动脉血气分析及肺功能检查　反映支气管及肺组织受损的程度。

（四）心理社会评估

患者因反复大量咳嗽、咳痰，加之常会出现不同程度的咯血，严重者有呼吸困难及喘鸣，给患者生活带来一定的影响。可出现心理压抑、焦虑、恐惧，均可加重病情。

四、护理诊断及医护合作性问题

1. 有窒息的危险　与大量咯血有关。
2. 清理呼吸道无效　与痰量增多有关。
3. 低效性呼吸型态　与肺换气障碍有关。
4. 焦虑　与反复咯血有关。
5. 活动无耐力　与卧床、疾病致体力下降有关。

五、计划与措施

（一）目标

1. 维持患者呼吸道的通畅。
2. 学会有效的咳嗽、咳痰技巧，掌握体位引流的姿势。
3. 陈述及实施呼吸锻炼的正确方法。
4. 患者能叙述焦虑的原因、心理感受以及自我调节的方法，保持稳定的情绪状态。
5. 患者能识别咯血的先兆症状及预防措施。

（二）计划与实施

1. 病情观察　支气管扩张症早期病变局限，呼吸功能可代偿，病变严重而广泛使支气管周围肺纤维化，且累及胸膜或心包时，肺功能测定可表现为以阻塞性为主的混合性通气功能障碍，护士应观察患者的缺氧情况，是否有呼吸困难、呼吸急促或费力、面色的改变。病变进一步发展可引起肺小动脉血管痉挛，肺动脉高压，并发肺源性心脏病。

2. 支气管扩张症的非药物治疗

（1）保持呼吸道的通畅：体位引流是支气管扩张的主要治疗措施。每天进行体位引流，以清除支气管内的分泌物，防止肺不张，减少病原菌生长的机会。

体位引流的原理是利用重力作用，将分泌物从较低部位引流至开口较大的气道而最终排出。通常与叩击法联用将肺部分泌物有效排出。体位引流的要求：①了解患者病变的部位，以确定正确的引流姿势；②向患者讲解体位引流的重要性以取得合作；③指导并协助患者摆好引流体位（图 26-1）；宜保持体位引流体位姿势 15～30 分钟；④在体位引流过程中，鼓励并指导患者做深呼吸，然后屏住呼吸数秒，呼气时咳嗽，使患者做到有效的咳嗽，尽量将痰液咳出；⑤若在引流中患者无法耐受或出现发绀、呼吸困难等现象应立即停止或改变体位；⑥观察患者咳痰的情况，如性质、量、颜色并记录；⑦引流结束后听诊肺部音及呼吸音的改变。

体位引流的注意事项：①体位引流最好在晨起或睡前进行，避免在饭后，以免发生呕吐；②体位引流按解剖部位让患者采取适当体位，但不要过于死板，以利于将痰液咳出为原则；③引流过程中应观察患者有无出汗、脉搏细弱、头晕、疲劳、面色苍白等症状。有大量咯血者应立即停止引流并积极配合医师进行处理。但患有严重的心脏疾病及极度虚弱的患者可根据具体情况进行。

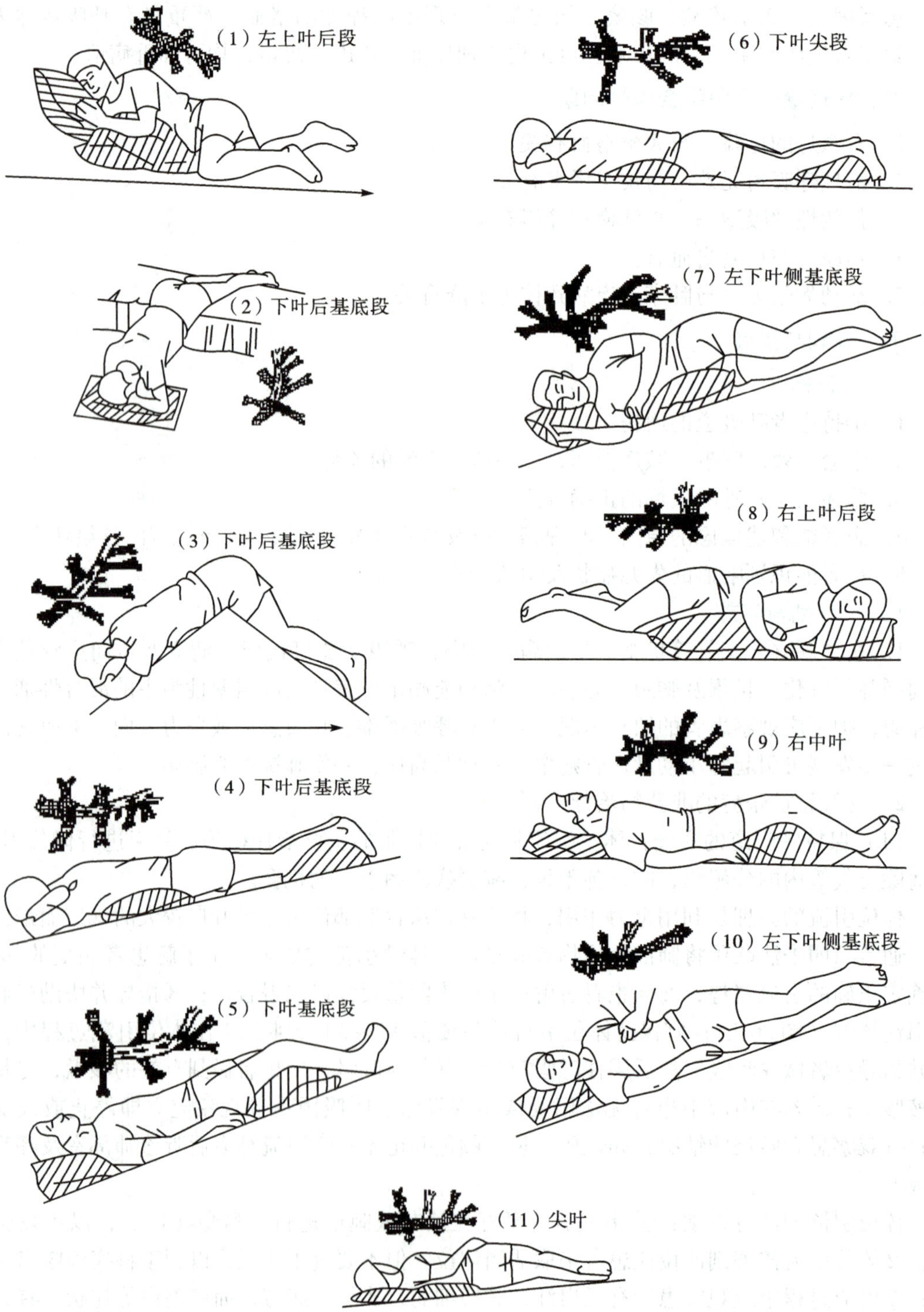

图 26-1 体位引流的方法

叩击法是配合体位引流进行排痰的一种有效的方法，也是一种蕴含轻敲与振动的技巧，当在存有分泌物的肺节段处叩击时，可将分泌物黏液引流至细支气管中。叩击法与体位引流同时进行。

方法：①将手掌弓成杯形，在患病的背廓区域处叩击；②叩击必须在患病处有节律的自下而上进行，每次 15 ~ 30 分钟，每天 2 ~ 4 次；③叩击时患者主诉疼痛应停止操作，有出血倾向禁用。

（2）提供安静舒适的环境以促进休息，病情严重者应卧床休息，保持室内空气流通及适宜温湿度，除去刺激及诱发咳嗽的因素。

（3）保持口腔清洁　因有大量的痰液产生，故应在饭前饭后清洁口腔，经常保持口腔清洁，咳痰后用清水或漱口液漱口。

（4）吸氧　依患者缺氧的程度，遵医嘱予氧气吸入，并监测动脉血气的变化，以了解治疗的效果。

（5）补充营养增强体力　鼓励患者多饮水，进食高蛋白、高维生素、高热量的食物，少量多餐，避免进食生冷食物。

（6）保暖　鼓励患者居住在温暖的房间，避免受寒。

（7）戒烟　让患者了解戒烟的重要性，鼓励患者戒烟。

（8）避免呼吸道感染　避免接触患有流行性感冒或有呼吸道感染者，若有症状应立即就医。

3. 药物治疗

（1）祛痰剂：常用的有氯化铵、溴己新。主要作用是刺激胃黏膜感受器，通过胃 - 肺迷走反射，促进支气管腺体分泌增加而稀释黏液。大剂量使用可引起恶心、呕吐。肺出血和胃肠疾病者慎用。

（2）抗生素：口服抗生素有阿莫西林、环丙沙星、头孢类、红霉素类等。注射药物有青霉素类、头孢类以及其他类药物。使用青霉素患者需做青霉素皮试，阳性者禁止使用。红霉素类可引起胃肠道反应，故应饭后服。

4. 咯血的护理　咯血可反复发生，程度不等。

（1）咯血先兆：常表现为胸闷、气短、咽痒、咳嗽、心窝部灼热、口感甜或咸等症状，大咯血好发时间在夜间或清晨。根据咯血发生的规律，严格交接班制度，密切观察病情变化，加强夜班巡视，尤其是咯血高发时间，注意倾听患者的诉说及情绪变化，及时报告医生，以便及时得到处理。

（2）咯血、窒息的观察与护理：咯血发生时应及时保持呼吸道通畅，嘱患者患侧卧位，有利于健侧通气；向患者说明屏气无助于止血，应尽量将血咯出，以防窒息。做好吸痰、气管插管、气管切开等准备。遵医嘱给予止血药。

（3）窒息的观察与护理：窒息是大咯血患者死亡的直接原因，先兆症状的观察和及时有效的抢救是挽救患者的重要措施。大咯血时要密切观察病情变化，注意有无窒息先兆。发现异常应立即通知医生，患者头低足高体位，轻拍其背部以利血块排出，清除口、鼻腔内血块，或迅速接吸引器插入气管内抽吸，以清除气管内积血；并给予高流量吸氧或呼吸兴奋剂，以解除呼吸道梗阻。如牙关紧闭，应撬开牙关，挖出口腔里的血块，轻拍背部以利血块排出。

5. 手术治疗　对于反复呼吸道感染或大咯血者，其病变范围不超过两叶肺，尤以局限性病变反复咯血，经药物治疗不易控制，年龄 < 40 岁，全身情况良好，可根据病变范围做肺段或肺叶切除术。

6. 健康教育　对住院患者进行卫生宣教，包括让患者充分了解自己的疾病，并让其参与处理疾病的计划，包括戒烟、饮食及保暖等。支气管扩张重在控制和预防，护士应向患者介绍相关的知识。

（1）向患者介绍支气管扩张的概念及症状。

（2）教会患者预防感染的方法：如预防感冒、保暖、增加机体抵抗力等。

（3）教会患者及家属简单的处理方法：如大量咳痰、咯血的患者应头偏向一侧，防止窒息。

（4）使患者识别不良症状：如发热、咳嗽、咳痰、咯血、体重减轻、疲乏等。

（5）告知患者如何避免疾病再发，如何防止病情恶化：①避免上呼吸道的刺激，教导患者不要吸烟或处在烟尘多的环境；②补充营养、增强体力：予患者高蛋白、高热量、高维生素的饮食，鼓励患者多饮水，饮食应少食多餐，避免过冷的食物，以免刺激咳嗽；③告诉患者应避免受寒，避免上呼吸道的感染，减少与患流感者接触，一旦症状出现应积极治疗；④告诉患者早期治疗的重要性，防止病情恶化或产生并发症。

六、预期结果与评价

1. 患者了解引起窒息的因素以及预防的措施。

2. 患者能执行有效的咳嗽，将痰液咳出，保持呼吸道的通畅。

3. 患者的呼吸型态正常。呼吸时不感憋气和劳累。

4. 患者能获得精神支持，树立抗病信心，并能积极配合治疗，解除焦虑。

5. 患者能得到足够的营养、水分的摄入和休息睡眠，并能独立完成自理活动，活动范围增加时，不出现呼吸困难。

（齐晓玖）

第二十七章　慢性阻塞性肺疾病患者的护理

关键词

abdominal breathing	腹式呼吸
bronchodilator	支气管舒张剂
chronic obstructive pulmonary disease (COPD)	慢性阻塞性肺疾病
chronic bronchiolitis	慢性支气管炎
dyspnea	呼吸困难
emphysema	肺气肿

慢性阻塞性肺疾病（chronic obstructive pulmonary disease，COPD）是一种反复发作的慢性呼吸系统疾病。根据 WHO 估计，目前全球有 2 亿 1000 万 COPD 患者，其中 8000 万为晚期患者，且多数没有得到诊断和治疗。2005 年，逾 300 万人死于 COPD，占当年全球总死亡人数的 5%。如果吸烟和其他的危险因素不能明显降低，至 2030 年，COPD 将会由 2002 年的第 5 位死因上升为第 3 位。COPD 也造成了严重的经济和社会负担，其花费远远高于其他呼吸系统疾病。世界银行、世界卫生组织公布，至 2020 年 COPD 将位居世界疾病经济负担的第 5 位。在中国，呼吸系统疾病也是主要的死亡原因，在农村地区为第 3 位，城市为第 4 位，每年约有 100 万人死于呼吸系统疾病，其中主要是 COPD，并有超过 500 万人因病致残。中国 40 岁以上人群的一项流行病学调查结果显示，目前中国 COPD 的患病率为 8.2%，男性患病率高于女性。COPD 因其患病率和病死率高，社会负担重，已成为影响公众健康的重要问题。

2001 年 4 月美国国立心肺血液研究所（NHLBI）和 WHO 共同发表了《慢性阻塞性肺疾病全球倡议》（global initiative for chronic obstructive lung disease，GOLD），并且每年根据新增的循证医学资料进行更新。GOLD 的发表对全球 COPD 的防治工作发挥了很大促进作用。

一、概念

按照中国 COPD 诊治指南（2007），COPD “是一种可以预防和治疗的疾病，气流受限不完全可逆、呈进行性发展，与肺部对香烟烟雾等有害气体或有害颗粒的异常炎症反应有关。COPD 主要累及肺，但也可引起全身（或称肺外）的不良效应”。肺功能检查对确定气流受限有重要意义。在吸入支气管舒张剂后，第一秒用力呼气容积（FEV_1）/用力肺活量（FVC）<70%，表明存在不能完全逆转的气流受限。

COPD 与慢性支气管炎关系密切，但又有区别。慢性支气管炎指在除外慢性咳嗽的其他已知原因后，每年咳嗽、咳痰 3 个月以上，并连续 2 年者。肺气肿则指肺部终末细支气管远端气腔出现异常持久的扩张，并伴有肺泡壁和细支气管的破坏而无明显的肺纤维化。如果慢性支气管炎、肺气肿患者肺功能检查出现气流受限，并且不能完全可逆时，则能诊断为COPD。如果患者只有“慢性支气管炎”和（或）“肺气肿”，而无气流受限，则不能诊断为COPD。哮喘和COPD虽然都是慢性气道炎症性疾病，但二者的发病机制不同，大多数哮喘患者的气流受限具有显著的可逆性；但是随着病情的延长，一些哮喘患者出现明显的气道重塑，导致气流受限的可逆性明显减小。患者可同时存在COPD和哮喘。

二、危险因素

包括环境因素和个体因素，二者相互影响。

1. 吸烟　吸烟是导致COPD的独立危险因素。吸烟者慢性支气管炎的患病率比不吸烟者高2~8倍，烟龄越长，吸烟量越大，COPD患病率越高。吸烟者肺功能的异常率高，FEV_1的年下降率快。被动吸烟也可能导致呼吸道症状以及COPD的发生。妊娠期妇女吸烟可能会影响胎儿肺生长及在子宫内的发育，并影响胎儿的免疫系统功能。

2. 职业性粉尘和化学物质　当职业性粉尘及化学物质（烟雾、变应原、工业废气及室内空气污染等）的浓度过大或接触时间过长，均可导致与吸烟无关的COPD发生。接触某些特殊的物质、刺激性物质、有机粉尘及变应原能使气道反应性增加。

3. 空气污染　吸入空气中的刺激性烟雾、有害气体（如氯、二氧化硫等）对支气管黏膜有刺激和细胞毒性作用，致气道防御功能下降；其他粉尘，如二氧化硅、煤尘、棉尘等也刺激支气管黏膜，使气道清除功能遭受损害，为细菌入侵创造条件。室内空气污染主要是烹调时产生的大量油烟和生物燃料产生的烟尘，与COPD发病有关，并可能与吸烟具有协同作用。

4. 感染　呼吸道感染是COPD发病和病情加重的重要因素，主要致病菌为肺炎球菌和流感嗜血杆菌。病毒也对COPD的发生发展起作用。

5. 社会经济地位　COPD的发病与患者社会经济地位相关，也许与室内外空气污染的程度、营养状况或其他的和社会经济地位相关的差异有一定的内在联系。

6. 遗传因素　α_1抗胰蛋白酶（α_1-AT）是唯一已知的导致COPD的遗传因素。α_1-AT是由肝产生的一种血清蛋白，通常可在肺组织中找到。先天性遗传大量缺乏α_1-AT可导致肺气肿。

三、发病机制

COPD的发病机制尚未完全明了。目前普遍认为，COPD以气道、肺实质和肺血管的慢性炎症为特征，在肺的不同部位有肺泡巨噬细胞、T淋巴细胞和中性粒细胞增加，部分患者有嗜酸性粒细胞增多。激活的炎症细胞释放多种介质，这些介质能破坏肺的结构和（或）促进中性粒细胞炎症反应。肺部的蛋白酶和抗蛋白酶失衡、氧化与抗氧化失衡以及自主神经系统功能紊乱（如胆碱能神经受体分布异常）等也在COPD发病中起重要作用。上述各种危险因素都可产生类似的炎症过程，从而导致COPD的发生。

四、病理

COPD的主要病理学改变存在于中央气道、外周气道、肺实质和肺的血管系统。

1. 中央气道，即气管、支气管以及内径>2~4mm的细支气管，炎症细胞浸润表层上皮，黏液分泌腺增大、杯状细胞增多使黏液分泌增加。在内径<2mm的小支气管和细支气

管内，慢性炎症导致气道壁损伤和修复过程反复循环发生。修复过程导致气道壁结构重塑，胶原含量增加及瘢痕组织形成，这些病理改变造成气腔狭窄，引起固定性气道阻塞。

2. COPD 患者典型的肺实质破坏表现为小叶中央型肺气肿，涉及呼吸性细支气管的扩张和破坏。严重时可弥漫分布于全肺，并有肺毛细血管床的破坏。

3. COPD 肺血管的改变以血管壁的增厚为特征，增厚始于疾病的早期。最早的结构改变是内膜增厚，随后出现平滑肌增加和血管壁炎症细胞浸润。晚期继发肺心病时，部分患者可见多发性肺细小动脉原位血栓形成。

五、病理生理

COPD 特征性病理生理学改变，包括黏液高分泌、纤毛功能失调、气流受限、肺过度充气、气体交换异常、肺动脉高压、肺心病以及全身的不良效应。黏液高分泌和纤毛功能失调导致慢性咳嗽及多痰。小气道炎症、纤维化及管腔的渗出与 FEV_1、FEV_1/FVC 下降有关。随着 COPD 的进展，外周气道阻塞、肺实质破坏及肺血管的异常等减少了肺气体交换能力，产生低氧血症，以后可出现高碳酸血症。长期慢性缺氧可导致肺血管广泛收缩和肺动脉高压，常伴有血管内膜增生，某些血管发生纤维化和闭塞，造成肺循环的结构重组。COPD 晚期出现肺动脉高压是其重要的心血管并发症，并进而产生慢性肺源性心脏病及右心衰竭。COPD 可以导致全身不良效应，包括全身炎症和骨骼肌功能不良等方面。

六、护理评估

（一）健康史

1. 吸烟史　80% 以上 COPD 患者的发病与吸烟有关，吸烟人群中 COPD 的发病率远远高于不吸烟人群。询问患者吸烟的时间，每日吸烟量，以包・年估计吸烟量（每日吸烟支数/20・吸烟年）。

2. 职业性或环境有害物质接触史　询问是否有较长期粉尘、烟雾、有害颗粒或有害气体接触史，或生物燃料接触史。

3. 家族史　COPD 有家族聚集倾向。

4. 发病年龄及好发季节　多于中年以后发病，症状好发于秋冬寒冷季节，常有反复呼吸道感染及急性加重史。随病情进展，症状及急性加重逐渐频繁。

（二）症状

1. 呼吸系统症状　慢性咳嗽通常为首发症状。初起呈间歇性，早晨较重，以后早晚或整日均有咳嗽，但夜间咳嗽并不显著。咳嗽后通常伴咳少量白色黏液性痰，合并感染时痰量增多，可呈脓性痰。气短或呼吸困难是 COPD 的标志性症状，也是很多患者就医的原因。早期仅于劳力时出现，后逐渐加重，以致日常活动甚至休息时也感气短。部分患者特别是重度患者有喘息或胸闷感觉。

2. 全身性症状　在疾病的临床过程中，特别是一些较重患者，可能会发生全身性症状，表现为体重下降、食欲减退、营养失调、外周肌肉萎缩和功能障碍、精神抑郁和（或）焦虑等。

（三）体征

COPD 的早期体征不明显。随疾病进展，可表现为胸廓形态异常，由于胸部过度膨胀、前后径增大形成桶状胸，剑突下胸骨下角（腹上角）增宽及腹部膨凸等。呼吸浅快，辅助呼吸肌参加呼吸运动，重症可见胸腹矛盾运动。患者经常采用缩唇呼吸以增加呼出气量；呼吸困难加重时常采取前倾坐位。低氧血症者可出现发绀，伴右心衰竭者可见下肢水肿、肝大。由于肺过度充气使心浊音界缩小，肺肝界降低，肺叩诊可呈过度清音。听诊两肺呼吸音可减低，呼气相延长，平静呼吸时可闻干性音，两肺底或其他肺野可闻湿音；心音遥远，剑突部心音较清晰。

（四）辅助检查

1. 肺功能检查　肺功能检查是诊断 COPD 的“金指标”。气流受限是以 FEV_1/FVC 降低来确定的，是一项比较敏感指标，可检出轻度气流受限。吸入支气管舒张剂后 $FEV_1/FVC<70\%$ 者，可确定为不能完全可逆的气流受限。FEV_1 占预计值的百分比是中、重度气流受限的良好指标，变异性小。气流受限可导致肺过度充气，使肺总量（TLC）、功能残气量（FRC）和残气容积（RV）增高，而肺活量（VC）减低。TCL 增加不及 RV 增加的程度大，故 RV/TLC 增高。肺泡隔破坏及肺毛细血管床丧失可使弥散功能受损，一氧化碳弥散量（DLCO）降低。深吸气量（IC）是潮气量与补吸气量之和，IC/TLC 反映肺过度膨胀的程度，在反映 COPD 呼吸困难程度甚至反映 COPD 生存率上具有意义。

2. 胸部影像检查　COPD 早期 X 线胸片可无明显变化，以后出现肺纹理增多、紊乱等非特征性改变。肺气肿时，X 线影像为肺过度充气。胸部 CT 检查一般不作为常规检查，但是在鉴别诊断时 CT 检查有益，高分辨率 CT（HRCT）对辨别小叶中心型或全小叶型肺气肿及确定肺大疱的大小、数量有很高的敏感性和特异性，对预计肺大疱切除或外科减容手术等的效果有一定价值。

3. 血气分析　当 $FEV_1<40\%$ 预计值时或具有呼吸衰竭或右心衰竭的 COPD 患者均应做血气检查。血气异常首先表现为轻、中度低氧血症。随疾病进展，低氧血症逐渐加重，并出现高碳酸血症。

（五）COPD 的严重程度分级

COPD 严重程度评估需根据患者的症状、肺功能异常、是否存在合并症，如呼吸衰竭、心力衰竭等确定，其中反映气流受限程度的 FEV_1 下降程度有重要参考意义。根据肺功能 COPD 严重性分为 4 级（表 27-1）。

表 27-1　COPD 临床严重程度的肺功能分级（吸入支气管舒张剂后）

级别	特征
Ⅰ级（轻度）	$FEV_1/FVC<70\%$，FEV_1 占预计值百分比≥80%
Ⅱ级（中度）	$FEV_1/FVC<70\%$，$50\%\leq FEV_1$ 占预计值百分比<80%
Ⅲ级（重度）	$FEV_1/FVC<70\%$，$30\%\leq FEV_1$ 占预计值百分比<50%
Ⅳ级（极重度）	$FEV_1/FVC<70\%$，FEV_1 占预计值百分比<30%，或 FEV_1 占预计值百分比<50%，伴呼吸衰竭

Ⅰ级（轻度 COPD）：其特征为轻度气流受限（$FEV_1/FVC < 70\%$，但 FEV_1 占预计值百分比≥80%），通常可伴有或不伴有咳嗽、咳痰。此时，患者本人可能尚未认识到自己的肺功能异常。

Ⅱ级（中度 COPD）：其特征为气流受限进一步恶化（$FEV_1/FVC < 70\%$，$50\% \leqslant FEV_1$ 占预计值百分比 <80%），并有症状进展和气短，运动后气短更为明显。此时，由于呼吸困难或疾病的加重，患者常去医院就诊。

Ⅲ级（重度 COPD）：其特征为气流受限进一步恶化（$FEV_1/FVC < 70\%$，$30\% \leqslant FEV_1$ 占预计值百分比 <50%），气短加剧，并且反复出现急性加重，影响患者的生活质量。

Ⅳ级（极重度 COPD）：为严重的气流受限（$FEV_1/FVC < 70\%$，FEV_1 占预计值百分比 < 30%），或者合并有慢性呼吸衰竭。此时，患者的生活质量明显下降，如果出现急性加重则可能有生命危险。

呼吸困难的分级：目前医学研究会呼吸困难量表（medical research council scale，MRC）广泛用于 COPD 患者呼吸困难严重程度的评价。0 级：除非剧烈活动，无明显呼吸困难；1 级：当快走或上缓坡时有气短；2 级：由于呼吸困难比同龄人步行得慢，或者以自己的速度在平地上行走时需要停下来呼吸；3 级：在平地上步行 100m 或数分钟后需要停下来呼吸；4 级：明显的呼吸困难而不能离开房屋或者穿脱衣服时出现气短。

BODE 分级系统：体块指数（body mass index，BMI）即体重（kg）/身高（m^2）作为反映营养状况的指标，将 FEV_1 作为反映气流阻塞（obstruction）程度的指标，呼吸困难（dyspnea）分级作为症状的指标，再加上 6 分钟步行距离作为运动耐力（exercise）的指标，四方面综合起来建立一个多因素分级系统（BODE）。该分级系统对 COPD 呼吸相关死亡或其他原因所致死亡的预测作用优于单独使用 FEV_1。

（六）病程

COPD 病程可分为急性加重期与稳定期。COPD 急性加重期指患者出现超越日常状况的持续恶化，并需改变基础 COPD 的常规用药，通常在疾病过程中，患者短期内咳嗽、咳痰、气短和（或）喘息加重，痰量增多，呈脓性或黏脓性，可伴发热等炎症明显加重的表现。稳定期则指患者咳嗽、咳痰、气短等症状稳定或症状轻微。

（七）心理社会评估

COPD 的发病与患者社会经济地位相关，COPD 在社会、经济和心理各个方面影响患者的生活。因长期患病，社会活动减少、经济收入降低等方面发生的变化，患者易产生焦虑、抑郁的心理状态，失去自信，躲避生活。COPD 患者的焦虑、抑郁症状明显高于一般人群。由于经济原因，某些患者可能无法按医嘱规律使用一些长期控制药物，而只能在病情加重时应用，影响了对疾病的控制。护士应详细了解患者及其家庭社会经济状况、对疾病的态度、心理、性格、生活方式等方面的因素。

七、护理问题及医护合作问题

1. 气体交换受损　与气道阻塞、通气不足、呼吸肌疲劳、分泌物过多和肺泡呼吸面积减少有关。

2. 清理呼吸道无效　与呼气气流受阻、分泌物增多而黏稠、气道湿度减低和无效咳嗽有关。

3．活动无耐力 与疲劳、呼吸困难、氧供与氧耗失衡有关。

4．焦虑 与呼吸困难、健康状况的改变、病情危重有关。

5．营养失调——低于机体需要量 与食欲降低、腹胀、能量不足、呼吸困难、痰液增多、抑郁有关。

6．潜在并发症：肺源性心脏病。

7．知识缺乏 缺乏疾病自我管理知识、用药知识。

八、计划与实施

（一）稳定期的管理

COPD稳定期的治疗目的：①减轻症状，阻止病情发展；②缓解或阻止肺功能下降；③改善活动能力，提高生活质量；④降低病死率。

1．促进有效的气体交换

（1）药物治疗：目前的研究表明，药物治疗不能阻止患者FEV_1的下降趋势，药物治疗用于预防和控制症状，减少急性加重的频率和严重程度，提高运动耐力和生活质量。

1）支气管舒张剂：支气管舒张剂是减轻COPD患者呼吸困难的主要药物。GOLD推荐，支气管舒张剂应该作为减轻COPD症状的一线治疗药物，可按需或规律使用。主要的支气管舒张剂有β_2受体激动剂，抗胆碱能药物及甲基黄嘌呤药物。长效支气管舒张剂在肺功能和临床结局方面的效果优于短效制剂。

β_2受体激动剂：主要有沙丁胺醇、特布他林等，为短效定量雾化吸入剂，数分钟内开始起效，15～30分钟达到峰值，持续疗效4～5小时，每次剂量100～200μg（每喷100μg），24小时内不超过8～12喷。主要用于缓解症状，按需使用。近年来，选择性长效β_2受体激动剂（long-actingβ_2-agonist，LABA）发展很快。LABA选择性作用于β_2受体，扩张支气管平滑肌，能够阻止平滑肌细胞增生和炎性介质释放，改善黏液纤毛运动，保护呼吸道黏液细胞，抑制中性粒细胞的聚集和活化。福莫特罗（formoterol）为长效定量吸入剂，吸入后1～3分钟起效，作用持续12小时以上，可作为按需使用的支气管扩张剂。沙美特罗（salbutamol）对支气管扩张的时间与福莫特罗相当，但是起效缓慢。β_2受体激动剂应按需使用，不宜长期、单一使用，也不宜过量使用，否则会引起骨骼肌震颤、低血钾、心律紊乱等不良反应。

抗胆碱能药物：主要有异丙托溴铵（ipratropium）气雾剂，可阻断M胆碱受体。定量吸入时开始作用时间比沙丁胺醇等短效β_2受体激动剂慢，但持续时间长，30～90分钟达最大效果。维持6～8小时，剂量为40～80μg（每喷20μg），每天3～4次，不良反应小，长期吸入可改善COPD患者健康状况。噻托溴铵（tiotropium）为长效抗胆碱药，可选择性作用于M_3和M_1受体，作用长达24小时以上，吸入剂量为18μg，每天1次，适合治疗Ⅱ级以上的稳定期COPD患者。长期吸入可增加深吸气量（IC），减低呼气末肺容积（EELV），进而改善呼吸困难，提高运动耐力和生活质量。抗胆碱能药物与β_2受体激动剂联合吸入有协同作用。不良反应少见，反复用药的少数患者出现口干、头晕、头痛等，青光眼患者忌用。

茶碱类药物：茶碱对COPD的有效治疗除了源于其对支气管平滑肌的直接舒张作用外，

更重要的是其抗炎和免疫调节作用。因茶碱的治疗窗窄，中毒量与治疗量接近，不良反应较常见，故茶碱制剂在临床的使用受到一定限制。氨茶碱是国内应用广泛的茶碱与乙二胺的复盐制剂。氨茶碱的全身不良反应包括对中枢神经和心脏的兴奋作用，如焦虑、震颤、烦躁不安、头痛和心悸等。静脉注射过快或剂量过大可引起心律失常、血压下降、胸闷、躁动甚至猝死。因此，静脉使用氨茶碱应检测血浆茶碱浓度。缓释型或控释型茶碱每天 1 次或 2 次口服可达稳定的血浆浓度，对 COPD 有一定效果。茶碱血浓度监测对估计疗效和不良反应有一定意义。血茶碱浓度 >5mg/L 即有治疗作用； >15mg/L 时不良反应明显增加。吸烟、饮酒、服用抗惊厥药、利福平等可引起肝酶受损并缩短茶碱半衰期；老人、持续发热、心力衰竭和肝功能明显障碍者，同时应用西咪替丁、大环内酯类药物（红霉素等）、氟喹诺酮类药物（环丙沙星等）和口服避孕药等都可能使茶碱血药浓度增加。

2）糖皮质激素：COPD 稳定期长期应用糖皮质激素吸入治疗并不能阻止其 FEV_1 的降低趋势。长期规律的吸入糖皮质激素较适用于 $FEV_1 < 50\%$（Ⅲ级和Ⅳ级）并且有临床症状以及反复加重的 COPD 患者。这一治疗可减少急性加重频率，改善生活质量。这类药物局部抗炎作用强，药物直接作用于呼吸道，所需剂量小，可以减轻糖皮质激素全身疗法的不良反应。近年来，吸入糖皮质激素、长效 β 受体激动剂的复合制剂在稳定期 COPD 的治疗中逐渐广泛应用。

3）其他药物：包括祛痰剂，如盐酸氨溴索，乙酰半胱氨酸和羧甲司坦等。流感疫苗可减少 COPD 的严重程度。某些重要对 COPD 的治疗也有一定的疗效。

4）药物吸入装置的使用：吸入装置分为气雾剂和粉剂装置。使用气雾剂需要按压动作和吸入动作配合好，应在吸气动作开始后立即按下气雾剂，缓而深的将药物吸入气道内，深吸气末屏气，屏气时间尽量达 10 秒，然后正常呼吸。粉剂吸入器药物呈粉状，吸入启动，避免了协调问题。使用激素类药物后应充分漱口，将漱口水吐掉。

（2）氧疗：吸氧可提高 COPD 慢性呼吸衰竭者生活质量和生存率。对血流动力学、运动能力、肺生理和精神状态均会产生有益的影响。患者可在医生指导下进行家庭氧疗。长期氧疗指征：①$PaO_2 \leq 60$ mmHg 或 $SaO_2 \leq 88\%$，伴或不伴高碳酸血症；②PaO_2 55 ~ 60mmHg，或 $SaO_2 < 89\%$，并有肺动脉高压、心力衰竭水肿或红细胞增多症（血细胞比容 >0.55）。氧流量一般为 1 ~ 2L/min，以避免二氧化碳潴留的加重和对呼吸的抑制，吸氧时间每天 >15 小时。目的是使患者在海平面，静息状态下，达到 $PaO_2 \geq 60$mmHg 和（或）使 SaO_2 升至 90%。

2. 保持气道通畅　多数 COPD 患者无法有效咳嗽而排除过多的呼吸道分泌物和痰液。护士应指导患者进行有效咳嗽，如晨起时咳嗽，可排除夜间聚积在肺内的痰液；就寝前咳嗽排痰有利于保证患者良好的睡眠。咳嗽时，患者取坐位，头略前倾，双肩放松，屈膝，前臂垫枕，如果可能应使双足着地，从而有利于胸腔的扩展，增加咳痰的有效性。指导患者先进行 3 ~ 4 次深而缓慢的腹式呼吸，深吸气末屏气几秒，在呼吸的同时缓慢地身体前倾，用力咳嗽 2 ~ 3 次。患者排痰后恢复坐位，进行放松性深呼吸。重复上述过程 2 次以上。注意观察痰液的颜色、黏稠度和量。咳痰后让患者充分休息并注意口腔护理。COPD 患者容易疲劳，充分休息对有效咳痰十分必要。

3. 促进有效的呼吸模式　COPD 患者需要增加呼吸频率来代偿呼吸困难，这种代偿多数是依赖于辅助呼吸肌参与呼吸，即胸式呼吸。胸式呼吸的有效性低于腹式呼吸，患者容易疲劳。因此，护士应注意指导患者的呼吸模式，通过呼吸锻炼、体位控制和节能法来提高呼吸的有效性。

（1）呼吸训练：主要包括缩唇呼吸和腹式呼吸。

缩唇呼吸：缩唇呼吸的技巧是通过缩唇形成的微弱阻力来延长呼气时间，增加气道压力，延缓气道塌陷。患者闭嘴经鼻吸气，然后通过缩唇（吹口哨样）缓慢呼气。呼气的时间应是吸气时间的3倍以上。鼓励患者通过腹式呼吸尽量将气体呼出。患者因感染或心衰而导致急性呼吸困难时，可利用缩唇呼吸原理减少呼吸频率。

膈式或腹式呼吸：COPD患者通常表现为呼吸浅快，通过有意识的增加腹式呼吸代替胸式呼吸，增大吸气量，减慢呼吸频率。腹式呼吸锻炼的目的是增加膈肌的收缩能力和收缩效率。应让患者了解胸式呼吸与腹式呼吸的区别。患者可取平卧位或半卧位，两手分别放于前胸部和上腹部。用鼻缓慢吸气时，膈肌最大程度下降，腹肌松弛，腹部凸出，手感到腹部向上抬起。呼气时，腹肌收缩，膈肌松弛，膈肌随腹腔内压增加而上抬，推动肺部气体排出，手感到腹部下降（图27-1）。另外，可以在腹部放置小枕头、杂志或书锻炼腹式呼吸。如果吸气时，物体上升，证明是腹式呼吸。缩唇呼吸和腹式呼吸每日训练3～4次，每次重复8～10次。满意的腹式呼吸可增加潮气量，减少功能残气量，提高肺泡通气，缓解呼吸困难的症状，改善通气功能。

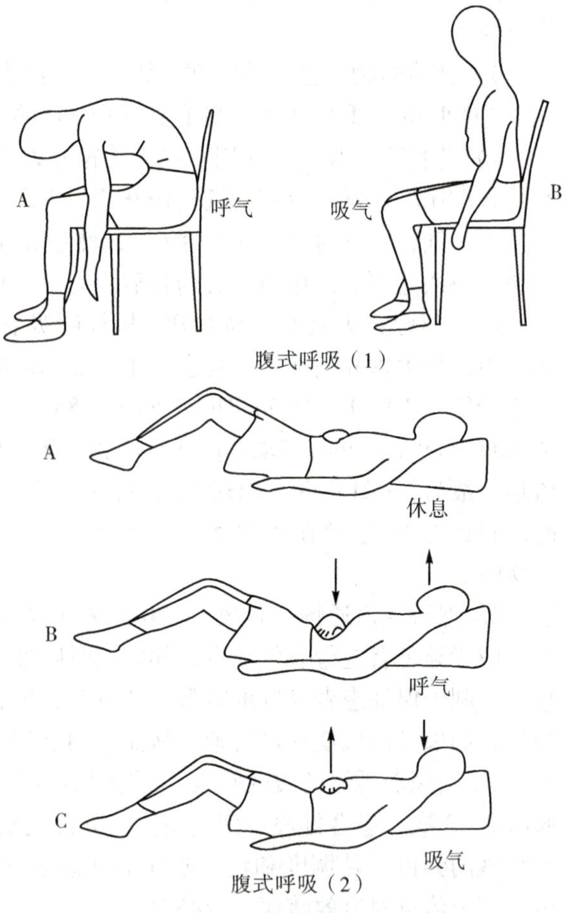

图27-1 腹式呼吸

（2）体位控制：多种体位可扩张胸廓，松弛胸部肌肉，有利膈肌收缩，从而改善呼吸困难。可以通过支撑患者的手臂和上身而保存能量，利于辅助呼吸肌呼吸。

（3）节能法：是使患者具有最大活动耐受力而不舒适感达到最小程度的活动计划。护士应帮助患者制定每日活动和休息表。上臂活动时辅助呼吸肌用于稳定手臂和肩部，减少了运动耐受力，因此，应指导患者避免抬高上臂的活动。指导患者做手臂活动时采取坐位，肘部依撑桌子，从而避免活动时影响呼吸。

4. 营养支持　COPD患者经常有厌食、恶心、腹胀、食欲减退和食物相关性呼吸困难等症状。呼吸功的增加可使热量和蛋白质消耗增多，导致营养不良。护士应评估有营养不良危险的患者，测量体重并监测其他营养指标，如皮肤条件和血清蛋白水平。营养支持的目的是使患者达到理想体重，同时避免过高碳水化合物饮食和过高热卡摄入，以免产生过多二氧化碳。

为减少呼吸困难，保存能量，患者饭前至少休息30分钟。每日正餐应安排在患者最饥饿、休息最好的时间。指导患者采用缩唇呼吸和腹式呼吸减轻呼吸困难。COPD患者应选择低碳水化合物、高蛋白、高纤维素食物，有足量的水果和蔬菜。腹胀的患者应进软食，少食多餐，避免进食产气的食物。应避免干食和牛奶、巧克力等食物，干食可刺激咳嗽，牛奶、巧克力可使唾液和分泌物黏稠。如果存在早期饱满感，患者餐前和进餐时避免饮液体。舒适的就餐环境，喜爱的食物可以改善食欲减退和恶心，餐前提供口腔护理可以增加食欲。建议进餐时吸氧。

5. 心理护理　COPD患者呼吸困难急性发作时常常会有焦虑情绪。焦虑可以导致呼吸困难，影响呼吸功能，而呼吸困难又会进一步加重患者的焦虑程度，进而形成呼吸困难－焦虑－呼吸困难的恶性循环。护士应和患者一起制定护理计划，帮助患者树立信心，掌握有效的应对措施，例如，当患者焦虑和恐惧时进行缩唇呼吸和腹式呼吸。家庭、朋友和社会支持对患者都很有帮助。

6. 健康教育　通过教育与管理可以提高患者及家属对COPD的认识和自身处理疾病的能力，更好的配合治疗和加强预防措施，减少反复加重，维持病情稳定，提高生活质量。主要内容包括：①教育与督促患者戒烟，因戒烟是迄今能证明有效延缓肺功能进行性下降的措施；②使患者了解COPD的病理生理与临床基础知识；③掌握一般和某些特殊的治疗方法，了解药物的种类、剂量、使用方法、作用及可能的不良反应；④学会自我控制病情的技巧，如腹式呼吸及缩唇呼吸锻炼等；⑤鼓励患者独立完成日常生活活动；⑥了解赴医院就诊的时机。

（二）急性加重期的治疗与管理

气管－支气管的细菌或病毒感染是导致COPD加重的主要原因。主要表现有气粗加重，伴喘息、胸闷、咳嗽加剧、痰量增多并有性质改变，活动耐力下降，发热等。加重早期，病情较轻的患者可以在院外治疗，但需注意病情变化，及时决定送医院治疗的时机。COPD加重期的院外治疗包括适当增加以往所用支气管舒张剂的剂量及频度，COPD症状加重，特别是咳嗽痰量增多并呈脓性时应积极给予抗生素治疗，全身使用糖皮质激素可促进病情缓解和肺功能的恢复。COPD急性加重病情严重者需住院治疗。主要治疗方案包括：①根据症状、血气、胸部X线片等评估病情的严重程度；②控制性氧疗：是加重期住院患者的基础治疗。注意吸入氧浓度不宜过高，采用鼻导管或面罩给氧；③根据COPD严重程度及相应的细菌分层情况，结合当地常见致病菌类型及耐药流行趋势和药物敏感情况尽早选择敏感抗生素治疗；④COPD加重期住院患者宜在应用支气管舒张剂的基础上口服或静脉滴注糖皮质激素；⑤机械通气：根据病情需要，可通过无创或有创方式给予机械通气；⑥监测患者水、电解质和酸碱平衡情况，合理补液及营养支持。

九、预期结果与评价

通过治疗和护理，患者：①临床症状减轻，日常活动能力提高；②能遵医嘱正确使用药物；③急性加重次数及住院次数减少；④能自我管理疾病，保持良好的情绪。

（郭爱敏）

第二十八章 支气管哮喘患者的护理

关键词

asthma	哮喘
allergen	变应原
airway inflammation	气道炎症
airway hyperresponsiveness	气道高反应性
anticholinergics	抗胆碱药
bronchodilator	支气管扩张剂
bronchial dilation test（BDT）	支气管舒张试验
bronchial provocation test（BPT）	支气管激发试验
β_2-agonists	β_2-激动剂
corticosteroid	肾上腺皮质激素
inhaled therapy	吸入疗法
metered-dose inhaler	定量吸入器
oxygen therapy	氧疗
peak expiratory flow（PEF）	最高呼气流量
status asthmatics	哮喘持续状态
theophylline	茶碱

支气管哮喘（bronchial asthma）是一种以多种细胞（如肥大细胞反应、嗜酸性粒细胞、T淋巴细胞、中性粒细胞、气道上皮细胞等）和细胞组分参与的气道慢性炎症性疾病。这种慢性炎症通常与气道高反应性（airway hyper responsiveness，AHR）有关，可引起不同程度的、广泛的、可逆性的气流受限，并可引起反复发作性的喘息、气短、胸闷或咳嗽，常在清晨或夜间发作、加剧，多数可自行缓解或经治疗缓解。支气管哮喘诊治不及时可导致气道不可逆性缩窄和气道重塑。哮喘得到控制后多数患者很少出现哮喘发作和严重哮喘发作。不正确的治疗和管理可导致哮喘反复发作，近年研究证实，过去几十年中，世界各地支气管哮喘的发病率和病死率呈逐年增高趋势，全球约有1.6亿哮喘患者。儿童的哮喘患病率略高于成人。

一、病因

研究表明，哮喘患者亲属患病率高于群体患病率，亲属关系越近，患病率越高；患者病情越重，其亲属患病率也越高；哮喘病因目前尚不明确，有研究表明与气道反应性增高、IgE调节和特异性反应相关的基因在哮喘发病中起着重要作用。

环境因素主要包括某些激发因素，如尘螨、分泌物、花粉、棉花纤维、植物纤维、有害气体等；感染，如细菌、真菌、原虫；食物，如鱼、虾、蟹、蛋；药物，如普萘洛尔、阿司匹林等；另外、气候变化、运动、妊娠均有可能诱发哮喘。

二、发病机制

哮喘的发病机制不完全清楚，多数认为哮喘与变态反应、气道炎症、气道反应性增高及神经等因素的相互作用有关。

（一）免疫－炎症机制

体液免疫和细胞免疫均参与哮喘的发病。

1. 抗原进入具有特异性体质的机体后，可刺激机体合成特异性 IgE，并结合于肥大细胞和嗜碱性粒细胞表面的 IgE 受体。当变应原再次进入体内，可与结合在 IgE 受体上的 IgE 交联，使该细胞合成并释放多种活性介质导致平滑肌收缩、黏液分泌增加、血管通透性增高和炎性细胞浸润等。炎性细胞在介质的作用下又可分泌多种介质，使气道病变加重，炎性浸润增加而出现哮喘的临床症状。

2. 活化的辅助性 T 细胞（Th_2 细胞）　各种类型的哮喘都表现为多种炎症细胞，如肥大细胞、嗜酸性粒细胞和 T 淋巴细胞等多种炎性细胞在气道的浸润和聚集。炎性细胞的相互作用可以分泌多种炎性介质和细胞因子，这些介质、细胞因子和炎症细胞的相互作用使气道反应性增高，气道收缩，黏液分泌增加，血管渗出增多。

3. 各种细胞因子及环境刺激因素亦可直接作用于气道上皮细胞，分泌内皮素-1（ET-1）及基质金属蛋白酶（MMP）并活化各种生长因子，特别是转移生长因子-β（TGF-β），以上因子共同作用于上皮下成纤维细胞和平滑肌细胞，使之增殖而引起气道重塑。

4. 由气道上皮细胞，包括血管内皮细胞产生的黏附因子（AMs）可介导白细胞与血管内皮细胞的黏附，白细胞由血管内转移至炎症部位，加重了气道炎症过程。

（二）神经机制

支气管受复杂的自主神经支配，除胆碱能神经、肾上腺素神经外，还受非肾上腺素能非胆碱能神经系统支配。支气管哮喘与 β 肾上腺素受体功能低下和迷走神经张力亢进有关。非肾上腺素能非胆碱能神经能释放舒张支气管平滑肌的介质和收缩支气管平滑肌的介质，如二者平衡失调则可引起支气管平滑肌的收缩。

（三）气道高反应性（AHR）

表现为气道对各种刺激因子出现过强或过早的收缩反应。目前认为，气道炎症是导致气道高反应性的重要机制之一，当气道受到变应原或其他刺激后，由于多种炎症细胞、炎性介质和细胞因子的参与，气道上皮和上皮内神经的损害等导致气道的高反应性。AHR 常有家族倾向，受遗传因素影响。AHR 为支气管哮喘患者的共同病理生理特征，然而出现 AHR 者并非都是支气管哮喘，如长期吸烟、接触臭氧、病毒性呼吸道感染、慢性阻塞性肺疾病（COPD）等也可出现 AHR。有关哮喘发病机制总结见图 28-1。

三、护理评估

（一）健康史

收集哮喘患者的健康史时，应从外源性和内源性两方面寻找，包括个人过敏史及家庭史。外源性哮喘多在童年或青少年发病，有明显的季节性，以春秋多见，患者对特定的变应

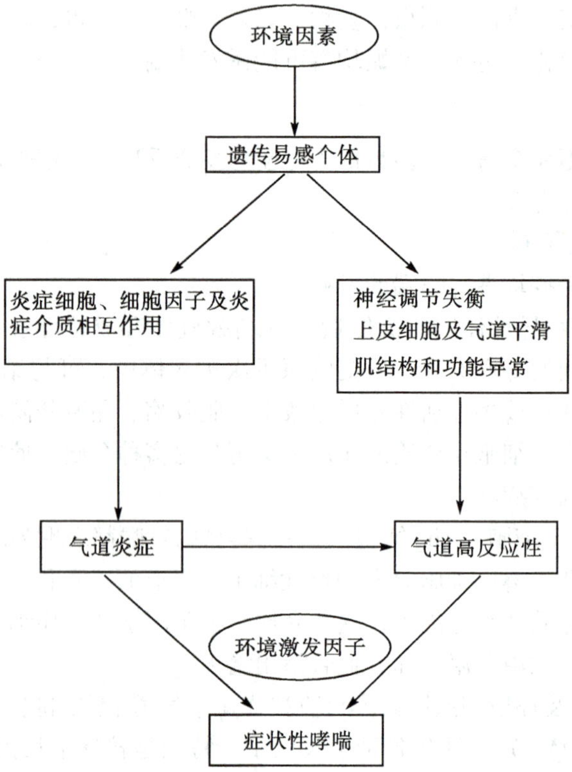

图 28-1 哮喘发病机制

原产生过敏反应，起病快，间歇发作；内源性哮喘常在成年发病，无明确变应原，发作先兆为上呼吸道感染，逐渐起病，呈经常、持续发作，患者全身情况较差。

（二）临床表现

1. 症状　哮喘的临床表现因发作的轻重和支气管狭窄的程度而异。典型的症状为发作性呼吸困难、哮喘和咳嗽，有时咳嗽为唯一症状。既往常有哮喘发作史，因某种激发因素，如运动、接触某种致敏物、上呼吸道感染或精神刺激等引起。哮喘症状可在数分钟内发作，经数小时至数天，用支气管扩张药可以缓解或自行消失。

2. 体征　哮喘发作时，患者会自然的采取坐姿，将身体向前倾，并把胸部固定在吸气的位置。胸部检查呈过度充气状态，有广泛的哮鸣音、呼气音延长。病情危重时，患者肺部过度膨胀，呼吸辅助肌和胸锁乳突肌收缩加强，呼吸频率和心率增快，出现奇脉、胸腹反常运动和发绀，可出现神态焦躁或模糊。

3. 分期和评价　根据临床表现，支气管哮喘可分为急性发作期和缓解期。缓解期指经过治疗或未经治疗症状、体征消失，肺功能恢复到急性发作前水平，并维持 4 周以上。

支气管哮喘的病情评价分为两部分：

（1）非急性发作期的病情评价：患者没有急性发作，但在相当长的时间内总是不同频度和（或）不同程度地出现喘息、咳嗽、胸闷等症状，需依据就诊前的临床表现、肺功能及为控制症状所用药物对其病情进行评价，见表 28-1。

表 28-1 非急性发作期哮喘病情的分级

临床特点	控制（满足以下所有情况）	部分控制（任何 1 周出现以下 1 种表现）	未控制
日间症状	无或 <2 次/周	>2 次/周	
活动受限	无	任何 1 次	任何 1 周出现部分控制
夜间症状/憋醒	无	任何 1 次	表现≥3 个
对缓解药物治疗/急救治疗的需求	无或≤2 次/周	>2 次/周	
肺功能（PEF 或 FEV_1）	正常	<80% 预计值或个人最佳值	
急性发作	无	≥1 次/年	任何 1 周出现 1 次

（2）哮喘急性发作时的严重程度评价：哮喘急性发作指气促、咳嗽、胸闷等症状突然发生，常有呼吸困难，以呼气流量降低为其特征，常是接触变应原等刺激物或治疗不当所致。哮喘急性发作时的严重程度评估见表 28-2。

表 28-2 哮喘急性发作期分度的诊断标准

临床特点	轻度	中度	重度	危重
气短	步行、上楼时	稍微活动	休息时	
体位	可平卧	喜坐位	端坐呼吸	
讲话方式	连续成句	常有中断	单字	不能讲话
精神状态	可有焦虑，尚安静	时有焦虑或烦躁	常有焦虑、烦躁、出汗	嗜睡，意识模糊
出汗	无	有	大汗淋漓	
呼吸频率	轻度增加	增加	常 >30 次/分	
辅助呼吸肌活动及三凹征	常无	可有	常有	胸腹矛盾运动
哮鸣音	散在，呼吸末期	响亮，弥漫	响亮，弥漫	减弱，乃至无
脉率	<100 次/分	100～120 次/分	>120 次/分	>120 次/分或脉率变慢或不规则
奇脉，（深呼吸时脉率下降）	无或 <10	可有，10～25	常有，>25	无
使用 β_2 激动剂后 PEF 预计值或个人最佳值	>80%	60%～80%	< 50% 或 < 100L/min 或作用时间 <2h	
PaO_2（吸空气，mmHg）	正常	≥60	<60	
$PaCO_2$（mmHg）	45	≤45	>45	
SaO_2（吸空气，%）	>95%	91%～95%	≤90%	
pH				降低

（三）辅助检查

1. 痰液检查 痰液黏稠，含嗜酸性粒细胞增多，可见尖棱结晶，黏液栓和透明的哮喘珠。

2. 呼吸功能检查

（1）通气功能检测：哮喘发作时呈阻塞性通气功能改变，呼气流速指标均显著下降，第一秒用力呼气量（FEV_1）、FEV_1 与肺活量的比值（$FEV_1/FVC\%$）和呼气峰流速（PEF）均减少。肺容量指标可见用力肺活量（FVC）、残气量增加、功能残气量和肺总量增加，残气量占肺总量百分比增高。缓解期上述指标可逐渐恢复。病情迁延、反复发作者，其通气功能可逐渐下降。

（2）支气管激发试验（bronchial provocation test，BPT）：用以测定气道反应性。吸入激发剂后其通气功能下降、气道阻力增加，若 $FEV_1 \geq 20\%$，可诊断为激发试验阳性。通过剂量反应曲线可对气道反应性增高的程度做出定量判断。

（3）支气管舒张试验（bronchial dilation test，BDT）：用以判断气道可逆性。

（4）呼气峰流速（PEF）及其变异率测定：可反映气道通气功能的变化。哮喘发作时PEF 下降。

PEF 可用于帮助诊断哮喘，评估严重度和评价疗效。峰流速仪更可用来作为一个早期警告系统，因为患者的 PEF 变化可能在其出现症状前几小时或几天已出现，使我们有足够的时间采取行动，预防发作。使用峰流速仪的基本步骤：①在峰流速仪上安装一个可一次性处理的口器；②站立，水平拿着峰流速仪，不要阻挡游标移动，并使游标放在刻度的最低位；③深呼吸，嘴唇包住口器，尽可能的用力呼吸；④记录结果；⑤重复 2 次，选择 2 次中最高的 1 次为峰流速值。当峰流速值用于诊断时，首先用患者的峰流速值与预计值比较。峰流速仪都带有预计值，而这些预计值因身高、种族、年龄和性别而定。PEF 低于预计值的 80% 提示气道狭窄和气流受阻。

3. 胸部 X 线检查 哮喘发作期，胸部 X 线检查常显示两肺过度充气，心影狭长，心影若增大提示心脏合并症。如并发呼吸道感染，可见肺纹理增加及炎性浸润阴影。

4. 血液常规检查 发作时可有嗜酸性粒细胞增多，如并发感染可有白细胞总数增加，分类中性粒细胞增加。

5. 动脉血气分析 哮喘发作时由于气道阻塞致通气分布不均，引起通气 - 血流比例失调，可以表现为肺泡 - 动脉氧分压差增大；严重发作时可有缺氧，可有 PaO_2 降低；由于过度通气可使 $PaCO_2$ 降低，pH 升高，提示为呼吸性碱中毒。如重症哮喘气道阻塞严重，可致 CO_2 潴留，$PaCO_2$ 升高，提示为呼吸性酸中毒，缺氧明显时，可合并代谢性酸中毒。

6. 特异性变应原检测 哮喘患者大多数伴有过敏体质，对众多的变应原和刺激物敏感。测定变应性指标结合病史有助于对患者的病因诊断和脱落致敏因素的接触

（四）心理社会评估

医学心理学研究提示，哮喘患者的性格特征是以自我为中心，依赖性较强，希望别人同情，过分要求别人的关注，情绪不稳定，性格较敏感、内向、暗示性高。患者平时易紧张、忧愁、焦虑、易激动。哮喘发作时的呼吸困难可导致患者产生濒死感，伴随恐惧、焦虑、躁动和悲观失望，这些情绪又加重哮喘发作，形成恶性循环。心理因素与哮喘发病间互为因

果，在护理中应注意细致了解患者精神及情绪状况、工作学习情况、家庭生活情况、经济状况等。

四、护理诊断

1. 低效型呼吸型态　与支气管痉挛，通气障碍，焦虑有关。

2. 清理呼吸道无效　与支气管黏膜水肿，分泌物增多、黏稠、咳痰无效有关。

3. 活动无耐力　与氧供与氧耗失衡，卧床有关。

4. 知识缺乏　缺乏自我保健知识。

5. 潜在并发症　呼吸衰竭，水、电解质失衡。

6. 焦虑　与哮喘急性发作，害怕窒息有关。

五、计划与措施

（一）护理目标

1. 患者诱发哮喘的因素降低。

2. 患者维持有效的呼吸功能。

3. 患者维持液体和电解质平衡。

（二）计划与实施

1. 病情观察

（1）评估患者的呼吸状况，包括呼吸次数、深度、胸部运动和呼吸音。

（2）评估咳嗽的效果，痰液的量、颜色等。

（3）观察患者皮肤的颜色、温度，评估意识水平。

（4）分析血气分析结果及氧饱和度状况，异常情况及时通知医师。

2. 维持有效的呼吸

（1）患者体位：取坐位，或半坐卧位，或向前倾身在一桌上等，有利于呼吸及肺的扩张。

（2）指导患者进行咳嗽和深呼吸，叩背帮助患者咳痰。

（3）定时行雾化吸入治疗，可遵医嘱将解痉平喘药物用于雾化液中。

（4）氧疗：哮喘或哮喘持续发作状态的患者大多有缺氧现象。一般以鼻导管方式给氧，氧流量2～5L/min，或面罩给氧，氧浓度24%～28%。在给氧过程中，须严密监测动脉血气分析，如出现患者全身情况恶化，神志改变，$PaO_2 < 60$mmHg，$PaCO_2 > 50$mmHg，应准备进行机械通气。

（5）严格按照医嘱合理使用支气管扩张剂。

（6）静脉补液，保证每天的液体入量和能量，防止痰液过于黏稠。

3. 药物治疗与护理

（1）支气管扩张剂：β肾上腺素受体（简称β受体）激动剂

1）药理作用：β受体有2个亚型，即$β_1$和$β_2$受体。在人体的气道和肺组织中$β_2$受体数量非常丰富，分布也十分广泛，从气管到终末细支气管的平滑肌，气道黏膜上皮，纤毛和支气管腺体均有大量$β_2$受体，$β_2$受体激动时所产生的主要效应是舒张支气管平滑肌。近20年来，人们研制出很多特异性很高的$β_2$受体激动剂用于临床，常用的短效β受体激动剂有沙丁胺醇、特布他林，作用时间为4～6小时。长效β受体激动剂福莫特罗和沙美特罗。长效β_2受体激动剂具有一定的抗气道炎症，增加黏液－纤毛运输功能的作用，从而加速黏液的转运和痰液的清除。β_2受体的选择性是相对的，尤其在大剂量用药时，并不能完全避免对β_1受体的作用。

2）用药途径：β_2受体激动剂以吸入方式给药效果最好而不良反应最小。要取得吸入疗法的理想效果，患者使用正确的吸入方法很重要，不同药物应使用其特定方法吸入。

目前常用的吸入药物的装置包括手按的定量吸入器（MDI），干粉吸纳器（DPI），呼吸启动的MDI和雾化器多种。储雾装置和MDI一同使用可以增强药物的输送。吸入短效类β_2受体激动剂后1～5分钟即可出现扩张效应，疗效维持3～4小时；长效制剂可维持8～12小时或以上。

3）不良反应：①肌肉震颤是β_2受体激动剂的主要不良反应，好发部位在四肢和面颈部；②随用药剂量的增大，可能出现心悸、头晕、周围血管阻力增高、胃肠反应等；③代谢紊乱，表现为血乳酸丙酮酸的升高和酮症；④反复长期应用β_2受体激动剂易发生低敏感现象，使支气管舒张作用减弱，持续时间缩短。

（2）糖皮质激素

1）药理作用：哮喘的反复发作与气道炎性反应有关，而气道炎症又使气道反应性增高。糖皮质激素是目前最有效的抗炎药物，另外，糖皮质激素具有抗过敏，增强气道β受体反应性，减少组胺形成及免疫调节作用。

2）给药途径：①口服或静脉给药：常用的药物有氢化可的松静脉滴注，泼尼松龙口服等。全身用药起效慢，但维持疗效时间长。长期应用糖皮质激素可引起许多不良反应，如库欣综合征，向心性肥胖，满月脸，皮肤变薄，紫纹，低血钾，肌无力等；②吸入疗法：可以减轻糖皮质激素全身疗法的不良反应，但药物吸入后不能立即奏效（通常在患者使用静脉用的激素症状得到改善后才能真正发挥作用，一般在吸入1周后开始起效）。常用的吸入用糖皮质激素制剂有倍氟美松双丙酸脂（二丙酸倍氯米松，必可酮）、丁地去炎松等。吸入糖皮质激素疗法的不良反应是念珠菌性口腔炎和声嘶，每次吸药后应漱口或加用延伸器可减少发病率。

（3）茶碱类

1）药理作用：茶碱类为甲基黄嘌呤类的衍生物，以茶碱和氨茶碱为代表。茶碱对气道平滑肌有较强的舒张作用，对缓解支气管痉挛效果较好。氨茶碱是一种临床应用多年且国内应用广泛的茶碱与乙二胺的复盐制剂。临床疗效与其血药浓度有关，氨茶碱最佳治疗血浆浓度为10～20mg/L，但>25mg/L时即可产生毒性反应。故用药过程中应监测血浆或唾液茶碱浓度。近年来，低剂量茶碱和吸入糖皮质激素的联合使用使茶碱的治疗浓度降至5～10mg/L，提高了茶碱使用的安全性。

2）用药途径：经口服或静脉给药，不能以气雾方式吸入。常用氨茶碱静脉注射或滴注，注意静脉注射时药物浓度不能过高，速度不能过快，以免发生心律失常、血压骤降、惊厥等严重反应，甚至死亡。

（4）抗胆碱能类药物　迷走神经对维持呼吸道平滑肌张力具有重要作用，呼吸道感受器的传入及传出神经纤维均通过迷走神经。哮喘患者往往有胆碱能神经功能亢进现象，应用胆碱能受体拮抗剂可阻断病态的迷走神经反射弧，从而起到平喘疗效。目前，主要应用的药物有异丙阿托品（溴化异丙阿托品，异丙托溴铵），主要采用气雾吸入疗法。吸入5分钟左右起效，30～60分钟作用最强，维持4～6小时。

不良反应少见，反复用药的少数患者出现口干、头晕、头痛等，青光眼患者忌用，前列腺增生患者慎用。

（5）抗过敏平喘药：主要作用为防止肥大细胞和嗜碱性粒细胞释放过敏介质，从而预防支气管哮喘的发生。代表药物为色甘酸钠，可用于预防各型哮喘发作。一般采用吸入疗法，最常用干粉吸入剂。色甘酸钠吸入时有一定异味感，偶可诱发咽喉部刺激感、口干和恶心等局部不良反应。

（三）维持液体和电解质平衡

哮喘发作时交感神经兴奋，用力呼吸，患者会大量流汗；过度通气呼出大量水分，及虚弱无力喝水，患者可能出现脱水及体内钠量不足的问题。

1. 记录患者每日的出入量，成人每日的水分摄入量应为3000ml。
2. 监测血清电解质的浓度。
3. 观察水、电解质失衡的表现，包括皮肤黏膜、血压及神经肌肉功能等。

（四）保持身体清洁舒适

1. 哮喘患者常会大量出汗，应每天以温水擦浴，勤换衣服和床单，保持皮肤的清洁、干燥及舒适。
2. 协助并鼓励患者咳痰后用温水漱口，保持口腔清洁。

（五）减轻焦虑

1. 病室的环境保持舒适，避免过冷，保持适当温湿度，适当的保暖。
2. 急性发作期，护士要保持镇静，给患者安全感。
3. 给予患者安慰，以手轻拍患者背部，并给予解释和保证。
4. 遵医嘱给予患者适量镇静剂，注意观察用药后患者的呼吸情况。

（六）健康教育

1. 识别和避免触发因素

（1）吸入变应原的预防

1）室内尘土的预防：室内家具简单洁净，不要使用呢绒原料制作软椅、沙发和窗帘；地面勿铺羊毛地毯；室内每日定时通风，尽量避免做清扫室内尘土的工作；应用吸尘器和湿扫的方法进行清洁，避免用干布和鸡毛掸子。

2）尘螨的预防：尘螨主要孳生在卧室内，包括卧具、沙发、地毯和窗帘等处，因此预防尘螨的主要工作：①所有卧具包括褥垫、被褥和枕头应采用不透气或透气性差的套子密封；②所有可洗涤的卧具，如床单、被套、毛巾被和枕巾等应每隔7～10日用55℃以上的热水烫洗10～20分钟以杀死螨虫，用100℃的热水可使致敏蛋白质变性，效果更好；③难以洗涤的卧具，如棉花等应经常暴晒并拍打，将其中的尘螨、尘土和皮屑等拍打出来；④移除卧室中的地毯、沙发、呢绒和厚绒装饰品；⑤将室内湿度控制在50%以下以减少尘螨的繁殖；⑥使用电热毯抑制床铺上尘螨的孳生；⑦适当应用杀螨剂。

3）花粉的预防：花粉在空气中飘散有地域性、季节性和昼夜变化的特点，对花粉过敏的患者应选择的预防措施：①在花粉飘散季节的午间和午后避免室外活动；②在花粉飘散季节应居住在有空调的房间；③有条件者可居住在空气经过的房间，可应用空气过滤器，使空气经常处于循环过滤的状态下；④严重的花粉过敏性哮喘患者在花粉飘散季节可考虑移地进行预防；⑤避免在居室内养花，尤其是菊科植物。

4）真菌的预防：①注意保持室内通风；②保持卧室、厨房、贮藏室和卫生间的干燥和清洁；③在沿海的梅雨季节应在室内使用空调或除湿器，将室内湿度控制在50%以下；④避免去真菌孳生较多的地方，如地下室、仓库等处。

5）动物皮毛的预防：不在居室内养宠物；避免去养宠物的家庭串门；避免用动物皮毛、羽绒等制作寝具。

（2）预防呼吸道感染：病毒流行时，哮喘患者应避免去公共场所；呼吸道感染时应积极有效的治疗；消除上呼吸道病灶，如鼻窦炎，慢性扁桃体炎等；避免淋雨、过度劳累、受寒等刺激。

（3）注意饮食：见“饮食护理”。

（4）其他：哮喘患者应避免强烈的精神刺激和剧烈的运动；避免大笑、大哭、大喊等过度换气动作；避免精神压力；在缓解期应加强体育锻炼、耐寒锻炼及耐力训练，以增强体质。

2. 识别病情变化　患者应了解病情加重时的征象，包括自觉症状加重；β_2受体激动剂用量加大、运动耐受性降低、夜间或早晨出现的症状影响睡眠、PEF值降低或PEF变异增大、使用β_2受体激动剂后PEF值增加不明显。出现上述情况应及时调整治疗或向医护人员寻求帮助。

3. 松弛和呼吸运动　松弛运动可减低患者肌肉的紧张程度，减少氧耗量及二氧化碳的产生，减少呼吸速率。患者平时训练缩唇呼吸运动，可以有效的降低呼吸节律并改善呼吸深度。另外，腹式呼吸可以加强膈肌、腹肌、肋间肌和胸部肌肉的活动，改善呼吸功能。

4. 有利换气的姿势　患者在呼吸困难时可采取一些姿势，使呼吸感到舒畅。例如，患者取坐位，双臂互相交叉放在身前的桌子上，保持前倾位，有利于呼吸困难的缓解。

5. 合理使用药物　患者应与医师、护士共同制定一个有效、可行的治疗计划，患者应了解自己所用每一种药物的药名、用法、作用及使用时的注意事项，使定期用药成为患者日常生活的常规。

6. 饮食护理　大约20%的成年人和50%的哮喘患儿可因不适当的饮食而激发或加重哮喘。这类食物常见有牛奶、蛋类、花生、芝麻及鱼类。护士应帮助患者找出与哮喘发作有关的食物。哮喘患者的饮食要清淡、易于消化。饮食过饱、太甜、太咸、过于油腻都不利于哮喘患者的健康，特别是与胃－食管反流有关的哮喘患者更应避免晚饭进食过多，晚餐不宜过迟，进食后至少3小时方可睡觉。哮喘患者不宜进食具有刺激性的食物，如辣椒、大蒜、洋葱、薄荷等，不宜饮用具有刺激性的饮料，如浓茶、酒、咖啡、可口可乐等。某些食物添加剂，如亚硝酸盐及加入到桔汁、汽水中的酒石黄等，也可能诱发哮喘的发作。

7. 自我监测　哮喘患者最好养成记录哮喘日记的习惯，通过长时间的观察和分析，找出哮喘的发病规律。哮喘日记的内容可包括气象情况、生活中的特殊事件、病情变化、用药种类、PEF值、门诊及住院记录等。

8. 运动和锻炼　体育锻炼是增强哮喘患者身体素质、增强患者肺通气功能、减少哮喘发作、巩固药物疗效和防止病情进一步发展的主要手段。患者进行运动时应注意：

（1）避免竞争性强的项目：患者应根据自己的病情、年龄和体质选择一些较为自由的、竞争性弱的项目，哮喘患者的体育运动可以多样化，其中游泳最适合哮喘患者，其次有划船、太极拳、体操、羽毛球、散步、骑自行车和慢跑。

（2）避免在干燥寒冷的地方运动：运动后由于呼吸次数增多，加重气道水分和热量的丢失，干燥寒冷可导致气道内的干燥和冷却，影响黏膜的渗透压，导致气道内炎性细胞释放炎性介质，从而诱发支气管平滑肌痉挛。因此，患者应在温暖湿润的环境里锻炼。

（3）作好运动前的准备：运动应遵守循序渐进的原则，因为哮喘患者都有不同程度的缺氧和肺功能障碍，突然加量的运动可以加重缺氧。

（4）运动量适宜：运动量过大会加大心肺负荷，进一步加重缺氧状态甚至诱发哮喘发作而加重病情。合理运动量的心率应保持在本人最高心率的60%~70%为宜。

（5）适当的配合药物：哮喘患者的体育锻炼应在缓解期进行，对于有运动性哮喘的患者应在运动前预防性吸入喘乐宁等β_2受体激动剂或色甘酸钠，通常在吸入药物10分钟后再运动。

9. 心理疏导　研究证明，精神因素在哮喘的发生发展过程中起重要作用，培养良好的情绪和战胜疾病的信心是哮喘治疗和护理的重要内容。护士应体谅和同情患者的痛苦，尤其对于慢性哮喘治疗不佳的患者更应关心，并向家属、同事宣传，一起帮助患者努力适应社会环境。训练患者学会放松疗法，通过暗示、示范、解释让患者学会转移自己的注意力。

六、预期结果与评价

1. 患者及家属是否了解哮喘发作的原因。
2. 患者能否有效的维持呼吸道通畅。
3. 患者是否有电解质不平衡的情况。
4. 患者能否安全有效的用药，有无自行停药或减药。
5. 患者能否执行松弛和呼吸训练。
6. 患者是否有足够的休息和睡眠。
7. 患者能否参加正常的活动。

（齐晓玖）

第二十九章 肺间质性疾病患者的护理

关键词

bronchoalveolar lavage fluid（BALF）	支气管肺泡灌洗液
diffuse parenchymal lung disease（DPLD）	弥漫性实质性肺疾病
extrinsic allergic alveolitis（EAA）	外源性过敏性肺泡炎
hypersensitivity pneumonitis（HP）	过敏性肺炎
interstitial lung disease（ILD）	间质性肺疾病
idiopathic pulmonary fibrosis（IPF）	特发性肺间质纤维化
idiopathic interstitial pneumonia（IIP）	特发性间质性肺炎
open lung biopsy（OLB）	开胸肺活检
transbronchial lung biopsy（TBLB）	支气管肺活检
usual interstitial pneumonia（UIP）	普通性间质性肺炎
video assisted thoracoscopy（VATS）	电视辅助胸腔镜肺活检

第一节 概 述

间质性肺疾病（interstitial lung disease，ILD）是以肺泡壁和肺泡腔的不同形式和程度的炎症和纤维化导致的肺泡－毛细血管功能单位丧失为特征性病理改变，以气体交换障碍和限制性通气功能障碍而形成的进行性加重的呼吸困难为主要临床表现的一组弥漫性肺疾病的总称。因为ILD不仅侵及间质，还累及到肺泡腔、外周气道和血管以及它们各自衬附的上皮和内皮细胞，所以又称弥漫性实质性肺疾病（DPLD）。因为间质性肺疾病经常被狭义地理解为只涉及肺泡间隔，而不涉及肺泡和毛细血管壁，所以比较起来弥漫性实质性肺疾病表述得更准确。

ILD包括的疾病谱很广，许多疾病还缺乏准确的定义和统一的诊断标准，因此，有关ILD的流行病学资料很少，也不十分准确。在新墨西哥的一项流行病学调查显示，ILD的患病率男性是80.9/10万，女性是67.2/10万；年发病率男性是31.5/10万，女性是26.1/10万。中国缺乏相应的流行病学资料，中华医学会呼吸病学分会组织调查并发现，在中国十几家大型综合医院1990～2003年间住院的间质性肺疾病患者与同期呼吸病房、全院病房住院患者的比例呈明显的上升趋势。

一、分类

ILD包括200多种急性和慢性肺部疾病，既有临床常见病，也有临床少见病，其中大多

数疾病的病因还不明确。临床上按病因明确与否分为两类（表 29-1）

二、病因和发病机制

虽然不同病因或不同类型的 ILD 的发病机制不完全一样，但是这类疾病都经历着一个共同的变化——肺实质的损伤，肺基质细胞增生，异常的细胞外基质沉积，最终导致肺纤维化。而肺纤维化形成最终是肺损伤与修复反应失衡的结果。损伤后的正常修复反应依赖于凝血、炎症、肉芽组织和新生血管生成、上皮和内皮再生这一系列反应的有机结合，损伤与修复反应中任一环节异常都可能导致过量的胞外基质沉积、肺实质结构破坏和肺纤维化。

表 29-1　主要的间质性肺疾病分类

病因已明	病因未明
1. 职业/环境	1. 特发性间质性肺炎
（1）吸入无机粉尘：二氧化硅、石棉、滑石、铍等	（1）特发性肺间质纤维化（IPF）
（2）吸入有机粉尘：霉草尘、蔗尘、蘑菇肺、饲鸽肺	（2）非特异性间质性肺炎（NSIP）
（3）有害气体或烟雾：二氧化硫、二氧化氮、硬质合金溶炉烟雾等	（3）隐源性机化性肺炎（COP）
2. 药物及细胞毒化疗药物	（4）急性间质性肺炎（AIP）
（1）抗生素：呋喃妥因、柳氮磺胺吡	（5）脱屑性间质性肺炎（DIP）
（2）抗炎制剂：金、青霉胺、阿司匹林	（6）淋巴细胞性间质性肺炎（LIP）
（3）心血管药物：胺碘酮、普萘洛尔等	（7）呼吸性细支气管炎性间质性肺疾病（RBILD）
（4）抗肿瘤药：博来霉素、甲氨蝶呤、环磷酰胺等	2. 结节病
（5）抗惊厥药：苯妥因钠、酰胺咪嗪	3. 结缔组织相关的 ILD　系统性硬皮病、类风湿关节炎、系统性红斑狼疮、多发性肌炎-皮肌炎、干燥综合征等
（6）违禁药：海洛因、美沙酮、阿片	4. 肺血管相关的 ILD　Wegener 肉芽肿、贝赫切特病等
3. 治疗诱发	5. 肺泡充填性疾病　肺泡蛋白沉积症、特发性肺含铁血黄素沉着症
（1）氧中毒	6. 遗传性疾病相关的 ILD　家族性纤维化性肺泡炎、结节性硬化病纤维瘤、脂沉积症等
（2）放射线损伤	7. 其他 ILD
4. 微生物感染　病毒、细菌、真菌、肺孢子菌病	
5. 慢性心脏病（肺水肿等）	
6. 肿瘤（癌性淋巴管炎等）	
7. 其他（慢性肾功能不全、移植排斥反应等）	

三、诊断方法

（一）病史

详细的职业接触史、用药史、发病经过、伴随症状、既往病史和治疗过程等，都可能是重要的诊断线索。例如，职业性的粉尘接触可以在 10～20 年后才出现 ILD 的症状。

（二）实验室检查

多数 ILD 患者或多或少都会显示一些实验室检查异常，血细胞沉降率（ESR）和 γ 丙种球蛋白增高，类风湿因子（RF）和抗核抗体（ANA）阳性等。虽然这些异常对诊断缺乏特异性，但对 ILD 的病因或伴随疾病具有提示作用。

（三）影像学评价

1. X 线胸片　绝大多数 ILD 患者 X 线胸片显示弥漫性浸润性阴影。根据疾病累及间质和肺泡的比例不同，胸片或表现以间质浸润为主或表现以肺泡浸润为主。间质病变表现为磨玻璃样变、网格结节或小结节。肺泡浸润呈现边界不清的小结节渗出影，或融合成多发的斑片或片状实变伴支气管气像，或磨玻璃影。肺泡浸润和间质增厚的混合表现也不少见。随着疾病进展，肺部病变扩展，正常肺泡结构纤维化，出现小囊腔样结构和蜂窝肺样变，肺容积缩小，甚至出现肺动脉高压征象。虽然大多数 ILD 的病变以下叶分布为重，但是也有一部分 ILD 因为结节性浸润致肺门上提，表现病变倾向于上肺野。胸片的异常形式不能判定疾病的发展阶段，但是蜂窝肺样改变代表肺泡结构的纤维化，提示预后不良。X 线胸片不能很好地显示病变特征，因此只有小部分患者能够通过常规 X 线胸片得到特异性的诊断提示。

2. 高分辨薄层 CT（HRCT） 胸部 HRCT 更能细致地显示肺实质异常的程度和性质，因此，HRCT 是评价 ILD 患者必不可少的组成部分。ILD 患者在胸部 HRCT 的影像学表现包括弥漫性结节影、磨玻璃样变、肺泡实变、小叶间隔增厚、胸膜下线、网格状改变、囊腔形成或蜂窝状改变，常伴牵拉性支气管扩张或肺结构变形。

影像学检查尤其 HRCT 应该重点观察病变性质（如磨玻璃样、实变、网状、线条状、结节状、蜂窝或囊腔改变、牵拉性支气管扩张等）、病变分布范围和程度、有无肺门或纵隔淋巴结肿大，以及有无胸膜病变。

（四）肺功能

以限制性通气功能障碍为主，肺活量及肺总量降低，残气量随病情进展而减少，换气功能往往在早期可显现为弥散功能明显下降，伴单位肺泡气体弥散量下降。中晚期均可见低氧血症，但气道阻力改变不大，常因呼吸频率加快及过度通气而出现低碳酸血症。

（五）支气管镜检查

如果无创性检查不能做出明确诊断，又没有禁忌证，应该进行支气管镜检查，并进行经支气管肺活检（TBLB）和（或）支气管肺泡灌洗液（BALF）检查，以了解弥漫性肺部渗出性病变的性质。多数情况下 TBLB 结合 BALF 检查能做出确定诊断。对 ILD 患者进行 TBLB 检查，通常要求进行多次多部位取材至少 4～6 块，才可能有相对较好的诊断产生率。BALF 检查包括细胞计数与分类、淋巴细胞亚类的分析，还要进行病原体检查和查找肿瘤细胞。BALF 的微生物学和细胞学检查可以提供诊断资料。BALF 在非感染性疾病、非恶性肿瘤性弥漫性肺疾病的诊断和分期中的作用还没有得到证实。然而，许多 ILD 都有特征性的细胞学分类改变，如结节病、过敏性肺炎、非特异性间质性肺炎和淋巴细胞性间质性肺炎患者的 BALF 含有明显增多的淋巴细胞，IPF 患者的 BALF 含有明显增多的中性粒细胞或嗜酸性粒细胞，嗜酸性粒细胞肺炎患者的 BALF 中嗜酸性粒细胞常大于 20%。BALF 细胞分类也有助于判断疾病对治疗的反应和预后，一般情况下淋巴细胞升高者对激素的治疗反应好，存活时间长。

（六）外科肺活检

外科肺活检包括开胸肺活检（OLB）和电视辅助胸腔镜肺活检（VATS）。胸腔镜肺活检的损伤较开胸肺活检小，能缩短住院时间，故大多数病例优先采用。

外科肺活检是对疾病进行诊断和分级的最可靠方法，可以对疾病预后进行更准确的判断，从而制定恰当合理的治疗方案。因此，如果已经进行的检查（包括经支气管肺活检）均无助于建立确定的诊断，如果检查的结果可能改变治疗手段，则必须进行胸腔镜或开胸肺活检。尤其对于特发性间质性肺炎，除了具有典型临床影像表现的 IPF 病例外，外科肺活检对于确定临床病理诊断是必要的。外科肺活检要求在表现明显炎症和轻度纤维化的病变处取材，包括邻近病变部位的大体呈正常表现的肺组织，充气后样本组织直径 4cm，深度 1～1.5cm，避开在表现为严重的纤维化伴有蜂窝肺的病变部位取材。

第二节　特发性肺间质纤维化患者的护理

特发性肺间质纤维化（idiopathic pulmonary fibrosis，IPF）系指特发性间质性肺炎中病理表现为普通型间质性肺炎（usual interstitial pneumonia，UIP）的一种类型，是特发性间质性肠炎（idiopathic interstitial pneumonia，IIP）中最常见的一种，占47%～71%。病变局限于肺部，引起弥漫性肺纤维化，导致肺功能损害和呼吸困难，此病的曾用名较多，包括 Hamman-Rich 综合征、纤维化肺泡炎、隐源性纤维化肺泡炎、IIP 等。随着临床和病理研究的发展，确立 IPF 为一个独立的疾病，其临床演变规律、对治疗的反应和预后与其他类型的 IIP 有明显区别。

IPF 无准确的流行病学资料。美国新墨西哥州报道的患病率为男性 20.2/10 万，女性 7.4/10 万。欧洲和日本报道的患病率为（3～8）/10 万。患病率随着年龄的增长而增加，男性多于女性。近年来，临床诊断的病例有增加的趋势。

一、病因和发病机制

IPF 的发病机制尚不清楚，可能与接触粉尘或金属、自身免疫、慢性反复的微量胃内容物吸入、病毒感染和吸烟等因素有关，遗传基因对发病过程可能有一定的影响。致病因素导致肺泡上皮损伤和上皮下基底膜破坏，启动成纤维细胞的募集、分化和增生，导致胶原和细胞外基质过度生成。损伤的肺泡上皮和炎症浸润的白细胞通过自分泌和旁分泌的形式，分泌 TNF-α、TNF-β 和 IL-8 等。这些炎症介质促进肺纤维化的过程，肺泡内氧化负荷过重，也有可能参与肺泡的损伤过程。这种慢性损伤和纤维增生修复过程，最终导致肺纤维化。

二、病理

IPF 的病理改变与病重的严重程度有关。主要特点是病变在肺内分布不均一，可以在同一低倍视野内看到正常、间质炎症、纤维增生和蜂窝肺的变化，以下肺和胸膜下区域病变明显，肺泡壁增厚，伴有胶原沉积、细胞外基质增加和灶性单核细胞浸润。炎症细胞不多，通常局限在胶原沉积区或蜂窝肺区。肺泡腔内可见少量的Ⅱ型肺泡细胞聚集。可以看到蜂窝肺气囊、纤维化和纤维增生灶。继发的改变有肺容积减小、牵拉性支气管扩张和肺动脉高压等改变。

三、护理评估

（一）健康史

1. 询问患者是否大量吸烟。
2. 有无特殊职业接触史，如是否接触过花粉等。
3. 询问患者既往是否患有免疫系统疾病。
4. 以前用过何类药物。

5. 询问患者家属中是否有类似疾患。

6. 发病过程、伴随症状，既往病史和治疗经过。

（二）身体评估

1. 症状　主要表现渐进性加重的活动时呼吸困难和干咳，病程数月甚至数年。可以伴有全身不适、乏力和体重减轻等症状，但很少发热。

2. 体征　听诊发现80%以上的患者两肺底部有吸气末细小爆裂音或Velcro啰音，杵状指（趾）见于50%左右的患者。晚期可见明显发绀、肺动脉高压和右心功能不全征象。

（三）辅助检查

1. 胸部X线检查　典型的征象是以两肺基底部和外带为主的弥漫性网状或网结节样间质渗出，晚期有蜂窝肺和肺容积减少。5%~10%的IPF患者在首次就诊时X线胸片表现正常。

2. 胸部CT　尤其是高分辨率CT（HRCT）在评价肺实质异常的程度和性质方面较传统的X线胸片更敏感。HRCT显示斑片性病灶，主要位于胸膜下及两肺基底部，呈网状改变，甚至胸膜下蜂窝肺，或伴牵引性支气管和细支气管扩张。间或可见到灶性磨玻璃样变，胸腔积液或纵隔淋巴结肿大罕见。

3. 肺功能试验　表现为肺容量或肺活量减小，弥散量减低或肺泡通气量降低，低氧血症。

4. 支气管肺泡灌洗（BAL）和经支气管肺活检（TBLB）　BAL检查显示中性粒细胞和（或）嗜酸性粒细胞增多，而淋巴细胞增加不明显。TBLB因为取材太小，不可能做出UIP的病理诊断。所以BAL或TBLB的主要意义在于除外其他疾病，缩小鉴别诊断范围。

5. 血液化验检查　乳酸脱氢酶（LDH）、血细胞沉降率（ESR）和血清γ两种球蛋白可以增高诊断特异性。抗核抗体（ANA）或类风湿因子（RF）阳性见于大约30%的病例，但是效价增高不明显。效价明显增高（>1∶160）提示可能有结缔组织疾病。

6. 外科肺活检（开胸或经胸腔镜）　IPF的诊断是基于临床影像、病理综合评价，活检只是手段之一，对于诊断不清楚，没有手术禁忌证的患者应考虑外科肺活检。

虽然IPF具有上述特点，但是IPF的这些表现也可见于其他间质性肺疾病。因此，必须首先通过全面详细的病史、体格检查和相应的实验室检查，以除外其他原因引起的间质性肺疾病。

（四）心理社会评估

此病原因不明，临床上多出现进行性加重的呼吸困难，加之目前尚无有效的治疗手段，部分患者应用糖皮质激素和（或）免疫抑制剂有一定的不良反应，导致患者思想负担过大，心情郁闷，可出现各种心理问题，因此，要及时发现患者不良心理状态和情绪变化，尤其要注意评估心理问题导致的影响患者症状和治疗等行为的改变。

四、护理诊断和医护合作性问题

1. 低效性呼吸型态　与肺泡壁受损累及小气道，导致支气管周围炎症和纤维化，导致小气道和细支气管狭窄有关。

2. 气体交换受损　与肺组织炎症及纤维化致肺泡－毛细血管功能单位丧失最终导致气

体交换面积减少有关。

3. 活动无耐力 与疾病导致机体组织供氧功能下降，不能满足活动时机体需氧量增加有关。

4. 营养失调——低于机体需要量 与患者消化功能下降，摄食减少有关。

5. 焦虑 与病情加重、治疗效果不佳及预后不良有关。

6. 有感染的危险 与机体缺氧和应用糖皮质激素治疗导致机体抵抗力下降有关。

五、计划与实施

（一）目标

1. 患者低氧血症减轻，血气指标改善。

2. 患者呼吸状态改善，表现为呼吸困难减轻。

3. 活动量增加时不出现气短、胸闷等症状。

4. 患者营养状况好转，表现为食欲增加，体重稳定。

5. 患者学会自我放松技巧。

6. 患者感染危险因素减少，较少院内感染，表现为体温正常，血液检查示白细胞计数及分类正常。

（二）措施

1. 一般护理

（1）注意休息，减少组织耗氧量，给患者提供舒适安静的环境，鼓励患者卧床休息，并将日常用品放置于患者易于取到的地方，以减少体力的消耗。

（2）室内要保持适宜的温、湿度，一般以温度 22～24℃、湿度 50%～60% 为宜。室内温度过高，机体的水分因空气干燥而流失，可导致咽喉部的干燥，不利呼吸道疾病的康复。但室内湿度过高则有利于细菌繁殖，易导致继发性感染，所以要保持室内适宜的温、湿度。如有条件，最好安排单间，减少探视，以防继发感染。

（3）体位：采取舒适的半卧位或坐位，使膈肌下降，肺容量增加，减少呼吸困难的程度。

（4）饮食：给予高热量、高维生素、低脂、高蛋白的无刺激性饮食。嘱患者多饮水，1500ml/d，预防便秘。进食时可同时吸氧，避免进食时气短而影响食欲，必要时也可遵医嘱给予静脉补充营养。

2. 病情观察

（1）严密观察患者生命体征的变化，尤其是呼吸的变化，如呼吸频率、节律、深度，注意患者神志的变化，发绀情况。

（2）监测动脉血气变化，评定氧疗效果。

（3）注意记录患者每天的出入量，观察有无皮肤黏膜干燥、渐进性虚脱等水、电解质不平衡的征象及体征。

（4）注意患者体温及血象的变化，以防继发感染，如体温升高超过 39℃，可予以局部物理降温，也可遵医嘱给予降温药物及选用敏感抗生素，并观察药效所导致的不良反应。

3. 氧疗护理 IPF 患者存在不同程度的缺氧，但二氧化碳潴留不明显，因此，应给予中高浓度氧气，以提高血氧分压。同时要保证湿化给氧，湿化瓶液面达瓶体1/2左右。吸氧浓度要根据血气分析结果进行调整，患者病情严重，要做好气管插管、呼吸机辅助呼吸的准备。

4. 呼吸道管理

（1）指导有效的咳嗽、排痰，保持呼吸道通畅，预防感染：IPF患者多表现为刺激性干咳，合并肺部感染时，有咳痰。有效的咳嗽能促进痰液的排出，保持呼吸道通畅。方法：缓缓吸气，同时上身向前倾。咳嗽时将腹肌收缩，腹壁内收，吸气1次后连续咳3声，停止咳嗽，缩唇将余气尽量呼尽，再缓慢吸气，或平静呼吸片刻，准备再次咳嗽。如痰液较多，护士或家属可由下至上、由外向内的轻叩背部，以有利于痰液排出，如痰液黏稠，应鼓励患者多喝水，静脉输液补充水分以稀释痰液，要注意避免患者在进食或饮水后立即咳嗽，以防出现呕吐发生误吸，而且每日咳嗽、咳痰时间不宜过长，以免过度疲劳，加重呼吸困难。对于剧烈刺激性干咳的患者，可遵医嘱给予镇咳药物，但应密切观察麻醉性镇咳药物的不良反应。另外，遵医嘱给予抗生素，控制感染，并观察药物疗效。

（2）呼吸锻炼：IPF患者，因限制性通气功能障碍、呼吸频率的增加，导致呼吸肌工作量增加以及长期低氧、营养不良，故使患者感到疲劳，降低了通气效率。指导患者进行呼吸锻炼，可以提高呼吸效率，缓解呼吸肌疲劳。方法：根据病情患者可站位或平卧位，全身放松，经鼻吸气，从口呼气，呼吸要缓、细、匀。吸气时可见上腹部鼓起，呼气时内收，进行锻炼时将左、右手分别按放上腹部和前胸部，以便于检测胸腹呼吸运动情况。锻炼初期护士应在场指导，每日2次，每次10～15分钟，熟练后增加次数和时间。此方法简单，无痛苦，患者易于掌握，而且不需任何设备和条件，室内外均可进行。

5. 用药护理

（1）糖皮质激素的应用：大量长期应用糖皮质激素前首先做好用药指导，让患者了解激素的作用和不良反应、准时准剂量服药的重要性和突然撤药的严重后果。因大量长时间使用激素可引起急性消化道溃疡出血，故要指导患者按时进食易消化非刺激性食物；大剂量糖皮质激素易引起机体水电解质、胃肠道和内分泌功能紊乱，必须认真观察患者的24小时出入量、电解质及血糖检测结果。观察患者尿便、呕吐物的色、味、量及性状。同时遵医嘱按时给予保护胃黏膜药。定时观察患者血压和血糖的变化，必要时可用药物进行控制，长期应用激素还可引起骨质疏松，应注意补钙和避免摔伤。

（2）细胞毒性制剂的应用：IPF常用的细胞毒性制剂为硫唑嘌呤和环磷酰胺。应用环磷酰胺的患者常有食欲减退、恶心、呕吐、腹痛及腹泻等胃肠道反应，严重时可出现肠道黏膜脱落、坏死，少油腻，多饮水，必要时可输液，维持水、电解质平衡，另外，应用环磷酰胺及硫唑嘌呤的患者最大的不良反应为骨髓抑制，常有白细胞减少，血小板减少，进而影响机体免疫力，增加合并感染的几率，故应严密观察患者外周血象变化，若白细胞低于$3.0\times10^9/L$，血小板低于$(50\sim80)\times10^9/L$，或者发现血象骤然下降应暂停药，并给予升血药物，白细胞低于$3.0\times10^9/L$时应注意保护隔离，作为护理人员应严格执行清洁、消毒、隔离制度，并观察患者的体温变化，必要时可输注新鲜血、成分血或进行骨髓移植。血小板减少常有出血倾向，应注意观察患者有无牙龈出血、鼻出血、淤斑等，同时要注意室内温度及湿度适宜，防止鼻黏膜及口唇黏膜干裂，给患者进行注射时，要注意止血带不宜过紧，注射完毕应注意压迫针眼。

6. 心理护理　此病预后较差，死亡率高，患者往往产生恐惧、预感性悲哀等护理问题，护理方面要加强心理疏导，举些治疗成功的例子来增强战胜疾病的信心，耐心安慰解释，用温和的语言坦诚回答患者所提出的有关治疗、护理方面的问题，讲解自我护理方面的知识，解除其顾虑，消除紧张情绪，鼓励患者积极配合各项医护工作和充分休息，指导患者使用放松技巧，如缓慢的深呼吸、听音乐等，了解患者的家庭社会支持系统是否完善，制定护理措施，尽量让家属陪伴，满足生活上的需求。

7. 健康教育

（1）鼓励患者保持乐观情绪，树立长期治疗的决心。

（2）注意营养均衡，以高蛋白、高纤维素、低盐饮食为主，吸烟者需戒烟。

（3）保持良好的卫生习惯，注意口腔卫生。

（4）避免到人多的场合活动，以防发生交叉感染。

（5）坚持呼吸功能锻炼和长期氧疗，促进肺功能的康复。

（6）定期随访，及时发现病情变化，掌握及时就医指征。

（7）遵医嘱长期正确用药，切忌自用、自停药物。

六、预期结果与评价

1. 患者的症状改善，呼吸频率、节律和型态较前转好，呼吸困难得到缓解。
2. 能正确的进行呼吸，采用深而慢的呼吸方法使呼吸困难得到进一步控制。
3. 能正确的吸氧。
4. 患者能主动表达自己的焦虑情绪，焦虑减轻，能积极配合医务人员工作。
5. 对所用药物有较好的认识，能遵医嘱正确用药。

第三节　结节病患者的护理

结节病是一种原因不明的肉芽肿性疾病，可以侵犯机体的各个系统，其中以肺和淋巴系统的累及为最常见。特征性病理改变为受累器官的非干酪样坏死性肉芽肿。临床过程表现多样，初发患者中约2/3的患者可以自行缓解。受累器官的进行性毁损可以导致不可逆的纤维化和后遗症，病死率为1%～4%。

一、病因和发病机制

病因尚不清楚。曾对感染因素（如细菌、病毒、支原体、真菌类等）进行观察，未获确切结论。对遗传因素也进行过研究，未能证实。现多数人认为，细胞免疫功能和体液免疫功能紊乱是结节病的重要发病机制。在某种（某些）致结节病抗原的刺激下，肺泡内巨噬细胞（Am）和T_4细胞被激活。被激活的Am释放白细胞介素-1（IL-1），IL-1是一种很强的淋巴因子，能激发淋巴细胞释放IL-2，使T_4细胞成倍增加并在淋巴激活素的作用下，使B淋巴细胞活化，释放免疫球蛋白，自身抗体的功能亢进。被激活的淋巴细胞可以释放单核细胞趋化因子、白细胞抑制因子和巨噬细胞移行抑制因子。单核细胞趋化因子使周围血中的单核细胞源源不断地向肺泡间质聚集，结节病时其肺泡内浓度约为血液的25倍。在许多未知的抗原及介质的作用下，T 淋巴细胞、单核细胞及巨噬细胞等浸润在肺泡内，形成结节病早期阶段——肺泡炎阶段。随着病变的发展，肺泡炎的细胞成分不断减少，而巨噬细胞衍生的上皮样细胞逐渐增多，在其合成和分泌的肉芽肿激发因子（granuloma-inciting factor）等的作用下，逐渐形成典型的非干酪性结节病肉芽肿。后期，巨噬细胞释放的纤维连结素（fibronectin，Fn）能吸引大量的成纤维细胞（Fb），并使其和细胞外基质黏附，加上巨噬细胞所分泌的成纤维细胞生长因子（growth factor of fibroblasts，GFF），促使成纤维细胞数增加；与此同时，周围的炎症和免疫细胞进一步减少以致消失导致肺的广泛纤维化。

总之，结节病是未知抗原与机体细胞免疫和体液免疫功能相互抗衡的结果。由于个体的差异（年龄、性别、种族、遗传因素、激素、HLA）和抗体免疫反应的调节作用，视其产生的促进因子和拮抗因子之间的失衡状态决定肉芽肿的发展和消退，表现出结节病不同的病理状态和自然缓解的趋势。

二、病理

结节病的病理特点是非干酪样坏死性类上皮肉芽肿。肉芽肿的中央部分主要为多核巨噬细胞和类上皮细胞，周围有淋巴细胞浸润，而无干酪样病变。在巨噬细胞的胞质中可见有包涵体，如卵圆形的舒曼（schaumann）小体，双折光的结晶和星状小体（asteroid body）。肺结节病的初发病变有较广泛的单核细胞、巨噬细胞、淋巴细胞浸润的肺泡炎，累及肺泡壁和间质。但在慢性阶段，肉芽肿周围的成纤维细胞胶原化和玻璃样，成为非特异性的纤维化。肉芽肿的组织形态学表现并无特性，可见于分枝杆菌和真菌感染，或为异物或外伤的组织反应，亦可见于铍病、第三期梅毒、淋巴瘤和外源性变态反应性肺泡炎等。

三、护理评估

（一）健康史

结节病因不明，多数患者是在体检或疾病发展过程中出现相关症状后诊治的。因此，对本病的评估应提倡早发现与疾病相关的病史，仔细询问患者原发病起病时间及进展情况，了解肺部及肺外受累相关病史资料，以协助诊断和治疗。

（二）身体评估

1. 非特异性表现　多发于中年，将近半数的结节病患者无症状。约 1/3 的患者有发热，多为低热，伴无力、盗汗和体重减轻。

2. 肺部症状与体征　90% 以上的结节病累及肺，表现呼吸困难、咳嗽、胸闷和胸痛，咯血罕见。部分患者的肺部能闻及爆裂音或喘鸣音，杵状指罕见。

3. 肺外器官受累的表现　结节病可以累及全身各个系统，浅表淋巴结肿大，以颈部淋巴结肿大常见。眼部受累引起视物模糊，视力下降等。皮肤病变引起皮肤红斑和皮下结节等。关节病变引起关节肿痛。心脏受累引起心律失常等。神经系统、肝、胃肠、内分泌、血液和肾等也可受累。

（三）辅助检查

1. 胸部 X 线检查与分期（表 29-2）

表 29-2　胸部 X 线检查与分期

分期	表现
0	无异常 X 线所见
Ⅰ	双侧肺门淋巴结肿大，无肺部异常
Ⅱ	双侧肺门淋巴结肿大，伴肺部网状、结节状或片状阴影
Ⅲ	肺部网状、结节状或片状阴影，无双侧肺门淋巴结肿大
Ⅳ	肺纤维化，蜂窝肺，肺大疱，肺气肿

2. 胸部 CT/HRCT　HRCT 的典型表现为沿着支气管血管束分布的微小结节，和融合成球的肺泡渗出，其他异常有磨玻璃样变、索条带影、蜂窝肺、牵引性支气管扩张、血管或支气管的扭曲或变形。病变多侵犯上叶，肺底部相对正常。可见气管前、气管旁、主动脉旁和隆突下区的淋巴结肿大。

3. 肺功能试验　80% 以上的Ⅰ期结节病患者的肺功能正常，但是Ⅱ期或Ⅲ期结节病的肺功能异常者占 40%～70%，特征性变化是限制性通气功能障碍和弥散量降低及氧合障碍。约 1/3 以上的患者同时有气道阻塞。

4. 支气管肺泡灌洗（BAL）　BAL 检查主要显示淋巴细胞增加，CD4/CD8 比值可增加。

5. 血液化验　血清血管紧张素转化酶增高主要见于活动期结节病患者。可有高钙血症、高尿钙症。另外，血清 γ 丙种球蛋白、血细胞沉降率、碱性磷酸酶也可以增加，但是无诊断特异性。

6. 结核菌素试验阴性，痰中未找到结核分枝杆菌。

7. ^{67}Ga 核素肺扫描可以帮助判断结节病的活动性。

8. 活检　对Ⅰ期、Ⅱ或Ⅲ期结节病可以通过支气管镜检查进行支气管内膜活检或经支气管肺活检（TBLB）。对于有纵隔增宽或非对称性肺门淋巴结肿大，而支气管镜检查未能确诊者，应考虑经支气管淋巴结活检或纵隔镜检查。因为支气管镜或纵隔镜几乎总是能建立结节病的诊断，所以很少需要经胸腔镜或开胸肺活检。如果临床发现病变累及皮肤、淋巴结、口唇或结膜，这些部位的活检也具有诊断意义。

（四）心理社会评估

在治疗过程中，要及时发现患者不良心理状态和情绪变化，尤其要注意评估心理问题导致的影响治疗等健康行为的改变。

四、护理诊断和医护合作性问题

1. 气体交换受损　与呼吸肌受累，肺部广泛纤维化有关。
2. 活动无耐力　与疾病导致机体组织供氧失调有关。
3. 营养失调——低于机体需要量　与患者食欲下降，摄食减少有关。
4. 焦虑　与病情加重、治疗效果不佳及预后不良有关。
5. 有感染的危险　与长期应用糖皮质激素治疗导致机体抵抗力下降有关。
6. 自我形象紊乱　与病变累及皮肤引起结节性红斑，侵犯头皮引起脱发有关。

7．知识缺乏　缺乏疾病相关知识。

五、计划与实施

（一）目标

1．患者保持呼吸平稳和有效的呼吸状态。

2．活动量增加时不出现气短、胸闷等症状。

3．患者营养状况好转，表现为食欲增加，体重稳定。

4．患者学会自我放松技巧。

5．能正确说出有效避免和预防感染的方法。

6．患者能正确认识现存的身体外表改变，表现为乐观开朗、对治疗充满信心。

7．能说出疾病相关知识，能正确说出应用糖皮质激素的治疗意义和停用方法。

（二）措施

1．有效的心理疏导　由于大多数患者对此病缺乏了解和认识，患者往往思想负担过重，产生焦虑、紧张、抑郁等不良心理问题。护士应及时的向患者介绍疾病相关知识，包括疾病的性质、病程、常见症状、治疗方法、预防复发的方法等，使患者学会主动应对疾病的方法。另外，由于此病在部分患者中累及皮肤引起结节或红疹，侵犯头皮引起脱发，从而影响患者的容貌，给生活和工作带来不便，对此，要做好积极的心理疏导，鼓励患者表达对目前改变的感受，鼓励患者养成修饰习惯，如头发脱落可戴假发，帮助患者适应社会活动、人际交往。

2．一般护理

（1）注意休息，减少组织耗氧量：给患者提供舒适安静的环境，鼓励患者卧床休息，并将日常用品放置于患者易于取到的地方，以减少体力的消耗。

（2）室内要保持适宜的温度、湿度，一般以温度22～24℃，湿度50%～60%为宜。若室内温度过高，机体的水分因空气干燥而流失，导致咽喉部干燥，不利呼吸道疾病的康复。室内湿度过高则有利于细菌繁殖，易导致继发性感染，所以要保持室内适宜的温度、湿度。如有条件，最好安排单间，减少探视，以防继发感染。

（3）体位：采取舒适的半卧位或坐位，减少呼吸困难的程度。

（4）饮食护理：要给予高蛋白、高维生素、低盐饮食为主，多食用新鲜蔬菜、水果，禁食油腻、辛辣、海鲜及刺激性食物。但需注意的是，结节病对维生素D特别敏感，可引发高血钙和高尿钙症状，应列为禁忌。过分的油腻可引起皮肤分泌过多的油脂，辛辣食物容易引起皮肤过分的汗液分泌，海鲜食物可加重皮肤的过敏症状，因此，对结节病的患者要格外注意饮食护理。

3．指导有效的咳嗽、排痰，保持呼吸道通畅　遵医嘱给予氧气吸入；根据患者的活动耐力，指导患者进行活动，促进排痰，必要时吸痰；密切观察患者呼吸频率、深浅度、节律的变化；严密监测动脉血气分析值；遵医嘱使用抗生素，并观察药物疗效。具体有效咳痰方法及呼吸锻炼方法见特发性肺间质纤维化的护理一节。

4．预防院内感染　保持病室空气新鲜，每日通风2次，每次15～30分钟，并防止受寒；保证湿化给氧，定期更换湿化瓶及湿化用的蒸馏水；鼓励并指导患者有效咳嗽，避免痰液潴留；严密观察患者生命体征的变化，特别要注意患者体温及血象变化，如体温升高超过39℃，可予以局部物理降温，也可遵医嘱给予降温药物及选用敏感抗生素；听诊肺部呼吸音，发现异常及时报告医生；观察痰液的颜色、量、气味。如痰液的量突然增加、颜色改变、黏稠，提示可能有感染存在。

5. 用药护理 见特发性肺间质纤维化的护理一节。

6. 健康教育

（1）鼓励患者保持乐观情绪，树立长期治疗的决心。

（2）注意营养均衡，以高蛋白、高纤维素、低盐饮食为主，吸烟者需戒烟。

（3）保持良好的卫生习惯，注意口腔卫生。

（4）避免到人多的场合活动，嘱患者外出戴口罩，以防发生交叉感染。

（5）坚持呼吸功能锻炼，促进肺功能的康复。

（6）定期复查，及时发现病情变化，掌握及时就医指征，定期复查血象、血糖等指标。

（7）遵医嘱长期正确用药，切忌自用、自停药物。

（8）加强疾病相关知识的教育，针对不同的患者制定宣传教育提纲。

六、预期结果与评价

1. 患者能保持呼吸道的通畅，能正确地进行呼吸及有效的咳嗽。

2. 在病情允许的情况下进行适当锻炼，机体免疫力增加，未发生肺部继发感染或肺不张。

3. 患者能主动表达自己的焦虑情绪，焦虑减轻，能积极配合医务人员的工作。

4. 能较好的了解所用药物，能遵医嘱正确用药。

（刘秋云）

第三十章 肺血管疾病患者的护理

关键词

6 minutes walk test	6 分钟步行试验
acute pulmonary vasodilator testing	急性肺血管扩张试验
activated partial thromboplastin time	活化部分凝血激酶时间
chronic thromboembolic pulmonary hypertension	慢性血栓栓塞性肺动脉高压
deep venous thrombosis	深静脉血栓形成
idiopathic pulmonary arterial hypertension	特发性肺动脉高压
mean pulmonary arterial pressure	平均肺动脉压
pulmonary arterial hypertension	动脉型肺动脉高压
pulmonary arterial systolic pressure	肺动脉收缩压
pulmonary capillary wedge pressure	肺毛细血管楔压
pulmonary embolism	肺栓塞
pulmonary infarction	肺梗死
plexiform lesion	丛状损害
plexogenic pulmonary arteriopathy	致丛性肺动脉病
pulmonary thromboembolism	肺血栓栓塞症
right ventricular systolic pressure	右心室收缩压
secondary pulmonary hypertention	继发性肺动脉高压
venous thromboembolism	静脉血栓栓塞症

第一节 特发性肺动脉高压患者的护理

肺动脉高压是一种临床常见病，可由许多心、肺和肺血管疾病引起。肺动脉高压时因肺循环阻力增加，右心负荷增大，最终导致右心衰竭，从而引起一系列临床表现。2003 年世界卫生组织（WHO）按照病因、病理生理、治疗方法及预后特点将其分为 5 大类，该分类方法对于制定肺动脉高压患者的治疗方案具有重要的指导意义。美国胸科医师学院（ACCP）和欧洲心血管病学会（ESC）2004 年又对此分类法进行了修订（表 30-1）。

表 30-1 肺动脉高压的分类（根据 WHO 2003，ACCP、ESC 2004 综合修订）

1. 动脉性肺动脉高压

（1）特发性肺动脉高压

（2）家族性肺动脉高压

（3）相关疾病、因素所致

1）胶原性血管病

2）先天性体 - 肺分流

3）门静脉高压

4）HIV 感染

5）药物、毒性物质

6）其他：I 型糖原过多症，Gaucher 病，甲状腺疾病，遗传性出血性毛细血管扩张症，血红蛋白病，骨髓增生性疾病，脾切除

（4）广泛肺静脉和（或）毛细血管病变所导致的肺动脉高压

1）肺静脉闭塞病

2）肺毛细血管瘤

（5）新生儿持续性肺动脉高压

2. 静脉性肺循环高压（左心系统疾病伴发肺动脉高压）

（1）左房或左室性心脏疾病

（2）左心瓣膜性心脏病

3. 低氧血症相关性肺动脉高压

（1）慢性阻塞性肺疾病

（2）间质性肺疾病

（3）睡眠呼吸障碍

（4）肺泡低通气病变

（5）高原环境下慢性缺氧

（6）肺发育不良

4. 慢性血栓和（或）栓塞性肺动脉高压

（1）肺动脉近端血栓栓塞

（2）肺动脉远端血栓栓塞

（3）非血栓性（肿瘤、寄生虫、异物等）肺栓塞

5. 其他原因所致肺动脉高压：结节病，肺朗格汉斯细胞增多症，淋巴管肌瘤病，肺血管压迫（腺瘤、肿瘤、纤维性纵隔炎）

肺动脉高压，尤其是动脉型肺动脉高压具有潜在致命性，早期明确诊断、及时规范治疗是获得最佳疗效的关键，否则患者预后极差。

特发性肺动脉高压是一种不明原因的肺动脉高压。国外研究结果表明，特发性肺动脉高压多在患者出现症状后2年左右才能确诊，而确诊后的自然病程仅2.5~3.4年。

一、病因和发病机制

目前肺动脉高压的诊断标准：在海平面状态下、静息时，右心导管测量所得平均肺动脉压>25mmHg，或者运动状态下平均肺动脉压>30mmHg。此外，诊断动脉性肺动脉高压，除需满足上述标准之外，还应包括肺毛细血管楔压或左心室舒张末压<15mmHg。超声心动图是筛查肺动脉高压最重要的无创性检查方法，超声心动图拟诊肺动脉高压的推荐标准为肺动脉收缩压≥40mmHg。

特发性肺动脉高压迄今病因不明，目前认为，发病与遗传因素、自身免疫及肺血管收缩等因素有关。

1. 遗传因素　家族性肺动脉高压至少占所有特发性肺动脉高压的6%，家系研究表明，其遗传类型为常染色体显性遗传。

2. 免疫因素　免疫调节作用可能参与特发性肺动脉高压的病理过程。有29%的患者抗核抗体水平明显升高，但却缺乏结缔组织病的特异性抗体。

3. 肺血管内皮功能障碍　肺血管收缩和舒张由肺血管内皮分泌的收缩因子和舒张因子共同调控，收缩因子主要为血栓素A和内皮素-1，舒张因子主要是前列环素和一氧化氮。由于因子表达不平衡，导致肺血管处于收缩状态，从而引起肺动脉高压。

4. 血管壁平滑肌细胞钾离子通道缺陷　特发性肺动脉高压患者存在电压依赖性钾离子通道功能缺陷，钾离子外流减少，细胞膜处于除极状态，使钙离子进入细胞内，从而使血管处于收缩状态。

二、病理

肺动脉高压患者的各级肺动脉均可发生结构重建，且严重程度和患者的预后相关。特发性肺动脉高压在病理上主要表现为致丛性肺动脉病，即由动脉中层肥厚、向心或偏心性内膜增生、丛状损害和坏死性动脉炎等构成的疾病。

三、护理评估

（一）健康史

1. 既往史　先天性心脏病、结缔组织病、HIV感染史、减肥药物治疗史、肝病及贫血等都是肺动脉高压病因分类的重要线索。

2. 个人史　有无危险因素接触史，如印刷厂和加油站工人接触油类物品、HIV感染、同性恋、吸毒及染发剂等特殊接触史。

3. 婚育史　女性患者有无习惯性流产史，男性患者其母亲、姐妹等直系亲属有无习惯性流产等病史。

4. 家族史　家族有无肺动脉高压患者至关重要，有无其他家族遗传性病史对于发现新的危险因素、帮助诊断分类亦具有重要意义。

（二）身体评估

1. 症状　特发性肺动脉高压早期通常无症状，仅在剧烈活动时感到不适；随着肺动脉压力升高，可逐渐出现全身症状。

（1）呼吸困难：最常见的首发症状是活动后呼吸困难，标志肺动脉高压患者出现右心功能不全。

（2）胸痛：是右心负荷增加、耗氧量增多及冠状动脉供血减少等引起心肌缺血所致。

（3）眩晕或晕厥：当发生晕厥或眩晕时，则标志患者心排出量已经明显下降。

（4）咯血：咯血量通常较少，有时也可因大咯血而死亡。

特发性肺动脉高压患者首次出现症状至确诊的时间间距与预后有明确的相关性，因此，病历采集时应准确记录首次出现症状的时间。

2. 身体评估　肺动脉高压的体征：因肺动脉压力升高出现肺动脉瓣第二心音亢进；肺动脉瓣开放突然受阻出现收缩早期喷射性喀喇音；三尖瓣关闭不全引起三尖瓣区的收缩期反流杂音；晚期右心功能不全时出现颈静脉充盈或怒张；下肢水肿；发绀；右室肥厚可导致剑突下出现抬举性搏动。

（三）辅助检查

1. 心电图　肺动脉高压患者的心电图表现缺乏特异性，提示存在肺动脉高压心电图改变：①电轴右偏；②Ⅰ导联出现S波；③右心室高电压；④右胸前导联出现ST段压低、T波低平或倒置。

2. 胸部X线检查　肺动脉高压患者胸部X线检查征象可能有肺动脉段凸出及右下肺动脉扩张，伴外周肺血管稀疏（截断现象）；右心房和右心室扩大。胸部X线检查对于中、重度肺动脉高压患者有更高的诊断价值。

3. 超声心动图　是筛选肺动脉高压最重要的无创性检查方法，不合并肺动脉瓣狭窄及流出道梗阻情况时，肺动脉收缩压等于右室收缩压。可通过多普勒超声心动图测量收缩期右室与右房压差来估测右室收缩压。多普勒超声心动图拟诊断肺动脉高压不仅要有特征性三尖瓣反流并估测肺动脉收缩压，还需合并有右心室扩张、肥厚等征象。

4. 肺功能评价　肺功能评价是鉴别诊断常规检查方法之一，如无禁忌，所有肺动脉高压患者均应进行肺功能检查和动脉血气分析，了解患者有无通气障碍及弥散障碍。

5. 睡眠监测　约有15%阻塞性睡眠呼吸障碍的患者合并肺动脉高压，肺动脉高压患者应常规进行睡眠监测。

6. 胸部CT　主要了解肺部其他病变。进行CT肺动脉造影可使大多数慢性血栓栓塞性肺动脉高压确诊，从而避免风险更大的肺动脉造影检查。

7. 肺通气灌注扫描　因为肺动脉高压通气功能一般正常，所以往往会呈现通气/灌注比例失调。肺通气灌注扫描对于诊断慢性血栓栓塞性肺动脉高压有比较重要的价值。

8. 右心导管检查　右心导管检查不仅是确诊肺动脉高压的金标准，也是指导确定科学治疗方案必不可少的手段。对病情稳定、WHO肺动脉高压功能分级Ⅰ～Ⅲ级、没有明确禁忌证的患者均应积极开展标准的右心导管检查。临床诊断肺动脉高压时，肺毛细血管楔压必须 <15mmHg。

9. 急性肺血管扩张试验　部分肺动脉高压发病机制可能与肺血管痉挛有关，肺血管扩张试验是筛选这些患者的有效手段。急性肺血管扩张试验阳性提示肺循环内有相当多的小肺动脉处于痉挛状态。

急性肺血管扩张试验阳性标准：平均肺动脉压下降到40mmHg之下；平均肺动脉压下降幅度超过10mmHg；心排出量增加或至少不变。必须满足此3项标准，才可将患者诊断为试验结果阳性。

10. 肺动脉造影检查指征 ①临床怀疑有慢性血栓栓塞性肺动脉高压而无创检查不能提供充分证据；②慢性血栓栓塞性肺动脉高压术前评价；③临床诊断为肺血管炎，需要了解肺血管受累程度；④诊断肺动脉内肿瘤。但肺动脉造影并非肺动脉高压常规检查项目。血流动力学不稳定的肺动脉高压患者进行肺动脉造影可能会导致右心功能衰竭加重，甚至猝死。

（四）心肺功能评价

1. 6分钟步行试验 6分钟步行距离试验是评价肺动脉高压患者活动耐量最重要的检查方法。在西方肺动脉高压临床诊治中心，肺动脉高压患者首次入院后常规进行此项试验，而且首次住院的6分钟步行距离与预后有明显的相关性。此外，6分钟步行距离试验也是评价治疗是否有效的关键方法。Borg呼吸困难分级指数与6分钟步行距离试验结合可用来评价肺动脉高压患者的心肺功能状态（表30-2、表30-3）。

表30-2 6分钟步行试验结果报告表

姓名	性别	年龄	病案号
目前诊断			
心功能分级			
试验日期			
	试验前		试验后
步行距离			
心率			
血压			
血氧饱和度			
Borg呼吸困难分级			
试验中患者出现的症状			
备注			

2. WHO肺动脉高压功能评级 1998年第二次WHO肺动脉高压专题会议上就已经提出对肺动脉高压患者的活动耐量应该有一个统一的分级评价标准，其分级原则可根据纽约心脏病学会（NYHA）心功能分级标准修订，但加入了肺动脉高压症状的描述（表30-4）。患者首次入院时的肺动脉高压功能评级与预后密切相关。

表 30-3 Borg scale 分级

0 级	没有任何呼吸困难症状
0.5 级	呼吸困难症状非常非常轻微（几乎没有被察觉）
1 级	呼吸困难症状非常轻微
2 级	呼吸困难症状轻微（轻）
3 级	有中等程度的呼吸困难症状
4 级	呼吸困难症状稍微有点重
5 级	呼吸困难症状严重（重）
6 级	
7 级	呼吸困难症状非常重
8 级	
9 级	
10 级	呼吸困难症状非常非常严重（最重）

表 30-4 WHO 肺动脉高压患者心肺耐力功能分级评价标准

Ⅰ级	患者体力活动不受限，日常体力活动不会导致气短、乏力、胸痛或黑蒙
Ⅱ级	患者体力活动轻度受限，休息时无不适，但日常活动会出现气短、乏力、胸痛或近乎晕厥
Ⅲ级	患者体力活动明显受限，休息时无不适，但低于日常活动量时即出现气短、乏力、胸痛或近乎晕厥
Ⅳ级	患者不能进行任何体力活动，有右心衰竭的征象，休息时可有气短和（或）乏力，任何体力活动都可加重症状

（五）心理社会评估

肺动脉高压已成为严重危害国人身心健康的疾病，国内虽没有具体的数据统计，但据美国注册登记研究结果，特发性的肺动脉高压年发病率为（2～3）/100 万。且一旦确诊肺动脉高压，就需要接受长期的治疗。需评估患者及家属对肺动脉高压的认识，评估患者及家属出现的焦虑、悲观失望等心理问题。

四、护理诊断

1. 低效性呼吸型态　与低氧血症有关。
2. 心排出量减少　与肺动脉压升高有关。
3. 活动无耐力　与劳累后缺氧有关。
4. 焦虑　与呼吸困难、丧失自信有关。
5. 体液过多　与右心功能不全有关。
6. 潜在并发症　心律失常、呼吸衰竭、心力衰竭、洋地黄中毒。

五、计划与实施

（一）目标

通过实施治疗与护理，患者能够：

1. 维持正常的呼吸状态，血气正常。
2. 肺动脉压降低。
3. 活动后无明显呼吸困难。
4. 积极配合治疗，充满自信。
5. 没有出现并发症或能及时发现。
6. 右心功能得到改善。

（二）实施

1. 肺动脉高压的传统治疗　传统内科治疗包括吸氧、利尿、强心和抗凝。主要是针对右心功能不全和肺动脉原位血栓形成。先天性心脏病患者应尽早行介入封堵或外科修补矫治术。

（1）氧疗：肺动脉高压患者吸氧治疗的指征是血氧饱和度低于90%；先天性体-肺分流性心脏病引起的肺动脉高压则无此限制。根据患者缺氧的轻重程度调节氧流量。

尽量限制患者活动量，减少活动中的疲劳，给予易咀嚼、易消化、富含维生素的饮食，限制总热量的摄入，少量多餐，避免过饱；适当控制液体摄入量，限制钠盐摄入；勿用力排便，必要时使用缓泻剂。

（2）利尿剂：对合并右心功能不全的肺动脉高压患者，初始治疗应给予利尿剂。

应用利尿剂应注意有关不良反应的观察和预防，如袢利尿剂和噻嗪类利尿剂最主要的不良反应是低钾血症，从而诱发心律失常或洋地黄中毒，故应监测血钾及有无乏力、腹胀、肠鸣音减弱等低钾血症的表现，同时多补充含钾丰富的食物，如深色蔬菜、瓜果、豆类等，必要时遵医嘱静脉补钾。氨苯蝶啶的不良反应有胃肠道反应、嗜睡、皮疹，长期用药可产生高钾血症，尤其伴肾功能减退、少尿或无尿者应慎用。螺内酯毒性甚小，肾功能不全及高钾血症者禁用。

（3）地高辛：存在右心功能不全的患者可以小剂量应用洋地黄类药物，但应注意密切监测血药浓度。

洋地黄用量个体化差异很大，老年人、重度心力衰竭、低钾、肾功能减退等情况对洋地黄敏感，使用时应严密观察患者用药后反应。洋地黄中毒最重要的反应是各类心律失常，最常见室性期前收缩，多呈二联律或三联律。用维持量法给药时胃肠道反应（如食欲不振、恶心、呕吐）和神经系统症状（如头痛、视物模糊、黄绿视等）十分少见。

洋地黄中毒的处理：①立即停用洋地黄；②补充钾盐，可口服或静脉补充氯化钾，停用排钾利尿剂；③纠正心律失常。

（4）华法林：为了对抗肺动脉原位血栓形成，一般使国际标准化比值控制在1.5～2.0之间。注意观察患者有否牙龈出血、皮肤淤点淤斑、血尿等。

（5）多巴胺：是重度右心衰竭（NYHA Ⅳ级）和急性右心衰竭患者首选的正性肌力药物，一般起始剂量为3～5μg/(kg·min)，可逐渐加量到8～10μg/(kg·min)甚至更高。密切监察血压变化，做到准确、及时。

2. 肺血管扩张剂　目前临床上应用的血管扩张剂有钙通道阻滞剂、前列环素及其结构类似物、内皮素受体阻断剂。

（1）钙通道阻滞剂：急性血管扩张药物试验结果阳性是应用钙离子阻断剂治疗的指征。对急性肺血管扩张试验结果阳性的患者应根据心率情况选择钙通道阻滞剂。

钙通道阻滞剂应用时会出现直立性低血压、心动过速、头痛、面色潮红、多尿、胫前及踝部水肿等，可嘱患者用药后缓慢变换体位可以减少体直立低血压的发生，必要时降低药物剂量；心动过速为药物扩血管反射性激活交感神经系统所致，必要时可以与β受体阻滞剂合用以减少其发生；头痛、颜面潮红、多尿为药物的扩血管作用所致，随用药时间的延长症状可以减轻或消失。

（2）前列环素类药物：不仅能扩张血管降低肺动脉压，长期应用尚可逆转肺血管改建。常用的前列环素有依前列醇、曲前列尼尔、贝前列素、伊洛前列素。常见不良反应包括下颌痛、头痛、腹泻、潮红、腿痛和恶心，通常轻微且与剂量相关。使用吸入治疗的肺动脉高压患者需接受雾化器使用培训，以避免不恰当应用而浪费药品，并确保达到最佳疗效。

（3）内皮素受体阻断剂：可改善肺动脉高压患者的临床症状和血流动力学指标，提高运动耐量，改善生活质量和生存率，推迟临床恶化的时间。常用非选择性内皮素受体阻断剂波生坦，初始剂量为62.5mg，每天2次。

由于具有潜在的肝毒性，建议治疗期间至少每月监测1次肝功能。如转氨酶增高小于等于正常值高限3倍，可以继续用药观察；3～5倍之间，可以减半剂量继续使用或暂停用药，每2周监测1次肝功能，待转氨酶恢复正常后再继续使用；5～8倍之间，暂停用药，每2周监测1次肝功能，待转氨酶恢复正常后可考虑再次用药；但当达8倍以上时，需要立即停止使用，终生不再考虑重新用药。

（4）其他：一氧化氮吸入治疗。精氨酸是合成一氧化氮的底物，补充L-精氨酸能增加一氧化氮的合成，降低肺动脉压，是一种辅助性治疗。

3. 其他治疗方法　房间隔造口术，单侧肺移植、双肺移植及心肺移植。

六、健康教育

1. 指导患者注意避免诱发心力衰竭的因素，如感染、过度劳累、情绪激动钠盐摄入过多、输液过快等。

2. 合理安排活动与休息，避免重体力劳动，适当活动有利于提高心脏储备力，提高活动耐力，改善心理状态和生活质量。

3. 严格遵医嘱服药，不随意增减或撤换药物。服用地高辛的患者应会识别中毒反应并及时就诊，注意定期到门诊随访，防止病情发展。

4. 教育患者家属给予患者积极的支持，帮助患者树立信心，保持情绪稳定。

七、预期结果与评价

肺动脉高压患者一旦出现临床症状，往往提示右心功能已经严重受损。早发现、早诊断、早治疗对于改善患者预后非常重要。但病情的轻重和发展趋势有较大的差异，对患者的评价包括：

1. 患者能否维持正常的呼吸状态。
2. 活动后有无明显呼吸困难。
3. 能否积极配合治疗，充满自信。
4. 是否发生并发症。

第二节 肺栓塞患者的护理

肺栓塞是以各种栓子阻塞肺动脉系统为其发病原因的一组疾病或临床综合征的总称，包括肺血栓栓塞症、脂肪栓塞综合征、羊水栓塞、空气栓塞等。

肺血栓栓塞症为来自静脉系统或右心的血栓阻塞肺动脉或其分支所致的疾病，以肺循环和呼吸功能障碍为主要临床和病理生理特征。肺血栓栓塞症是肺栓塞最常见的类型，占肺栓塞中的绝大多数，通常所称的肺栓塞即指肺血栓栓塞症。

肺动脉发生栓塞后，其支配区的肺组织因血流受阻或中断发生坏死，称肺梗死。

引起肺血栓栓塞症的血栓主要来源于深静脉血栓形成，肺血栓栓塞症常为深静脉血栓形成的并发症。肺血栓栓塞症与深静脉血栓形成共属于静脉血栓栓塞，为静脉血栓栓塞的二种类别。静脉血栓栓塞很常见，国内资料有限，在美国和欧洲发病率为1/1000，而且有增加的趋势，并与死亡危险增加有关，深静脉血栓和肺栓塞的早期死亡率均很高，分别为3.8%和38.9%。流行病学研究显示，静脉血栓栓塞是住院患者致死和致残的主要原因之一。肺栓塞是最常见且可预防的，预防肺栓塞也是降低住院患者死亡率的最重要策略。大块肺栓塞发生前通常没有先兆，因此这类患者的心肺复苏成功率极低。住院期间因肺栓塞死亡的患者中，70%~80%在死亡前根本没有考虑到肺栓塞的可能。

本节以肺血栓栓塞症为阐述对象来介绍肺栓塞。

一、危险因素

肺血栓栓塞症的危险因素同静脉血栓栓塞症，包括任何可以导致静脉血液淤滞、静脉系统内皮损伤和血液高凝状态的因素。易发生静脉血栓栓塞症的危险因素包括原发性和继发性两类。

原发性危险因素由遗传变异引起，包括V因子突变、蛋白C缺乏、蛋白S缺乏和抗凝血酶缺乏等，常以反复静脉血栓栓塞为主要临床表现。如果40岁以下的年轻患者无明显诱因或反复发生静脉血栓栓塞症，或呈家族遗传倾向，应注意做相关遗传学检查。

继发性危险因素指后天获得的易发生静脉血栓栓塞症的多种病理生理异常，包括骨折、创伤、手术、恶性肿瘤和口服避孕药等。这些危险因素可以单独存在，也可同时存在，协同作用。年龄可作为独立的危险因素，随着年龄的增长，静脉血栓栓塞症的发病率逐渐增高。

对于存在危险因素，特别是同时存在多种危险因素的患者，应加强预防，有及时识别深静脉血栓形成和肺血栓栓塞症的意识。对静脉血栓栓塞症患者，应注意其中部分人存在隐藏的危险因素，如恶性肿瘤等。

二、病理生理

肺血栓栓塞症的栓子可从微血栓到巨大的骑跨型血栓，较大的血栓栓塞多来源于下肢深静脉，始发血栓主要是细胞成分和纤维蛋白组成的机化体，脱落部分主要由纤维蛋白、红细胞及血小板组成。双侧肺栓塞多于单侧，右肺多于左肺，下肺多于上肺。肺栓塞为一急性过程，一旦发生，血管腔堵塞，血流减少或中断，引起不同程度的血流动力学或呼吸功能改变，重者肺循环阻力突然增加，肺动脉压升高，右心扩大致室间隔左移，排血量下降，休克，脑血管和冠状血管供血不足，导致晕厥，甚至死亡。

栓塞部位的肺血流减少，肺泡无效腔量增大；肺内血流重新分布，通气/血流比例失调；右心房压升高可引起功能性闭和的卵圆孔开放，产生心内右向左分流；神经体液因素可引起支气管痉挛；栓塞部位肺泡表面活性物质分泌减少；毛细血管通透性增高，间质和肺泡内液体增多或出血；肺泡萎缩，呼吸面积减小；肺顺应性下降，肺体积缩小并可出现肺不张；若累及胸膜，可出现低氧血症，代偿性过度通气（低碳酸血症）或相对性低肺泡通气。

由于肺组织的多重氧（养）供系统，肺栓塞时一般不会出现组织坏死，但仍有部分患者发生肺梗死，原因主要是患者的基础心肺疾病影响肺组织的多重氧（养）供系统，如其他引起休克或心排出量明显下降的疾病，包括二尖瓣狭窄、左心功能不全等。

三、护理评估

（一）健康史

1. 了解患者的一般情况，如高龄、肥胖、吸烟史、活动情况及近期长期长时间坐位旅行史。

2. 既往有否静脉血栓栓塞症发病史或血栓性静脉炎、静脉曲张，晕厥病史、间断发作或进行性加重的呼吸困难和胸痛病史。

3. 有肺栓塞家族史（家族中至少 2 位成员证实有肺栓塞或一级亲属中有遗传性血栓形成倾向）。

4. 近期创伤、手术、脑卒中、人工假体植入术或下肢制动病史。

5. 已明确诊断或需要进一步检查的特殊疾病，如恶性肿瘤、肾病综合征、克罗恩病（Crohn 病）、骨髓异常增生综合征、肠道感染性疾病、心脏或呼吸衰竭、阵发性睡眠性血红蛋白尿等。

6. 了解妊娠及口服避孕药史　妊娠及产后、含雌激素的避孕药或激素替代、选择性雌激素受体调节药。

7. 近期经静脉操作史　包括深静脉留置导管、经静脉使用抗肿瘤药物、漂浮导管和射频消融等。

（二）临床表现

肺血栓栓塞症的临床症状多种多样，不同病例常有不同的症状组合，但均缺乏特异性。各病例所表现症状的严重程度亦有很大差别，可以从无症状到血流动力学不稳定，甚或发生猝死。

1. 呼吸困难及气促（80%~90%）　是最常见的症状，多于栓塞后立即出现，尤以活动后明显。

2. 胸痛　包括胸膜炎性胸痛（40%~70%）或心绞痛样疼痛（4%~12%）。胸膜炎性胸痛是肺血栓栓塞症最常见的胸痛类型，肺血栓栓塞症时胸膜充血、水肿，炎性渗出使脏层和壁层胸膜在呼吸运动过程中产生剧烈摩擦，引起胸痛，其与呼吸有关，可随炎症反应的消退或胸腔积液量的增多而逐渐消失；心绞痛样疼痛与体循环低血压、冠状动脉痉挛、右心室室壁张力增高等因素引起冠脉血流减少、心肌耗氧量增加有关。

3. 晕厥（11%~20%） 可为肺血栓栓塞症的唯一或首发症状，其中有约30%的患者表现为反复晕厥发作。其主要表现是突然发作的一过性意识丧失，多合并有呼吸困难和气促表现。可伴有晕厥前症状，如头晕、黑蒙、视物旋转等。

4. 烦躁不安、惊恐甚至濒死感（55%） 是肺血栓栓塞症的常见症状，主要由严重的呼吸困难和（或）剧烈胸痛引起；因病情的严重程度不同，上述症状的轻重程度变异很大。

5. 咯血（11%~30%） 常为小量咯血，大咯血少见，原因除肺梗死外，可能是出血性肺不张引起，多于栓塞后24小时左右出现咯血表现。

6. 咳嗽（20%~37%） 多为干咳或伴有少量白痰，当继发感染时，也可伴有喘息症状。

7. 心悸（10%~18%） 多于栓塞后即刻出现，主要由快速性心律失常引起。

8. 腹痛 可能与膈肌受刺激或肠缺血有关。

9. 猝死 肺血栓栓塞症猝死率不足10%，但其后果严重，即使经积极、合理的治疗，抢救成功率仍很低，是肺血栓栓塞症最危重的临床类型。

为便于临床上对不同程度的肺血栓栓塞症采取相应的治疗，建议将其作以下临床分型：

（1）大面积肺血栓栓塞症：临床上以休克和低血压为主要表现，即体循环动脉收缩压<90mmHg或较基础值下降幅度≥40mmHg，持续15分钟以上。须除外新发生的心律失常、低血容量或感染中毒症所致血压下降。

（2）非大面积肺血栓栓塞症：不符合以上大面积肺血栓栓塞症标准的。

（3）次大面积肺血栓栓塞症：在非大面积肺血栓栓塞症中，有部分病例出现右心功能不全或超声心动图表现有右心室运动功能减弱（右心室前壁运动幅度<5mm），此类属次大面积肺血栓栓塞症。

（4）关于慢性栓塞性肺动脉高压：多有慢性进行性病程经过的肺动脉高压的相关表现，影像学检查证实肺动脉阻塞，并可见提示慢性肺动脉血栓栓塞的征象：肺动脉内偏心分布、有钙化倾向的团块状物，贴近血管壁；部分叶或段的肺动脉呈截断现象；肺动脉管径不规则。右心导管检查示静息平均肺动脉压>25mmHg，活动后肺动脉平均压>30mmHg。心电图示右心室肥厚征。超声波检查若示右心室壁增厚，符合慢性肺源性心脏病诊断标准，对于明确该病例存在慢性病程有重要意义。

（三）相关体征

1. 呼吸急促（70%） 呼吸频率>20次/分，是最常见的体征。
2. 心动过速（30%~40%）。
3. 血压变化 严重时可出现血压下降甚至休克。
4. 发绀（11%~16%）。
5. 发热（43%） 多为低热，少数患者可有中度以上的发热（7%）。
6. 颈静脉充盈或搏动（12%）。
7. 肺部可闻及哮鸣音（5%）和（或）细湿啰音（18%~51%），偶可闻及血管杂音。

8. 胸腔积液的相应体征（24%~30%）。

9. 听诊肺动脉瓣区第二音亢进或分裂（23%），三尖瓣区收缩期杂音。

10. 深静脉血栓形成体征 下肢深静脉血栓形成主要表现为患肢肿胀、周径增粗、疼痛或压痛、浅静脉扩张、皮肤色素沉着、行走后患肢易疲劳或肿胀加重。约半数或以上的下肢深静脉血栓患者无自觉临床症状和明显体征。应测量双下肢的周径来评价其差别。进行大、小腿周径的测量点分别为髌骨上缘15cm处，髌骨下缘10cm处。双侧相差>1cm即考虑有意义。

（四）辅助检查

1. 动脉血气分析 是诊断肺血栓栓塞症有价值的筛选性指标，应以患者就诊时卧位、未吸氧、首次动脉血气为准，特点为低氧血症、低碳酸血症及呼吸性碱中毒。

2. D-二聚体 对肺血栓栓塞症诊断的敏感性达92%~100%，但特异性较低，仅为40%~43%。D-二聚体对急性肺血栓栓塞症有较大的排除诊断价值，若其含量低于500μg/L，可基本除外急性肺血栓栓塞症。酶联免疫吸附法（ELISA法）是较为可靠的检测方法。

3. 心电图 心电图异常非特异性。较为多见的表现包括 $V_1 \sim V_4$ 的T波改变和ST段异常；部分病例可出现SⅠQⅢTⅢ征（即Ⅰ导S波加深，Ⅲ导出现Q/q波及T波倒置）；其他改变包括完全或不完全右束支传导阻滞、肺型P波、电轴右偏、顺钟向转位等。心电图改变多在发病后即刻开始出现，以后随病程的发展演变而呈动态变化。

4. 胸部X线 可显示：①肺动脉阻塞征：区域性肺纹理变细、稀疏或消失，肺野透亮度增加；②肺动脉高压征及右心扩大征：右下肺动脉干增宽或伴截断征，肺动脉段膨隆以及右心室扩大；③肺组织继发改变：肺野局部片状阴影，尖端指向肺门的楔形阴影，肺不张或膨胀不全，肺不张侧可见膈肌抬高，有时合并少量至中量胸腔积液。X线胸片对鉴别其他胸部疾病有重要帮助。

5. 超声心动图 在提示诊断和除外其他心血管疾病方面有重要价值。对于严重的肺血栓栓塞症病例，可以发现右心室壁局部运动幅度降低；右心室和（或）右心房扩大；室间隔左移和运动异常；近端肺动脉扩张；三尖瓣反流速度增快；下腔静脉扩张，吸气时不萎陷。若在右心房或右心室发现血栓，同时患者的临床表现符合肺血栓栓塞症，可作出诊断。超声检查偶可因发现肺动脉近端的血栓而直接确诊。若存在慢性血栓栓塞性肺动脉高压，可见右心室壁肥厚。

6. 核素肺通气/灌注扫描 是肺血栓栓塞症重要的诊断方法。典型征象是呈肺段分布的肺灌注缺损，并与通气显像不匹配。

7. 螺旋CT和电子束CT造影 能够发现段以上肺动脉内的栓子，是确诊手段之一。其直接征象为肺动脉内的低密度充盈缺损，部分或完全包围在不透光的血流之间（轨道征），或者呈完全充盈缺损，远端血管不显影（敏感性为53%~89%，特异性为78%~100%）。

8. 磁共振 对肺段以上肺动脉内栓子诊断的敏感性和特异性均较高，适用于碘造影剂过敏的患者。

9. 肺动脉造影 为肺血栓栓塞症诊断的参比方法。其敏感性约为98%，特异性为95%~98%。其直接征象有肺血管内造影剂充盈缺损，伴或不伴轨道征的血流阻断；如缺乏直接征象，不能诊断肺血栓栓塞症。肺动脉造影是一种有创性检查，有发生致命性或严重并发症的可能性，应严格掌握其适应证。

10. 深静脉血栓的辅助检查

（1）超声技术：通过直接观察血栓、探头压迫观察或挤压远侧肢体试验和多普勒血流探测等技术，可以发现95%以上的近端下肢静脉内的血栓。对腓静脉和无症状的下肢深静脉血栓检查阳性率较低。

（2）磁共振：对有症状的急性深静脉血栓形成诊断的敏感性和特异性可达90%~100%。

（3）肢体阻抗容积图：可间接提示静脉血栓形成。对有症状的近端深静脉血栓形成具有很高的敏感性和特异性，对无症状的下肢静脉血栓敏感性低。

（4）放射性核素静脉造影：属无创性检测方法，常与肺灌注扫描联合进行。适用于对造影剂过敏者。

（5）静脉造影：是诊断深静脉血栓形成的"金标准"，可显示静脉堵塞的部位、范围、程度及侧支循环和静脉功能状态，其诊断敏感性和特异性接近100%。

（五）心理社会评估

患者突然出现呼吸困难和（或）剧烈胸痛时，容易出现恐惧、焦虑和濒死感，护士要同情理解患者，并给予心理支持。通过亲切热情的交流、娴熟的护理技巧、精确完善的各项床旁监护取得患者信任，使患者在安静舒适的环境中，以积极态度接受治疗和护理。

四、护理诊断

1. 低效性呼吸型态　与通气血流比例失调、低氧血症有关。
2. 有窒息的危险　与突发咯血有关。
3. 自理能力缺陷　与心、肺功能不全，活动耐力下降有关。
4. 知识缺乏　缺乏肺栓塞的预防、治疗知识。
5. 睡眠型态紊乱　与呼吸困难、恐惧有关。
6. 焦虑、恐惧　与呼吸困难剧烈胸痛及疾病预后有关。
7. 潜在并发症　休克、心力衰竭、出血、猝死。

五、计划与实施

（一）目标

1. 患者呼吸平稳、血气正常。
2. 护士及时发现咯血征象，不发生窒息。
3. 尽快使患者胸痛缓解，增加舒适感，缓解焦虑、恐惧情绪。
4. 患者能理解卧床休息对疾病恢复的重要性，并积极配合。
5. 患者及家属能认识到需要增加疾病的预防、治疗知识。
6. 患者睡眠型态恢复正常。
7. 护士严密监测和管理患者，及时发现并发症，并配合医生抢救。

（二）计划与实施

1. 急性肺血栓栓塞症的治疗

（1）一般处理：对高度疑诊或确诊的患者，应进行严密监护，监测呼吸、心率、血压、静脉压、心电图及血气的变化，对大面积肺血栓栓塞症可收入重症监护治疗病房；观察患者发绀、胸闷、憋气、胸部疼痛有无改善，有无咳嗽及尿量等情况并及时记录；及时准确记录24小时出入量；为防止栓子再次脱落，要求绝对卧床，保持排便通畅，避免用力，注意保持患肢的功能，抬高患肢，以利静脉血的回流，密切观察患肢的皮肤颜色、温度、水肿程度，严禁挤压、按摩患肢，防止血栓脱落，造成再次肺栓塞；对于有焦虑、惊恐症状的患者应予安慰，并可适当使用镇静剂，缓解紧张、焦虑情绪；胸痛者可给予镇痛剂；对于发热、咳嗽等症状可给予相应的对症治疗。

（2）呼吸循环支持治疗：保持病室清洁及有效的温湿度，室温20℃左右，湿度70%，对有低氧血症的患者，采用经鼻导管或面罩吸氧。当合并严重的呼吸衰竭时，可使用经鼻（面罩）无创性机械通气或经气管插管行机械通气。应避免气管切开，以免在抗凝或溶栓过程中局部大量出血。呼吸平稳后指导患者做深呼吸运动，使肺早日膨胀。

对于出现右心功能不全，心排血量下降，但血压尚正常的病例，可予具有一定肺血管扩张作用和正性肌力作用的多巴酚丁胺和多巴胺；若出现血压下降，可增大剂量或使用其他血管加压药物，如间羟胺、肾上腺素等。应用升压药物应监测血压变化。

（3）溶栓治疗：溶栓治疗可迅速溶解部分或全部血栓，恢复肺组织再灌注，减小肺动脉阻力，降低肺动脉压，改善右室功能，减少严重肺血栓栓塞症患者的病死率和复发率。溶栓治疗主要适用于大面积的病例，即出现因栓塞所致休克和（或）低血压的病例；对于次大面积肺血栓栓塞症，即血压正常但超声心动图显示右室运动功能减退或临床上出现右心功能不全表现的病例，若无禁忌证可以进行溶栓；对于血压和右室运动均正常的病例不推荐进行溶栓。

溶栓治疗的绝对禁忌证有：活动性内出血；近期自发性脑出血。相对禁忌证有：2周内的大手术、分娩、器官活检或不能以压迫止血部位的血管穿刺；2个月内的缺血性脑卒中；10天内的胃肠道出血；15天内的严重创伤；1个月内的神经外科或眼科手术；难于控制的重度高血压（收缩压>180mmHg，舒张压>110mmHg）；近期曾行心肺复苏；血小板计数低于$100\times10^9/L$；妊娠；感染性心内膜炎；严重肝、肾功能不全；糖尿病出血性视网膜病变；出血性疾病等。对于大面积肺血栓栓塞症，因其对生命的威胁极大，上述绝对禁忌证亦应被视为相对禁忌证。

治疗方案：

1）重组组织型纤溶酶原激活剂的溶栓治疗：50mg/h静脉泵入，观察有无不良反应，如无不良反应继续泵入50mg/h。此方案的有效率高，出血事件发生率低，但费用较高。

2）尿激酶的溶栓治疗：20000U/kg溶于生理盐水100ml中，持续静脉点滴2小时。此方案优点是价格低，但不良反应多，疗效略差。应在溶栓开始后每30分钟做1次心电图，复查血气分析，严密观察生命体征，有无出血并发症、血栓再次脱落以及过敏反应，详细书写病程记录及护理记录。

溶栓治疗结束后每2~4小时测定活化部分凝血酶原时间，当其水平基线低于基线值的2倍（或<80s）时，按体重给予低分子肝素皮下注射（表30-5）。溶栓结束后24小时需行核素肺灌注扫描或肺动脉造影或肺CT检查评价溶栓疗效。

溶栓前期准备：①患者绝对卧床休息，吸氧，向患者解释溶栓过程中可能出现的并发症，并做好心理护理；②留置2条较粗大的静脉留置针做静脉通路，以方便药物输入及溶栓时采血，抽血查血常规、血小板、出凝血时间和血型，配血备用，避免不必要的动静脉穿刺，穿刺点以弹力绷带包扎；③备好各种溶栓药物、止血药及抢救仪器和药品。

溶栓期的护理：①根据医嘱定时、定量输入药物，溶栓药物避免剧烈振动，室温下不应超过8小时，随时观察用药反应；②密切观察患者皮肤颜色、温度、远端动脉搏动情况及神志、生命体征的变化，注意双下肢感觉、活动有无不对称；③药物输入完毕立即复查心电图观察有无变化。

溶栓后期观察：①注意观察患者呼吸困难是否好转，血流动力学及氧和是否改善；②观察患者有无寒战、发热、皮疹等过敏反应；③溶栓结束后每2~4小时测活化部分凝血酶原时间，以便及时调整抗凝药物的时间、剂量；④注意观察生命体征及是否发生皮肤、黏膜及内脏出血等不良反应，一旦出血应立即终止治疗，紧急处理；⑤做好皮肤护理，观察受压部位皮肤的颜色改变，保持床单位的清洁；⑥注意饮食结构，食用高蛋白质富含粗纤维的食物，保持排便通畅，注意高脂饮食和富含维生素K的食物能干扰华法林的效果；⑦嘱其避免创伤和出血，应用软毛牙刷，使用电动剃须刀；⑧劝其戒烟、戒酒；⑨出院后嘱患者注意观察皮肤黏膜出血情况，按医嘱服药，如漏服应及时补上，但不可将2次药物同时服用，定期门诊复查。

疗效评价标准：①治愈：指呼吸困难等症状消失，核素肺灌注扫描或肺动脉造影显示缺损肺段数完全消失或遗留不足1个；②显效：指呼吸困难等症状明显减轻，核素肺灌注扫描或肺动脉造影显示缺损肺段数减少7~9个或>75%；③好转：指呼吸困难等症状较前减轻，核素肺灌注扫描或肺动脉造影显示缺损肺段数减少1~6个或>50%；④指呼吸困难等症状无明显变化，核素肺灌注扫描或肺动脉造影显示缺损肺段数无明显变化；⑤恶化：呼吸困难等症状加重，核素肺灌注扫描或肺动脉造影显示缺损肺段数较前增加；⑥死亡。

（4）抗凝治疗：为肺血栓栓塞症和深静脉血栓形成的基本治疗方法，可以有效地防止血栓再形成和复发，同时机体自身纤溶机制溶解已形成的血栓。目前临床上应用的抗凝药物主要有普通肝素（以下简称肝素）、低分子肝素和华法林。一般认为，抗血小板药物的抗凝作用尚不能满足肺血栓栓塞症或深静脉血栓形成的抗凝要求。

临床疑诊肺血栓栓塞症时，即可安排使用肝素或低分子肝素进行有效的抗凝治疗。应用肝素（低分子肝素）前应测定基础活化部分凝血激酶时间、凝血酶原时间（PT）及血常规（含血小板计数，血红蛋白）；注意是否存在抗凝禁忌证，如活动性出血、凝血功能障碍、血小板减少、未予控制的严重高血压等。对于确诊的肺血栓栓塞症病例，大部分禁忌证属相对禁忌证。

1）普通肝素：予2000~5000U或按80U/kg静注，继之以18U/(kg·h）持续静滴。24小时内每4~6小时测定活化部分凝血激酶时间（APTT），根据APTT调整剂量，使APTT达到并维持于正常值的1.5~2.5倍。若抗凝不充分将严重影响疗效并可导致血栓复发率的显著增高。在使用肝素的第3~5天必须复查血小板计数。若较长时间使用肝素，尚应在第7~10天和14天复查。若出现血小板迅速或持续降低达30%以上，或血小板计数<100×10^9/L，应停用肝素。一般停用肝素后10天内血小板开始逐渐恢复。

2）低分子量肝素：皮下注射（表30-5），5~7天。不需监测APTT。此药由肾清除，对于肾功能不全，特别是肌酐清除率低于 30ml/min 的患者须慎用。若应用，需减量并监测血浆抗 Xa 因子活性。建议肝素或低分子肝素须至少应用 5 天，直到临床情况平稳。对大面积肺血栓栓塞症或髂股静脉血栓，肝素用至 10 天或更长。

表 30-5 各种低分子肝素推荐使用方法

商品名	剂量	使用方法	最短治疗时间
速碧林	<50kg，0.4ml	皮下 Q12h	5 天
	50~59kg，0.5ml		
	60~69kg，0.6ml		
	70~79kg，0.7ml		
	80~89kg，0.8ml		
	>90kg，0.9ml		
克赛	1mg/kg	皮下 Q12h	10 天
法安明	100U/kg	皮下 Q12h	5 天

3）华法林：长期抗凝应首选华法林，其抗凝作用主要来自于血浆凝血酶原的降低和凝血因子Ⅹ活性的降低，初始通常与低分子肝素重叠使用，首剂 3~5mg，qd，3~4 天后开始测定国际标准化比值（INR），使 INR 稳定在 2.0~3.0 后停用肝素。

抗凝期限因人而异，部分病例的危险因素短期可以消除，例如，服雌激素、短期制动、创伤和手术，抗凝 6 个月即可；对于栓子来源不明的首发病例，至少给予 6 个月抗凝；肺血栓栓塞症合并深静脉血栓形成的患者、复发性肺血栓栓塞症或合并慢性栓塞性肺动脉高压的患者需长期抗凝；特发性或合并凝血因子异常的深静脉血深形成导致的肺血栓栓塞症，需无限期抗凝；肺血栓栓塞症合并癌症患者抗凝至少 6 个月，常是无期限的。

（5）肺动脉血栓剥脱术：风险大，死亡率高，仅适用于经积极的保守治疗无效的紧急情况，如致命性肺动脉主干或主要分支次全堵塞，或有溶栓禁忌证者。

（6）经静脉导管碎解和抽吸血栓 用导管碎解和抽吸肺动脉内巨大血栓或行球囊血管成形，同时还可进行局部小剂量溶栓。适应证：肺动脉主干或主要分支大面积肺血栓栓塞症并存在溶栓和抗凝治疗禁忌、经溶栓或积极的内科治疗无效、缺乏手术条件。

（7）静脉滤器：为防止下肢深静脉大块血栓再次脱落阻塞肺动脉，可于下腔静脉安装滤器。对于上肢静脉血栓患者还可应用上腔静脉滤器。

行下腔静脉滤器置入术后，每 30 分钟巡视 1 次，观察穿刺处有无出血和血肿，若穿刺处出血较多，应及时报告医生，及时处理。因穿刺处需加压包扎，应注意观察加压患肢及足背皮肤颜色、温度及足背动脉搏动的情况，防止肢体缺血坏死；穿刺侧肢体伸直制动 12 小时，防止血栓形成。置入滤器后，如无禁忌证，宜长期口服华法林抗凝；定期复查滤器上有无血栓形成。

2. 慢性栓塞性肺动脉高压的治疗

（1）严重的慢性栓塞性肺动脉高压患者：若阻塞部位处于手术可及的肺动脉近端，可考虑行肺动脉血栓内膜剥脱术。

（2）介入治疗：球囊扩张肺动脉成形术。

（3）口服华法林可以防止肺动脉血栓再形成和抑制肺动脉高压进一步发展。30～50mg/d，根据INR调整剂量，保持INR为2.0～3.0。

（4）存在反复下肢深静脉血栓脱落者，可放置下腔静脉滤器。

（5）使用血管扩张剂降低肺动脉压力，治疗心力衰竭。

3. 预防　对存在发生深静脉血栓形成－肺血栓栓塞症危险因素的患者，宜根据临床情况采用相应预防措施。采用的主要方法：①机械预防措施：包括加压弹力袜、间歇序贯充气泵和下腔静脉滤器；药物预防措施：包括小剂量肝素皮下注射、低分子肝素和华法林。

对重点高危人群，应根据病情轻重、年龄、是否符合其他危险因素等评估发生的危险性，制订相应的预防方案。

4. 健康教育

（1）指导患者定期随访，按时服药，特别是抗凝剂的服用，一定要保证按医嘱服用。

（2）教会患者观察出血现象，如牙龈出血、皮肤破口流血不止等。

（3）按照医嘱定期复查抗凝指标，了解并学会看抗凝指标化验单。

（4）教会患者平时生活中注意下肢的活动，有下肢静脉曲张者可穿弹力袜等，避免下肢深静脉血液滞留，血栓复发。

（5）嘱患者病情变化时及时就医。

六、预期结果与评价

1. 患者呼吸平稳、血气在正常范围。
2. 胸痛得到缓解。
3. 患者能说出绝对卧床休息对病情恢复的重要性。
4. 消除紧张焦虑情绪；无并发症出现。

（刘秋云）

第三十一章 胸部损伤患者的护理

关键词

chest injuries	胸部损伤
closed chest drainage	胸腔闭式引流
hemothorax	血胸
hemopneumothorax	血气胸
mediastinal flutter	纵隔扑动
mediastinal shift	纵隔偏移
negative pressure	负压
open pneumothorax	开放性气胸
pneumothorax	气胸
spontaneous pneumothorax	自发性气胸
simple pneumothorax	单纯性气胸
tension pneumothorax	张力性气胸
thoracentesis	胸腔穿刺术
tracheostomy	气管切开术

第一节 概　　述

胸部损伤无论在战时或平时都很常见，是导致外伤死亡的主要原因之一，仅次于脑外伤。平时胸部损伤多见于交通、工矿等事故中，多为闭合伤。战时多为火器弹片伤，常为开放伤，少数为爆震气浪的冲击伤，在胸部损伤中，肋骨骨折最为多见。近年来，随着医疗技术水平的不断提高，胸部损伤的治愈率已大大提高，病死率逐渐降低。

一、分类及病理生理

胸部损伤一般根据胸壁的完整性，即是否穿透壁层胸膜，造成胸膜腔与外界相通分为开放性损伤和闭合性损伤两大类。

1. 开放性损伤　战时常见，多为火器弹片伤，平时则多是利器等贯穿胸壁造成。凡致伤物穿通胸膜腔或纵隔者，称穿透伤；只伤及胸壁而胸膜腔和纵隔未受伤者，称非穿透伤。开放性损伤可导致开放性气胸或血胸，从而影响呼吸和循环功能，伤情严重。

2. 闭合性损伤　包括挤压伤、摔伤、钝器伤及撞击伤等。轻者仅有胸壁软组织挫伤或单纯肋骨骨折；重者伴有内脏血管损伤，导致气胸、血胸、皮下气肿、创伤性窒息等。高压气浪冲击胸部造成内脏损伤，如肺出血、肺水肿等。胸部闭合性损伤造成的肺、气管、食管破裂，产生内瘘，也可使胸腔与外界间接沟通。

开放性或闭合性损伤，不论膈肌是否破裂，都可能同时伤及腹部脏器，这类多发性损伤称胸腹联合伤。

二、护理评估

（一）病史

详细的胸部损伤病史能用来估计失血的速度、失血量，便于有效的治疗。应了解胸部损伤的性质，如刀的长度及刺入的方向（以推测可能损伤的程度）；胸骨部打击伤（肋骨骨折、心脏挫伤）；高速度时突然减速所致的损伤（主动脉及心脏破裂、肺门撕裂）；损伤时间及程度等。老年患者剧烈咳嗽、呕吐后发生胸腹部疼痛、发热，或胸部手术后出现液气胸的症状和体征都应怀疑胸内脏器有损伤。

（二）临床表现

1．胸痛　是胸部损伤的主要症状，常位于受损处，伴有压痛，呼吸时加剧，尤以肋骨骨折者为甚。但疼痛的表现，个体差异很大，不能作为判断伤情轻重的标准。

2．呼吸困难　多数患者都存在不同程度的呼吸困难。疼痛可使胸廓活动受限，呼吸浅快，气管、支气管内血液或分泌物阻塞，不易咳出；或肺受损产生肺水肿、出血，则更易加重缺氧和二氧化碳潴留。如有多根、多处肋骨骨折，胸壁软化引起反常呼吸导致严重的呼吸紊乱。

3．休克　常为低血容量性。主要原因是胸腔内大量出血或体液丢失；大量积气，特别是张力性气胸，不仅影响肺功能，同时阻碍静脉回流；心包腔内出血引起心脏压塞。患者可表现为疲惫无力、面色苍白或发绀、出冷汗、呼吸浅快、心动过速等。

4．咯血　肺和支气管损伤者，痰中常带血或咯血，如仅为肺表面伤，则无咯血，或伤后数日才在痰中出现陈旧性血液；大支气管损伤者咯血量多，且出现较早；肺爆震伤者，则多为泡沫样血痰。

局部体征因损伤性质和轻重程度而不同。可有胸壁挫裂伤、胸廓畸形、反常呼吸运动、皮下气肿、骨摩擦音、局部压痛、气管及心脏移位征象。胸部叩诊，积气呈鼓音，积血则呈浊音。听诊呼吸音减弱或消失。

（三）辅助检查

胸部X线检查可以判断有无肋骨骨折，骨折部位及性质，确定胸膜腔内有无气体、积血及其量，同时可明确患侧肺萎陷程度及其他病变。实验室检查可判断患者失血情况，同时可提供动脉血气结果，判断有无酸碱平衡紊乱，以便于及时予以处理。同时，行胸腔穿刺，抽出气体或积血，既能明确诊断，又能缓解症状。

（四）心理社会评估

对突发性意外损伤，患者往往无法接受，对损伤带来的胸痛与心肺功能的受损，出现极度的恐惧，对经济、工作、学习的担心，对生存的期盼，都时刻困扰着患者。患者及其家属都迫切希望能早日痊愈，而出现焦虑情况。

三、护理诊断及医护合作性问题

1．低效性呼吸型态　与胸痛、胸廓活动受限、两侧胸腔内压力不平衡有关。

2. 清理呼吸道无效　与胸痛、胸廓活动受限致气管、支气管内血液及分泌物无法有效排出有关。

3. 心排出量减少　与损伤后大量出血致机体有效循环血量不足有关。

4. 焦虑　与突发的、严重的损伤致呼吸循环功能严重受损及害怕手术有关。

四、计划与措施

（一）护理目标

1. 有效控制胸痛，呼吸道通畅，血氧浓度正常。

2. 水电解质保持平衡。

3. 接受现实，并积极配合治疗。

（二）护理措施

1. 一般护理　给患者提供舒适安静的休息环境，使其得到充分的休息和放松。注意保持室内适当的温度及湿度，移动患者时必须小心，尽量使胸部有所支托。给患者提供高蛋白、高热量饮食，注意补充水分，维持水、电解质平衡，必要时可静脉输液，当出现面色苍白、疲惫无力等休克征象时，应立即补血、输液，纠正休克，并严密观察生命体征的变化，如经输血、输液抗休克处理后，病情无明显好转，应考虑胸膜腔内有活动性出血（见本章血胸患者的护理），应做好手术止血准备，可剖胸止血，亦可胸腔镜下止血等。对心脏压塞者，应严密观察生命体征变化，持续心电监护，中心静脉压监测，开放静脉通道，予以补液、输血，床旁备好心包穿刺盘，紧急情况下可在病区内行心包穿刺或开窗引流，同时作好开胸术前准备，如病情严重出现心脏骤停，应立即进行心肺复苏。

2. 疼痛的护理　胸部外伤，尤其是多根、多处肋骨骨折的患者可引起局部疼痛，深呼吸、咳嗽或转动体位时加剧，易出现呼吸浅快、咳嗽抑制、肺萎陷、肺部感染，甚至出现呼吸衰竭。此外，尚可引起程度不同的循环障碍。适当镇痛十分必要，同时应作好心理护理，安慰患者，消除紧张情绪，配合医生紧急行胸壁加压包扎固定。遵医嘱视病情情况给予非甾体类消炎镇痛药或麻醉药镇痛，协助患者渡过急性反应期。

3. 保持呼吸道通畅　注意观察呼吸道是否被血液、分泌物或骨碎片等阻塞，如果导致肺部膨胀不全，易于感染，甚至窒息。首先应抬高患者头部，采取半坐卧位以利于呼吸及预防吸入异物，并鼓励和协助患者进行有效咳嗽，如痰液黏稠不易咳出者，可给予祛痰药物或超声雾化吸入，必要时可采用鼻导管深部吸痰或支气管镜下吸痰，及时清除分泌物或吸入物。给予低流量氧气吸入，改善缺氧症状。

4. 注意感染　胸部损伤，尤其是开放性损伤患者极易导致胸内感染，要密切观察体温变化情况，并详细记录，注意无菌操作，防止伤口感染，遵医嘱合理应用抗生素。

5. 外伤合并有气胸、血胸的患者需进行胸腔闭式引流，应按胸腔闭式引流常规护理，并应用抗生素防治感染。

6. 气管切开术　使用气囊式气切管，采用正压机械通气，使肺再扩张，重建足够的呼吸，减少反常呼吸运动。

7. 严重内脏损伤致肺水肿或连枷胸引起呼吸、循环衰竭，需要呼吸机支持治疗。

8. 健康教育　应加强安全生产和驾驶的宣传教育，避免发生工伤，严格遵守交通规则以防意外损伤。对于已发生胸部损伤的患者，应做到：

（1）指导患者进行有效咳嗽排痰，利于保持呼吸道通畅，预防呼吸道继发感染，促使肺复张。

（2）鼓励患者早期进行活动，增加食欲，增强体质，利于早日康复。

（3）说明吸氧、心包穿刺、胸腔闭式引流的目的。

五、预期结果与评价

1. 患者胸痛情况得到适当处理，呼吸道通畅，血氧浓度在正常范围之内。
2. 经输血、输液治疗后患者水、电解质保持平衡。
3. 患者能够接受现实，焦虑情绪减轻，积极配合治疗，病情恢复。

第二节 肋骨骨折患者的护理

肋骨骨折指肋骨的完整性和连续性中断，是最常见的胸部损伤。肋骨骨折可分为单根或多根骨折，同一肋骨也可有1处或多处骨折。肋骨骨折多见于第4～7肋，因其长而薄，最易折断；第1～3肋较粗短，且有锁骨、肩胛骨及胸肌保护而较少发生骨折，一旦骨折，常提示致伤暴力巨大；第8～10肋虽然长，但其前端肋软骨形成肋弓，与胸骨相连，弹性大，不易骨折；第11～12肋前端不固定而且游离，弹性也较大，故也较少发生骨折。

一、病因

1. 外来暴力　多数肋骨骨折系外来暴力所致。外来暴力又分为直接和间接两种。直接暴力系打击力直接作用于骨折部位，间接暴力则是胸部前后受挤压而导致的骨折。不同的外界暴力作用方式所造成的肋骨骨折病变可具有不同的特点：作用于胸部局限部位的直接暴力所引起的肋骨骨折，断端向内移位，可刺破肋间血管、胸膜和肺，产生血胸或（和）气胸；间接暴力如胸部受到前后挤压，骨折多在肋骨中段，断端向外移位，刺伤胸壁软组织，产生胸壁血肿（图31-1）。

2. 病理因素　某些情况下，因剧烈的咳嗽或喷嚏等，胸部肌肉突然强力收缩而引起肋骨骨折，称自发性肋骨骨折，多发生在腋窝部的第6～9肋；当肋骨本身有病变时，如原发性肿瘤或转移瘤等，在很轻的外力或没有外力作用下亦可发生肋骨骨折，称病理性肋骨骨折。

二、病理生理

单根或数根肋骨单处骨折时，骨折处上、下仍有完整肋骨支撑胸廓，因此，对呼吸影响不大；但如果尖锐的肋骨断端内移刺破壁胸膜和肺组织时，可导致气胸、血胸、皮下气肿、血痰、咯血等；若刺破肋间血管，尤其撕破动脉，可引起大量出血，致病情迅速恶化。

多根、多处肋骨骨折，尤其是前侧胸的肋骨骨折时，局部胸壁因失去完整肋骨的支撑而软化，可出现反常呼吸运动，又称连枷胸。表现为吸气时软化区胸壁内陷，呼气时外凸。若软化区范围大，呼吸时双侧胸腔内压力不均衡，则可导致纵隔左右扑动，影响换气和静脉血回流，导致体内缺氧和二氧化碳滞留，重者发生呼吸和循环衰竭。

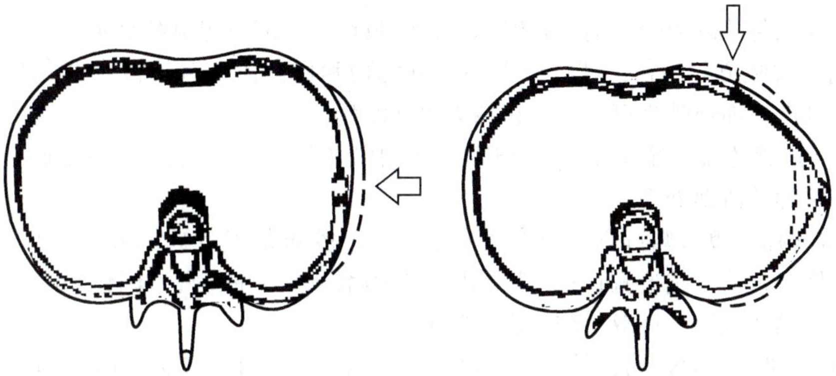

图 31-1　肋骨骨折的暴力示意图

三、护理评估

1. 健康史　详细询问患者有无受到外来暴力冲击，明确外来暴力的作用方式是直接暴力还是间接暴力，以初步判断损伤情况。询问患者有无肋骨本身病变，有无打喷嚏、剧烈咳嗽等历史。

2. 临床表现

（1）症状：局部疼痛是肋骨骨折最明显的症状，且随咳嗽、深呼吸或身体转动等运动而加重，有时患者可同时自己听到或感觉到肋骨骨折处有骨擦音或骨摩擦感。由于疼痛以及胸廓稳定性受破坏，可使呼吸动度受限，呼吸浅快，同时患者可能因不敢咳嗽而引起下呼吸道分泌物梗阻，肺实变或肺不张。多根多处肋骨骨折者可出现气促、呼吸困难、发绀或休克等。连枷胸患者的反常呼吸运动可使两侧胸腔压力不平衡，纵隔随呼吸而左右移动，影响血液回流，造成循环功能紊乱，甚至引起休克。

（2）体征：受伤胸壁肿胀，可有畸形；局部压痛；有时可触及骨折断端和骨擦感；多根多处肋骨骨折伤处可有反常呼吸运动；部分患者可有皮下气肿。

3. 辅助检查　肋骨骨折伴血管损伤致大量出血者血常规检查可示血红蛋白和血细胞比容下降。胸部 X 线检查可见肋骨骨折的断裂线或断端错位、血气胸等，但不能显示前胸肋软骨折断征象。

4. 心理社会评估　患者因突发的胸痛而感到紧张甚至恐惧，并因害怕疼痛而出现呼吸困难，因此，希望疾病能尽快得到诊治。

四、护理诊断及医护合作性问题

1. 气体交换受损　与肋骨骨折导致的疼痛、胸廓运动受限、反常呼吸运动有关。

2. 疼痛　与胸部组织损伤有关。

3. 潜在并发症　肺部和胸腔感染。

五、计划与措施

1. 维持有效气体交换

（1）现场救护：采取紧急措施对危及生命的患者给予急救。对于出现反常呼吸的患者，可用厚棉垫加压包扎以减轻或消除胸壁的反常呼吸运动，促进患侧肺复张。

（2）清理呼吸道分泌物：鼓励患者咳出分泌物和血性痰，对气管插管或切开，应用呼吸机辅助呼吸者，加强呼吸道护理，包括吸痰和湿化。

（3）密切观察生命体征、神志、胸腹部活动以及气促、发绀、呼吸困难等情况，有异常及时报告医师并协助处理。

2. 减轻疼痛　遵医嘱行胸带或宽胶布条固定，胶布条固定必须由下向上叠瓦式固定，后起健侧脊柱旁，前方越过胸骨；应用镇痛、镇静剂或用1%普鲁卡因作肋间神经封闭；患者咳痰时，协助或指导其用双手按压患侧胸壁。

3. 预防感染　开放性肋骨骨折患者除经上述相关处理外，还需及时处理伤口，彻底清洁胸壁骨折处的伤口，分层缝合后包扎固定，并密切观察体温，若体温超过38.5℃，应通知医师及时处理，鼓励并协助患者有效咳痰，必要时遵医嘱合理使用抗菌药预防感染。

4. 连枷胸患者的护理　如胸壁软化范围小，除镇痛外，还应作局部压迫包扎。固定胸壁的方法包括：①包扎固定：适用于现场或较小范围的胸壁软化。用敷料、沙袋压盖于胸壁软化区，再粘贴胶布固定，或用多带条胸布包扎胸廓；②牵引固定法：适用于大块胸壁软化或包扎固定不能奏效者。在局部麻醉下，行手术使浮动的胸壁复位，固定时间为1～2周。但不利于患者活动。另一种方法在伤侧胸壁放置牵引支架，把巾钳固定在铁丝支架上，患者可起床活动；③内固定法：适用于错位较大、病情严重的患者。

如果胸壁软化区范围较广泛，则可出现病情危重，应采取紧急措施：清除呼吸道分泌物，保证呼吸道通畅，对咳嗽无力不能有效排痰或呼吸衰竭者，应作气管插管或气管切开，吸痰、给氧及行辅助呼吸。

六、预期结果与评价

1. 患者主诉疼痛减轻或消失。

2. 患者呼吸道通畅，血氧饱和度维持在正常范围内。

3. 通过预防措施，患者未出现感染、呼吸衰竭等并发症；或患者出现的并发症被及时发现并得到了有效处理。

第三节　气胸患者的护理

胸膜腔为脏层胸膜与壁层胸膜之间的密闭腔隙，正常情况下含有少量浆液，起润滑作用。因受肺向心回缩力的作用，胸腔呈现负压，呼气负压为$-3 \sim -5cmH_2O$，吸气负压为$-6 \sim -10cmH_2O$，低于大气压0.29～0.49kPa（$3 \sim 5cmH_2O$），维持正常的胸腔内负压的作用：①保持肺的扩张；②促使静脉回流；③维持肺的气体交换；④促使淋巴液回流。任何原因使胸膜破损，导致胸膜腔内空气蓄积，称气胸。胸膜腔内压力升高，甚至负压变为正压，导致肺受压回缩、回心血量减少，产生不同程度的呼吸循环功能障碍。

一、病因及发病机制

按病因可将自发性气胸分为原发性气胸（或称特发性气胸）和继发性气胸。

1. 自发性气胸　指在无外伤或任何因素的情况下，肺组织和脏层胸膜因某种病变或缺陷突然发生破裂，引起胸膜腔积气。多见于瘦高体型的青年男性，男女之比为（5~6）∶1。现认为其发生与肺尖部胸膜下肺大疱破裂和先天发育不良有关。

胸部CT片或胸腔镜直视下可见脏层胸膜下单发或多发的肺大疱，在一定压力下或完全不用力情况下肺大疱破裂，空气进入胸膜腔；远离脏层胸膜的肺大疱破裂时，空气先进入肺间质，沿血管、细支气管周围进入压力较低的纵隔，气体积聚纵隔压力增加，可使纵隔胸膜破裂，空气进入胸膜腔；少数情况可由于非特异性炎症瘢痕或肺泡壁弹性纤维先天发育不良，胸膜局部先天性囊肿破裂，发生气胸。

2. 创伤性气胸　是胸部外伤、医疗诊断及治疗过程中所引发的气胸。

3. 人工气胸　是为诊断和治疗胸部疾病的需要，认为将空气注入胸膜腔。实际上也是外伤性气胸的一种特殊类型。

二、临床类型

根据脏层胸膜破裂情况及胸膜腔内压力的变化，结合临床表现，将气胸分为3种类型。

1. 闭合性或单纯性气胸　胸膜腔内气体压迫肺组织，肺呈现部分萎陷，脏层胸膜裂口多可自行封闭，不再有空气漏入胸膜腔。

胸膜腔内压力升高，抽气后压力不复升高，说明裂口不再漏气，胸膜腔内气体逐渐被吸收，最后胸膜腔压力恢复正常，肺复张。

2. 张力性或高压性气胸　胸膜裂口形成单向活瓣，吸气时胸膜腔压力降低，活瓣开启空气进入；呼气压力升高，气体不能逸出，其结果是胸膜腔内气体愈积愈多，形成高压，肺受压回缩，纵隔推向健侧。持续胸腔高压引起呼吸循环功能严重障碍，甚至严重缺氧、休克。

3. 交通性或开放性气胸　锐器或弹片火器所致的胸壁伤口，可成为胸膜腔与外界相通的开口，致使空气随呼吸而自由出入胸膜腔内，形成开放性气胸。空气出入量与裂口大小有密切关系。一般来说，裂口小于气管口径时，空气出入量较少，伤侧肺还有部分呼吸功能；裂口大于气管口径时，空气出入量较多，则导致伤侧肺完全萎陷，丧失呼吸功能。因伤侧胸膜腔负压消失，肺被压缩而萎陷，致使两侧胸膜腔压力不等而使纵隔移位，健侧肺扩张受限；吸气时，健侧胸膜腔负压升高，与伤侧压力差增大，纵隔进一步向健侧移位；呼气时，两侧胸膜腔压力差减少，纵隔移回伤侧，形成纵隔扑动。影响静脉血流回心脏，引起循环功能障碍。

三、护理评估

（一）健康史

详细询问患者有无抬举重物、高喊大笑、屏气等情况，有无胸部外伤情况，既往有无肺部疾病，女性患者还要考虑有无子宫内膜异位的情况。对于无特殊病史的青年患者，可行CT、胸腔镜检查，多可发现胸膜下肺大疱。

（二）临床表现

气胸的临床表现取决于发生的快慢、类型、肺萎陷程度和肺部原有的病变，多为单侧，同时双侧者仅占10%。患者常有抬举重物、屏气、剧烈活动等诱因，不少可在正常活动或安静休息时发病。典型症状为突发胸痛，呈持续性尖锐的刺痛或刀割样痛，常位于气胸同侧，继之出现呼吸困难和刺激性干咳。少量闭合性气胸，原有肺功能良好者，可无明显症状，气胸量大或肺部原有病变者往往气短显著，不能平卧，如果侧卧，则被迫气胸患侧在上，以减轻气短。

张力性气胸由于胸膜腔内压力急剧升高，肺被压缩，气管、纵隔明显移位，出现严重呼吸循环障碍，患者表现为极度呼吸困难、烦躁、发绀、出汗、脉搏细弱、血压降低，甚至出现呼吸衰竭、休克。

在原有严重哮喘或肺气肿基础上并发气胸时，胸闷、气短等症状往往被原发病症状所掩盖，需仔细比较，并作相关检查以明确病情。

身体评估时，可有气管向健侧移位，患侧胸廓饱满，呼吸运动语颤减弱，叩诊呈鼓音，心、肝浊音消失，呼吸音减弱或消失，左侧少量气胸时，可在左心缘处听到与心跳同步的劈啪声，称 Hamman 征，左侧卧位和呼气时明显。有液气胸时可闻及胸内振水声。

（三）辅助检查

1. X 线检查　是诊断气胸的重要方法，可以显示肺萎陷程度，肺内病变情况以及有无胸膜粘连、纵隔移位等。气胸的典型 X 线表现为肺向肺门萎陷呈圆球形阴影，气体带聚集于胸腔外侧或肺尖，局部透亮度增加，无肺纹理。气胸延及下部则肋膈窦显示锐利。少量气胸，气胸线不够显现，可嘱患者深呼气，肺体积缩小，密度增高，与外带积气透光区形成对比，从而显示气胸带。局限性气胸在后前位 X 线检查时易漏诊，需在 X 线透视下转动体位方能见到气胸。

2. 肺功能检查　急性气胸肺萎陷大于 20% 时，肺容量和肺活量减低，通气/血流比例失调，产生缺氧，此后通过自身调节，萎陷肺血流减少，通过吸氧，缺氧减轻。

（四）心理社会评估

患者因突发持续性尖锐的胸痛而感到恐惧，烦躁或精神不振，活动能力受到限制，加上出现严重呼吸困难，患者及其家属极度紧张，迫切希望得到及时诊断和治疗，害怕复发。但对于慢性气胸患者，由于呈慢性持续状态，常使患者性格发生改变，从而影响生活质量。患者家属希望能及时有效地控制病情，防止气胸复发，提高患者生活质量，维持最佳状态。

四、护理诊断及医护合作性问题

1. 气体交换受损　与胸膜腔内压力升高、肺萎陷以及通气/血流比例失调有关。
2. 心排出量减少　与纵隔偏移影响静脉血液回流心脏有关。
3. 低效性呼吸型态　与肺萎陷，气道阻塞有关。
4. 疼痛　与胸膜腔内压力升高导致胸膜受牵拉、撕裂有关。
5. 有感染的危险　与胸壁的完整性受损有关。
6. 潜在并发症　复发性气胸、血气胸、慢性气胸。

五、计划与措施

（一）护理目标　气胸的治疗目的在于排出气体，解除症状，促使肺复张，减少死亡率和保持工作能力，以及预防并发症的发生。一般以内科治疗为主，必要时行外科治疗。

（二）护理措施

1. 一般护理　提供舒适安静的休养环境，保持室内空气新鲜，阳光充足，保持适当的温度及湿度。如果胸腔内气体量少，一般无明显呼吸困难，可不用吸氧，应限制活动，以卧床休息为主。如有明显的呼吸困难，应给予半坐卧位，并给予吸氧，必要时排气治疗。饮食方面应给予蔬菜、水果及含粗纤维的食物，以保持排便通畅，减少排便用力引起胸膜腔内压力升高，延误胸膜裂口愈合。对于剧烈咳嗽者应给予镇咳剂。

2. 排气治疗　根据症状、体征及X线所见，判断气胸类型，是否需要进行排气治疗。

(1) 闭合性气胸：闭合性气胸气量少于该侧胸腔容积20%时，气体可在2~3周自行吸收，可不抽气，但宜定期作胸部X线检查，直到气胸消失。气量较多时，可行胸腔闭式引流排气。

(2) 张力性气胸：由于病情严重危急，必须紧急进行减压处理。紧急时，可将消毒针头从患侧肋间隙插入胸膜腔排出胸膜腔内高压气体，还可用大号注射器连接三路开关抽气，或经胸壁插针并固定好，再用橡皮管连接水封瓶引流，使高压气体得以单向排出。也可用粗注射针，在其尾端加一橡皮手指套，指套顶端剪出一小口，呼气时小口开放，气体外逸；呼气时橡皮指套闭合，外界空气不能进入胸腔。为了有效地持续排气，一般安装胸腔闭式引流（详见呼吸系统常见诊疗技术与护理）。

(3) 开放性气胸：紧急处理为：将开放性气胸转变为闭合性气胸。可使用无菌敷料，如凡士林纱布加棉垫盖住伤口，以绷带包扎固定；紧急时也可利用手边任何物品，如手帕、围巾等将胸壁伤口紧密盖住，直到拿来凡士林纱布为止。然后行胸腔穿刺抽气减压。当凡士林纱布密闭伤口后，应严密观察患者有无张力性气胸的现象，如果出现严重呼吸困难，应立即将敷料打开。送至医院后应给予输血、补液纠正休克，给氧、清创、缝合伤口，并作胸腔闭式引流。

3. 病情观察　对于气胸患者应密切观察病情变化，如体温升高、寒战、胸痛加剧，血白细胞增加，则可能并发胸膜炎或脓气胸，应及时通知医师，取痰液标本及胸腔引流液进行细菌培养，遵医嘱给予有效抗生素抗感染治疗。对于原发疾病则应根据年龄、病情采取相应的治疗和护理。同时应注意血压、脉搏及呼吸的变化，如出现血压下降、呼吸困难、脉搏细弱等休克症状，应立即通知医师进行抢救。

4. 外科治疗　用于保守治疗无效的能耐受手术的气胸患者，可作瘢痕切除、大疱切除、胸膜剥离或肺切除术。适应证为：①开放性气胸；②慢性气胸；③复发性气胸；④血气胸胸膜粘连带体循环供血，压力高，附近肺组织收缩性差，撕裂后可发生大出血。

5. 胸膜粘连术　非手术治疗的气胸容易在1年内复发，在估计无明显胸膜增厚或阻塞性肺不张，肺能完全复张前提下，经插管或胸腔镜，注入硬化剂（滑石粉、四环素等），使胸膜产生无菌性炎症，闭锁胸膜腔，防止复发。

6. 原发病处理　针对原发病进行有效处理。

7. 健康教育　气胸是一种良性疾病，大部分可痊愈，但约有1/3的患者2~3年可同侧复发。因此，应教给患者及其家属有关气胸的知识，让其了解气胸的发病情况，能分辨气胸的类型、发生气胸时的症状及如何避免诱发因素预防气胸的发生。同时根据患者的理解能力，让其能够说出发生气胸时的急救方法。

六、预期结果与评价

1. 通过吸氧，给予镇痛剂对症治疗后，患者胸痛、呼吸困难症状消失，呼吸平稳，能进行适当体力活动。

2. 胸腔闭式引流排气、手术等治疗后，胸部 X 线检查示肺复张良好，胸膜腔内无积气情况。

3. 患者能掌握有关气胸的知识，能进行自我护理，并能避免诱因预防复发。

第四节 血胸患者的护理

血液积聚在胸膜腔内，称血胸，是胸部损伤严重并发症之一，可与气胸同时存在。胸部损伤中，70% 有不同程度的血胸，胸内大出血是损伤早期死亡的一个重要原因。

一、病因及发病机制

临床常见的血胸多为肺或胸壁血管损伤所致。

1. 心脏和大血管受损破裂　包括主动脉及其分支，上、下腔静脉和肺动、静脉出血，出血量多而猛，如不及时救治，往往于短期内因出血导致失血性休克而死亡。

2. 胸壁血管损伤　是导致血胸最常见的原因，多来自肋间动、静脉和胸廓内动、静脉，因体循环压力高，出血量大且不易自然停止，往往需要剖胸手术止血。

3. 肺组织裂伤出血　由于属于肺循环血管，血压仅为体循环血压的 1/4 ~ 1/3，而且受压萎陷的肺血管通过的循环血量比正常时明显减少，一般出血量少且缓慢，多可自行停止。

二、病理生理

血胸的病理生理改变早期主要有两个方面：①血液在胸膜腔内积聚，导致有效循环血量减少，严重者可导致休克甚至迅速死亡；②随着血液在胸膜腔内积聚和压力升高，患侧肺受压萎陷，并将纵隔推向健侧，因而严重影响呼吸和循环功能，甚至发生呼吸、循环衰竭。

一般情况下，由于心、肺和膈肌运动起着去纤维蛋白的作用，胸内积血的纤维蛋白可被析出而失去凝固性，但如果出血较快而且量多，去纤维蛋白的作用不完善，则血液仍可凝固成血块，称凝固性血胸。血块机化后，形成纤维组织束缚肺和限制胸壁运动；胸膜间隙完全被纤维素填塞，而成纤维胸，限制呼吸运动，损害呼吸功能。血液是良好的细菌培养基，从伤口或肺破裂出口进入的细菌，很快滋生繁殖，若积血不及时排出，很容易并发感染形成脓胸。

三、护理评估

（一）健康史

血胸患者往往有胸部外伤史，因此要详细了解患者胸部受伤的性质、部位、时间及程度，受伤后呼吸频率、幅度的改变，以掌握病情，及时给予诊治。

（二）临床表现

血胸的临床表现随出血量、出血速度、胸内器官损伤情况及患者体质而有所不同。少量血胸（成人积血量 <500ml）可无明显症状。中量血胸（积血量 500 ~ 1000ml）和大量血胸（积血量 >1000ml），尤其急性出血，则呈现面色苍白、脉搏快弱、呼吸急促、血压下降等低血容量休克症状，以及胸膜腔大量积血压迫肺和纵隔导致呼吸困难和缺氧等。少量血胸常无异常体征，中量以上血胸则可呈现气管向健侧移位，患侧肋间隙饱满，呼吸运动减弱，胸部叩诊呈浊音，心界向健侧偏移，呼吸音减弱或消失。肺撕裂而引起的血胸患者常有咯血。

早期胸部损伤发现有血胸，必须判断胸内出血是否停止。提示进行性出血的征象是：①脉搏逐渐增快、血压下降，经输血补液等抗休克措施后，血压不回升或升高后又迅速下降；②胸膜腔穿刺因血液凝固而抽不出血液，但连续胸部X线检查示胸膜腔阴影继续增大；③血红蛋白、红细胞计数和血细胞比容等重复测定，持续降低；④安置胸腔闭式引流，每小时引流量超过200ml，连续3小时。

胸膜腔积血可引起低热，血胸并发感染时，则出现寒战、高热、疲乏、白细胞计数增多等征象。

（三）辅助检查

1. X线检查　少量血胸胸部X线检查可见肋膈窦消失，下胸部不清楚。中量以上血胸，胸部X线示患侧胸膜腔有大片积液阴影和纵隔移位征象，如合并气胸时则显示气液平面。

2. 胸膜腔穿刺　胸膜腔穿刺抽液不仅可以确立诊断，并且可以通过计数白细胞和细菌培养来明确有无继发感染。穿刺部位多在腋后线8、9肋间，以抽尽积血为原则。血胸感染化脓时，抽出液为脓性，每次胸膜腔穿刺抽出液均应做涂片、细菌培养及药敏试验，以获得更可靠的诊断。

（四）心理社会评估

患者由于意外创伤的打击，尤其是出现中量以上血胸，病情紧急，往往思想准备不足，情绪极度紧张，焦虑不安，同时担心疾病的预后情况、家庭经济情况及工作、学习等，迫切希望得到及时的救治。

四、护理诊断及医护合作性问题

1. 低效性呼吸型态　与肺受压萎陷，气道阻塞有关。
2. 心排出量减少　与胸膜腔内积血，出血量多致有效循环血量减少有关。
3. 气体交换受损　与肺萎陷、循环血量减少致通气/血流比例失调有关。
4. 体液不足　与血液丢失有关。

五、计划与措施

（一）护理目标　通过护理，患者能够：

1. 生命体征平稳，急性失血和休克表现及呼吸困难和组织缺氧的表现消失。
2. 胸部X线检查无异常现象。
3. 掌握疾病的有关知识，出现血胸相关症状时能及时就诊。

（二）护理措施

1. 提供舒适安静的环境，保持室内空气新鲜及适宜的温度、湿度。做好心理护理，态度和蔼，安慰患者，耐心解释，解除患者的紧张情绪，帮助患者树立信心。

2. 如出血量少，严密观察生命体征变化。对于出血量多的休克患者，应密切观察呼吸频率、幅度及缺氧症状，血压、脉搏、胸腔引流量及色泽并作好记录，必要时予以吸氧，氧流量2～4L/min，如出血已自行停止，病情稳定者，可作胸膜腔穿刺术，尽可能抽净积血，或作胸腔闭式引流，促使肺扩张，改善呼吸功能。遵医嘱给予抗生素、输血补液，预防并发脓胸及纠正低血容量。

如有进行性出血，应作好剖胸止血术的准备工作，持续作中心静脉压监测，及时补足血容量，纠正休克。

3. 对于已感染的血胸，遵医嘱早期给予抗生素抗感染治疗，及时行胸腔闭式引流术。同时补充营养、维生素，注意水、电解质及酸碱平衡等全身支持治疗。

4. 少量凝固性血胸，通过胸部理疗多可吸收，不需手术；但中等以上凝固性血胸，除可继发感染外，尚可发展为机化性血胸，影响肺功能，应及早剖胸清除积血和血块。血块机化形成机化性血胸后，可于伤后 4 ~6 周行胸膜纤维板剥除术，过早则纤维层尚未形成，过晚则纤维层与肺组织之间可能产生紧密粘连，剥除时出血多。

5. 健康教育 在进行健康教育之前，评估患者的学习需要和学习能力，有的放矢地进行。血胸为胸部损伤的常见并发症，中量以上血胸者，病情危急，如延误治疗时机，往往导致死亡。故应让患者及其家属了解该疾病的危重性，能够理解血胸的概念、病因及临床表现；同时向患者及其家属讲解血胸的主要治疗过程及有关自我护理知识。

六、预期结果与评价

1. 给吸氧、抗感染、手术等治疗后，患者急性失血、休克、呼吸困难及组织缺氧的表现消失，表现为呼吸平稳、皮肤温暖湿润等。

2. 胸部 X 线检查无异常现象。

3. 患者能够掌握该疾病的有关知识，能冷静对待，并及时就诊进行处理。

（郭爱敏　马伟光）

第三十二章 肺癌患者的护理

关键词

adenocarcinoma	腺癌
chemocheraphy	化疗
closed chest drainage	胸腔闭式引流
lung cancer	肺癌
large cell lung cancer	大细胞癌
lobectomy	肺叶切除术
metastasis	转移
pneumonectomy	肺切除术
pulmonary edema	肺水肿
radiation therapy	放疗
squamous	鳞癌
small cell lung cancer	小细胞癌
segmental resection	肺段切除术
wedge resection	楔形切除术

原发性支气管肺癌简称肺癌，是常见的肺部原发性恶性肿瘤。肿瘤细胞大多源于支气管黏膜或腺体。肺癌是严重危害人类健康的疾病。根据世界卫生组织（WHO）2003 年公布的资料显示，肺癌无论是发病率（120 万/年）还是病死率（110 万/年）均居全球癌症第 1 位。在中国，肺癌已超过癌症死因的 20%，且发病率及病死率均增长迅速。自 2000 ~ 2005 年，中国肺癌的患者数即增加了 11.6 万，死亡人数增加了 10.1 万。英国肿瘤学家 R. Peto 预言，如果中国不及时控制吸烟和空气污染，到 2025 年每年肺癌患者数将超过 100 万，成为世界第一肺癌大国。

一、病因及发病机制

肺癌的病因和发病机制尚未明确，一般认为肺癌的发病与下列因素有关：

1. 吸烟　吸烟已经被公认是肺癌的重要危险因素，1990 年 WHO 报告，几乎所有肺癌患者的发病与吸烟有关。吸烟者肺癌死亡率比不吸烟者高 10 ~ 13 倍。研究表明，男性患肺癌的危险性随每日吸烟量和吸烟年限的增加而增加。吸烟量越多，吸烟年限越长，开始吸烟的年龄越早，肺癌死亡率越高。戒烟使患肺癌的危险性随戒烟年份的延长而逐渐降低。吸纸烟者比吸雪茄、烟斗者患病率高。纸烟中含有各种致癌物质，苯并芘为主要致癌物。另外，被动吸烟也容易引起肺癌。

2. 职业致癌因子　已确认的职业致癌因素包括石棉、无机砷化合物、二氯甲醚、铬及其化合物等。研究表明，约15%的美国男性肺癌和5%的女性肺癌与职业因素有关。

3. 空气污染　包括室内小环境和室外大环境污染。室内小环境污染，如室内的被动吸烟、燃料燃烧和烹调过程的油烟可能产生的致癌物。室外污染，如城市中的汽车废气、工业废气、公路沥青都有致癌物质存在，其中主要是苯并芘。资料表明，城市肺癌的发病率明显高于农村，大城市的发病率又高于中小城市。

4. 电离辐射　大剂量电离辐射可引起肺癌，如日本广岛的原子弹释放的中子和α射线，长崎则是α射线，前者致肺癌的危险性高于后者。美国1978年报告一般人群中电离辐射的来源约49.6%来自自然界，44.6%为医疗辐射，来自X线诊断的电离辐射可占36.7%。

5. 饮食因素　动物实验证明，维生素A及其衍生物β胡萝卜素能够抑制化学致癌物诱发的肿瘤。一些调查报告认为，摄取食物中维生素A的含量少或血清维生素A含量低时，患肺癌的危险性增高。

6. 其他　个体的内在因素，如免疫状态、代谢活动、遗传因素、肺部慢性感染等可能对肺癌的发病有影响。美国癌症学会将结核列为肺癌的发病因素之一，有结核病者，尤其是结核瘢痕者，男性患肺癌的危险性是正常人群的5倍，女性患肺癌的危险是正常人群的10倍。

二、病理和分类

（一）按解剖学部位分类

1. 中央型肺癌　发生在段支气管或以上至主支气管，约占3/4，较多见鳞状上皮细胞癌（鳞癌）和小细胞肺癌。

2. 周围型肺癌　起源于肺段支气管以下，约占1/4，多见腺癌位置在肺的周围者。

（二）按组织学分类

1. 非小细胞肺癌

（1）鳞癌：典型的鳞癌细胞大，呈多形性，胞质丰富，有角化倾向，核畸形，常呈鳞状上皮样排列。以中心性肺癌常见，早期常引起支气管狭窄导致肺不张或阻塞性肺炎。癌组织易变性、坏死，形成空洞或癌性肺脓肿。

（2）腺癌：典型的腺癌呈腺管或乳头状结构，细胞大小比较一致，圆形或椭圆形，胞质丰富，核大，常有核仁，核膜比较清楚。腺癌倾向于管外生长，但也可循泡壁蔓延，常在肺边缘部形成直径2～4 cm的肿块。腺癌早期即可侵犯血管、淋巴管，常在原发瘤引起症状前即已转移。

（3）大细胞癌：癌细胞较大，大小不一，胞质丰富，核大，核仁明显，常呈多角形或不规则形，呈实性卵状排列。可发生在肺门附近或肺边缘的支气管。转移较小细胞未分化癌晚，手术切除机会较大。

（4）其他：腺鳞癌、类癌、肉瘤样癌、唾液腺型癌等。

2. 小细胞未分化癌（小细胞癌）　癌细胞多为类圆形或菱形，胞质少，类似淋巴细胞。在其发生发展的早期多已转移到肺门和纵隔淋巴结，易侵犯血管，诊断时大多已有肺外转移。

（三）转移途径

1. 直接蔓延　肿瘤沿支气管壁向支气管腔内生长，可以造成管腔的部分或全部阻塞。

肿瘤可直接扩散侵入邻近肺组织并穿越肺叶间裂侵入相邻肺叶。

2. 淋巴管转移 最常见的转移途径。

3. 血行转移 血行转移是肺癌的晚期表现。肿瘤通过淋巴管进入胸导管或直接侵入肺静脉，进入体循环而转移到全身各处组织、器官，常见的器官有肝、骨骼、脑、肾上腺等。

三、护理评估

（一）健康史

询问肺癌患者的健康史时，应重点注意：

1. 患者的年龄、性别，以40岁以上的男性为重点。

2. 患者的吸烟史，应包括吸烟时间、吸烟量及有无戒烟。

3. 患者是否经常暴露在危险因子中，如石棉、铬酸盐、砷等化学物质及患者的居住环境。

4. 患者是否患有慢性支气管炎或其他呼吸系统慢性疾病。

（二）临床表现

肺癌的临床表现与肿瘤的部位、大小、类型、是否压迫侵犯邻近器官及有无远端转移密切相关。早期肺癌往往没有任何症状，大多在胸部X线检查时发现。

1. 原发肿瘤引起的症状

（1）咳嗽：常见的早期症状，表现为刺激性咳嗽和少量黏液痰。继发感染时，出现脓性痰。

（2）血痰：表现为痰中带血点、血丝或断续少量咯血。

（3）喘鸣：由于较大肿瘤引起支气管部分阻塞会引起患者呼吸困难、气短、胸闷、喘鸣等症状。

2. 肿瘤局部扩展引起的症状

（1）胸痛：由肿瘤侵犯胸膜、肋骨和胸壁引起。肋骨、脊柱受侵犯时有压痛点，如肿瘤压迫肋间神经，胸痛可累及分布区。

（2）吞咽困难：肿瘤侵入纵隔压迫食管引起。

（3）声嘶：肿瘤压迫或转移至纵隔淋巴结后压迫喉返神经，引起声带麻痹，发生声嘶。

（4）Horner综合征：上叶尖部肺癌，亦称Pancoast肿瘤，可以侵入纵隔和压迫位于胸廓上口的器官或组织。压迫颈部交感神经，引起患侧上睑下垂，瞳孔缩小，眼球内陷，同侧额部与胸壁无汗或少汗。

（5）上腔静脉阻塞综合征：肿瘤侵犯纵隔压迫上腔静脉时，上腔静脉回流受阻，产生头部、颈部和上肢水肿、胸前部淤血及静脉曲张，可引起头痛、头晕和眩晕。

3. 远处转移引起的症状

（1）脑转移：颅压增高症状及局限性症状和体征。

（2）骨转移：出现疼痛及运动障碍。

（3）肝转移：表现为厌食，肝大，黄疸，腹腔积液等。

（4）淋巴结转移：锁骨上淋巴结是肺癌转移的常见部位，固定而坚硬，多无痛感。

4. 肺外表现：包括内分泌系统、神经肌肉系统、结缔组织、血液系统的异常改变，又称副癌综合征，如骨关节综合征（杵状指、骨关节痛、骨膜增生等）、男性乳腺增大、Cushing 综合征等。

（三）辅助检查

1．X 线检查　是发现肺癌的重要方法，在肺癌的普查和诊断中占重要位置。X 线检查提示肺癌的典型征象是肺内有一块状阴影。中心型肺癌：因支气管阻塞造成肺不张伴有肺门淋巴结肿大时，下缘可表现为倒 S 状影像。周围型肺癌：呈分叶状，伴有脐凹或细毛刺。

2．CT　可显示薄层横断面结构图像，可发现一般 X 线检查隐匿区的病变及早期肺癌病变，如肺尖、膈上、脊柱旁、纵隔、心影后等处。显示肿瘤的分叶、边缘的毛刺、胸膜凹陷征。

3．痰细胞学检查　肺癌表面脱落的癌细胞可随痰液咳出，痰细胞检查可找到癌细胞明确诊断。

4．支气管镜检查　可在局麻下进行，操作方便，患者痛苦少。对中央型肺癌诊断阳性率高，可在支气管腔直接看到肿瘤，并可取活检或吸取支气管分泌物进行细胞学检查，亦可经支气管刷取肿瘤表面组织，对明确肿瘤的存在和获取组织供组织学诊断具重要意义。

5．其他检查　包括纵隔镜检查，胸腔镜检查，胸腔积液检查，癌相关抗原的实验室检查等。

（四）肺癌的分期

肺癌的分期对临床治疗方案的选择具有重要指导意义。世界卫生组织按照肿瘤的大小（T）、淋巴结转移情况（N）和有无远处转移（M）将肺癌分类，为目前各国采用。国际抗癌联盟（UICC）2002 年修订的肺癌 TNM 分期法，见表 32-1。

表 32-1　肺癌 TNM 分期

原发肿瘤（T）
Tx：原发肿瘤不能评价：痰、支气管灌洗液找到癌细胞，但影像学或支气管镜没有可视肿瘤
T_0：没有原发肿瘤的证据
Tis：原位癌
T_1：肿瘤最大直径≤3cm，周围为肺或脏层胸膜所包绕，镜下肿瘤没有累及叶支气管以上[①]（即没有累及主支气管）
T_2：肿瘤大小或范围符合以下任何一点：肿瘤直径＞3cm；累及主支气管，但距隆突≥2cm；累及脏胸膜；扩展到肺门的肺不张或阻塞性肺炎，但不累及全肺
T_3：任何大小的肿瘤已直接侵犯下述结构之一者：胸壁（上沟癌）、膈肌、纵隔、胸膜、心包，肿瘤位于距隆突 2cm 以内的主支气管但尚未累及隆突；全肺的肺不张或阻塞性炎症
T_4：任何大小的肿瘤已直接侵犯下述结构之一者：纵隔、心脏、大血管、气管、椎体、隆突；恶性胸腔积液或心包积液[②]；原发肿瘤同一叶内出现单个或多个卫星结节
区域淋巴结（N）
Nx：区域淋巴结不能评价

续　表

N_0：没有区域淋巴结转移

N_1：转移至同侧支气管周围淋巴结和（或）同侧肺门淋巴结，原发肿瘤直接侵及肺内淋巴结

N_2：转移到同侧纵隔和（或）隆突下淋巴结

N_3：转移至对侧纵隔、对侧肺门淋巴结、同侧或对侧斜角肌或锁骨上淋巴结

远处转移（M）

Mx：远处转移不能评价

M_0：无远处转移

M_1：有远处转移③

注：①任何大小的不常见的局限于支气管壁的表浅肿瘤，即使累及主支气管，也定义为 T_1；②大部分肺癌患者的胸腔积液是肿瘤引起，但如果胸腔积液的多次细胞学检查未能找到癌细胞，胸腔积液又是非血性和非渗出性的，临床判断该胸腔积液与肿瘤无关，这种类型的胸腔积液不影响分类；③同侧非原发肿瘤所在叶的其他肺叶出现转移性结节定义为 M_1，心包积液的定义原则等同于胸腔积液

TNM 分期

隐性癌（TxN_0M_0）

0 期（Tis，原位癌）

Ⅰa 期（$T_1N_0M_0$）

Ⅰb 期（$T_2N_0M_0$）

Ⅱa 期（$T_1N_1M_0$）

Ⅱb 期（$T_2N_1M_0$，$T_3N_0M_0$）

Ⅲa 期（$T_1N_2M_0$，$T_2N_2M_0$，$T_3N_1M_0$，$T_3N_2M_0$）

Ⅲb 期（T_4 任何 NM_0，任何 TN_3M_0）

Ⅳ期（任何 T 任何 NM_1）

（五）治疗原则

肺癌的治疗应根据患者的机体状况、肿瘤病理类型、侵犯范围和发展趋向合理选用现有的治疗手段。目前，肺癌的治疗主要有外科手术疗法、放射疗法、化学药物治疗、中医中药治疗、靶向治疗及免疫治疗等。非小细胞肺癌的Ⅰ期、Ⅱ期病例首选手术，Ⅲa 期病例如心肺功能、解剖位置合适也可考虑手术；而Ⅲb 期及Ⅳ期患者选择化疗、放疗等综合治疗方法，以提高疗效。小细胞肺癌多选用以化疗为主的综合治疗方法以延长患者的生存期，偶尔有符合手术条件（纵隔淋巴结阴性，且无转移者）的病例可选择手术。

1. 手术疗法　手术目的为尽量彻底切除肿瘤，同时尽可能保留健康肺组织。肺切除的范围取决于病变的部位和大小。常见的手术方式有楔形肺切除术、肺段切除术、肺叶切除术、全肺切除术等，见图 32-1。

手术禁忌证：癌肿侵入纵隔及心脏大血管、气管、气管隆突等；胸外淋巴结转移，如锁骨上淋巴结、腋部淋巴结转移；远处转移，如脑、骨、肝等器官转移；对侧肺门、纵隔、淋

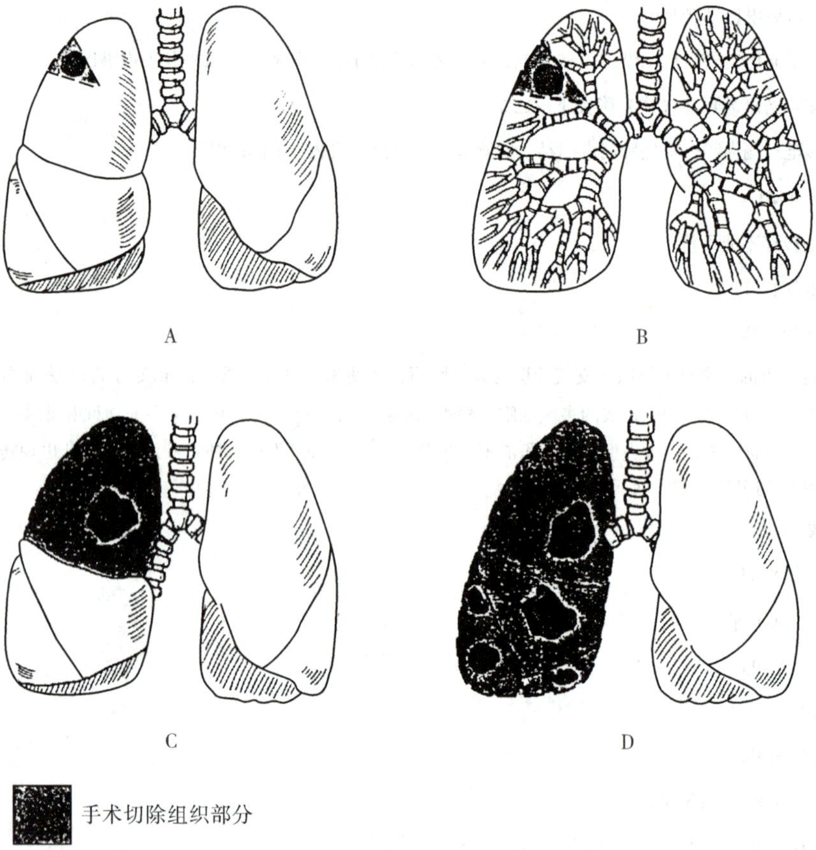

图 32-1　常见肺部手术方式

A. 楔形切除术；B. 肺段切除术；C. 肺叶切除术；D. 全肺切除术

巴结转移；胸膜转移，恶性胸腔积液；心、肺、肝、肾功能不全，全身情况较差者。

2. 化学药物疗法（化疗）　小细胞癌对于化疗有高度的反应性，化疗为小细胞肺癌的首选治疗方案。根据疗效，治疗小细胞肺癌的一线药物有依托泊苷（VP-16）、环磷酰胺（CTX）、卡铂（CBP）、替尼泊苷（VM-26）、异环磷酰胺（IFO）、顺铂（DDP）、长春碱酰胺（VDS）、表阿霉素（EPI）、甲氨蝶呤（MTX）、紫杉醇等。为了获得更好的疗效和最低的不良反应，通常选择 2 种或 2 种以上的药物组成联合方案，临床常用的联合化疗方案，如 EP（VP-16 + DDP）、CE（CBP + VP-16）、CAV（CTX + ADM + VCR）、COME（CTX + VCR + MTX + VP-16）、CAVE（CTX + ADM + VCR + VP-16）、ACE（ADM + CTX + VP-16）等。非小细胞肺癌对化疗的反应较差，故非小细胞肺癌的治疗应以手术治疗为主，化疗主要作为不能手术及术后复发患者的姑息性治疗或作为手术治疗及放疗的辅助治疗措施，长春瑞滨、紫杉醇、吉西他滨等药物联合铂类（顺铂、卡铂）是常用的一线治疗方案。

3. 放射疗法（放疗）　放射线对癌细胞有杀伤作用，癌细胞受照射后，射线可以直接作用于 DNA 分子引起断裂；射线引起的电离物质又可使癌细胞发生变性，被吞噬细胞吞噬，最后被成纤维细胞所代替。在各种类型的肺癌中，小细胞肺癌对放射疗法的敏感性较高，鳞癌次之。

四、护理诊断及医护合作性问题

1. 焦虑　与对肿瘤、手术及预后担心有关。
2. 营养失调——低于机体需要量　与肿瘤导致消耗增加、食欲下降等有关。
3. 疼痛　与开胸手术创伤有关。
4. 气体交换受损　与肺组织切除、通气/血流比例失调有关。
5. 清理呼吸道无效　与术后疼痛、咳嗽无力、分泌物增多等有关。
6. 躯体移动障碍　与疼痛、神经肌肉的损伤、体位受限有关。
7. 体液过多或体液过少　与术后补液过多、过快或补液过少有关。
8. 潜在的并发症　胸腔内出血、呼吸功能不全、肺水肿、肺栓塞、心律失常、感染等。

五、计划与措施

（一）护理目标

1. 术前

（1）患者无呼吸道感染。

（2）以良好的生理和心理状况接受手术。

2. 术后

（1）患者保持呼吸道通畅。

（2）疼痛减轻，增进舒适度。

（3）维持循环稳定。

（4）早期进行功能锻炼。

（5）无术后并发症出现。

（6）主动配合手术的治疗和护理。

（二）术前护理

开胸手术术前护理执行一般术前护理常规，见手术前后护理。其他特殊护理包括：

1. 改善呼吸功能　劝导患者戒烟，因为吸烟会刺激肺支气管，增加气管、支气管分泌物，且吸烟会妨碍纤毛的清洁功能，使支气管上皮纤毛活动减少或丧失活动力。患者分泌物较多时，鼓励患者摄取足够的水分以液化痰液，并指导患者有效咳嗽咳痰，必要时可行体位引流。肺部感染者，遵医嘱予以抗生素及支气管扩张剂、祛痰剂等。注意口腔卫生，若有龋齿或上呼吸道感染应先治疗。

2. 矫正患者营养状况　维持良好的进食环境及口腔清洁以增进食欲。提供高蛋白、高热量、高维生素食物，鼓励患者摄取足够的水分，必要时遵医嘱给予白蛋白、血浆等静脉输入。

3. 减轻患者焦虑　责任护士应向患者及家属详细介绍手术情况及术后可能采取的各种医疗措施，给患者时间提出疑问，以减轻其焦虑不安或害怕的程度，鼓励其将担心的事情说出来。给患者必要的保证以增强其信心。

4. 术前指导

（1）指导患者练习腹式深呼吸及有效咳嗽，以适应术后呼吸方式及咳嗽排痰。

（2）练习使用呼吸功能锻炼器，使患者术后能立即使用。

（3）指导患者进行腿部运动以避免下肢静脉血栓形成。

（4）患侧上肢与肩膀运动的练习，可维持正常的关节全范围运动以及正常姿势。

（5）介绍胸腔引流设备及放置胸管的注意事项。

（6）患者对术后疼痛有所了解，需克服疼痛以配合各项治疗和护理工作。

（三）术后护理

1. 术后即刻护理

（1）密切监测生命体征：监测患者的体温、血压、脉搏、呼吸情况。胸部手术后常会引起呼吸功能及循环功能不良的情况。观察有无收缩压降低，脉搏增快，呼吸困难，发绀等情况。术后 2～3 小时，每 15 分钟测量生命体征 1 次，脉搏和血压稳定后改为 0.5～1 小时测量 1 次。

（2）维持呼吸功能：主要是防止和及时解除呼吸道梗阻，以免发生呼吸抑制，其具体措施：

1）防止误吸：评估麻醉恢复情况，开胸手术患者采用全麻，术后回到病房后应观察患者意识情况，未清醒患者采取去枕平卧或头偏向一侧，以防呕吐、误吸。

2）防止舌后坠：当出现鼾声时，用手托起下颌，解除呼吸道梗阻。必要时置入口咽或鼻咽通气导管。

3）呼吸道分泌物过多的处理：用吸引器吸去咽喉及口腔内分泌物。遵医嘱注射阿托品以减少口腔和呼吸道腺体分泌。

4）喉痉挛的处理：立即设法解除诱因，加压给氧。如痉挛不能解除，需静脉注射肌松剂后作气管插管，保持呼吸通畅，必要时呼吸机控制呼吸。

（3）给氧：术后呼吸受抑制、嗜睡及疼痛等原因，影响患者的呼吸功能，足够氧气可改善氧合作用，给患者吸氧，监测氧饱和度及血气分析，根据检查结果调整给氧方式和浓度。

（4）评估引流情况：正确固定胸腔闭式引流装置，观察引流是否通畅。

2. 术后一般护理

（1）维持生命体征稳定：严密监测体温、脉搏、呼吸、血压、血氧饱和度，及时发现病情变化。

（2）安排合适的体位：患者血压稳定后，安排半坐卧位，床头抬高 30°～45°，不仅使膈肌下降促使肺扩张，而且利于胸管引流。术后恢复中，尽量采取平卧位或半坐卧位，如需采取侧卧不能超过 1/4 侧卧，且不可时间过长，以免影响肺叶切除患者的引流和造成全肺切除患者纵隔移位。

（3）维持呼吸道通畅患者：全麻开胸术后有明显的呼吸道分泌物增多、黏稠，常采用拍背或振动排痰机振动背部、雾化吸入、协助咳嗽等措施，促进痰液排出，必要时行气管镜吸痰。术后 24～48 小时应定时协助患者咳痰，很多患者由于害怕疼痛或担心伤口振动裂开而不敢咳嗽，护士应向患者解释咳嗽及深呼吸的意义，并保证咳嗽不会引起肺或伤口损伤，术后最初几日护士应协助患者在咳嗽时保护伤口，以后可教患者自己固定胸部。

保护方法：①护士站在侧位，双手环抱在伤口部位，托住伤口，注意手指并拢。指导患者先深吸气，在患者呼气时按下胸部，让患者用力咳嗽；②护士站在术侧，一手在伤口下支撑，另一手放在术侧肩膀上向下压，深呼吸几次后再咳嗽；③用力呼气咳嗽时，患者用枕头轻压伤口（图 32-2）。

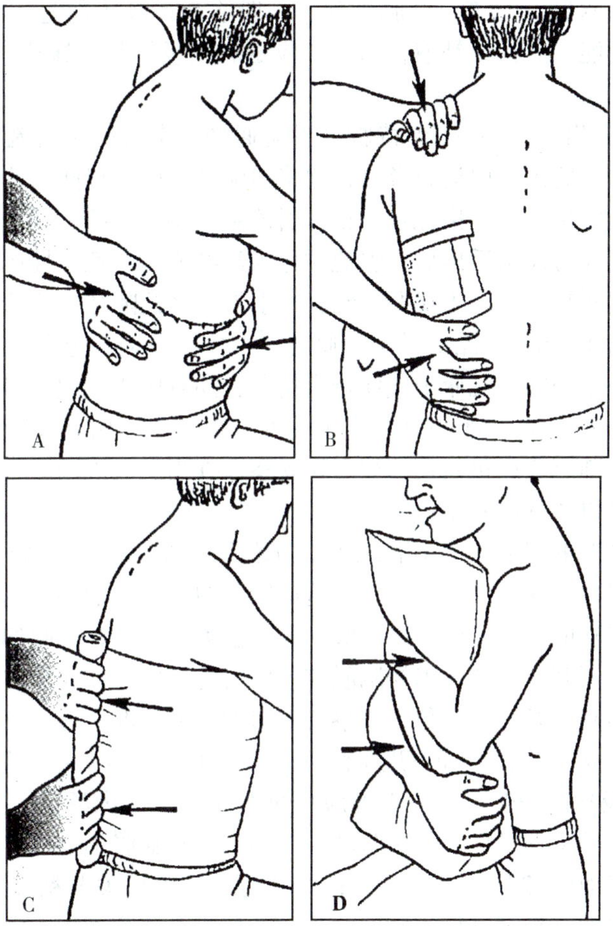

图 32-2 固定伤口的方法

注意患者咳嗽时，护士的头应在患者身后，以避免被咳出的分泌物溅到，告诉患者用手纸捂住口鼻咳嗽。如果患者疼痛剧烈，可在给予镇痛剂后进行。在患者进行数次深呼吸后，护士应进行叩背协助患者咳痰，注意避免拍击伤口。也可按压刺激胸骨上窝处的颈部气管以诱发患者的咳嗽反射。注意充分湿化呼吸道，每日行超声雾化吸入。

（4）减轻疼痛：开胸患者手术切口大，切断肌纤维较多，术后置胸腔引流管刺激肋间神经等多种原因，患者疼痛较为剧烈。切口疼痛使患者无法进行咳嗽、深呼吸、术后活动等，还会影响食欲、睡眠等。剧烈疼痛的患者，其呼吸浅快影响正常的胸部运动，所以术后镇痛非常重要。一般应用哌替啶类麻醉镇痛药，另外自控镇痛（patient-controlled analgesia，

PCA）是一项新的镇痛技术，能保持体内有效镇痛药物浓度，镇痛效果好，在临床上广泛应用。使用镇痛药物后需密切观察患者是否有呼吸抑制、胃肠道不适等不良反应。当移动、更换体位时，应注意避免牵拉胸管造成疼痛，患者体位宜采取半卧位，在头、颈下置放枕头，勿将枕头放在肩下或背部，可以应用一些放松技术帮助患者。

（5）维持体液平衡：肺叶或全肺切除术后，应注意输液或输血的速度，输液太快可能造成循环过量导致肺水肿。尤其是全肺切除，一般输液速度不超过40滴/分。应监测CVP以评估患者的循环功能，并指导补液，另外，应定时测量尿量、尿比重，并严格记录24小时出入量。

（6）胸腔闭式引流的护理：①保持胸管引流通畅：定时挤压引流管；②妥善固定，以免引流管扭曲、打折、脱出。搬运患者时，须将引流管夹闭，以防引流液反流；③密切观察引流液的颜色、性质、量，并严格记录。正常引流量应<80ml/h，开始为血性，颜色逐渐变浅红。若引流量多，应考虑术后出血，引流颜色为鲜红或暗红色，性质较黏稠，引流每小时100～200ml，应立即通知医师；④观察引流瓶中水封管水柱随呼吸波动的情况：术后早期水柱随呼吸上下波动为4～6cm，提示引流管通畅。水柱无波动，患者无异常症状出现，说明肺膨胀，已无残腔；⑤观察引流瓶中气体排出情况：如有中小气泡逸出，提示肺脏层胸膜有破裂，破裂口不大，通常24～48小时引流排气可自行停止。如有大气泡逸出，提示肺脏层胸膜破裂口较大，或肺有较严重裂伤，须密切观察；⑥当引流液较多时需更换引流瓶，更换时务必要夹闭引流管以防气胸发生。

（7）全肺切除术后护理：全肺切除术后，术侧胸腔成为一个空腔，纵隔可因两侧胸膜腔压力的不平衡而移位。明显的纵隔移位可造成胸腔内大血管的移位，心排出量减少，影响健侧肺的通气和换气功能，严重者导致呼吸、循环衰竭。所以，全肺切除术后胸腔引流管平时夹闭，根据情况间断开放，使手术侧胸膜腔内保留适量的气体和液体以维持两侧胸膜腔内的压力平衡。注意检查气管有无移位，观察健侧肺的呼吸情况。

（8）饮食：术后第1天患者即可进半流食。如无不适，第2天改进普食。

（9）术后活动及功能锻炼：术后患者应尽早在床上及下床活动，并应促进手臂和肩膀的运动。胸腔手术后的运动目标：①预防肺组织塌陷、肺膨胀不全以及换气不良，获得最佳的肺功能；②预防肌肉骨骼与循环的障碍；③预防手术侧肩关节粘连与僵硬，及手臂的挛缩：手术侧肩与手臂的运动可维持正常的关节活动范围以预防功能受限。

运动时注意事项：①运动之前，应先清理呼吸道，以使活动时达到更有效的氧合作用；②在运动之前，应结合患者的疼痛度给予适量的镇痛剂；③运动时，应密切观察患者是否有呼吸短促、疲倦或呼吸困难等现象；④开始运动时，患者先由躺着进行，然后改为坐姿、站姿，最后也可采俯卧姿势；⑤运动量应由少渐多，当患者耐受力增加时再增加运动量；⑥鼓励患者尽量利用手术侧的手执行日常生活活动；⑦在为患者做运动时要记得支托其手臂。手术当天晚上即可施行被动运动，手术后第1天或第2天开始做主动运动。

手臂和肩膀的运动方法：①抬高肩膀，将肩膀拉向前方，然后尽量拉向后方；②将手肘上举，使肘部尽量靠近耳朵，然后固定肩关节并将手臂伸直；③将手臂伸直举向后上方，然后往外伸到旁后方，再放下到下旁后方。此运动可使手臂伸直与外展；④在有扶手的椅上坐直，手抓住扶手，手掌用力往下压而使身体上举离开座椅。手掌往下压时慢慢吸气，缩紧腹部并使手腕、手肘完全伸直。此姿势保持片刻，而后再一边慢慢呼气，一边把身体放回椅面上。此运动可同时使肩膀和肺部得到运动效果；⑤双手叉腰，尽量将两个手肘与肩胛骨靠在一起，以使肩胛骨上升和内缩；⑥将手臂高举，向左右伸展以使肩胛骨旋转；⑦将手术侧的手肘弯曲，手掌放在腹部再用健侧的手抓住手术侧的手腕，抓离腹部画一个弧形，并上举超过头部，再回复原来姿势。教导患者抬高手臂时吸气，放下手臂时呼气；⑧将手臂伸直，掌心向上，由旁往上画弧至头顶，然后再回复到原来姿势；⑨将手臂高举到肩膀的高度，将手肘弯成90°，然后旋转肩膀而将手臂向前、向后画弧，以使肩膀向内、向外旋转（图32-3）。

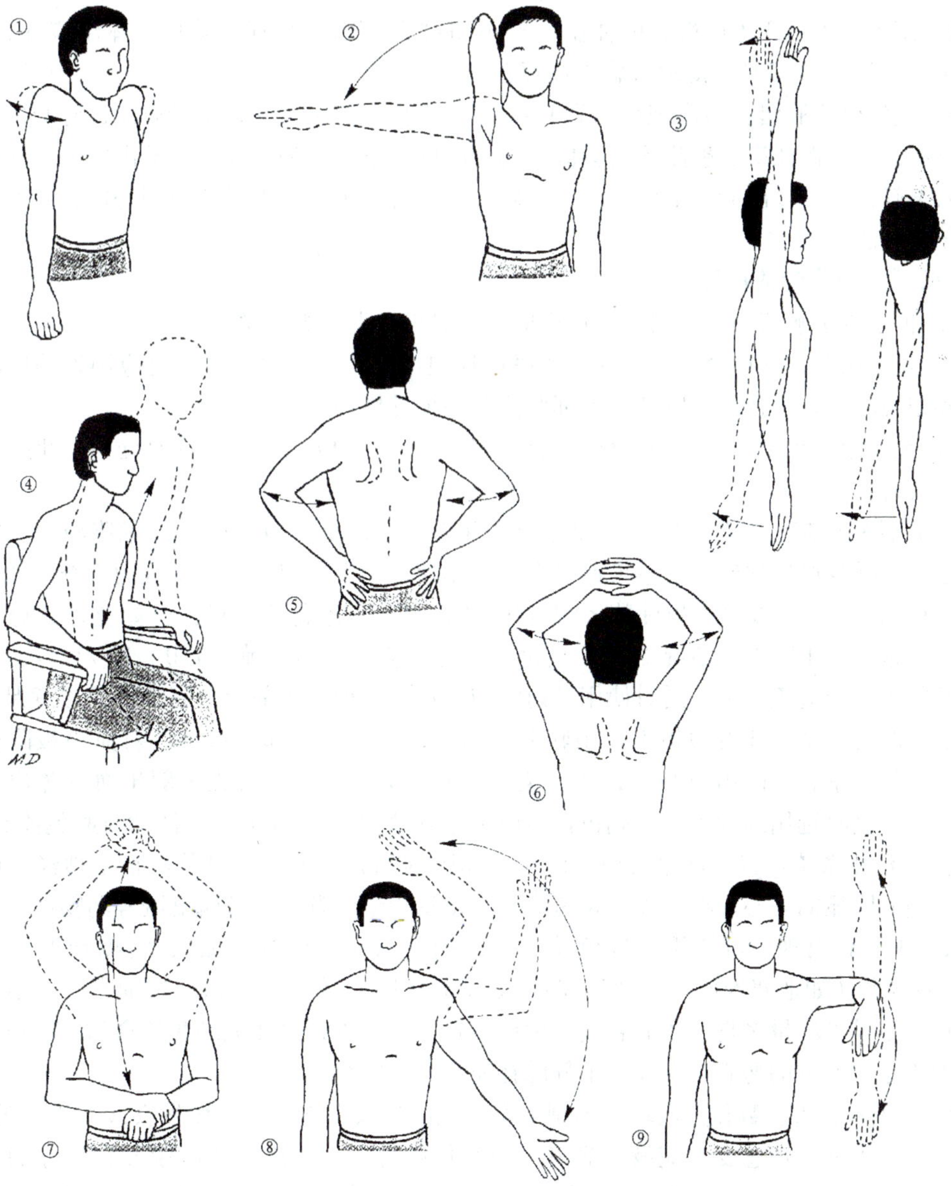

图32-3　开胸术后手臂和肩膀的运动方法

（10）术后并发症的观察

1）胸腔内活动性出血：多在术后数小时内发生。观察患者术后生命体征的变化，注意胸管引流的情况。

2）心脏并发症：患者在术后可能出现心律失常，常见有心动过速、房颤、室性或室上性期前收缩等。还可能出现心肌梗死、急性心功能衰竭等。术后应密切注意心电监测，控制输液量和速度，必要时遵医嘱应用抗心律失常、强心药物。

3）肺部并发症：常见有肺炎、肺不张、肺栓塞、呼吸衰竭等。表现为发热、气促、呼吸困难、呼吸道分泌物多且黏稠、发绀、脉速、心律失常等。

4）感染：术后3天内患者的体温一般不超过38.5℃。胸管拔除后，体温应逐日下降。如体温持续高于38.5℃，提示有感染灶存在。

5）支气管胸膜瘘：多出现在术后1～2周。表现为持续高热，患侧胸痛，呼吸困难，刺激性咳嗽，咳脓血性痰。患侧呼吸音低，气管向健侧偏移。胸腔穿刺可抽出脓液。如胸膜腔内注入美蓝，患者咳出的痰呈蓝染。一旦确诊支气管胸膜瘘，患者应患侧卧位，协助医师行胸腔闭式引流。

（四）化疗患者的护理

1. 护士应了解药物的作用及不良反应，并对患者做详细的说明。

2. 安全用药，选择合适的静脉，注射过程中严防药物外渗。必要时应用外周中心静脉置管和中心静脉置管技术，以减少局部刺激和保护外周静脉。

3. 在化疗过程中，应密切观察和发现化疗的不良反应，并予以及时处理。化疗的不良反应主要有：

（1）骨髓抑制：主要表现为粒细胞减少和血小板降低，也可引起红细胞减少。粒细胞和血小板的减少可导致严重的感染或出血。在化疗过程中，应进行血常规的检查，如中性粒细胞 $<1.5\times10^9/L$，或血小板计数 $<80\times10^9/L$，则不考虑化疗。对已开始化疗的患者应定时检查血常规，出现上述情况立即停止化疗。对于化疗后粒细胞 $<1.0\times10^9/L$ 者，应给予保护性隔离措施避免感染，同时使用升白细胞药物。护理患者前应彻底洗手，注意保护患者皮肤、黏膜的完整，如剪短指甲，用软毛刷刷牙，注意会阴部的清洁。对血小板降低的患者，应注意观察患者的出血倾向，注意全身皮肤有无出血点，有无牙龈出血及鼻出血等情况。静脉穿刺时选用细针头，穿刺拔针后压迫穿刺部位10～15分钟。活动时避免摔倒。

（2）消化系统损害：化疗药物对消化道黏膜的刺激和损伤，以及对自主神经功能的影响，可引起明显的恶心、呕吐等消化道症状，多见于使用顺铂、环磷酰胺等药物后，一般用药后2～3小时出现。可使用5-羟色胺3受体拮抗剂（如格拉司琼）、吩噻嗪类（如氯丙嗪）、激素类（如地塞米松）、抗组胺药（如苯海拉明）等药物防治。鼓励患者在不觉恶心时进食，如早餐尽量多吃。注射后选择少量多餐方式，进食温和无刺激的食物，避免患者热量摄取不足。严重的恶心、呕吐需由静脉补充水分及电解质。

（3）脱发：大多数化疗药均可抑制毛发细胞的生长引起脱发，脱发会改变患者的外貌，增加患者的不良心理感受。应鼓励患者说出他们的感觉，对患者说明脱发是治疗的不良反应，是暂时的，停止治疗后3～6个月头发可以再生。建议患者使用假发和帽子，当头发刚开始脱落时，戴上帽子睡觉可减少睡醒时发现枕上掉落头发的不安。

（4）肾损害：某些药物可能引起肾的损害，如顺铂、甲氨蝶呤、环磷酰胺等。化疗过程中鼓励患者多饮水，每天摄取 2000～3000ml 的水分。

（五）终末患者护理

在肺癌的终末期，护理的重点在于对患者及家属生理和情感的支持。为患者提供有效的生活护理，使患者舒适平静地面对死亡。可采用多种有效的方法，包括使用麻醉药减轻患者疼痛，并且将不良反应降到最小。除对患者的症状给予适当的护理外，护士应了解患者的心理反应，终末期的患者可能会出现愤怒、抑郁的反应，他们可能会对护士或家属表现出一些过激行为。护士应设法帮助患者表达自己的想法。另外，应帮助家属理解并应对这种情况，家属的心理反应与患者一样，应给予心理疏导，帮助他们渡过这特殊时期。

（六）健康教育

1. 肺癌的预防　采取有效措施减少或避免吸入含有致癌物质的空气和粉尘，如戒烟、预防大气污染、加强有害粉尘作业的防护等。

2. 对肺癌的高发人群，进行重点普查，以做到早发现，早治疗。

六、预期结果与评价

患者顺利的接受各项检查和治疗；维持呼吸道的通畅；术侧手臂活动恢复正常范围；获得足够的营养、水分；无术后并发症出现；患者及家属获得精神支持。

（王秀华）

第三十三章 呼吸衰竭患者的护理

关键词

acute lung injury	急性肺损伤
acute respiratory failure	急性呼吸衰竭
artificial airway	人工气道
acute respiratory distress syndrome	急性呼吸窘迫综合征
chronic respiratory failure	慢性呼吸衰竭
continuous positive airway pressure（CPAP）	持续气道正压
cyanosis	发绀
diffusion	弥散
dyspnea	呼吸困难
endotracheal intubation	气管插管
hypoxemia	低氧血症
hypercapnia	高碳酸血症
mechanical ventilation	机械通气
non-invasive mechanical ventilation	无创机械通气
negative-pressure ventilation	负压通气
oxygen therapy	氧治疗
pulmonary edema	肺水肿
positive end-expiratory pressure（PEEP）	呼气末正压
positive-pressure ventilation	正压通气
pressure support ventilation（PSV）	压力支持通气
respiratory failure	呼吸衰竭
shunt	分流
synchronized intermittent mandatory ventilation（SIMV）	同步间歇指令通气
suction	吸痰
tracheostomy	气管切开

呼吸衰竭是各种原因引起的肺通气和（或）换气功能的严重障碍，以致在静息条件下也不能维持足够的气体交换，导致缺氧伴（或不伴）二氧化碳潴留，从而引起一系列生理功能和代谢紊乱的临床综合征。临床表现为呼吸困难、发绀等。呼吸衰竭的诊断有赖于动脉血气分析，表现为在海平面正常大气压、呼吸空气、静息条件下，动脉血氧分压（PaO_2）< 60mmHg，或伴有二氧化碳分压（$PaCO_2$）>50mmHg，并排除心内解剖分流和原发于心排血量降低等因素，即为呼吸衰竭（简称呼衰）。

一、病因

1. 呼吸道阻塞性病变　如气管－支气管的炎症、痉挛、肿瘤、异物等，引起气道阻塞，导致通气不足，或伴有气体分布不均导致通气/血流比例失调，发生缺氧和二氧化碳潴留。

2. 肺组织的病变　各种累积肺泡和（或）肺间质的病变，如肺炎、肺气肿、肺水肿、肺间质纤维化、重症肺结核、急性呼吸窘迫综合征（ARDS）等，可引起参与呼吸的肺泡减少，有效弥散面积减少，肺顺应性降低，通气/血流比例失调，导致缺氧或合并二氧化碳潴留。

3. 胸廓胸膜病变　如胸廓外伤、手术创伤、畸形、气胸和胸腔积液等，均可能影响胸廓的活动和肺扩张，导致通气减少，影响换气功能。

4. 肺血管疾病　如肺动脉栓塞等引起通气/血流比例失调，或部分静脉血未经过氧合直接流入肺静脉，导致低氧血症。

5. 神经中枢和呼吸肌疾病　脑血管病变、脑炎、脑外伤、药物中毒、电击等直接或间接抑制呼吸中枢；脊髓灰质炎、多发神经炎及重症肌无力等可导致呼吸肌无力和疲劳，呼吸动力降低引起通气不足。

二、分类

1. 按动脉血气分析分类

Ⅰ型：缺氧而无二氧化碳潴留，表现为 $PaO_2 < 60mmHg$，$PaCO_2$ 降低或正常。见于换气功能障碍的患者，如ARDS等。

Ⅱ型：缺氧伴二氧化碳潴留，表现为 $PaO_2 < 60mmHg$，$PaCO_2 > 50mmHg$。是肺泡通气不足所致。如慢性阻塞性肺疾病。若伴有换气功能损害，则缺氧更为严重。

2. 按病程分类

（1）急性呼吸衰竭：指呼吸功能原来正常，由于上述病因的突发或迅速发展，引起通气或换气功能严重损害，在短时间内引起呼衰。常见的原因包括急性气道阻塞、外伤、ARDS、药物中毒、脑病变抑制呼吸中枢、呼吸肌麻痹等。

（2）慢性呼吸衰竭：指一些慢性疾病，包括呼吸和神经肌肉系统疾病等，导致呼吸功能损害逐渐加重，经过较长时间才发展为呼衰。最常见的病因是慢性阻塞性肺疾病等。虽有缺氧，或伴二氧化碳潴留，但通过机体代偿适应，生理功能障碍和代谢紊乱较轻。另一种临床较常见的情况是在慢性呼衰的基础上，因合并有呼吸系统感染或气道痉挛等情况，出现急性加重。在短时间内 $PaCO_2$ 明显上升和 PaO_2 明显下降，称慢性呼衰急性加重，其病理生理学改变和临床情况兼有急性呼衰的特点。

3. 按发病机制分类　可分为通气性呼吸衰竭和换气性呼吸衰竭，也可分为泵衰竭（pump failure）和肺衰竭（lung failure）。驱动或制约呼吸运动的中枢神经系统、外周神经系统神经肌肉组织（包括神经－肌肉接头和呼吸肌）以及胸廓统称呼吸泵，这些部位的功能障碍引起的呼吸衰竭称泵衰竭。通常泵衰竭主要引起通气功能障碍，表现为Ⅱ型呼吸衰竭。肺组织、气道阻塞和肺血管病变造成的呼吸衰竭，称肺衰竭。肺组织和肺血管病变常引起换气功能障碍，表现为Ⅰ型呼吸衰竭。

三、发病机制和病理生理

（一）低氧血症和二氧化碳潴留的发生机制

1. 通气不足　静息呼吸空气时，肺泡通气量约为4L/min时才能维持正常的肺泡氧分压（P_AO_2）和二氧化碳分压（P_ACO_2）。肺泡通气量减少，则肺泡氧分压下降，CO_2分压上升。由于$PACO_2$直接影响$PaCO_2$，可见通气不足，肺泡通气量下降时PCO_2升高。

2. 通气/血流比例失调　肺泡通气量与其周围毛细血管血流量的比例协调时才能保证有效的气体交换。通常每分钟肺泡通气量为4L，肺毛细血管总血流量为5L，二者之比为0.8。如果比率增大，吸入气体不能与血液进行有效交换，即为无效腔效应；比率减少，使静脉血未能充分氧合，则形成肺动-静脉样分流。通气/血流比例失调通常仅产生缺O_2，而无CO_2潴留，主要原因是：①动脉与混合静脉血的氧分压差为59mmHg，比CO_2分压差5.9mmHg高10倍；②氧解离曲线呈S形，正常肺泡毛细血管血氧饱和度已处于曲线的平台，无法携带更多的氧以代偿低PaO_2区的血氧含量下降。而CO_2解离曲线在生理范围内呈直线，有利于通气良好区对通气不足区的代偿，排出足够的CO_2，不致出现CO_2潴留。然而，严重的通气/血流比例失调也可导致CO_2潴留。

3. 肺动-静脉样分流　肺部病变，如肺泡萎陷、肺不张、肺水肿和肺炎实变等，均可引起肺动-静脉样分流增加，使静脉血没有进行气体交换的机会，直接流入肺静脉。存在肺内分流时，提高氧浓度不能提高分流静脉血的氧分压。

4. 弥散障碍　肺内气体交换是通过弥散过程实现的。很多因素影响弥散量，包括：①弥散面积；②肺泡膜的厚度和通透性；③气体和血液接触的时间；④气体弥散能力；⑤气体分压差。另外，心排血量、血红蛋白含量、通气/血流比值等也影响弥散量。因氧的弥散能力仅为二氧化碳的1/20，故在弥散障碍时，通常以低氧为主。

5. 氧耗量　氧耗量增加是加重缺氧的原因之一。临床常见的增加氧耗的原因有发热、寒战、呼吸困难和抽搐等。氧耗量增加，肺泡氧分压下降，正常人借助增加通气量以防止缺氧。氧耗量增加的患者，如同时伴有通气功能障碍，会出现严重低氧血症。

（二）缺氧、二氧化碳潴留对机体的影响（表33-1）

1. 对中枢神经的影响　脑组织耗氧量大，占全身耗氧量的1/5~1/4。中枢皮质神经元细胞对缺氧最为敏感。缺氧可引起脑细胞功能障碍，脑毛细血管通透性增加，脑水肿，最终引起脑细胞死亡。缺氧的程度和发生的急缓对中枢神经的影响程度不同。急性缺氧会引起烦躁不安，全身抽搐，可在短时间内引起死亡。如果完全停止供氧4~5分钟即可引起不可逆的脑损害。轻度缺氧，可引起注意力不集中、智力减退、定向障碍；随着缺氧加重，当PaO_2低于50mmHg时，可导致烦躁不安、神志恍惚、谵妄；低于30mmHg时，会使神志丧失，乃至昏迷；低于20mmHg则会发生不可逆转的脑细胞损伤。

二氧化碳潴留使脑脊液氢离子浓度增加，影响脑细胞代谢，降低脑细胞兴奋性，抑制皮质活动。但轻度的二氧化碳增加，对皮质下层刺激加强，间接引起皮质兴奋；若$PaCO_2$继续升高，皮质下层受抑制，使中枢神经处于麻醉状态。出现CO_2麻醉前的患者，往往先有失眠、精神兴奋、烦躁不安的先兆兴奋症状。

表 33-1　缺氧、二氧化碳潴留对机体的影响

系统	缺氧	二氧化碳潴留
中枢神经系统	急骤：20 秒内发生抽搐、昏迷 缓慢：不集中，定向障碍，烦躁，恍惚，谵妄，昏迷；PaO^2 <20mmHg 出现不可逆脑组织损伤	CO_2 麻醉： （1）皮层抑制 （2）皮层下兴奋→皮层兴奋 （3）皮质下抑制→处于麻醉状态
循环系统	1. 心率、血压、心排出量↑ 2. 心律失常：早期即有表现，重时室颤、停搏 3. 脑血管、冠脉扩张，肺小血管收缩，→肺动脉高压，右心负荷↑（慢性）	1. 同左 2. 亦有心律失常 3. 同左
呼吸系统	颈动脉窦、主动脉弓化学感受器→通气量增加	通气量↑↑→中枢抑制→麻醉高级中枢（急性）
酸碱平衡	↓细胞能量代谢的中间过程→代酸 能量不足→K^+→pH↓	急性：呼酸代偿→失代偿 慢性：潴留缓慢，肾减慢碳酸氢盐排出，低氯，低钾
肾	轻度：肾血流↑，肾小球滤过率↑，尿量及 Na^+↑ 重度：肾血流↓，肾功能抑制	轻度：肾血流↑，肾血管扩张，尿量↑ 重度：肾血流↓，肾血管痉挛，尿量↓，尿量及 Na^+↓
肝	谷丙转氨酶↑，随缺氧缓解而好转	
红细胞	组织低氧→促红细胞生成素↑肝肾分泌酶刺激骨髓→继发↑	加重肺循环和右心负担
消化系统	应激性溃疡	应激性溃疡

缺氧和二氧化碳潴留均会使脑血管扩张，血流阻力减少，血流量增加以代偿之。严重缺氧和二氧化碳潴留会发生血管通透性增加，引起脑间质水肿和脑细胞内水肿，导致颅压增高，进而加重脑组织缺氧，形成恶性循环。

2. 对呼吸的影响　缺氧主要通过颈动脉窦和主动脉体化学感受器的反射作用兴奋呼吸中枢，增加呼吸运动，甚至出现呼吸窘迫。当缺氧程度缓慢加重时，这种反射性兴奋呼吸中枢的作用迟钝。缺氧对呼吸中枢的直接作用是抑制作用，通常 PaO_2 <30mmHg 时此作用可大于反射性兴奋呼吸中枢的作用而抑制呼吸。

二氧化碳潴留对呼吸的影响较缺氧对呼吸的影响大。二氧化碳是强大的呼吸中枢兴奋剂，吸入二氧化碳浓度增加，可使 $PaCO_2$ 增加，通气量随之增加，出现深而快的呼吸。当 $PaCO_2$ >80mmHg 时，会对呼吸中枢产生抑制和麻醉效应，此时呼吸运动主要靠降低对外周化学感受器的作用得以维持。

3. 对心脏、循环的影响　缺氧可刺激心脏，使心率加快和心排出量增加，血压上升。冠状动脉血流量在缺氧时明显增加，心脏的血流量可超过脑和其他脏器。心肌对缺氧十分敏感，早期轻度缺氧即在心电图上显示出来。急性严重缺氧可导致心室纤颤或心脏骤停。长期慢性缺氧可导致心肌纤维化，心肌硬化。缺氧能引起肺小动脉收缩而增加肺循环阻力，导致

肺动脉高压和增加右心负荷，最终导致肺源性心脏病。

二氧化碳潴留可使心率加快，心排血量增加，使脑血管、冠状血管舒张，皮下浅表毛细血管和静脉扩张，而肾、脾和肌肉的血管收缩。早期二氧化碳潴留可引起血压升高。

4. 对酸碱平衡和电解质的影响　严重缺氧可抑制细胞能量代谢的中间过程，降低能量产生的效率，因产生乳酸和无机磷引起代谢性酸中毒。钠泵功能由于能量不足出现障碍，使细胞内 K^+ 转移至血液，而 Na^+ 和 H^+ 进入细胞内，造成细胞内酸中毒和高钾血症。急性呼衰 CO_2 潴留可使 pH 明显降低，与代谢性酸中毒同时存在时，可导致严重的酸中毒而引起血压下降、心律失常，以至心脏骤停。

5. 对肝、肾和造血系统的影响　缺氧可直接或间接损害肝细胞出现肝功能异常。动脉血氧降低时，肾血流量减少，肾小球的滤过率降低，尿量和钠排出量减少。组织氧分压降低可使红细胞生成素产生增加，促使红细胞增生，引起继发红细胞增多。

6. 呼吸性酸中毒及电解质紊乱　肺通气、弥散和肺循环功能障碍引起肺泡换气减少，血 $PaCO_2$ 增高（>45mmHg），pH 下降（<7.35），H^+ 浓度升高（>45mmol/L），导致呼吸性酸中毒。早期可出现血压增高，中枢神经系统受累，如躁动、嗜睡、精神错乱、扑翼样震颤。pH 取决于 HCO_3^- 与 H_2CO_3 的比值，前者靠肾调节（需 1～3 天），后者调节靠呼吸（仅需数小时），因此，急性呼吸衰竭时 CO_2 潴留可使 pH 迅速下降。在缺氧持续或严重的患者体内，组织细胞能量代谢的中间过程，如三羧酸循环、氧化磷酸化作用和有关酶的活动受到抑制，能量生成减少，导致体内乳酸和无机磷产生增多而引起酸中毒（实际碳酸氢盐 AB < 22mmol/L）。此时患者出现呼吸性酸中毒合并代谢性酸中毒，可引起意识障碍、血压下降、心律失常、乃至心脏骤停。由于能量不足，体内转运离子的钠泵功能障碍，使细胞内 K^+ 转移至血液，而 Na^+ 和 H^+ 进入细胞，造成细胞内酸中毒和高钾血症。

慢性呼吸衰竭时因 CO_2 潴留发展缓慢，肾减少排出以维持 pH 的恒定。但当体内长期增高时，HCO_3^- 也维持在较高水平，导致呼吸性酸中毒合并代谢性酸中毒。因血中主要阴离子与主要阳离子之和相对恒定（电中性原理），当持续增加时血中氯相应降低，产生低氯血症。当呼吸衰竭恶化，潴留进一步加重时，已不能代偿，pH 低于正常范围（7.35）则呈现失代偿性呼吸性酸中毒合并代谢性酸中毒。

四、急性呼吸衰竭患者的护理

呼吸系统疾病，如严重呼吸系统感染、急性呼吸道阻塞性病变、重度或危重哮喘、各种原因引起的急性肺水肿、肺血管疾病、胸廓外伤或手术损伤、自发性气胸和急剧增加的胸腔积液，导致肺通气或换气功能障碍；急性颅内感染、颅脑外伤、脑血管病变、（脑出血、脑梗死）等直接或间接抑制呼吸中枢；脊髓灰质炎、重症肌无力、有机磷中毒及颈椎外伤等可损伤神经－肌肉传导系统，引起通气不足，均可造成急性呼吸衰竭。

（一）护理评估

1. 健康史　询问患者有无原发病，如感染、外伤、大手术、中毒、误吸等，了解以出现的时间。了解患者呼吸状况。

2. 临床表现

(1) 呼吸困难：是呼吸衰竭最早出现的症状。多数患者有明显的呼吸困难，表现为呼吸频率、节律和幅度的改变。较早表现为呼吸频率增快，病情加重时出现呼吸困难，辅助呼吸肌活动增强，出现三凹征。中枢性疾病或中枢神经抑制性药物所致的呼吸衰竭，表现为呼吸节律的改变，如潮式呼吸（Cheyne-Stokes respiration）、比奥呼吸（Biot respiration）等。

（2）发绀：是缺氧的典型表现。当动脉血氧饱和度低于90%时，可在皮肤较薄、血流量较大的部位（如口唇、甲床、耳垂）出现。因发绀的程度与还原血红蛋白含量有关，故贫血者因血红蛋白降低，表现为发绀不明显或不出现，而红细胞增多者发绀更明显。发绀受皮肤色素的影响，肤色较深者可观察其舌头颜色。严重休克等原因引起末梢循环障碍的患者，即使动脉血氧分压正常也可出现发绀，称外周性发绀；而真正由于动脉血氧饱和度降低引起的发绀，成为中央性发绀。发绀还受皮肤色素及心功能的影响。

（3）精神神经症状：急性缺氧可出现精神错乱、躁狂、昏迷或抽搐等症状。如合并急性二氧化碳潴留，可出现嗜睡、淡漠、扑翼样震颤，以至心脏骤停。

（4）循环系统表现：多数患者出现心动过速；严重低氧血症酸中毒可引起心肌损害，亦可引起周围循环衰竭、血压下降、心律失常、心脏骤停。

（5）消化和泌尿系统表现：严重呼吸衰竭对肝、肾功能均有影响，部分病例可出现丙氨酸氨基转移酶与血浆尿素氮升高；个别病例可出现尿蛋白、红细胞和管型。

3. 辅助检查

（1）动脉血气分析：是判断呼吸衰竭和酸碱失衡的程度及指导治疗的重要指标。pH 指示机体代偿或失代偿的指标。如 $PaCO_2$ 升高但 pH 正常，则为代偿性呼吸性酸中毒。值得指出的是，对患者的血气分析结果进行判断时一定要结合患者的病史。

（2）肺功能检测：虽然在重症患者肺功能检测会受到一些限制，但是通过肺功能检测可以确定通气障碍的性质（阻塞、限制、混合性），并且可以判断有无换气功能障碍，并对通气和换气功能障碍的严重程度进行判断。

（3）胸部影像学检查：包括 X 线，胸部 CT，反射性核素肺通气/灌注扫描、肺血管造影等。

（4）支气管镜检查：对于明确大气道情况和取得病理学证据具有重要意义。

4. 心理社会评估　急性呼吸衰竭起病急，病情发展快，患者表现为进行性呼吸窘迫，常伴有焦虑、烦躁等心理反应，进而加重缺氧状态。护士在评估患者生理状况的同时，应重视患者的心理反应。家属的心理反应与患者相似，应注意治疗过程中与家属的沟通。

（二）护理问题及医护合作性问题

1. 低效性呼吸型态、气体交换受损　与广泛肺损伤所致肺水肿，肺萎陷，通气/血流比例失调，弥散障碍等有关。

2. 清理呼吸道无效　与痰液黏稠不易咳出、咳嗽无力有关。

3. 潜在的并发症　多器官功能障碍。

4. 焦虑　与呼吸窘迫，气管插管及担心预后有关。

5. 有感染的危险　与人工气道及各种监测、治疗管道有关。

6. 语言沟通障碍　与带有人工气道有关。

7. 呼吸机依赖　与长期机械通气有关。

（三）计划与措施

1．护理目标

（1）患者呼吸困难程度减低或消失。

（2）患者维持有效的组织灌注。

（3）患者电解质及酸碱保持平衡。

（4）了解人工气道及呼吸机的作用，能配合治疗。

（5）患者无焦虑表现。

2．计划与实施　呼吸衰竭总的治疗原则是加强呼吸支持，包括保持呼吸道通畅、纠正缺氧和改善通气等；呼吸衰竭病因和诱发因素的治疗；加强一般支持治疗和对其他重要脏器功能的监测与支持。

（1）病情观察：应注意呼吸状况，包括呼吸频率、深度，有无口唇发绀等。监测心率、血压的变化，注意有无心律失常。

（2）保持呼吸道通畅：对任何类型的呼吸衰竭，保持呼吸道通畅是最基本、最重要的治疗措施。气道不畅使呼吸阻力增加，呼吸功消耗增多，会加重呼吸肌疲劳；气道阻塞致分泌物排出困难将加重感染，同时也可能发生肺不张，使气体交换面积减少；若气道发生完全阻塞，会发生窒息，在短时间内导致患者死亡。

保持呼吸道通畅的方法有：①昏迷患者使其仰卧，头部后仰，托起下颌并将口打开；②清除气道分泌物；③必要时建立人工气道。常用的人工气道有 3 种，即简易人工气道、气管插管和气管切开，后二者属气管内导管。简易人工气道主要有口咽通气道、鼻咽通气道和喉罩，是气管内导管的临时替代方式，在病情危重不具备插管条件时应用。

（3）合理氧疗：合理的氧疗可增加患者的吸入氧浓度，从而提高肺泡内氧分压，提高动脉血氧分压和血氧饱和度。合理的氧疗还可以减轻呼吸做功和降低肺动脉高压，减轻右心负荷。

1）缺氧不伴二氧化碳潴留的氧疗：应给予高浓度吸氧（$>35\%$），使 PaO_2 提高到 60mmHg 或 SaO_2 在 90% 以上。因为患者主要病变是氧合功能障碍，通气量足够，所以高浓度吸氧后并不会引起 CO_2 潴留。对完全的肺实变和肺不张引起的通气/血流比例失调和肺内动－静脉样分流性缺氧，因氧疗并不能增加分流静脉血的氧合，吸氧较难提高 PaO_2。若肺内动－静脉样分流超过 30%，吸入高浓度氧（$>50\%$）亦难纠正缺 O_2。而且长期吸入高浓度氧还可引起氧中毒。

2）缺氧伴明显二氧化碳潴留的氧疗：氧疗原则应避免吸入过高浓度氧气，因为慢性呼衰失代偿者缺 O_2 伴 CO_2 潴留是通气不足的后果。高碳酸血症的慢性呼衰患者，其呼吸中枢化学感受器对 CO_2 反应性差，呼吸的维持主要靠低氧血症对颈动脉窦、主动脉体的化学感受器的兴奋作用。若吸入高浓度氧，PaO_2 迅速上升，使外周化学感受器失去了低氧血症的刺激，患者的呼吸变慢而浅，肺泡通气量下降，$PaCO_2$ 随之上升，严重时可陷入二氧化碳麻醉状态，这种神志改变往往与 $PaCO_2$ 上升的速度有关。此外，吸入高浓度的 O_2 可以解除低氧性肺血管收缩，使肺内血流重新分布，有可能加重通气与血流比例失调，引起生理无效腔与潮气量之比的增加，导致有效肺泡通气量减少，$PaCO_2$ 进一步升高。根据血红蛋白氧解离曲线的特性，严重缺 O_2 时，PaO_2 与 SaO_2 的关系处于氧解离曲线的陡直段，PaO_2 稍有升高，

SaO_2 便有较多的增加，所以，低流量给氧即可解除严重缺氧。但由于缺氧未完全纠正，仍能刺激化学感受器，维持对通气的刺激作用。通常宜调节吸入氧浓度使 PaO_2 在 60mmHg 以上或 SaO_2 在 90% 以上。

3）氧疗的方法：常用的氧疗法为双腔鼻管/鼻导管或鼻塞吸氧和面罩吸氧。吸入氧浓度（FiO_2）与吸入氧流量大致关系：$FiO_2 = 21 + 4 \times$ 吸入氧流量（L/min）。

鼻导管或鼻塞：主要优点为简单、方便，不影响患者进食、咳痰。缺点是氧浓度不恒定，易受患者呼吸影响；高流量时对局部黏膜有刺激，氧流量不能大于 7L/min。

面罩吸氧：主要包括带储气囊无重复呼吸面罩和文丘里（venturi）面罩（图 33-1，33-2），主要优点是吸氧浓度相对稳定，可按需调节，对鼻黏膜刺激小；缺点为在一定程度上影响患者进食、咳痰。

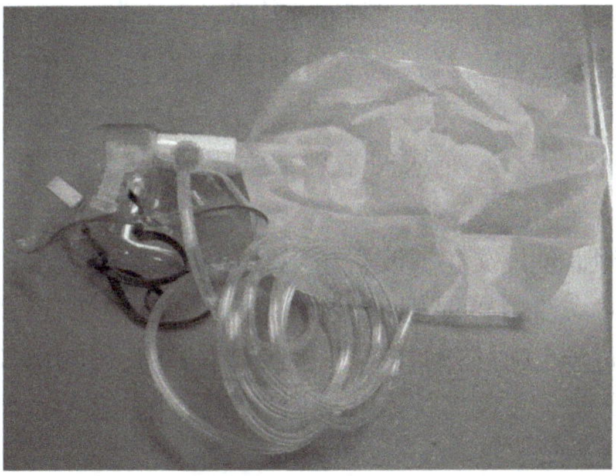

图 33-1　储气囊无重复呼吸面罩

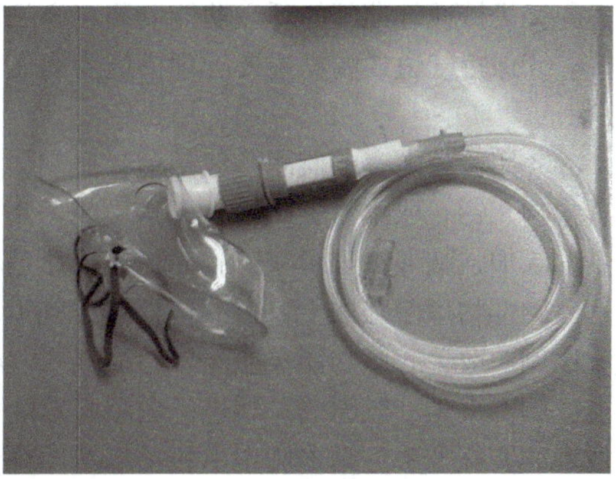

图 33-2　文丘里（venturi）面罩

（4）增加通气量，减少 CO_2 潴留：CO_2 潴留主要是肺泡通气不足引起，只有增加肺泡通气量才能有效地排出 CO_2。

1）呼吸兴奋剂的使用：呼吸兴奋剂的使用原则是必须保持呼吸道通畅，否则会促发呼吸肌疲劳，进而加重 CO_2 潴留。通过刺激呼吸中枢或周围化学感受器，增加呼吸频率和潮气量以改善通气。与此同时，患者的氧耗量和 CO_2 产生量亦相应增加，且与通气量呈正相关。常用的呼吸兴奋剂包括尼可刹米（可拉明）和洛贝林。近几年来这两种药已渐被西方国家淘汰，取而代之的是多沙普仑（doxapram），该药对于镇静催眠药物过量引起的呼吸抑制和 COPD 并发急性呼吸衰竭有显著的呼吸兴奋作用。

2）机械通气：对于严重呼衰患者，机械通气是抢救患者生命的重要措施。严重呼衰患者，合并存在下列情况时，宜尽早建立人工气道，进行人工通气：①意识障碍，呼吸不规则；②气道分泌物多且有排痰障碍；③有较大的呕吐反吸的可能性，如球麻痹或腹胀呕吐者；④全身状态较差，疲乏明显者；⑤严重低氧血症或（和）CO_2 潴留，达危及生命的程度（如 $PaO_2 \leq 45$mmHg，$PaCO_2 \geq 70$mmHg）；⑥合并多器官功能损害者。机械通气可以维持合适的通气量，改善肺的氧合功能，减轻呼吸做功，维护心血管功能稳定。有关机械通气的内容见呼吸系统专科技术一章。

近年来，无创正压通气（non-invasive positive pressure ventilation，NIPPV）用于急性呼吸衰竭的治疗已取得了良好效果。经鼻/面罩行无创正压通气，无需建立有创的人工气道，简便易行，且机械通气相关并发症的发生率较有创机械通气低。但患者应具备以下条件：①清醒能够合作；②血流动力学稳定；③不需要气管插管保护（即患者没有误吸、严重消化道出血、气道分泌物过多且痰液引流障碍等情况）；④无影响使用鼻/面罩的面部创伤；⑤能够耐受鼻/面罩。但进行无创机械通气时需要更严密仔细的观察患者 SaO_2 和生命体征，通气效果参数，如潮气量、漏气量，发现异常及时解决，以保证无创通气的安全与效果。

①机械通气期间的病情观察：观察患者的生命体征，如呼吸、脉搏、血压和体温情况，注意患者的神志。注意听诊双肺呼吸音，观察皮肤的颜色、湿度，观察尿量等。有效的机械通气应表现为生命体征平稳，双肺呼吸音清晰。

②机械通气期间的呼吸功能监测：详见第三十四章第七节“机械通气”。

③保持气道通畅：主要护理措施为人工气道的管理，详见第三十四章第八节“人工气道”。

④实验室检查的监测：包括动脉血气，血细胞计数，血尿便常规，生化检查（钾、钠、氯化物、钙、尿素氮、肌酐、SGPT、SGOT等），血培养。

⑤加强胸部物理治疗：胸部物理治疗是防止肺部并发症、改善患者肺功能的物理治疗技术。胸部物理治疗的主要目的包括防止气道分泌物潴留；促进分泌物的排出；改善通气/血流比例；改善心肺功能。主要治疗方法分为促进气道清洁的技术，包括体位引流、胸部叩击、胸部震颤、咳嗽等；增进患者呼吸效能的技术，深吸气技术和刺激性肺量计。有关这些技术的实施方法，请参阅本书相关章节的详细描述。

患者接受胸部物理治疗后，应对治疗效果进行评价，主要包括观察痰液的性状；进行肺部听诊，注意治疗前后呼吸音的变化；观察患者的呼吸状态，注意有无呼吸困难的表现；监测血气分析。

⑥发现并及时处理机械通气的并发症：见机械通气相关章节。

⑦预防呼吸机相关性肺炎：人工气道的建立，吸痰管、呼吸机和湿化器消毒不严常为交叉感染的主要原因。气道湿化不足，分泌物引流不畅和营养不良均为感染的促发因素。机械通气患者痰培养为革兰阴性杆菌感染尤为常见。广谱抗生素和皮质激素的长期使用为真菌感染创造了条件。

a. 抬高床头30°~45°。

b. 加强人工气道的管理，吸痰时严格遵守无菌操作；操作后用六步洗手法洗手或用手消毒剂消毒手。

c. 定时测量气囊压力，保持在20~30cmH_2O。

d. 配合医生做好自主呼吸试验，以在第一适宜时间脱离人工气道。

e. 充分湿化呼吸道。

f. 定期更换呼吸机管道，呼吸机管道与患者相连部分更换间隔不少于7天。及时清理管道中的冷凝水，防止误吸。

g. 严格呼吸治疗器械及管道的消毒。

h. 定期监测气道病原菌群的变化。

⑧加强口腔护理：对于保留气管插管的患者，用生理盐水或其他漱口液、棉球擦拭口腔、牙齿。每 12 ~24 小时更换/清洁牙垫、更换气管插管的固定位置，以免长期压迫引起口腔皮肤的局部破损。更换位置时注意避免气管插管的深度移位，以免插入过深或拔出，通常 2 个人配合操作。更换胶布固定带后牢固固定。固定后听诊双侧呼吸音是否一致。

（5）维持适当的液体平衡：维持患者有效循环血量，避免出现低血容量状态，导致心排出量降低和全身组织缺氧。保持静脉输液通畅，ARDS 患者应早期放置肺动脉导管，监测血流动力学状态。注意监测患者的心率、血压、尿量，听诊双肺呼吸音，在血压稳定的前提下，通过利尿和限制入量，保持出入量负平衡，以利于水肿的消退。注意保持患者的皮肤清洁、干燥，定时按摩受压部位。

（6）营养和代谢支持：早期营养支持非常重要，应根据患者的肠道功能情况决定营养途径。肠道功能正常或部分恢复的患者，应尽早开始肠内营养，有助于恢复肠黏膜屏障，防止毒素及细菌移位引起 ARDS 恶化。

（7）控制致病因素：积极治疗肺内和肺外的感染，纠正休克，充分引流感染灶，合理使用抗生素。动态监测患者的呼吸、循环、水电解质、酸碱平衡及基础疾病。

（8）心理护理：危重病会造成患者及家属的焦虑。焦虑的原因可能由于人工气道和呼吸机的治疗，多种监测和治疗仪器的使用，对预后缺乏了解等。对 ARDS 患者及家属的教育主要在急性期。护士应注意观察患者的焦虑程度，更多陪伴患者，向他们解释各种治疗程序及治疗仪器、管道的作用。向患者保证气管插管及呼吸机是暂时支持患者呼吸的，并提供有关疾病及预后的真实信息。提供一些简单的沟通方法，如利用写字板或示意图。鼓励家属尽可能探视患者，并参与一些生活护理。

（9）健康教育：出院前护士应根据患者的不同情况向患者和家属做好有针对性的健康指导，语言要通俗易懂，尤其对一些文化程度不高的老年患者应反复讲解，使患者和家属了解康复保健的意义及其内容。健康指导的内容可包括：①呼吸衰竭的发病机制、发展和转归；②有效咳嗽和叩击、振荡、体位引流的正确方法；③遵医嘱正确用药的重要性，所服用药物的剂量、用法和注意事项；④家庭氧疗的适应证、氧疗方法以及注意事项；⑤避免各种引起呼吸衰竭诱因，增强体质的措施，如 COPD 的患者避免接触气道刺激物，空气污染严重时室内可安装空气滤过器或空调，注射流感疫苗，避免接触吸烟者等；⑥需就医时的症状，如痰液增多变色，咳嗽加剧，气短加重或出现神志改变等。

（四）预期结果与评价

1. 患者生命体征平稳，意识清楚。
2. 患者呼吸音清晰，血气分析好转。
3. 患者保持水电解质及酸碱平衡。
4. 患者无呼吸道及其他部位损伤。
5. 患者及家属无焦虑存在，能配合各种治疗。

（齐晓玖）

第三十四章 呼吸系统常见诊疗技术与护理

关键词

artificial airway	人工气道
assist/control ventilation（A/C）	辅助控制通气
biphasic positive airway pressure（BiPAP）	双相气道正压通气
change couped device（CCD）	电荷偶合器
control mechanical ventilation（CMV）	控制通气
continuous positive airway pressure（CPAP）	持续气道正压通气
endotracheal intubation	气管插管
human immunodeficiency virus（HIV）	人类免疫缺陷病毒
intermittent mandatory ventilation（IMV）	间歇指令通气
inspiratory/expiratory（I/E）	吸气/呼吸
minute ventilation（MV）	每分通气量
pressure controlled ventilation（PCV）	压力控制通气
positive end expiratory pressure（PEEP）	呼气末气道正压
pressure support ventilation（PSV）	压力支持通气
respiratory rate（RR）	呼吸频率
suction	吸痰
synchronized Intermittent Mandatory Ventilation（SIMV）	同步间歇指令通气
tidal volume（TV）	潮气量
volume controlled ventilation（VCV）	容量控制通气

第一节 支气管镜检查

支气管镜分为硬质支气管镜和可弯曲支气管镜。可弯曲的纤维支气管镜于20世纪70年代开始应用于临床，此后随着技术的不断改进、完善，至20世纪80年代趋于成熟。20世纪后叶，随着微电子技术的发展，采用微型电荷偶合器（CCD）摄像头取代了光纤传导，开发了图像更清晰、画面更逼真的电子支气管镜。目前，纤维支气管镜和电子支气管镜在国内均有使用，通称支气管镜。开展支气管镜检查的目的：

1. 协助诊断　利用支气管镜采取呼吸道的组织细胞或分泌物可帮助疾病的诊断。
2. 决定合适的治疗方案　可由检查决定采取内科疗法或采取手术治疗。
3. 应用于治疗　利用支气管镜可注入药物或实施喷雾，除去异物，将气管内腔的良性肿瘤切除、摘除或施以电烧灼法。

一、支气管镜检查的主要适应证

1. 不明原因的咯血或痰中带血（常见有肺部新生物、肺癌、肺结核、肺部炎性病变异物）。

2. 不明原因的慢性咳嗽（主要原因有支气管内膜结核、气道良恶性肿瘤、异物吸入）。

3. 不明原因的局限性喘鸣，气管镜检查有助于查明气道狭窄的部位和性质。

4. 不明原因的声嘶。

5. 痰脱落细胞阳性或可疑阳性，胸部X线阴性的所谓“隐性肺癌”。

6. X线检查异常者，如肺不张、肺部肿块、阻塞性肺炎、肺炎不吸收、肺部弥漫性病变、肺门及纵隔淋巴结肿大、气管支气管狭窄以及不明原因的胸腔积液。

7. 肺癌的术前检查，明确病灶的准确范围，以便决定手术方式。

8. 胸外伤、怀疑有气管支气管裂伤或断裂者。

9. 下呼吸道感染的病原学诊断，如保护性毛刷、支气管肺泡灌洗获取标本进行培养。

10. 疑有气管－食管瘘的确诊。

11. 纤支镜引导下选择性支气管造影。

12. 经支气管镜进行治疗

（1）取异物。

（2）清除气道内异常分泌物。

（3）局部止血治疗。

（4）局部放疗或局部注射化疗药物。

（5）经纤支镜引导气管插管。

（6）经纤支镜对气道良恶性肿瘤进行激光、微波、冷冻、高频电刀治疗和气管支架置入。

二、支气管镜检查的禁忌证（相对禁忌证）

1. 活动性大咯血　痰中带血是完全允许检查的，并且易获得阳性结果。

2. 严重心肺功能障碍。

3. 严重心律失常。

4. 全身情况极度衰竭。

5. 肺部感染严重以及高热的患者，待感染稍控制后再行检查。

6. 不能纠正的出血倾向。

7. 严重的上腔静脉阻塞综合征。

8. 新近发生的心肌梗死、不稳定心绞痛。

9. 疑有主动脉瘤。

10. 气管部分狭窄，估计纤维支气管镜不能通过。

11. 尿毒症　活检时可能发生严重的出血。

12. 严重的肺动脉高压　活检时可能发生严重的出血。

三、支气管镜检查的并发症

1. 麻醉药过敏　目前一般用1%地卡因或2%利多卡因溶液喷雾吸入或滴入表面黏膜麻醉，这些药物毒性较小，但也有引起个别死亡的报道。对此类药物的过敏者，往往在初次喷雾后即出现胸闷、脉细数、面色苍白、血压降低甚至呼吸困难。

2. 出血　为最常见的并发症，一般量少都能自行止血，但也有个别发生危及生命的出血者，在凝血机制异常的患者中，出血发生率高。

3. 发热　高龄和有明显阻塞性肺疾病的患者检查后发热较一般人发生率高，也有个别患者在支气管镜检查及活检后发生肺炎及败血症。为预防术后感染，应减少术中的刺激，缩短检查时间，术前术后严格消毒器械。

4. 喉头水肿　经口腔插管或检查者，麻醉不满意时仍强行插入，个别患者手术后可能引起喉头水肿，严重者出现呼吸困难，必要时需即行气管切开急救。

5. 低氧血症　支气管镜检查时能降低动脉血氧分压1.3～2.7kPa（10～20 mmHg），对静息动脉血氧分压≤8.0～9.3kPa（60～70mmHg）的患者行纤支镜检查前，应予吸氧并持续到检查结束。如遇患者缺氧发绀明显，应立即中止检查并给氧治疗，甚至简易呼吸器等抢救治疗。

6. 喘息　因支气管镜的刺激可能发生广泛的支气管痉挛，故对有支气管哮喘病史者，无论有无症状，均宜给氨茶碱预防治疗。

7. 窒息　肺功能不全的患者可能在活检后发生少量出血或继发性支气管痉挛，在检查后数分钟内发生窒息。

8. 心脏骤停　对有冠状动脉粥样硬化的患者行支气管镜检查有一定的危险，需慎重考虑，在无心脏病史的患者中，当麻醉不完全时，强烈的刺激可能引起反射性心脏骤停。

9. 其他　支气管镜检查可发生自发性气胸、纵隔气肿、主动脉瘤破裂等并发症。

四、支气管镜检查的护理

（一）术前准备

1. 详细询问病史，进行心肺体检并测量血压，评估患者一般情况能否耐受支气管镜检查。

2. 进行影像学检查，了解病变部位。

3. 对拟行活检者进行出、凝血时间和血小板计数等检查。

4. 对肺功能不全的患者进行肺功能检查。

5. 肝炎八项、肝功能、HIV抗体和梅毒抗体的检查。

6. 对高血压或体检有心律失常者应作心电图。

7. 对可疑活动性肺结核、呼吸道真菌病等患者，术前应行结核菌检查和真菌培养，以便术后对纤支镜进行彻底消毒。

（二）患者准备

1. 填写知情同意书，向患者详细说明检查的目的、意义、大致过程、常见的并发症和配合检查的方法等，同时了解药物过敏史。

2. 术前禁食、禁水4小时。

3. 术前30分钟根据需要可予少许镇静剂和胆碱能受体阻断剂，并对症治疗，如镇咳平喘等。

4. 吸氧治疗。

5. 口腔有义齿者应在检查前取下。

（三）麻醉

利多卡因麻醉较地卡因安全，用2%的利多卡因咽喉部麻醉后，支气管镜引导下用2%利多卡因在气管内麻醉，总量不超过15ml。

（四）支气管镜检查操作技术

1. 插镜前检查所用器械及光源确保检查过程不发生故障。

2. 插镜途径可采用经口或经鼻，目前大多采用经鼻。

3. 安排检查体位　患者先取平卧位，头部向后仰，使口喉与气管成一直线，以便于气管镜插入。

4. 若经口插入气管镜，患者局麻后取仰卧位，并将防咬口器放好，再将支气管镜缓慢沿咽后壁插入。

5. 若经鼻插入气管镜，在插入部前端涂以利多卡因凝胶，然后经鼻插入。

6. 术者左手握支气管镜操作部，用右手将镜插入患者鼻腔，边插镜边调节角度调节钮，使镜端沿咽后壁进入喉部。看到会厌后，其下方即为声门，待声门开放时，迅速将支气管镜前端部位插入气管内。

7. 通过声门后，随时注意观察气管的全貌，如气管的形态、黏膜的色泽、软骨环的清晰度等。

8. 看到隆突后再次注入2%利多卡因5ml，然后观察隆突全貌。

9. 先检查患者健侧，自上而下依次检查各叶、段支气管。注意气管黏膜外观、通畅情况、有无肿物及分泌物等。健侧检查完毕后将镜退回隆突处，再依次检查患侧各支，如发现病变根据需要做毛刷、灌洗及钳检。

10. 操作时尽量减少吸引次数，避免气管镜前端部位与气管黏膜摩擦，以免损伤黏膜。

（五）术后护理

1. 安静休息，注意观察患者的全身情况及有无咯血和痰血量、咳嗽或咽喉痛等。对咯血者应注意防止发生窒息。向患者说明如有少量咯血及痰中带血、咽喉痛等不必担心。如咯血量多，应立即就医。

2. 术后2小时禁食水，避免咽喉仍处于麻醉状态导致误吸。进食前让患者试饮一小口水，不产生呛咳即可进食。先进软食，以减少咽喉疼痛的感觉。

3. 对疑有结核或肿瘤者，术后可连续几日行痰细胞学检查或痰找抗酸杆菌，此时阳性率较一般送检率高。

4. 少数患者术后有轻度发热，体温一般在38℃以下，应协助患者降温处理，增加患者的舒适感。

5. 咳嗽、呼吸困难者应给予X线检查，并给予相应治疗。

第二节 胸膜腔穿刺术

胸膜腔穿刺术的目的是抽取胸腔积液送检，明确其性质，协助诊断；排出胸腔内积液或积气，以缓解压迫症状，避免胸膜腔粘连或增厚；胸腔内注射药物，辅助治疗。

一、适应证

1. 诊断　胸腔积液性质不明者，抽取胸腔积液送检以明确诊断。

2. 治疗

（1）胸腔大量积气或积液者：排出胸腔内积气或积液以减少压迫症状。

（2）脓胸抽脓灌洗治疗、恶性胸腔积液等需胸腔内注入药物（抗癌药、抗生素、抗结核药）者。

二、禁忌证

1. 出血性疾病或出血倾向。

2. 大咯血。

3. 体质衰弱、病情危重、难于耐受操作者。

4. 穿刺部位有炎性病灶。

5. 对麻醉药过敏。

三、并发症

1. 气胸　是胸腔穿刺较常见的并发症。

2. 出血　是另一主要并发症。

3. 胸膜反应　头晕、面色苍白、出汗、心悸、胸部压迫感或剧痛、昏厥等。

4. 复张性肺水肿　连续性咳嗽、气短、咳泡沫痰、两肺湿性啰音或哮鸣音等。

四、护理

1. 用物准备　物品［治疗盘1套、胸腔穿刺包、无菌手套、注射器（5ml、20ml或50ml）各1支、无菌试管数支、量杯、垫巾、靠背椅］、药品（2%利多卡因10ml、遵医嘱准备药物）、碘伏、无菌纱布、胶布。

2. 操作过程

（1）术前：向患者解释穿刺的目的、实施方法、穿刺部位等，尤其要告诉患者局部麻醉时感觉有针刺痛感，以免操作时患者没有精神准备；操作前练习穿刺体位，并告诉患者要坚持这种体位，操作中如有不适不要随意晃动，尽量不要咳嗽或深吸气，以免引起意外，并要配合医师，按医师指示行事；咳嗽剧烈的患者术前遵医嘱适当给予镇咳药物。

（2）嘱患者排尿、排便。

（3）体位：常用姿势有侧卧位、半卧位及坐位。取坐位时，协助患者反向坐在靠背椅上，两臂置于椅背上，前额伏于手臂上。不能起床者，可取半卧位，患侧前臂上举抱于枕部。

（4）部位：胸腔穿刺抽液，必须先行胸部叩诊，同侧自上而下，两肺对比叩诊，穿刺选在叩诊实音最明显的部位进行；一般在肩胛下角线第7～9肋间，腋后线第7～8肋间，腋中线第6～7肋间，腋前线第5～6肋间。气胸抽气减压一般选取患侧锁骨中线第2肋间或腋中线第5肋间进针。还应结合X线或超声定位进行穿刺；定位后，可用龙胆紫棉签在皮肤上做标记。

（5）穿刺前常规消毒皮肤，消毒范围自穿刺点由内向外范围直径约15cm。

（6）以2%利多卡因局部麻醉，在穿刺点肋骨上缘自皮肤到胸膜壁层局部浸润麻醉，注射前先回抽注射器，观察无气体、血液、胸腔积液后方可推注麻醉药。

（7）针应沿肋骨上缘缓慢垂直刺入，当针进入皮肤后，用5ml注射器抽空穿刺后的乳胶管内的空气，然后用止血钳夹闭；穿过壁层胸膜时，针尖抵抗感突然消失，胸腔积液被吸进穿刺针后的乳胶管，连接50ml注射器，放开止血钳即可抽液；助手用另一止血钳协助固定穿刺针并随时夹闭乳胶管以防空气进入胸腔。

（8）如需胸腔注入药物，回抽少量胸腔积液稀释，然后缓慢注入胸腔。

（9）穿刺过程中，护士应密切观察患者的脉搏、呼吸型态、面色等，告诉患者如有不适，请示意但不要大声说话或活动，防止发生并发症。协助医师留取标本或准备胸腔内注射药物。

（10）操作完毕，术者拔出穿刺针，稍用力按压穿刺部位防止出血，用无菌纱布覆盖穿刺点并用胶布固定。

（11）妥善安置患者，嘱其卧床休息；注入药物者，应嘱患者变换体位以便药物在胸腔内混匀；若有伤口红、肿、热、痛，自觉体温升高或伤口液体溢出等情况立即通知医务人员；告知患者24小时后方可沐浴以免伤口感染。

（12）记录穿刺时间、胸腔积液量及颜色、患者的状态；监测患者穿刺后的反应，观察有无并发症（出血、气胸、肺水肿等）；注入药物者，观察患者对所注药物的反应。

（13）及时送检标本。

3. 注意事项

（1）做好解释工作以消除患者顾虑，精神紧张者可遵医嘱给予镇静剂。

（2）严格无菌操作，避免胸腔感染。

（3）正确选择操作部位，避免在第9肋以下穿刺，以免穿透膈膜损伤腹腔脏器。

（4）术中密切观察患者情况，询问患者有无异常感觉，如有任何不适应减慢抽吸或立即停止抽液。若患者突感头晕、心悸、出冷汗、面色苍白、脉细数、四肢发凉，提示可能出现“胸膜反应”，应立即停止抽液，协助患者平卧，监测血压防止休克，必要时遵医嘱皮下注射0.1%肾上腺素及吸氧对症治疗。

（5）每次抽液、抽气，不宜过多过快，以防胸腔内压骤降发生肺水肿或循环障碍、纵隔移位等。抽液量每次不宜超过1000ml，不宜过快，以免胸腔压力骤降引起休克以及复张后肺水肿；若为诊断抽液50～100ml即可，查肿瘤细胞时至少抽取100ml并立即送检以防细胞自溶；若抽取的液体为脓性分泌物，应尽量抽净。

（6）胸腔内注入药液后，嘱患者稍加活动，便于药物在胸腔内混匀，并观察用药后反应。

（7）注意观察患者术后反应，如有异常及时通知医师处理。

（8）标本要及时送检。

4. 并发症护理

（1）气胸：是胸腔穿刺较常见的并发症。术后护士要观察患者有无憋气、胸痛等症状，一旦发生要立即行X线检查。

（2）出血：是主要并发症。护士要观察患者生命体征、咳嗽、咯血情况，备好负压吸引装置及抢救用物防止窒息。

第三节 内科胸腔镜检查

内科胸腔镜检查是一项侵入性操作技术，主要用于经无创方法不能确诊的胸腔积液患者的诊治。能够在直视下观察胸膜腔的变化并可进行胸膜壁层和（或）脏层活检，此项技术的应用对肺及胸膜疾病的诊断具有重要的临床意义。其与外科胸腔镜的区别在于：①内科胸腔镜采用局部麻醉（或加用静脉镇静）下胸壁单一切口来完成对胸膜腔的观察和病灶活检，患者容易接受；外科胸腔镜则需要全身麻醉、双腔气管插管来保证患侧操作；②内科胸腔镜视野小，仅有一个观察切口，因此，主要用于诊断、粘连松解和胸膜固定，而外科胸腔镜可完成病灶切除和粘连严重的胸膜松解等操作。

一、适应证

1. 不明原因的胸腔积液。
2. 肺癌或胸膜间皮瘤的分期。
3. 对恶性积液或复发性良性胸腔积液患者进行滑石粉胸膜固定治疗。
4. 对于自发性气胸中的Ⅰ期、Ⅱ期进行局部治疗。
5. 其他　包括需要在膈肌、纵隔和心包进行活检的病例。

二、禁忌证

1. 绝对禁忌证　胸膜腔闭塞是绝对禁忌证，因此，严重胸膜粘连不宜进行检查。

2. 相对禁忌证

（1）出血性疾病：有作者以血小板低于4万为临界值。

（2）低氧血症。

（3）严重心血管疾病。

（4）持续的不能控制的咳嗽。

（5）极度虚弱者。

三、并发症

1. 常见的并发症　良性心律失常、轻度高血压或低氧血症，可通过吸氧完全纠正。

2. 活检后出血。

3. 相对最少见而严重的并发症　血管损伤造成出血是引起死亡的主要原因，需要进行紧急开胸手术止血治疗。

4. 活检后气胸、支气管胸膜瘘少见。

5. 复张性肺水肿，其发生危险很小。

6. 胸腔置管时间延长。

7. 皮下气肿。

8. 滑石粉胸膜固定术后发热。

9. 切口局部感染。

10. 切口皮肤感觉异常。

11. 肿瘤胸部的种植转移。

四、内科胸腔镜检查步骤及护理

1. 器械设备 电子胸腔镜、配套器械设备（包括光源和电视系统、胸部穿刺套管、活检钳、胸腔闭式引流胸壁套管和闭式引流瓶等）。

2. 术前准备

（1）进行内科胸腔镜检查前向患者解释检查的目的、实施的方法及穿刺的部位等，尤其要告诉患者局部麻醉时感觉有针刺感，以免操作时患者没有精神准备。

（2）操作前练习穿刺体位，并告知患者要保持这种体位，操作中如有不适不要随意晃动，以免引起意外。并要配合医生，按医生指示行事。

（3）咳嗽剧烈的患者术前遵医嘱适当给予镇咳药物。

（4）介绍胸腔引流的设备，并告诉患者在手术后插管引流的需要及注意事项。

（5）患者在检查前24小时内进行B超定位：健侧卧位，在患侧腋前或中线处胸壁进行B超定位，了解胸腔积液量及胸腔粘连情况，避开粘连处，选择最佳穿刺检查点。

（6）术前完成凝血功能、心肺功能、手术可行性的评估。

（7）手术侧皮肤清洁，必要时进行备皮，范围上至腋窝下至髂前上棘。

（8）嘱患者禁食、禁水4小时。

3. 术中麻醉 于穿刺点给予1%利多卡因10ml局部麻醉，自皮下至胸膜逐层麻醉。如术中切口处疼痛可在皮下至胸膜处再补充1%利多卡因5ml局部浸润麻醉。

4. 操作过程

（1）常取健侧卧位，患者前臂上举抱于枕部。切口在腋部胸壁第4～8肋间，常用6～7肋间。

（2）常规消毒皮肤，消毒范围自穿刺点由内向外范围直径15cm。

（3）局部麻醉后，于穿刺点处行1cm的切口，钝性剥离皮下各层至胸膜，置入穿刺套管（trocar），将胸腔镜经套管送入胸膜腔，按照内、前、上、后、侧、下的顺序观察脏层、壁层、膈胸膜和切口周围的胸膜变化。

（4）先吸净胸腔积液，再对可疑病变进行活检。

（5）术后拔出穿刺套管，放置胸腔闭式引流管并接闭式引流瓶，利于胸腔内的气体和液体排出，引流管一般选用24～28F大小。

（6）术后行X线胸片检查了解置管位置及胸腔变化。

5. 术后护理

（1）维持呼吸道的通畅，术后护士应观察患者的呼吸情况，如呼吸的频率、节律等。必要时给予氧气吸入。

（2）安排合理舒适的体位，给予患者半卧位，此姿势不仅可使膈肌下降促进肺复张，而且可促进胸腔引流。卧床期间应每 2 小时更换体位 1 次，翻身时注意勿折及过度牵拉引流管。

（3）减轻疼痛，增进舒适。患者 24 小时有不同程度的疼痛，遵医嘱适当给予镇痛药物，并观察药物的不良反应。

（4）伤口的护理：检查伤口的渗血情况，敷料应干净，如果有渗血应及时更换。如有活动性出血应立即配合医生进行抢救。

（5）保持胸腔引流的通畅，并观察引流液的颜色、量、性质，并准确记录。

（6）术后 3 天常规使用抗生素预防胸腔内感染。

（7）术后第 2 天行 X 线胸片检查，如无气体溢出可予夹管。

（8）伤口处缝线可 1 周后拆线。

6. 并发症的护理

（1）发热：术后检查 1～3 天患者出现发热，体温 37.5～38.5℃，是术后非感染性疾病反应所致。如果发热持续不退或伤口及胸管引流出脓性分泌物时，应考虑术后感染，并给予对症治疗。

（2）气胸和皮下气肿：是胸腔镜检查的常见并发症，应注意观察患者有无胸闷、气促以及皮下捻发感，如出现症状应及时通知医生。

（3）伤口恶性种植转移：发生在恶性肿瘤患者尤其在间皮瘤的患者中，主要因取活检时瘤细胞撒在胸腔内。故患者术后病情的变化尤为重要。

（4）复张性肺水肿：因被大量胸腔积液压迫的肺组织突然解放，肺的小血管扩张，渗出性增加造成。护士应观察患者的咳嗽、咳痰及胸闷的情况，控制输液速度，严格记录出入量以便能立即通知医生及时治疗。

附：外科胸腔镜检查

20 世纪 90 年代初期，电视胸腔镜（vedio-assisted thoracic surgery，VATS）开始应用于胸部疾病的诊断和治疗。与传统开胸手术比较，胸腔镜手术具有创伤小、痛苦轻、恢复快、住院周期短、符合美容要求等优点。尤其适用于年老体弱、心肺功能不良患者的胸外科手术，从而扩大了胸部疾病的手术范围和适应证。

一、胸腔镜检查的适应证

随着临床经验的不断积累和手术操作技术的日趋成熟，胸腔镜手术的适应证不断扩大，已经涉及胸外科多种疾病的诊断和治疗。当然，任何先进技术都有其局限性，目前，仍有许多胸外科手术不能通过胸腔镜来完成。所以，只有在手术前进行全面的检查，客观分析患者状况，严格掌握手术适应证，才能充分发挥其优势，以达到最佳的诊断和治疗效果。

（一）诊断性手术的适应证

1. 胸膜疾病　经多次胸腔穿刺、抽液后仍不能明确原因的胸腔积液和性质不明的胸膜结节的诊断。

2. 肺疾病　性质不明的肺周围型肿物，间质性或弥漫性疾病的诊断。

3. 纵隔肿瘤　判断纵隔肿瘤的来源、切除的可能性。尤其临床怀疑纵隔淋巴瘤的患者可以通过胸腔镜活检获得确切的病理学诊断和分型。

4. 心包疾病　不明原因的心包积液的诊断，多次心包穿刺失败或不宜行心包穿刺者，胸腔镜手术可以收集心包积液并切除部分心包获得细胞学和病理学诊断。

5. 胸部外伤　可以替代开胸探查，明确血胸出血部位、肺损伤程度、有无气管支气管裂伤，以及心包、食管的损伤，决定是否需要开胸手术修复。

6. 肿瘤分期　探查胸内肿瘤与周围组织器官的关系，了解淋巴转移情况。判断分期以及根治性手术的可能性。

（二）治疗性手术的适应证

1. 胸膜疾病

（1）胸腔积液：恶性胸腔积液和不明原因的顽固性胸腔积液的胸膜固定术。

（2）乳糜胸：乳糜胸的胸导管结扎术和胸膜固定术。

（3）胸膜肿瘤：包括局限性胸膜间皮瘤和单发的胸膜转移瘤的完整切除。

（4）脓胸：适用于急性脓胸的中、后期，胸内脓腔形成分隔、脓液黏稠、引流不畅可以经胸腔镜行脓胸清创术。

2. 肺疾病

（1）肺大疱和自发性气胸：肺大疱和自发性气胸是胸腔镜手术的最佳适应证，可以行经胸腔镜肺大疱切除术和胸膜固定术。

（2）肺良性肿瘤：如肺错构瘤、肺腺瘤、炎性假瘤等可经胸腔镜行肺楔形切除术。

（3）肺转移癌：单发的周围型肺转移癌的肺楔形切除术。

（4）原发性肺癌：早期周围型肺癌，可在胸腔镜辅助下经小切口行肺叶切除加淋巴结清扫术，但应慎重选择病例。

（5）肺减容术：终末期阻塞性肺气肿者可经胸腔镜行单侧或双侧肺减容术。

（6）其他：如支气管扩张、肺囊肿等良性疾病亦可考虑在胸腔镜辅助下小切口开胸行肺叶或全肺切除术。

3. 食管疾病

（1）食管平滑肌瘤：沿食管一侧壁生长、直径 <3cm 的食管平滑肌瘤可行胸腔镜手术摘除。

（2）贲门失迟缓症：贲门失迟缓症的食管下段肌层切开术，有时需加小切口。

（3）早期食管癌：对于年老体弱或心肺功能不良，不能耐受开胸手术的早期食管癌患者，可以考虑经胸腔镜行胸段食管游离，再经腹部、颈部切口行食管癌切除、食管胃颈部吻合术。

4. 纵隔疾病　直径 <5cm 的纵隔肿瘤胸腔镜切除术、胸腺瘤切除术。

5. 心包疾病　心包大量积液、需要心包减压的患者可行胸腔镜心包开窗术。

6. 胸部其他疾病　如动脉导管未闭结扎术，手汗症胸交感神经干切除术，胸外伤胸壁肺出血的止血及修复手术等，均可采用胸腔镜手术。

二、胸腔镜手术的禁忌证

1. 患者体质差、心肺功能严重受损，不能耐受全麻及单肺通气者。

2. 严重的弥漫性胸膜粘连者。

3. 单发的周围型肺肿瘤或局限性胸膜肿瘤侵犯胸壁，需要切除胸壁组织者。

4. 严重的肺动脉高压的患者。

5. 有严重出血倾向或凝血机制障碍者。

6. 频繁剧烈咳嗽或精神紧张不能配合者，或精神病患者。

7. 胸腔镜手术中，确认手术难度较大，手术有一定的危险性，手术野出血难以止血，或不能保证手术效果者，应及时中转开胸。

三、检查方法

（一）术前指导

1. 手术前，医护人员向患者及家属解释胸腔镜手术的适应证、优点和手术后的注意事项。医护人员应热情地做好解释工作，适当介绍病情和手术方法，说明术后可能出现的情况，并认真解释患者的疑问，帮助患者消除恐惧，树立信心。

2. 护士应指导患者练习腹式呼吸及有效咳嗽的方法。告知患者术后伤口会有疼痛，咳嗽时可压住伤口减轻疼痛，护士会指导并帮助他们。

3. 患者应戒烟2周，注意保暖，预防呼吸道感染。有肺部并发症者要应用抗生素积极控制感染，痰液较多者应用雾化吸入或体位引流排痰，以减少呼吸道分泌物，预防术后并发症的发生。

4. 护士应指导患者进行手术侧手臂与肩膀的运动练习，可有利于维持正常的关节全范围运动及正常姿势。

5. 护士要向患者介绍胸腔闭式引流的设备，并告知患者及家属手术后胸腔闭式引流的重要性及注意事项。

（二）术前准备

1. 术前详细了解病史、身体评估及其他检查的结果，术前完成常规检查包括血常规、血小板计数、出凝血时间、凝血酶原时间、部分凝血酶原时间、肝肾功能、肺功能或血气分析等，并行胸部X线、CT或B超扫描。

2. 术前1日进行手术侧皮肤清洁及备皮，备皮范围上至腋窝下至髂前上棘。

3. 嘱患者术前禁食12小时，禁水4小时。

4. 术前1小时留置尿管，并遵医嘱执行用药。

5. 术前为减少唾液分泌和支气管黏液分泌，术前15～30分钟阿托品0.5mg皮下注射，术前0.5小时予以地西泮10mg或苯巴比妥30mg肌内注射。

6. 备血　有出血倾向者，术前应停用阿司匹林和非类固醇镇痛药，以免术中造成出血。

7. 物品及药品的准备（包括抗生素及止血药）。

（三）操作技术

1. 麻醉一般采用双腔气管插管，静脉复合全身麻醉，术中健侧单肺通气。小儿如无合适型号双腔气管插管，可采用单腔管健侧支气管插管全麻。

2. 患者的体位取决于胸腔镜进入胸膜腔的位置，最常采用健侧卧位。健侧腋下垫枕或者将手术床摇成“折刀位”使患侧胸部抬高、肋间隙增宽，以便于插入套管并避免插入套管时损伤肋间血管和神经。

如果胸腔镜切口的位置在前胸壁，则选择仰卧位。体位取平卧位双上肢外展，肩背部垫枕使前胸抬高。为方便手术操作，左侧胸部手术时，可将手术台向右倾斜30°，反之亦然。

3．胸腔镜手术切口的选择很重要。适当的手术切口有利于手术野的观察，使手术操作更加便利。胸腔镜手术一般做3个切口，如果手术野暴露困难，则可根据情况在相应部位增加1～2个切口。侧卧位的胸腔镜手术切口一般选择在腋中线第7～8肋间，腋前线第4～5肋间和腋后线第6～7肋间，这种布局可以在胸腔内获得良好的视野，盲区较少，手术操作较为方便。平卧位切口通常将观察孔置于腋前线第4～5肋间，然后根据胸内操作的部位确定2个操作孔的位置。

4．选择适当的套管沿切口旋入胸腔，如疑有胸膜粘连，则在放入套管前用手指伸入切口探查并分离粘连，以免套管刺破肺组织，造成出血和漏气。观察孔套管植入后，经套管插入胸腔镜大致观察胸内情况，确认病灶所在位置。然后选择操作孔的位置。

5．根据需要选择合适的器械及内镜。

6．根据病情需要及诊断目的或治疗目的进行相关操作，手术操作应仔细，避免副损伤。

7．手术后根据需要及手术中情况决定是否留置引流管。

四、并发症

1．胸腔出血　出血原因多为术中止血不彻底或电凝结痂脱落造成。

2．气胸和皮下气肿　此为胸腔镜检查的主要并发症。

3．复张性肺水肿　由于大量胸腔积液长期压迫肺，突然切除压力后肺的小血管扩张，渗出性增加造成。

4．发热　患者发热持续不退或伤口及胸管引流出脓性分泌物时，应考虑术后感染。

5．胸腔漏气　如果每天引流出大量气泡或持续有气泡逸出应通知医师，经久不愈者可考虑再次手术。

6．肺部感染与肺不张　主要原因有术中吸痰不利致肺复张不全，术后未能有效排痰等。

7．胸腔感染或脓胸　主要为操作时无菌措施不严格引起。

8．伤口恶性种植转移。

五、护理

（一）术后护理

1．维持呼吸道的通畅　术后护士应观察患者的呼吸情况，如呼吸的频率节律等，必要时给予患者吸氧。麻醉清醒后鼓励并协助患者行深呼吸及咳嗽，使患者尽量将痰液咳出，护士也可以协助患者拍背或按压颈部气管以诱发咳嗽。

2．保证静脉输液通畅　手术当天应保证静脉输液通畅，调节补液速度。高血压、心肺功能不佳的患者，应严格控制输液量及输液速度。

3．监测生命体征和神志的变化　手术当天多数患者应持续ECG监护，每30～60分钟测量1次生命体征并详细记录，密切观察血压的变化以防止术后出血，并防止疼痛、组织缺氧、循环不足引起的休克。

4．安排合理舒适的体位，保持皮肤的完整　患者术后意识尚未恢复时应采取平卧位。

麻醉清醒血压、脉搏平稳后可改为半卧位，此姿势不仅可使膈肌下降促进肺扩张，而且可以促进胸腔引流。患者卧床期间应每 2 小时更换体位 1 次，翻身时注意引流管勿打折及过度牵拉。体质虚弱者应由医护人员协助其活动，以预防术后并发症。

5. 减轻疼痛，增进舒适　患者术后 24 小时有不同程度的疼痛，遵医嘱适当给予镇痛药物，并观察药物的不良反应。

6. 术后 3 天常规使用抗生素预防胸腔内感染。

7. 待胃肠功能恢复后鼓励患者进食，维持体液平衡及营养的补充。一般术后当天应禁食，第 2 天可正常饮食。

8. 鼓励患者下床活动，促进手臂和肩膀的运动。胸腔镜手术损伤小，疼痛轻，所以护士可以协助患者早期下床活动，以促进身体早日康复。术后 24 小时协助患者先在床上活动，然后在病房内活动，并指导患者做肩膀和手臂运动，以预防肺组织塌陷、肺不张。

9. 伤口的护理　护士应该密切观察伤口敷料的情况，敷料应清洁、干燥，如果有渗血或渗液，应及时通知医生更换伤口敷料。

10. 胸腔闭式引流的护理　保持胸腔闭式引流通畅，防止引流管扭曲、打折和脱落，确保引流管连接在水封瓶水面以下 3 ~ 5cm，并观察引流液体的颜色、量、性质并准确记录。患者下床或护士为其更换引流瓶内液体时，要防止气体进入或液体倒流。

（二）并发症的护理

1. 胸腔出血　术后应注意胸腔闭式引流液的量及性质，如发现引流液呈血性且每小时出血量 >100ml 应及时通知医师，并积极配合医师进行相应的治疗。

2. 气胸和皮下气肿　此为胸腔镜检查的主要并发症，术后应观察患者病情变化，注意有无胸闷、气促、皮下是否有捻发感，如有异常及时通知医师。

3. 复张性肺水肿　患者表现为呼吸急促，咳泡沫样痰，典型病例为粉红色泡沫样痰，心率增快，听诊患侧肺部有明显湿啰音，血氧饱和度明显下降。护士应观察患者咳嗽、咳痰及胸闷的情况，控制输液速度，严格记录出入量，以便能立即通知医师治疗。

4. 发热　检查后 1 ~ 3 天患者出现发热，体温 37.5 ~ 38.5℃，是术后非感染性疾病反应所致。如果发热持续不退或伤口及胸管引流出脓性分泌物时，应考虑术后感染。术后应给予监测体温 Q4h，体温在 38.5℃以上应给予对症治疗。

5. 胸腔漏气　每天查房时应该观察胸腔闭式引流中有无气体逸出，气体逸出的速度、时间。如果每天引流出大量气泡或持续有气泡逸出应通知医师，并嘱患者避免用力咳嗽排痰，注意呼吸音的变化。轻微漏气者可不予处理；持续性漏气者可予负压吸引、调整体位及全身支持治疗，直至肺完全复张，无气体漏出后停止负压吸引；经久不愈者可考虑再次手术。

6. 肺部感染与肺不张　术后应观察患者咳嗽、咳痰情况，指导并鼓励患者咳嗽咳痰，以促进肺复张及预防肺部感染，若患者咳痰无力，必要时可协助医师行纤维支气管镜吸痰。

7. 胸腔感染或脓胸　主要为操作时无菌措施不严格引起，患者会有体温及呼吸的异常，胸腔闭式引流可引流出脓性液体。护士应密切观察，一旦发现异常应及时告知医师。

8. 伤口恶性种植转移　发生在恶性肿瘤患者尤其是间皮瘤的患者中，主要是因取活检时瘤细胞撒落在胸腔内。故观察患者术后的病情变化尤为重要。

第四节　肺泡灌洗

支气管肺泡灌洗检查是利用支气管镜向支气管肺泡内注入生理盐水并随即抽吸，收集肺泡表面衬液，检查其细胞成分和可溶性物质的一种方法。为肺部疾病的研究提供了一种新的手段和检查方法。

一、适应证

1. 肺部感染　特别是免疫受损、免疫缺陷、肺部感染的病原学诊断。

2. 肺癌和其他恶性肿瘤　特别是周围型肺癌的肿瘤细胞学诊断。

3. 肺间质性疾病　主要是外源性变应性肺泡炎、结节病、特发性肺间质纤维化的诊断、疗效和预后估计。

4. 作为一种研究手段，研究有关疾病肺泡衬液的免疫与炎症细胞及可溶性成分，揭示其发病机制、诊断指征等。

二、禁忌证

1. 严重心肺功能损害者　如心力衰竭、严重心律失常、呼吸衰竭。

2. 新近发生急性心肌梗死的患者。

3. 新近大咯血。

4. 活动性肺结核未经治疗者。

三、支气管肺泡灌洗的操作护理

（一）术前准备

1. 详细询问病史，进行心肺体检并测量血压，评估其一般情况能否耐受支气管镜检查。

2. 进行影像学检查，了解病变部位。

3. 对肺功能不全的患者进行肺功能检查。

4. 肝功能、HIV 抗体和梅毒抗体的检查。

5. 对高血压或体检有心律失常者应作心电图。

（二）患者准备

1. 填写知情同意书，向患者详细说明检查的目的、意义、大致过程、常见的并发症和配合检查的方法等，同时了解药物过敏史。

2. 术前禁食、禁水 4 小时。

3. 术前 30 分钟根据需要可予少许镇静剂和胆碱能受体阻断剂，并对症治疗，如镇咳平喘等。

4. 吸氧治疗。

5. 口腔有义齿者应在检查前取下。

（三）麻醉

利多卡因麻醉较地卡因安全，用 2% 的利多卡因咽喉部麻醉后，支气管镜引导下用利多卡因在气管内麻醉，总量不超过 2% 利多卡因 15ml。

（四）操作过程

1. 安排检查的体位　让患者先取平卧位，帮助患者头部向后仰，使口喉与气管成一直线，以便于气管镜插入。

2. 若患者经口插入气管镜，局麻后取仰卧位给患者放上防咬口器，再将支气管镜徐徐沿咽后壁插入。

3. 若患者经鼻插入前，在插入部末端涂以利多卡因凝胶，然后经鼻插入。

4. 将支气管镜前端嵌入段或亚段支气管开口。经气管镜吸引管或注射器推注注射用生理盐水至肺段或亚段，每次注入后，随即负压吸引。

5. 灌洗部位　通常在右中叶或左舌叶（弥漫性肺病变），其他肺叶也可以。

6. 灌洗液　静脉注射用生理盐水，一般为37℃，室温下（25℃左右）亦可使用。每次25～50ml，总量100～250ml，不应超过300ml。

7. 负压吸引压力为25～100mmHg，要防止负压过大过猛。

8. 回收量　右中叶或左舌叶灌洗回收量应在40%以上，下叶或其他肺叶为30%以上。回收的灌洗液应置于内壁涂硅的容器或其他防止巨噬细胞贴壁的容器中，周围宜被冰水包围，在半小时内送至实验室。合适的回收量要求为：达到规定的回收量；不混有血液，一般红细胞不超过10%；不应混有多量的上皮细胞，一般不超过3%。

（五）术后护理

1. 安静休息，注意观察患者的全身情况及有无缺氧、咳嗽或咽喉痛等。对于出现的低氧血症应遵医嘱给予氧气吸入。

2. 术后2小时禁食水，以免咽喉仍处于麻醉状态导致误吸。进食前让患者试饮一小口水，不呛咳即可进食。先进软食，以减少咽喉痛的感觉。

3. 少数患者术后有轻度发热，体温一般在38℃以下，应协助患者降温处理，增加患者的舒适感。

4. 咳嗽、呼吸困难者应给予X线检查，并给予相应治疗。

第五节　氧气疗法

氧从空气输送到线粒体需要肺、心血管和血液系统的协同作用。心血管系统决定心排出量和血流的分布；血液系统决定血红蛋白浓度和血红蛋白与氧的亲和力；呼吸系统决定动脉血氧分压。其中任何一个系统发生改变均可发生组织供氧量下降，即缺氧。

动脉血氧分压（PaO_2）的正常范围：100－0.3×年龄±5mmHg，PaO_2低于同龄人正常下限即为低氧血症。

低氧血症的原因：①摄氧减少：高原、乘坐高空飞机；②肺泡通气不足：阻塞性肺疾病；③通气/血流比例失调：阻塞性气道疾病、肺不张、肺水肿、肺栓塞；④动静脉分流：肺动－静脉瘘，房间隔缺损；⑤弥散障碍：间质性肺疾患。

组织缺氧常见的原因：①低血氧型：如上述原因；②循环型：心力衰竭、血容量过低；③血红蛋白型：贫血、血红蛋白异常；④细胞型：氰化物中毒；⑤需氧型：运动、高代谢状态。

氧气疗法简称“氧疗”，是治疗缺氧的一种方法。是通过增加吸入氧浓度（FiO_2），提高肺泡氧分压（P_AO_2），加大肺泡毛细血管膜两侧氧分压差，促进氧的弥散，提高动脉血氧分压（PaO_2）和血氧饱和度（SaO_2），增强向组织供氧的能力，改善乃至纠正组织缺氧。

一、适应证

1. 低氧血症 理论上，凡是低氧血症都是氧疗的适应证，但由于机体的代偿和适应机制，目前公认的氧疗标准是 $PaO_2 < 60mmHg$。

2. 血氧正常的缺氧 出现组织缺氧而没有明显低氧血症的情况（心排量降低、急性心肌梗死、贫血、CO 中毒、严重创伤和麻醉后等）临床上无论 PaO_2 是否处于需要氧疗的水平，一般均给予氧疗。

二、氧疗可能出现的不良反应——氧中毒

1. 机制 吸入高浓度氧后，肺泡氧分压和动脉血氧分压过高，氧自由基生成速度过快，其量超过了组织抗氧化系统的清除能力，从而损伤组织细胞发生病变。损害程度与吸入氧浓度（FiO_2）和持续时间有关。

2. 表现 鼻塞、顽固性咳嗽、咽喉痛、胸骨后不适、胸痛、呼吸窘迫、肺活量下降；感觉异常、头痛、恶心、呕吐、食欲不振；严重者可有肺萎陷，X 线胸片可见肺浸润阴影；中枢神经系统损害表现为痉挛、昏迷；甚至抑制骨髓、降低心肌收缩力。

3. 对策 一般，在一个标准大气压下，$FiO_2 < 40\%$ 是安全的；FiO_2 在 40%～60% 可能引起氧中毒；$FiO_2 > 60\%$ 有氧毒性，不能超过 48 小时；FiO_2 为 100% 不能超过 24 小时。

氧疗时，坚持给氧剂量不超过中毒界限是最好的预防措施。

三、氧疗的方法

1. 鼻导管或鼻塞给氧 是临床上最常用的方法，简单、价廉、方便、舒适，不影响患者咳嗽、咳痰、进食和讲话。

（1）单侧鼻导管给氧：一般用橡皮管或塑料管制成，前端有多个小孔使气流分散不易堵塞；氧通过鼻腔时患者极不舒服且氧浓度不易控制。

（2）鼻塞给氧：鼻塞由塑料或有机玻璃制成球状或椭圆形，大小恰能塞进鼻腔为宜，氧疗时塞于鼻前庭部，给氧效果大致与鼻导管相当。因鼻塞塞住一侧鼻腔，患者感到呼吸费力，对一些呼气性呼吸困难的患者慎用。

（3）双侧导管法：使用时比单侧鼻导管方便和舒适，导管插入双侧鼻腔的深度约 1cm；吸氧效果与单侧鼻导管相似；是患者最易接受的一种方法。

鼻导管吸氧浓度（FiO_2）与氧流量的关系可用以下公式计算：

$$FiO_2\ (\%) = 21 + 4 \times \text{氧流量}\ (L/min)$$

这种吸入氧浓度的估计是粗略的，实际上它受患者潮气量和呼吸频率的影响，患者通气量越大，吸入气氧浓度就越低，张口呼吸、咳嗽、说话和进食时，即使吸入氧流量不变，吸入气氧浓度也要降低。

2. 面罩给氧

（1）简易面罩法：是一个开放系统，氧气通过导管供给患者，呼出气由侧孔排出。若

给氧流量过低，呼出气 CO_2 在面罩内积聚、重吸收；一般给氧量为 5～6L/min。适用于缺氧严重而无 CO_2 潴留的患者。

（2）储氧面罩：是在简易面罩上装配一个储气袋，在呼吸间歇氧气进入储气袋，吸气时主要由储气袋供氧。若面罩与储气袋间无单向活瓣称为“部分重复呼吸面罩”，若有单向活瓣，称为“无重复呼吸面罩”，患者只能从储气袋吸入气体，呼气时气体从出气孔溢出而不能再进入储气袋。可以较低的氧流量来提高吸入氧浓度。

（3）文丘里面罩（venturi）：根据 venturi 原理制成，即氧气经狭窄的孔道进入面罩时在喷射气流的周围产生负压，携带一定量的空气从开放的边缝流入面罩，面罩边缝的大小改变空气与氧的比率，比率大小决定吸入气氧浓度的高低。因为喷射入面罩的气流大于患者吸气时的最高流速和潮气量，所以吸氧浓度恒定；高流速的气体不断冲洗面罩内部，呼出气中的 CO_2 难以在面罩内滞留，故基本无重复呼吸；在治疗低氧血症伴高碳酸血症选用文丘里面罩法，能更准确地控制好氧浓度，目前广泛应用于临床。

3. 氧帐或头罩法　主要用于儿童或神志不清不能合作的患者，吸入氧浓度较恒定；但耗氧量大，密闭的头罩内温度和湿度会较室内略高。

4. 双水平气道正压通气　将面罩用扣带固定，与呼吸机管路相连接，呼吸机设置高压与低压，患者可在两个压力水平上自主呼吸，减轻呼吸做功，改善通气功能。适用于神志清楚能配合呼吸机治疗，呼吸道通畅，痰液不多的患者。

四、护理

1. 用物准备　氧气装置 1 套（流量表、湿化瓶）、一次性吸氧管、治疗盘、治疗巾、棉签、小药杯、灭菌蒸馏水、胶布、别针、医嘱单。

2. 操作过程

（1）准备好用物推车至患者床旁，根据医嘱核对患者姓名、床号，向患者解释操作的目的及注意事项。

（2）用湿棉签清洗并检查患者鼻腔。

（3）连接鼻导管，打开流量表开关，调节氧流量。

（4）检查鼻导管是否通畅，为患者调节好长度并固定。

（5）操作完毕后，记录吸氧时间及流量。

（6）经常巡视患者，观察缺氧情况是否改善。

（7）根据医嘱停止吸氧时，摘除鼻导管，清洁鼻腔，关闭开关。

（8）记录停止吸氧时间。

第六节　胸腔闭式引流术

胸腔闭式引流指将胸膜腔内的气体或液体引流到体外，且引流系统与大气不相通。其主要目的是将胸膜腔内的气体或液体排出；重建胸膜腔内负压，促使肺复张；平衡胸腔两侧压力，预防纵隔移位及肺萎陷。

一、适应证

无严格量化指标，近年来指征已放宽，其适应原则主要有：

1. 自发性气胸，肺压缩 >50% 者。
2. 外伤性血、气胸，尤其外伤较重者便于连续观察引流情况、及时处理。
3. 大量或持续胸腔积液，需要彻底引流，便于诊断治疗者。
4. 脓胸早期彻底引流，以利于炎症消散、肺复张。
5. 胸内手术后的引流。

二、禁忌证

1. 非胸腔内积气或积液 肺大疱、肺囊肿等。
2. 出血性疾病、接受抗凝治疗者。
3. 精神疾病或不合作者。
4. 局部皮肤感染者。

三、并发症

1. 麻醉药过敏 严重时可引起休克。
2. 胸膜反应 头晕、面色苍白、出汗、心悸、胸部压迫感或剧痛、昏厥等。
3. 切口感染 可导致胸腔感染。
4. 出血 可能导致血胸。

四、胸腔引流管的安置部位

插管部位通常选择在患侧胸部锁骨中线第 2 肋间或腋前线第 4 ~5 肋间。可依据体征及胸部 X 线检查结果确定。如果为局限性气胸则需经 X 线检查定位后选择最佳插管部位。对于合并胸腔积液较多的气胸，插管的部位应选择在气液交界面，以利于排气同时排液。

五、胸腔引流的装置

传统的胸腔闭式引流装置有 3 种，即单瓶、双瓶、三瓶。目前，各种一次性使用的塑料胸腔引流装置已被临床广泛应用。

单瓶水封系统：胸腔闭式引流瓶内装无菌生理盐水 500ml。“水封”是指瓶内的水封绝了空气，使空气不能穿透水面，只能将空气从胸膜腔内引出而不能使空气由长管进入胸膜腔。瓶盖上有 2 个孔，其中一个插有长管上连胸腔引流管、下端插至水面下 1 ~2cm，将胸膜腔压力维持在 1 ~2cmH_2O 以下；另一个孔保持瓶内空间与大气相通作为空气通路，由胸膜腔引流出的气体浮出水面后经此孔排出。一般情况下，瓶内长管中的水柱高出水平面 8 ~10cm，并随呼吸上下波动。

六、护理

1. 引流

（1）用物准备：治疗盘 1 套、胸腔穿刺包、胸腔穿刺针、引流瓶、无菌手套、5ml 注射器 1 支、垫巾、缝线、碘伏、药品（2% 利多卡因 10ml、0.9% 盐水 500ml 遵医嘱准备药物）、止血钳 2 把。

（2）操作过程

1）向患者解释引流的目的和注意事项。

2）配合医生，严格执行无菌操作。

3）皮肤切口处要求缝合严密并固定，以免发生漏气或引流管脱出。

4）打开无菌胸腔引流瓶，倒入无菌生理盐水，使长管在液面下3～4cm，妥善固定。并在引流瓶的水位线上注明日期、时间和液量。

5）完善护理记录。

核对患者→说明目的→备齐用物→摆好体位→置入胸管→连接引流瓶→保持通畅→妥善固定→注意观察。

（3）注意事项

1）保持管道密闭，任何一处有空气进入胸膜腔都会产生正压导致肺萎陷或纵隔移位，因此要确保引流系统的密闭性。胸腔置管处以无菌敷料包盖严密。

2）引流系统所有接头要连接紧密、固定妥善，随时检查引流装置是否密闭及引流管有无脱落，患者每一次改变体位时都要查看。

3）若引流管自胸腔滑脱，立即用手封闭伤处皮肤，消毒处理后以凡士林纱布封闭伤口，并协助医师进一步处理。

4）若引流管连接处脱落或引流瓶损坏，应立即用两把止血钳双重夹闭胸腔闭式引流管，更换引流装置。

5）搬动患者或更换引流瓶时，双重夹闭引流管以防空气进入胸腔。

6）瓶内长管浸入水下3～4cm，引流瓶始终保持直立。

7）自胸膜腔内引流出的气体进入引流瓶会产生气泡，间歇性气泡是正常的，若呼气及吸气时均产生持续性气泡，提示可能有空气渗入引流系统或胸膜腔，应立即找出渗漏的地方并修补，若引流系统无渗漏的地方但却有快速的气泡，提示发生了相当大的空气漏失（如支气管胸膜瘘），立即通知医师采取措施预防肺萎陷、纵隔偏移及皮下气肿。

2．保持引流管通畅　胸腔闭式引流主要靠重力引流，有效保持引流通常的方法有：

（1）患者通常取半卧位，使胸腔容积增大，有利于呼吸及引流。若患者能躺向插管一侧，应密切观察勿躺在引流管上，以防压迫或扭曲胸管；侧躺时可在胸管两侧垫以折叠的毛巾以防胸管受压。

（2）经常查看引流管路是否通畅，保证胸管无扭曲或受到压迫、无血凝块堵塞等情况。观察引流管是否通畅的最简单方法是观察引流瓶内是否有气体排出及水封瓶中水柱波动情况。术后初期，水柱波动范围较大，但随着胸膜腔内气体或液体的排出，残腔缩小，水封瓶中水柱波动范围也逐渐缩小。当水封瓶中水柱停止波动时，应根据患者情况及体征，必要时可行胸透和胸部拍摄X线片，以确定引流管是否被血块、脓块等堵塞，是否被胸带、敷料或缝线压迫扭曲。怀疑引流管有梗阻时，可通过挤压、旋转等方法解除梗阻，并嘱患者咳嗽、深呼吸，如以上方法均不能恢复其波动，应及时通知医师处理。

（3）使用胸腔闭式引流时，应鼓励患者深呼吸和咳嗽，不仅能清除支气管分泌物，还能促进肺扩张、促使胸膜腔内气体或液体排出。患者早期下床活动时，要妥善携带胸腔闭式引流装置。

3．严格无菌操作，防止逆行感染

（1）引流装置应保持无菌，水封瓶内装无菌生理盐水，更换引流瓶或其他连接管时应遵守无菌原则。

（2）保持胸壁引流口处敷料清洁、干燥，一旦渗湿，及时更换。

（3）引流瓶应低于胸壁引流口平面60~100cm，搬运患者时应夹闭管路，以防瓶内液体反流回胸膜腔。

（4）按规定时间更换引流瓶及引流瓶内的液体（液体最长不超过24小时），更换时严格无菌操作。

4. 观察记录

（1）注意观察长管中水柱波动，因为水柱波动的幅度反映无效腔及胸膜腔内负压的大小。一般情况下，水柱上下波动4~6cm。若波动过高可能存在肺不张；若无波动提示引流管不畅或肺已完全扩张；若患者出现胸闷气促、气管向健侧偏移等肺受压的症状，应怀疑为引流管被血块阻塞，立即通知医生处理。

（2）观察引流液体的量、性质、颜色等，准确记录。胸腔手术后第一个24小时的引流量通常为200~500ml。术后引流液多为血性，但若数小时后引流液仍为血性或血性引流液停止后再次出现，应考虑患者胸腔内可能发生快速的出血，要立即通知医师处理。

5. 拔管

（1）一般置管引流48~72小时后，临床观察无气体溢出或引流量明显减少且颜色变浅，24小时引流液<50ml，脓液<10ml，患者无呼吸困难，听诊患侧呼吸音正常（肺叶切除术后例外），X线胸片示肺膨胀良好、胸膜腔内无积液积气，即可拔管。

（2）拔管时患者可坐在床边或躺在健侧，嘱患者先深吸一口气，在吸气末迅速拔除引流管，立即用凡士林纱布和厚敷料封闭胸部伤口，外加包扎固定。

（3）拔管后观察患者有无胸闷、呼吸困难、伤口漏气、渗液、出血、皮下气肿等，如有异常及时通知医师处理。

第七节 机械通气

明确机械通气的目标是针对每个患者制定机械通气策略以及具体调整通气参数时的出发点和依据。一般而言，机械通气的目标包括：为治疗原发病争取时间，改善患者预后；充分的通气和氧合；尽量减少和防止肺损伤；稳定的血流动力学状态。这些目标是相互联系的，其中改善预后是贯穿机械通气始终的最高目标，也是从接触机械通气开始就必须把握的最基本的原则，在决定是否给患者上机之前，一定要充分估计原发病的可逆程度和患者可能的最终预后。

一、机械通气的应用指征

1. 适用范围　机械通气可用于改善具有下述病理生理状态的疾病：

（1）通气泵衰竭为主的疾病：慢性阻塞性肺疾病（COPD）、支气管哮喘、重症肌无力、急性炎症性脱髓鞘性多发性神经病（格林巴利综合征）、胸廓畸形、或胸部手术后等所致外周呼吸泵衰竭，脑部外伤、炎症、肿瘤、脑血管意外、药物中毒等所致中枢性呼吸衰竭等。

（2）换气功能障碍为主的疾病：急性呼吸窘迫综合征（ARDS）、肺炎、间质性疾病、肺栓塞等。

（3）需强化气道管理者：保持呼吸道通畅，防止窒息等。

2. 机械通气时机

（1）针对呼吸衰竭的一般治疗方法效果不明显，而病情有恶化趋势。

（2）呼吸形式严重异常：呼吸频率 34～40 次/分或 <6～8 次/分，或呼吸节律异常，或自主呼吸微弱或消失。

（3）意识障碍。

（4）PaO_2 <50mmHg，尤其是吸氧后仍 <50mmHg。

（5）$PaCO_2$ 进行性升高，pH 动态下降。

二、相对禁忌证

随着机械通气技术的进步，现代机械通气已无绝对禁忌证，当患者不能维持其自主呼吸时，就必须应用机械通气，关键在于及时发现"禁忌证"并及时处理。

1. 肺大疱和肺囊肿。
2. 气胸和纵隔气肿未引流者。
3. 咯血或窒息。
4. 气管食管瘘。
5. 低血容量性休克未补充血容量前。
6. 缺血性心脏病及充血性心力衰竭。

三、常用通气模式

（一）控制通气（control mechanical ventilation，CMV）

CMV 指由呼吸机完全控制患者的吸气和呼气（图 34-1）。可根据产生通气的机制分为容量控制通气和压力控制通气。

1. 容量控制通气（volume controlled ventilation，VCV）

（1）概念：潮气量（VT）、呼吸频率（RR）、吸呼比（I/E）和吸气流速完全由呼吸机控制。

（2）主要调节参数：VT、RR、I/E。

（3）特点：能保证通气量，完全替代自主呼吸，有利于呼吸肌休息，但不利于呼吸肌锻炼。

（4）适用于：①患有严重呼吸抑制或呼吸暂停；②可最大限度减轻呼吸肌负荷，降低呼吸氧耗，有利于呼吸肌休息和疲劳恢复；③为心肺功能储备差的患者提供最大呼吸支持，以减少氧耗量，如躁动不安的 ARDS 患者、休克、急性肺水肿患者；④在实施"非生理性"特殊通气方式，如反比通气、分侧肺通气、低频通气以及在闭合性脑损伤时，为减少脑血流和降低颅压故意采用的过度通气等。

2. 压力控制通气（pressure controlled ventilation，PCV）

（1）概念：预设压力水平和吸气时间。吸气开始后，呼吸机提供的气流很快使气道压达到预设水平，之后送气速度减慢以维持压力到吸气结束，之后转向呼气。

（2）主要调节参数：压力控制水平、RR、I/E。

（3）特点：吸气流速（递减波）特点使峰压较低，有可能降低气压伤的发生，有利于气体交换。

(4) 适用于：①运用容控而气道压较高者；②较重的 ARDS 患者，可限制较高的气道压，改善换气；③对新生儿和婴幼儿潮气量进行准确监测。

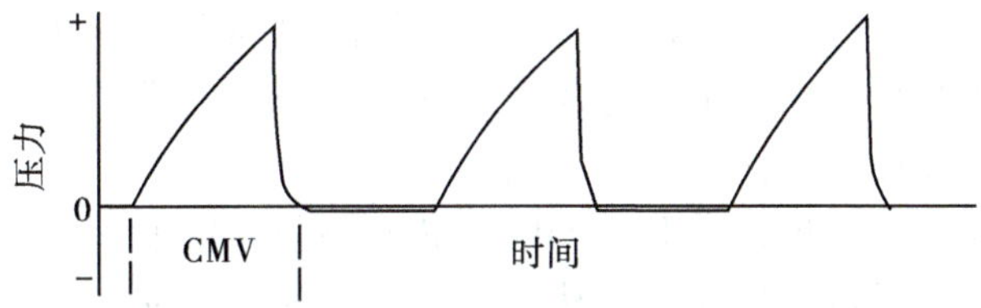

图 34-1 控制通气（CMV）

无吸气触发，压力上升前无反向波出现，各波形形态（包括压力上升坡度、峰压、下降坡度以及吸气时间）一致，表明为时间指令性通气

（二）辅助控制通气（assist/control ventilation，A/C）

1. 概念 自主呼吸触发呼吸机送气后，呼吸机按预设参数（VT、RR、I/E）送气；患者无力触发或自主呼吸频率低于预设频率，呼吸机按预设参数支持呼吸，成为控制通气，保证最基本每分钟通气量。与 CMV 相比，需设触发灵敏度，实际 RR 大于或等于预设 RR（图 34-2）。

2. 主要调节参数 触发灵敏度、VT、RR、I/E。

3. 特点 具有 CMV 的优点，并提高了人机协调性；可出现通气过度。

4. 适用于 基本同 CMV。

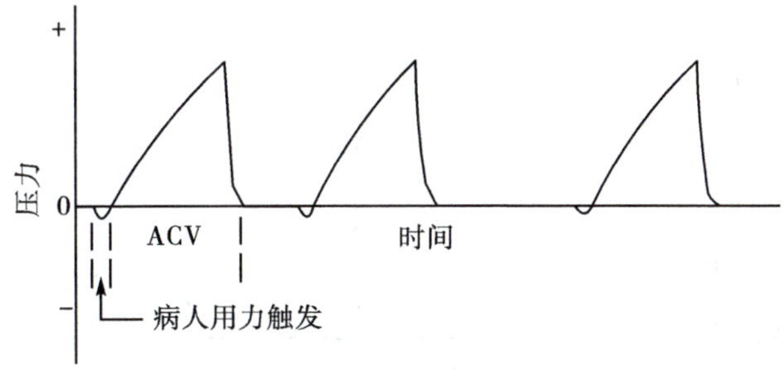

图 34-2 辅助控制通气（A/C）

在每次压力 - 时间曲线上升前均出现负向拐弯波，说明每次机械通气均由患者吸气用力触发。出现的负向拐弯波大小反映了患者触发用功的大小，若应用流量触发（flow-by），可使负向拐弯波减小，说明流量触发可减小患者的触发功

（三）间歇指令通气（intermittent mandatory ventilation，IMV）/同步间歇指令通气（synchronized intermittent mandatory ventilation，SIMV）

1．概念　IMV 指按预设频率 CMV，间歇控制通气之外的时间允许自主呼吸存在（图 34-3）；SIMV 指 IMV 的每一次送气在同步触发窗内由自主呼吸触发，若在同步触发窗内无触发，呼吸机按预置参数送气，间歇控制通气之外的时间允许自主呼吸存在（图 34-4）。IMV/SIMV 与 CMV 及 A/C 区别在于：前者的控制通气是“间歇的”，每一次间歇之外是自主呼吸，而后者每一次都是控制通气。

2．主要调节参数　VT、RR、I/E，SIMV 还需设触发灵敏度。

3．特点　支持水平可调节范围大（从完全的控制通气到完全自主呼吸），能保证一定的通气量，同时在一定程度上允许自主呼吸参与，防止呼吸肌衰竭，对心血管系统影响较小。自主呼吸时不提供通气辅助，需克服呼吸机回路的阻力，为了克服这一缺点，可在自主呼吸时给予一定水平的压力支持，即 SIMV + PSV。

4．适用于　具有一定自主呼吸者，若自主呼吸频率过快，采用此种方式可降低自主呼吸频率和呼吸功耗。

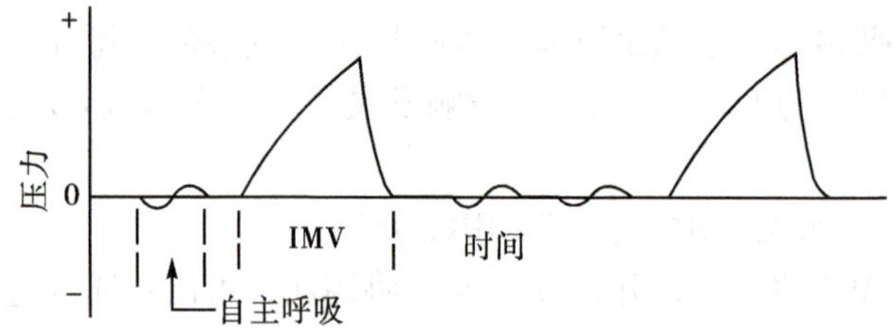

图 34-3　间歇指令通气（IMV）

指令通气的输送不管患者的吸气用力情况，故在指令通气压力上升前常无负向拐弯波，两次指令通气间可见低幅波动的自主呼吸波形，负压表示吸气，正压代表呼气

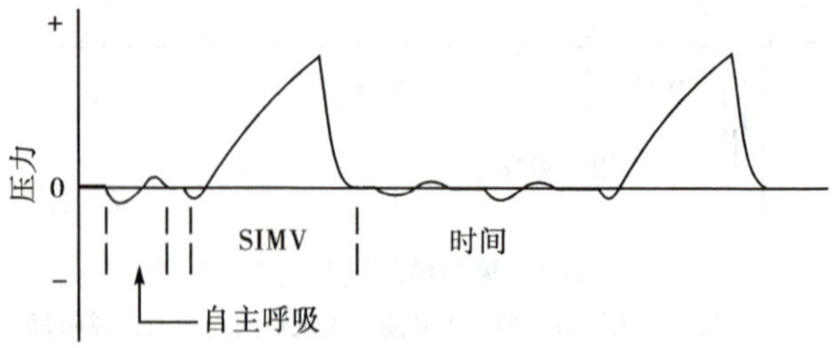

图 34-4　同步间歇指令通气（SIMV）

进行 IMV 时，让指令通气的输送与患者的吸气用力同步。SIMV 时，在指令通气压力上升前常有患者吸气用力引起的负向拐弯波

（四）SIMV + PSV

使用 SIMV 时，由于间歇控制通气之外的每一次自主呼吸不具有压力辅助，对于自主功能不强的患者往往会感觉较控制通气时费力，而且控制通气和自主呼吸之间的潮气量大小的波动也会造成患者不舒服，因而在患者的每一次自主呼吸都给予一定水平的压力支持，使患者能获得与控制通气水平相当的潮气量，对于减少呼吸功耗，增加人机协调具有十分重要的意义。

（五）压力支持通气（pressure support ventilation，PSV）

1. 概念　患者触发呼吸机后，呼吸机按预设的压力给患者提供吸气帮助。气道内压力迅速上升至设定的压力水平，当吸气流速降低至起始最大流速的 25% 或低于 5L/min 时吸气转化为呼气。患者自己控制吸气时间、吸气流速、呼气时间及呼吸频率。该模式由自主呼吸触发，并决定 f 和 I/E，因而有较好的人机协调性（图 34-5）。

2. 主要调节参数　触发灵敏度和压力水平。

3. 特点　属自主呼吸模式，同步性能好，患者易耐受。允许自主呼吸，气体在肺内分布更加均匀。患者可自主调节通气量变化，气道压力为所预设压力，相对较低。与控制通气比较，可降低气道峰压，减少气压伤和机械通气对血流动力学的不利影响，也有利于预防呼吸肌失用性萎缩和帮助停机。

4. 适用于　具有一定自主呼吸能力，呼吸中枢驱动稳定者，可用于撤机。

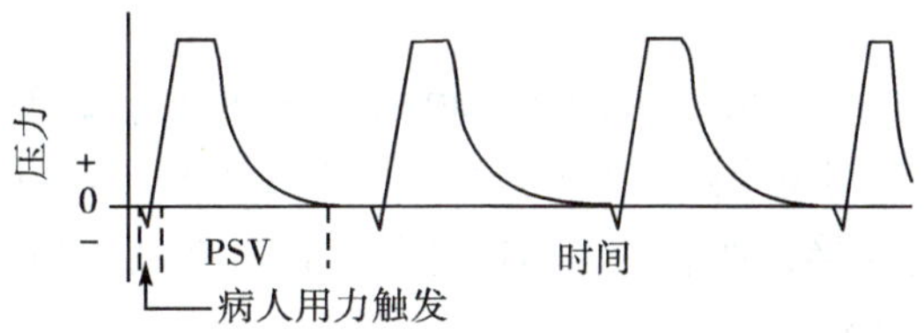

图 34-5　压力支持通气（PSV）

每次通气由患者触发，触发后呼吸机马上输送预定的正压，通气频率由患者自己决定，潮气量取决于压力支持水平和患者的吸气用力。图中可见每次通气前触发波，触发后压力迅速升至平台并维持一定时间的平台压以后，成指数减至基线

（六）呼气末气道正压（positive end expiratory pressure，PEEP）

1. 概念　任何气道本身病变或机械通气时，呼气末气道压力高于大气压均称 PEEP。气道本身病变使呼气末气道压力高于大气压时称内源性呼气末气道正压（PEEPi）。

2. 特点　PEEP 可增加肺泡内压力、气道平均压和功能残气量。可预先在呼吸机中设定 PEEP 水平，实践中通常使用 5 ~ 15cmH_2O PEEP。

3. 适用于　伴顺应性减退、功能残气量减少和肺毛细血管膜通透性增加的疾患，如肺水肿以及 SARS 引起的 ARDS。PEEP 启用萎陷肺泡并保持其扩张，因此减少生理分流和改善动脉血氧合。

（七）持续气道正压通气（continuous positive airway pressure，CPAP）

1. 概念　气道压在吸气相和呼气相都保持相同水平的正压即为CPAP，当患者吸气使气道压低于CPAP水平时，呼吸机通过持续气流或按需气流供气，使气道压维持在CPAP水平，当呼气使气道压高于CPAP水平时，呼气阀打开以释放气体，仍使气道压维持在CPAP水平。所以，CPAP实际上是一种自主呼吸模式，吸气VT与CPAP水平、吸气努力和呼吸力学状况有关（图34-6）。

2. 特点　使闭陷的肺泡开放，增加功能残气量，减少分流，改善氧合。在有肺动态过度充气和PEEPi的患者，CPAP能减少口腔侧压力与肺泡内压的压力梯度，减少呼吸功。

3. 适用于　①自主呼吸功能良好的急性肺损伤患者，一般在早期有创机械通气建立前应用；②阻塞性睡眠呼吸暂停综合征；③COPD和哮喘。

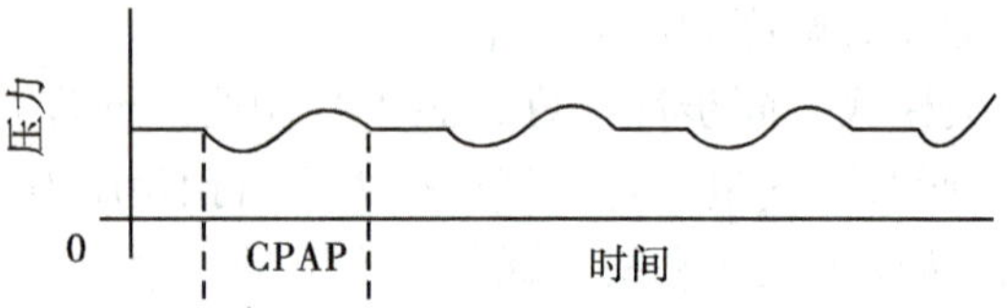

图34-6　持续气道正压（CPAP）

图中的低幅波动为自主呼吸波形。向上的压力代表呼气。所有呼吸周期均在正压范围内

（八）双相气道正压（biphasic positive airway pressure，BiPAP）

1. 概念　BIPAP可以其视为两个不同压力水平的CPAP交替应用，高水平CPAP和低水平CPAP按一定频率进行切换，两者所占时间比例可调。在高压相和低压相，吸气和呼气都可以存在，做到"自由呼吸"。

2. 适用于　提供从单纯机械通气到完全自主呼吸的大范围的呼吸支持，覆盖从气管插管到停机的全过程。

四、机械通气并发症及处理

1. 肺部气压伤　机械通气时，如气道压力过高或潮气量过大，或患者肺部顺应性差、原患肺气肿、肺大疱等，易发生肺部气压伤。包括肺间质水肿、纵隔气肿、气胸等。为预防肺部气压伤，可采用较低的吸气峰压。

处理：①胸腔引流，排气减压；②预防，限制压力，慎用PEEP和PSV，必要时镇咳，慎用胸部创伤性检查和治疗。

2. 通气过度　潮气量过大、呼吸频率太快可造成通气过度，短期内排出大量二氧化碳，导致$PaCO_2$骤降和呼吸性碱中毒。

处理：①是患者呼吸过快等因素所致，去除原因或诱因；②调节呼吸机参数，减少VT、MV、RR、I/E（缩短呼气时间）。

3. 通气不足　管道漏气或阻塞均可造成潮气量下降，肺部顺应性下降的患者，如使用潮气量偏小，可造成通气不足；自主呼吸与呼吸机对抗时，通气量也下降。

处理：①去除呼吸道分泌物阻塞因素；②排除气管痉挛，导管或套管扭曲因素；③除外呼吸机管道漏气或气胸，支气管胸膜瘘，支气管食管瘘等因素，④调节呼吸机参数：相应提高 1/E、TV、MV、RR 等。

4. 肺部感染　呼吸机的应用，原有的肺部感染可加重或肺部继发感染，与气管插管或切开后，上呼吸道失去应用的防卫机制及与吸引导管、呼吸机和湿化器消毒不严有关。

处理：①加强护理；②合理使用抗生素。

5. 上呼吸道阻塞　其部位可以发生在人工气道、患者支气管、呼吸机管道系统。其方式可以是痰栓阻塞，支气管痉挛，人工气道脱落扭曲，呼吸机管道的扭曲、打折，呼气阀不能充分打开等，其程度可以为部分阻塞或完全阻塞，应根据其部位、方式和程度采取不同的处理方法。

处理：①分泌物所致，及时清除引流保持气道通畅；②保持呼吸机管道通畅，无打折、扭曲。

6. 肺不张　导致肺不张的原因包括通气量严重不足；气管插管过深，插入右主支气管，导致左肺无通气而发生萎陷；气道分泌物潴留；肺部感染；吸入纯氧时间过长，导致吸收性肺不张。

处理：①保持气道通畅，加强气道管理；②检查导管位置，避免插入过深，及时调整；③避免长时间吸入氧浓度过高气体。

7. 氧中毒　长时间吸入氧浓度过高气体。

处理：①适当降低氧分压，使 PCO_2 维持在 45～50mmHg，调节呼吸机参数，如 PEEP；②预防：$FiO_2 < 40\%$，$PiO_2 < 37.3kPa$ 安全。$FiO_2 > 60\%$ 氧疗不能超过 48 小时，$FiO_2 = 1.0$ 则不能超过 6 小时。

8. 呼吸机依赖　①早期加强呼吸机功能煅练（IMV，PSV）或间断应用呼吸机；②加强营养支持；③树立患者信心，消除顾虑；④合理应用 SIMV、PSV。

第八节　人工气道

一、人工气道概述

人工气道是将导管经上呼吸道置入气管或直接置入气管所建立的气体通道，是为保证气道通畅而在生理气道与空气或其他气源之间建立的有效连接。建立人工气道的目的是纠正患者的缺氧状态，改善通气功能和有效地清除气管内分泌物。故凡是经过保守治疗不能达到上述目的时应考虑建立人工气道。常用于医院的人工气道包括喉罩、食管－气管联合管、气管插管、气管切开套管等。本节重点介绍气管插管及其管理。

二、气管插管介绍

气管插管是机械通气机/麻醉机给患者通气支持的重要途径。气管插管最常用的材料是聚氯乙烯，长度在 28～32cm，弯曲度可适当变化。插管末端的放射线标记可配合 X 线检查以判断气管插管在患者气管中的位置，以及时调整。末端的莫斐孔用于防止插管末端的阻塞，并可以协助将远端的分泌物吸引出来，见图 34－7。

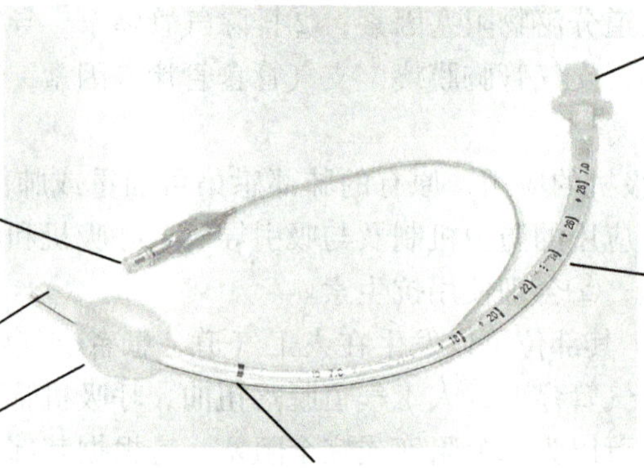

图 34－7　气管插管的组成

（一）气管插管的适应证

1. 严重低氧或高碳酸血症。

2. 气道分泌物过多或出血需反复吸引者。

3. 存在上气道损伤、狭窄、阻塞、气管食管瘘影响正常通气者。

4. 因治疗需要，在短时间内需要反复插入气管镜者，为减少患者痛苦，使操作方便，可事先行气管插管。

（二）气管插管的置入方式

气管插管可经患者口腔或鼻腔进入患者气道内。原则上两种置入方式的适应证相同。如鼻腔有阻塞、感染和出血倾向时，或鼻甲、鼻窦有骨折时，不宜行经鼻气管插管。插管路径：经口：口腔—会厌—气管隆突部位；经鼻：鼻腔—会厌—气管隆突部位，两种方法的比较见表 34－1。

表 34－1　经鼻与经口插管对比

经口	经鼻
优点	优点
（1）插入容易，适于急救场合	（1）易耐受，留置时间较长
（2）相对管腔大，吸痰容易	（2）易于固定
	（3）便于口腔护理
缺点	缺点
（1）容易移位，脱出	（1）管腔小，吸痰不方便
（2）不易长期耐受	（2）不易迅速插入，不适于急救场合
（3）口腔护理不便	（3）易产生鼻出血，鼻骨折
（4）可产生牙齿、口咽损伤	（4）可有鼻窦炎，中耳炎等并发症
（5）患者不舒适	

（三）气管插管管径大小的选择

气管插管的口径大小不等，有7.0mm、7.5mm和8.0mm。一般根据气管插管置入的不同途径来选择口径大小，但口径大小的选择主要应考虑能取得比较满意的吸气流量和减轻气道损伤。管径越小，送气阻力越大。另外机械通气机/麻醉机送气的阻力大小与插管的长度和管子的弯曲度也有关系。

（四）气管插管的并发症

1. 气管插管误入食管 常见并发症，通过观察有无气体从导管呼出可以判断。

2. 插入过深或过浅 插入过深，由于左、右支气管与气管的夹角不同，导管极易进入右侧支气管，形成单侧肺通气，可以听诊对比双侧呼吸音来识别。插入过浅，可因吸痰而造成局部黏膜损伤。

3. 上呼吸道软组织及声带损伤 插入过程中可因操作不当等原因造成上呼吸道软组织及声带损伤，术前应做好局部麻醉，操作时动作应轻柔。

4. 心律失常 经鼻插管发生一过性心律失常较经口插管的发生率高。危重病人在气管插管时可发生心脏停搏，但发生率很低，不足1%。

长期留置气管插管可有下列并发症：

5. 上呼吸道黏膜溃疡，喉或气管水肿。

6. 黏膜损伤后产生气道狭窄。

7. 导管被分泌物或其结痂阻塞，造成通气不畅或窒息。

8. 致病菌进入气道 原因可有两种，一种是咳嗽反射减弱或消失，纤毛运动减弱；一种是胃内容物、口、鼻腔分泌物经气囊与气道之间的空隙进入气道，造成呼吸机相关性肺炎。

9. 气囊漏气、脱落 导管质量等原因可造成气囊漏气、脱落。表现为通气机的预置通气量与实际通气量不符，造成患者通气量不足。

三、人工气道管理

妥善地建立和管理人工气道是达到人工气道目的重要保证。

（一）保证气管插管位置正确

1. 妥善固定人工气道 气管插管内部无任何可以固定的装置，因此，为保证机械通气的顺利进行，首先要保证气管插管的妥善固定，位置正确。传统方法为用胶布进行固定，以患者面部作为胶布粘贴的支点。近几年出现了各种固定用具及气管插管固定器代替胶布，功能大致相同，但效果仍有待大样本研究来支持（图34-8）。

2. 保证气道位置 气管插管在患者气道内的正确位置是隆突上2cm。插管置入后应即刻行X线检查以确保位置正确。气管插管位置过深容易导致气管插管误入一侧主支气管而致单侧肺通气，如置入过浅则更易脱出，并且可造成气道损伤。护士应注意首先要妥善固定，其次是准确记录和测量气管插管深度。气管插管深度应为气管插管在门齿处的刻度（管长）。每隔4~6小时或在患者头部剧烈活动以致管道过分牵拉时应及时检查气管插管位置，必要时应重新固定和测量。

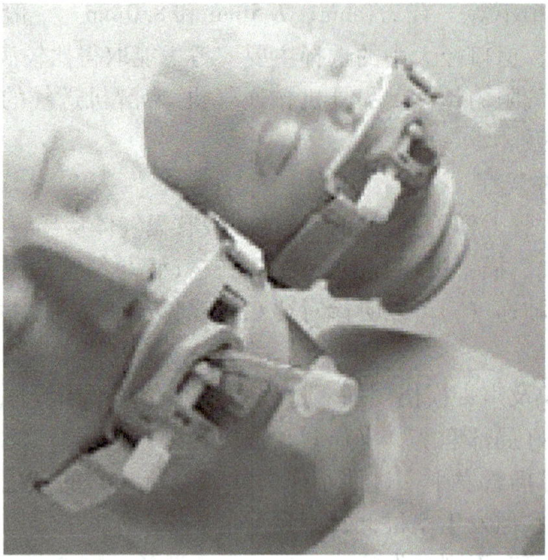

图 34－8　气管插管固定器

（二）监测和调节气管插管气囊压力

现代的气管插管都设有气囊，导引囊和充/放气阀。气囊的作用是保证气体的输送，防止口腔、鼻腔的分泌物下移至下呼吸道。对气囊的充气和放气经由对阀的充/放气来完成。导引囊的充盈度可以大致判断气囊的充盈度。目前主要有两种气囊，即低压高容量气囊和高压低容量气囊。高压低容气囊充气后呈球形，与气道壁的接触面积小，对所接触部位的气管黏膜产生较高的压力。往往能阻断局部黏膜的血液供应，产生黏膜坏死，气管狭窄变形，甚至气管食管瘘。新型的低压高容气囊充气后呈圆柱状，显著增大了与气管壁的接触面积，大大减少了单位面积的压力，并发症发生概率大大减少。低压高容量气囊可引起喉部不适，自行拔管的危险系数高，但由于其对气管周围黏膜损伤小而成为目前临床常用的类型。

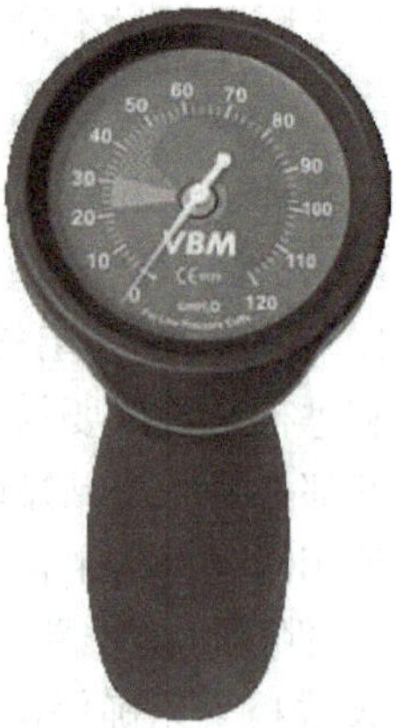

图 34－9　气囊测压表

使用过程中气囊压力的控制非常重要，气囊压力过高易导致气管黏膜缺血、坏死等并发症，而过低则可致呼吸机送气量的不足或口腔鼻腔分泌物下行至气道内，因此应保持气囊的压力安全、稳定。通常以充气后听不到呼气时从气囊周围漏气的声音来判断气囊压力已大致达标。目前国际上推荐的气囊充气的压力为 20～30cmH_2O。比较准确的气囊压力的测量为应用气囊测压表来测得（图 34－9）。

（三）保持气道通畅－气道湿化

保持气道通畅在气道管理中非常重要，是机械通气得以顺利进行的保障。

1. 气道湿化的方法　建立人工气道后，生理气道的功能无法正常实施，呼吸道失水增加，纤毛运动减弱，可致分泌物排除不畅，易发生气道阻塞、肺不张、继发感染等，因此必须加强呼吸道的湿化。常用的气道湿化的方法有：

（1）蒸汽加温、加湿：现代呼吸机上均配有电热蒸汽发生器（heated water humidifier）。使用时应注意：①保持气体温度在 32～36℃；②及时添加无菌蒸馏水，以避免加热器内水烧干；③温度过高可引起喉痉挛、出汗、增加呼吸功；④温度过低则管路中冷凝水过多，可增加气道阻力（图 34－10）。

（2）温－湿交换器（heat－moisture exchanger，HME）：使用时将 HME 安装在气管插管和呼吸机管路相接处（图 34－11）。其核心是由数层不同材料制成的细孔纱网，对细菌有过滤作用，是一种较理想的恒温、恒湿和细菌过滤器。其作用机制是呼气时 HME 能吸附呼出气中的部分热量和水分，吸气时又能将所吸附的热量和水分用于加温湿化吸入气重新吸入。但 HME 具有一定的死腔，对 COPD、呼吸肌无力患者慎用，对脱水患者、体温过低和痰液黏稠患者不宜使用。

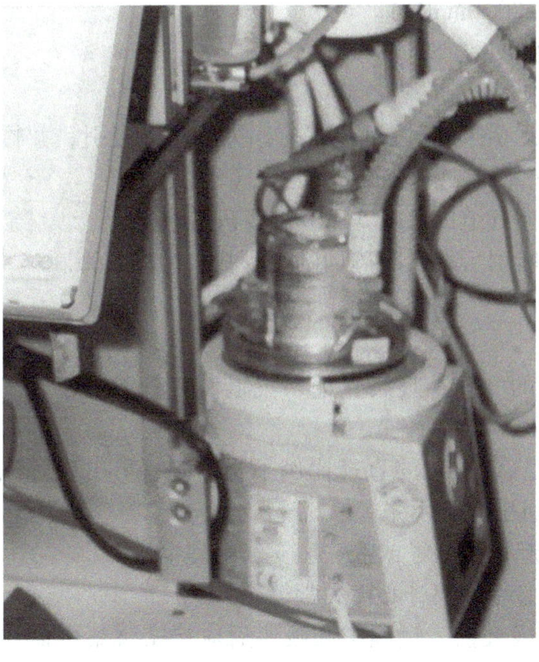

图 34－10　电热蒸汽发生器

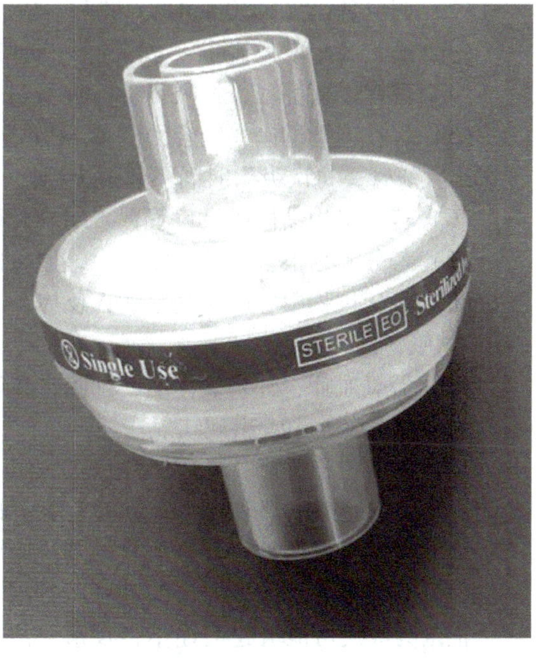

图 34－11　温－湿交换过滤器

（3）雾化加湿及给药：在吸气回路中连接一雾化器，以压缩空气为动力，利用射流原理将水滴撞击成微小颗粒，并输入气道。目前呼吸机上的雾化装置通常是为了给药，如解除支气管痉挛、祛痰药物等，其优点是药物直接进入气道，药效快，剂量小，全身副作用小。

（4）人工气道内直接滴注：无菌蒸馏水用输液泵或微量泵持续泵入气道内。

2. 判断人工气道湿化的标准

（1）湿化满意：分泌物稀薄，能顺利通过吸引管，导管内无痰痂；病人安静，呼吸道通畅。

(2) 湿化不足：分泌物黏稠（有痰痂或黏液块咳出），吸引困难，发绀加重；听诊气道内干鸣音。

(3) 湿化过度：分泌物过分稀薄，咳嗽频繁，需要不断吸引；听诊气管内痰鸣音多；病人烦躁不安，发绀加重。

(四) 保持气道通畅——清除气道内分泌物

人工气道的建立，会厌失去作用，咳嗽反射减弱，或因肺功能严重减退，呼吸肌无力等，大多不能自行咳痰，极容易造成分泌物潴留而堵塞气道，使肺部感染加重。所以对行人工气道接机械通气的患者都需要进行气道内吸痰，尤其对有肺部感染较重、液体输入过多等患者，吸痰就更为重要。

1. 准备用物　吸引器，生理盐水，注射器，治疗碗，吸痰管（最大内镜应小于气管导管内径的1/2）

2. 步骤　观察患者全身状况，做好解释工作，取得患者的配合。

(1) 患者可取仰卧位或半卧位。

(2) 调节负压（-50mmHg，最大不超过-200 mmHg）。

(3) 给予高浓度吸氧2~3分钟（每台呼吸机设置不同）。

(4) 戴好无菌手套，将吸痰管与吸引器连接。

(5) 将吸痰管迅速并轻轻沿气管导管送入，用拇指关闭调节孔，边旋转边吸引，并慢慢拔出吸痰管，每次吸引时间不超过15秒，吸引时观察痰液量、性质（动态观察）。

(6) 若分泌物黏稠或吸痰管置入困难，可向气道内注入5~10ml生理盐水。

(7) 若分泌物很多，可反复吸引，但每次吸引后用治疗碗内的生理盐水冲洗痰管。

(8) 吸痰过程中应严密观察病人反应。

3. 吸痰的并发症

(1) 低氧血症：外来氧中断；抽吸含氧高的气体；吸痰管进入气道而使管腔变小、气道黏膜损伤都会使患者出现缺氧。

(2) 胸腔内压下降：常因吸痰管的尺寸与气管插管的直径比例不当引起；可出现肺泡萎陷；吸痰管通过喉部时若所有负压集中于此可引起肺不张。

(3) 反射性呼吸抑制：吸痰管的刺激而引起剧烈咳嗽或喉头、支气管痉挛。

(4) 血流动力学改变：平均动脉压升高，心率增快，心律失常等。

正因为吸痰可能引起上述不良反应，故在吸痰前、过程中和吸痰后应严密观察生命体征，患者氧合的耐受程度和患者的主观感受。

(五) 呼吸机相关性肺炎的预防

在上述人工气道的管理中已经提到一些措施以避免主要并发症的发生，如气道异位，气道损伤及气道阻塞。人工气道的另一重要并发症是呼吸机相关性肺炎（ventilator associated pneumonia）。呼吸机相关性肺炎是指人工气道置入48小时后出现的肺炎。随人工气道置入时间的增加，VAP的发生率逐渐增高。由于VAP的存在使患者的插管时间延长，加重了经济负担及增加患者痛苦，因此VAP愈来愈受到人们的重视。VAP的发生与多方面因素有关，故目前推荐一系列措施以预防VAP的发生。

1. 床头抬高30°～45°　这是一项经济有效的措施，主要是防止口鼻腔的分泌物下移而定植于下呼吸道。

2. 每日进行自主呼吸试验　以及时评估患者自主呼吸能力，尽早脱离人工气道。

3. 口腔护理　口腔中含有上百种细菌及微生物，良好的口腔护理可有效地清除致病菌。除用传统的口腔护理包中的棉球进行口腔护理外，研究发现用牙刷可以更好地清除口腔中的致病菌并对清除牙石作用更强。

4. 气囊管理　气囊的作用是保证有效的通气和防止口鼻腔分泌物下行。因此气囊的压力是至关重要的。

（1）气囊压力：目前研究发现气囊压力在20～30cmH_2O是比较理想的压力，既使并发症的概率较低，又保证了有效的通气，还有效地防止了口、鼻腔分泌物下行。

（2）不推荐常规进行放气囊操作，而注重于持续监测。应每隔6～8小时监测气囊压力。

（3）气囊上滞留物：气囊上滞留物可能是下呼吸道感染的重要来源。可用手动清除和经纤维支气管镜清除的方法来进行。

（六）人工气道的拔除

指人工气道脱离患者体内。人工气道的拔除可分为计划性拔管和非计划性拔管。

1. 非计划性拔管 是指患者在计划拔管前自行拔除或治疗、护理操作中地意外拔除。通常与患者意识障碍及对人工气道的耐受不良有关。非计划性拔管的危害性包括上气道创伤、血压低/高、心律不齐、心脏骤停/死亡、困难喉镜检查、困难插管和急诊气管切开。合理进行保护性约束、对清醒患者给予心理安慰与鼓励、严密观察患者反应是预防和及时发现非计划性拔管的比较有效的措施。

2. 计划性拔管　经过医生全面对患者进行评估后有计划有准备地拔管。

（1）拔管前评估：主要包括自主呼吸状况、自主咳痰能力、吞咽功能、营养状况、有无镇静剂和肌松剂的影响和是否血流动力学稳定。其中自主呼吸状况可通过血气分析结果、呼吸机监测数值来评价。

（2）拔管的准备：

1）物品准备：气管插管用物，简易呼吸器，吸氧、吸痰装置，10ml空针（放气囊），无创呼吸机（必要时）；心肺复苏药品。

2）拔管前病人的护理：拔管前半小时停鼻饲，若拔管前回抽胃液仍有胃内容物则经胃管吸空胃内容物；给予皮质激素（以减轻拔管时喉头水肿程度）；患者取头低脚高位或平卧位，充分清除气道内分泌物；清除气囊上滞留物和口腔内分泌物。

（3）拔管后护理：协助患者取半卧位，予吸入高浓度氧，待SpO_2稳定于安全水平后，彻底松开气囊，嘱患者深吸气，轻柔而快速的拔除气管导管；给予患者拍背，咳痰，并尝试发音；给予患者吸氧或直接给予无创呼吸机序贯治疗；鼓励并协助患者咳嗽咳痰；禁食2小时。

拔管后对患者的生命体征、意识状况进行评价，通常拔管后2小时要行动脉血气分析，以评价患者自主呼吸情况。

（李春燕　齐晓玖）

第三十五章 血液系统概述

关键词

albumin	清蛋白
basophils	嗜碱性粒细胞
blood cells	血细胞
eosinophils	嗜酸性粒细胞
fibrinogen	纤维蛋白原
globulin	球蛋白
hemapoietic stem cell（HSC）	造血干细胞
hemoglobin（Hb）	血红蛋白
lymphocytes	淋巴细胞
macrophages	巨噬细胞
monocytes	单核细胞
neutrophils	中性粒细胞
plasma	血浆
platelets	血小板
red blood cells（RBC）	红细胞
white blood cells（WBC）	白细胞

造血系统包括血液、骨髓、脾、淋巴结以及分散在全身各处的淋巴和单核－吞噬细胞系统。造血系统疾病，也称血液病，包括原发于造血系统的疾病（如白血病）和主要累及造血系统的疾病（如缺铁性贫血）。分类如下：

1. 红细胞疾病　如各类贫血和红细胞增多症等。

2. 粒细胞疾病　如粒细胞缺乏症、中性粒细胞分叶功能不全（Pelger-Huet 畸形）、惰性白细胞综合征及类白血病反应等。

3. 单核细胞和巨噬细胞疾病　如炎症性组织细胞增多症、恶性组织细胞病等。

4. 淋巴细胞和浆细胞疾病　如各类淋巴瘤、急慢性淋巴细胞白血病、多发性骨髓瘤等。

5. 造血干细胞疾病　如再生障碍性贫血、阵发性睡眠性血红蛋白尿、骨髓增生异常综合征、急性非淋巴细胞白血病以及骨髓增殖性疾病等。

6. 脾功能亢进。

7. 出血性及血栓性疾病　如血管性紫癜、血小板减少性紫癜、凝血障碍性疾病、弥散性血管内凝血以及血栓性疾病等。

第一节 血液系统解剖与生理

血液系统由血液和造血器官组成。血液由3种有形的细胞成分（红细胞、白细胞和血小板）以及血细胞混悬于其中的液体成分（血浆）组成。出生后，主要造血器官是骨髓、胸腺、脾和淋巴结。

造血干细胞是各种血细胞与免疫细胞的起始细胞。胚胎成形后造血干细胞主要在胎肝，胎肝是主要的造血器官。脐带血、胎盘血是胎儿期外周血的一部分，含有较多的造血干细胞。出生后4周，骨髓成为主要的造血器官。外周血含少量造血干细胞。

一、血液的组成

血液可以分成血浆和血细胞两部分，其中血浆约占55%，是一种淡黄色且透明的液体；血细胞约占45%，都是有形的细胞，包括红细胞、白细胞和血小板。血细胞均混悬于血浆当中。

（一）血浆

血浆是血液的液体成分，其主要功能是维持血容量，包括90%的水分和10%的溶质。溶质主要有以下成分：

1. 蛋白质 血浆溶质中以蛋白质含量最多，血浆内含有清蛋白、球蛋白与纤维蛋白原3种蛋白质，为血浆的6%～8%。清蛋白和球蛋白是维持血浆胶体渗透压所必需的，球蛋白还含有免疫球蛋白（如IgA、IgG、IgM、IgD和IgE），都是机体对抗微生物的侵入所必需的。纤维蛋白原是血液凝固所必需的蛋白质。

2. 其他 存在于血浆内的溶质为电解质（钠、钾等）、营养物质（主要为葡萄糖、氨基酸、脂质）、代谢后的产物（尿素、尿酸、肌酐等）等。

（二）血细胞

主要有红细胞、白细胞及血小板3种。

1. 红细胞 红细胞呈双凹盘状，当其穿过微血管时，细胞膜可以发生变形，而不致破裂。

血红蛋白是红细胞的主要成分，存在于细胞膜里面，对氧具有亲和力，易与氧结合形成氧合血红蛋白，因此，红细胞才能运送氧气到细胞内。红细胞的平均寿命约120天，然后在脾中被单核-吞噬细胞系统的巨噬细胞破坏。

2. 白细胞

（1）粒细胞：粒细胞由骨髓产生，寿命只有12小时，包括3种。

1）中性粒细胞是身体抵抗感染的第一道防线。当机体有炎症发生时，首先聚集于炎症发生部位，并可附于受损的微血管壁，穿入组织间质，吞噬细菌和组织碎屑，从而抵抗外来微生物的侵入。

2）嗜碱性粒细胞的颗粒中含有肝素（heparin）和组胺（histamine）。嗜碱性粒细胞释放肝素，可以预防血液凝集，并可加速清除血液中的脂肪颗粒。慢性粒细胞白血病、真性红细胞增多症、脾切除后或溃疡性结肠炎时，嗜碱性粒细胞计数会增加。

3）嗜酸性粒细胞是组织抗原-抗体反应中最重要的白细胞。变态反应时，嗜酸性粒细胞计数大量增加，寄生虫感染时，血液中也会有大量的嗜酸性粒细胞。

（2）淋巴细胞：包括T淋巴细胞和B淋巴细胞。胸腺淋巴细胞，称T淋巴细胞，负责细胞免疫。B淋巴细胞又称抗体形成细胞，与抗原接触时能够产生并分泌抗体（免疫球蛋白），与抗原结合产生体液免疫反应，对抵抗细菌和某些病毒非常有效。

（3）单核细胞：单核－吞噬细胞系统是对抗细菌入侵的第二条防线。单核－吞噬细胞来源于骨髓的祖细胞，在血液中为单核细胞，是细菌入侵后第二个到达侵入处的防御者，游走至组织即成为强有力的巨噬细胞，吞噬外来的胶状及颗粒状物（包括微生物），消化死的细菌、受伤的粒细胞和大量蛋白质碎屑，为组织愈合和修补做准备。在慢性炎症的情况下，单核细胞的数目会增加。

3. 血小板　血小板由巨核细胞分化而来，其生存期为7～10天，能释放凝血因子而引发凝血反应（hemostasis）。

二、血液的功能

血液是多种细胞（红细胞、白细胞和血小板）和血浆的混合物，经由心脏和血管系统持续不断地循环，流入各个组织和器官，控制着许多生命功能。

1. 由红细胞运送氧气至细胞，并将细胞内代谢产生的二氧化碳经由肺循环带至肺排出体外。
2. 将胃肠道吸收的营养物质运送到各组织细胞内。
3. 将组织内产生的代谢废物运送到肾、皮肤、肺排出体外。
4. 将各种激素运送到身体各部分的组织器官。
5. 将组织所产生的热能转送到表皮的小血管而扩散至环境中，以调节正常体温。
6. 血浆中含有缓冲物质，可协助维持体液正常的酸碱平衡。
7. 血液中含有白细胞和各种抗体，可以对抗微生物的侵入。

三、血液成分的正常值（表35-1）

表35-1　血液成分的正常值

种类	正常值
红细胞	男：(45～55)×10^{12}/L 女：(35～50)×10^{12}/L
白细胞	(4.0～10.0)×10^{9}/L
中性粒细胞	51%～75%
嗜酸性粒细胞	0.5%～5%
嗜碱性粒细胞	0～1%
单核细胞	3%～8%
淋巴细胞	20%～40%
血小板	(100～300)×10^{9}/L
血红蛋白	男：120～160g/L 女：110～150g/L

第二节 血液系统患者评估

血液系统的疾病特点是病种多，病程长，而且多种疾病的临床表现有相似之处。评估血液系统疾病患者的主要目的：①确定疾病的种类与程度；②有无并发症的发生；③治疗的效果如何。评估应包括健康史、临床表现、实验室检查以及心理社会状况几方面的内容。

一、健康史

详细的病史询问可以提供疾病的重要线索，并为护理计划的制定提供依据，不容忽视。

1. 既往健康状况　患者既往所患的疾病可能成为现在的病因，如患有消化道溃疡、慢性胃肠炎者可能发生缺铁性贫血，慢性萎缩性胃炎、胃体部切除术后的患者可能发生巨幼细胞性贫血等。

2. 饮食习惯　不良的饮食习惯会导致人体的营养失调，如长期饮茶影响人体对铁的吸收导致缺铁性贫血，婴儿未能及时添加辅食也会导致贫血。

3. 服用药物情况　服用药物引起的血液病很多见，如氯霉素以及解热镇痛药等。

4. 放射性核素及化学药物接触史　过量接触放射性物质及射线，主要是 X 射线、γ 射线，会抑制骨髓的增生，导致再生障碍性贫血或白血病。长期接触有害的化学药物（如苯），也可能导致血液病的发生。

5. 其他　据报道，频繁使用染发剂可能导致白血病。

二、身体评估

包括症状和体征。多种血液病的临床表现有相似之处，如贫血、出血、感染等，但体格检查可以提供诊断的重要线索。除全面检查外，还应注意与造血器官有关的体征，主要有皮肤及黏膜出血点和淤斑，皮肤、甲床及睑结膜苍白，浅表淋巴结肿大，肝、脾大等。有些血液病患者还会出现胸骨或胫骨压痛。

三、实验室检查

是血液系统疾病诊断的重要手段。正确的血细胞计数、血红蛋白测定以及血细胞形态学观察是最基本的诊断方法，骨髓穿刺液涂片是必不可少的步骤，淋巴结和肿块穿刺涂片用以诊断造血系统肿瘤，可以弥补骨髓检查的不足。

随着实验室检查设备及手段的完善和进步，越来越多的实验室检查可以为血液病的诊断提供依据。用细胞化学方法可将细胞内核酸、糖原、脂类、各种酶作半定量染色，以协助确定细胞性质。由于高分辨率透射电镜及扫描电镜的应用，对病变血细胞的超微结构有了更深入的了解。单克隆抗体检测细胞表型及染色体分带检查、PCR 检测 BCR-ABL 等融合基因，可确定某些类型的白血病及淋巴瘤。

其他实验室检查包括：各种凝血试验以测定血浆凝血因子、纤溶及抗凝系统活力；溶血试验及血红蛋白电泳可以诊断各种溶血性贫血；各种红细胞酶（如葡萄糖-6-磷酸脱氢酶）测定可诊断红细胞酶缺陷情况；血清铁蛋白及血清铁测定可了解体内贮铁和铁代谢情况；血液免疫学检查，如抗人球蛋白试验、红细胞血型、免疫蛋白电泳检查和酶标法测定各种细胞因子等。

影像诊断，如超声显像、计算机体层显像（CT）、磁共振显像（MRI）及正电子发射计算机体层显像（PET）等，对血液病的诊断也有很大帮助。应用放射性核素测定红细胞寿命，进行脾、淋巴系统及骨显像扫描等，对不同的血液病都有其相应的重要诊断意义。

四、社会心理评估

由于血液病的疾病特点，会给患者带来或多或少的困扰，如贫血会影响患者的劳动力和生活质量，长期用药带来机体内在或外在形象的改变等，都会给患者心理增加负担，从而影响治疗的进展。护理血液病患者时应密切注意患者的心理状况，及时诱导患者的心理问题，积极配合治疗。同时，来自社会，尤其是家庭方面的影响对患者的治疗和预后也有至关重要的作用。社会和家庭的支持对于患者建立战胜疾病的信心尤为重要。因此，对血液病患者进行评估时千万不能忽略心理、社会方面的因素。

（王　玲）

第三十六章　贫血患者的护理

关键词

anemia	贫血
aplastic anemia	再生障碍性贫血
autoimmune hemolytic anemia	自身免疫性溶血性贫血
bleeding	出血
folic acid	叶酸
glucose-6-phosphate dehydrogenase deficiency（G-6-PD）	葡萄糖-6-磷酸脱氢酶缺陷症
hemoglobinopathy	血红蛋白病
hemolytic anemia	溶血性贫血
hereditary spherocytosis	遗传性球形细胞增多症
infection	感染
iron compound	铁制剂
iron deficiency anemia	缺铁性贫血
megaloblastic anemia	巨幼细胞性贫血
mean corpuscular volume（MCV）	红细胞平均体积
mean corpuscular hemoglobin concentration（MCHC）	红细胞平均血红蛋白浓度
mean corpuscular hemoglobin（MCH）	平均红细胞血红蛋白含量
paroxysmal nocturnal hemoglobinuria（PNH）	阵发性睡眠性血红蛋白尿
testosterone propionate	丙酸睾丸酮

第一节　概　　述

贫血指人体外周血红细胞容量减少，低于正常范围下限的一种常见的临床症状。由于红细胞容量测定较复杂，临床上常以血红蛋白浓度来代替。

依据中国的情况，中国血液病学家认为在中国海平面地区，成年男性血红蛋白浓度 < 120g/L，成年女性（非妊娠）血红蛋白浓度 < 110g/L，妊娠妇女血红蛋白浓度 < 100g/L 就有贫血；其血细胞比容最低值分别为 40.0% 容积、35.0% 容积和 30.0% 容积，均可诊断为贫血。

国外一般都以 1972 年 WHO 制订的诊断标准为基础，即在海平面地区，血红蛋白浓度低于下述水平诊断为贫血：6 个月到 <6 岁儿童 110g/L，6～14 岁儿童 120g/L，成年男性 130g/L，成年女性 120g/l，妊娠妇女 110g/L。

特别应该注意的是，婴儿、儿童及妊娠妇女的血红蛋白浓度比成人低，久居高原地区居民的血红蛋白正常值比海平面地区居民高。

贫血常常是一个症状，而不是一个独立的疾病，各系统疾病均可引起贫血，如各种原因造成的失血、恶性肿瘤、遗传性疾病、慢性肝病、慢性肾病等，因而在诊断贫血时，应首先判断其原因。

一、分类

根据不同的临床特点，贫血有不同的分类。按贫血进展速度分急、慢性贫血；按红细胞形态分大细胞性贫血、正常细胞性贫血和小细胞低色素性贫血（表36-1）；按血红蛋白浓度分轻度、中度、重度和极重度贫血（表36-2）；按骨髓红系增生情况分增生性贫血和增生不良性贫血（表36-3）等。

表 36-1 贫血的细胞学分类

类型	MCV（fl）	MCHC（%）	常见疾病
大细胞性贫血	>100	32～35	巨幼细胞贫血、伴网织红细胞大量增生的溶血性贫血、骨髓增生异常综合征、肝疾病
正常细胞性贫血	80～100	32～35	再生障碍性贫血、纯红细胞再生障碍性贫血、溶血性贫血、骨髓病性贫血、急性失血性贫血
小细胞低色素性贫血	<80	<32	缺铁性贫血、铁粒幼细胞性贫血、珠蛋白生成障碍性贫血

注：MCV：红细胞平均体积；MCHC：红细胞平均血红蛋白浓度

表 36-2 贫血的严重程度分类

血红蛋白浓度（g/L）	<30	30～59	60～90	>90
贫血严重程度	极重度	重度	中度	轻度

表 36-3 贫血的骨髓增生程度分类

骨髓增生分类	相关疾病
增生不良性贫血	再生障碍性贫血
增生性贫血	除再生障碍性贫血以外的贫血

以上的分类方法虽然对辅助诊断和指导治疗具有一定意义，表36-4依据发病机制或（和）病因的分类更能反映贫血的病理本质。

表 36-4　贫血的病因分类

类型	病因	相关疾病
红细胞生成减少性贫血	造血干细胞异常	再生障碍性贫血、纯红细胞再生障碍性贫血等
	造血调节异常	骨髓硬化症、大理石病、慢性病性贫血等
	造血原料不足或利用障碍	叶酸或维生素 B_{12} 缺乏所致贫血、缺铁性贫血
红细胞破坏过多性贫血	红细胞破坏过多	溶血性贫血
失血性贫血	红细胞丢失过多	特发性血小板减少性紫癜、血友病、严重肝病、外伤、肿瘤、结核、支气管扩张、消化性溃疡、痔疮、泌尿生殖系统疾病等

二、护理评估

（一）健康史

应详细询问现病史和既往史、家族史、营养史、月经生育史及危险因素暴露史等。从现病史了解贫血发生的时间、速度、程度、并发症、可能诱因、干预治疗的反应等。既往史可提供贫血的原发病线索。家族史提供发生贫血的遗传背景。营养史和月经生育史对缺铁、缺叶酸或维生素 B_{12} 等造血原料所致的贫血、失血性贫血有辅助诊断价值。危险因素（射线、化学毒物或药物、疫区或病原微生物等）暴露史对造血组织受损和感染相关性贫血的诊断至关重要。

（二）临床表现

贫血的临床表现与贫血的病因（包括引起贫血的相关疾病），贫血导致血液携氧能力下降的程度，贫血时血容量下降的程度，发生贫血的速度和血液、循环、呼吸等系统对贫血的代偿和耐受能力 5 个因素有关。

1. 神经系统　头痛、眩晕、精神萎靡、晕厥、失眠、多梦、耳鸣、视物模糊、记忆力减退、注意力不集中是贫血的常见症状。其中多数是贫血导致脑组织缺氧所致。肢端麻木可由贫血并发的末梢神经炎所致，特别多见于维生素 B_{12} 缺乏性巨幼细胞贫血。小儿患缺铁性贫血时可哭闹不安、躁动甚至影响智力发育。

2. 皮肤黏膜　苍白是贫血时皮肤、黏膜的主要表现，其机制主要是贫血时通过神经体液调节引起有效血容量重新分布，为保障重要脏器（如脑、心、肾、肝、肺等）供血，相对次要脏器（如皮肤、黏膜）则供血减少；另外，由于单位容积血液内红细胞和血红蛋白含量减少，也会引起皮肤、黏膜颜色变淡。

粗糙、缺少光泽甚至形成溃疡是贫血时皮肤、黏膜的另一类表现，除了与贫血导致皮肤、黏膜供血减少和营养不足有关外，还可能与贫血的原发病（如叶酸、维生素 B_{12} 缺乏、缺铁以及自身免疫病等）有关。

3. 呼吸系统　轻度贫血，由于机体有一定的代偿和适应能力，平静时呼吸次数可能不增加；活动后机体处于低氧和高二氧化碳状态，刺激呼吸中枢，进而引起呼吸加快加深。

重度贫血时，即使平静状态也可能有气短甚至端坐呼吸。另外，贫血的并发症和引起贫血的原发病也可能影响呼吸系统，引起相应的肺部症状、体征和 X 线表现。

4. 循环系统　急性失血性贫血时循环系统的主要表现是对低血容量的反应，如外周血管的收缩、心率的加快、主观感觉的心悸等。

非失血性贫血由于血容量不低，循环系统的主要表现是心脏对组织缺氧的反应：轻度贫血时，静息状态下可无明显表现，仅活动后有心悸、心率加快；中、重度贫血时，无论何种状态均可出现心悸和心率加快，且贫血越重，活动量越大，症状越明显；长期贫血，心脏超负荷工作且供血不足，会导致贫血性心脏病，此时不仅有心率变化，还可有心律失常、心脏结构异常，甚至心功能不全。

5. 消化系统　凡是能引起贫血的消化系统疾病，在贫血前或贫血同时都会有原发病的表现。某些消化系统以外的疾病可引起贫血，也可同时累及消化系统。贫血本身可影响消化系统，如消化腺分泌减少甚至腺体萎缩，进而导致消化功能减低、消化不良，出现腹部胀满、食欲减低、排便规律和性状的改变等。长期慢性溶血可合并胆管结石或（和）炎症。缺铁性贫血可有吞咽异物感。钩虫病引起的缺铁性贫血可合并异嗜症。巨幼细胞贫血或恶性贫血可引起舌炎、舌萎缩、牛肉舌、镜面舌等。

6. 泌尿系统　肾性贫血在贫血前和贫血同时有原发肾疾病的临床表现。再生障碍性贫血等在行骨髓移植时应用大剂量环磷酰胺，若预防不当可致出血性膀胱炎。铅中毒性贫血可出现尿铅增高等。急性重度失血性贫血可因血容量不足而致肾血流量减少，进而引起少尿甚至无尿，持续时间过长可致肾功能不全。

7. 内分泌系统　长期贫血会影响甲状腺、性腺、肾上腺、胰腺的功能，会改变红细胞生成素和胃肠激素的分泌。治疗贫血的某些药物本身就是外源性激素，长期应用时会引起一定程度的内分泌系统功能紊乱。

8. 生殖系统　长期贫血会使睾丸的生精细胞缺血、坏死，进而影响睾酮的分泌，减弱男性特征；对女性，贫血除了影响女性激素的分泌外，还可因合并凝血因子及血小板量或质的异常而导致月经过多。临床上常用男性激素治疗低增生性贫血，故这些贫血患者可出现男性特征亢进的表现，如毛发增多、声音变粗、男性性欲增强、女性男性化等。

9. 免疫系统　所有继发于免疫系统疾病的贫血患者，均有原发免疫系统疾病的临床表现。贫血本身也会引起免疫系统的改变。贫血患者反复输血会影响 T 细胞亚群。

10. 血液系统　外周血的改变主要表现在血细胞量、形态和生化成分上，某些情况下还可合并血浆或血清成分的异常。

血细胞量的改变首先是红细胞减少，相应的血红蛋白、血细胞比容减低以及网织红细胞量的改变，其次是有时合并白细胞或血小板量的异常（包括白细胞分类的异常）。

血细胞形态的改变包括大、小、正细胞性贫血，以及异形红细胞和异形白细胞、血小板。

红细胞生化成分的异常有两方面，一是红细胞内合成较多的 2, 3-二磷酸甘油酸（2, 3-DPG），以降低血红蛋白对氧的亲和力，使氧解离曲线右移，组织获得更多的氧；二是因贫血种类不同而异的改变，如红细胞膜、酶、血红蛋白的异常以及某些贫血时并发的白细胞和血小板质的改变。

造血器官的改变主要在骨髓，不同类型的贫血，骨髓有核细胞的增生程度不同，其骨髓粒、红、单核、巨核、淋巴细胞系各阶段的形态、比例、位置等情况可能千差万别。

（三）辅助检查

贫血的实验室检查分为血常规、骨髓和贫血发病机制检查。

1. 血常规检查　血常规检查可以确定有无贫血，贫血是否伴白细胞或血小板数量的变化。红细胞体积参数（MCV、MCH 及 MCHC）反映红细胞大、小及血红蛋白改变，为贫血的病理机制诊断提供相关线索。血红蛋白测定为贫血严重程度的判定提供依据。网织红细胞计数间接反映骨髓红系增生或对贫血的代偿情况；外周血涂片可观察红细胞、白细胞、血小板数量或形态改变，有否疟原虫和异常细胞等。

2. 骨髓检查　包括骨髓细胞涂片分类和骨髓活检。涂片分类反映骨髓细胞的增生程度、细胞成分、比例和形态变化。活检反映骨髓造血组织的结构、增生程度、细胞成分和形态变化。

3. 贫血的发病机制检查　包括缺铁性贫血的铁代谢及引起缺铁的原发病检查；巨幼细胞贫血的血清叶酸和维生素 B_{12} 水平测定及导致此类造血原料缺乏的原发病检查；失血性贫血的原发病检查。

（四）心理社会评估

贫血患者的病程一般较长，组织缺氧引起的疲乏无力可能会对患者的活动能力造成影响，从而影响患者的情绪和对治疗的信心。对于未成年人，良好的家庭支持系统对于疾病的彻底治疗有着不可或缺的作用。家庭其他成员对于疾病的认识和了解，尤其是对坚持服药的重要性的理解程度，也影响着患者对治疗的态度。另外，继发于其他疾病的贫血症状出现，可能会被患者认为是原有疾病加重的表现，由此带来的负面影响也不容忽视。

三、护理诊断和医护合作性问题

1. 潜在并发症　感染、心功能不全、出血、末梢神经炎。
2. 生活自理能力受限　与组织缺氧有关。
3. 口腔黏膜改变　与缺铁性贫血、叶酸及维生素 B_{12} 缺乏有关。
4. 营养失调——低于机体需要量　与不良饮食习惯/疾病有关。
5. 体液过多　与低蛋白血症有关。
6. 知识缺乏　缺乏有关贫血的知识。
7. 自我形象紊乱　与服用雄性激素有关。
8. 恐惧、焦虑　与担心预后不良、出现并发症、活动能力受限有关。

四、计划与实施

（一）目标

在患者住院期间，护士能够监测并及时发现、处理感染、心功能不全等并发症。在护士的帮助下，患者的生活基本需要能够得到满足。通过护士的健康教育，患者能够陈述引起贫血的病因，并且能够积极配合治疗，纠正贫血。

（二）措施

1. 病情观察

（1）贫血时，由于红细胞减少导致血液携氧能力减少，患者可感到心悸气促、疲乏无力，但症状的严重程度与贫血的程度、病程的长短有密切关系。护士应观察贫血的程度，倾听患者主诉，了解患者自理的程度。

（2）观察患者有无感染迹象：监测体温、血白细胞计数。

（3）观察患者进食情况，有无口角炎、舌炎发生而影响进食，有无食欲不振、便秘或腹泻。

（4）监测外周血象。

2．药物治疗　参见具体章节。

3．饮食指导　应多食含铁丰富的食品，如瘦肉、蛋黄、动物肝、豆类、海带、木耳、香菇、发菜等，避免饭后即饮茶或咖啡。多食富含维生素 C 的食物，如西红柿、绿色蔬菜等。

4．活动与休息　注意劳逸结合，进行适当的日常活动，以不引起不适为宜。贫血严重者应卧床休息，以减轻组织缺氧，必要时输血。

5．健康教育

（1）保持情绪稳定。

（2）平衡膳食，注意食品营养搭配。

（3）积极治疗原发病。

五、预期结果与评价

预期结果和目标要根据患者的实际情况制定和评价。通过临床治疗与护理，期望能达到以下目标：

1．患者的贫血症状得到改善或纠正。

2．患者能够说出疾病有关的知识；能够陈述坚持服药的意义，并能坚持服药。

第二节　缺铁性贫血患者的护理

一、概述

（一）缺铁性贫血的定义

缺铁性贫血是体内用来合成血红蛋白的贮存铁缺乏，使血红素合成减少的一种小细胞低色素性贫血。

（二）铁的代谢

1．铁的来源和吸收　生理情况下，人体外源性铁来自食物，如瘦肉、蛋类、动物肝、豆类、木耳、香菇、海带等食品富含铁。内源性铁主要来自衰老和破坏的红细胞，每天可提供人体再利用铁 21mg。

正常人每天食物中含铁量 10～15mg，5%～10% 被吸收，动物食品铁吸收率可高达 20%，而植物性铁仅吸收 2%～10%，每天吸收铁为 1～1.5mg。咖啡、植物纤维素抑制铁的吸收，茶、菠菜内含鞣酸与铁形成难溶性络合物而随粪便排出。食物中的铁以三价铁为主，必须在酸性环境下，或有还原剂，如维生素 C 存在的情况下还原成二价铁才能吸收。铁的吸收量由体内贮存铁的储备量来决定。

2. 铁的分布与贮存　铁在体内广泛分布于各种组织，血红蛋白铁约占67%，每克血红蛋白中含铁3.4mg，肌红蛋白铁约占3.5%，贮存铁29.2%，其他组织中铁含量极低。人体内约有1000mg的铁是以铁蛋白的形式贮存于肝、脾、骨髓、肠黏膜、肌肉等处。

3. 铁的排泄　正常人每天的铁排泄量极少，且与吸收量保持平衡，铁主要由胆汁或经粪便排出，尿液、汗液、皮肤细胞代谢亦排出少量铁。正常男性每天排铁0.5～1.0mg，女性为1.0～1.5mg，月经失铁20～40mg（失血量40～80ml）。

（三）缺铁性贫血的发病情况

据世界卫生组织调查，成年男性发病率为10%，女性20%，妊娠妇女40%，儿童达50%。中国一些单位调查结果显示，以妇女、儿童缺铁性贫血发病率较高。

二、病因及发病机制

导致缺铁性贫血的病因和机制有多种，概括起来包括两类。

1. 铁的摄入不足而需要增加　铁的需要量增加和供给不足时常导致缺铁性贫血。小儿生长期，由于红细胞数量和肌肉组织不断增长，而且铁贮备也在不断增加，婴儿3～4个月时体内贮备铁已基本用尽，必须加以补充。乳类和淀粉中含铁量很少，必须尽早添加辅食以补充铁的需要，如蛋黄、瘦肉等。足月儿第一年供给红细胞生成约需铁160mg。由于胎儿需要母体供给铁（80mg/kg），母体铁的需要量显著增加，尤其是多次和多胎妊娠，易造成母体缺铁，导致新生儿先天性铁缺乏。哺乳期妇女每日从乳汁中丧失0.5～1mg的铁。

2. 铁的消耗过多而吸收不良　各种原因引起的慢性失血是铁消耗增加的最常见原因，如钩虫病、消化道溃疡、肠道恶性肿瘤、月经过多等，都会造成铁的大量流失，失血1ml丧失铁0.5mg。胃及十二指肠切除术后的患者，由于胃酸分泌不足，Fe^{2+}易被氧化成Fe^{3+}，且十二指肠和空肠是铁的易吸收部位，因食物在肠内流速快、滞留时间短导致铁吸收减少，术后数年贮存铁将耗尽导致缺铁性贫血，严重皮肤脱屑亦可使铁丧失过多。

三、护理评估

（一）健康史

评估患者发生缺铁性贫血的原因。

1. 是否存在铁的供需失衡的情况　婴儿是否及时添加淀粉以外的辅食；妊娠、哺乳期妇女是否及时补充含铁丰富的食品；生长发育期的青少年是否能够平衡膳食。

2. 有无慢性失血的原因存在　如患有消化道溃疡、痔疮、钩虫病、月经过多，反复鼻出血等。

3. 影响铁吸收的因素　长期饮茶、胃及十二指肠切除术后、慢性胃肠炎、严重皮肤病等。

（二）临床表现

本病发展缓慢，症状常和贫血的严重程度相关。轻度贫血的患者几乎没有症状出现，通常只在剧烈运动后出现心悸、呼吸困难、头晕视物模糊等。中度和重度贫血患者除有疲乏无力、面色苍白、心悸、气短、头昏等症状外，还可有以下方面的表现：

1. 循环系统　心悸、心动过速；缺铁引起的贫血性心脏病较易发生左心功能不全。

2. 黏膜损害　较为常见，口角炎、舌炎、舌乳头萎缩。咽下困难，或咽下时梗阻感是缺铁特殊表现之一，由于咽部、食管黏膜炎症、萎缩、变性，在环状软骨后引起蹼样组织形成，我国患者中少见。

3. 消化系统　食欲不振、恶心、呕吐、嗳气、便秘或腹泻、胃肠胀气。

4. 皮肤　皮肤干燥、角化、萎缩、无光泽；毛发不泽、易断易脱；指甲条纹隆起，严重者指（趾）甲扁平，甚至呈“反甲”，经铁剂治疗后可恢复。

5. 神经精神系统异常　可见于本病患者，尤其是小儿，可出现神经痛、末梢神经炎，严重者可出现颅压升高、视盘水肿。一些患者可有异食癖。小儿患者发生行为异常多见易怒、兴奋、烦躁、易动，甚至出现智能障碍和体温调节失常。

（三）辅助检查

1. 形态学检查

（1）周围血象检查：血红蛋白降低，网织红细胞正常或略升高。红细胞体积较小，直径有 6.2～6.7μm，大小不等，中心淡染区扩大。MCV、MCHC、MCH 值均降低。严重病例可出现三系细胞减少。

（2）骨髓检查：红细胞系增生活跃，以中晚幼红细胞增多，核分裂细胞多见。多数幼红细胞体积较小，胞质量减少，核成熟早于浆成熟。

2. 铁代谢检查

（1）血清铁（SI）：降低，<500μg/L，总铁结合力（TIBC）>4500μg/L，转铁蛋白饱和度（TS）<15%，以 SI 和 TIBC 阳性率高，但影响因素较多，炎症、妊娠、口服避孕药物均可影响血清铁。

（2）血浆转铁蛋白（TF）：缺铁时可升高，但结果不稳定。血浆转铁蛋白受体（TFR）是存在于网织红细胞和幼红细胞膜上的糖蛋白，TF 必须通过 TFR 才能把铁传递给幼红细胞，正常值 25.3±8.2μg/ml，缺铁时 TFR 值升高。

3. 缺铁性红细胞生成检查

（1）红细胞原卟啉（FEP）　当铁供给不足时，FEP 值升高，正常值为 155～557μg/L。

（2）FEP/Hb 比值：正常值为 1.67～2.6μg/L，>3.0μg/L 时有诊断价值。

4. 贮备铁检查　通过骨髓细胞外铁、铁粒幼细胞计数、血清铁蛋白测定及红细胞铁蛋白测定，可了解体内铁贮备情况，协助诊断。

（四）心理社会评估

缺铁性贫血病程较长，而组织缺氧引起的疲乏无力可能对患者的活动能力造成影响，从而影响患者的情绪和对治疗的信心。另外，对于未成年人，良好的家庭支持系统对于疾病的彻底治疗有着不可或缺的作用。家庭其他成员对于疾病的认识和了解，尤其是对坚持服药的重要性的理解程度，也影响患者对治疗的态度。

四、护理诊断和医护合作性问题

1. 潜在并发症　感染、心功能不全。

2. 生活自理能力受限　与组织缺氧有关。

3. 皮肤完整性受损、口腔黏膜改变　与缺铁性贫血有关。

4. 知识缺乏　缺乏有关缺铁性贫血的知识。

五、计划与实施

（一）目标

在患者住院期间，护士能够监测并及时发现、处理患者的并发症，如感染、心功能不全。在护士的帮助下，患者的生活基本需要能够得到满足。通过护士的健康教育，患者能够陈述引起缺铁性贫血的病因，并且能够按时按量服用铁剂治疗，纠正贫血。

（二）措施

1. 病情观察

（1）贫血时，由于红细胞减少导致血液携氧能力减少，患者可感到心悸气促、疲乏无力，但症状的严重程度与贫血的程度、病程的长短有密切关系。护士应观察贫血的程度，倾听患者主诉，了解患者自理的程度。

（2）观察患者有无感染迹象：监测体温、血白细胞计数。

（3）观察患者进食情况，有无口角炎、舌炎发生而影响进食，有无食欲不振、便秘或腹泻。

（4）监测外周血象。

2. 药物治疗　口服铁剂是治疗缺铁性贫血的主要方法。各种铁制剂含铁量不同，吸收亦不同，常用的铁剂有硫酸亚铁、富马酸亚铁、葡萄糖酸亚铁等。口服铁剂的注意事项：

（1）口服铁剂宜饭后服用，以减轻消化道不良反应，可以小剂量开始。

（2）按时按量服药，如服用铁剂为溶液可用吸管，以免染黑牙齿。

（3）维生素 C 可保护铁不被氧化，胃酸促进铁游离、溶解、还原，故服用铁剂同时可服用维生素 C 或稀释盐酸溶液。另外，肉类、氨基酸、枸橼酸、琥珀酸均已被证明有利于铁的吸收。

（4）不利于铁吸收的食物有茶、咖啡、蛋类、牛乳、植物纤维，抑制铁吸收的食物应避免与铁剂同时服用。

（5）为避免复发，必须补足贮备铁，即血红蛋白正常后，再延长服用 1 个月，6 个月时可再服用 3～4 周。

口服铁剂后通常 5～10 天网织红细胞开始上升，7～12 天达高峰，其后开始下降，2 周后血红蛋白开始上升，平均 2 个月恢复。如果无效应考虑以下因素：①服药量不足；②吸收不良；③损失铁大于补充量；④药物含铁量不足；⑤诊断错误。

如患者口服铁剂有严重的消化道反应无法耐受，或患者存在消化吸收障碍（如胃、十二指肠切除术后、萎缩性胃炎、慢性腹泻等），或者严重消化系统疾病（如胃溃疡、溃疡性结肠炎等），可采用注射铁剂。妊娠晚期，亟待提高血红蛋白而分娩，或失血较多，口服无法补充者均可采用注射铁剂的方法。

注射铁的注意事项：①注射铁剂前，必须计算好应补铁剂量，以免过量，计算公式为：补铁总量（mg）=（正常血红蛋白 g/dl 患者血红蛋白 g/dl）×300＋贮备铁 500；②注射铁剂常用右旋糖酐铁，含铁量 50mg/ml。成人第 1 日深部肌内注射 50mg，如无反应第 2 日开始 100mg，每周注射 2～3 次，至完成总量，每提高血红蛋白 1g，需右旋糖酐铁 300mg；③注射铁剂的不良反应：局部肿痛、面部潮红、恶心、头痛、肌肉、关节痛、淋巴结炎和荨麻疹，严重者可发生过敏性休克；④应采用深部肌内注射，注射部位应交替变换，局部可给予湿热敷以促进硬结消散、吸收；⑤忌用静脉注射。

3. 饮食指导　应多食含铁丰富的食品，如瘦肉、蛋黄、动物肝、豆类、海带、木耳、香菇、发菜等，避免饭后即饮茶或咖啡。多食富含维生素 C 的食物，如西红柿、绿色蔬菜等。

4. 活动与休息　注意劳逸结合，进行适当的日常活动，以不引起不适为宜。贫血严重者应卧床休息，以减轻组织缺氧，必须时输血。

5. 健康教育

（1）避免造成缺铁的因素，对高危人群可采取小剂量预防性给药。

（2）平衡膳食，注意食品结构搭配。

（3）预防钩虫感染，及时治疗原发病。

六、预期结果与评价

预期结果和目标要根据患者的实际情况制定和评价。通过临床治疗与护理患者贫血得到纠正、能够说出疾病有关的知识、能够陈述坚持服药的意义并能坚持服药。

第三节　巨幼细胞贫血患者的护理

一、概述

1. 定义　巨幼细胞贫血是叶酸和（或）维生素 B_{12} 缺乏引起的一种大细胞性贫血。叶酸和维生素 B_{12} 参与 DNA 的合成，故本病是全身性疾病，除贫血外，粒细胞、巨核细胞也发生病变，全身各系统细胞，特别是增殖较快的细胞（如皮肤、黏膜细胞）也发生病变，可以认为巨幼细胞贫血是全身病变的血液学表现。

2. 叶酸和维生素 B_{12} 的代谢　人体内不能合成叶酸，只能由食物供给，富含叶酸的食物有新鲜绿叶蔬菜、水果、酵母及动物肝、肾等。叶酸属水溶性 B 族维生素，性质极不稳定，光照及煮沸即被分解破坏。叶酸在小肠上段被分解吸收，绝大部分经肠循环进入血液。叶酸在体内广泛分布，肝是贮存叶酸的主要场所，成人叶酸贮存量 5～20mg，肝中占 1/3。人体每天需叶酸 50～100μg，主要从胆汁及粪、尿中排泄。叶酸参与嘌呤核苷酸和胸腺嘧啶核苷酸的生物合成，故叶酸缺乏影响血细胞生成的数量和质量，导致巨幼细胞贫血。

维生素 B_{12} 虽然可由肠道杆菌合成，但吸收甚微，多从粪便排出，所以体内代谢所需维生素 B_{12} 全部由食物供给。动物性食品中含有丰富的维生素 B_{12}，如肝、肾、肉类，蛋、奶类次之，蔬菜中维生素 B_{12} 含量甚微。维生素 B_{12} 是水溶性维生素，其吸收需与胃壁细胞分泌的内因子（IF）结合成 IF-B_{12} 复合物，在回肠约 70% 被吸收。在血液中主要与转钴胺Ⅱ（TCⅡ）结合，体内贮存维生素 B_{12} 总量为 2～5mg，其中 1～3mg 贮存在肝中。生理情况下，人体每日需 2～5μg。体内维生素 B_{12} 主要随粪便和尿液排出，部分维生素 B_{12} 经胆汁排至肠腔后，其中 2/3 与内因子结合，由回肠再吸收。维生素 B_{12} 参与核酸和蛋白质生物合成的重要酶促反应，缺乏维生素 B_{12} 可使骨髓造血细胞和所有体细胞分化和成熟障碍，中枢神经系统出现退行性变，是恶性贫血的主要表现，因此，维生素 B_{12} 亦称抗恶性贫血维生素。

3. 巨幼细胞性贫血的发病情况　在巨幼细胞性贫血中营养性巨幼细胞贫血占90%，其中叶酸缺乏性占90%，以妊娠妇女和婴幼儿多见。国内多发区为山西、陕西、河南等省。国外以素食者多见。其中的恶性贫血在国内罕见。

二、病因及发病机制

1. 摄入不足　母体缺乏叶酸和（或）维生素 B_{12} 可使婴幼儿先天或后天摄入不足。儿童巨幼细胞性贫血多发生在2岁以内，其中80%属于喂养不当，未及时添加辅食。因为叶酸极易破坏，所以叶酸摄入不足的原因除食用蔬菜少以外，主要是加工方法不当。

2. 需要量增加　生长期婴幼儿、妊娠妇女对于叶酸的需要量增加，甲亢、恶性肿瘤、感染等均可使需要量增加。

3. 吸收不良　各种原因造成内因子生成减少或体内产生抗内因子抗体，均可使维生素 B_{12} 吸收减少，如胃体部或回肠切除术、慢性萎缩性胃炎、胃体部癌肿等。吸收不良综合征、肠道细菌过度增殖均可引起维生素 B_{12} 和叶酸缺乏。苯妥英钠、巴比妥及扑痫酮可影响叶酸吸收。

4. 利用障碍　肝疾病影响维生素 B_{12} 的转运和贮备。甲氨蝶呤、氨苯蝶啶、苯妥英钠、乙胺嘧啶等均可阻断四氢叶酸的形成，影响叶酸的利用。有关酶缺乏、维生素C及维生素 B_{12} 缺乏亦可影响叶酸代谢。

三、护理评估

（一）健康史

1. 饮食习惯　有无引起叶酸和维生素 B_{12} 摄入不足的倾向。

2. 是否患有影响叶酸和维生素 B_{12} 吸收和利用的疾病。

3. 是否服用影响叶酸吸收和利用的药物。

（二）临床表现

本病发展缓慢，但贫血发展到一定程度时进展速度显著加快，患者就诊时大多处于中、重度贫血，表现为头晕、心悸、气短、疲乏无力等。部分患者伴有白细胞和血小板减少，可伴有感染，以泌尿系统感染多见，一些患者有明显出血。少数患者有肝、脾大。

消化系统症状发生在疾病早期，食饮不振、腹胀、腹泻或便秘。约1/3患者发生口角炎、舌炎。

神经系统表现较轻，以末梢神经炎多见，精神症状如健忘、易怒、表情呆滞、反应迟钝、目光发直、嗜睡，甚至精神失常。

由于蛋白质营养不良，可发生眼睑水肿，下肢可凹性水肿，严重者可出现腹腔积液等。缺铁也是本病常见的并发症。

恶性贫血由于缺乏内因子导致维生素 B_{12} 吸收障碍，如末梢神经炎、共济失调、锥体束征阳性等。

（三）辅助检查

1. 外周血液　多数血红蛋白在60g/L以下，呈大细胞或正细胞正色素型。MCV增大，MCH正常或升高。

2. 骨髓检查　有核细胞增生，以红细胞系增长为主，出现正常和巨幼细胞系并存现象，可见各阶段巨幼红细胞。

3. 胃液分析　多数患者胃液分泌量减少，胃酸度降低，胃蛋白酶减少或缺乏。恶性贫血呈真性胃酸缺乏，使用组胺或促胃液素仍无游离盐酸分泌。营养性贫血经叶酸或维生素B_{12}治疗后可恢复正常，恶性贫血则无转机。

4. 叶酸和维生素B_{12}测定　微生物法测定血清维生素B_{12}正常浓度为104～664pmol/L，低于73.78pmol/L可诊断。血清叶酸浓度为13.6～47.9nmol/L，低于9.1nmol/L可诊断。

5. Schilling试验　可确定维生素B_{12}缺乏的原因。给患者口服^{57}Co标记维生素B_{12}0.5～2μg，2小时后肌注未标记维生素B_{12}1mg，收集24小时尿，测定放射活性，正常人24小时尿液排泄放射活性要超过摄入量7%，<7%为异常，<5%为恶性贫血。进一步做^{57}Co-B_{12}混入内因子重复试验，如排出增加对诊断恶性贫血有意义。

（四）心理社会评估

由于巨幼细胞性贫血患者就诊时多为中、重度贫血，症状明显，患者通常心理负担较重。在护理评估中，除评估患者的生理状况外，还应评估其心理状况及对疾病有关知识的了解程度。帮助患者树立战胜疾病的信心十分重要。随着治疗的进行和症状的改善，患者的康复信心也会逐渐增强。

四、护理诊断和医护合作性问题

1. 潜在并发症　感染、出血、末梢神经炎。
2. 口腔黏膜改变　与叶酸及维生素B_{12}缺乏有关。
3. 营养失调——低于机体需要量　与不良饮食习惯、疾病有关。
4. 知识缺乏　缺乏有关巨幼细胞贫血的知识。
5. 体液过多　与低蛋白血症有关。

五、计划与实施

（一）目标

在患者住院期间，护士能够监测并及时发现、处理患者的并发症，如感染、出血、末梢神经炎。通过护士的健康教育，患者能够掌握促进口腔黏膜完整的措施以及如何选择合适的饮食，并能够复述引起贫血的病因，且能够积极配合治疗，纠正贫血。

（二）措施

1. 监测外周血象　血红蛋白、白细胞、血小板。

2. 病情观察

（1）贫血的症状。

（2）消化道症状：食欲不振，腹胀、腹泻、便秘、口角炎、舌炎。

（3）神经和精神系统症状。

（4）感染。

（5）出血。

（6）水肿：眼睑水肿、下肢水肿，腹腔积液时每日测腹围、体重。

3. 药物治疗

（1）叶酸：口服给药，每次5～10mg，每日3次，直至血象完全恢复正常。由叶酸拮抗剂引起者，可用四氢叶酸钙治疗，合并维生素 B_{12}缺乏者需加用维生素 B_{12}治疗。

（2）维生素 B_{12}：用于维生素 B_{12}缺乏者，100μg im qd，直至血象恢复正常，以后每周肌注 2 次，每次 100μg，以增加贮备，如为恶性贫血应每月 1 次。

应用维生素 B_{12}后 48～72 小时症状即见好转，网织红细胞开始上升，血红蛋白上升，6 小时后骨髓巨幼红细胞减少。

（3）如同时有缺铁表现，应补充铁剂，缺锌时血红蛋白上升减慢，应予以补充。

4. 饮食指导 平衡膳食结构，多食富含叶酸和维生素 B_{12}的食品，如绿叶蔬菜、瘦肉及动物肝、肾等。注意食物的加工方法，缩短加热时间，如生食蔬菜，烹调方式采用炒，减少炖、煮、蒸等。

5. 活动与休息 劳逸结合，中、重度贫血者应卧床休息。

6. 健康教育 预防本病应从改善膳食结构及改变生活习惯着手。对高危人群应提高药物预防知识。宣传指导蔬菜摄入量和烹调方法，素食者应注意维生素摄入的平衡与含量。

六、预期结果与评价

通过积极的治疗与护理，患者的贫血得到纠正。患者能够陈述有关疾病的知识，并能正确选择食物和烹调方法。

第四节 再生障碍性贫血患者的护理

一、概述

1. 定义 再生障碍性贫血（简称再障）是由多种原因导致造血干细胞数量减少和（或）功能异常，从而引起红细胞、中性粒细胞、血小板减少的一个综合病症，临床表现为贫血、感染和出血。

2. 再障的发病情况 再障是一种较常见的血液病，国内调查 1986～1988 年再障年发病率为 0.74/10 万人。资料表明，在中国呈散发性，未发现高发区。从分型看，急性再障年发病率为 0.14/10 万人，慢性再障为 0.60/10 万人。原发性稍多于继发性，以青壮年居多，男性略高于女性。

二、病因及发病机制

在损伤骨髓造血的因素中，以药物、化学、物理因素和病毒感染较为常见。

1. 药物及化学物质 在继发性再障中，以药物引起的再障较为常见，已知有高度危险性的药物有抗癌药、氯霉素、磺胺药、保泰松、苯巴比妥、氨基比林、金盐、青霉胺、苯妥英钠（表 36-4）。

在众多能引起再障的药物中，以氯霉素危险性最高。解热镇痛药在临床广泛应用，引起再障的发病率仅次于氯霉素，应予以重视。苯在工业上广泛应用，其引起再障不容忽视。

2. 物理因素 主要是 X 射线、γ 射线，过量接触常造成损伤。

3. 病毒感染 风疹病毒、EB 病毒及流感病毒均有引起再障的报告。病毒性肝炎患者再障的平均发病率显著高于一般人群，其中 80% 由丙型病毒肝炎引起。

表 36-4 可引起再生障碍性贫血的药物

分类	药　物
抗癌药	氮芥类、白消安、环磷酰胺、甲氨蝶呤、6-巯嘌呤、阿糖胞苷、柔红霉素、秋水仙碱等
抗微生物药	氯霉素、四环素、土霉素、两性霉素 B、链霉素、磺胺类、异烟肼、氨苯砜
解热镇痛药	保泰松、阿司匹林、美散酮、安乃近、APC、PPC 等。
抗癫痫药	苯妥英钠、三甲双酮、扑痫酮、美索因
抗甲状腺药	卡比马唑、他巴唑、甲（丙）硫氧嘧啶
抗糖尿病药	甲苯磺丁脲、氯磺丙脲等
驱虫药	阿地平、氯喹、乙胺嘧啶、有机砷等
镇静安眠药	苯巴比妥、氯丙嗪等
杀虫剂	六六六、有机磷农药等
其他	奎尼丁、乙酰唑胺、四氯化碳、金盐、铋、西咪替丁、肾上腺素、利多卡因、氯苯那敏、卡托普利等

4．其他因素　阵发性睡眠性血红蛋白尿、系统性红斑狼疮、胸腺瘤、恶性肿瘤、慢性肾功能衰竭、HLA 不合的器官移植、妊娠等均可引起骨髓造血功能抑制。

再障的发病机制较复杂，随着医学技术的进步，认为再障的发生与造血干细胞、造血微环境的损伤及免疫介导因素有关。

三、病理

再障特征性病理改变是全身红髓容量减少，长管状骨多完全变成脂肪髓而呈蜡黄色油冻状。呈向心性损害，先累及髂骨，后波及棘突及胸骨。慢性再障常在脂肪髓中出现一些造血灶，其中以非造血细胞为主。

组织切片可见造血细胞数目减少，而网状细胞、浆细胞等非造血细胞增多。骨髓间质水肿、血窦充血、出血及血窦内皮细胞肿胀，毛细血管减少，被膜细胞减少，网状纤维较少。

全身淋巴组织萎缩，脾缩小。1/6 患者出现肝、脾、淋巴结髓外造血，多见于儿童。

四、护理评估

（一）健康史

1．药物及化学物质接触史。

2．射线接触史。

3．病毒感染情况　有无风疹病毒、EB 病毒、流感病毒感染，有无病毒性肝炎。

4．是否存在可引起再障的其他疾病　如红斑狼疮、胸腺瘤、慢性肾功能衰竭等。

（二）临床表现

主要临床表现为进行性贫血、出血、感染，根据临床表现的严重程度和发病缓急将再障分为急性型（又称重型再障-Ⅰ型）和慢性型。

1．急性再障　起病急，发展迅速，表现为严重出血和感染，随着病程延长出现进行性贫血。出血可发生于皮肤、黏膜，以呼吸道、消化道出血为多见，约 1/2 病例发生脑出血，是最主要的致死原因。

多种病原菌均可引起感染，除皮肤黏膜感染外，常波及内脏，以肺炎、败血症多见。感染不易控制，不经有效治疗多在1年内死亡。

2. 慢性再障 起病缓慢、发展缓慢，多以贫血就诊，以皮肤出血点多见，常出现上呼吸道感染，少见内脏出血和严重感染，经恰当治疗可缓解或治愈，预后较好。但如病程中恶化称为重型再障Ⅱ型，表现同急性型，预后凶险。

（三）辅助检查

1. 血象 多呈全血细胞减少，贫血呈正细胞正色素性，细胞大小不等。白细胞分类中以淋巴细胞相对值增高，中性粒细胞碱性磷酸酶升高，随病情缓解可降至正常。血涂片中幼红、幼粒细胞罕见，血小板计数减少，可出现畸形血小板。

2. 骨髓象 急性型骨髓穿刺液稀薄，油滴增多，涂片中有核细胞显著减少，粒、红系幼稚细胞极度减少，无巨核细胞，而淋巴细胞、单核细胞、浆细胞、网状细胞、组织嗜碱细胞分类值增高。

慢性型骨髓增生减低，但较急性型好，涂片中多见油滴，如穿刺在造血灶，有核细胞增生较好，可见较多幼粒、幼红细胞，但巨核细胞减少或缺乏，血小板散在少见，造血细胞常少于60%。

此外，还可经过骨髓活检、造血细胞培养、骨髓核素扫描等方法协助诊断。

（四）心理社会评估

急性型起病急，发展迅速，病情重；而慢性型需长期治疗，加上再障患者以青壮年为主，故患者可能面临沉重的心理打击。在再障的治疗过程中，家庭的支持也起关键作用。因此，应注意患者的心理状况，同时应关注患者家庭所面临的问题。

五、护理诊断和医护合作性问题

1. 潜在并发症 出血、贫血、感染。

2. 知识缺乏 缺乏有关再障的知识。

3. 自我形象紊乱 与服用雄性激素有关。

六、计划与实施

（一）目标

在患者住院期间，护士能够监测并及时发现、处理并发症，如出血、感染、贫血。通过护士的健康教育，患者能够陈述有关预防出血、感染的措施，并且能够解释药物的作用、不良反应，并能坚持服药。

（二）措施

1. 病情观察 ①监测血象、骨髓象；观察贫血的程度和症状；②观察出血的情况：③有无皮肤出血点、淤斑，牙龈出血、鼻出血，注意有无便潜血和血尿，观察患者有无头痛、视物模糊等脑出血的症状；④观察有无感染的迹象，监测体温。

2. 预防出血

（1）预防皮肤黏膜出血：①嘱患者穿着质地柔软的衣物，领口、袖口不宜过紧；②各项护理操作要轻柔，保持床单整洁，床单平整，避免拖、拽患者；③测血压或静脉穿刺时，应避免血压计袖带反复充气及止血带捆扎时间过长；④避免用牙签剔牙，指导患者饭后用软毛牙刷刷牙，有牙龈肿胀时可用棉棍代替牙刷，必要时可给予口腔护理；⑤嘱患者活动时注意安全，避免磕碰；⑥气候干燥时，可以用油膏涂抹鼻腔，以防干燥出血，如洗必泰软膏等。

（2）预防消化道出血：应进食软烂食物，避免油炸等干硬食品和刺激性食物，如辛辣食品及酒类等，避免进食过热的食物；鱼肉应剔净鱼刺后再食用。

（3）预防脑出血：患者应注意避免排便过度用力和剧烈咳嗽，饮食中应包括适量的蔬菜、粗粮等富含纤维素的食物，以预防便秘，发生便秘时严禁过度用力排便，可以使用开塞露肛塞或甘油灌肠剂等，也可以给予适量的缓泻剂口服。如果发生剧烈咳嗽，应给予镇咳药物。同时应嘱患者保持情绪稳定，避免较大的情绪波动。

（4）患者应学会自我监测，如发现皮肤黏膜新鲜出血、粪便异常或出现头痛、视物不清等症状应及时通知医护人员。

（5）必要时可给予血小板静脉输注。

3. 预防感染

（1）预防皮肤黏膜感染：①保持皮肤清洁，定期沐浴更衣；②各种穿刺操作时要严格执行无菌操作；③保持口腔清洁，饭后可用4%碳酸氢钠溶液和0.05%碘伏溶液交替含漱，必要时给予口腔护理；④保持会阴部清洁，排便后应清洗局部，并在肛周涂抹碘仿油膏。女患者应每日清洗会阴部，必要时给予会阴冲洗。

（2）预防呼吸系统感染：①限制探视人数，探视人员接触患者时应戴口罩；②患者外出时应戴口罩，并避免去人多的公共场所，避免接触患有呼吸系统传染病的患者；③病室内保持适当的湿度，每日定时通风换气，有条件时病室内每日用紫外线灯照射1小时。

（3）预防消化道感染：注意饮食卫生，饭前便后洗手。生食瓜果要选择表皮无破损、腐烂的新鲜水果，洗净后削皮食用。对于白细胞极低的患者，食物可用蒸气消毒后食用。

4. 药物治疗

（1）支持疗法：输血是再障患者主要的支持方法，根据病情需要可以给予不同的成分输血，如血小板混悬液、红细胞悬液、白细胞混悬液等。

（2）急性和重型再障-Ⅱ型的治疗：①骨髓移植：通过骨髓移植可以使30%～80%的病例长期存活，以年龄在30岁以下、输血较少者成功率较高。另外，用胎肝治疗再障是目前正在进行研究的问题；②免疫抑制剂可以作用于患者T淋巴细胞，解除骨髓抑制，恢复造血功能，常用的药物有抗胸腺细胞球蛋白（ATG）、抗淋巴细胞球蛋白（ALG）及环孢菌素（CsA）等。

（3）慢性再障治疗

1）雄激素：以丙酸睾丸酮为代表，其他常用制剂有司坦唑、达那唑等。适用于慢性再障。常用剂量丙酸睾丸酮50～100mg，肌注，每日或隔日1次，疗程至少坚持4个月。治疗1个月左右网织红细胞开始上升，其后血红蛋白升高，3个月后红细胞上升，血小板上升较慢。三系细胞恢复后用司坦唑维持治疗可减少复发。

雄激素的不良反应有男性化作用，如痤疮、音哑、须毛增多，女性闭经、乳房缩小、阴蒂肥大、性欲增加等，儿童用药可加速生长，促使骨骼早期融合。长期应用可发生肝内阻塞性黄疸，因水、钠潴留而致水肿、心衰，故用药过程中要经常复查肝功能，并告知患者这些不良反应在停药后短期内即可恢复，尤其是女性患者，以利于坚持治疗。

2）其他改善微循环药物：如一叶秋碱、莨菪碱类药物也可用于治疗再障。部分病例经脾切除后出现疗效，但不是常规治疗方法。

5. 饮食指导　患者应进食高蛋白、高热量、富含维生素和铁质的食物，如瘦肉、绿叶蔬菜、动物肝等。

6. 活动情况　血小板低于 $50\times10^9/L$ 时，患者应卧床休息，限制活动。待病情好转后，根据患者情况可逐渐增加活动量。

7. 健康教育

（1）坚持服药，定期复查。

（2）避免滥用对造血系统有害的药物，如氯霉素等；日常生活中尽量减少接触有害化学物质。

七、预期结果与评价

1. 护士及时发现患者感染、出血的倾向，及时通知医师给予处理。

2. 患者能够陈述坚持服药的重要性，并对药物不良反应表示理解，并能积极配合治疗。

第五节　溶血性贫血患者的护理

一、概述

溶血性贫血是由于红细胞破坏增多、超速，超过造血补偿能力范围时所发生的一种贫血。

由于骨髓生成血细胞的能力较大，具有产生正常红细胞 6～8 倍代偿能力，如红细胞破坏增多、加快，但骨髓造血功能仍能代偿时，可不出现贫血，称溶血性疾患，当红细胞破坏速度远远超过骨髓的代偿能力时，则出现贫血。溶血性疾患出现黄疸者，称溶血性黄疸，但黄疸的有无不仅决定于溶血程度，还与肝处理胆红素的能力有关。因此，溶血性贫血不一定都有黄疸。

二、病因及发病机制

（一）红细胞破坏的机制

1. 红细胞膜的异常　红细胞膜主要由双层脂质及蛋白质组成。蛋白质包括收缩蛋白、肌动蛋白、锚蛋白、载体及各种酶等，形成膜支架；脂类中则以胆固醇和磷脂为主。细胞膜结构的正常，是保持红细胞可变性和柔韧性的重要条件。红细胞膜的异常在溶血性疾患发病机制中占主要地位，有 4 种方式。

（1）红细胞膜支架异常，使红细胞形态发生改变，如球形细胞或椭圆形细胞增多症等，这种异常形态的红细胞容易在单核－吞噬细胞系统内破坏。

（2）红细胞膜对阳离子的通透性发生改变，从而使红细胞的稳定性发生破坏，如丙酮酸激酶缺乏症。

（3）红细胞膜吸附有凝集抗体、不完全抗体或补体，使红细胞在血管内溶血或在单核－吞噬细胞系统破坏，如自身免疫性溶血性贫血等。

（4）红细胞膜化学成分的改变，如无β脂蛋白血症，因红细胞胆固醇含量增加而卵磷脂含量较低而使红细胞呈棘状。

2. 血红蛋白异常 由于血红蛋白分子结构异常，使分子间发生聚集或形成结晶，导致红细胞硬度增加，无法通过微循环而被单核－吞噬细胞所吞噬，如不稳定血红蛋白病和葡萄糖-6-磷酸酶缺陷。

3. 机械性因素 病理性瓣膜、人工机械瓣膜等均可对红细胞造成机械性损伤。弥散性血管内凝血在微血管内形成纤维蛋白条索，对循环的红细胞造成机械性损伤，临床称微血管病性溶血性贫血。

（二）红细胞破坏的场所异常

红细胞的清除主要有3条途径：①轻微异常的红细胞被脾清除；②显著异常的红细胞由脾和其他单核－吞噬细胞系统（如肝库普弗细胞等）清除；③如红细胞的结构完整性遭破坏，则在循环血流中即被破坏。因此，根据溶血发生的主要场所不同，可以分为：

1. 血管内溶血 见于血型不合的输血、输注低渗溶液、阵发性睡眠性血红蛋白尿等。临床表现多比较严重，常有全身症状，如腰背酸痛、血红蛋白血症和血红蛋白尿。慢性血管内溶血可有含铁血黄素尿。

2. 血管外溶血 由单核－吞噬细胞系统，主要是脾破坏红细胞，如遗传性球形细胞增多症和温抗体自身免疫性溶血性贫血等。症状一般较轻，可引起脾大，血清游离胆红素轻度增高，多无血红蛋白尿。

如骨髓内的幼红细胞，在移入血循环前已在骨髓内被破坏，称原位溶血，或称无效性红细胞生成（ineffective erythropoiesis），也属血管外溶血。

三、临床分类

溶血性贫血可分为遗传性和获得性两大类，但临床上多倾向于按照发病机制分类（表36-5）。

表36-5 溶血性贫血按发病机制分类

红细胞内异常	红细胞外异常
1. 红细胞膜结构与功能缺陷：遗传性球形细胞增多症、遗传性椭圆形细胞增多症 2. 红细胞内酶缺陷：丙酮酸激酶缺陷、葡萄糖-6-磷酸脱氢酶缺陷 3. 珠蛋白异常（血红蛋白分子病） （1）珠蛋白肽量的异常：海洋性贫血 （2）珠蛋白肽质的异常：镰状细胞性贫血，血红蛋白C、D、E等	1. 代谢因素：无β脂蛋白血症 2. 免疫因素：新生儿溶血性贫血、血型不合的输血反应、自身免疫性溶血性贫血（温抗体型或冷抗体型）、药物免疫性溶血性贫血（奎尼丁、青霉素、甲基多巴等） 3. 感染因素：见于疟疾、传染性单核细胞增多症、支原体肺炎等 4. 化学因素：苯肼、砷化氢、蛇毒等 5. 物理和机械因素：大面积烧伤、心脏瓣膜异常、人造瓣膜、微血管病性溶血性贫血 6. 阵发性睡眠性血红蛋白尿

四、护理评估

（一）健康史

1. 遗传史。
2. 近期是否有感染情况，如疟疾、支原体肺炎等。
3. 药物或化学药品接触史。
4. 是否输过血。
5. 是否患有其他疾病，如风湿性瓣膜病等。

（二）临床表现

取决于起病的缓急和溶血的主要场所。

急性溶血起病急，常见于异型输血。可有严重腰背及四肢酸痛，伴头痛、呕吐、寒战，随后高热、面色苍白、黄疸。严重者可有周围循环衰竭。由于溶血产物引起肾小管细胞坏死和管腔阻塞，最终导致急性肾功能衰竭。

慢性溶血起病慢，症状较轻，有贫血、黄疸、肝脾大三大特征。由于长期高胆红素血症可并发胆石症和肝功能损害等表现。

（三）辅助检查（表36-6）

表36-6　溶血性贫血实验室检查

有关RBC破坏增加的检查	有关RBC代偿性增生的检查
高胆红素血症（游离胆红素↑）	网织红细胞↑
尿胆原↑，粪胆原↑	血中出现幼红细胞
血清结合珠蛋白↓	血中大红细胞增多
血浆游离血红蛋白↑（血红蛋白尿）	骨髓幼红细胞明显增生
含铁血黄素尿阳性	
红细胞畸形，破碎细胞增多	
单核-吞噬细胞吞噬红细胞现象	
红细胞寿命测定（红细胞寿命↓）	

（四）心理社会评估

急性溶血起病急、症状严重，可导致患者产生恐惧情绪。慢性溶血病程长，容易反复发作，患者可产生焦虑不安。

五、护理诊断和医护合作性问题

1. 潜在并发症　急性肾功能衰竭、肝功能损害、感染。
2. 活动无耐力　与贫血有关。
3. 知识缺乏　缺乏有关疾病的知识。
4. 恐惧、焦虑　与病程长、病情反复发作、预后不良有关。

六、计划与实施

（一）目标

在患者住院期间，护士能够监测并及时发现、处理并发症，如急性肾功能衰竭、肝功能损害、感染。通过护士的健康教育，患者能够陈述如何避免引起溶血的诱发因素，并能保持情绪稳定，积极配合治疗。

（二）措施

1. 病情观察　除贫血的症状和体征外，还应注意肾功能、肝功能受损情况，及有无感染迹象。

2. 治疗　多数溶血性贫血目前尚无根治方法，以下方法可供采用：

（1）去除病因：如药物诱发、感染等。

（2）肾上腺糖皮质激素：对免疫性溶血性贫血有效，也用于阵发性睡眠性血红蛋白尿，对其他类型溶血基本无效。

（3）脾切除：主要用于异常红细胞主要在脾破坏者，如遗传性球形细胞增多症，需较大剂量肾上腺糖皮质激素维持的自身免疫性溶血性贫血，以及某些血红蛋白病。

（4）免疫抑制剂：环孢菌素、环磷酰胺等，仅对少数免疫性溶血性贫血有效。

（5）输血：可暂时改善患者情况，但需严格掌握输血指征，对某些溶血性贫血可带来严重反应。

3. 急性期　提供患者的基本的生活护理，患者应卧床休息。

4. 健康教育

（1）溶血性贫血的急性发作通常存在诱因，如感染、药物、食物等，应尽量明确诱因，并告知患者在日常生活上避免接触和食用，避免感染的发生。

（2）坚持服药。

七、预期结果与评价

1. 贫血得到改善。
2. 患者能够陈述长期坚持服药的重要性。
3. 患者能够说出自身疾病的诱因，并能陈述如何避免诱因。

（王　玲）

第三十七章　白血病患者的护理

关键词

acute leukemia（AL）	急性白血病
chronic leukemia（CL）	慢性白血病
acute lymphocytic leukemia（ALL）	急性淋巴细胞白血病
acute myelocytic leukemia（AML）	急性髓性白血病
acute nonlymphoblastic leukemia（ANLL）	急性非淋巴细胞白血病
bone marrow transplantation（BMT）	骨髓移植
chronic lymphocytic leukemia（CLL）	慢性淋巴细胞白血病
chronic myelocytic leukemia（CML）	慢性粒细胞白血病
hairy cell leukemia（HCL）	毛细胞白血病
leukemia	白血病

第一节　概　述

白血病是一类造血干细胞的克隆性恶性疾病。根据受累细胞系分急性淋巴细胞白血病和急性髓性白血病两大类。其共同特点为：异常原始细胞（白血病细胞）在骨髓大量增殖积聚，并浸润外周血及其他器官和组织，正常造血受抑，临床以贫血、出血、感染、肝、脾、淋巴结肿大为主要依据。

一、分类

根据白血病细胞的成熟程度和自然病程，白血病可分为急性和慢性两大类。急性白血病的细胞分化停滞在较早阶段，多为原始细胞和早期幼稚细胞，病情发展迅速，自然病程仅数个月。慢性白血病的细胞分化停滞在较晚阶段，多为较成熟幼稚细胞和成熟细胞，病情发展慢，自然病程为数年。其次根据主要受累的细胞系列，可将急性白血病分为急性非淋巴细胞白血病（简称急非淋白血病，或急性髓性细胞白血病）和急性淋巴细胞白血病（简称急淋白血病）。慢性白血病分为慢性粒细胞白血病（简称慢粒白血病，亦称慢性髓性白血病），慢性淋巴细胞白血病（简称慢淋白血病）及少见的多毛细胞白血病、幼淋巴细胞白血病等。

二、流行病学

急性白血病的年发病率为2/10～4/10万，男性＞女性，高发年龄在60岁以上。急性淋巴细胞白血病是儿童期白血病最常见类型；急性髓性细胞白血病主要见于成人。20岁以上急性白血病中急性髓性细胞白血病占80%～85%，发病率随年龄增长而增加，30岁以下为

1/10 万，50 岁为 3.5/10 万，70 岁激增至 15/10 万。中国白血病发病率与亚洲国家接近，低于欧美国家。中国慢淋白血病少见，而欧美国家则较常见（占白血病的 25%）。

三、病因及发病机制

人类白血病的病因尚不完全清楚，可能与下列因素有关。

1. 病毒因素　由 C 型 RNA 反转录病毒引起鸡、鼠、猫等动物白血病已经证实，但由病毒引起的人类白血病仅见于成人 T 细胞白血病（ATL），是人类 T 淋巴细胞病毒-Ⅰ（human T lymphocytotrophic virus-Ⅰ，HTLV-Ⅰ）引起。日本西南部、加勒比海地区及中部非洲为 ATL 的高发区。现已从 ATL 的恶性 T 细胞中分离出了 HTLV-Ⅰ——一种 C 型 RNA 反转录病毒，发现患者白血病细胞染色体 DNA 中含有 HTLV-Ⅰ前病毒，将正常脐带血淋巴细胞与受感染细胞中提出的 HTLV-Ⅰ培养后，淋巴细胞发育成为具有 ATL 细胞特有的细胞形态。此外，ATL 患者的血清均检出 HTLV-Ⅰ抗体。从而证实了 HTLV-Ⅰ是 ATL 的病因。在 ATL 高发区内 40 岁以上健康人群中 HTLV-Ⅰ抗体阳性率达 6%~37%，而非流行区人群中抗体阳性率仅 0~0.015%。HTLV-Ⅰ可以通过哺乳、性生活及输血而传播。

1984~1990 年中国发现 11 例 ATL 患者，多在沿海地区。

2. 电离辐射　有致白血病的作用。1945 年日本广岛、长崎受原子弹袭击后，幸存者中白血病发病率比未受照射的人群高 30 倍和 17 倍，照射剂量（100~900Gy）与白血病发病率密切相关，多为急淋、急粒或慢粒白血病。过去对强直性脊椎炎实施放射治疗，真性红细胞增多症用 ^{32}P 治疗，这些患者的白血病发病率较对照组高。研究表明，全身或大面积照射，可使骨髓抑制和机体免疫力缺陷，染色体发生断裂和重组，染色体双股 DNA 有可逆性断裂。

3. 化学因素　苯致白血病的作用已经肯定，如早年接触含苯胶水的制鞋工人，其发病率高于正常人群的 3~20 倍。抗肿瘤药中的烷化剂可引起继发性白血病，特别是淋巴瘤或免疫系统缺陷的肿瘤多见。乙双吗啉是亚乙胺的衍生物，具有极强的致染色体畸变的作用，其致白血病的报道近年甚多。氯霉素、保泰松亦有致白血病的作用。化学物质所致的白血病多为急非淋白血病。在白血病出现之前，往往先有一个白血病前期阶段，常表现为全血细胞减少。

4. 遗传因素　家族性白血病约占白血病的 7‰。单卵双胎如果 1 人在 10 岁前发生白血病，另 1 人的发病率达 20%，比二卵双胎者高 12 倍。第 21 号染色体 3 体的先天性愚型（Down 综合征），其白血病发病率达 50/10 万，比正常人群高 20 倍。先天性再生障碍性贫血、先天性血管扩张红斑病（Bloom 综合征）及婴儿 X 联丙种球蛋白缺乏症等白血病发病率均较高，前二者伴有染色体异常。染色体易位和断裂可使原癌基因的位置发生移动和被激活，特别明显的例子是慢粒白血病 ph 染色体，即 t（9；22）(q34；q11)，此基因产生一种新的 mRNA，由此再产生一种具有酪氨酸激酶活性的蛋白 p210。现在认为 p210 对白血病发病有重要作用。此外，癌基因的点突变、活化和抑癌基因失活、丢失也是重要的发病机制。

5. 其他血液病　某些血液病可相互转化，最终可能发展为急性白血病，如慢粒白血病、骨髓增生异常综合征、淋巴瘤、多发性骨髓瘤、真性红细胞增多症、原发性血小板增多症、骨髓纤维化、阵发性睡眠性血红蛋白尿等。

四、病理

白血病的特征性病理变化是异常白细胞的增生与浸润。非特异性的病理改变为白血病的继发性变化，如皮肤、黏膜和各脏器的出血、继发感染、组织营养不良及坏死、抗白血病治疗对机体的影响。

疾病早期白血病细胞的增生、浸润局限于骨髓和其他造血组织。随着存活时间的延长，白血病细胞可浸润全身各脏器和组织。急性白血病可出现髓外浸润。少数白血病患者骨髓增生低下或伴纤维化。急性白血病在体内的浸润广泛，急非淋白血病除造血系统外，髓外浸润以肺为多见，还可累及中枢神经及脊髓、心、肾等。急淋白血病在尸检中有90%以上有淋巴结、肝、脾浸润，其次是肺（约80%），睾丸（约78%），中枢神经受累为75%，心、肾受累达30%以上。急性白血病的少见浸润灶是骨、关节、皮肤、眼、内分泌腺等。但髓外浸润不一定有相应的临床表现。慢性白血病在早期一般局限于造血组织的浸润，破坏也较少。

由于化疗对造血组织和白血病细胞的作用，病理上可见白血病细胞的崩解，浆液、纤维蛋白渗出，组织细胞增生并呈吞噬现象，骨髓可呈继发性纤维化。继发感染包括白细胞减少致细菌感染，尤其是革兰阴性细菌感染，以及免疫功能低下而出现真菌、病毒、原虫及结核感染病灶。

第二节 急性白血病患者的护理

急性白血病为骨髓中原始血细胞与早期幼稚血细胞（白血病细胞）急剧增生的恶性疾病。其特点为体内有大量白血病细胞无控制地增生，出现于骨髓和许多其他器官和组织，并进入外周血液中。

一、分类

国际上常用法英美FAB分类法将急性白血病分为急非淋白血病和急淋白血病两大类，这两类还可分为多种亚型。二者在细胞形态学、年龄分布与治疗等方面有所不同，但表现形式与并发症相似。

1. 急非淋白血病分型

（1）急性髓性细胞白血病微分化型（M_0）：该型细胞胞体大，染色体松散，伴有单个或多个明显核仁，胞质透明，轻度嗜碱性，不见嗜天青颗粒和奥氏小体（Auer小体）。光镜检查，髓过氧化酶（MPO）或苏丹黑B（SBB）阳性的原始细胞<3%；应用免疫细胞化学技术和（或）电镜检查可发现较高比例MPO（+）的细胞。M0占总的急性髓性细胞白血病患者的5%~8%。

（2）急性粒细胞白血病未分化型（M_1）：骨髓中分化差的原始细胞（Ⅰ型+Ⅱ型）占非红系有核细胞的90%以上。原始细胞质中无颗粒为Ⅰ型，出现少数颗粒为Ⅱ型。少数M_1病例的白血病细胞大部分为Ⅲ型原始细胞。常规细胞化学染色示3%以上原始细胞MPO（+）或SBB（+）。

（3）急性粒细胞白血病部分分化型（M_2）：M_2与M_1的明显区别在于M_2可见早幼粒细胞以前的各期分化细胞。原始细胞（Ⅰ型+Ⅱ型+Ⅲ型）比例>30%而<90%，主要为Ⅱ型原始细胞。Ⅲ型细胞主要见于伴t（8；21）的M_2。单核细胞一般≤20%。MPO强阳性，常伴红系和巨核细胞系增生异常，偶尔可见原始细胞向嗜碱性粒细胞分化，此时光镜下可见

细胞质内出现少量但明显的嗜碱性颗粒。

（4）急性早幼粒细胞白血病（APL）（M_3）：典型的 APL 具有多颗粒的原始细胞，这种细胞代表异常的早幼粒细胞，细胞质致密伴粗黑颗粒，常覆盖细胞核，核边不规则，呈折叠形或肾形。细胞内含有束捆状奥氏小体（Faggots），MPO 和 SBB 强阳性。与其他急性髓性细胞白血病亚型不一样，本型患者不见病态造血。

（5）急性粒－单核细胞白血病（M_4）：此型的诊断及其与 M_2 和 M_5 的鉴别需要同时检查骨髓和外周血象中粒系和单核细胞系数量之比。在骨髓中两系细胞以各种不同比例存在，但原始细胞（Ⅰ型＋Ⅱ型＋Ⅲ型）必须占非红系细胞的 30% 以上，原始细胞、早幼粒细胞和其他不成熟粒细胞总合占非红系细胞的 30% 以上，但 <80%，单核细胞成分必须占非红系细胞的 20% 或以上，但也 <80%。如果具备以上条件，再加上外周血单核细胞占总的白细胞总数 20% 或以上，或者绝对计数 $\geq 5 \times 10^9/L$，即可诊断 M_4。单核细胞偶见 Auer 小体，对单核细胞的辨认除形态学外，还需结合酯酶染色、氟化钠抑制试验及免疫表型等检查。此外，约 20% 患者伴有三系病态造血。

M_4E_0 约占 M_4 病例的 5%。其特点是骨髓中除粒－单细胞浸润外，伴嗜酸细胞增多，中枢神经系统复发率高，但预后较好。嗜酸性粒细胞占非红系细胞的 5% 或以上，且均为异常细胞，这些细胞除了伴有特异的不成熟异常嗜酸性颗粒外，还含有大的嗜碱性颗粒。

（6）急性单核细胞白血病（M_{5a}）：M_{5a} 为分化差的急性单核细胞白血病，常见于儿童。在骨髓中 80% 或以上的单核细胞为原始单核细胞。原始细胞胞质丰富、强嗜碱性，空泡多见，嗜天青颗粒罕见，无 Auer 小体。细胞核圆形或椭圆形，有一个或多个明显的核仁。40%～50% M5a 患者 MPO 阴性而糖原染色（PAS）常呈块状强阳性，90% 以上病例非特异性酯酶染色（NSE）强阳性。偶尔可见 MPO 阴性而 SBB 阳性的病例。

M_{5b} 为分化较好的急性单核细胞白血病。骨髓中原单核加幼单核细胞占非红系细胞的 30% 或以上，但原始单核细胞 <80%，幼单细胞必须占 20% 或以上。幼单细胞核扭曲或折叠，胞质呈灰蓝色，散在嗜天青颗粒，Auer 小体罕见。外周血成熟单核细胞比例通常比骨髓中高。外周血和骨髓中常见病态造血的单核细胞，往往与原始细胞难以区别。部分患者可见其他系列细胞发生病态造血，常提示预后不良。

（7）急性红白血病（M_6）：M_6 占原发性急性髓细胞白血病的 4%～5%，占治疗相关的急性髓性细胞白血病的 10%～20%。原始细胞至少占非红系细胞的 30%；红系幼稚细胞至少占总有核细胞的 50%，并伴病态造血，可见巨幼样变、Howell-Jolly 小体和环形铁粒幼细胞。PAS 染色呈弥漫大片阳性。

（8）急性巨核细胞白血病（M_7）：M_7 是一种罕见的急性髓细胞白血病，但在 <3 岁的儿童，尤其伴 Down 综合征的患儿，M_7 并不罕见。M_7 在人群中的发病率有 2 个高峰，一个为 1～2 岁儿童，另一个为伴有骨髓纤维化的成人患者。儿童 M_7 常伴白细胞增多症和器官肿大，而成人患者，上述症状少见。与其他类型急性髓细胞白血病不同，骨髓活检对 M_7 的诊断具有更大的意义，因为骨髓穿刺涂片检查仅少数患者可见 30% 以上的原始细胞；相反，骨髓活检可检测到许多小的原始巨核细胞和幼稚巨核细胞。原始巨核细胞形态多样，胞体可非常小，伴致密的核染色质，也可较大的胞体伴细致的网状核染色质及 1～3 个明显的核仁，胞质可见气泡。细胞化学染色有助于诊断，但并不是特异的。原始细胞 MPO 和 SBB 均阴

性。PAS 和酸性磷酸酶（ACP）反应呈局灶性阳性。M_7 的诊断依赖于免疫表型和电镜细胞化学检查。

2. 急淋白血病分型

（1）L_1 原始和幼淋巴细胞以小细胞（直径≤12μm）为主，核染色质较粗，核形规则，偶有凹陷或折叠，核仁小而不清楚或不见，胞质量少，胞质轻度嗜碱性，可有胞质空泡。

（2）L_2 原始和幼淋巴细胞以大细胞（直径＞12μm）为主，核染色质较疏松，核形不规则，常见凹陷或折叠，核仁为 1 个或更多，大而显著，胞质量常较多，胞质轻度嗜碱，有些细胞深染，胞质可有空泡。

（3）L_3 原始和幼淋巴细胞以大细胞为主，大小较一致，核染色质均匀呈细点状，核形较规则，呈椭圆形或圆形，核仁明显呈小泡状，为 1 个或更多核仁，胞质量较多，胞质嗜碱性呈深蓝，有明显的胞质空泡。

二、病因及发病机制

人类白血病的病因尚未明确，在病因方面的研究大多来自动物实验。人类少数类型的白血病的病因已基本得到证实。详见白血病概述。

三、病理同白血病概述

四、护理评估

（一）健康史

1. 了解患者有无 HTLV-Ⅰ感染史。
2. 了解患者是否有多次少量或 1 次大量放射物质接触史。
3. 了解患者有无化学毒物接触史

（1）职业性接触苯及其衍生物。

（2）居室新装修。

（3）有长期染发史。

（4）有氯霉素或保泰松用药史。

（5）应用烷化剂治疗肿瘤。

4. 家族中有无白血病患者，染色体是否异常。
5. 患者是否有其他血液病，如慢粒白血病等。

（二）临床表现

急性白血病起病急缓不一。患者可以是突然高热，类似感冒，也可以是严重的出血。缓慢者常为脸色苍白、皮肤紫癜，月经过多或拔牙后出血难止而就医时被发现。

1. 急性髓细胞白血病　临床表现绝大多数与正常造血骨髓衰竭和（或）白血病细胞的组织浸润有关，白血病细胞还可引起凝血障碍和其他代谢异常。

（1）与正常造血骨髓衰竭相关的临床表现

1）贫血：大部分患者有贫血表现，以疲乏和皮肤苍白为最常见的症状和体征。多数为轻至中度贫血，老年或病史较长的患者可发生严重贫血，出现心血管和呼吸系统的症状，表现为心动过速、呼吸困难，甚至心绞痛和晕厥。

2）感染：发热是急性髓性细胞白血病患者发病时的常见症状，感染则是发热最主要的原因。急性髓性细胞白血病患者发病时粒细胞绝对值几乎总是减少的，约1/2为粒细胞缺乏（$<0.5\times10^9/L$）。在这些患者中，感染是发热最可能的原因，即使临床和实验室找不到感染的证据。对正在进行化疗的患者，感染更成为发热的原因，仅有少数患者与药物反应或血液制品的输注有关。急性白血病在确诊时，约1/4患者出现严重的软组织或下呼吸道感染，偶尔并发败血症。感染的患者多数为细菌感染，对抗生素应用效果不佳的粒细胞缺乏患者，要注意是否有深部的真菌感染。

3）出血：急性白血病发病时，血小板减少极为常见，约1/3患者血小板计数$<20\times10^9/L$。多数患者伴有皮肤和黏膜出血，个别患者有严重出血，如脑出血。有感染或严重贫血的患者容易出血。少数急性白血病患者在确诊时血小板可维持在较高水平，不会发生自发性出血。60%的急性髓性细胞白血病患者发病时伴有不同程度的出血，最常见皮肤和牙龈出血，妇女月经过多常见，口腔黏膜出血、鼻出血、球结膜出血较少见，泌尿道、消化道明显出血者少见，伴活动型消化性溃疡者可发生严重的消化道出血。少数患者有眼底出血，最常见的是视网膜出血，表现为盲点和视力障碍。

（2）与白血病细胞浸润有关的临床表现

1）肝、脾和淋巴结肿大：40%急性髓性细胞白血病患者可发生肝、脾或淋巴结肿大，多数为轻度肿大，10%患者可有明显的肝、脾和淋巴结肿大。

2）牙龈和口腔黏膜浸润：25% M_{5a}、50% M_{5b}和50% M_4患者可见牙龈因白血病细胞浸润而肿胀，其他类型急性髓性细胞白血病患者牙龈肿胀发生率仅为5%～8%。M_4和M_5患者偶见舌和扁桃体的白血病细胞浸润。

3）皮肤浸润：急性髓性细胞白血病各型患者白血病细胞的皮肤浸润均可见，以M_4和M_5最多见，表现为白血病细胞真皮结节，常为多发或遍及全身皮肤，少数为散发。皮肤浸润高出皮肤表面，为粉红色，与小丘疹相似，无瘙痒。真皮结节累及整层真皮，皮损中的白血病细胞与骨髓中的表型不甚相同，与真皮中的白血病细胞部分地向巨噬细胞分化有关。真皮结节可发生在骨髓或其他组织白血病细胞浸润之前，也常常为病情复发的首发症状。真皮结节对化疗敏感，可完全消失，且不影响急性髓性细胞白血病的预后。

4）骨痛：急性髓性细胞白血病初治患者骨和关节的疼痛少见，在疾病进展，白血病细胞快速升高时骨痛多见。骨痛原因与白血病细胞浸润引起的骨血管阻塞、骨膜张力增高或骨髓腔压力增大有关。骨痛常发生在有造血功能的骨骼，以胸骨为多见。有时患者骨痛原因不明，化疗后骨痛迅速消失，表明骨痛与白血病细胞浸润有关。

5）眼部浸润：急性髓性细胞白血病患者白血病细胞浸润可发生于眼的各个部位，较急淋白血病少见。原始细胞极度增高$>200\times10^9/L$时，眼部浸润多见，以视网膜为主，常出现眼底出血。眼底检查有中心静脉、玻璃体及脉络膜出血等，应给予眼部的局部放疗，以保护视力。

6）中枢神经系统浸润：中枢神经系统白血病细胞浸润即中枢神经系统白血病（CNS-L），特征性的临床表现为颅压增高，头痛、呕吐、颈项强直、视盘水肿、第Ⅵ对脑神经麻痹等。急性髓性细胞白血病患者CNS-L的发生率较低，少于5%，主要见于M_5和M_4，M_5发病率为10%，M_4E_0为35%，以男性患者和外周血白细胞明显增高者多见。急淋白血病患者CNS-L的发生率较高。CNS-L的发病机制主要与颅骨骨髓中白血病细胞沿硬脑脊膜直接延伸至颅内有关。

7）其他器官的浸润：白血病细胞还可浸润肾、肺、胸膜、心脏、心包和胃肠道等，发病初期这些器官的浸润少见。肺和胸膜的浸润与肺实质及胸腔出血有关，心脏和心包浸润与心包出血及心脏压塞有关，上述症状临床较少见。

（3）与凝血障碍有关的临床表现：急性髓性细胞白血病患者的血小板减少与凝血障碍引起的出血往往同时存在，二者有不同的临床表现。血小板减少引起的出血以皮肤、黏膜出血为主，凝血障碍所致的出血以皮肤淤斑和血肿为主，好发于骨髓穿刺和其他穿刺部位，也可有重要内脏的出血，如胃肠道、肝、脾和泌尿生殖道等。急性髓性细胞白血病患者多数有凝血因子的轻度异常，一般不引起出血症状。DIC 主要见于 APL 型患者，偶尔见于 M_5 型。APL 凝血障碍的机制主要是 APL 细胞可释放大量促凝物质和纤溶酶原激活物，引起 DIC 和原发性纤维蛋白溶解亢进，从而导致严重出血。

（4）与代谢异常相关的临床表现

1）嘌呤代谢：白血病细胞自发溶解或在化疗后释放嘌呤，逐步转变为次黄嘌呤→黄嘌呤$\xrightarrow{\text{黄嘌呤氧化酶}}$尿酸。尿酸可沉积于全身各个组织，临床上出现的症状以肾和关节多见。尿酸沉积肾实质、肾盂和输尿管，可引起肾功能衰竭。多数患者血液和尿液中的尿酸浓度是正常人的 2～3 倍。急性髓细胞白血病患者在治疗前，由尿酸结晶导致的痛风样关节病少见，治疗时多见，特别是伴高白细胞血症的患者。痛风样关节病常侵犯单一关节，如踝关节或膝关节，还有髋关节、腕关节、肘关节和肩关节，足的小关节很少见。

2）钙代谢：在急性髓细胞白血病患者中，可有高钙血症或低钙血症，但较其他恶性肿瘤少见。高钙血症可能与白血病细胞产生释放一些甲状腺素样物质有关。低钙血症可见于治疗后肿瘤负荷较大的急性髓性细胞白血病患者。

3）其他：M_5 和 M_4 型患者血清和尿液中多见乳酸脱氢酶（LDH）和溶菌酶增高，常是衡量肿瘤负荷量的指标。

2. 急性淋巴细胞白血病

（1）起病急骤或缓慢，起病急骤的病例首发症状为高热、进行性贫血、出血倾向明显、骨和关节疼痛。起病缓慢的病例先以进行性乏力、虚弱、苍白、劳动后气短、食欲不振、体重减轻，身体某处疼痛、肿胀，然后表现为急骤症状。

（2）发热、感染：可发生在疾病的任何阶段，为最常见的症状。发热最主要的原因是感染，体温可高达 39～41℃。体温在 38℃左右时，要考虑白血病自身的肿瘤性发热。感染的主要原因是中性粒细胞减少或缺乏，尤其是中性粒细胞绝对计数长时间 $<1.0\times10^9/L$ 时。还有中性粒细胞质异常、白血病细胞全身广泛浸润、组织出血，都增加了细菌滋生的机会。急淋白血病患者的免疫功能特别是细胞免疫功能减退，抗白血病药物进一步抑制造血和免疫功能，损伤消化道黏膜使固有的细菌能自口腔、鼻咽、肠道、肛门周围进入血液等。

常见的感染为上呼吸道感染，以口腔炎最多见。严重的齿龈炎或咽峡炎可发生溃疡或坏死。肺炎、肠炎、肾盂肾炎、肛门周围炎、疖肿也常见。严重感染可并发菌血症或败血症。有时患者发热找不到感染灶。感染可来自患者自身（内源性），也可来自医院环境、工作人员、患者家属（外源性）。病原菌常为金黄色葡萄球菌、铜绿假单胞菌、肺炎杆菌、大肠埃希菌、粪链球菌等。细菌感染多发生在病情加重或化疗骨髓抑制所致粒细胞缺乏时。联合化疗、肾上腺皮质激素、广谱抗生素的应用，患者易患条件致病菌和真菌感染，真菌感染常为念珠菌、曲菌、隐球菌。患者还可出现带状疱疹、巨细胞病毒、肺孢子菌病感染。

未缓解的患者常出现盗汗，完全缓解后可逐渐消失。

（3）出血：出血程度轻重不一，部位可遍及全身，尤其是以齿龈出血、鼻出血、皮肤淤点或淤斑、女性月经量过多为最常见。脑出血、消化道或呼吸道大出血可致命。视网膜出血可出现视力减退，甚至失明。耳内出血出现眩晕、耳鸣。脑出血出现头痛、恶心、呕吐、瞳孔大小不等、瘫痪、昏迷或突然死亡。出血的主要原因是血小板明显减少、血小板功能障碍、凝血因子减少、毛细血管壁浸润等。血液中白血病细胞急骤升高 $>150\times10^9/L$ 时，脑部血管因大量白血病细胞淤滞且浸润血管壁，易出现脑出血而致命。

（4）贫血：早期即可出现贫血，随病程进展而快速加重。常与出血程度不成比例。临床常表现为面色苍白、虚弱、乏力、心悸、气短等。贫血主要原因是正常红系造血功能被异常增生的白血病细胞所抑制。另外，导致贫血的原因还有无效性红细胞生成、红细胞寿命缩短、不同部位的出血，特别是在白血病晚期。

（5）淋巴结、肝和脾肿大：急淋白血病常见淋巴结肿大，多数患者表现为全身淋巴结肿大，少数为局部淋巴结肿大，如颌下、颈部、腋窝、腹股沟。淋巴结呈轻至中度肿大，质地中等，无压痛，边缘光滑，与周围组织无粘连。个别病例有纵隔淋巴结肿大、胸腺肿大。

急淋白血病肝、脾大也较常见。肿大程度与病情发展快慢无平行关系。肝、脾为轻至中度大，质地中等。个别病例脾大 > 肋下 6cm。

（6）骨和关节疼痛：急淋白血病的骨和关节疼痛多见，约为 80%。白血病细胞浸润破坏骨皮质和骨膜时引起疼痛，以酸痛、隐痛常见，有时出现剧痛。患者常常有胸骨下端压痛，对诊断有一定意义。病理上可见骨梗死和骨髓坏死。白血病细胞还可侵犯关节，多数是大关节。疼痛部位无红、肿、发热，关节痛多见于儿童，常被误诊为风湿关节炎。

（7）神经系统表现：由于急淋白血病化疗后完全缓解率的不断提高，生存期延长，CNS-L 变成了一个非常突出的问题。因多种化疗药物不能透过血脑屏障，故中枢神经系统成为白血病细胞的“庇护所”。

CNS-L 可发生于病程的任何阶段，但大多发生在缓解期。仅有 1%~2% 的患者在确诊急淋白血病时已经发生，甚至以昏迷为首发症状就诊。缓解期发生 CNS-L，可出现在外周血象和骨髓象复发之前。

脑实质局部浸润的表现与脑瘤近似，脑膜浸润与脑膜炎近似。CNS-L 主要表现为头痛、头晕、恶心、呕吐、颈项强直、视盘水肿，不发热，严重时出现抽搐、昏迷。脑脊液检查压力增高，细胞数增加，蛋白增加。第Ⅱ、Ⅲ、Ⅳ、Ⅵ、Ⅷ、Ⅻ对脑神经浸润出现视力障碍、瞳孔改变、面肌麻痹、眩晕等。脊髓压迫可引起截瘫、尿便失禁。神经根、周围神经受累时可有相应的表现。

急淋白血病患者和白细胞总数 $>40\times10^9/L$ 的急性髓性细胞白血病患者应行腰穿检查。每毫升脑脊液（CSF）中若有 5 个典型特征的原始细胞是 CNS-L 细胞学诊断的基本标准。

（8）生殖系统表现：白血病细胞浸润睾丸引起睾丸肿块，大多发生在急性淋巴细胞白血病治疗后血液学长期缓解的儿童或青年。目前，已经注意到睾丸和卵巢成为髓外白血病复发的根源。

(9) 其他：患者大多有体重减轻，非感染性发热。少数患者可有异常肿块、胸腔积液，可为血性渗出液。急性白血病活动时或化疗后，大量白血病细胞破坏可引起高尿酸血症，致尿酸性肾病。化疗和肾上腺皮质激素应用后，易发生水、电解质、酸碱平衡紊乱。

（三）辅助检查

1. 外周血象　外周血白细胞计数通常增多，也可正常或低下，红细胞、粒细胞、血小板有不同程度的下降，血涂片中原始和幼稚细胞数量不等，未见至大量。

2. 骨髓象　是诊断的重要依据。骨髓有核细胞增生活跃至极度活跃，少数增生低下。原始细胞增多，较成熟中间阶段细胞缺如，或存少量成熟粒细胞，形成所谓“裂孔”现象。正常的幼红细胞、巨核细胞减少。约 10% 急性髓性细胞白血病患者骨髓增生低下，称低增生性急性白血病。尽管骨髓中有核细胞增生低下，但白血病性原始细胞仍然占非红系细胞的 30% 以上。白血病性原始细胞的形态往往有异常变化，如胞体较大、核浆比例增加、核仁明显、核的形态异常（切迹、凹陷、分叶等）、染色质粗糙、排列紊乱等。当骨髓原始细胞≥ 20% 即可诊断急性白血病。急粒白血病患者的细胞质中常见到 Auer 小体，急性单核细胞白血病和急性粒－单核细胞白血病患者的细胞质中也可见到 Auer 小体，但急淋白血病患者的细胞质中无 Auer 小体。因此 Auer 小体有助于鉴别急性髓性细胞白血病和急淋白血病。

3. 细胞化学　细胞化学主要是协助形态学鉴别各类白血病。急性白血病的细胞化学反应见表 37-1。PAS 用于鉴别上述 3 种细胞，还可鉴别急性红白血病（M_6 型）和巨幼细胞贫血，前者常常呈强阳性反应，后者反应不明显。

4. 免疫性检查　根据白血病细胞免疫学标志，可区别急性髓性细胞白血病和急淋白血病，还可区别 T 细胞和 B 细胞急淋白血病（表 37-2）。单克隆抗体还可将急淋白血病分为若干亚型。

5. 染色体和基因改变　白血病常伴有特异的染色体和基因改变。如 APL 的 t（15；17）（q22；q21）系 15 号染色体上的 PML（早幼粒白血病基因）与 17 号染色体上 RARa（维甲酸受体基因）形成 PML/RARa 融合基因，是 APL 发病及用维甲酸治疗有效的分子基础。其他常见的异常见表 37-3。

表 37-1　常见急性白血病类型鉴别

细胞化学染色	急性淋巴细胞白血病	急性粒细胞白血病	急性单核细胞白血病
过氧化酶（POX）	（－）	（＋）～（＋＋＋）	（－）～（±）
糖原（PAS 反应）	（＋）～（＋＋）	（－）～（±）	（－）～（±）
非特异性脂酶	（－）	（－）	（＋）能被 NaF 抑制

表 37-2　各类急性白血病的免疫学鉴别

型别	CD2	CD7	CD13	CD19	CD20	CD33	TdT#	MPO#	HLA-DR#
ANLL *	−	±	+	−	−	+	±	+	+
B-ALL *	−	−	−	+	+	−	±	−	+
T-ALL *	+	+	−	−	−	−	+	−	−

注：＊ANLL：急性非淋巴细胞白血病；B-ALL：B 淋巴细胞白血病；T-ALL：T 淋巴细胞白血病

表 37-3　白血病常见的染色体和基因特异改变

类型	染色体改变	基因改变
M_2	t（8；21）(q22；q22)	AML1-ETO
M_3	t（15；17）(q22；q21)	PML-RARa，RARa/PML
M_4EO	inv/del（16）(q22)	CBFβ/MYH11
M_5	t/del（11）(q23)	MLL/ENL
L_3（B-ALL）	t（8；14）(q24；q32)	MYC 与 IgH 重排
ALL（5%~20%）	t（9；22）(q34；q11)	BCR/ABL，M-BCR/ABL

6. 血液生化改变　尤其在化疗期间，血清尿酸浓度增高。尿中尿酸排泄量增加，甚至可有尿酸结晶。患者发生 DIC 时可出现凝血功能障碍。急性单核细胞白血病血清和尿溶菌酶活性增高，急粒白血病不增高，急淋白血病降低。

当 CNS-L 时，脑脊液压力增高，白细胞数增多 $>0.01\times10^9/L$，蛋白质增多 $>450mg/L$。糖定量减少。涂片中可见白血病细胞。脑脊液清浊度随所含的细胞数多少而异。

（四）心理社会评估

急性白血病是骨髓中原始血细胞与早期幼稚血细胞急剧增生的恶性疾病。白血病的诊断对患者及其家属的心理都是一个严重的打击。白血病目前的治愈率仍然较低，当患者获悉患白血病后，绝大多数患者的内心对死亡的恐惧、焦虑以及对治疗的期待，常常成为医护的难题。白血病患者大都有心理障碍，心理障碍与患者的性格、文化修养、病情轻重等有关。白血病患者一般要经历否认、焦虑、抑郁、悲观失望等这样一个心理过程。治疗中出现的躯体不良反应，可加重患者的焦虑、抑郁等心理障碍，还可带来自我形象紊乱、不良的家庭社会后果等，使患者丧失自信心。此时，医护人员要主动与患者进行交流，加强白血病的知识宣教和心理疏导，使患者增强信心，保持乐观稳定的情绪，如适当听音乐、看电视等，密切与医护人员合作，战胜焦虑心理，以积极的心态去面对现实。另外，医疗费用支付困难也严重影响了患者的心理状态，医护人员有必要向家属、患者工作单位负责人员讲清患者的病情和预后，以求得物质支持。

五、护理诊断及医护合作性问题

1. 有感染的危险　与机体免疫功能低下、中性粒细胞减少有关。

2. 活动无耐力 与贫血引起全身组织缺氧、白血病代谢增高及化疗药不良反应有关。

3. 出血 与血小板计数减少、凝血因子缺乏有关。

4. 口腔黏膜改变 与化疗药不良反应、机体免疫功能低下有关。

5. 焦虑 与患白血病有关。

6. 自我形象紊乱 与化疗药引起脱发有关。

7. 知识缺乏 对急性白血病化疗间歇期预防感染、出血的知识缺乏。

六、计划与措施

（一）目标

1. 患者能说出发生感染的危险因素、易感部位及预防措施。

2. 患者住院期间不发生感染。

3. 患者认识到贫血的原因，化疗期间努力进食，保证营养。

4. 患者积极与医护人员合作，坚持化疗。

5. 护士密切观察患者，及时发现出血倾向，及时处理。

6. 患者能叙述口腔黏膜改变的原因、表现及护理措施。

7. 患者口腔黏膜溃疡愈合。

8. 患者能描述自己的焦虑和应对模式。

9. 患者能说出影响自我形象的原因。

10. 患者能叙述预防感染、出血的措施。

（二）计划与实施

1. 病情观察 密切观察患者体温、脉搏、呼吸、血压等生命体征变化。注意监测患者外周血白细胞、血红蛋白、血小板计数以及骨髓象情况，观察患者有无感染、贫血和出血的症状和体征，注意观察化疗后的不良反应。了解患者主诉，注意患者眼、鼻、口腔、皮肤等有无出血，有否头痛、头晕、心悸，食欲如何，肺部有无感染，肝脾大小，有否化疗药所致的恶心、呕吐、口腔溃疡、脱发等。

2. 治疗原则 联合化疗和积极的支持使成人 ALL 和 AML 完全缓解率分别达到 70%～90% 和 60%～85%。4 年总生存率达 15%～30%，少数患者得到治愈，造血干细胞移植和生物治疗进一步提高了无病生存率（DFS），约半数移植患者可长期存活。

（1）支持治疗：①防治感染：有肺部感染和上呼吸道感染的患者，应积极选用有效的抗生素控制感染；感染病灶不明时，要进一步查明原因，如做胸部 X 线片、咽拭子、血培养加药敏试验等，同时应用广谱抗生素治疗，待试验结果出来后再更换抗生素；②纠正贫血：严重贫血时，可输注浓缩红细胞或全血。积极治疗白血病，争取缓解是纠正贫血最有效的方法；③控制出血：轻度出血可应用各种止血药物止血。出血严重，血小板计数 $<20\times10^9/L$，应输注浓缩血小板悬液，以维持周围血小板计数在 $30\times10^9/L$ 左右。如发生 DIC，要立即予以抗凝治疗；④防治高尿酸血症肾病：因患者体内白血病细胞大量破坏，尤其是在化疗时更甚，血清及尿液中尿酸浓度增高，易积聚在肾小管发生阻塞，引起高尿酸血症肾病。临床上出现少尿、无尿和急性肾衰。故应要求患者多饮水，并碱化尿液。白细胞计数高的白血病患者在化疗时，要予别嘌呤醇 100mg，tid 口服，以阻断次黄嘌呤和黄嘌呤代谢，

抑制尿酸合成。对少尿或无尿患者，按急性肾衰处理；⑤维持营养：白血病是一种严重消耗性的恶性疾病，尤其是化疗和放疗不良反应易产生消化道功能紊乱，故要补充营养，以维持水、电解质平衡，予高蛋白、高热量、易消化食物，必要时静脉补充营养。

（2）化学治疗（表37-4）

1）化学治疗的策略：化学治疗的目的是迅速大量杀伤白血病细胞，达到完全缓解并延长生存期。完全缓解即白血病的症状、体征消失，外周血象血红蛋白≥100g/L（男）或90g/L（女及儿童），中性粒细胞绝对值≥1.5×10^9/L，血小板≥100×10^9/L，白细胞分类中无白血病细胞；骨髓象检查原始粒细胞+早幼粒细胞（原单核+幼单核细胞或原淋巴+幼淋巴细胞）≤5%，红细胞及巨核细胞系列正常。初治患者的化疗分两个阶段进行治疗。

表37-4 白血病常用化疗药物及不良反应

药物	剂量	用法	不良反应
环磷酰胺（CTX）	400~600mg	静脉注射，每周2次	骨髓抑制、胃肠反应、脱发、出血性膀胱炎
阿霉素（ADM）	40~60mg	静脉注射，每日1次	骨髓抑制、胃肠反应、心脏毒性
阿糖胞苷（Ara-C）	100~200mg	静脉滴注或皮下注射，每日2次	骨髓抑制、胃肠反应
长春新碱（VCR）	1~2mg	第1天静脉注射，每周1次	周围神经炎、胃肠反应、药液外漏致局部坏死
门冬酰胺酶（ASP）	5000~1万U	静脉滴注。每日或隔日1次	胃肠反应、变态反应、肝肾损害、胰腺炎
柔红霉素（DNR）	40~60mg	静脉注射，每日1次	骨髓抑制、胃肠反应、心肌损害
高三尖杉酯碱（H）	2~4mg	静脉滴注，每日1次	骨髓抑制、胃肠反应
米托蒽醌	10~15mg	静脉注射，每日1次	骨髓抑制、肝功损害
伊托泊苷（VP-16）	100~150mg	静脉注射，每日1次	骨髓抑制、胃肠反应
安吖啶（AMSA）	100~150mg	静脉注射，每日1次	骨髓抑制、胃肠反应、肝功损害
阿克拉霉素（ACM）	20~40mg	静脉注射，每日1次	骨髓抑制、胃肠反应、心脏毒性
甲氨蝶呤（MTX）	10~20mg	静脉注射，每周1次5~10mg鞘内注射，每周2次	骨髓移植、胃肠反应、肝功损害
巯嘌呤（6-MP）	100~150mg/d	分次口服	骨髓抑制、肝功损害
6-硫鸟嘌呤（6-TG）	100~150mg/d	分次口服	骨髓移植、肝功损害
全反式维A酸（ATRA）	30~90mg/d	分3次口服	骨髓抑制、胃肠反应
泼尼松（P）	40~60mg/d	口服	高血压，高血糖，类库欣综合征

①诱导缓解治疗（remission induction therapy）：迅速杀灭体内白血病细胞，使之治疗前的$10^{10}\sim10^{13}$降至常规方法不能检测出的水平（通常小于10^9），骨髓正常造血功能恢复，达

到血液学完全缓解（complete remission，CR）。CR 的治疗标准是白血病症状、体征消失，外周血白细胞计数正常，骨髓象中原始细胞（原单核 + 幼单核细胞或原始淋巴 + 幼淋巴细胞）≤5%，红细胞及巨核细胞系列正常。

②缓解后治疗（postremission therapy）：CR 后立即进行包括巩固、强化、维持治疗在内的缓解后治疗，旨在最大程度清除残留白血病细胞，以期达到遗传学－基因缓解，防止复发。所用化疗药物和强度同原诱导方案者称巩固治疗（intensification therapy），较诱导治疗更强的方案为强化治疗（maintenance therapy）。ALL 于强化治疗后，进入 2～3 年的维持治疗方案。

③白血病细胞增殖周期为 5 天左右，增殖期细胞比静止期（G_0）细胞对化疗期敏感。每一疗程化疗持续 7～10 天，间歇 2 周，可使处于增殖期各阶段的细胞均有机会被化疗药物杀伤，并使更多的 G_0 期细胞进入增殖期。抗白血病药物根据来源和作用特点分为烷化剂、抗代谢物、抗生素、植物药、激素等类别，单独应用的有效率为 10%～30%，联合应用可提高至 50% 以上，联合用药的原则是：作用于细胞周期不同阶段的药物、各药物间有协同作用、疗效相加、各药物的不良反应不重叠、对重要脏器损伤小。

2）急非淋白血病的化学治疗：常用的标准诱导缓解方案为 DA（D：柔红霉素，A. 阿糖胞苷）方案，缓解率为 85%。国内常用 HOAP（H：高三尖杉酯碱，O：长春新碱，A：阿糖胞苷，P：泼尼松。）方案，平均缓解率为 60%。HOAP 方案中不用 VCR（长春新碱）和泼尼松即成 HA 方案，缓解率接近 DA 方案。急非淋白血病总的缓解率不如急淋白血病，在诱导过程中必须经过粒细胞极度缺乏期后，才能进入缓解期。维 A 酸治疗 APL 缓解率可达 85%。缓解后单纯用维 A 酸巩固强化治疗容易复发，因此，要与其他化疗联合或交替维持治疗。含砷的中药或砷制剂治疗 APL 诱导完全缓解率可达 65%～98%。急非淋白血病缓解后的治疗方法很不一致。巩固强化治疗的方法：原诱导方法巩固 4～6 个疗程；中剂量阿糖胞苷为主的强化治疗，阿糖胞苷可单用，也可加入其他药物，如 DNR（柔红霉素）、米托蒽醌、安吖啶等；与原诱导治疗方案无交叉耐药的新方案，如 VP-16（依托泊苷）＋米托蒽醌等。每 1～2 个月化疗 1 次，共计 1～2 年。以后停用化疗，密切随访，若有复发再行治疗。

3）急淋白血病的化学治疗：常用的诱导缓解方案为 VP（V 长春新碱，P 泼尼松）方案，儿童完全缓解率高达 80%～90%，成人的完全缓解率仅为 50%，且易复发。所以，成人急淋白血病常需在 VP 方案上加 L-ASP（左旋门冬酰胺酶）或 DNR（VDP 方案）或 4 种药物同时应用（VLDP 方案），使完全缓解率提高到 72%～77.8%。成人急淋白血病完全缓解后要给予早期的巩固强化治疗，随后再继续维持治疗 3～4 年。全国白血病学术讨论会曾建议用以下方案：即完全缓解后巩固强化 6 个疗程。第 1、4 疗程用原诱导方案；第 2、5 疗程用 VP-16（依托泊苷，75mg/m^2 体表面积，静注，第 1～3 日）和阿糖胞苷（100～150mg/m^2 静注，第 1～7 日）；第 3、6 疗程用大剂量 MTX（甲氨蝶呤），1～1.5g/m^2，第 1 日静脉滴注，维持 24 小时，停药后 12 小时以甲酰四氢叶酸钙（9mg×3 次，q1h 静脉小壶；6mg×9 次，q3h 肌注）解救。成人急淋白血病在巩固强化间歇期需用巯嘌呤和 MTX 交替长期口服。维持治疗可选用以上方案，逐渐延长间歇期，治疗 3～5 年。在缓解前或缓解开始时需做 CNS-L 预防性治疗，可鞘内注射 MTX 或阿糖胞苷。急性淋巴细胞性白血病（ALL），尤其是儿童 ALL，是当今疗效最好治愈率最高的恶性肿瘤性疾病之一，CR 率可达 95% 以上，5 年以上无病生存（DFS）率可达 80%～90%。治愈率可达 80%。但成人的 ALL 疗效仍然不尽如人意，复发的 ALL 的生存率低于 40%，近年来随着对成人 ALL 基因组、转录因子及蛋白组学的深入了解，人们对 ALL 的发病机制有了进一步认识。一系列针对 ALL 分子靶向治疗药物，如单克隆抗体和小分子药物的出现，使 ALL 的治疗进入疗效更佳，不良反应更小的个体化治疗的新时代。由于 ALL 急变细胞表达各种特异性的抗原，如 CD20、CD19、CD22、CD33、CD52 等都可成为治疗 ALL 的靶点。单克隆抗体治疗 ALL 具有相当的优越性，尤其是治疗微小残留病（MRD），单克隆抗体具有亚型特异性，副作用小，作用机制独特等特点。利妥普（rituximab）是一种特异性针对 CD20 的嵌合型 IgG1 人单克隆抗体，利妥普单抗常用于 B-前驱细胞 ALL，使用剂量为每周 375mg/m^2，灌注连续 4～6 周。

4）其他：老年患者对化疗的耐受差，常规化疗方案的剂量要减少。过度虚弱患者，无法接受联合化疗，可用小剂量阿糖胞苷（或高三尖杉酯碱）静脉滴注治疗，直到缓解。小剂量阿糖胞苷（125～25mg，每日 1 次静脉滴注或肌注）也应用于由骨髓增生异常综合征（MDS）转化的白血病、低增生性白血病和继发性白血病。高白细胞白血病患者，病情危重，应即刻行白细胞分离，清除血中过多的白细胞，随后再用化疗；对急非淋白血病患者也可在化疗前先服用别嘌呤醇且碱化尿液，再服用羟基脲每日 4～6g，连续 3 天，使粒细胞快速减少。用羟基脲的次日开始化疗。对难治和复发的患者应用中剂量阿糖胞苷（1～2g/m^2，q12h，连续 4～12 次）加其他药物，如 DNR、米托蒽醌、安吖啶和 VP-16 等。

（3）CNS-L 的治疗：CNS-L 常为髓外白血病复发的根源，尤其是急淋白血病更为突出。为预防 CNS-L，往往在缓解后鞘内注射 MTX，每次 10mg，每周 2 次，共 3 周。若 CNS-L 已经确定，用 MTX 每次 10～15mg，缓慢鞘内注射，每周 2 次，直到脑脊液细胞数和生化检查恢复正常，随后再改用每次 5～10mg，鞘内注射，每 6～8 周 1 次，待全身化疗结束而停用。MTX 鞘内注射可引起急性化学性蛛网膜炎，患者可出现发热、头痛和脑膜刺激征，所以 MTX 鞘内注射要加地塞米松 5～10mg，以减轻不良反应。如 MTX 疗效不佳，也可用阿糖胞苷 30～50mg/m^2 鞘内注射，每周 2 次。同时要考虑放射线照射（2400～3000Gy）和脊髓照射（1200～1800Gy），但骨髓抑制严重。

（4）睾丸白血病治疗：药物对睾丸白血病疗效不佳，必须进行放射治疗（总剂量约 2000Gy），即使一侧睾丸肿大，也需两侧放射。

（5）骨髓移植：1991 年国际骨髓移植登记处报告，用 HLA（人类白细胞抗原）匹配的同胞异基因骨髓移植治疗急淋白血病 1193 例，其中在第一次缓解后移植的 5 年无病生存率为 50%，急粒白血病 1517 例为 51%。除儿童标危组急淋白血病因化疗效果较好，不必在第一次缓解后进行骨髓移植治疗外，所有急性白血病患者只要有 HLA 匹配的同胞供髓者都应在第一次缓解期内行异基因骨髓移植。患者年龄对骨髓移植的疗效有影响，50 岁以下较为理想。

自身骨髓移植是在白血病获得缓解后利用自己骨髓在大剂量放、化疗后进行移植。1990 年欧洲自身骨髓移植协作组报告，急性淋巴细胞性白血病 571 例和急粒白血病 867 例，在第一次缓解后移植效果较好。7 年无病生存率，急淋白血病为 48% ±2%，急非淋白血病为 44% ±5%。应积极争取在第一次缓解期进行。从完全缓解到自身骨髓移植的间隔时间以 6 个月以上为好。自身骨髓移植复发率较高，骨髓体外净化的问题还未得到完全解决。自体外周血干细胞移植，需先用药物动员患者的干细胞加速释放至周围血中，再利用血细胞分离机采集外周血中干细胞保存。在患者大剂量放、化疗后，回输给患者。与自身骨髓移植比较，此种方法简便，混入的白血病细胞较少，骨髓造血功能恢复较快。脐血中含大量造血干细胞，采集正常脐血，冷冻储存，可输给主要组织相容性复合体（MHC）相同的患者，使之重建造血。因脐血采集量受限，推广使用尚有困难。

3. 预防、控制和治疗感染　由于白血病患者白细胞功能和数量异常，不能发挥正常的抗感染作用，常易发生感染，是导致白血病患者死亡的主要原因，因此，要严密观察患者有无感染灶，做到早期发现，及时控制感染。①监测患者白细胞计数和生命体征的变化；②病室定时通风，保持空气新鲜，温湿度适宜，温度 18～22℃，湿度 60%。每日用紫外线进行空气消毒，用消毒液擦拭家具及地面；③限制陪住和探视人员，减少交叉感染，当患者粒细胞 $<0.5\times10^9/L$ 时，实行保护性隔离；④指导患者养成良好的个人卫生习惯，经常沐浴，保持皮肤的清洁，预防皮肤感染；⑤保持口腔的清洁、舒适。因口腔是最容易感染和出血的部位，可出现口腔黏膜肿胀、溃疡。餐前餐后、睡前醒后要漱口。应用广谱抗生素或化疗药时，易发生真菌感染，可用4%碳酸氢钠液漱口，预防口腔感染；⑥保持会阴部及肛周皮肤的清洁，每日便后清洗肛门周围，用 1∶5000 的高锰酸钾液坐浴，并注意保持排便通畅，以免发生肛裂或肛周感染；⑦根据室内外温度的变化调整衣着，防止受寒感冒和呼吸道感染；⑧遵医嘱应用抗生素，现用现配；⑨严格执行无菌操作技术规程，避免医源性感染。

4. 预防和控制出血　外周血中血小板计数 $<50\times10^9/L$ 或呈进行性下降时，应提高警惕，注意观察患者有无出血倾向。①检查患者全身皮肤有无淤点、淤斑，穿刺后按压穿刺部位 5 分钟以上以预防出血。保护皮肤黏膜，避免外力碰撞；②勿用牙刷刷牙或用牙签剔牙，以防牙龈出血，可用柔软棉签擦拭牙龈。勿进食粗糙的食物，以免刺破口腔黏膜，宜进流质或半流质饮食；③保持鼻腔黏膜的清洁湿润，每日用湿棉签清洁鼻腔和复方薄荷油滴鼻，不用力擤鼻和挖鼻，防止鼻出血；④预防便秘，每日饮水 3000～4000ml，多吃水果；⑤避免活动过度，当血小板计数 $<20\times10^9/L$ 时，有自发性出血的可能，应绝对卧床休息，以防脑出血。遇有患者剧烈头痛、呕吐、视物模糊等，要及时通知医师迅速给予处理。

5. 控制贫血　若出现面色苍白、头晕、疲劳、气短等贫血表现，应卧床休息，遵医嘱输入红细胞或全血。

6. 合理安排饮食、活动、休息　给予患者高蛋白、高维生素、高热量饮食，以补充体内营养所需。宜多食水果、蔬菜。化疗期间要保证充足的营养，禁食辛辣刺激的食物，宜食清淡易消化的软食，并注意饮食卫生，食物要煮熟，牛奶要消毒，尽量不买熟食，若食用时，需重新加热 20 分钟，以免发生腹泻。每日用 4% 碳酸氢钠水和 0.05% 碘伏溶液交替漱口，保持口腔的清洁。

根据患者情况制定合理的活动量。患者白细胞过度增殖，基础代谢率升高，贫血缺氧，因此，患者要多加休息，注意劳逸结合。保持病室安静，以保证充分的休息与睡眠，每日保证患者睡眠在 7 小时或以上。

7. 药物的护理　遵医嘱应用化疗药物。某些化疗药对局部组织刺激性大，如柔红霉素、阿霉素、阿克拉霉素等易引起化学性静脉炎。为避免化学性静脉炎的发生，静脉注射或静脉滴注后要用生理盐水冲洗静脉，以减轻化疗药对局部的刺激，或为患者置入经外周置入的中心静脉导管（PICC）。

患者在化疗期间出现脱发时，主动向其讲明原因，并告之头发可以再生，不必为此担忧。

注意观察患者用药后的反应，如VCR可致上睑下垂、感觉异常等神经系统损害；泼尼松可致精神性格改变、高血压和溃疡病；DNR可引起心律不齐等心肌损害；环磷酰胺（CTX）可导致出血性膀胱炎、血尿等，协助患者多饮水，每日饮水量在3000ml以上；甲氨蝶呤（MTX）可引起口腔黏膜及消化道黏膜溃疡，嘱患者勤用甲酰四氢叶酸钙含、漱、咽；L-门冬酰胺酶（L-ASP）可致变态反应等。

8．心理疏导　了解患者的性格、家庭环境、住院体会、对疾病的了解程度和所获得的心理疏导等，给予适当的安慰与协助。例如，让家属及患者学会白血病的自我护理，家属对患者给予支持理解、关心、照顾，患者遇有不顺心的事发泄出来，克服消极情绪，学会自我心理疏导等。

9．健康教育　向患者及家属讲解疾病的有关知识，使之学会自我护理的技巧。白血病经过化疗进入维持缓解期时，为延长缓解期，还需要继续治疗，以达到强化巩固疗效的目的。应让患者按计划、按时化疗，否则白血病复发，后果不堪设想。化疗间歇期保证足够的睡眠与休息，选择合理饮食，学会预防感染、贫血、出血的自我护理知识。

七、预期结果与评价

患者能克服药物的不良反应，注意自我保护，与医护配合，坚持治疗达到：

1．病情控制。

2．预防并控制了继发感染。

3．预防受伤和出血。

4．身心舒适，能适应并面对疾病带来的影响。

5．有关白血病的知识增加。

（陈　斌）

第三十八章　淋巴瘤患者的护理

关键词

adult T cell leukemia virus（ATLV）	成人 T 细胞白血病病毒
epstein-barr virus	EB 病毒
hodgkin lymphoma（HL）	霍奇金淋巴瘤
hodgkin cell（HC）	霍奇金细胞
lymphoma	淋巴瘤
non-hodgkin lymphoma（NHL）	非霍奇金淋巴瘤
Reed-Sternberg cell	RS 细胞

淋巴瘤是一种起源于淋巴结或其他淋巴组织的恶性肿瘤，其发生大多与免疫应答过程中淋巴细胞增殖分化产生的某种免疫细胞恶变有关，是免疫系统的恶性肿瘤。按组织病理学改变，淋巴瘤可分为霍奇金淋巴瘤和非霍奇金淋巴瘤两大类。

霍奇金淋巴瘤的恶性细胞主要为霍奇金细胞或 RS 细胞，RS 细胞为病理上著名的巨大镜影细胞，具核仁明显的双核。霍奇金细胞则是形态类似但只有一个核的巨大细胞。非霍奇金淋巴瘤的恶性细胞来源于淋巴细胞。

中国淋巴瘤的发病率男多于女，男性为 1.39/10 万，女性为 0.84/10 万，均明显低于欧美各国及日本。发病年龄最小 3 个月，最大 82 岁，以 20～40 岁为多见，约占 50%。非霍奇金淋巴瘤占多数，霍奇金淋巴瘤占淋巴瘤的 8%～11%，与国外霍奇金淋巴瘤占 25% 显然不同。淋巴瘤的死亡率为 1.5/10 万，居恶性肿瘤死亡的第 11～13 位。

一、病因及发病机制

病因尚未阐明，病毒病因学说在淋巴瘤的发病中最受重视。1964 年 Epstein 和 Barr 从非洲 Burkitt 淋巴瘤组织中发现一种 DNA 疱疹病毒，命名为 EB 病毒，将此病毒感染棉顶狨约 1/3 可发生致死性淋巴瘤。在对非洲儿童前瞻性血清流行病学调查发现，EB 病毒抗体高效价的儿童比一般抗体效价的儿童发生 Burkitt 淋巴瘤的危险性大 30 倍，Burkitt 淋巴瘤有明显地方性流行发病规律，表明 EB 病毒与 Burkitt 淋巴瘤的发生有关。近年来，人们又发现成人 T 细胞淋巴瘤/白血病也与病毒感染有关。1980 年美国 Gallo 从一株 T 细胞淋巴瘤细胞系中分离出一种 C 型反转录 RNA 病毒，命名为人类 T 细胞白血病病毒（HTLV），同年日本 Miyoshi 等也独立分离出一种 RNA 病毒，命名为成人 T 细胞白血病病毒。后来证实，ATLV 与 HTLV 相同，均是人 T 细胞淋巴瘤/白血病的致病因素。

免疫功能低下将增加对淋巴瘤的易感性，如非霍奇金淋巴瘤在艾滋病、器官移植、某些先天性免疫缺陷症（如 Wiscott-Aldreich 综合征等）、一些免疫炎性疾病（如干燥综合征等）

患者中发病增高。

此外，某些可损伤淋巴细胞功能的理化因素，如电离辐射、化疗和一些药物（如苯妥英钠）均可导致淋巴瘤发病的增加。

二、病理

（一）霍奇金淋巴瘤

Jackson 和 Parker 将霍奇金淋巴瘤分为 3 型，肉瘤型、肉芽肿型和副肉芽肿型。Lukes 和 Butle 根据瘤组织内淋巴细胞的数量、机体免疫功能和预后的关系提出了霍奇金淋巴瘤的 Rye 分类法，此分类法将霍奇金淋巴瘤分为 4 个亚型，即淋巴细胞为主型（LP）、结节硬化型（NS）、混合细胞型（MC）和淋巴细胞衰减型（LD），为目前国际应用最广的霍奇金淋巴瘤分类法。

1. 基本病理特点

（1）霍奇金淋巴瘤患者的淋巴结正常结构可有不同程度的破坏，淋巴窦和淋巴滤泡消失，皮、髓质境界不清。一般在早期不侵犯淋巴结的包膜和周围脂肪组织。

（2）R-S 细胞有多种变异型：①单核型：仅有 1 个核，泡状，核仁巨大，又称霍奇金淋巴瘤细胞，在各型霍奇金淋巴瘤均可见到；②多倍型：多个核，膜极薄，核仁小，染色质稀少的核心互相重叠，被称为“爆米花细胞”，主要见于淋巴细胞为主型；③陷窝型：细胞大而圆，因其低倍下在淋巴细胞等的背景中形成与骨小梁的陷窝相似的小孔而得名，胞质丰富，核 1～2 个或更多而成串，核膜染色质和核仁均与多倍型相似，典型地见于结节硬化型；④肉瘤型：细胞明显间变，大小形态极不规则，有时和 R-S 细胞已经相距甚远，主要见于淋巴细胞衰减型。

2. 病理亚型的特点　在中国，霍奇金淋巴瘤 4 种细胞类型分布为淋巴细胞为主型 25.3%，结节硬化型 13.3%，混合细胞型 47.1%，淋巴细胞衰减型 12.4%，淋巴细胞为主型和结节硬化型预后最好，混合细胞型次之，淋巴细胞衰减型最差。

（1）淋巴细胞为主型（LP）：此型又分为结节型和弥漫型。结节型：①肿瘤呈结节性或结节性和弥漫性兼有的排列方式，其中以小淋巴细胞和组织细胞为主；②肿瘤细胞以多倍型 R-S 细胞为主，典型 R-S 细胞少见；③嗜酸性粒细胞、浆细胞甚少或缺乏。弥漫型：细胞呈弥漫排列，成分与结节型相同，但上皮样组织细胞较为常见。上皮样组织细胞特别丰富时，显示出类似肉芽肿的组织象。

（2）结节硬化型：纤维组织增生很明显，淋巴结被膜增厚，大量胶原伸进淋巴结内分隔肿瘤呈不规则结节状或团块状。肿瘤细胞以陷窝型 R-S 细胞为主，可伴单核型 R-S 细胞。

（3）混合细胞型：为最典型的霍奇金淋巴瘤，相当于肉芽肿型。①典型 R-S 细胞及霍奇金细胞均易见到；②包括各种非瘤性的反应性增生细胞；③可见不同程度弥漫性或灶性纤维化。

（4）淋巴细胞衰减型：此型可分为弥漫纤维化型和网状细胞型。弥漫纤维化型肿瘤细胞以多形性 R-S 细胞为主，也可见霍奇金细胞。病变中成纤维细胞增生明显，可见嗜酸性无定形的蛋白质，PAS 阳性但无成熟的胶原。网状细胞型以多形性 R-S 细胞为主，伴霍奇金细胞。淋巴细胞明显减少，肿瘤内有一定的网状纤维及不同程度的弥漫性纤维化。

（二）非霍奇金淋巴瘤

随着疾病的进展，恶性淋巴瘤的组织学类型可发生转变，如结节型可转变为弥漫型。在同一病灶中，可出现低分化的瘤细胞和分化较成熟的细胞。增生的肿瘤组织可为单一细胞成分，由于原始多能干细胞可向不同的方向分化，有时细胞成分可呈2种以上或多种多样的。

非霍奇金淋巴瘤的病理类型是决定其治疗和预后的主要因素。淋巴细胞和组织细胞在组织发生、细胞形态及功能上均有所不同。由于单克隆抗体和免疫组化的广泛应用，已有可能辨别出不同分化阶段的T、B淋巴细胞，B和T细胞是两类功能不同的淋巴细胞。

发生于包膜下皮质胸腺细胞的肿瘤通常是T细胞急性淋巴细胞白血病和淋巴母细胞淋巴瘤。所有其他T细胞淋巴瘤都是来自比较成熟的T细胞。CD4阳性，包括成人T细胞淋巴瘤（ATL）、蕈样霉菌病、多数周围性T细胞淋巴瘤及半数以上的T细胞慢性淋巴细胞白血病。CD8阳性，可见于一些周围T细胞淋巴瘤、近半数的T细胞慢性淋巴细胞白血病和一些Tγ淋巴增生性疾病。

B细胞淋巴瘤的特异性抗体较少，但有表面免疫球蛋白表达。最早期的B细胞表面有CD10、CD19的表达，细胞内有终端转移酶并有重链基因的重组。以后细胞表达CD20，细胞质内产生μ重链，κ轻链基因的重组、λ轻链基因的重组及终端转移酶脱失。这些代表发展中的前B细胞阶段。细胞丢失CD10的表达以后即成为不成熟的B细胞，表面有IgM表达。以后细胞表面表达CD21受体（C3d）膜上产生IgD和IgM。所有B细胞的发展阶段都是在抗原刺激下产生的，同时免疫球蛋白基因在接受抗原刺激后被启动而分泌。此后，细胞丢失CD21、CD20和表面免疫球蛋白，获得浆细胞的标志物PC-1和PC-2分泌免疫球蛋白。这是细胞滤泡中心B细胞的发展过程，发生恶性变后即成为B淋巴细胞淋巴瘤。

多数急性淋巴细胞白血病来源于前B细胞，Burkitt淋巴瘤及白血病来源于表面IgM阳性的不成熟细胞，多数滤泡性和弥漫性B细胞淋巴瘤来自成熟的或活化的B细胞。巨球蛋白血症和多发性骨髓瘤则来自分化的终末阶段，慢性淋巴细胞白血病表达CD5，弥漫性中等分化淋巴瘤表达CD5及CD10，可能说明这些是来自套细胞区而不是滤泡中心的B细胞。

1994年欧美病理学者根据突出B、T细胞来源的原则，提出了非霍奇金淋巴瘤新分类，并进一步分为低度恶性和高度恶性。

三、护理评估

（一）健康史

恶性淋巴瘤发生的真正原因不明，可能与EB病毒、人类T细胞淋巴瘤/白血病病毒（HTLV）和人类疱疹病毒6型（HHV-6）病毒感染有关，或与细胞免疫先天性功能不全或后天受到损害，如各种类型的免疫缺陷病，包括遗传性免疫缺陷病、器官移植患者、自身免疫性疾病、AIDS引起淋巴组织的变化有关。评估时要注意收集相关资料。

（二）临床表现

无痛性进行性的淋巴结肿大或局部肿块是淋巴瘤共同的临床表现，具有两个特点：①全身性：淋巴结和淋巴组织遍布全身且与单核－吞噬细胞系统、血液系统相互沟通，故淋巴瘤可发生在身体的任何部位。其中淋巴结、扁桃体、脾及骨髓是最易受到累及的部位。此外，常伴全身症状，如发热、消瘦、盗汗，最后出现恶病变。②多样性：组织器官不同，受压迫或浸润的范围、程度不同，引起的症状也不同。当淋巴瘤浸润血液和骨髓时可形成淋巴细胞白血病，如浸润皮肤时则表现为蕈样肉芽肿或红皮病等。结外淋巴组织的原发病变多见于非霍奇金淋巴瘤。疾病的播散方式有从原发部位向邻近淋巴结一般发展依次转移，也有越过邻近而向远处淋巴结转移者。

1. 霍奇金淋巴瘤　多见于青年，儿童少见。首发症状常是无痛性颈部或锁骨上淋巴结进行性肿大（占60%~80%），其次为腋下淋巴结肿大。淋巴结肿大可压迫邻近器官，如压迫神经可引起疼痛，纵隔淋巴结肿大可致咳嗽、胸闷、气促、肺不张及上腔静脉压迫综合征等；腹膜后淋巴结肿大可压迫输尿管，引起肾盂积水。霍奇金淋巴瘤侵犯各器官可以引起肺实质浸润，胸腔积液，骨痛、腰椎或胸椎破坏，脊髓压迫症，肝大，肝痛，黄疸，脾大等。30%60%的HL患者有不明原因的持续发热为起病症状。可有局部及全身皮肤瘙痒、盗汗、疲乏、消瘦。

2. 非霍奇金淋巴瘤　非霍奇金淋巴瘤的临床表现较霍奇金淋巴瘤更为复杂，表现为结外受侵增多、易合并白血病、病程很不均一。其还易侵犯的部位：

（1）咽：淋巴环发生部位最多的是鼻咽部、软腭、扁桃体、舌根在内的环状淋巴组织，一般呈结节样增殖，常伴有颈部淋巴结肿大。

（2）肺及其他胸部器官：表现在肺野内边界清楚的圆形或叶状阴影，自觉症状很少。有的可侵犯肺门或纵隔淋巴结（Ⅱ期），很少有上腔静脉压迫征或膈肌麻痹。由纵隔侵犯肺部的恶性淋巴瘤（Ⅳ期）多靠近肺门，常连成一片，可为单侧或双侧性，并常伴有气管旁淋巴结肿大，易引起压迫症状。

（3）消化道：在结外器官中，消化道是恶性淋巴瘤的好发部位，首发症状常为腹痛或腹部包块。

（4）骨骼系统：原发于骨骼的恶性淋巴瘤主要为非霍奇金淋巴瘤，早期表现可能为局部疼痛，X线征不明显，骨扫描可对诊断有帮助，最常发生的是股骨和骨盆。患者血清碱性磷酸酶升高，5-核苷酸酶不高。更多见的是全身性恶性淋巴瘤的骨侵犯，如脊椎、骨盆、股骨、肋骨、肩胛骨等处，常有疼痛、压痛或病理性骨折。

（5）皮肤：非霍奇金淋巴瘤可原发或继发地侵犯皮肤，以T细胞来源的皮肤淋巴瘤病变更多见。病理上明确患有蕈样霉菌病及Sezary综合征的非霍奇金淋巴瘤，在病理、临床表现和治疗上具有一定的特殊性。

（6）神经系统：原发于中枢神经系统的恶性淋巴瘤很少见，但引起的神经系统并发症却常见，多出现压迫症状且进展迅速，可伴有发热。

（7）泌尿生殖系统：肾损害主要为肾肿大、高血压、氮质血症及肾病综合征。

（8）其他：恶性淋巴瘤还易侵犯骨髓、甲状腺、乳腺、胸腺及肾上腺。

3. 恶性淋巴瘤的临床分期

第1期：病变局限于1个淋巴腺或淋巴腺区域。

第2期：2个或2个以上的淋巴腺或淋巴腺区域受到侵犯，但以在膈肌同一侧为限。

第3期：2个或2个以上的淋巴腺或淋巴腺区域受到侵犯，而这些病变分布在膈膜上下两方，也包括脾肿大。

第4期：除淋巴肿大外，有弥漫性病变，常侵犯内脏器官及骨髓。每一临床分期再由全身症状的有无，分为 A、B 两亚型。A 型无全身症状，B 型则有发热、盗汗、体重减轻等全身症状。

有些恶性淋巴瘤表现比较隐匿，不易被察觉，能够早期发现症状，及时就诊，治愈率会大大提高。一些早期信号特别值得重视：

（1）无明确原因的进行性淋巴结肿大，尤其是在部位、硬度、活动度方面符合前面所讲的恶性淋巴瘤特点的。

（2）“淋巴结结核”经正规疗程的抗结核治疗、“慢性淋巴结炎”经一般抗炎治疗无效的。

（3）淋巴结肿大和发热经治疗有时好转，但经常有反复，并且总的趋势为进展性。

（4）不明原因的长期低热或周期性发热应考虑恶性淋巴瘤的可能性，特别是伴有皮痒、多汗、消瘦，以及发现浅表淋巴结肿大。

如果身体出现这些异常情况，千万不要自作主张，一定要及时到正规医院就诊检查，以免延误病情。

（三）辅助检查

1. 霍奇金淋巴瘤

（1）病理活检是确诊霍奇金淋巴瘤及病理类型的主要依据。最常采用的是淋巴结活检，并做印片及细胞形态学观察。

（2）血象：无特殊。早期无贫血，晚期常有严重贫血，主要与治疗后骨髓增生减低、继发感染，继发自身免疫性溶血和肿瘤的骨髓侵犯等有关。白细胞数一般在正常范围，也可出现白细胞总数和中性粒细胞增多。晚期患者常有白细胞和淋巴细胞的减少，嗜酸性粒细胞的增加，尤其是伴有皮肤特异性损害时。血小板早期多为正常，晚期或伴有脾功能亢进或放疗、化疗后，血小板可减少，也可因伴 ITP 而减少，甚至发生出血倾向。并发白血病时，可有白血病的血象特点。

（3）骨髓象 早期正常，约有 3% 霍奇金淋巴瘤病例骨髓涂片可找到 R-S 细胞，对诊断有特殊价值。骨髓活检发现 R-S 细胞阳性率高于涂片。并发急性非淋巴细胞白血病时，可显示白血病骨髓象的特点。

（4）其他：化验疾病活动期有血细胞沉降率增快，血清乳酸脱氢酶活力增高。乳酸脱氢酶升高提示预后不良。当血清碱性磷酸酶活力或血钙增加，提示骨骼累及。

2. 非霍奇金淋巴瘤

（1）病理检查：显微镜检查不但要观察淋巴结细胞的形态，还需观察整个淋巴结的结构和间质细胞反应。

（2）X 线检查：对恶性淋巴瘤的诊断具有重要参考价值。常规的 X 线检查有胸部后前位及侧位片，必要时辅以体层摄影，主要是观察肺门、纵隔、气管隆突下以及乳腺淋巴结，同时也观察肺内有无受侵。

（3）血象和骨髓象：白细胞数多正常，伴有淋巴细胞绝对和相对增多。非霍奇金淋巴瘤患者在晚期有 20% 并发急性淋巴细胞白血病。

（4）其他：可并发抗人球蛋白试验阳性的溶血性贫血。可有多克隆球蛋白增多，少数可出现单克隆 IgG 或 IgM，后者多见。染色体易位 t（14；18）和 t（8；14）是非霍奇金淋巴瘤最常见的染色体标志。应用 PCR 技术检测 bcl-2 或 T 细胞受体的基因重排。

（四）心理社会评估

淋巴瘤的患者，心理上不但要承受疾病诊断带来的重重困扰，还要忍受化学药物治疗和放射治疗给躯体带来的种种不适，进一步增加了患者的心理负担，严重影响了治疗的顺利进行。因此，帮助患者正确的认识疾病及治疗的意义，解除患者的后顾之忧，让患者保持良好的心态，积极配合治疗。同时，还要充分调动患者家属、亲戚或朋友，共同鼓励患者，坚持治疗。

四、护理诊断及医护合作性问题

1. 潜在并发症　贫血、出血、感染。
2. 疼痛　与淋巴瘤从淋巴结扩散至骨质、脊椎受压引起疼痛有关。
3. 体温过高　与深部淋巴结和内脏已受侵犯有关。
4. 体液过多　与淋巴结压迫上腔静脉，导致引流不畅有关。
5. 焦虑　与淋巴瘤的治疗效果与费用高有关。
6. 低效性呼吸型态　与纵隔淋巴结肿大压迫有关。
7. 有皮肤完整性受损的危险　与局部或全身皮肤瘙痒及放疗有关。

五、计划与措施

（一）目标

1. 护士能够识别患者是否出现并发症并协助处理，控制病情，预防恶化。
2. 患者主诉疼痛减轻。
3. 患者能够表达内心感受，焦虑程度减轻。
4. 患者体温下降或维持稳定。
5. 患者体液维持平衡。

（二）计划与实施

1. 病情观察　注意观察患者的临床症状及生命体征变化，了解淋巴瘤浸润部位。若患者出现口唇青紫、胸闷、憋气、呼吸困难等症状，提示有纵隔淋巴受累，取半卧位，立即给予高流量氧气（4L～6L）/min 吸入。如患者有腹痛、腹泻、腹部包块、腹腔积液或肠梗阻，提示有腹腔淋巴肿大或肠道受累，应及时通知医师，给予对症处理。

2. 治疗原则　淋巴瘤的治疗包括放射治疗与化学治疗，但主要为化学治疗。

近 30 年来，恶性淋巴瘤的发病率逐年上升，尽管它对化疗非常敏感，新的化疗药物及化疗方案也不断涌现，但是其远期生存率仍在 40%～50%。近 20 年来，随着免疫学的发展，生物治疗在淋巴瘤治疗中的地位正日益引起关注，并成为其综合治疗的重要组成部分。目前最常用于淋巴瘤治疗的生物治疗手段包括：①单克隆抗体的治疗；②放射免疫治疗；③抗原特异性 CTL 细胞（如 EBV 特异性 T 淋巴细胞）的过继性免疫治疗；④主动免疫治疗；⑤靶向 bcl-2 的基因治疗；⑥特异性小分子靶向药物治疗。合理使用这些方法并与其他治疗手段有机地结合将有助于提高淋巴瘤的近期疗效和远期生存率。

（1）放射治疗：用 ^{60}Co 或直线加速器照射病变部位，适用于Ⅰ、Ⅱ期病例，霍奇金淋巴瘤疗效较好，早期常可达根治目的。非霍奇金淋巴瘤对放射治疗敏感，但复发率高。对病变发展较快，范围广泛的病例应以化学治疗为主，选择性给予局部放射治疗。

（2）化学治疗：目前多采用联合化疗，争取首次治疗获得完全缓解，有利于患者长期生存。霍奇金淋巴瘤的主要联合化疗方案有MOPP，其组成有氮芥（M）、长春新碱（O）、甲基苄肼（P）、泼尼松（P），此方案至少用6疗程，或一直用至完全缓解，再给2疗程。对MOPP方案耐药者，可采用ABVD方案治疗，其组成有阿霉素（A）、博来霉素（B）、长春新碱（V）、甲氮咪胺（D），75%~80%可以缓解。也有用MOPP与ABVD交替治疗，取得了更高的缓解率，从而减少了耐药。

非霍奇金淋巴瘤按病理组织类型及恶性程度选择化疗方案，其基本的化疗方案有COP（环磷酰胺C，长春新碱O，泼尼松P）或CHOP（环磷酰胺C，阿霉素H，长春新碱O，泼尼松P）。CHOP方案每月1疗程，计6~9个月，可使70%获得完全缓解，而35%~45%可有较长缓解期。新一代化疗方案尚有m-BACOB（博来霉素、阿霉素、环磷酰胺、长春新碱、地塞米松、甲氨蝶呤、甲酰四氢叶酸钙），可使长期无病存活期患者增加到55%~60%。新方案中加入中等剂量甲氨蝶呤，目的是防治中枢神经系统淋巴瘤。更强烈的治疗方案有MACOP-B（甲氨蝶呤、甲酰四氢叶酸钙、阿霉素、环磷酰胺、长春新碱、泼尼松、博来霉素），可使长期无病存活期患者增加至60%~70%，但因毒性过大，不适用于老年及体弱者。此方案的特点是骨髓抑制药与非抑制药交替使用，所以缓解率（84%）较高。ESHAP（依托泊苷、甲泼尼松、阿糖胞苷、顺铂）方案用于复发的淋巴瘤患者。

（3）生物靶向治疗：已经成为肿瘤治疗研究的热点。随着对淋巴细胞生物学功能认识的深入，许多淋巴瘤治疗相关靶点，通路先后被鉴定出来，目前研究的热点有细胞表面受体、信号转录分子、基因表达调节、蛋白降解调节、细胞凋亡调节及淋巴瘤免疫治疗等。

随着单克隆抗体靶向治疗的开展，淋巴瘤的治疗有了革命性的突破，改变了患者的预后，使治愈淋巴瘤成为可能，为患者带来新希望。根据国内外大型临床试验以及临床应用，以免疫化疗为主的治疗措施已取得了良好的疗效，无论是患者的无病生存时间，还是总生存时间都得到明显延长。作为国际上第一种被证实能够治疗非霍奇金淋巴瘤的“高效且安全”的单克隆抗体药物，美罗华联合化疗方案被肿瘤权威组织美国国家综合癌症网络治疗指南（NCCN）推荐为临床医生的一线用药。以美罗华为基础的免疫化疗是目前恶性淋巴瘤部分亚型中公认的一线治疗方案，能够改善患者长期生存。11年来，全球超过100万患者接受了美罗华治疗并临床获益。

（4）嘌呤核苷类似物：新型嘌呤核苷类似物包括氟达拉滨、2-氯脱氧腺苷和喷司他丁，是具有淋巴毒作用的抗代谢类药物，其在惰性NHL、尤在CLL和滤泡性NHL中抑制静止期和分裂期细胞的作用显著。近来嘌呤类似物已逐渐从挽救性治疗用药延伸为一线用药。在一些对惰性淋巴瘤复治患者的小样本研究中，氟达拉滨+环磷酰胺作为挽救方案获得了70%~80%的总体缓解率。氟达拉滨+环磷酰胺作为一线方案治疗初治惰性淋巴瘤的两项临床研究显示，总体缓解率分别为92%和100%，完全缓解（CR）率分别为60%和82%。氟达拉滨+米托蒽醌作为一线治疗的CR率为67%~81%。同时治疗前存在bcl-2基因重排的患者中，超过50%获得了分子生物学缓解。尽管氟达拉滨和利妥昔单抗的作用机制有所不同，二者都具有对抗$CD20^+$淋巴细胞异常增殖的活性。

（5）骨髓移植：55岁以下，重要脏器功能正常的患者，如为中、高度恶性或缓解期短，难治易复发的淋巴瘤，可考虑全淋巴结放疗及大剂量联合化疗，结合异基因或自体骨髓移植，以取得较长期缓解和无病存活期。目前国内外采用自体骨髓移植治疗弥漫性、进展性淋巴瘤，40%以上获得肿瘤负荷缩小，18%~25%复发病例被治愈，比常规化疗增加长期生存率30%以上。

（6）手术：仅限于活体组织检查；合并脾功能亢进者，如有切脾指征，可行切脾术以提高血象，为以后化疗创造有利条件。

（7）干扰素：有生长调节及抗增殖效应。对蕈样肉芽肿病和滤泡性小细胞型有部分缓解作用。

3．增加营养，提高机体对疾病的抵抗力　给予高热量、高蛋白、高维生素等易消化的饮食。食物要柔软易咀嚼。治疗中出现恶心、呕吐、吞咽困难可静脉输注高营养。发热可给患者补充水分以防体力消耗。严重贫血遵医嘱输血。

4．休息、保暖　严重贫血要卧床休息，注意保暖。限制探视人员。将患者置于安静的环境，以保证休息。治疗和护理工作要集中，以免过多打搅患者。若患者出现胸腔积液或腹腔积液，应取半坐卧位，以减轻患者的呼吸困难。

5．保持卫生、预防感染及并发症　长期发热患者会出现口干、唇裂、牙龈出血，要保持口腔清洁，注意口腔卫生，以免发生口腔和上呼吸道感染。保持患者皮肤清洁，局部受压部位可行按摩，促进血液循环，预防压疮和溃疡出现，有出血倾向者禁止按摩。患者接受放射治疗皮肤容易受到损害，除保持清洁外，还要避免阳光直射或过紧的衣服束缚和刺激。

6．预防、控制出血　见白血病患者的护理。

7．协助患者治疗及检查，预防不良反应　患者接受淋巴腺切片检查时，要向患者解释清楚，并注意观察伤口情况。遇有胸腔积液、腹腔积液影响患者呼吸，需要做穿刺术时，应向患者解释清，积极给予情感支持。穿刺后要用无菌敷料覆盖伤口，严密观察，以防出现意外。预防和处理化疗或放疗引起的不良反应。

8．提供心理疏导　观察患者对疾病的态度、了解的程度、焦虑不安的情况，积极给予关怀、支持和鼓励。做各项检查、治疗、护理前，向患者解释化疗或放疗可能出现的不良反应，以免治疗期间因发生不良反应导致不安和退缩。

9．健康教育　向患者及家属介绍淋巴瘤疾病的有关知识，如疾病的发病原因、发生部位、症状和体征、治疗原则以及维持治疗的重要性等。

（1）化疗或放疗使患者机体抵抗力和免疫功能明显低下，极易受到感染，在条件允许的情况下，病室每日紫外线照射消毒2次，限制探视人员，并加强对眼、耳、鼻、口腔、肛门、皮肤、黏膜等的护理，严防感染的发生。另外，胃肠道对化疗或放疗反应明显，要向患者讲明进食的重要，鼓励其多进食物，增进营养，加强自身抵抗力。化疗时还可出现脱发及激素的不良反应，应告之停药后会慢慢恢复，消除其顾虑。

目前，因为治疗方法的进一步改进，淋巴瘤患者的缓解率明显提高，很多患者达到完全治愈，所以要积极鼓励患者定期来院化疗或放疗，与医护人员密切配合，克服治疗中的不良反应。

（2）居住环境：应保持适宜的温度及湿度，空气应洁净、清新，患者不能平卧时可采取坐位或平卧位，使呼吸顺畅，减少体力消耗。食用易消化和不易发酵的食品（少食乳制品及豆制品），严重呼吸困难患者给予流食或半流食，维持水电解质平衡与充足的热量，遵医嘱给予高流量吸氧，但要注意氧疗的疗效及不良反应。患者出现呼吸困难时常有明显的焦虑或恐惧，这种心理反应不仅使呼吸困难的感觉阈降低，还会使氧耗量增加，因此，护理人员应聆听其说话，了解其需要，及时提供支持与帮助。

（3）皮肤护理：霍奇金淋巴瘤患者可出现严重而顽固的全身性皮肤瘙痒，嘱患者不宜过度搔抓，以免皮肤破损而感染，注意皮肤清洁，勤沐浴或用温水每日擦洗 1～2 次。接受放疗的患者局部皮肤可出现发红，继而发黑，因此要注意保持局部皮肤的清洁、干燥，勿用力摩擦或热敷，避免风吹日晒，若皮肤出现红肿，局部可涂紫草油或维生素 AD 软膏，同时要剪短患者的指甲，必要时可用冰毛巾局部冷敷，以减轻瘙痒症状。

（4）健康教育：由于恶性淋巴瘤的确切病因尚不明了，采取积极有效的预防措施有一定的困难。临床上可根据目前有关恶性淋巴瘤的病因研究结果，对于高危人群给予适当的健康教育，可能有助于延缓或阻断该病的发生。对于经治疗获得完全缓解的患者，若给予积极的预防或治疗措施，则有可能延长缓解期甚至阻止其复发。对于淋巴瘤的预防调理应注意以下几方面：

1）注意气候变化，预防和积极治疗病毒感染。

2）密切注意浅表肿大的淋巴结的变化，对于家族成员中有类似疾病患者，更应高度警惕。

3）加强身体锻炼，提高机体的免疫力与抗病能力。

4）积极治疗与本病发生可能相关的其他慢性疾病，如慢性淋巴结炎、自体免疫性疾病等。

5）对于浅表的病变，应注意皮肤清洁，避免不必要的损伤或刺激。

六、预期结果与评价

患者注意自我保护，与医护配合，坚持治疗达到：

1. 病情得到控制。
2. 能复述预防并控制了继发感染。
3. 能有效预防受伤和出血。
4. 能克服药物的不良反应，身心舒适，能适应并面对疾病带来的影响。
5. 主诉有关淋巴瘤的知识增加。
6. 患者主诉未感到疲倦。
7. 能适应患病后的生活方式。

（陈　斌）

第三十九章 浆细胞病患者的护理

关键词

bence Jones protein	本周蛋白
constant region	恒定区
carpal turnel syndrome	腕管综合征
interferon（IFN）	干扰素
monoclonal protein	M蛋白
multiple myeloma（MM）	多发性骨髓瘤
plasma cell dyscrasias	浆细胞病
variable region	可变区

第一节 概 述

浆细胞病系指浆细胞或产生免疫球蛋白的B淋巴细胞过度增殖所引起的一组疾病，其共同特点为血清或尿中出现过量的单克隆免疫球蛋白或其轻链或重链片段。

免疫球蛋白分子由两条相同的重链和两条相同的轻链构成，每一个分子中重链和轻链之间由二硫键连接，每条重链或轻链可分成两个部分，即氨基酸顺序很少变异的恒定区与顺序变化范围大的可变区。免疫球蛋白恒定区抗原决定簇的特异性将免疫球蛋白重链分为5类：IgG、IgA、IgM、IgD、IgE。用希腊字母γ、α、μ、δ、ε分别命名IgG、IgA、IgM、IgD、IgE分子的重链；轻链有两种抗原型，即Kappa（κ）型和Lambda（λ）型，免疫球蛋白结合抗原的不同特异性，决定于轻链及重链可变区氨基酸顺序，而生物学特性与恒定区有关。

正常免疫球蛋白是由多株（克隆）浆细胞所产生，所以血清蛋白电泳显示不均一性的波形。发生浆细胞病时，异常浆细胞株增殖，产生单克隆免疫球蛋白或其轻链或重链片段。因此，绝大多数浆细胞病患者的血清或尿液中可找到结构纯一，蛋白电泳时呈现基底较窄而均一的单峰，称M蛋白。M蛋白有3种类型：①完整的免疫球蛋白分子，其轻链仅具一种抗原性，不是κ链即是λ链；②游离的κ链或λ链，即本周蛋白，或称凝溶蛋白；③仅有重链的片段而无相应的轻链。

本组疾病有两种类型：①有典型的血液生化异常及明显的临床表现，称原发性或显性型，包括骨髓瘤（多发性，孤立性，髓外浆细胞病）、原发性巨球蛋白血症、重链病、原发性淀粉样变性；②为并发于其他疾病基础上者，除原发病表现外，浆细胞病仅有生化异常而症状不明显，称继发性良性或隐性型，包括良性单克隆免疫球蛋白血症、继发性单克隆免疫球蛋白血症（并发于慢性炎症或感染，如病毒性肝炎、淋巴网状系统肿瘤、癌肿；自体免疫性疾病，如系统性红斑狼疮、类风湿关节炎等）。

第二节 多发性骨髓瘤患者的护理

多发性骨髓瘤是浆细胞异常增生的恶性疾病。骨髓内有异常浆细胞（或称骨髓瘤细胞）的增殖，引起溶骨性骨骼破坏，骨髓瘤细胞分泌单株免疫球蛋白，正常的多株免疫球蛋白合成受抑，尿内出现本周蛋白，最后导致贫血和肾功能损害。

中国多发性骨髓瘤发病率约为1/10万，占肿瘤发病中的1%～2%，占造血系统恶性肿瘤的10%～15%，低于欧美国家（约4/10万）。发病年龄大多在50～60岁之间，40岁以下者仅占2%，男性多于女性，男女之比为3∶2。

一、病因及发病机制

病因尚不明确。电离辐射、遗传因素、环境因素、病毒感染、慢性炎症及抗原刺激、白细胞介素-6（IL-6）等细胞因子可能与骨髓瘤的发病有关。而吸烟饮酒与发病无关。

1. 电离辐射　是最重要的危险因素，在日本原子弹爆炸地区的幸存者中几乎有1/3的人群以后死于多发性骨髓瘤。

2. 遗传因素　不同人种的发病率不同。美国黑种人的发病率是白种人的2倍多。在美国来自中国、日本的移民，长期保持低水平的发病率。有报告，一些家族中有几个骨髓瘤患者，显示基因易感性在骨髓瘤的发病中起重要作用。

3. 环境因素　从事农业人员，使用杀虫剂、除草剂，接触石棉、苯及其他有机溶剂，长期用染发剂者与骨髓瘤发病有关。

4. 病毒感染　病毒感染被疑为近年来浆细胞病的重要病因。动物实验也有证实，尽管骨髓瘤细胞中罕见病毒颗粒。有报道，骨髓瘤患者的细胞内感染EB病毒的证据。

5. 慢性炎症　反复长期的抗原刺激也是骨髓瘤发病的重要因素之一。人类常见的慢性炎症有慢性骨髓炎、肾盂肾炎、结核病、慢性肝炎、慢性胆囊炎、类风湿关节炎等自身免疫性疾病。

6. IL-6等细胞因子　无论体内或体外，IL-6都是骨髓瘤细胞最重要的生长因子，骨髓瘤细胞可以自分泌IL-6，也表达IL-6受体。用基因工程将IL-6基因与免疫球蛋白重链强化子（Eμ）融合的IL-6转基因BALA/C小鼠，使B细胞持续高水平的表达IL-6，小鼠很快（7周内）发生致死性的浆细胞病。

其他生长因子通过IL-6的途径影响骨髓瘤细胞，如粒－巨噬细胞集落刺激因子（GM-CSF）增加瘤细胞对IL-6的反应，从而提高增殖率，IL-1α、IL-1β及肿瘤细胞坏死因子（TNF）能诱导骨髓瘤细胞自身分泌IL-6增多的机制，刺激骨髓瘤细胞生长。γ干扰素能抑制骨髓瘤细胞。

二、护理评估

（一）健康史

多发性骨髓瘤可发生于男女两性，发病年龄以中老年为主，发病原因不明，是浆细胞的淋巴增生异常或浆细胞恶性化，引起免疫球蛋白 IgG、IgA 的无限制增殖现象。患者早期可无症状，也有患者会出现虚弱、贫血或不明原因的感染，多半是由于血清中或尿液中出现单克隆的免疫球蛋白，或有肾病综合征恶化，才被发现有骨髓瘤。

（二）临床表现

早期体内瘤细胞总数在 5×10^{11} 左右时，无任何症状，称亚临床型或隐匿型骨髓瘤。瘤细胞总数达 10^{12} 时，开始出现临床症状。病情进展达终末期，体内瘤细胞总数接近 3×10^{12}，常见有苍白、虚弱、乏力、心悸、活动后气短、体重减轻等。接着出现骨痛等骨骼损害表现，最终发生慢性肾功能衰竭。

1. 骨痛、骨肿块与病理骨折　骨痛是本病最常见的症状，发生率占 70%～80%。腰背部和肋骨痛为最多，活动后可加剧。持续性局部痛或压痛提示可能有病理性骨折。溶骨损害多见于椎骨、颅骨、肋骨、锁骨、肩胛骨及骨盆。X 线表现为多发性穿凿样损害，骨质稀疏与病理性骨折。

本病的骨质破坏很少伴有新骨形成，故放射性核素骨扫描的检出率低。若有骨痛症状而 X 线无异常的患者，可进行 CT 或磁共振影像检查，有助于提高检出率。溶骨损害可能致高钙血症。骨髓瘤细胞浸润骨质明显时可能形成局部隆起的肿块，从豌豆至核桃大，多见于锁骨、肋骨、胸骨及腕部骨骼。

极少数骨髓瘤患者有骨硬化表现，往往伴随周围神经病变、皮肤改变与内分泌病，即 POEMS 综合征（多发性神经病变、器官肿大、内分泌病、单克隆球蛋白血症及皮肤改变）。

孤立性骨骼浆细胞病，最常见如囊状、肥皂泡形损害。骨骼的损害与骨髓瘤细胞释放破骨活化因子（OAE）有关。近来已证实的破骨细胞活化因子有 IL-1β、淋巴毒素、TNF。IL-1 及（或）TNF 也能刺激成骨细胞，而后成骨细胞释放大量 IL-6。IL-6 既是骨髓瘤细胞的生长因子，又是骨质的吸收因子，导致溶骨改变，并对 IL-1/TNF 刺激有反应。IL-3 与 GM-CSF 也有与 IL-6 相似的作用，这些因子与 IL-1 及 TNF 的协同作用使骨质大量吸收并形成溶骨性缺损。

10% 的患者有髓外浆细胞病，最常见部位是上呼吸道，如鼻咽部、鼻窦等黏膜下。罕见有其他部位浸润。

2. 单克隆球蛋白增高与正常丙种球蛋白减低

（1）感染：本病的免疫缺陷是多方面的。如抗体生成减少致体液免疫缺陷，粒细胞溶酶体减低致细胞免疫缺陷，极易发生细菌与病毒感染，因此，本病的感染发病率明显增高。常见的病原菌有肺炎球菌、葡萄球菌、流感嗜血杆菌、单纯疱疹病毒、带状疱疹病毒及真菌等。常见的感染部位为呼吸道、鼻窦、咽喉部及泌尿道。感染常常是死亡的主要原因。

（2）血液高黏滞综合征：2%～5% 的患者发生血液高黏滞综合征，表现为紫癜、鼻出血、头晕、头痛、耳鸣、视物模糊与障碍、倦怠迟钝、记忆力减退、共济失调、精神混乱，甚至意识丧失。视网膜静脉节段性扩张（香肠样改变）、视盘水肿、眼底渗血、出血。多见于高分子量、多聚体 IgM 副蛋白血症，也可见于 IgA 及 IgG3 副蛋白血症。血浆相对黏度一般在 6 以上才出现高黏滞综合征。

（3）少数患者由于出现冷球蛋白血症，出现手足青紫等雷诺现象。

3. 血液学相关症状　80% 患者可伴有贫血，多为正细胞正色素性，也可出现血小板减少，粒细胞减少极为少见。贫血的原因有骨髓浆细胞浸润抑制造血、血浆容量扩张后的稀释性贫血、肾功能不全、红细胞寿命缩短、失血及化疗影响等。IL-6 与 IL-1 也抑制红细胞生成。由于正常骨髓被增生的瘤细胞所替代，血小板和粒细胞也可减少。但也有患者血小板增高是因高水平的 IL-6 作用于血小板的生成。

4. 肾损害　50%患者早期即出现蛋白尿、血尿、管型尿。有些患者开始被误诊为慢性肾炎，肾病综合征，间质性肾炎，小管性酸中毒及肾功能衰竭。有些患者原无肾病表现，因脱水、感染、静脉肾盂造影及某些肾毒性抗生素使用诱发急性肾功能衰竭。肾功能衰竭可是初发表现，也是死亡的主要原因。

几乎所有患者在不同阶段均出现蛋白尿，特点是不伴高血压，全为本周蛋白尿（轻链尿），仅含少量清蛋白。肾功能损害的原因是多因素的，最主要的是大量轻链蛋白在肾小球滤过再吸收，小管内蛋白包涵体累积，细胞变性，功能受损，其他有高血钙、高尿酸肾病、脱水、感染、淀粉样变等。

5. 其他

（1）脊髓与神经根压迫：开始为神经根痛，局限于某区域，在咳嗽、打喷嚏、活动时加剧，渐出现肢体麻木、知觉减退、运动障碍，最终致尿便失常与截瘫，这些症状可以是疾病的初发表现，或病程后期出现。原因是浆细胞瘤侵袭椎管，硬膜外压迫脊髓与神经根，或脊椎压缩骨折压迫脊髓。

（2）骨髓瘤性脑膜炎：骨髓瘤细胞浸润，在脑脊液中有浆细胞和蛋白，数量不高。

（3）脑神经瘫痪：是颅底部骨髓瘤压迫脑神经所致。

（4）腕管综合征（carpal turnel syndrome）：是由淀粉样物质沉积在腕部屈肌的肌腱附近，而不是正中神经本身被淀粉样物质浸润，最简单的处理为切开这束带。

（5）多发性神经病变：3%～5%患者发生弥漫双侧对称性进行性四肢远端感觉与运动障碍。其中一半伴淀粉样变，多见于老年男性，感觉障碍居多。也可见迷走神经症状，直立性头晕、无力、膀胱功能障碍、出汗减少等。

（6）关节肿痛畸形：与典型的类风湿关节炎相似，主要是骨质损害与淀粉样物质沉积所致。

（三）辅助检查

1. 血象　贫血可为首见征象，多属正细胞正色素性贫血，血红蛋白大多在 70～100g/L，血细胞比容降低，红细胞在血片上呈钱串状排列，网织红细胞低。血细胞沉降率显著增快，多 >50mm/h。晚期有全血细胞减少，并可在血中出现大量的骨髓瘤细胞，超过 $2.0\times10^9/L$ 者，称浆细胞白血病。

2. 骨髓象　骨髓涂片与活检是诊断本病的主要手段之一。骨髓中主要为浆细胞系异常增生（至少占有核细胞数的 15%），浆细胞数达 10%～95%，并伴有质的改变。当浆细胞在 10%左右，伴有形态异常时应怀疑为本病。发现成堆的幼稚浆细胞即可确诊。骨髓中浆细胞除弥散浸润外还可呈灶性分布，故应选择适当部位或做多部位穿刺。部分骨髓瘤细胞与正常浆细胞在形态上不能区分，但也有部分骨髓瘤细胞（称异常浆细胞），形态大小不一，成熟度不同，核偏位，有 1～2 个核仁，染色质较稀松，胞质丰富，呈深蓝色，不透明，可见空泡（mott cell）与少量嗜苯胺蓝颗粒。有些浆细胞内可见嗜酸球状包涵体（Russell 小体）或有大小不等空泡，有时见3核、多核浆细胞。电镜下浆细胞胞质内粗面内质网丰富。核糖体减少，高尔基体发达，线粒体较大，数目增多。

3. 血清及尿液蛋白检测

（1）血清总蛋白增高：可达8～12g。是球蛋白增高之故，清蛋白正常或轻度减少。

（2）血清蛋白电泳：在γ区带之前（γ快区带）或在α2、β之间可见单株峰（M蛋白），是单克隆球蛋白或轻链蛋白（B-j蛋白）。正常γ-球蛋白减少。少数患者血清蛋白电泳带未见M蛋白，仅γ-球蛋白减少而尿中有大量轻链蛋白（B-j蛋白尿），此属轻链型骨髓瘤。极少数（1%）患者血、尿均无异常蛋白，为不排泌型骨髓瘤。

（3）免疫电泳：可进一步鉴定M蛋白类型及亚型，包括Ig的亚型，以及轻链检测，是属κ型或λ型。尿液的轻链免疫电泳检测法比凝溶蛋白测定法敏感，阳性率可达80%以上。

从免疫电泳中，还可发现0.5%～2.5%患者有2种及2种以上的M蛋白，如IgG＋IgA、IgA＋IgM等，称双克隆骨髓瘤。

4. X线检查骨骼病变有3表现 ①早期为骨质疏松，多在脊柱、肋骨和骨盆；②典型病变为圆形、边缘清楚如凿孔样的多个、大小不等溶骨性损害，常见于颅骨、盆骨、脊柱、股骨、肱骨等处；③病理性骨折，常发生于肋骨、脊柱、胸骨。少数早期患者可无骨骼X线表现。为避免诱发肾衰竭，应避免做静脉肾盂造影。近年来，用^{99m}锝－亚甲基二磷酸盐（^{99m}Tc-MDP）进行γ骨显像，可早期发现骨病变，较X线提前3～6个月。

5. 其他检测

（1）$β_2$微球蛋白：血清$β_2$微球蛋白增高并不能用来诊断骨髓瘤，而是判断预后与治疗效果的重要指标。$β_2$微球蛋白的高低与肿瘤活动程度成正比。

（2）血清乳酸脱氢酶增高：与疾病严重程度相关。

（3）血清碱性磷酸酶：一般正常或轻度增高。但如血清碱性磷酸酶明显增高者应与实体肿瘤的骨转移鉴别。

（4）高尿酸血症、高钙血症、氮质血症：与高尿钙高尿酸血症等都常见。

（5）血清黏滞度：在少数患者增高，一般见于M蛋白明显增高者。

（6）C反应蛋白增高。

（7）血清IL-6及可溶性IL-6受体（SIL-6R）水平增高。

（四）心理社会评估

患者是否了解所患疾病，是否能承受疾病诊断所带来的精神压力，是否感到恐惧、悲哀或无助，家庭的经济状况如何。患者家属对疾病的理解、认识以及对患者的态度，亲朋好友能否帮助等。

三、护理诊断及医护合作性问题

潜在并发症：感染、慢性肾衰竭、病理性骨折、骨痛、贫血、出血。

四、计划与措施

（一）目标

1. 护士能够识别患者是否出现潜在并发症并及时处理。

2. 患者减轻感疼痛。

3. 患者可表达内心感受身心舒适感增加。

（二）计划与实施

1. 病情观察　注意观察患者的临床表现，了解有无骨痛、感染、贫血。如患者尿液检查有蛋白尿、血尿、管型尿等，提示有肾损害。若患者出现紫癜、鼻出血、头晕、头痛、耳鸣、视物模糊与障碍、倦怠迟钝、记忆力减退、共济失调、精神混乱，甚至意识丧失等症状提示有高黏滞综合征，应及时通知医师进行对症处理。

2. 治疗原则　无症状稳定期，无需治疗，定期随访。当病情进展，血清与尿液中 M 蛋白进行性增加，或出现临床症状时必须治疗。

（1）一般治疗：除非发生脊椎压缩性骨折要卧床休息外，应鼓励患者适当活动，避免骨质进一步疏松。患者应多饮水，每天 2～3L，保持尿量 >1500ml/d，有利于轻链、钙、尿酸的排泄，有高钙血症者应紧急处理，可用肾上腺皮质激素及静脉输注生理盐水，促进钙的清除。预防感染，易感染者应设法提高机体免疫功能，如注射丙种球蛋白等，一旦发生感染，做细菌学检查及时应用抗生素控制感染。严重贫血者适当输血。高黏滞综合征应用血浆置换，可减少 M 蛋白使肾功能改善。长期卧床患者容易发生骨骼脱钙、高钙血症、肾功不全，鼓励患者进行适当的经常性活动有助于改善上述状况。骨痛限制活动时，可予镇痛剂或局部放射达到镇痛效果。胸肋骨或胸腰椎有病变者，应配用轻便矫正性支架加以保护，既可减轻疼痛，又可防止病理性骨折。对已有严重胸和（或）腰椎压缩性骨折并有可能损及脊髓而截瘫患者，需限制活动。胸椎、腰椎有溶骨性病变患者应睡铺有软垫的木板硬床，防止脊柱弯曲过度引起骨折而损伤脊髓。

（2）化学治疗：骨髓瘤细胞周期细胞时间长，增殖比率低，因此，不如白血病、淋巴瘤对化疗敏感，但有效化疗仍能缓解症状，延长寿命，提高生活质量，甚至长期缓解。抗骨髓瘤的化学治疗的疗效标准是以 M 蛋白减少 75% 以上（浓度降至 25g/L 以下）或尿液中本周蛋白排出量减少 90% 以上（24h 尿本周蛋白排出量减少到 0.2g），即认为治疗显著有效。①初治病例可选用 MP 方案（M：马法兰、P：泼尼松），是骨髓瘤治疗的经典方案，简便安全，有效率 90% 左右，其中 40% 达疗效标准，中数存活期（event-free survival，EFS）21～30 个月；②MP 无效或缓解后又复发者，应作为难治性病例，可使用 VAD（V：长春新碱、A：阿霉素、D：地塞米松）或 M2（卡莫司汀、环磷酰胺、马法兰、泼尼松、长春新碱）方案。VAD 对 45%～66% 的难治病例有效，中数存活期（EFS）11～16 个月。M2 的有效率为 80%，中数存活期（EFS）48 个月。

（3）干扰素：α-IFN 有抗肿瘤活性，对复发与难治的骨髓瘤仅有 15%～20% 有效，与细胞毒联合使用有效率超过 80%。宜与 MP、VAD 或 M2 合并使用。轻链型与 IgA 型骨髓瘤应用干扰素的疗效较 IgG 型好。肿瘤负荷小的早期患者，可单用干扰素治疗。干扰素也可用于化疗后的维持治疗，不良反应有发热、恶心、畏食、嗜睡及骨髓抑制。

（4）骨髓移植：20 世纪 80 年代起试用异基因骨髓移植治疗，有了较大进展。一般预处理多采用大剂量马法兰和分次全身放射治疗。欧洲骨髓移植协作组报告异基因骨髓移植总有效率 72%，其中完全缓解达 42%，中数存活期 27 个月。现有经验表明，应积极争取早期治疗，先用化疗诱导缓解，然后移植，效果较好。疗效与年龄、性别无关。为控制移植物抗宿主病（GVHD）的发生率，要严格选择供髓者或对移植者做去除 T 细胞处理。如无合适的供髓者可做自身外周血干细胞移植。若能进行纯化的自身 $CD34^+$ 细胞移植，则可消除骨髓瘤细胞污染的可能，提高疗效。

（5）二磷酸盐：是内源性的焦磷酸盐类似物，与骨有高度亲和力，能够抑制破骨细胞成熟和移动至骨表面，减少破骨细胞对骨小梁的溶解和破坏。因此，能阻止肿瘤引起的溶骨性病变，减少骨吸收，减轻疼痛及由骨转移所致的高钙血症及并发症。肿瘤细胞导致骨质破坏，而被破坏的骨质释放的细胞因子或生长因子又能刺激肿瘤细胞的活性和生长，二磷酸盐类药物均能够通过诱导破骨细胞和肿瘤细胞凋亡来阻断这种作用，减慢骨转移的发生和发展。同时，二磷酸盐还不仅干扰骨髓微环境抑制间质细胞的生存，而且阻止浆细胞和间质细胞的联系，是可行且有希望的治疗方案。

（6）万珂 TM（硼替佐米）：是一种经过修饰的双太基硼酸，万珂 TM 可逆性抑制 26S 蛋白酶体样活性，阻止泛素化蛋白质降解。主要适用于既往接受过二线或二线以上治疗，且在末次治疗中疾病进展的多发性骨髓瘤患者。给多发性骨髓瘤治疗带来了希望。

3. 预防感染　患者不宜到人多的场所，避免与患有上呼吸道感染者接触，以防被感染。摄取足够营养，增加机体对感染的抵抗力。密切注意有无感染的表现，指导患者及家属掌握预防感染的方法，并注意个人卫生。对已有感染症状者，遵医嘱应用抗生素。若患者正在接受免疫抑制剂治疗或化疗，要尽量给予保护性隔离，护理患者时应严格执行无菌操作规程。

4. 预防肾功能恶化　应鼓励患者多饮水，每天尿量至少维持在 1500ml 以上，以促进尿酸、尿钙的排出。尿酸过高者，遵医嘱给予别嘌呤醇口服。血钙过高者，每天要供给充足的水分（3000ml 以上），鼓励患者下床活动，以防因卧床不动使破骨细胞继续其破骨作用，钙自骨中游离量增加，从而增加泌尿道结石机会或增加多余钙的负担。应避免摄取含钙量高的食物。密切观察有无脱水现象，注意每天的尿量，当尿量减少时，应仔细检查是否与水分摄取不足有关，必要时，遵医嘱应用利尿剂。平时不要随意禁食，也要避免需要禁食的检查，以防脱水造成肾功能恶化。

5. 预防病理性骨折　评估患者有无脊髓压迫症状，如麻木、腿部笨重感、排尿困难，若出现表现及时通知医师。有脊髓压迫症状者，要保护其肢体，避免受重压造成皮肤和组织的损伤。要有计划的指导患者活动。可下床活动者，根据情况给予助行器和手杖协助其下床活动。对无法下床活动者，要定时协助患者翻身。指导患者避免提重物、用力咳嗽、用力排便，以免诱发骨折。为方便患者翻身和下床，患者应睡硬板床。患者下床活动时要注意观察周围环境，以防跌倒受伤或骨折。

6. 减轻疼痛　接受放疗或免疫抑制剂治疗的患者疼痛症状可减轻。为患者安排舒适的体位，以减轻疼痛症状。患者下床活动时，可给予脊椎支撑物或镇痛剂，增加活动度和舒适感；避免突然的动作，从旁协助，以免引起疼痛。

7. 预防出血　见白血病患者的护理。

8. 增进身心舒适　患者贫血易出现疲倦，故对患者的休息与活动要有计划，每次活动时间要短，疲倦时立即休息。严重贫血者，遵医嘱输血。要向患者及家属讲清疲倦的原因，以防不了解而沮丧、不愿下床活动。晚期多发性骨髓瘤患者全身症状加重，可出现治疗并发症，患者精神受到严重打击，医护人员要提供各种帮助，不断鼓励患者，使其鼓起勇气，坚定信念与病魔斗争。

9. 健康教育　护士应主动向患者介绍疾病的相关知识，如向患者解释引起骨痛的原因，减少其恐惧。指导患者如何使用镇痛药及采用放松、分散注意力技术。对疼痛部位适当按摩，以降低肌肉张力，缓解疼痛。

叮嘱患者避免剧烈或过重活动，行动小心，以免发生外伤或病理性骨折，对X线检查有弥漫性骨质疏松的患者，告诫其不要站立过久、不宜久坐或长时间不变换姿势，避免引起脊柱压缩变形。对已经发生病理性骨折的患者，应睡木板床。

因长期卧床会加重骨质脱钙和软化，故应鼓励患者适当活动，以减轻骨质脱钙并恢复肌肉功能。

叮嘱患者多饮水，饮水量在2～3L/d，每日尿量应保持在>1500ml，以利于轻链、钙、尿酸的排泄。

10. 药物的护理　万珂TM药物的出现，给多发性骨髓瘤的治疗带来了新的希望，护士应观察药物不良反应，如周围神经病变、血液学毒性、麻痹性肠梗阻、疲乏、便秘、恶心等。要多注意患者的主诉及心理变化，监测血常规，做好防感染、防出血护理，详细观察四肢末梢感觉及排便情况，及时预防、处理，保证治疗的安全性。

五、预期结果与评价

1. 患者未发生感染。
2. 患者未出现肾功能衰竭现象。
3. 患者能描述活动的注意事项，并能说出预防病理性骨折的方法。
4. 患者主诉骨痛有所减轻。
5. 患者能描述预防受伤或出血的方法。
6. 患者主诉未感到疲倦。
7. 患者能适应患病后的生活方式。

（陈　斌）

第四十章 出凝血性疾病患者的护理

关键词

activated partial thromloplastin time （APTT）	活化部分凝血活酶时间
allergic purpura	过敏性紫癜
bleeding time （BT）	出血时间
coagulation disorders	凝血功能障碍性疾病
coagulation time （CT）	凝血时间
disseminated intravascular coagulation （DIC）	弥散性血管内凝血
hemophilia	血友病
idiopathic thrombocytopenic purpura （ITP）	特发性血小板减少性紫癜
platelet-associated antibodies （PAIg）	血小板相关抗体
prothrombin time （PT）	凝血酶原时间
vitamin K	维生素 K
prothrombincon-sumptiontime （PCT）	凝血酶原消耗时间
thrombin time （TT）	凝血酶时间
von willebrand disease （vWD）	血管性血友病
von willebrand factor （vWF）	Von willebrand 因子

第一节 概 述

人体血管受到损伤时，血液可自血管外流或渗出。此时，机体将通过一系列生理性反应使出血停止，此过程称止血。止血过程有多种因素参与，并包含一系列复杂的生理、生化反应。出血性疾病是止血功能障碍所引起的自发性出血或损伤后难以止血为特征的疾病。其发病机制可概括为血管壁异常、血小板数量或功能异常、凝血功能障碍 3 种主要因素。这 3 种因素单独或合并发生障碍均可引起出血性疾病。

一、分类

按病因及发病机制，可分为以下几种主要类型：

（一）血管壁异常

1. 先天性或遗传性 ①遗传性出血性毛细血管扩张症；②家族性单纯性紫癜；③先天性结缔组织病（血管及其支持组织异常）。

2. 获得性 ①感染：如败血症；②过敏：如过敏性紫癜；③化学物质及药物：如药物性紫癜；④营养不良：如维生素 C 及 PP 缺乏症；⑤代谢及内分泌障碍：如糖尿病、Cushing

病；⑥其他：如结缔组织病、动脉硬化、机械性紫癜、体位性紫癜等。

（二）血小板异常

1. 血小板数量异常

（1）血小板减少：①血小板生成减少：如再生障碍性贫血、白血病、放疗及化疗后的骨髓抑制；②血小板破坏过多：发病多与免疫反应等有关，如原发性血小板减少性紫癜；③血小板消耗过度：如弥散性血管内凝血；④血小板分布异常：如脾功能亢进等。

（2）血小板增多：①原发性：原发性出血性血小板增多症；②继发性：如脾切除术后。

2. 血小板质量异常

（1）遗传性：血小板无力症，巨大血小板综合征，血小板病。

（2）获得性：可由抗血小板药物、感染、尿毒症、异常球蛋白血症等引起。由获得性所致者更为多见，但迄今尚未引起足够的重视。

（三）凝血异常

1. 先天性或遗传性

（1）血友病 A、B 及遗传性因子Ⅺ缺乏症。

（2）遗传性凝血酶原缺乏症、低（无）纤维蛋白原血症，先天性因子Ⅴ、Ⅶ、Ⅹ、ⅩⅢ缺乏症，异常纤维蛋白原血症等。

2. 获得性：①肝病性凝血障碍；②维生素 K 缺乏症；③尿毒症性凝血异常等。

（四）抗凝及纤维蛋白溶解异常

主要为获得性疾病：①肝素使用过量；②香豆素类药物过量及敌鼠钠中毒；③抗因子Ⅷ、Ⅸ抗体形成；④蛇咬伤、水蛭咬伤；⑤溶栓药物过量。

（五）复合性止血机制异常

1. 先天性或遗传性　血管性血友病。

2. 获得性　弥散性血管内凝血。

本章主要叙述特发性血小板减少性紫癜、过敏性紫癜及凝血功能障碍患者的护理。

二、出血性疾病患者的评估

（一）健康史

1. 出血的诱因　是否为自发性，与手术、创伤及接触或使用药物的关系等。

2. 基础疾病　如肝病、肾病、消化系统疾病、糖尿病、免疫性疾病及某些严重或特殊感染等。

3. 家族史　父系、母系及近亲家族成员有否类似疾病或出血病史。

4. 其他　饮食、营养状况等。

（二）临床表现

1. 出血特征　包括出血发生的年龄、部位、持续时间、出血量、有否出生时脐带出血及迟发性出血、有否同一部位反复出血等。一般认为，皮肤、黏膜出血点、紫癜等为血管、血小板异常所致，而深部血肿、关节出血等则提示可能与凝血障碍等有关。出血范围、部位，有无血肿等深部出血、伤口渗血，分布是否对称等。

2. 相关疾病体征　贫血，肝、脾、淋巴结肿大，黄疸，蜘蛛痣，腹腔积液，水肿等。

关节畸形、皮肤异常扩张的毛细血管团等。

3．一般体征　如心率、呼吸、血压、末梢循环状况等。

健康史及临床表现对出血性疾病的诊断意义见表40-1。

（三）实验室检查

应根据筛选、确诊及特殊实验的顺序进行。

1．筛选实验　出血时间，毛细血管脆性试验，血小板计数，血块收缩试验，凝血时间，活化部分凝血活酶时间，凝血酶原时间，凝血酶原消耗时间，凝血酶时间等。

2．确诊试验　毛细血管镜，血小板形态，平均体积，血小板黏附、聚集功能，血小板α颗粒膜蛋白（P选择素），血小板相关抗体及血栓素B_2测定等许多种试验检测血管、血小板、凝血、抗凝及纤溶异常。

3．特殊试验　对某些遗传性疾病及一些特殊、少见的出血性疾病，在上述试验基础上，可能还需要进行一些特殊检查，始能确定诊断，如蛋白质结构分析、氨基酸测序、基因分析及免疫病理学检查等。

表40-1　常见出血性疾病的临床鉴别

项目	血管性疾病	血小板疾病	凝血障碍性疾病
性别	女性多见	女性多见	80%~90%发生于男性
阳性家族史	较少见	罕见	多见
出生后脐带出血	罕见	罕见	常见
皮肤紫癜	常见	多见	罕见
皮肤大块淤斑	罕见	多见	可见
血肿	罕见	可见	常见
关节腔出血	罕见	罕见	多见
内脏出血	偶见	常见	常见
眼底出血	罕见	常见	少见
月经过多	少见	多见	少见
手术或外伤后渗血不止	少见	可见	多见

三、出血性疾病的防治

1．病因防治　主要适用于获得性出血性疾病。

（1）防治基础疾病：如控制感染，积极治疗肝、胆、肾病，抑制异常免疫反应等。

（2）避免接触、使用可加重出血的物质及药物：如血管性血友病、血小板功能缺陷症等，应避免使用阿司匹林、复方阿司匹林（APC）、保泰松、吲哚美辛（消炎痛）、噻氯匹定等抗血小板药物。凝血障碍所致疾病，如血友病等，应慎用抗凝药，如华法林、肝素等。

2．止血治疗

（1）补充血小板和（或）相关凝血因子：在紧急情况下，输入新鲜血浆或新鲜冷冻血浆是一种可靠的补充或替代疗法，因其含有除 TF、Ca^{2+} 以外的全部凝血因子。此外，如血小板悬液、纤维蛋白原、凝血酶原复合物、冷沉淀物、因子Ⅷ等，亦可根据病情予以补充。

（2）止血药物：目前广泛应用于临床的有：

1）收缩血管、增加毛细血管致密度、改善其通透性的药物：如卡巴克络、曲克芦丁、垂体后叶素、维生素 C、维生素 P 及糖皮质激素等。

2）合成凝血相关成分所需的药物：如维生素 K_1、K_3、K_4（VitK_1、K_3、K_4）等。

3）抗纤溶药物：如氨基已酸（EACA）、氨甲苯酸（PAMBA）、氨甲环酸、抑肽酶等。

4）促进止血因子释放的药物：如去氨加压素（1-脱氨-8-精氨酸加压素）。

5）局部止血药物：如凝血酶、血凝酶（立止血）及吸收性明胶海绵等。

（3）促血小板生成的药物：目前已开始用于临床的包括血小板生成素（TPO）、IL-11 等。

（4）局部处理：包括局部加压包扎、固定及手术结扎局部血管等。

3．其他治疗

（1）基因疗法：适用于某些先天性出血性疾病，如血友病等。

（2）抗凝及抗血小板药物：对某些消耗性出血性疾病，如弥散性血管内凝血等，以肝素等抗凝药终止异常凝血过程，减少凝血因子、血小板的消耗，可发挥一定的止血作用。

（3）血浆置换：重症特发性血小板减少性紫癜、血栓性血小板减少性紫癜（TTP）等，可通过血浆置换去除抗体或相关致病因素。

（4）手术治疗：包括脾切除、血肿清除、关节成形及置换等。

（5）中医中药：现代医学研究表明，中药如蒲黄、重楼、柿子叶粉、血凝片等有减低血管通透性、收缩血管的作用，大黄等有增强血小板功能的作用。

第二节　特发性血小板减少性紫癜患者的护理

血小板减少性紫癜指外周血小板减少，引起皮肤、黏膜、甚至内脏出血，血小板往往低于 80×10^9/L。特发性血小板减少性紫癜，也有人称自身免疫性血小板减少性紫癜，是最常见的一种血小板减少性紫癜，特点是血小板寿命缩短，骨髓巨核细胞增多，血小板更新加快。临床上将之分为急性型和慢性型，急性型多见于儿童，慢性型多发于中青年女性，男女之比为 1∶3。

一、病因与发病机制

1．免疫因素　急性型多发生于病毒感染的恢复期，被认为是病毒抗原引起。可能通过的途径有：①病毒抗原与其相应的抗体形成的免疫复合物与血小板膜上的 Fc 受体结合，促进血小板的破坏；②病毒的成分在与血小板结合后改变了血小板的结构，导致其抗原性改变，从而形成自身抗体。经测定，急性型血小板相关抗体含量明显增高，且大多数病例还存在血小板相关补体 C3 的增高，二者呈平行关系。慢性型则被公认是免疫性血小板减少。

2．肝和脾的作用　体外培养证实，慢性特发性血小板减少性紫癜患者脾能产生血小板特异性 IgG，被抗体结合的血小板也主要在脾被破坏，其次是肝。血小板正常平均寿命为

7～11天，患者发病期间血小板寿命明显缩短（1～3天），急性型更短。血小板更新率加速4～9倍。

3. 其他慢性型　多见于女性，青春期及绝经期前易发病，妊娠期有时复发，可能是雌激素抑制血小板生成及刺激单核－吞噬细胞对抗体结合血小板的清除所致。另外，毛细血管脆性增加也可以加重出血。

二、护理评估

1. 健康史　急性型特发性血小板减少性紫癜常见于儿童，大多数在发病前1～3周有上呼吸道感染，特别是病毒感染史，如水痘、风疹、麻疹等。慢性型起病较隐匿，无明显特异诱因。

2. 临床表现　主要表现为皮肤、黏膜大小不等的淤点、淤斑，分布不均，多先出现于四肢，以下肢为多。可有鼻出血、牙龈出血。女性患者常以月经过多为主要表现。急性特发性血小板减少性紫癜起病急骤，出血严重，可突然发生皮肤大片淤斑、消化道及泌尿道出血，甚至因脑出血而危及生命。急性型多为自限性，一般病程4～6周，很少复发。慢性型症状相对较轻，常反复发作，很少自然缓解者，经治疗能达长期缓解者仅10%～15%。病程长，出血严重者可有贫血。

3. 辅助检查

（1）外周血：外周血血小板计数明显减少，急性型发作期常低于$20\times10^9/L$，慢性型多为$(30\sim80)\times10^9/L$，血小板形态多数正常，可见大型血小板（直径>2.5μm）及颗粒减少、染色过深的改变，提示血小板更新加速。血小板聚集功能轻度异常。血小板生存时间缩短。束臂试验阳性，出血时间延长。

（2）骨髓象：骨髓巨核细胞大多增加，也可正常，尤以慢性型明显。但形成血小板的巨核细胞减少。急性型幼稚巨核细胞比例增加，胞体大小不一，以小型多见。慢性型颗粒型巨核细胞增多，大小基本正常。

（3）其他：血小板相关抗体增多，缓解期可降至正常值。白细胞数正常或增多，嗜酸性粒细胞增加。

4. 心理社会评估　急性型特发性血小板减少性紫癜起病急，出血严重，多见于儿童，对于家长就成为严重的应激事件，因此，对于患者的评估就不仅限于患者本身，更应扩展至其家庭。

慢性型特发性血小板减少性紫癜由于病程迁延，且患者多为中、青年女性，由于种种因素，如家庭负担重、工作离不开等，更加重了患者的心理负担，引起焦虑、不合作等心理问题。

三、护理诊断及医护合作性问题

1. 潜在并发症　出血。

2. 焦虑　与病程迁延有关。

3. 知识缺乏　缺乏有关特发性血小板减少性紫癜的保健知识。

四、计划与实施

（一）目标

在患者住院期间，护士能够密切观察并发现、处理患者的出血倾向。通过护士的健康教育，患者能够陈述有关预防出血的保健措施，并且能够保持情绪稳定，积极配合治疗。

（二）措施

1. 病情观察　严密观察患者出血的程度，注意有无血尿、黑便及脑出血的表现。

2. 预防出血　参见“白血病患者的护理（成人）”一章相关内容。

3. 药物治疗

（1）肾上腺糖皮质激素：为首选药物。其作用：①可能减少血小板抗体生成，延长血小板寿命；②降低毛细血管脆性；③刺激骨髓造血。对急性型和慢性型急性发作的出血症状均有一定疗效，但停药易复发。常用药物有泼尼松、地塞米松、甲基泼尼松龙等。约80%患者血小板数在2周内有所上升。

（2）脾切除：可减少血小板抗体产生，消除血小板破坏的主要场所，是本病的有效治疗方法之一，但要掌握好适应证。

（3）免疫抑制剂：一般不作首选治疗，对糖皮质激素及脾切除疗效不佳或不能切脾者可采用免疫抑制剂治疗，通常与糖皮质激素合用。常用药物有长春新碱、环磷酰胺或硫唑嘌呤。

（4）其他：大剂量丙种球蛋白静脉滴注可使血小板迅速上升而获得暂时疗效，血浆置换也有一定疗效。

（5）输血及血小板悬液：主要用于危重出血的抢救、外科手术或有严重并发症者。血小板输入后存活时间短，反复输注易产生同种抗体而影响疗效。

4. 饮食护理　急性期应以软烂、易消化食物为宜，少渣、无刺激性食物。

5. 活动情况　出血严重者应绝对卧床休息，缓解后可根据具体情况逐渐增加活动量，活动过程中要防止外伤，注意安全。

6. 健康教育

（1）预防出血的保健措施对于患者来说至关重要，应向患者讲清。

（2）患者应如何进行自我监测，如观察皮肤黏膜的淤斑、淤点有无增加，有无尿、便异常，有无脑出血的表现，发现异常应及时就医。

（3）情绪稳定、积极配合治疗是影响疗效的关键因素。

五、预期结果与评价

1. 患者在住院期间未发生严重并发生，如脑出血、消化道出血等。

2. 患者积极配合治疗，病情缓解。

3. 患者能够进行自我监测，并可陈述出血的预防措施。

第三节　过敏性紫癜患者的护理

过敏性紫癜是一种常见的血管变态反应性出血性疾病。是由于机体对某些致敏物质发生变态反应引起广泛的小血管炎，使小动脉和毛细血管通透性、脆性增加，伴渗出性出血、水肿。以儿童及青少年为多见，男性多于女性，春秋季发病居多。

一、病因及发病机制

本病的直接病因往往很难确定，其相关因素有以下几类：

1. 感染　细菌（以β溶血性链球菌所致的上呼吸道感染最为多见）、病毒（风疹、水痘、麻疹、流感）和肠道寄生虫。

2. 食物　鱼、虾、蟹、蛋、奶等异性蛋白食物。

3. 药物　抗生素（青、链、红、氯霉素）、磺胺类、异烟肼、解热镇痛药（水杨酸类、保泰松、奎宁等）。

4. 其他　寒冷、花粉、虫咬、疫苗接种等。

以上因素引起抗原-抗体复合物反应，复合物沉积于血管壁或肾小球基底膜上，激活补体，释放过敏素等，引起广泛的毛细血管炎，甚至坏死性小动脉炎，使血管壁脆性和通透性增高，导致皮下组织、黏膜及内脏器官出血、水肿。胃肠道、关节等可有类似改变。肾病变多为局灶性轻型肾炎，严重者可有肾小球毛细血管灶性坏死或全肾受累。

二、护理评估

1. 健康史　近期是否有上呼吸道感染；药物及食物过敏史，近期饮食及用药情况；预防接种情况。

2. 临床表现　起病前1～3周常有上呼吸道感染，通常以皮肤紫癜最先出现，少数病例在紫癜前先有关节痛、腹痛、腰痛或血尿、黑便等。通常根据病变累及部位出现的临床表现分为以下类型：

（1）紫癜型　最常见。大多以皮肤反复出现淤点、淤斑为主要表现，最多见于下肢及臀部，对称分布，分批出现，淤点大小不等，呈紫红色，可融合成片，也可略高出表面呈出血性丘疹或荨麻疹，伴轻微痒感。严重者可融合成大血疱，中心呈出血性坏死。淤点、淤斑可在数日内逐渐消退，也可反复出现。

（2）腹型（henoch紫癜）：主要表现为腹痛，位于脐周或下腹部，呈阵发性绞痛或持续性钝痛，伴恶心、呕吐、腹泻、便血。还可由于肠黏膜下出血、水肿、引起肠不规则蠕动，导致肠套叠。

（3）关节型：以关节肿胀、疼痛为主，多见于膝、踝等大关节，疼痛反复发作，呈游走性，可伴红、肿及活动障碍，一般数月内消退，关节腔积液吸收后不留畸形。

（4）肾型：称为紫癜性肾炎，多见于少年，常在紫癜发生后1周出现，表现为蛋白尿、血尿、管型尿，一般在数周内恢复，也有反复发作者。少数病例可累及全肾而致慢性肾炎或肾病综合征。

（5）混合型和少见类型：以上各型中如有2种以上同时存在称混合型。其他，如病变累及中枢神经系统、呼吸系统等则出现相应症状。

3. 辅助检查　白细胞计数大多正常，伴感染时可增多，寄生虫感染者嗜酸性粒细胞增多，失血过多可伴贫血。部分患者束臂试验阳性，血小板计数、出血时间及凝血各项试验均正常。

4. 心理社会评估　过敏性紫癜患者的心理状况随病情轻重而有不同程度的变化。对于症状较轻的患者，只要了解了病因之后，一般不会产生明显的心理问题；而对于症状较重，如皮下出血严重、腹痛、便血、关节疼痛以及累及肾者，常出现焦虑或恐惧等现象。另外，由于本病以儿童、青少年多见，且男性多于女性，患儿的家长或其他家庭成员会出现相应的心理问题，有时会更严重，护士在评估中要注意收集这方面的资料。

三、护理诊断及医护合作性问题

1. 潜在并发症　出血、肾炎、肠套叠。
2. 疼痛　腹痛、关节痛，与疾病有关。
3. 躯体移动障碍　与关节肿痛有关。
4. 知识缺乏　缺乏有关疾病的知识。

四、计划与实施

（一）目标

在患者住院期间，护士能够密切观察并发现、处理并发症，如：出血、肾炎、肠套叠。通过积极地治疗与护理，患者的疼痛得到缓解，并能活动自如。通过护士的健康教育，患者能够陈述如何避免接触致敏物质，预防疾病复发。

（二）措施

1. 病情观察　观察皮肤、黏膜出血情况；观察腹痛的位置、性质，有无缓解，粪便的性状、颜色和用量；注意尿的颜色、性状，及时送检标本；观察有无其他系统受累的症状，如头痛、呼吸困难等。

2. 尽可能寻找并去除病因和致病因素　消除感染病灶，驱除寄生虫，避免再次接触或服用可疑的致敏物质、食物及药物。

3. 药物治疗

（1）对症治疗：①抗组胺类药物，如异丙嗪、苯海拉明、氯苯那敏等；②增加毛细血管抗力，降低渗透性及脆性，如维生素 C、路丁；③腹痛可用解痉剂，如阿托品、654-2 等。

（2）肾上腺皮质激素：可抑制抗原 - 抗体反应，改善毛细血管通透性，减轻血管炎和组织水肿，改善腹痛及关节痛症状，但对肾病等疗效不明显。

（3）免疫抑制剂：以上治疗疗效不佳及严重肾病者，可用硫唑嘌呤、环磷酰胺等，也可与糖皮质激素合用。

4. 饮食护理　腹痛时应禁食，必要时给予胃肠减压。待病情缓解再逐渐恢复进食，应注意避免食用可疑致敏的食品。

5. 活动情况　关节疼痛明显时可卧床休息，给予关节冷敷。待疼痛缓解后再活动。

6. 健康教育　主要是教育患者避免再次接触变应原。

五、预期结果与评价

1. 护士能够监测并发现、处理并发症　出血、肠套叠、肾炎。
2. 患者能够陈述如何避免致病因素。

第四节 凝血障碍性疾病患者的护理

凝血功能障碍性疾病指凝血因子缺乏或功能异常所致的出血性疾病。可分为遗传性和获得性两大类。遗传性凝血功能障碍一般是单一凝血因子缺乏，如血友病 A（因子Ⅷ：C 缺乏）、血友病 B（因子Ⅸ缺乏）、血管性血友病（vWF 缺乏或结构异常），多在婴幼儿期即有出血症状，常有家族史。获得性凝血功能障碍较常见，往往有各种凝血因子缺乏，多发生在成年，除出血外还伴有原发病的症状和体征，如维生素 K 缺乏症、严重肝病所致的凝血障碍。

一、病因及发病机制

1．血友病　遗传因素导致凝血因子Ⅷ：C 或因子Ⅸ缺乏，造成内源性途径凝血障碍。

2．血管性血友病　是一种遗传性出血性疾病，其临床特点是自幼即有出血倾向，出血时间延长、血小板黏附性减低，对瑞斯托霉素诱导的血小板凝集功能减弱或不凝集，血浆中 Von willebrand 因子（vWF）缺乏或分子结构异常。

正常人血浆因子Ⅷ由低分子量的因子Ⅷ：C 和高分子量的 vWF 组成复合物。本病患者的基本缺陷在于 vWF 合成障碍，半数以上患者Ⅷ：C 也下降。目前认为，vWF 由血管内皮细胞合成，因而推测本病的病变可能在内皮细胞。本病为常染色体显性遗传，个别亚型呈隐性遗传，男女均可罹病，双亲均可传递，也有双亲均无症状者。

3．维生素 K 缺乏症　凝血酶原、因子Ⅶ、因子Ⅸ、因子Ⅹ在肝合成，其合成过程需有维生素 K 参与，在肝合成，通过细胞膜释放至细胞外，故称维生素 K 依赖性凝血因子。当维生素 K 缺乏时，将影响维生素 K 依赖性因子的合成。

（1）维生素 K 的来源：维生素 K 可分为 K_1、K_2、K_3 和 K_4。其中 K_1 为天然产物，来源于绿色蔬菜；K_2 由体内寄生于小肠或结肠内的细菌合成，K_3 和 K_4 则由人工合成。

（2）维生素 K 的代谢：维生素 K 在肠道吸收需要胆盐帮助。吸收后的维生素 K 在肝细胞微粒体环氧化酶作用下转化为活化的环氧化物（环氧化叶绿醌），又在微粒体还原酶作用下还原为维生素 K，这一氧化－还原过程有助于维生素 K 依赖因子前体中的谷氨酸转化为 γ-羟基谷氨酸，促使维生素 K 依赖因子的合成。故当维生素 K 缺乏时将影响维生素 K 依赖因子的合成。

（3）维生素 K 缺乏的原因：①食物摄入不足；②胆盐缺乏导致吸收不良，主要发生于完全性阻塞性黄疸，胆管手术后引流或瘘管；③长期口服抗生素致使肠道菌群受抑制；④口服与维生素 K 有拮抗作用的抗凝剂，如香豆素类可使环氧化叶绿醌积聚，不能还原为维生素 K。

4．严重肝病所致凝血　异常肝在凝血因子的合成及代谢中起重要作用，大部分因子均在肝内合成。同时肝还可以合成纤溶酶原及纤溶酶原激活物的抑制物，产生抗凝血因子。肝还可以清除纤溶酶、活化的凝血因子及纤维蛋白（原）降解产物。当肝疾病时，这些凝血物质，尤其是维生素 K 依赖性凝血因子及纤维蛋白原合成减少，消除功能障碍，抗凝血酶原Ⅲ及纤溶酶原合成减少，导致凝血异常。

二、护理评估

（一）健康史

1. 血友病患者通常自幼儿期即有出血倾向，尤其是发生外伤、手术或拔牙后出血不止。轻型可在青少年或成年才被诊断。

2. 血管性血友病患者自幼即有出血倾向，少数患者至成年后才有出血症状，出血程度随年龄增长逐渐减轻。

3. 饮食习惯　有无偏食，食物中绿色蔬菜含量是否过少。

4. 既往患病情况　肝、胆管疾病或手术等。

（二）临床表现

一般以皮肤、黏膜出血为多见，有鼻出血、牙龈出血、皮肤淤斑、月经过多，严重者可有消化道出血、血尿、手术后出血不止等。获得性凝血障碍还伴有原发病的症状和体征。

血友病的出血表现以软组织、肌肉、负重关节出血为特征，出血可持续数小时甚至数周。症状出现越早，病情越重。出血部位以四肢易受伤处最多见，可出现深部组织血肿。血肿如压迫神经，可引起疼痛、麻痹；如压迫血管可引起坏疽。颈部、喉部软组织出血可阻塞呼吸道而窒息。临床上依据血浆因子活性将血友病分为重型、中型、轻型及亚临床型。关节腔反复出血见于重型患者，多由轻微损伤引起，也可发生自发出血。局部可有肿胀、疼痛、压痛，急性症状持续3～5天，出血停止后约经数周积血逐渐吸收可不留痕迹。若久不吸收可致滑膜炎，反复出血可致严重关节变形和永久性残疾。最常受累的关节在婴幼儿期为踝关节，儿童及成人为膝关节。

（三）辅助检查

1. 血友病　出血时间、血小板计数及形态、凝血酶原时间、凝血酶时间、血管性血友病因子相关抗原（vWF：Ag）均正常。活化部分凝血活酶时间延长，凝血活酶生成不良。鉴别两型可做凝血活酶生成时间纠正试验。测定Ⅷ：C及Ⅸ活性（Ⅸ：C），估计血浆浓度。

2. 血管性血友病　出血时间延长、血小板黏附功能降低，瑞斯托霉素诱导的血小板凝集减低或不凝集，而对其他诱聚剂反应正常。血浆因子Ⅷ：C和vWF：Ag浓度降低或vWF结构异常。

3. 维生素K缺乏症　凝血酶原时间延长、活化部分凝血活酶时间延长、凝血酶时间正常。因子Ⅱ、Ⅶ、Ⅸ、Ⅹ活性降低。

4. 严重肝病所致凝血异常　凝血酶原时间、活化部分凝血活酶时间、凝血酶时间均延长，可有血小板减少。

（四）心理社会评估

遗传性凝血功能障碍患者（如血友病）多在婴幼儿期即有出血症状，患者和家庭成员因疾病的困扰而产生不同的心理问题，如焦虑、恐惧、绝望等。获得性凝血功能障碍患者（如严重肝病所至凝血障碍）原发病的困扰已使其产生不同程度的心理负担，而随着凝血功能障碍导致出血，患者可能会认为病情恶化而产生恐惧心理。

三、护理诊断及医护合作性问题

1. 潜在并发症　出血。

2. 营养失调 —— 低于机体需要量 与膳食结构不平衡有关。

3. 知识缺乏 缺乏有关疾病的保健知识。

四、计划与措施

（一）目标

院期间，通过积极地治疗与护理，患者的出血情况得到控制。通过护士的健康教育，患者能够复述避免出血的措施，并能够陈述合理饮食结构的意义。

（二）措施

1. 病情观察 观察出血有无变化，监测出、凝血时间等实验室检查指标。

2. 治疗

（1）血友病：①对血友病出血的治疗原则是补充缺乏的凝血因子，使其血浆因子浓度达到止血水平。正常止血所需的因子Ⅷ或Ⅸ的活性为25%，有症状者的因子活性往往低于5%，一般可用新鲜血浆。严重出血、必须外科手术，或心力衰竭者宜用抗血友病球蛋白浓缩剂、冷沉淀物或凝血酶原复合物浓缩剂（含因子Ⅸ、Ⅹ、Ⅶ、Ⅱ）；②DDAVP是一种人工合成的血管升压素的同类物质，有抗利尿及动员体内贮存因子Ⅷ的作用。主要用于轻症血友病甲患者；③抗纤溶剂保护已形成的血凝块不溶解，可用于口腔伤口或拔牙时止血，往往与补充疗法并用。常用的药物有6-氨基己酸、对氨甲苯酸等；④局部止血：可以局部用冰袋或绷带压迫、固定。

（2）血管性血友病：轻症患者可采取局部止血措施和（或）用DD AVP治疗。出血严重者应补充因子Ⅷ、新鲜血浆或全血，有条件可用冷沉淀物和新型vWF制剂，后者富含vWF，可用于所有血管性血友病患者。反复月经过多者可口服避孕药，抑制月经。

（3）维生素K缺乏症：首先应解除导致维生素K缺乏的各种原因或治疗原发疾病，积极补充维生素K，口服或肌内注射，对有出血倾向者可缓慢静注。

（4）严重肝病致凝血异常：以治疗肝病为基础。出血明显时可输新鲜血浆、全血或新鲜冷冻血浆及凝血酶原复合物治剂。

3. 饮食和活动 给予患者均衡及富含优质蛋白质的饮食。可以根据患者喜好，提供适合患者口味的饮食，但应避免过热、粗糙及刺激性饮食。有消化道出血时应禁食。

深部组织血肿和关节出血应卧床休息，避免活动，将患肢置于舒适体位。反复出血者应注意将肢体于功能位置。待出血停止，局部血肿消失后可从事适当活动。

4. 输血护理 参见“血液系统常见的诊疗技术及护理”一章第三节。

5. 健康教育

（1）合理膳食，注意营养搭配。

（2）血管性血友病患者禁用阿司匹林、双嘧达莫、保泰松及低分子右旋糖酐等影响血小板功能的药物。

（3）避免剧烈运动：患者应保持适当的安静，避免从事易引起损伤的活动及工作，如拳击、田径赛等。

（4）避免外伤：应随时注意幼儿及儿童活动情况，及时除去能造成损伤的玩具及物品，避免磕碰。成人应避免从事有危险性的工作。

（5）注意关节的保护：平时活动时要小心，避免关节受伤。发生关节出血用绷带固定，并注意使其处于功能位置。也可以给予关节局部冷敷。待出血停止、关节肿胀消退后，可鼓励患者活动关节。但在肿胀未完全消退、肌肉力量未恢复之前切勿使患肢负重。疼痛剧烈时可遵照医嘱服用镇痛药物。

（6）对于血友病家族的女性成员应进行携带者鉴别：携带者在妊娠早期应行产前诊断，确定胎儿是否患有血友病，以便决定是否要终止妊娠。

五、预期结果与评价

1. 患者出血得到控制。
2. 患者能够叙述预防出血的措施。
3. 患者能合理选择膳食。

（王　玲）

第四十一章 造血干细胞移植术患者的护理

关键词

allogeneic BMT （Allo-BMT）	异基因骨髓移植
autologous BMT （Auto-BMT）	自体骨髓移植
bone marrow transplantation （BMT）	骨髓移植
cord blood stem cell transplantation （CBSCT）	脐带血造血干细胞移植
disease free survival （DFS）	无病生存
graft versus host disease （GVHD）	移植物抗宿主病
heploidentical stem cell transplantation	单倍体造血干细胞移植
human leucocyte antigen （HLA）	人类白细胞抗原
hematopoietic stem cell transplantation	造血干细胞移植
lamina air flow room	层流室
peripheral blood stem cell transplantation （PBSCT）	外周血造血干细胞移植
remission period	缓解期
syngeneic BMT （syn-BMT）	同基因骨髓移植
total body irrad-iation （TBI）	全身照射
veno occlusive syndrome （VOD）	肝静脉阻塞综合征

1951 年，Lorenz 等首先进行了骨髓移植的动物实验。随着人类白细胞抗原系统的不断发现及技术的不断发展，骨髓移植技术获得了进一步完善与发展。20 世纪 70 年代初，Thomas 为异体骨髓移植做出了卓越贡献，并于 1990 年被授予诺贝尔生理医学奖，这是对骨髓移植治疗作用的充分肯定。

在中国，60 年代初期，原北京大学血液病研究所所长，中国工程院院士陆道培教授成功地进行了中国第一例同基因骨髓移植。1981 年，又成功地为一名急性白血病患者进行了异基因骨髓移植。

近 20 多年来，造血干细胞移植工作进一步的完善起来，由 HLA 配型全相合移植发展为今天 HLA 配型不全相合单倍体造血干细胞移植。当今的北京大学血液病研究所所长黄晓军教授，开展了一套独特体系的单倍体造血干细胞移植方式，使更多的患者获得重生。

一、造血干细胞移植定义

造血干细胞移植是指为患者进行根治剂量的放疗或化疗，最大限度地清除体内的肿瘤细胞，同时抑制或摧毁免疫系统，再输入正常的造血干细胞并植活，达到免疫系统重建和恢复。

二、分类

（一）自体造血干细胞移植

指造血干细胞来源于自身，移植过程不需要供者。患者的骨髓象处于完全缓解状态下时采集出造血干细胞备用，待患者接受了致死量的放疗、化疗后再将自体的造血干细胞回输入患者体内的一种治疗方法。与异体造血干细胞移植相比复发率高，但无移植物抗宿主病。

1. 自体骨髓移植　采集的造血干细胞源于自身骨髓。

2. 自体外周血造血干细胞移植　采集的造血干细胞源于外周血。

（二）异体造血干细胞移植

指造血干细胞来源于他人，移植过程需要供者。患者接受了致死量的放疗、化疗后将他人的造血干细胞输入患者体内并植活的一种治疗方法。复发率显著低于自体造血干细胞移植，但可有不同程度的移植物抗宿主病。

1. 异体骨髓移植　患者接受了致死量的放疗、化疗后，将他人的骨髓血输入患者体内并植活的一种治疗方法。包括：

（1）同基因骨髓移植：指患者与供者基因完全相同的骨髓移植。在人类只有单卵双胎兄弟姐妹之间的移植是 Syn-BMT。

（2）异基因骨髓移植：指患者与供者之间基因不完全相同或完全不相同的骨髓移植。包括人类白细胞抗原配型相合及配型不合的亲属之间同种异基因骨髓移植；HLA 相合及不全相合的非血缘关系骨髓移植，即没有任何血缘关系的骨髓移植。

2. 异体外周血造血干细胞移植　指造血干细胞源于供者的外周血。包括：

（1）同基因外周血造血干细胞移植：指造血干细胞源于单卵双胎兄弟姐妹之间的外周血的移植方法。

（2）异基因外周血造血干细胞移植：多指造血干细胞源于非单卵双胎兄弟姐妹之间或非血缘关系的外周血的移植方法。

3. 脐带血造血干细胞移植　指造血干细胞源于脐带血的移植方法。其特征为将产妇生产后的脐带血进行冷冻保存。经 HLA 配型相合或基本相合，待患者经致死量放疗、化疗后，将脐带血解冻再输给患者的一种治疗方法。

三、适应证及疗效

造血干细胞移植的适应证分为两类，一类为肿瘤性疾病，另一类为非肿瘤性疾病。

（一）肿瘤性疾病

理论上认为，凡对化疗或放疗敏感的恶性肿瘤，在治疗过程中，由于要受到造血系统毒性的影响，化疗或放疗剂量受到限制，因此，肿瘤得不到根治的患者均为造血干细胞移植的适应人群。但目前，国内外的造血干细胞移植以白血病患者为主。

1. 急性白血病　造血干细胞移植治疗急性白血病的疗效高于普通化疗已得到充分证实。造血干细胞移植疗效受多种因素影响，主要包括：

（1）时机选择：在完全缓解状态下或复发状态均可进行，但在复发状态下行造血干细胞移植的疗效较差，而第一次缓解（CR1）后行移植术的疗效最佳。但低危型儿童（急性淋巴细胞性白血病）单独使用化疗治愈率较高，所以移植可在第二次缓解期（CR2）、第三次缓解期（CR3）进行。

（2）疾病本身的因素：成人急性淋巴细胞性白血病（ALL）移植后效果差于其他类型的白血病，尤其是自体造血干细胞移植后 ALL 的复发率较高。

（3）移植物抗宿主病（GVHD）的发生与否及严重程度：GVHD 有抗白血病作用，从而能降低复发率。但另一方面 GVHD 的严重程度可导致移植相关死亡率的增加。因此，轻度 GVHD 有益于无病生存（DFS）的提高，而重度 GVHD 使 DFS 下降。

（4）患者年龄及一般情况：年龄越大，主要脏器功能相应减弱，使造血干细胞移植后多种并发症尤其 GVHD 的可能性增加，无病生存率下降。一般认为年龄较小疗效佳，对于 55 岁以上的患者，一般慎做异体造血干细胞移植。而自体造血干细胞移植年龄可放宽到 65 岁。

（5）预处理方案：移植过程中根据患者的病情和年龄选择不同的预处理方案，而预处理方案的差异对 DFS 有一定影响。

2. 慢性髓性白血病（CML） 异体造血干细胞移植有可能将 CML 治愈，移植时机的选择同样也很重要。CML 的慢性期、加速期或急变期均可行移植术，但以慢性期疗效最佳，DFS 可达 50%~90%，而于加速期或急变期进行移植者 DFS 明显下降。应根据患者的年龄和病情选择移植方式。

3. 恶性淋巴瘤 化疗及放疗对恶性淋巴瘤有较好疗效。但对某些难治性、复发病例或具有高危复发倾向的淋巴瘤可行异体造血干细胞移植。对化疗敏感的淋巴瘤患者缓解期可进行自体造血干细胞移植。

4. 多发性骨髓瘤（MM） 多发性骨髓瘤可实施自体或异体造血干细胞移植，但移植不能使 MM 所致的骨质损害恢复正常。

5. 慢性淋巴细胞性白血病（CLL） 由于 CLL 进展缓慢，造血干细胞移植治疗的价值有待确定。

6. 骨髓增生异常综合征（MDS） 异体造血干细胞移植可使一部分患者获得根治，尤其是年轻患者，早期接受移植可获得更佳疗效。

7. 其他 乳腺癌、宫颈癌、卵巢癌、肺癌术后复发或有转移癌存在均可行自体造血干细胞移植，且 DFS 比例较不实行移植大大提高。

（二）非肿瘤性疾病

1. 重症再生障碍性贫血（SAA） SAA 实施异体造血干细胞移植的时机选择与疗效有着密切的关系，特别应注意：①年龄小，疗效好；②移植前输血越少，移植后 DFS 越高。

2. 遗传性疾病 包括先天性免疫缺陷病、先天性造血异常症、先天性骨髓异常症。

3. 海洋性贫血及镰形红细胞贫血 此类病例以 HLA 相合的异基因 BMT 的 DFS 比例较高，但是否需 BMT 还需进行全面考虑。

4. 其他 如骨髓纤维化、阵发性睡眠性血红蛋白尿以及系统性自身免疫性疾病等都可通过造血干细胞移植防止病情发展，减轻症状。

四、护理

造血干细胞移植的护理过程包括准备阶段、患者经药浴进入层流室、中心静脉插管、预处理阶段、造血干细胞的采集及输注、移植后的观察和对患者的健康教育7个护理步骤。因移植期间患者的免疫系统被全部摧毁，对细菌和病毒无任何抵抗能力。为了保证患者的安全，必须实行全环境保护，生活在无菌层流室中。层流室为百级水平、全封闭，可将外来的尘埃，包括吸附在尘埃上的大部分细菌和病毒阻止在层流室外，以保证患者呼吸系统的相对安全，是移植成功的关键因素之一。

（一）移植前的准备

1. 了解患者的一般状况　在进行移植以前，应对患者情况进行全面评估，了解患者移植前化疗期间的病程，现存的口腔、鼻腔、肛周及皮肤感染情况，近期是否患过病毒感染，患者的心理、社会和环境因素等。注意患者的各项检查结果，如组织配型结果，患者与供者ABO血型以及患者植活标记等。

2. 评估移植类型　各种不同的移植类型需做不同的准备工作。如为异体BMT，则需在移植前2～3周进行供者的循环采血。其目的包括：①为供者在移植日当天提供充足的自体血，以免由于手术日采集的骨髓血过多而造成失血性休克；②预防由于输入他人的血液而被传染上其他疾病；③刺激造血干细胞的生长。

循环采血的具体方法是：第一次采集供者的静脉血200～400ml并冷藏保存5～6日后进行第二次采集，第二次采集时将第一次采集的血液全部回输给供者后再采集出400～600ml静脉血并冷藏保存，再相隔5～6日，将第二次采集的血液全部回输给供者后，再采集出600～800ml静脉血，以备骨髓移植（BMT）当天使用。也可将第二次与第三次合并，经2次采集出600～800ml静脉血以备BMT当天使用。

（二）预处理过程中的护理

移植前，患者须接受一个疗程根治剂量的放疗、化疗，称预处理。其目的是消除体内恶性细胞或骨髓中的异常细胞群；抑制或摧毁体内的免疫细胞，使植入体内的干细胞不易被排斥；为将植入的干细胞准备必要的“空间”。

1. 预处理前的准备

（1）药浴进入层流室：患者需洗浴后在无菌条件下进入层流室，洗浴时尤其要注意将患者的鼻腔、肛周处洗净。

（2）患者的心理准备：护士通过口头和书面方式向患者进行预处理前的健康教育，其目的为了让患者了解预处理期间可能出现的反应及应对方式，以减轻患者恐惧、紧张的心理。

2. 经典预处理方案

（1）含放疗的预处理方案：此方案为全身照射加环磷酰胺（CY），为经典预处理方案之一，见表41-1。

表 41-1 含放疗的预处理方案

方案	用法
TBI + CY（thomas）	CY 1.8g/(m^2·d）于移植前（-4、-5 天或 -3、-4 天共 2 日）静点 TBI（600～1400GY）于移植前 1 天

（2）不含放疗（TBI）的预处理方案：此方案因不含 TBI，故避免了 TBI 的毒不良反应，如白内障、性功能障碍、儿童生长发育延迟等。而且免去了 TBI 所需的设备。常用白消安 + 环磷酰胺（BUS + CY）为经典方案之二，见表 41-2。

表 41-2 不含放疗的预处理方案

方案	用法
BUCY（Santos）	BU 0.8mg/(kg·6h）于移植前（-8 至 -6 天共 3 日）静点 CY 1.8 g/(m^2·d）于移植前（-5 至 -4 天共 2 日）静点

（3）预处理治疗不良反应：所有患者均有不同程度的恶心、呕吐或腹泻，但预处理方案不同，患者的表现可有很大差异。

1）含放疗（TBI）的预处理方案的临床表现：发热、恶心、呕吐、腮腺肿大、皮肤红且有烧灼感，同时可伴有腹泻。因使用 CY，某些患者可伴发出血性膀胱炎。有些患者还可诱发阑尾炎的发生，腹部有明显的局部压痛、反跳痛。所有患者均出现脱发现象。

2）不含 TBI 的预处理方案的临床表现：发热、恶心、呕吐、脱发。因未接受 TBI，故无腮腺肿大，皮肤烧灼感。但因使用白消安代替 TBI，则患者可出现皮肤色素沉着及肝功能异常，尤其应注意癫痫发作的先兆症状，有些患者可在结束使用白消安的次日出现小的抽搐，应引起重视。

3）心脏表现：无论何种预处理方案，均为根治剂量，同时又因大剂量输液使患者的心脏负荷加重，可表现为心悸、气短，某些患者可出现急性左心衰，但控制及时均可纠正。

4）泌尿系统表现：预处理方案中使用环磷酰胺，可发生出血性膀胱炎，表现为尿频、尿痛、镜下或肉眼血尿。一般病程不长，不会影响预处理的正常进行。

5）中枢系统表现：可由于某些化疗药损伤脑神经引起头晕、头痛症状，也可由于血小板过低而出现脑出血，更应引起重视。

6）肝：少数患者出现黄疸，部分患者生化检查转氨酶可升高。

3. 护理措施　主要包括严格进行口腔、鼻腔、肛周、皮肤处的护理；饮食宜清淡；学会缓解呕吐的方法，深呼吸或采用最舒适的卧位；适当运动等。

（1）一般护理

1）口腔护理：口泰含漱液与 5% 碳酸氢钠交替漱口 qid，并做口腔护理 qid。口泰含漱液有抗细菌的作用，而碳酸氢钠能改变口腔 pH，预防口腔真菌感染。

2）眼部护理：每天用 0.25% 氯霉素滴眼液与利福平眼药水交替点眼 qid，氯霉素滴眼液和利福平眼药水都是广谱抗菌素，预防眼部的感染。

3）鼻腔护理：每天用2%碘仿油膏与0.25%氯霉素滴眼液交替涂鼻腔qid。

4）皮肤护理：0.5‰醋酸氯已定全身擦浴并泡足，更换干净柔软的内衣裤。

5）肛周护理：每日用2%碘仿油膏涂肛周处2次，0.05%的碘伏水坐浴15~20分钟，每日1次。

6）会阴护理：0.05%的碘伏水冲洗1次，女患者月经期要冲洗2次。

（2）药物护理

1）阿糖胞苷：用药后6小时患者可能出现发热、肌痛、骨痛、偶见胸痛、斑丘疹。严密观察患者生命体征及疼痛情况。

2）环磷酰胺：用药期间及用药后应注意碱化尿液及嘱患者多饮水，每天饮水2000~3000ml，促使膀胱内毒素排出。

3）白消安：使用后常出现恶心、呕吐、肌肉抽搐。记录呕吐量，呕吐较重的患者注意生命体征变化。停止用药当日至停药后3天内注意观察肢端有无抽搐。

（三）造血干细胞的采集及回输护理

1．骨髓血的采集、回输的护理

（1）骨髓血的采集：骨髓采集为一次性采集，一般手术时间为1~2小时，采集部位为髂后上棘多位点穿刺。采髓量为有核细胞达到（1~3）$\times 10^8$/kg（患者体重）。

（2）骨髓血的回输及护理

1）患者与供者ABO血型相合的骨髓血回输：血型相合的骨髓血在回输前必须倒挂30分钟，使脂肪颗粒上浮，以免脂肪输入体内造成脂肪栓塞。

2）患者与供者ABO血型不合的骨髓血回输：当患者与供者ABO血型不合时则需进行处理。常用方法有：体外可加羟乙基淀粉去除供者骨髓的红细胞或交换法去除体内的抗体。现多用前一种方法，可加羟乙基淀汾沉降红细胞。经体外处理后的骨髓，回输前仍需倒挂30分钟。

3）回输的护理：回输前护士准备鱼精蛋白、生理盐水及抗过敏药。回输中严格执行操作规程，严密观察患者反应，如皮疹、尿色、腰部不适等。每输入200~300ml骨髓血应用1支鱼精蛋白从另一通道由静脉小壶缓慢输入以中和骨髓血中的肝素。当骨髓血输完后补齐全部鱼精蛋白量，中和量为1mg鱼精蛋白中和125U肝素。无论血型是否相合，骨髓最好在采集6小时之内输入。

2．外周血造血干细胞的采集、回输的护理

（1）外周血造血干细胞的采集：外周血造血干细胞是通过血细胞分离机经多次采集获得的。采集量为有核细胞数达到5×10^8/kg（患者体重）。自体外周血造血干细胞需在采集完毕后立即进行冷冻保存。而异基因外周血造血干细胞则于采集完后立即回输，与异基因BMT不同的是需要分2~3天采集。

（2）外周血造血干细胞的回输及护理：回输前准备好抗过敏药。自体外周血造血干细胞回输前需将冷冻的造血干细胞在38℃水浴锅中迅速解冻后快速回输。异基因外周血造血干细胞回输为当天采集后立即回输。回输速度尽量快，以患者不出现心悸为标准，以免造成造血干细胞损失。回输过程严格无菌操作。自体造血干细胞解冻后悬液中含有二甲基亚砜

（dimethyl sulfoxide，DMSO），可引起患者恶心、呕吐、暂时性高血压，个别患者出现房室传导阻滞。为预防以上现象出现可采用增加输液量和呼气的方法，同时碱化尿液以利于 DMSO 的迅速排出。

3. 脐带血造血干细胞采集回输及护理

（1）脐带血造血干细胞采集：采集在手术室进行，采集的脐带血经冷冻处理后保存在 -196℃液氮中，要求有核细胞数达到 2×10^8/kg（患者体重）。

（2）脐带血造血干细胞回输：与自体造血干细胞回输相同。

（3）回输过程的护理：脐带血回输量较少，一般为 100ml 左右，因此要十分注意回输过程中勿出现漏液现象，一般采用手推式或微量泵推注。同时密切注意患者心率变化，随时调整推注速度。

（四）造血干细胞移植术后并发症的护理

常见的并发症有感染、移植物抗宿主病、肝静脉阻塞综合征、复发等。

1. 感染　各种细菌、真菌、病毒及其他致病微生物或寄生虫（如肺孢子菌）、结核杆菌、支原体、衣原体等均可为造血干细胞移植后的致病菌。肺孢子菌、支原体、衣原体也是造血干细胞移植后感染的常见致病菌。因为造血干细胞移植患者应用超大剂量放疗、化疗及移植后应用免疫抑制剂；造血干细胞移植后出现移植物抗宿主病（GVHD）伴有组织损伤，易发生感染。预处理及中心静脉插管等相关操作所致皮肤黏膜的完整性损害以及长期广谱抗生素的应用致使菌群失调等为细菌的侵入创造了条件。

（1）临床表现：①间质性肺炎：以呼吸困难起病，病情进展迅速，早期即累及肺间质，出现进行性低氧血症。患者出现憋气、口唇发绀、低热、干咳、咳痰等；②肠炎：患者腹痛，排便次数渐多，排便次数每日 >3 次，粪便量 >200 g/d，性状由成形便逐渐变稀，颜色微绿；③出血性膀胱炎：患者表现为尿频、尿痛、尿急等膀胱刺激症，严重者有肉眼血尿，并伴有尿路梗阻；④口腔感染：口腔黏膜白斑。

辅助检查可发现白细胞计数及血小板计数降低，C－反应蛋白增高，动态血细胞沉降率增快，X 线胸片及胸部 CT 可示炎症性表现，各种排泄物及分泌物的培养，包括血、尿、痰、便等，细菌、真菌、病毒的培养结果可为阳性。

（2）护理措施

1）间质性肺炎的护理：预防方法有 3 种：①空气净化：保证室内空气的洁净度，保证层流室中的密闭性，同时对初效过滤器定期更换，而对高效过滤器则应经常检测，当出风口风速衰减一半时则要更换。还要注意患者是否有肺部感染灶，并积极采取治疗；②巨细胞病毒监测：每周抽血及尿样检查 1 次巨细胞病毒，若出现阳性，无论有无症状，都应坚持治疗 1～2 个月；③药物预防：大蒜素的应用可降低巨细胞病毒感染引起的间质性肺炎。大剂量更昔洛韦均能降低巨细胞病毒感染所致间质性肺炎的发生。

治疗主要有药物治疗和非药物治疗 2 种。非药物治疗为持续吸氧及雾化吸入，使缺氧症状得以缓解，痰液易咳出。

2）肠炎的护理：预防方法有 2 种：①饮食消毒：移植期间所有入口的食物必须严格消毒，可采用微波消毒，水果切成块煮熟后食用；②药物预防：肠道消毒药从移植前 13 天（-13 天）开始服用，包括完全性胃肠消毒药及选择性胃肠消毒药。完全性胃肠消毒药有制霉菌素、盐酸万古霉素、硫酸庆大霉素，其特点为同时杀死厌氧菌及非厌氧菌。选择性胃肠道消毒药复方磺胺甲噁唑和氟康唑。

治疗方法有3种：①药物治疗：关键是要诊断出引起肠道感染的细菌和病毒而采取针对性治疗；②饮食控制：视腹泻的轻重将普食改为半流或流食甚至禁食。半流或流食也应少油，且食入易消化的食物；③支持治疗：当患者因腹泻较重而需要禁食时，采用支持治疗，以供给身体内所需的各种维生素、微量元素、各种氨基酸、蛋白质及脂肪。

3）出血性膀胱炎的护理：预防方法：①非药物性治疗：鼓励患者多饮水，4000ml/d左右，进行自我膀胱冲洗，使病毒及化疗代谢产物不在膀胱内停留过久；②腺病毒监测及尿常规监测；③药物预防：常用药物为前列地尔及美司钠。

治疗方法有2种：①药物治疗：针对性地应用抗病毒药物，如大蒜素、利巴韦林等；②非药物治疗：即24小时膀胱持续冲洗，直至尿液变为正常颜色。

4）口腔感染的护理：预防方法：①保持口腔清洁：每天于三餐后口腔护理，每日用5%碳酸氢钠和口泰交替漱口3次，漱口后用碘甘油涂牙龈每日3次；②保持口腔黏膜完整性不被破坏。

治疗方法有2种：①药物性治疗：所选用的药物应针对口腔黏膜细菌培养后针对性用药，真菌感染可用制霉菌素片研成粉末涂于溃处、细菌感染可针对培养出的不同细菌进行治疗；②非药物治疗：即紫外线治疗仪照射口腔感染处。一个疗程需要10天。

2. 移植物抗宿主病（GVHD）　GVHD是异体造血干细胞移植主要合并症及死亡原因。一般认为，GVHD是由于输入的成熟T淋巴细胞识别受者抗原发生的免疫病理损害，因而认为GVHD发生应具备3个条件：①移植物中含有免疫活性的细胞；②宿主具有供者不具备的移植抗原；③宿主免疫功能不足以发起有效的免疫反应。

另一重要进展为细胞因子学说。多种细胞因子，如白细胞介素Ⅱ（IL-2）与GVHD关系密切。有些学者提出GVHD细胞因子风暴学说，认为GVHD开始于预处理所致的细胞因子水平急剧上升，尤其是IL-2、IL-1，随后细胞被激活并释放多种细胞因子延长了细胞因子的高水平持续，细胞因子反过来又增加组织抗原表达强度，形成一正反馈链，导致GVHD的病理损害。

根据GVHD发病机制、临床表现等综合因素，GVHD可分为超急性、急性和慢性。超急性GVHD发病于异体造血干细胞移植10天以内，急性GVHD发病于异体造血干细胞移植100天以内，而慢性GVHD一般于100天以后发病，但部分典型慢性GVHD可自70～80天开始发病。一般认为，HLA配型相合的异体造血干细胞移植GVHD发病率为10%～50%，与HLA配型不合的GVHD发病率及严重程度相比并无显著差异。

（1）临床表现

1）急性移植物抗宿主病：主要的靶器官是皮肤、肝和消化道，而各种靶器官的损害程度不一定平行。急性GVHD的临床分级常采用Fred Hutchingon标准（表41-3）。

表 41-3 急性 GVHD 临床分级

器官系统分级			总的临床分级
组织与器官		影响程度	临床分级
皮肤	皮疹（占体表%）	<25%	1
	脱屑	25%~50%	2
		50%~75%	3
		>75%	4
肝	胆红素 mg/dl	2~3	1
		3.1~6	2
		6.1~15	3
		>15	4
肠	腹泻（ml/d）	>500ml	1
	腹痛/腹泻	>1000ml	2
	腹痛/腹泻	>1500ml	3
	腹痛/肠梗阻		4

2）慢性移植物抗宿主病：是异基因造血干细胞移植后晚期并发症中最为常见的一种，是一种全身性累及多器官的综合征。在异基因造血干细胞移植后存活半年以上的患者中有30%~50%会出现慢性 GVHD。发病时间多为异基因造血干细胞移植后3~4个月，但其典型临床表现可最早于移植后70天左右或最迟至15个月出现。根据受累器官和广泛程度，将慢性移植物抗宿主病分为局限性和广泛性2类。临床表现为：

①眼部损害：85%以上患者有眼部损害，表现为角膜－结膜炎。可出现眼痛、眼干、烧灼感或异物感、畏光羞明、角膜斑翳形成等。发生结膜炎时还会有泪腺纤维化，出现无泪的表现。少数情况下还可出现虹膜炎、虹膜睫状体炎和脉络膜炎。

②肝损害：约90%患者会有不同程度慢性肝损害，与皮肤损害同时发生，个别情况也可单独出现。主要表现为梗阻性黄疸，也可出现肝硬化、食管静脉曲张和肝衰竭。

③皮肤损害：80%左右有口腔损害。表现为：颊黏膜、腭部白色纹状改变，口腔黏膜出现红斑、溃疡，并可有口腔疼痛、口干、进食干性食物困难，对热食物敏感等。口唇黏膜还可出现扁平苔藓样损害。若黏膜下出现纤维化则可造成口腔黏膜变薄，皮革样改变和张口困难等。

（2）护理措施

1）急性 GVHD

①密切观察病情变化：急性 GVHD 出现以前有一些前驱症状，护士应观察患者是否有皮肤瘙痒，此时无任何皮疹出现；手掌侧大、小鱼际处颜色变深；粪便变稀或颜色变深；同时应注意生化指标，观察肝功能。

②及时控制病情发展，防止合并感染：教会患者预防感染的方法，包括严格按洁净室各

项自我护理要求去做，如口腔护理、眼睛护理、鼻腔护理、肛周护理；饮食要新鲜而且要用微波消毒；有排便改变时要改变饮食结构；保持皮肤湿润，适量用强生润肤露，但必须经灭菌处理后才能使用。若出现皮肤有疱时要保持真皮处于无菌状态，防止感染发生。

③预防用药护理：a. 环胞素 A（CsA）：静脉点滴，对肝、肾及心脏功能均有不利影响，注意输液速度及浓度。此药还可溶解聚氯乙烯，产生更强的毒不良反应，应注意输液用的容器。口服应在饭后服用，同时注意包装现用现拆，因环胞素 A 在空气中可氧化，使药效降低；b. 甲氨蝶呤（MTX）：对口腔及食管黏膜有损伤作用，使用当日应用亚叶酸钙含漱，以减轻 MTX 对消化道黏膜的不良反应；c. 甲基泼尼松龙：使用时注意时间和剂量；d. 兔抗人胸腺细胞免疫球蛋白（ATG）：经免疫接种动物后再自动物血清或体液中提纯得到，输液时注意变态反应；e. 单克隆抗体：一种从动物体内提纯得到的抗体，输注后可能会产生变态反应，应用前先进行皮肤试验，经抗过敏药输注后再输入。

2）慢性 GVHD：慢性 GVHD 患者易合并感染。预防 GVHD 的重点是预防患者出现严重的急性 GVHD，治疗亦早。当 cGVHD 出现时患者常会感到生活质量下降，尤其是出现口腔黏膜炎的患者，更觉痛苦。此时应向患者介绍相关知识，使患者树立战胜疾病的信心，解释 cGVHD 对全身各脏器的影响及慢性 GVHD 的益处，鼓励患者树立起生活的信心，坚持服药，同时教会患者认识药物的不良反应及不良症状，并寻求治疗。

3. 肝静脉阻塞综合征（VOD）　VOD 是一种具有特异性临床表现和一系列体征的临床病理综合征。为 HSCT 常见并发症及死亡原因之一。随着化疗剂量的增大，VOD 发生率愈见增高。移植前肝功能异常尤其是 ALT 升高的患者、使用 CsA 和 MTX、预处理方案的增强以及异体骨髓来源均是 VOD 的危险因素。导致 VOD 临床综合征的确切分子生物学机制并不明了，通常认为 VOD 由细胞毒性药物或其毒性代谢产物，最终导致受累肝静脉周围肝细胞坏死和正常肝组织结构的消失。

（1）临床表现：VOD 可发生于移植后 3 周内，少数患者亦可于造血干细胞输注前即出现 VOD 的临床表现。早期临床表现为不明原因的体重增加（大于基础体重 5%），1 天后出现胆红素和轻度转氨酶升高，特点是胆红素的升高与转氨酶升高不成比例，随后开始出现典型的 VOD 临床征象，如腹腔积液、黄疸、上腹触痛或肝大。后期可合并多器官功能异常，最终合并肝、肾、心脏等多器官功能障碍。

（2）护理措施

1）密切观察：护士应密切观察黏膜出现黄染的情况，同时对高危患者应监测生化，重视每日查体，尤其是腹部查体

2）药物护理：预防 VOD 的发生的常用药物有注射用肝素钠、前列地尔（PGE_1）等。但应该注意的是，肝素的不良反应为出血，故患者应用肝素时护士应观察皮肤、黏膜、粪便及鼻出血情况，同时监测血小板数值，避免出血倾向发生。PGE_1 因能扩张血管，可导致血压下降，故应用时应监测血压，同时注意输注速度。

3）非药物治疗护理：鼓励患者控制情绪，避免出现情绪激动。还应了解患者的家庭生活状况和经济状况，以取得家属的配合。根据病情、胆红素、肝功及腹腔积液情况限制盐、蛋白及脂肪。

4. 复发　造血干细胞移植后仍存在白血病复发问题，尽管异体造血干细胞移植复发率

低于单纯化疗及自体造血干细胞移植，但移植后白血病复发仍存在。复发的治疗方法目前已经得到发展，二次移植已被许多国家采用，但因有些病例无再次移植的条件，过继性免疫治疗已用于复发后的治疗。单独输注供者淋巴细胞诱导移植物抗白血病作用（GVL）或同时结合干扰素治疗细胞遗传学甚至血液学的复发。白介素－Ⅱ（IL-2）也可直接或通过诱导淋巴因子激活杀伤细胞（LAK 细胞）提高自然杀伤细胞（NK 细胞）活性发生对肿瘤的杀伤作用。

（五）健康教育

造血干细胞移植的健康教育是一个系统工程，从患者进入层流室前至患者出院回家后都要实施健康指导，但不同阶段重点不同。准备进入层流室时要向患者全面讲述移植过程，让患者做到有备而来。进入层流室后要向患者讲解预防感染的重要性；各部位的护理方法；各种药物的作用及化疗药的不良反应等。移植后根据患者出现的不同表现针对性的讲解发生的原因及如何才能达到良好的预后，以稳定患者的情绪，树立患者的信心。患者准备出院时要讲明出院后注意事项，以及根据个人情况决定何时进行正常工作等。

（颜　霞　钱慧军）

第四十二章　血液系统常见的诊疗技术及护理

关键词

bone marrow puncture　　骨髓穿刺术

lumber puncture　　腰椎穿刺术

第一节　骨髓穿刺术

骨髓穿刺术即为用骨髓穿刺针在髂前上棘、髂后上棘、胸骨或腰椎等穿刺点进行选择性穿刺，取得骨髓颗粒及骨髓血，进行细胞学、原虫和细菌学等方面的检查和诊断。

一、方法和用物

1. 物品准备　治疗室内备好骨穿包一份，安尔碘皮肤消毒液，玻璃涂片 5 ~6 张，小方盒 1 个备用，2% 普鲁卡因 2 支或利多卡因。

2. 穿刺部位

（1）髂前上棘穿刺点：位于髂前上棘 1 ~2cm，此处骨面较平，易于固定，操作方便，无危险性，但有些骨质较硬的患者此处较难穿刺。

（2）髂后上棘穿刺点：位于骶椎两侧，臀部上方突出的部位。

（3）胸骨穿刺点：一般多选胸骨角，尤其是婴幼儿，此处骨髓液含量丰富。但其后方为心脏及大血管，严防穿透胸骨发生意外。只有其他部位穿刺失败时才进行此处穿刺。

（4）腰椎棘突穿刺点：位于腰椎棘突突出处。

3. 体位　根据穿刺部位选择体位。胸骨或髂前上棘穿刺时应选择仰卧位。髂后上棘穿刺或腰椎棘突穿刺可选择侧卧位。尤其是腰椎棘突穿刺时要侧卧，同时双手抱膝，全身呈弓形，以便暴露穿刺点。

4. 过程

（1）在助手的帮助下，术者戴无菌手套后对患者的穿刺部位皮肤进行严格的消毒，消毒范围直径不得小于 15cm。消毒完毕后术者铺无菌孔巾，并在助手的协助下抽取 2% 普鲁卡因做皮肤、皮下及骨膜麻醉。

（2）术者将骨髓穿刺针固定器固定在适当的位置，即胸骨穿刺在 1cm 处，髂骨穿刺在 1.5cm 处。用左手的拇指和示指固定穿刺部位，以右手持针向骨面垂直刺入（若为胸骨穿刺，针体与骨面应保持成 30° ~40°角），当针尖接触骨质后则将穿刺针左右旋转，缓慢钻刺骨质，当感到阻力消失，且穿刺针已固定在骨内时，表示已进入骨髓腔，若穿刺针未固定，则应再进入少许，达到固定为止。

（3）拔出针芯，接上一次性20ml 注射器，用适当力量回抽，回抽时不得松手，要保持一定压力。若针头确在骨髓腔中，抽取时患者感到轻微锐痛，抽取0.1～0.2ml 红色骨髓液于注射器中，并迅速推注到载玻片上进行推片，注意液量不可过多，以免骨髓被稀释，影响有核细胞增生度判断、细胞计数及分类结果的判定。如作骨髓液细菌培养，需在留取骨髓液计数和涂片制标本后，再抽取1～2ml。

（4）如未能抽出骨髓液，可能是针腔被皮肤或皮下组织堵塞或干抽。应重新插针芯，稍加旋转或再钻入少许或退出少许，拔出针芯，如见针芯带有血迹时，再抽吸，即可取得骨髓液。

（5）抽吸完毕，左手持无菌纱布置于针孔处，右手将穿刺针一起拔出，随即将无菌一次性敷料盖在针孔上，并按压1～2 分钟。

二、注意事项及护理

（一）注意事项

1. 血友病患者禁止做骨髓穿刺术。

2. 出血倾向是骨髓穿刺术的首要危险因素，术前要做出、凝血时间检查，血小板计数检查，对有出血倾向的患者进行操作时应特别引起注意。

（二）骨髓穿刺术患者的护理

1. 穿刺前的解释 骨髓穿刺是诊断血液病的一项基本操作，但对于首次行骨髓穿刺的患者因不了解操作过程，往往产生紧张心理，甚至拒绝接受操作，故对首次接受操作的患者要耐心解释、说服，讲解基本操作过程，告诉患者操作时会产生一点疼痛，但不严重，如同肌内注射。而且要坚持体位，以缩短操作时间，减少痛苦。如有条件，可请病友做解释，以便缓解首次接受操作患者的紧张心理。若接受首次操作的患者是儿童或婴幼儿，可视年龄决定采用何种操作方法，但应首先向家长解释操作过程，以取得配合。

2. 穿刺中的观察 穿刺过程中患者出现呼吸加快、脉搏变弱并加快、面色异常等症状时应通知医生立即停止操作。

3. 穿刺后的护理

（1）患者穿刺后休息10～20 分钟，即可下地活动，但起床的动作不可太快，尤其是老年人或患有高血压的患者，以免由于体位更换而引起血压改变，出现晕厥。患者下床时可采用的三步法：①从卧床到坐起后待30 秒；②从坐起到床边双腿下垂后停止30 秒；③从双腿下垂到站立后停止30 秒再行走。

（2）骨穿后3 天内勿沐浴，并每天观察穿刺针孔处是否红肿、有无疼痛加重的感觉，同时注意观察体温，有异常立即到医院就诊。若在夏天，可将穿刺针孔处用透明敷料覆盖严密后洗浴，并于洗浴后更换敷料，同时应进行穿刺部位的局部消毒。

第二节　腰椎穿刺术

腰椎穿刺术是用穿刺针在第3～4腰椎棘突间隙的穿刺点进行穿刺，抽取少许脑脊液或注射某些药物，以进行诊断或治疗。

一、禁忌证

1. 患者有出血倾向性时，禁止做腰椎穿刺术。对必须做的患者要特别注意血小板计数，检查出、凝血时间，必要时操作前输注血小板，防止发生出血。

2. 怀疑有颅高压患者必须先进行眼底检查，如有视盘水肿或脑疝先兆者，禁忌穿刺。

3. 患者处于休克、衰竭或濒危状态以及局部皮肤有炎症、颅后窝有占位性病变者禁忌穿刺。

二、方法及用物

1. 物品准备　治疗室内准备好腰穿包1份，2.5%碘酒，75%酒精各1份。测压管1份，20ml注射器1个，2%普鲁卡因2支或利多卡因，覆盖伤口敷料1块。无菌手套1付。

2. 穿刺部位　腰椎穿刺一般选择髂后上棘连线与后正中线的交会处为穿刺点，即取3～4腰椎棘间隙，有时也可上行或下行一腰椎间隙。

3. 体位的选择　患者应侧卧于硬板床上，其背与床面垂直，头向前胸屈曲。两手抱膝紧腹部，使躯干呈弓形，或由助手在患者对面用一手抱住患者头部，另一手挽住双下肢腘窝处并用力抱紧，使脊柱尽量后凸以增宽腰椎间隙，以便进针。

4. 过程

（1）在助手帮助下，术者戴无菌手套后对患者的穿刺部位皮肤进行严格的消毒，消毒范围直径不得小于15cm。消毒完毕后术者铺无菌孔巾，并在助手协助下抽取2%普鲁卡因做自皮肤到椎间韧带的局部麻醉。

（2）术者用左手固定穿刺点皮肤，右手持穿刺针以垂直背部的方向缓慢刺入，成人进针深度改为4～6cm，儿童则为2～4cm。当针头穿过韧带与硬脑膜时，可感受到阻力突然消失有落空感。此时可将针芯慢慢抽出，便可见脑脊液流出。

（3）在放液前由助手打开一次性测压管并接于腰穿针尾端测量压力。正常侧卧位脑脊液压力为70～180mmH_2O（0.69～1.76kPa）。若了解蛛网膜下腔有无阻塞，可做Queckensteelt试验。即于测定初压后，由助手先压迫一侧颈静脉10秒，然后再压另一侧，最后同时按压双侧颈静脉；正常情况下，压迫颈静脉后，脑脊液压力立即迅速升高1倍左右，解除压力后10～20秒，即可迅速降为原来水平，称梗阻实验阴性，提示蛛网膜下腔通畅。若压迫颈静脉后，使脑背液压力不升高，则为梗阻实验阳性，提示蛛网膜下腔完全阻塞；若施压后压力缓慢上升，放松后又缓慢下降，提示有不完全阻塞。注意颅压增高患者，不能做此试验。

（4）测压后，收集脑脊液2～5ml送检。如需做培养，应用无菌容器留取。如为鞘内注射给药，应先放出等量脑脊液，然后再注射入等量药液。

（5）操作完毕，将针芯抽入后一并拔出穿刺针，再用无菌一次性敷料覆盖穿刺部位。

（6）术后患者去枕平卧6小时，必要时遵医嘱静脉滴注20%甘露醇250ml，30分钟滴完。

三、护理

1．穿刺前的解释　告诉初次接受操作的患者腰椎穿刺的必要性及简单的操作过程，同时实事求是地告诉患者穿刺时稍有痛感，以减轻患者的恐惧心理。

2．穿刺中的观察　在穿刺过程中密切患者呼吸、脉搏、面色等，出现异常症状时应通知医生立即停止操作，并作相应处理。

3．操作后的护理

（1）告诉患者操作后去枕平卧6小时是为了防止引起头痛、头晕，让患者了解原因，以取得配合。

（2）腰椎穿刺后要注意观察患者是否有头痛、腰痛等症状，同时注意观察伤口是否有红肿，局部有无瘙痒，体温有否升高，如有异常，立即到医院就诊。

（3）穿刺后3天之内勿沐浴，以免引起穿刺伤口感染，如遇夏天，可在穿刺局部敷盖透明防水敷料，并于沐浴后立即更换敷料，防止伤口局部感染。

第三节　成分输血

成分输血是将血液中各种细胞成分、血浆和血浆蛋白成分用科学的方法加以分离、提纯，分别制成高纯度、高浓度、低容量的制剂。临床根据病情需要，按照缺什么补什么的原则输用。成分输血是衡量一个国家、一个单位整体医疗水平先进与落后的重要标志。而今，世界上发达国家成分输血可达到90%以上，有的地区已达100%。

一、目的

1．止血、适当补充血容量，达到输新鲜血的目的　成分输血是针对患者缺少什么血细胞成分补什么成分，具有高纯度、高效价、体积小输后反应少、效果显著的特点。

2．开发、合理使用血液资源　成分血是在采血后6小时内，血液中的各种成分的活性还未丧失以前，将其分离出来，根据需要制成各种血细胞成分和凝血因子。

3．减少血源性疾病的传播及副作用　成分血比全血含钾、氨和枸橼酸盐低，更适用于肝、肾、心功能障碍的患者。成分输血有利于病毒的去除和灭活，可减少输血传播的相关疾病，特别是艾滋病、丙型肝炎、梅毒、巨噬细胞病毒及其他疾病。也不易引起超负荷反应和较低的免疫反应，做到安全有效地输血。

4．成分血稳定性好，一血多用，且对患者经济、方便。

二、适应证

1．输注红细胞适应证

（1）各种急、慢性出血：如手术或创伤后出血。

（2）各种急、慢性贫血：尤其是各种血液病、恶性肿瘤、肾功能不全、心肺疾患及老年、小儿患者。

（3）某些中毒情况：如一氧化碳中毒。

2. 输注血小板适应证

（1）预防和治疗由于血小板减少引起的出血。

（2）治疗由于血小板功能障碍引起的出血。

3. 输注白细胞适应证

（1）白细胞数低于 $0.5\times10^9/L$。

（2）有连续感染、发热。

（3）应用抗生素控制无效。

4. 输注血浆及血浆成分适应证

（1）单纯凝血因子缺乏的补充及输入过量抗凝剂引起的出血。

（2）由于大量出血伴发凝血障碍。

（3）弥散性血管内凝血（DIC）。

（4）血浆交换。

（5）第Ⅴ和第Ⅷ因子缺乏。

（6）纤维蛋白缺乏。

5. 输注蛋白制品适应证

（1）扩充血容量。

（2）蛋白丢失。

（3）解毒。

（4）手术或创伤后。

（5）体外循环。

（6）严重感染。

三、成分输血的护理措施

1. 红细胞输注　临床上常用的红细胞成分有　全血、少白细胞红细胞、浓缩红细胞和悬浮红细胞、洗涤红细胞及去甘油红细胞。

（1）输注红细胞制剂前必须作交叉配血试验，浓缩红细胞比较黏稠，输注速度较慢。临床使用时若需要加快输注速度，可从输血器的Y-型管中加入30～50ml无菌生理盐水，或向浓缩红细胞中加入红细胞添加剂，使血细胞比积接近全血水平，成为悬浮红细胞后输注。洗涤红细胞要在2～6℃保存，应于12小时内输用。

（2）红细胞输注时必须经过滤器过滤。标准过滤器孔径一般在140～260μm，平均170μm。输注的速度决定于患者的耐受状态，一般每单位红细胞输注不超过2小时。

（3）输注时，不得混入任何药物或不等渗的溶液，如葡萄糖等。因葡萄糖过量能缩短红细胞寿命并引起溶血。尤其应引起注意的是，在输前如使用葡萄糖酸钙作为抗过敏药，应将莫非滴管内的药液全部冲干净，才能开始输血，否则 Ca^{2+} 能结合枸橼酸抗凝剂，促使凝血发生。

2. 血小板输注　临床常用的血小板制剂有浓缩血小板和低温保存血小板。血小板性质脆弱，离体后易变形、破坏，影响输入体内后的存活期，而温度和pH对血小板影响最大，温度以（22±2）℃保存最佳，pH以6.0～7.4最合适，否则输后回收率低、存活期短。

（1）输注手工采集血小板时，可以一袋一袋连续进行，也可以几袋混合（血型必须相同）输注。如果混合，必须在输注前进行，而且要在6小时内输用。若患者能耐受应快速输入。

（2）输注血小板时，供、受者之间ABO血型最好相合，但在紧急状况下ABO血型不合时也可输用。但应特别注意的是，如果大量输注ABO不相合的血小板，可能会出现红细胞溶血。

3. 浓缩白细胞输注　临床输注白细胞有严格控制，一般不采用此方法。因为弊多利少。若必须输注时应于采集后要立即输用。输注时要根据情况决定是否使用输血器。输前要做配血试验，因为制剂中含红细胞。

4. 血浆与血浆成分输注　临床上常用的血浆及血浆成分有新鲜冷冻血浆（FFP）、冷冻血浆、冷沉淀及血浆蛋白制品（人血白蛋白、免疫球蛋白等）。

（1）输注冷冻血浆前要将其放在30～37℃水浴中轻轻摇动20～30分钟，融化后立即输注。冷冻血浆融化后在1～6℃环境保存，不能超过72小时。因为液态保存时间过长，PVC塑料袋上邻苯二甲酸（2-乙基己基酯；DEHP）会释放到血浆中变成对人有毒的邻苯二甲酸－单－乙基己基酯（MEHP）。

（2）冷沉淀输注前将袋子放于30～37℃水浴10分钟内融化，4小时内输用。输注时可一袋一袋输，也可将数袋冷沉淀在输注前用无菌连接管逐袋混合起来，并通过冷沉淀袋子的出口部位加入少量生理盐水，充分摇动，保证冷沉淀完全溶解。用输血器静脉输注，以患者能耐受的速度尽快输入。

（3）输注蛋白制品时要在使用前10分钟放入室温，以免在室温下放置过久。同时注意应单独静脉输注，或用生理盐水稀释后滴注。不宜与氨基酸混合使用，因会引起蛋白沉淀。20%～25%清蛋白溶液不宜与红细胞（包括全血、粒细胞、血小板）悬液混合使用。同时也应注意使用带有专用滤网装置的输血器。

（4）正常人免疫球蛋白和特异性免疫球蛋白仅用作肌内注射。静脉注射免疫球蛋白则必须单独使用，并要使用输血器。同时注意输注速度，并严密观察患者血压、脉搏、呼吸、体温等变化。使用前30分钟，使用抗过敏药，以消除一些不良反应。

四、输血反应

（一）免疫介导的输血反应

1. 发热反应　发热反应是输血反应中常见的不良反应，主要是输入的红细胞或白细胞破坏，血液被污染或对蛋白质过敏所引起。临床表现为发热、寒战，体温可达38～41℃。某些患者可伴有恶心、呕吐、皮肤潮红、心悸和头痛。

2. 溶血反应　临床常见的溶血反应包括急性溶血性输血反应和迟发性溶血性输血反应。

（1）急性溶血性输血反应：急性溶血性输血反应一般发生于输血后24小时内，主要是摄入ABO血型不合的血液引起，还可见于A亚型、RH血型不合。临床表现为寒战、发热、腰背痛、血压下降、呼吸困难、血红蛋白尿、黄疸等，严重可发生休克、弥散性血管内凝血（DIC）和急性肾功能衰竭。处于全麻状态时，出现不能解释的手术区严重出血及低血压，可为溶血反应的唯一表现。

（2）迟发性溶血性输血反应：迟发性溶血性输血反应主要是对先前存在致敏的抗原，产生回忆应答反应的结果。经常是在首次输血几天后再次输血做交叉配血时发现。主要由于RH血型不合、其他稀有血型不合、ABO血型不合、接受红细胞血型不合或器官移植等患者。临床表现为发热、脾大、黄疸。可出现血红蛋白尿、腰痛、急性肾功能衰竭。

（3）变态反应　引起变态反应的原因：①IgA抗体和IgA同种异型抗体；②患者为过敏体质；③患者被动获得抗体；④IgG同种异型抗体；⑤免疫球蛋白多聚体。临床表现：①轻度表现为全身皮肤瘙痒、荨麻疹、血管神经性水肿和关节痛；②重度表现为支气管痉挛、喉头水肿、呼吸困难、哮喘、发绀，严重出现过敏性休克。

（二）非免疫性输血反应

1. 输血传染病　通过输血及血液制品传播的疾病有输血后肝炎、EB病毒（Epstein-Barr）感染、疟疾、梅毒、AIDS和人类嗜T淋巴细胞白血病病毒（HTLV）等，其中最常见的是输血后肝炎。

2. 空气栓塞　由于输血时操作不当或加压输血时发生的。临床表现为胸闷、憋气、呼吸困难。偶有发热、寒战。

3. 循环超负荷　由于输血速度太快，超过患者心脏承受能力引起的。临床表现为突然出现呼吸困难、心悸、憋气、脉速，严重者出现肺水肿、咳粉红色泡沫痰、头痛、头胀、烦躁、大汗、四肢湿冷、颈静脉怒张，甚至死亡。

五、输血反应护理措施

1. 发热反应的护理　首先鉴别输血反应的原因，以便做相应处理，视症状轻重而减慢输入速度或果断停止输血；寒战期予保暖，口服阿司匹林或给予抗组胺药物，必要时给异丙嗪或哌替啶25mg肌内注射；高热时给予物理降温；停止输血后将输血器、剩余血、患者的血样一同送往输血科复查。

2. 溶血反应的护理

（1）立即停止输血，给患者吸氧，并进行溶血有关检查，可采患者血3～5ml，离心后观察血清，如为淡红色即为溶血。

（2）抢救工作务必积极。重点在于抗休克，维持有效循环，保护肾及防治或纠正DIC。

（3）当出现急性溶血性反应时遵医嘱尽快补充血容量。同时注意每日补液3000ml以上，观察水、电解质平衡及液体出入量是否平衡。

（4）严重溶血反应发生时，应配合医师为患者尽早施行换血疗法。

3. 变态反应的护理　依严重程度选择处理方法，轻者遵医嘱给抗组胺药，或肾上腺素（1∶1000）0.5～1ml皮下注射、静脉注射糖皮质激素。呼吸困难者吸氧；重者应立即中断输血，对喉头水肿和过敏性休克实施积极的抢救措施。必要时配合医师为患者行气管切开。

4. 输血传染病的护理　对献血者认真筛选，详细询问病史；输血前完善献血者各项化验检查；凡有黄疸史、肝功能异常、半年内接受过血液制品、近期患过疟疾、疑有梅毒、艾滋病者，均不能列为供血者，且要严格禁止此类人员献血。

5. 空气栓塞的护理　出现空气栓塞时患者采用头低足高位或左侧卧位，遵医嘱持续吸氧并密切观察病情变化；检查输血器连接是否紧密；应注意穿刺前将输血器内空气排尽。加压输血时要由双人执行并采用正确的操作方法。

6. 循环超负荷的护理　一旦发生心力衰竭，应立即停止输血，通知医生抢救；需加压给氧，发生急性左心衰时，氧气通过30%～50%乙醇湿化吸氧，同时让患者双下肢下垂。配合医师给予强心、利尿、镇静、扩血管药。当使用利尿剂，如甘露醇、呋塞米等，应严格记录尿量。

（颜　霞　钱慧军）